“十三五”國家重點出版物出版規劃項目

國家出版基金項目
NATIONAL PUBLICATION FOUNDATION

本草綱目研究集成

總主編 張志斌 鄭金生

本草綱目影校對照

九 禽獸人部

張志斌 鄭金生 校點

科学出版社
龍門書局
北京

圖書在版編目（CIP）數據

本草綱目影校對照. 九, 禽獸人部／張志斌, 鄭金生校點. —北京: 龍門書局, 2018.1

（本草綱目研究集成）

"十三五"國家重點出版物出版規劃項目　國家出版基金項目

ISBN 978-7-5088-5321-5

Ⅰ.①本…　Ⅱ.①張…　②鄭…　Ⅲ.①《本草綱目》　Ⅳ.①R281.3

中國版本圖書館CIP數據核字（2018）第005451號

責任編輯：鮑　燕　曹麗英／責任校對：張鳳琴

責任印制：肖　興／封面設計：黄華斌

科学出版社
龍門書局 出版

北京東黄城根北街16號

郵政編碼：100717

http://www.sciencep.com

北京匯瑞嘉合文化發展有限公司 印刷

科學出版社發行　各地新華書店經銷

*

2018年1月第　一　版　開本：787×1092 1/16

2018年1月第一次印刷　印張：59 1/2

字數：1411 000

定價：588.00圓

（如有印裝質量問題，我社負責調换）

本草綱目研究集成

學術指導委員會

本草綱目研究集成

編輯委員會

總序

進入二十一世紀，面向高概念時代，科學、人文互補互動，整體論、還原論朝向融通共進。中醫學人更應重視傳承，并在傳承基礎上創新。對享譽全球的重大古醫籍做認真系統的梳理、完善、發掘、升華，而正本清源，以提高學術影響力。晚近，雖有運用多基因網絡開展證候、方劑組學研究，其成果用現代科技語言表述，對醫療保健具有一定意義。然而積學以啟真，述學以爲道，系統化、規範化，多方位、高層次的文獻研究，當是一切中醫藥研究項目的本底，確是基礎的基礎，必須有清醒的認識，至關重要。

中醫千年古籍，貴爲今用。然古籍之所以能爲今用，端賴世代傳承，多方詮釋，始能溝通古今，勵行繼承創新。深思中醫學的發展史，實乃歷代醫家與時俱進，結合實踐，對前輩賢哲大家之醫籍、理論、概念、學説進行詮釋的歷史。而詮釋的任務在於傳達、翻譯、解釋、闡明與創新。詮釋就是要在客體（即被詮釋的文本）框架上，賦予時代的精神，增添時代的價值。無疑，詮釋也是創新。

明代李時珍好學敏思，勤于實踐，治學沉潛敦厚。博求百家而不倦，確系聞名古今之偉大醫藥科學家，備受中外各界人士景仰。明代著名學者王世貞稱其爲「真北斗以南一人」，莫斯科大學將其敬列爲世界史上最偉大的六十名科學家之一（其中僅有兩位中國科學家）。其巨著本草綱目

博而不繁，詳而知要，求性理之精微，乃格物之通典。英國著名生物學家達爾文稱之爲「中國古代百科全書」。二〇一一年本草綱目被聯合國教科文組織列入「世界記憶名録」(同時被列入僅兩部中醫藥古籍)，實爲中國傳統文化之優秀代表。欲使這樣一部不朽的寶典惠澤醫林，流傳後世，廣播世界，更當努力詮釋，整理發揚。此乃本草綱目研究集成叢書之所由作也。

中國中醫科學院成立六十年以來，前輩學者名醫于坎坷中篳路藍縷，負重前行，啟迪後學，篤志薪火傳承。志斌張教授、金生鄭教授，出自前輩經緯李教授、繼興馬教授之門下，致力醫史文獻研究數十年，勤勉精進，研究成果累累。二〇〇八年歲末，志斌、金生二位學長，联袂應邀赴德國洪堡大學，參與本草綱目研究國際合作課題。歷時三年餘，所獲甚豐。二〇一二年兩位教授歸國後，向我提出開展本草綱目系列研究的建議，令我敬佩。這是具有現實意義的大事，旋即與二位共議籌謀，欲編纂成就一部大型叢書，命其名曰本草綱目研究集成。課題開始之初，得到中醫臨床基礎醫學研究所領導的支持，立項開展前期準備工作。二〇一五年本草綱目研究集成項目獲得國家出版基金資助。此爲課題順利開展的良好機遇與條件。

中醫藥學是將科學技術與人文精神融合得最好的學科，而本草綱目則是最能體現科學百科精神的古代本草學著作，除了豐富的醫藥學知識之外，也飽含語言文字學、儒釋道學、地理學、歷史學等社會科學内容與生物學、礦物學、博物學等自然科學内容，真可謂是「博大精深」。要做好、做深、做精本草綱目的詮釋研究，實非易事。在志斌、金生二教授具體組織下，聯合國内中醫、中藥、

植物、歷史地理、語言文字、出版規範等方面專家，組成研究團隊。該團隊成員曾完成中華大典下屬之藥學分典、衛生學分典、醫學分典、婦科總部，以及海外中醫珍善本古籍叢刊、温病大成、中醫養生大成等多項大型課題與巨著編纂。如此多學科整合之團隊，不惟多領域知識兼備，且組織及編纂經驗豐富，已然積累衆多海内外珍稀古醫籍資料。是爲本草綱目研究集成編纂之堅實基礎。

李時珍生於明正德十三年（一五一八）。他窮畢生之智慧財力，殫精竭慮，嘔心瀝血，經三次大修，終於明萬曆六年（一五七八）編成本草綱目。至公元二〇一八年，乃時珍誕辰五百周年，亦恰逢本草綱目成書四百四十周年。志斌、金生二教授及其團隊各位學者能團結一心，與科學出版社精誠合作，潛心數年，將我國古代名著本草綱目研究推向一個高峰！此志當勉，此誠可嘉，此舉堪贊！我國中醫事業有這樣一批不受浮躁世風之影響，矢志不渝於「自由之思想，獨立之精神」的學者，令我備受鼓舞。冀望書成之時培育一輩新知，壯大團隊。感慨之餘，聊撰數語，樂觀厥成。

中央文史研究館館員
中國工程院院士
王永炎
丙申年元月初六

總前言

本草綱目研究集成是本着重視傳承，并在傳承基礎上創新之目的，圍繞明代李時珍本草綱目（此下簡稱綱目）進行系統化、規範化，多方位、高層次整理研究而撰著的一套學術叢書。綱目不僅是中華民族傳統文化的寶典，也是進入「世界記憶名録」，符合世界意義的文獻遺產。欲使這樣一部寶典惠澤當代，流芳後世，廣播世界，更當努力詮注闡釋，整理發揚。本叢書針對綱目之形制與内涵，以「存真、便用、完善、提高、發揚」爲宗旨，多方位進行系統深入研究，撰成多種專著，總稱爲本草綱目研究集成。

我國偉大的醫藥學家李時珍，深明天地品物生滅無窮，古今用藥隱顯有異；亦熟諳本草不可輕言，名不核則誤取，性不核則誤施，動關人命。故其奮編摩之志，窮畢生精力，編成綱目巨著。至公元二〇一八年，乃李時珍誕辰五百周年，亦恰逢綱目成書四百四十周年。當此之際，我們選擇綱目系列研究作爲一項重點研究課題，希望能通過這樣一項純學術性的研究，來紀念偉大的醫藥學家李時珍。

爲集思廣益，本課題成員曾反復討論應從何處着手進行具有創新意義的研究。綱目問世四百餘年間，以其爲資料淵藪，經節編、類纂、增删、續補、闡釋之後續本草多至數百。中、外基於綱目而形成的研究專著、簡體標點、注釋語譯、外文譯注等書，亦不下數百。至於相關研究文章則數以千計。儘管如此，至今綱目研究仍存在巨大的空間。諸如綱目文本之失真，嚴格意義現代標點

本之缺如，系統追溯綱目所引原始文獻之空白，綱目藥物及藥圖全面研究之未備，書中涉及各種術語源流含義研究之貧乏，乃至綱目未收及後出本草資料尚未得到拾遺彙編等等，都有待完善與彌補。

在明確了綱目研究尚存在的差距與空間之後，我們決定以「存真、便用、完善、提高、發揚」爲宗旨，編撰下列九種學術研究著作。

一、本草綱目導讀：此爲整個叢書之「序曲」。該書重點任務是引導讀者進入綱目這座宏偉的「金谷園」。

二、本草綱目影校对照：將珍貴的綱目金陵本原刻影印，并結合校點文字及校記脚注，采用單雙頁對照形式，以繁體字豎排的版式配以現代標點，并首次標注書名綫、專名綫。這樣的影印與校點相結合方式，在綱目研究中尚屬首創。此舉旨在最大程度地保存綱目原刻及文本之真，且又便於現代讀者閱讀。

三、本草綱目詳注：全面注釋書中疑難詞彙術語，尤注重藥、病、書、人、地等名稱。此書名爲「詳注」，力求選詞全面，切忌避難就易。注釋簡明有據，體現中外現代相關研究成果與中醫特色，以求便於現代運用，兼補綱目某些語焉不詳之憾。

四、本草綱目引文溯源：綱目「引文溯源」方式亦爲該叢書首創。綱目引文宏富，且經李時珍删繁汰蕪，萃取精華，故文多精簡，更切實用。然明人好改前人書，李時珍亦未能免俗，其删改之引文利弊兼存。此外，綱目雖能標注引文出處，却多有引而不確、注而不明之弊。本書追溯時珍

引文之原文，旨在既顯現李時珍錘煉引文之功力，又保存綱目引文之真、落實文獻出處，提高該書的可信度，以便讀者更爲準確地理解綱目文義。

五、本草綱目圖考：此書研究角度乃前所未有。該書將金陵本、錢（蔚起）本、張（紹棠）本三大系統藥圖（各千餘幅）逐一進行比較，考釋綱目藥圖異同之原委，及其與前後本草藥圖之承繼關係，有助於考證藥物品種之本真，彌補綱目原藥圖簡陋之不足。

六、本草綱目藥物古今圖鑒：以綱目所載藥物爲單元，彙聚古代傳統本草遺存之二萬餘幅藥圖（含刻本墨綫圖及手繪彩圖），配以現代藥物基原精良攝影，并結合現代研究成果，逐一考察諸圖所示藥物基原。該書藥物雖基於綱目，然所鑒之圖涉及古今，其便用、提高之益，又非局促於綱目一書。

七、本草綱目辭典：此書之名雖非首創，然編纂三原則却係獨有：不避難藏拙、不抄襲敷衍、立足時珍本意。堅持此三原則，旨在體現專書辭典特色，以别於此前之同名書。所收詞目涉及藥、病、書、人、地、方劑、炮製術語等，以及冷僻字詞典故。每一詞條將遵循史源學原則，追溯詞源，展示詞證，保證釋義之原創性。此書不惟有益於閱讀綱目，亦可有裨於閱讀其他中醫古籍。

八、本草綱目續編：該書雖非詮釋綱目，却屬繼承時珍遺志，發揚綱目傳統之新書。該書從時珍未見之本草古籍及時珍身後涌現之傳統醫藥書（截止於一九一一年）中遴選資料，擷粹删重，釋疑辨誤，仿綱目體例，編纂成書。該書是繼綱目之後，對傳統本草知識又一次彙編總結。

九、本草綱目研究札記：這是一部體裁靈活，文風多樣，内容廣泛的著作。目的在於展示上述諸書在校勘、注釋、溯源、考釋圖文等研究中之思路與依據。綱目被譽爲「中國古代的百科全書」，凡屬上述諸書尚未能窮盡之綱目相關研究，例如綱目相關的文化思考與文字研究等，都可以「研究札記」形式進入本書。因此，該書既可爲本叢書上述子書研究之總「後臺」，亦可爲綱目其他研究之新「舞臺」，庶幾可免遺珠之憾。

本叢書學術指導委員會主任王永炎院士對詮釋學有一個引人入勝的理解，他認爲，詮釋學的任務在於傳達、解釋、闡明和創新，需要獨立之精神，自由之思想。本書的設計，正是基於這樣的一種精神。我們希望通過這樣可以單獨存在的各種子書，相互緊密關聯形成一個有機的整體，以期更好地存綱目之真，使詮釋更爲合理，闡明更爲清晰，寓創新於其中。通過這樣的研究，使綱目這一不朽之作在我們這一代的手中，注入時代的血肉，體現學術的靈魂，插上創新的翅膀。

當然，我們也深知，綱目研究的諸多空白與短板，并非本叢書能一次全部解決。在綱目整理研究方面，我們不敢説能做到完美，但希望我們的努力，能使綱目研究朝着更爲完美的方向邁進一大步。

張志斌　鄭金生

二〇一六年二月十二日

前言

本草綱目影校對照是本草綱目研究集成叢書之一種，主要任務爲「存真」與「便用」。「存真」即存本草綱目（下簡稱綱目）古籍原貌之真、顯李時珍原意之真。「便用」即方便現代讀者閱讀理解及使用。

現代綱目研究在「存真」、「便用」方面已取得了若干進展。例如綱目金陵本已多次影印，簡體校點本亦有多種。校點本中影響最大的是人民衛生出版社首次校點本（劉衡如校）、華夏出版社新校注本（劉衡如、劉山永校注）。此外，前輩學者尚志鈞、錢超塵所校綱目亦都具有很高的學術水準。

本書充分汲取上述工作已取得的成果，又經反復討論，廣泛咨詢，希冀在以下五個方面予以拓展：影校對照、繁體豎排、全式標點（新式標點，加上書名綫與專名綫）、保留原版式用意，以及同版多底本核校。

一　影校對照

中外單一的綱目影印已有多次，但迄今爲止尚未見綱目全本影校對照。近幾十年來校點綱目

多采用金陵本，此因金陵本最接近李時珍綱目之真。然指望單一文字校勘以存綱目之真又談何容易！古人云：「校書如掃塵，旋掃旋生。」一個經過現代録入、校排的本子即便達到了最嚴格的出版要求（萬分之一差錯率），則綱目一百九十萬字仍有可能存在一百九十個訛誤！因此，采用影印與校點相對照的方式（簡稱「影校對照」）則可彌補單一校點、單一影印之不足。本書之「影校對照」，即在雙頁展示彩色金陵本書影，單頁給出相應的校點文字并出示校記。在同視野中展現影印、校點頁面，可取相得益彰之效。

本草綱目研究集成叢書中，還設計了本草綱目引文溯源、本草綱目詳注、本草綱目辭典等子書。此數書承擔了綱目引書原文追溯、綱目名詞術語及相關難點解釋等功能。因此本書之「校」，則專注於校正綱目編印過程中之文詞謬誤（兼及部分重要文獻出處錯誤），但注意保存李時珍原意之真。李時珍引文或糅合諸家之文，或以己意改易原文。此等引文只要文理通順，一般不改不注，不爲追求使綱目引文與原文保持一致而喪失綱目原文之真。凡屬李時珍原意，即便後人考其失誤（如全書皆誤出周憲王、李延飛等名稱），仍保留原文，僅加注指出此誤。至於時珍所引之書原文溯源、詞語釋義、義理辨析、藥物品種考訂之類的问题，將留待前述其他專門子書去解決。

國内迄今已出版的綱目校點本無一例外都是簡體字本，且絶大多數是横排本。某些繁體字轉化成簡體字，會導致古籍原始信息丢失。例如：本草書中的「鬱金」與「郁李」、「射干」與「乾薑」、「生薑」與「姜公魚」三組中藥名，其中不同的「鬱」與「郁」、「干」與「乾」、「薑」與「姜」，在簡體字本中就成了相同的「郁」、「干」、「姜」。這類轉换很難尋回原字的形狀與意義，最終或導致永久丢失原字所含信息。

現代簡體字的制定着眼於方便一般民衆的閲讀理解，尚未充分顧及某些專業術語的特殊性。例如，中醫書中的「南面」與「南麪」，前者是指朝南的方位，後者則指南方的麪食。如果采用簡體字表達，兩個風牛馬不相及的概念就混爲一談了。因此，在重要中醫古籍整理中，采用繁體字可以提升存真的程度，避免原始信息丢失。有了繁體字本的基礎，再進行簡體字的整理工作，就可避免簡體字本難以還原的弊病。鑒於綱目至今缺乏繁體校點本，我們選用繁體字來校點綱目全書的意義就不言而喻了。

采用繁體字整理綱目，雖然避免了簡體字易丢失信息之弊，但其難度并没有因此而減輕。因爲古籍中繁體字存在着複雜的異體字取捨问題。二〇一三年版的通用規範漢字表適用於現代簡體字規範，却不盡適用於專業古籍的繁體字整理。因此，必須事先進行深入的相關文字研究。關

二 繁體豎排

於本書處理綱目繁體用字的各種問題，本書校後記將詳細羅列。至於本書采用豎排，主要是方便與影印頁的版式對照，并便於體現綱目金陵本原版式特殊含義（詳見下文）。

三 全式標點

全式標點除了使用新式標點諸種符號外，還特别使用了書名綫（波紋綫）與專名綫（直綫）。其中用書名綫代替書名號，用於標注書名及篇名。

關於書名綫

從劉衡如先生開始，現代各種綱目校點本都不加説明地略去了書名號。按説這不符合現代校點的規範要求，但後續校點者都心照不宣地避開這一難題。李時珍對引文出處的標示确實不規範，要逐一認定其所引全部書名并非易事。如食療本草，或簡稱「食療」、「食療方」，或稱「孟詵本草」，或以作者姓或名（「孟詵」、「孟氏」、「詵」及「張鼎」、「鼎」）來代替出處。更有甚者，如綱目「獼猴」之别名「王孫」注出「柳文」。「柳文」究竟是書名？人名？文章名？或某人之書簡稱？不加考察確實難以分辨。劉衡如先生以個人之力首次校點綱目，暫時避開這一難題情有可原。在綱目校

點本出現三十多年後，我們再次校點綱目還不解決這一問題，如何向讀者交代？

標示綱目引用書名的確不易。例如「本經」，一般人會以爲是神農本草經的簡稱，實際上并非全都如此。綱目玄石云「【弘景曰】本經慈石，一名玄石」，此「本經」確指神農本草經。但綱目大黄云「【震亨曰】大黄苦寒善泄，仲景用之瀉心湯者，正因少陰經不足，本經之陽亢甚無輔……」，此「本經」指的是少陰經脈。而綱目芍藥云：「【别録曰】芍藥生中嶽川谷及丘陵……【承曰】本經芍藥生丘陵。」據上下文，此「本經」實指别録。最後這一類的「本經」是指作者「所本之經」，即其所依據的前人著作。因此遇到此類「本經」，必須將其引文逐條與神農本草經核對，才能判定是本經，還是「所本之經」，方能决定是否標示書名綫。因此準確標示書名綫，關係到考鏡本草學術之源流，絶非小事。

關於專名綫

現代青年讀者可能對專名綫接觸甚少，不明其用。專名綫用于標示專有名詞，包括地名、人名、朝代名、年號名等等。

以地名爲例：綱目紫石英有云：「烏程縣北壟山所出。」此「北壟山」是縣北的「壟山」？抑或山名「北壟山」？只有由專門的歷史地理學者在考證該地名的歷史沿革基礎上，才能確定如何

標示專名綫。此句加上正確的專名綫則爲：「烏程縣北壟山」。即位於烏程縣北的壟山。可見沒有專業知識，要想標好專名綫是很困難的。

人名、朝代、年號也常出現疑似易混的問題。熟諳歷史的人知道「梁貞白先生」並非姓梁名貞白，而是梁代的貞白先生（即陶弘景）。但對一般的讀者，則必須將此名詞標示專名綫「梁貞白先生」，才能一目了然。又如「唐永徽故事」，不是關於「唐永徽」此人的故事，而是唐代永徽年間的舊事。

更冷僻一些的名詞，則需要深入考察。例如「宋齊丘化書」，據四庫全書提要考證，該書乃南唐譚峭所撰化書，被宋齊丘剽竊更名。李時珍或直引其名「宋齊丘」。然此「宋齊丘」非指宋代的齊丘，而是五代南唐人，姓宋名嵩，號齊丘子，人稱宋齊丘。所以，其專名號應該標作：「宋齊丘化書」。

當地名與人名并稱時，也會增加專名號標示的難度。如綱目中提到「菑川王美人」，此指菑川（地名）的王姓美人？抑或指菑川王的嬪妃？經深入考證原文所指之後，才知道正確的專名綫當爲「菑川王美人」，亦即「菑川王的嬪妃」之義。

專名綫標注涉及名詞多，難度更有甚於書名綫。因爲書名古今變化不大，又有書志或現存書籍可考。但地名與人名的查找更困難，這些名詞混雜起來就更是難上加難。所以，我們選擇全式標點，實際上是自出難題，向自己發起挑戰。要解決這一難題，就必須采用史源學方法，全面考

察綱目所出人名、書名、地名，并對綱目引文進行溯源，才有可能最大限度地解決書名綫、專名綫的標示問題。經過數年的努力，我們已經基本完成了綱目中專名、書名的考察，并在本草綱目研究集成叢書中設立本草綱目引文溯源子書，以保證綱目全式標點有扎實穩固的研究基礎。

四　保留原版式用意

綱目金陵版爲竪排版式，但該版某些横向排列内容也有深意。例如金陵本引據古今經史百家書目中，某些同類書名末字相同的書籍排在同一横列。如圖一的第一、第三横列大多是「譜」，第二横列則大多是「志」。遺憾的是，僅十年之隔的江西本就忽略了金陵本排列原意，將原本的三列改爲兩列（見圖二）。此後現代横排校點本更難看到金陵本原版式用意。因此，保持繁體字竪排，就有可能保留金陵本原版式用意，達到更大的存真效果（見圖三）。

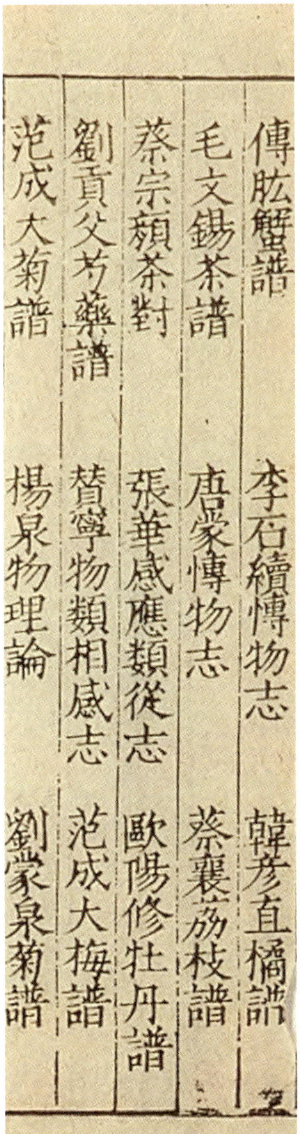
傳肱蟹譜　李石續博物志　韓彦直橘譜
毛文錫茶譜　唐蒙博物志　蔡襄荔枝譜
蔡宗顏茶對　張華感應類從志　歐陽修牡丹譜
劉貢父芍藥譜　贊寧物類相感志　范成大梅譜
范成大菊譜　楊泉物理論　劉蒙泉菊譜

圖一　金陵本百家書目葉書影

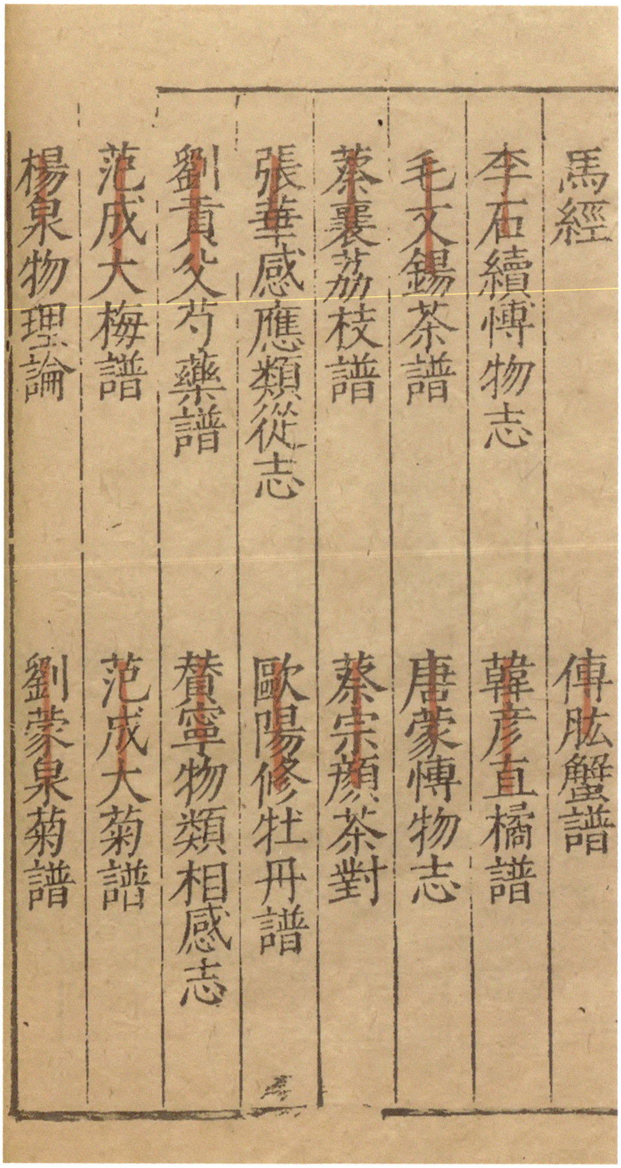
馬經　傅肱蟹譜
李石續博物志　韓彥直橘譜
毛文錫茶譜　唐蒙博物志
蔡襄荔枝譜　蔡宗顏茶對
張華感應類從志　歐陽修牡丹譜
劉貢父芍藥譜　贊寧物類相感志
范成大梅譜　范成大菊譜
楊泉物理論　劉蒙泉菊譜

圖二　江西本百家書目葉書影

傅肱蟹譜　李石續博物志　韓彥直橘録
毛文錫茶譜　唐蒙博物志　蔡襄荔枝譜
蔡宗顏茶對　張華感應類從志　歐陽修牡丹譜
劉貢父芍藥譜　贊寧物類相感志　范成大梅譜
范成大菊譜　楊泉物理論　劉蒙菊譜

圖三　本草綱目影校對照同葉模拟書影

金陵本版式最能反映李時珍的原意，即將具有某一特征的書名平行排列。除上述書名末字相同的書籍之外，有時還將同一作者的書置於同一横列，例如「張仲景金匱玉函方」、「張仲景傷寒論」在同一横列中并排，還有「孫真人千金備急方」「孫真人千金翼」、「孫真人千金髓方」等，都是横向排在一起。若變更版式，就不能一目了然看到其中的聯繫。此外，在綱目金陵版卷二還有多處使用了特殊版式，對理解原文含義均有裨益，茲不贅述。

五 同版多底本核校

綱目各種現代點校本都注意到找一個最爲可靠的底本，故金陵本是大家廣爲運用的底本。但今存各種金陵本在流傳過程中，會有不同的收藏者。這些藏書人的收藏目的可能各不相同。出於實用目的，某些藏書人可能對書中闕、損、訛、脱等問題進行一些修改。而爲了保持書籍的美觀，這種修改可能采用高精度描改方式，使之不易被察覺。對此現象，錢超塵先生早在二〇〇三年就已在北京中醫大學學報上撰文予以批評。若使用經過補訂修改過的某一底本，就很難盡可能准確地反映金陵本的原貌。當今綱目金陵本全世界僅存八部全帙（據日本學者真柳誠先生的最新研究，現存部數可能更多），分藏三個國家的圖書館。其中我國存有兩部，且均是各館的鎮館之寶，輕易不以示人。因此即便學風嚴謹的學者，也很難做到同時采用多種金陵本参校。下面舉

兩個因單一底本致誤之例。

其一，卷十七「蕑茹」條「根」之「氣味」：「【普曰】神農：辛。岐伯：酸、鹹，有毒。李當之：大寒。【之才曰】甘草爲之使，惡麥門冬。」其中「有毒」與「惡麥」四個字，因此葉原書版刻缺損左下角而字殘闕。核對日本國會本、内閣本、美國國會本、中研院（中國中醫科學院）本均如此（見圖四至图七），惟上圖本經描補（見圖八）。其描補的「有毒」「惡」三字，可謂是天衣無縫，惟有最後一個「麥」低於正常行格，可被看出。因此，此前的校點本可能用的都是上圖本作爲底本，均只校出了一個「麥」字，其校語反映的并非金陵本原貌。

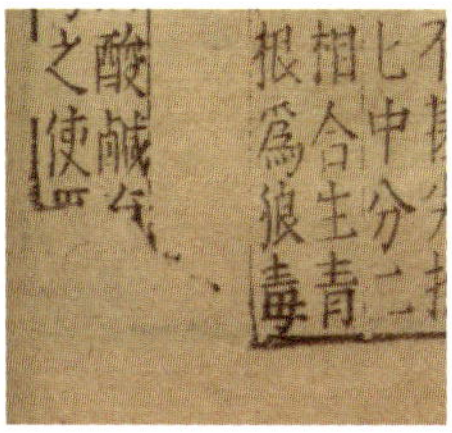
圖四　美國國會本蕑茹

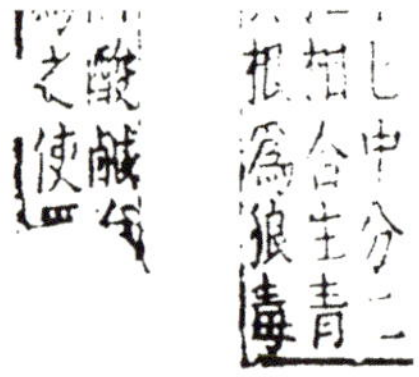
圖五　内閣本蕑茹

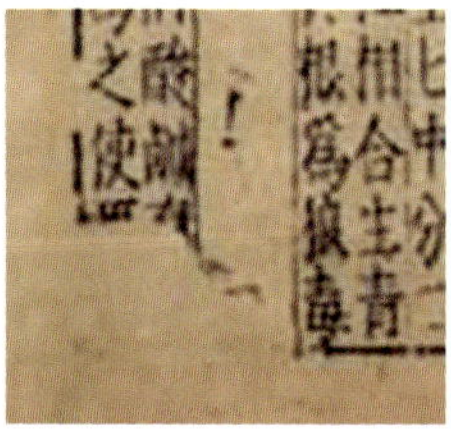
圖六　中研院本蕑茹

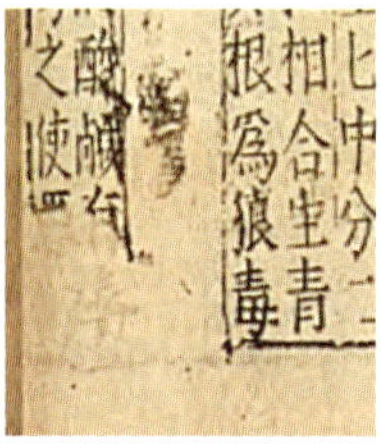
圖七　日本國會本蕑茹

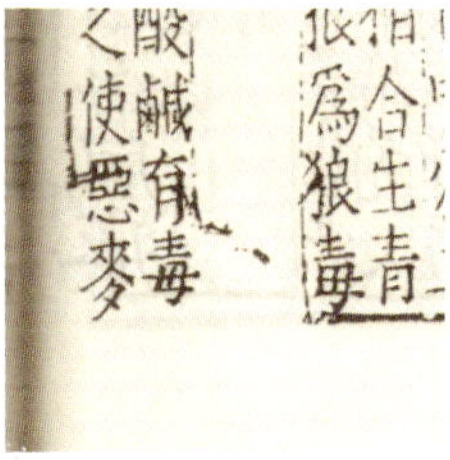
圖八　上圖本蕑茹

其二，卷十八旋花條「釋名」：「【炳曰】旋葍當作葍旋音福鏇，用根入藥。別有旋覆音璿伏，用花入藥。今云旋葍，誤矣。【頌曰】別録言其根主續筋，故南人呼爲續筋根。一名㹠腸草，象形也。【宗奭曰】世俗謂之鼓子花，言其花形肖也。【時珍曰】其花不作瓣狀，如軍中所吹鼓子，故有旋花、鼓子之名。」這一葉中，第一至四行的第十二字「用、呼、言、有」（凡四字），均缺損。還是一樣的問題，上圖本與中研院本經相對精細的描補（見圖九、十），不易分辨。其他，除内閣本尚保留原貌外（見圖十一），日本圖會本與美國國會本也經過某些描補，但描補的方式比較粗略，甚至用的是紅筆（圖十二、圖十三）。通過五本對照，描補的問題則昭然顯示。同理，單一使用上圖本作爲底本的學者，就注意不到此處金陵本的原貌。

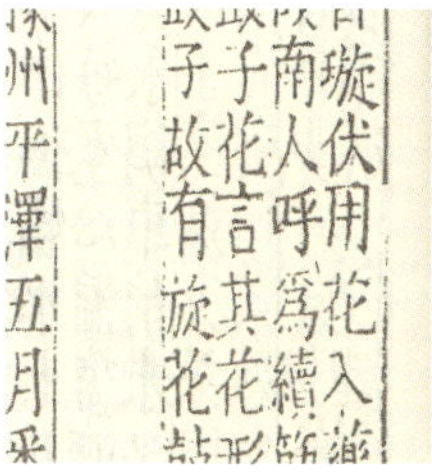

圖九　上圖本旋花

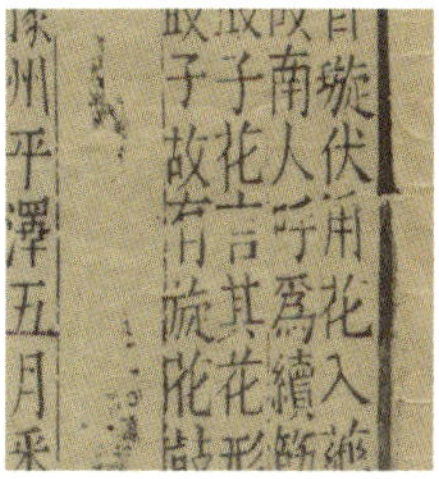

圖十　中研院本旋花

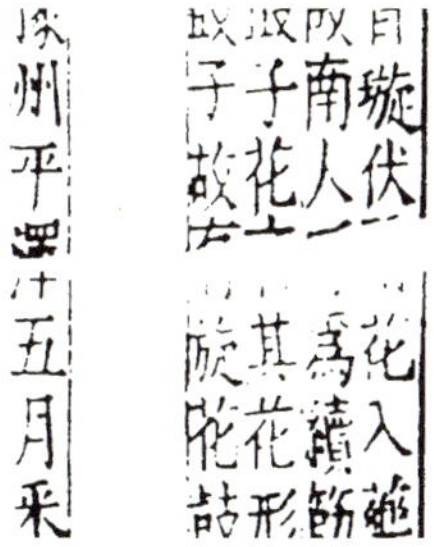

圖十一　内閣本旋花

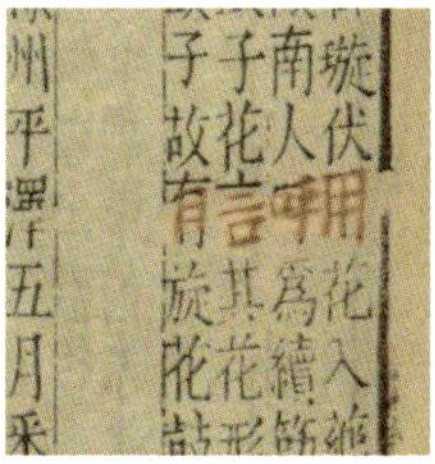

圖十二　日本國會本旋花

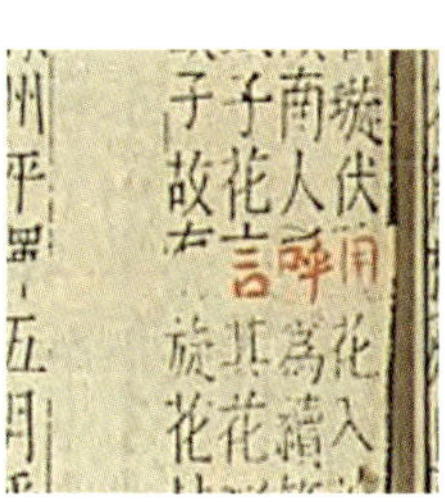

圖十三　美國國會本旋花

針對綱目這樣一部前人已經做過多次校點的偉大著作，如果想要在前人的基礎上有所超越，再次整理必須采取同版多底本進行核校。我們課題在前期工作中，爲了應對現存本草綱目若干金陵本被收藏者描補修改的問題。收集了現存八個全帙本中的五個。即：上海圖書館、中國中醫科學院圖書館、日本國立公文書館内閣文庫、日本國會圖書館、美國國會圖書館的藏本，以求得覽綱目金陵本最真實的原本面貌。

我們課題組希望在影校對照、繁體字豎排、加注書名綫與專名綫、保留原版式用意、同版多底本核校，這五個方面填缺補漏，精益求精，以期傳達更能存真，解釋更爲合理，闡述更爲清晰。但上述工作存在諸多困難，我們不敢説已經做得很好，但希望儘可能地朝着完美方向前進一步。歡迎中醫藥界同仁、各界朋友、各位讀者對本書校點所做的工作及存在的問題提出批評指正。

張志斌　鄭金生

二〇一七年二月八日

校點凡例

一、本書采用影印與校點結合、分單雙頁對照形式整理本草綱目（以下簡稱綱目）。校點部分使用繁體字、豎排，并儘量保持綱目金陵本原版式，以利存真、便讀。

二、本書影校以日本國會圖書館所藏金陵本爲底本（簡稱日本國會本），必要時核校另外四部金陵本：美國國會圖書館（美國國會本）、日本國立公文書館内閣文庫（内閣本）、中國中醫科學院圖書館（中研院本）、上海市圖書館（上圖本）藏本。

三、綱目版本除金陵本爲祖本外，明清時存在三個版本系統：江西本、錢蔚起本（錢本）、張紹棠本（張本）。今取江西本爲主校本，必要時參校錢本與張本，并充分汲取現代校勘研究成果，如人民衛生出版社劉衡如校點本（人衛本）、華夏出版社劉衡如、劉山永校注本（華夏本）、上海科學技術出版社錢超塵等校點本（上科本）、安徽科學技術出版社尚志鈞、任何校點本（安科本）等。參校本中還有李時珍曾大量引用的證類本草、普濟方等多種書籍。上述校勘用書及其版本等相關信息詳見本書末所附校後記。

四、本書專注於校正綱目編印過程所致文詞（或重要出處）謬誤，但注意保存李時珍原意之真。綱目引文或有化裁、增減，只要不悖原意、文理通順者，一般不改不注。若可能屬李時珍原意之誤，

則出注指誤，不改原文。鑒於綱目祖本爲明後期坊刻本，明清翻刻本又罕有碩學通儒爲之校勘，故本書校勘綱目時，首重追溯引文相關原始文獻，不追求與金陵本以後諸翻刻本相合。若時珍所引原書已佚，或時珍自撰之文，無法溯源求本，則先據主校本，次爲參校本，擇善而從。疑難字詞、術語含義及學術爭議等，一般不加評注，可參本草綱目研究集成所含本草綱目引文溯源、本草綱目詳注、本草綱目辭典等子書。

五、本書校點文字版式多遵原書，惟將原雙行小字改作單行。另原書卷首之分卷目録及卷前標題或簡或繁，很不統一。現從中選擇相對規範的方式予以統一，如「本草綱目石部目録第十一卷」及「本草綱目石部第十一卷」。正文之前言「某類若干種」，時或大字，時或小字，現統一用大字表示，如「草之一　山草類三十一種」。凡卷末「某卷終」、「某部某卷終」等字樣，原書或有或無，并無定規，今均予删除。

六、原目録一仍其舊，統計數字一般按時珍所出。目録與正文不符時，出注説明。全書及每部書之前，另按正文實際内容新編目録。綱目附圖兩卷，圖頁所出藥名亦另編目録。目録中大字爲原藥圖上方横排藥名，小字爲圖内所注文字。

七、本書采用現代標點，并標注專名綫、書名綫。其中「某某方」，經溯源核實確有其書，或代指其書者，則標以書名號。否則視作方劑出處「某人之方」，僅將姓氏標注專名號。又「某氏方」，若作者之名不確，或雖有名而非特指某書者，一般不標書名號，僅標「某氏方」。如「胡

氏方」（可能指胡氏婦人方、胡濙衛生易簡方）、「崔氏方」（可能指崔玄亮方、崔知悌方、崔行功方）、「張仲景方」（源於今本傷寒論、金匱要略）等。

八、校勘文字采用「改誤加注」與「指誤加注」結合。偶有同一誤字在同一藥條或同頁中反復出現，僅在首注中指明「下同此誤徑改」。

九、本書屬古籍整理，力求保存古籍原貌。書中内容、藥物劑量及所用藥物，若有與現代不相適應者，不做任何删改。李時珍对原方劑量有意改動者，除過於出格者外，均不予修改、注釋。

十、本書原本用字情况比較複雜，涉及通假字、古今字、異體字、俗體字、訛誤等多種用字情况。經逐字研究并參考其他古籍整理經驗，確立如下處理原則：

①通假字、古今字、避諱字等，一般不改不注。

②異體字，凡無歧義者采用正字。字有多義，以各從底本爲基本原則，參照通用規範漢字字典等語詞工具書，以及中華書局新字形及異體字統改字表與中華大典異體字規範字表兩個相对權威的古籍整理内部文件斟酌處理。

③俗訛字，一般按俗訛從正的原則改正。

④本草綱目專用、行業專用字，李時珍個人用字觀點，特别是藥名、地名、書名、中醫術語等專業術語的用字，本着名從主人、釋從主人原則，凡不悖字理者，均不加改動。

⑤凡藥名用字，在不違背保留藥物别名原則的基礎上，以誤名、異體從正（按以上俗訛字改

正之例）、别名從本、譯名從音、習用從俗爲原則處理。

⑥若屬古籍常用字時，或處於兩可之間，或難以用以上各條歸類處理者，本着尊重底本的原則，各從底本。

⑦根據上述各類形義有某種關聯的用字取捨原則，制定本書「形義相關用字取捨表」，附載於本書第十部以備考。

⑧若屬古刻本常見混用字，如「已、己、巳」、「七、匕」、「水、氷」等等，按文義徑改不注，并在本書第十部給出全部常見形誤徑改字表。

十一、凡校記涉及内證，即依據綱目本書者，省略「本書」二字，直接給出卷次及藥條。

十二、凡校记涉及其他古籍，凡通用名著（如爾雅、説文等），按古籍整理慣例標示出處；其他書籍一般按書名、卷次、篇名（或方名）三級標示出處。

本草綱目影校對照總目録

第十三卷　山草類
第十四卷　芳草類
第二册　草部中
第十五卷　隰草類
第十六卷　隰草類
第三册　草部下
第十七卷　毒草類
第十八卷　蔓草類　附録諸藤
第十九卷　水草類
第二十卷　石草類
第二十一卷　苔類、雜草類、有名未用

第五部　穀菜部
第二十二卷　穀部　麻麥稻類
第二十三卷　穀部　稷粟類
第二十四卷　穀部　菽豆類
第二十五卷　穀部　造釀類
第二十六卷　菜部　葷辛類
第二十七卷　菜部　柔滑類
第二十八卷　菜部　蓏菜類、水菜類、芝栭類

第六部　果部
第二十九卷　五果類
第三十卷　山果類
第三十一卷　夷果類
第三十二卷　味類
第三十三卷　蓏類、水果類　附録諸果

第七部　木與服器部
第三十四卷　木部　香木類
第三十五卷　木部　喬木類
第三十六卷　木部　灌木類
第三十七卷　木部　寓木類、苞木類、雜木類　附録諸木

九　禽獸人部目録

本草綱目獸部目録第五十一卷

九

禽獸人部

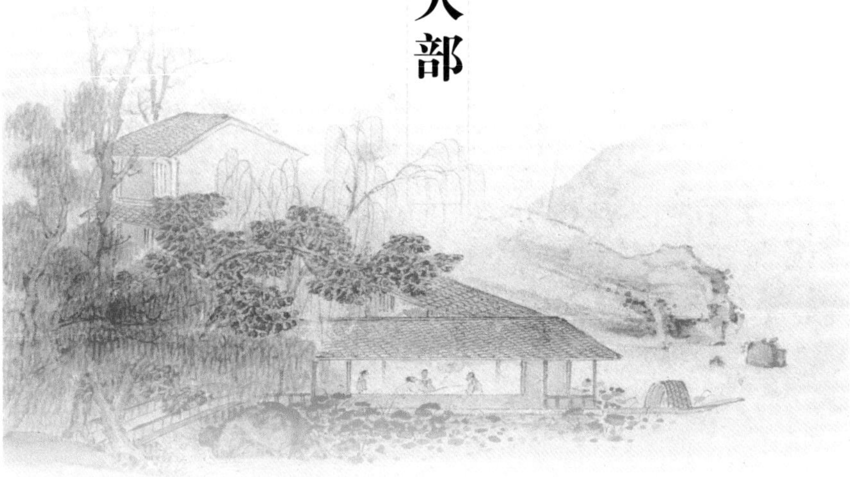

本草綱目禽部四十七卷

李時珍曰二足而羽曰禽師曠禽經云羽蟲三百六十毛協四時色合五方山禽巖棲原鳥地處林鳥朝嘲水鳥夜夜山禽咮短而尾修水禽咮長而尾促其交也或以尾臎或以睛睨或以聲音或合異類雉孔與蛇交之類其生也或以翼孚卵或以同氣變化鷹化鳩之類或以異類化田鼠化鴽之類或變入無情雀入水為蛤之類噫物理萬殊若此學者其可不致知乎五鳩九扈少皞取以名官雄雉鴟鴞詩人得之觀感厥旨微矣不妖夭不覆巢不殈卵而庖人供六禽翨音翅氏攻猛鳥硩蔟覆夭鳥之巢聖人之於物也用舍仁殺之意夫豈徒然哉記曰天產作陽羽類則陽中之陽大抵多養陽於是集其可供庖藥及毒惡當知者為禽部凡七十七種分為四類曰水曰原曰林曰山舊本禽部三品共五十六種今併入一種自獸部移入一種蟲部移

本草綱目禽部目録第四十七卷

李時珍曰：二足而羽曰禽。師曠禽經云：羽蟲三百六十，毛協四時，色合五方。山禽岩棲，原鳥地處。林鳥朝嘲，水鳥夜咳。山禽咮〔一〕短而尾修，水禽咮長而尾促。其交也，或以尾臎，或以睛睨，或以聲音，或合異類。雉、孔與蛇交之類。其生也，或以翼孚卵〔二〕，或以同氣變，鷹化鳩之類。或以異類化，田鼠化鴽之類。或變入無情。雀入水爲蛤之類。噫！物理萬殊若此，學者其可不致知乎？五鳩、九扈，少皞取以名官；雄雉、鴟鴞，詩人得之觀感。厥旨微矣。不妖夭，不覆巢，不殈卵，而庖人供六禽，翨音翅氏攻猛鳥，硩蔟覆夭鳥之巢。聖人之於物也，用舍仁殺之意，夫豈徒然哉？記曰：天産作陽。羽類則陽中之陽，大抵多養陽。於是集其可供庖藥及毒惡當知者，爲禽部，凡七十七種。分爲四類：曰水，曰原，曰林，曰山。舊本禽部三品，共五十六種。今併入一種，自獸部移入一種，蟲部移

〔一〕咮：原字漫漶。今據美國國會本補正。
〔二〕卵：原作「卯」。今從錢本改。本篇後同徑改。

入一種有名未用移入一種

神農本草經五種梁陶弘景註　名醫別錄一十一種梁陶弘景註　唐本草二種唐蘇恭　本草拾遺二十六種唐陳藏器　食療本草二種唐孟詵張鼎　開寶本草一種宋馬志　嘉祐本草一十三種宋掌禹錫　日華本草一種宋人大明　圖經本草一種宋蘇頌　食物本草十種明汪穎　本草綱目五種明李時珍

附註　魏李當之藥錄　吳普本草　宋雷斅炮炙　齊徐之才藥對　唐甄權藥性　蕭炳四聲　唐李珣海藥　孫思邈千金　楊損之刪繁　南唐陳士良食性　蜀韓保昇重註　宋寇宗奭衍義　唐慎微證類　陳承別說　金張元素珍珠囊　元李杲法象　王好古湯液　吳瑞日用　朱震亨補遺　明徐用誠發揮　寧原食鑑　汪機会編　陳嘉謨蒙筌

○禽之一　水禽類二十三種

鶴嘉祐　鸛別錄　鶬雞食物鵚鶖附　陽烏拾遺

入一種，有名未用移入一種。

神農本草經五種梁陶弘景註　名醫別録一十一種梁陶弘景註

唐本草二種唐蘇恭　本草拾遺二十六種唐陳藏器

食療本草二種唐孟詵、張鼎　開寶本草一種宋馬志

嘉祐本草一十三種宋掌禹錫　日華本草一種宋人大明

圖經本草一種宋蘇頌　食物本草十種明汪穎

本草綱目五種明李時珍

【附注】魏李當之藥録　吴普本草　宋雷斆炮炙

齊徐之才藥對　唐甄權藥性　蕭炳四聲

唐李珣海藥　孫思邈千金　楊損之删繁

南唐陳士良食性　蜀韓保昇重註

宋寇宗奭衍義　唐慎微證類　陳承別説　金張元素珍珠囊

元李杲法象　王好古湯液　吴瑞日用　朱震亨補遺

明徐用誠發揮　寧原食鑑　汪機會編　陳嘉謨蒙筌

○禽之一　水禽類二十三種

鶴嘉祐　鸛別録　鶬鷄食物○鶖鶬附　陽烏拾遺

鵚鶖食物　鸏鶇綱目　鵜鶘嘉祐 即淘鵝　鵝別錄

鴈本經　鵠食物 即天鵝　鴇綱目　鶩別錄 即鴨

鳧食療 即野鴨　鸊鷉拾遺　鴛鴦嘉祐　鸂鶒嘉祐

鵁鶄拾遺 一名旋目 方目附　鷺食物　鷗食物　鸀鳿拾遺

鸕鷀別錄　魚狗拾遺 翡翠附　蚊母鳥拾遺

右附方舊七新十七

鵚鶖 食物
鸏鷾 綱目
鵜鶘 嘉祐○即淘鵝
鵝 別録
鴈 本經
鵠 食物○即天鵝
鴇 綱目
鶩 別録○即鴨
鳧 食療○即野鴨
鸊鷉 拾遺
鴛鴦 嘉祐
鸂鶒 嘉祐
鵁鶄 拾遺○旋目、方目附
鷺 食物
鷗 食物
鸀鳿 拾遺
鸕鷀 別録
魚狗 拾遺○翡翠附
蚊母鳥 拾遺

右附方舊七，新十七

禽部

○禽之一 水禽類二十三種

鶴 宋嘉祐

【釋名】仙禽綱目 胎禽 時珍曰鶴字篆文象翹首短尾之形一云白色寉寉故名八公相鶴經云鶴乃羽族之宗仙人之驥千六百年乃胎產則胎仙之稱以此世謂鶴不卵生者誤矣

【集解】禹錫曰鶴有白有玄有黃有蒼入藥用白者他色次之 時珍曰鶴大於鵠長三尺高三尺餘喙長四寸丹頂赤目赤頰青腳修頸凋尾粗膝纖指白羽黑翎亦有灰色蒼色者嘗以夜半鳴聲唳雲霄雄鳴上風雌鳴下風聲交而孕亦啖蛇虺聞降真香烟則降其糞能化石皆物類相感也按相鶴經云鶴陽鳥也而遊于陰行必依洲渚止不集林木二年落子毛易黑點三年產伏又七年羽翮具又七年飛薄雲漢又七年舞應節又七年鳴中律又七年大毛落氄毛生或白如雪或黑如漆百六十年雌雄相視而孕千六百年形始定飲而不食乃胎化也又按俞琰云龜鶴能運任脈故多壽無死氣於中也鶴骨為笛甚清越

白鶴血【氣味】鹹平無毒【主治】益氣力補虛乏去風益肺嘉祐

本草綱目禽部第四十七卷

禽之一　水禽類二十三種

鶴宋嘉祐

【釋名】仙禽綱目、胎禽。時珍曰鶴字，篆文象翹首短尾之形。一云白色皠皠，故名。八公相鶴經〔一〕云：鶴乃羽族之宗，仙人之驥，千六百年乃胎産。則胎、仙之稱以此。世謂鶴不卵生者，誤矣。

【集解】【禹錫曰】鶴有白有玄，有黄有蒼。入藥用白者，他色次之。【時珍曰】鶴大於鵠，長三尺，高三尺餘，喙長四寸。丹頂赤目，赤頰青脚，修頸凋尾，粗膝纖指。白羽黑翎，亦有灰色、蒼色者。嘗以夜半鳴，聲唳雲霄。雄鳴上風，雌鳴下風，聲交而孕。亦啖蛇虺，聞降真香烟則降，其糞能化石，皆物類相感也。按相鶴經云：鶴，陽鳥也，而遊于陰。行必依洲渚，止不集林木。二年落子毛，易黑點，三年産伏。又七年羽翮具，又七年飛薄雲漢，又七年舞應節，又七年鳴中律。又七年大毛落，氄毛生，或白如雪，或黑如漆。百六十年，雌雄相視而孕。千六百年形始定，飲而不食，乃胎化也。又按俞琰云：龜、鶴能運任脉，故多壽，無死氣於中也。鶴骨爲笛，甚清越。

白鶴血。【氣味】鹹，平，無毒。【主治】益氣力，補虚乏，去風益肺。嘉祐。

〔一〕八公相鶴經：舊唐書經籍志載作者爲「浮丘公」。御覽引作「淮南八公相鶴經」。

朱古字乃金星

【發明】禹錫曰：按穆天子傳云：天子至巨蒐，二氏獻白鶴之血飲之，云益人氣力也。

腦【主治】和天雄、葱實服之，令人目明，夜能書字。抱朴子

卵【氣味】甘，鹹，平，無毒。【主治】預解痘毒，多者令少，少者令不出。每用一枚，煮與小兒食之。時珍。○出活幼全書

骨【主治】酥炙，入滋補藥。時珍

肶中砂石子【主治】磨水服，解蠱毒邪。嘉祐

鸛 別錄下品

【釋名】皂君 詩疏 負釜 同 黑尻 時珍曰：鸛字篆文象形。其背尾色黑，故陸機詩疏有皂君諸名。

【集解】弘景曰：鸛有兩種：似鵠而巢樹者為白鸛，黑色曲頸者為烏鸛。今宜用白者。宗奭曰：鸛身如鶴，但頭無丹，項無烏帶，兼不善唳，止以喙相擊而鳴。多在樓殿吻上作窠。嘗日夕觀之，並無作池養魚之說。時珍曰：鸛似鶴而頂不丹，長頸赤喙，色灰白，翅尾俱黑。多巢于高木。其飛也，奮於層霄，旋遶如陣，仰天號鳴，必主有雨。其抱卵以影，或云以聲聒之。禽經云：鸛生三子，一為鶴。巽極成震，陰變陽也。震為鶴，巽為鸛也。

【發明】【禹錫曰】按穆天子傳云：天子至巨蒐，二氏〔一〕獻白鶴之血飲之。云益人氣力也。

腦。【主治】和天雄、葱實服之，令人目明，夜能書字。抱朴子。

卵。【氣味】甘、鹹，平，無毒。【主治】預解痘毒，多者令少，少者令不出。每用一枚煮，與小兒食之。時珍。○出活幼全書。

骨。【主治】酥炙，入滋補藥。時珍。

肫中砂石子。【主治】磨水服，解蠱毒邪。嘉祐。

鸛 別録下品

【釋名】皂君詩疏、負釜同、黑尻。【時珍曰】鸛字，篆文象形。其背、尾色黑，故陸機詩疏有皂君諸名。

【集解】【弘景曰】鸛有兩種：似鵠而巢樹者爲白鸛，黑色曲頸者爲烏鸛。今宜用白者。【宗奭曰】鸛身如鶴，但頭無丹，項無烏帶，兼不善唳，止以喙相擊而鳴。多在樓殿吻上作窠。嘗日夕觀之，並無作池養魚之說。【時珍曰】鸛似鶴而頂不丹，長頸赤喙，色灰白，翅尾俱黑。多巢于高木。其飛也，奮於層霄，旋繞如陣，仰天號鳴，必主有雨。其抱卵以影，或云以聲聒之。禽經云：鸛生三子，一爲鶴。巽極成震，陰變陽也。震爲鶴，巽爲鸛也。

〔一〕二氏：御覽卷九百十六鶴引穆天子傳作「巨蒐之人」，此前有「至于巨蒐氏」五字。疑「二」字爲「巨蒐」重字符。

正誤 藏器曰人探巢取鸛子六十里旱能群飛激散雲也其巢中以泥為池含水滿中養魚蛇以哺子鸛之伏卵恐冷取礜石圍之以助煖氣○時珍曰寥郭之大陰陽升降油然作雲沛然下雨區區微鳥豈能以私忿使天壤赤旱耶況鸛乃水鳥可以候雨乎作池取石之說俱出自陸璣詩疏張華博物志可謂愚矣

骨○氣味 甘大寒無毒藏器曰有小毒入沐湯浴頭令髮盡脫更不生也又殺樹木 主治 鬼蠱諸疰毒五尸心腹痛別錄○甄權曰亦可單炙黃研空心暖酒服方寸匕○時珍曰千金治尸疰有鸛骨丸

○脚骨及嘴 主治 喉痺飛尸蛇虺咬及小兒閃癖大腹痞滿并煑汁服之亦燒灰飲服藏器

○卵 主治 預解痘毒水煑一枚與小兒啖之令不出痘或出亦稀時珍○出活幼全書

○屎 主治 小兒天釣驚風發歇不定炒研半錢入牛黃麝香各半錢炒蠍五枚為末每服半錢新汲水服時珍

【正誤】【藏器曰】人探巢取鸛子，六十里旱[一]，能群飛激散雲也。其巢中以泥爲池，含水滿中，養魚、蛇以哺子。鸛之伏卵恐冷，取礜石圍之，以助燥[二]氣。○【時珍曰】寥郭之大，陰陽升降，油然作雲，沛然下雨。區區微鳥，豈能以私忿使天壤赤旱耶？況鸛乃水鳥，可以候雨乎？作池、取石之説，俱出自陸機詩疏、張華博物志，可謂愚矣。

骨。【氣味】甘，大寒，無毒。【藏器曰】有小毒。入沐湯浴頭，令髮盡脱，更不生也。又殺樹木。【主治】鬼蠱諸疰毒，五尸心腹痛。別録。○【甄權曰】亦可單炙黄研，空心暖酒服方寸匕。【時珍曰】千金治尸疰，有鸛骨丸。

脚骨及嘴。【主治】喉痺飛尸，蛇虺咬，及小兒閃癖，大腹痞滿，並煮汁服之，亦燒灰飲服。藏器。

卵。【主治】預解痘毒，水煮一枚，與小兒啖之，令不出痘，或出亦稀。時珍。○出活幼全書。

屎。【主治】小兒天釣驚風，發歇不定。炒研半錢，入牛黄、麝香各半錢，炒蠍五枚，爲末。每服半錢，新汲水服。時珍。

〔一〕旱：原作「早」。今據證類卷十九鸛骨改。
〔二〕燥：證類卷一礜石引博物志作「暖」。皆可通。

鶬鷄食物

釋名 鶬鴰爾雅 麋鴰爾雅 鴰鹿爾雅翼 麥鷄 時珍曰按羅願云鶬麋其色蒼如麋也鴰鹿其聲也關西呼曰鴰鹿山東呼曰鶬鴰訛為錯落南人呼為鶬鷄江人呼為麥鷄

集解 頴曰鶬鷄狀如鶴大而頂無丹兩頰紅 時珍曰鶬水鳥也食于田澤洲渚之間大如鶴青蒼色亦有灰色者長頸高脚羣飛可以候霜或以為即古之鶬鸘其皮可為裘與鳳同名者也

附錄 鷫鸘 時珍曰按羅願爾雅翼云鷫鸘水鳥雁屬也似雁而長頸綠色皮可為裘霜時乃來就暖故禽經云鸘飛則霜鷫飛則雨鷫即商羊也又西方之鳳亦名鷫鸘

肉 氣味 甘溫無毒 主治 殺蟲解蠱毒汪頴

發明 時珍曰鶬古人多食之故宋玉小招云鵠酸臇鳧煎鴻鶬景差大招云炙鴰蒸鳧煔鶉陳今惟俚人捕食不復充饌品矣

陽烏拾遺

釋名 陽鴉拾遺

鵁鶄食物

【釋名】鵁鶄爾雅、麋鶄爾雅、鶄鹿爾雅翼、麥鵁。【時珍曰】按羅願云：鵁麋，其色蒼，如麋也。鶄鹿，其聲也。關西呼曰鶄鹿，山東呼曰鵁鶄，訛爲錯落，南人呼爲鵁鵁，江人呼爲麥鵁。

【集解】【穎曰】鵁鵁狀如鶴大，而頂無丹，兩頰紅。【時珍曰】鵁，水鳥也，食于田澤洲渚之間。大如鶴，青蒼色，亦有灰色者。長頸高脚，群飛，可以候霜。或以爲即古之鸘鷞，其皮可爲裘，與鳳同名者也。

【附録】鸘鷞。【時珍曰】按羅願爾雅翼云：鸘鷞，水鳥，雁屬也。似雁而長頸，緑色，皮可爲裘，霜時乃來就暖。故禽經云：鷞飛則霜，鷺飛則雨。鷺即商羊也。又西方之鳳，亦名鸘鷞。

肉。【氣味】甘，温，無毒。【主治】殺蟲，解蠱毒。汪穎。

【發明】【時珍曰】鵁，古人多食之。故宋玉小招云：鵠酸臇鳧煎鴻、鵁。景差大招云：炙鶄蒸鳧鮎鶉陳。今惟俚人捕食，不復充饌品矣。

陽烏拾遺

【釋名】陽鴉拾遺。

【集解】禹錫曰陽烏出建州似鸛而殊小身黑頸長而白

【觜】主治燒灰酒服治惡蟲咬成瘡嘉祐

鵚鶖食物

【釋名】扶老古今注 鶖鶬俗作鶖鶬時珍曰凡鳥至秋毛脫禿此鳥頭禿如秋毨又如老人頭童及扶杖之狀故得諸名說文作秃鳩

【集解】時珍曰秃鶖水鳥之大者出南方有大湖泊處其狀如鶴而大青蒼色張翼廣五六尺舉頭高六七尺長頸赤目頭項皆無毛其頂皮方二寸許紅色如鶴頂其喙深黃色而扁直長尺餘其嗉下亦有胡袋如鵜鶘狀其足爪如雞黑色性極貪惡能與人鬥好啖魚蛇及鳥雛詩云有鶖在梁即此自元入我朝常賦猶有鶖鶬之供嵩案飲膳正要云鶖鶬有三種有白者黑者花者名胡鶖鶬其肉色亦不同也又宋景煥閒談云南鳥鵜鶘即今之禿鶖其說與環氏吳紀所謂鳥之大者禿鶖小者鵜鶘相似今潦年鶖鳥或飛來近市人或怪殺此又同魯人怪鶢鶋之意皆由不常見耳

【肉】氣味鹹微寒無毒正要曰甘溫【主治】中蟲魚毒汪穎補中益氣甚益人炙食尤美作脯饈食強氣力令人走及奔馬時珍出飲膳正要

【集解】【藏器曰】陽烏出建州。似鸛而殊小，身黑，頸長而白。觜。【主治】燒灰酒服，治惡蟲咬成瘡。藏器。

鵚鶖食物

【釋名】扶老古今注、鶖鶬俗作鵚鶬。【時珍曰】凡鳥至秋毛脱秃。此鳥頭秃如秋毨，又如老人頭童及扶杖之狀，故得諸名。說文作秃鳿。

【集解】【時珍曰】秃鶖，水鳥之大者也。出南方有大湖泊處。其狀如鶴而大，青蒼色，張翼廣五六尺，舉頭高六七尺，長頸赤目，頭項皆無毛。其頂皮方二寸許，紅色如鶴頂。其喙深黄色而扁直，長尺餘。其嗉下亦有胡袋，如鵜鶘狀。其足爪如雞，黑色。性極貪惡，能與人鬬，好啖魚、蛇及鳥雛。詩云「有鶖在梁」即此。自元入我朝，常賦猶有鶖鶬之供獻。案飲膳正要云：鶖鶬有三種，有白者，黑者，花者。名爲胡鶖鶬，其肉色亦不同也。又案景焕閒談云：海鳥鶢鶋，即今之秃鶖。其說與環氏吴紀所謂鳥之大者秃鶖，小者鷦鷯相合。今潦年鶖或飛攵〔一〕近市，人或怪駭。此又同魯人怪鶢鶋之意，皆由不常見耳。

肉。【氣味】鹹，微寒，無毒。【正要曰】甘，温。【主治】中蟲、魚毒。汪頴。補中益氣，甚益人，炙食尤美。作脯饈食，强氣力，令人走及奔馬。時珍。○出飲膳正要

〔一〕攵：同「攴」。說文攴部：「攴，小擊也。」「飛攴」義近「飛撲」，可通。

又治今注禽訴

髓　氣味甘溫無毒　主治補精髓　正要

喙　主治魚骨哽　汪穎

毛　主治解水蠱毒　時珍　出肘後方

鸏⿰童鳥（音蒙童　綱目）

【釋名】越王鳥（綱目）　鶴頂（同）　鷚鵰（同）

【集解】時珍曰：案劉欣期交州志云：鸏⿰童鳥即越王鳥，水鳥也。出九真交阯。大如孔雀。喙長尺餘，黃白黑色，光瑩如漆。南人以為飲器。羅山疏云：越王鳥狀如烏鳶，而足長，口句，末如斛，可受二升許，以為酒器，極堅緻。不踐地，不飲江湖，不唼百草，不食魚，惟啖木葉。糞似薰陸香，山人得之以為香，可入藥用。楊慎丹鉛錄云：鸏⿰童鳥即今鶴頂也。

糞　主治水和塗雜瘡　時珍　出[illegible]山疏

鵜鶘（嘉祐）

【釋名】犁鶘　鵜鸅（音澤）　逃河　淘河（一作淘鵝）　禹錫曰：昔有人竊肉入河，化為此鳥，今猶

及古今注、禽經。

髓。【氣味】甘，温，無毒。【主治】補精髓。正要。

喙。【主治】魚骨哽。汪頴。

毛。【主治】解水蟲毒。時珍。○出埤雅。

鸏䴌音蒙童○綱目

【釋名】越王鳥綱目、鶴頂同、⿰象鳥鶥同。

【集解】【時珍曰】案劉欣期交州志[一]云：鸏䴌即越王鳥，水鳥也。出九真、交趾。大如孔雀。喙長尺餘，黄白黑色，光瑩如漆，南人以爲飲器。羅山疏云：越王鳥狀如烏鳶，而足長口勾，末如冠，可受二升許，以爲酒器，極堅緻。不踐地，不飲江湖，不唼百草，不食蟲[二]魚，惟啖木葉。糞似薰陸香，山人得之以爲香，可入藥用。楊慎丹鉛録云：鸏䴌，即今鶴頂也。

糞。【主治】水和，塗雜瘡。竺法[三]真羅山疏。

鵜鶘宋嘉祐

【釋名】犁鶘、鴮⿰澤鳥[四]音戶澤、逃河一作淘、淘鵝。【禹錫曰】昔有人竊肉入河，化爲此鳥，今猶。

[一] 志：卷一引據古今經史百家書目作「記」。
[二] 蟲：原脱。今據御覽卷九百二十八衆鳥引竺法真登羅山疏補。
[三] 法：原脱。今據補同上。
[四] ⿰澤鳥：爾雅注疏卷十釋鳥作「鸅」。

有肉，因名逃河。時珍曰：此俚言也。案山海經云：沙水多犁鶘，其名自呼。後人轉為鵜鶘耳。又吳諺云：夏至前來，謂之犁鶘，言主水也；夏至後來，謂之犁塗，言主旱也。陸璣云：遇水澤即以頷盛水去涸，取魚食，故曰鵜鶘，曰淘河。俗名淘鵝，因形也。又訛而為駝鶴。

【集解】禹錫曰：鵜鶘大如蒼鵝，頤下有皮袋，容二升物，展縮由之。袋中盛水以養魚。一云身是水沫，惟胸前有兩塊肉，列如拳。詩云：惟鵜在梁，不濡其味。咮，喙也。言愛其嘴也。時珍曰：鵜鶘處處有之，水鳥也。似鶚而甚大，灰色如蒼鵝。喙長尺餘，直而且廣，口中正赤，頷下胡大如數升囊。好羣飛，沉水食魚，亦能竭小水取魚。俚人食其肉，取其脂入藥。用翅骨、胻骨作筒吹喉、鼻，藥甚妙。其盛水養魚、身是水沫之說，蓋妄談也。○又案晁以道云：鵜之屬有曰漫畫者，以觜畫水求魚，無一息之停；有曰信天緣者，終日凝立，不易其處，俟魚過乃取之。所謂信天緣者，即俗名青翰者也，又名青莊。此可喻人之貪廉。

脂油 時珍曰：剝取其脂，熬化掠取，就以其嗉盛之，則不滲漏，他物即透走也。

【氣味】鹹，溫，滑，無毒。

【主治】塗癰腫，治風痺，透經絡，通耳聾。時珍

【發明】時珍曰：淘鵝油性走，能引諸藥透入病所拔毒，故能治聾、痺、腫毒諸病。

【附方】新一。

耳聾。用淘鵝油半匙，磁石一小豆，射香少許，和勻，以綿裹成挺子，塞耳中，口含生鐵少許。用三五次

有肉，因名逃河。【時珍曰】此俚言也。案山海經云：沙水多犁鶘，其名自呼。後人轉爲鵜鶘耳。又吴諺云：夏至前來，謂之犁鶘，言主水也；夏至後來，謂之犁塗，言主旱也。陸機云：遇小〔一〕澤即以胡盛水，戽涸取魚食，故曰鴮鸅，曰淘河。俗名淘鵝，因形也。又訛而爲駝鶴。

【集解】【禹錫曰】鵜鶘，大如蒼鵝。頤下有皮袋，容二升物，展縮由之，袋中盛水以養魚。云身是水沫，惟胸前有兩塊肉，列如拳。詩云：惟鵜在梁，不濡其味。味，喙也，言愛其嘴也。【時珍曰】鵜鶘處處有之，水鳥也。似鶚而甚大，灰色如蒼鵝。喙長尺餘，直而且廣，口中正赤，頷下胡大如數升囊。好群飛，沈水食魚，亦能竭小水取魚。俚人食其肉，取其脂入藥。用翅骨、䯒骨作筒，吹喉、鼻藥甚妙。其盛水養魚、身是水沫之説，蓋妄談也。○又案晁以道云：鵜之屬有曰漫畫者，以嘴畫水求魚，無一息之停。有曰信天緣者，終日凝立，不易其處，俟魚過乃取之。所謂信天緣者，即俗名青翰者也，又名青莊。此可喻人之貪廉。

脂油。【時珍曰】剥取其脂，熬化掠取，就以其嗉盛之，則不滲漏。他物即透走也。【氣味】鹹，温，滑，無毒。

【主治】塗癰腫，治風痹，透經絡，通耳聾。時珍。

【發明】【時珍曰】淘鵝油性走，能引諸藥透入病所拔毒，故能治聾、痺、腫毒諸病。

【附方】新一。耳聾。用淘鵝油半匙，磁石一小豆，射香少許，和匀，以綿裹成挺子，塞耳中，口含生鐵少許。用三五次

〔一〕小：原作「水」。今據毛詩陸疏卷下維鵜在梁及下文「集解」之「竭小水取魚」改。

即有效青囊

觜【氣味】鹹平無毒【主治】赤白久痢成疳燒存性研末水服一方寸匕嘉祐

舌【主治】疔瘡時珍

毛皮【主治】反胃吐食燒存性每酒服二錢時珍○出普濟

鵝別録上品

【釋名】家雁綱目 舒雁時珍曰鵝鳴自呼江東謂之舒雁似雁而舒遲也

【集解】時珍曰江淮以南多畜之有蒼白二色及大而垂胡者並緑眼黄喙紅掌善鬬其夜鳴應更師曠禽經云脚近臎者能步鵝鶩是也又云鵝伏卵則逆月謂向月取氣助卵也性能啖蛇及蚓制射工故養之能辟蟲虺或言鵝性不食生蟲者不然

白鵝膏臘月煉收【氣味】甘微寒無毒【主治】灌耳治卒聾別録潤皮膚可合面脂日華塗面急令人悦白唇瀋手足皴裂消癰腫解礜

即有效。青囊。

觜。【氣味】鹹，平，無毒。【主】赤白久痢成疳，燒存性研末，水服一方寸匕。嘉祐。

舌。【主治】疔瘡。時珍。

毛皮。【主治】反胃吐食，燒存性，每酒服二錢。時珍。〇出普濟。

鵝 別録上品

【釋名】家雁綱目、舒雁。【時珍曰】鵝鳴自呼。江東謂之舒雁，似雁而舒遲也。

【集解】【時珍曰】江淮以南多畜之。有蒼、白二色，及大而垂胡者。並緑眼黄喙紅掌，善鬭，其夜鳴應更。師曠禽經云：脚近臎者能步，鵝、鶩是也。又云：鵝伏卵則逆月，謂向月取氣助卵也。性能啖蛇及蚓，制射工，故養之能辟蟲虺。或言鵝性不食生蟲者，不然。

白鵝膏臘月鍊收。【氣味】甘，微寒，無毒。【主治】灌耳，治卒聾。別録。潤皮膚，可合面脂。日華。塗面急，令人悦白。唇瀋，手足皴裂，消癰腫，解礜

忘忘又云金忘里

石毒時珍

肉【氣味】甘平無毒日華曰白鷺辛涼无毒蒼鷺冷有毒發瘡瞳說曰鷺肉性冷多食令人霍亂發痼疾【李廷飛曰】嫩鷺毒老鷺良【主治】利五臟別錄解五臟熱服丹石人宜之孟詵煑

汁止消渴藏器

【發明】藏器曰蒼鷺食蟲主射工毒為良白鷺不食蟲止渴為勝【時珍曰】鷺氣味俱厚發風發瘡莫此為甚火熏者尤毒曾目擊其害而本草謂其性涼利五臟韓懋醫通謂其蹤風豈其然哉又葛洪肘後方云人家養白鷺白鴨可辟食射工則謂白鷺不食蟲不發病之説亦非矣但此蒼鷺薄乎云耳若夫止渴凡發胃氣者皆能生津豈獨止渴者便曰性涼乎參苓白术散乃治渴要藥何嘗寒涼耶

臎一名尾罌尾肉也【時珍曰】內則舒鴈臎不可食為氣腺可厭耳而俗夫嗜之【主治】塗手足皴裂

納耳中治聾及聤耳日華

血【氣味】鹹平微毒【主治】中射工毒者飲之并塗其身陶弘景解

藥毒時珍曰祈禱家多用之

石毒。時珍。

肉。【氣味】甘，平，無毒。【日華曰】白鵝：辛[一]涼，無毒。蒼鵝：冷，有毒，發瘡腫。【詵曰】鵝肉性冷，多食令人[二]霍亂，發痼疾。【李廷[三]飛曰】嫩鵝毒，老鵝良。【主治】利五臟。別録。解五臟熱，服丹石人宜之。孟詵。煮汁，止消渴。藏器。

【發明】【藏器曰】蒼鵝食蟲，主射工毒爲良；白鵝不食蟲，止渴爲勝。【時珍曰】鵝氣味俱厚，發風發瘡，莫此爲甚，火熏者尤毒。曾目擊其害。而本草謂其性凉利五臟，韓忞醫通謂其疏風，豈其然哉？又葛洪肘後方云：人家養白鵝、白鴨，可辟、食射工。則謂白鵝不食蟲、不發病之説，亦非矣。但比蒼鵝薄乎云耳。若夫止渴，凡發胃氣者皆能生津，豈獨止渴者便曰性凉乎？參苓白术散乃治渴要藥，何嘗寒凉耶？

臎。一名尾罌，尾肉也。【時珍曰】内則：舒雁臎不可食，爲氣臊可厭耳。而俗夫嗜之。【主治】塗手足皴裂。納耳中，治聾及聤耳。日華。

血。【氣味】鹹，平，微毒。【主治】中射工毒者，飲之，并塗其身。陶弘景。解藥毒。【時珍曰】祈禱家多用之。

〔一〕辛：證類卷十九白鵝膏無此字。

〔二〕人：同上此下有「易」字。

〔三〕廷：據元史卷一百九十七李鵬飛傳當作「鵬」。

膽【氣味】苦寒無毒【主治】解熱毒及痔瘡初起頻塗抹之自消時珍

【附方】新一

痔瘡有核　白鵝膽二三枚取汁入熊膽二分片腦半分研勻甆器密封勿令泄氣用則手指塗之立效劉氏保壽堂方

卵【氣味】甘溫無毒【主治】補中益氣多食發瘑疾孟詵

涎【主治】咽喉穀賊時珍

【發明】時珍曰按洪邁夷堅志云小兒誤吞稻芒著咽喉中不能出者名曰穀賊惟以鵝涎灌之即愈蓋鵝涎化穀相制耳

毛【主治】射工水毒別錄　小兒驚癇又燒灰酒服治噎疾蘇恭

【發明】弘景曰東川多溪毒養鵝以辟之毛羽亦佳并飲其血鵝未必食射工蓋以威相制耳　時珍曰禽經云鵝飛則蜮沉蜮即射工也又嶺南異物志云邕州蠻人選鵝腹毳毛為衣被絮柔暖而性冷嬰兒尤宜之能辟驚癇柳子厚詩云鵝毛禦臘縫山罽即此蓋毛與肉性不同也

膽。【氣味】苦，寒，無毒。【主治】解熱毒及痔瘡初起，頻塗抹之，自消。時珍。

【附方】新一。痔瘡有核。白鵝膽二三枚，取汁，入熊膽二分，片腦半分，研勻，瓷器密封，勿令泄氣，用則手指塗之，立效。劉氏保壽堂方。

卵。【氣味】甘，温，無毒。【主治】補中益氣。多食發痼疾。孟詵。

涎。【主治】咽喉穀賊。時珍。

【發明】【時珍曰】按洪邁夷堅志云：小兒誤吞稻芒，着咽喉中不能出者，名曰穀賊。惟以鵝涎灌之即愈。蓋鵝涎化穀相制耳。

毛。【主治】射工水毒。別録。小兒驚癇。又燒灰酒服，治噎疾。蘇恭。

【發明】【弘景曰】東川多溪毒，養鵝以辟之，毛羽亦佳，并飲其血。鵝未必食射工，蓋以威相制耳。【時珍曰】禽經云：鵝飛則蜮沉。蜮即射工也。又嶺南異物志云：邕州蠻人選鵝腹毳毛爲衣、被絮，柔暖而性冷。嬰兒尤宜之，能辟驚癇。柳子厚詩云「鵝毛禦臘縫山罽」即此。蓋毛與肉性不同也。

鴈 義豆乃加里
鴈 也末乃加里
鴻 於保加里 又云比志久伊
野鵝 阿於加里

附方 二新 通氣散 治誤吞銅錢及鉤繩。鶩毛一錢燒灰，磁石皂子大煅，象牙一錢燒存性，為末。每服半錢，新汲水下。醫方妙選 噎食病 白鶩尾毛燒灰，米湯每服一錢。

掌上黃皮 主治 燒研，搽腳趾縫濕爛。焙研，油調，塗凍瘡，良。時珍

○出譚埜翁諸方

屎 主治 絞汁服，治小兒鶩口瘡。時珍○出秘錄 蒼鶩屎，傅蟲蛇咬毒。日華

附方 一新 鶩口瘡 自內生出可治，自外生入不可治。用食草白鶩下清糞濾汁，入沙糖少許搽之；或用雄鶩糞眠倒者燒灰，入麝香少許搽之，並效。永類鈐方

鴈 本經上品

釋名 鴻 時珍曰：按禽經云：鴈以水言，自南而北；鴻以山言，自北而南。張華注云：鴻鶴並音鴈。冬則適南，集于水干，故字從干；冬則適北，集于山鵠，故字從岸。小者曰鴈，大者曰鴻。鴻，大也。多集江渚，故從江。梵書謂之僧娑。

集解 別錄曰：鴈生江南池澤，取無時。弘景曰：詩疏云：大曰鴻，小曰鴈。今鴈類亦有大小，皆同一形。又有野鶩大于鴈

【附方】新二。通氣散。治誤吞銅錢及鉤繩。鵝毛一錢燒灰，磁石皂子大煅，象牙一錢，燒存性，爲末。每服半錢，新汲水下。醫方妙選。噎食病。白鵝尾毛燒灰，米湯每服一錢。

掌上黄皮。【主治】燒研，搽脚趾縫濕爛。焙研，油調，塗凍瘡良。時珍。○出談〔一〕埜翁諸方。

屎。【主治】絞汁服，治小兒鵝口瘡。時珍。○出秘録。蒼鵝屎：傅蟲、蛇咬毒。日華。

【附方】新一。鵝口瘡。自内生出可治，自外生入不可治。用食草白鵝下清糞濾汁，入沙糖少許搽之。或用雄鵝糞眠倒者燒灰，入麝香少許，搽之。並效。永類鈐方。

雁本經上品

【釋名】鴻。【時珍曰】按禽經云：鳱以水言，自北而南〔二〕；⿰岸鳥〔三〕以山言，自南而北〔四〕。張華注云：鳱、⿰岸鳥並音雁。冬則適南，集于水干，故字從干；春〔五〕則嚮北，集于山岸〔六〕，故字從厈〔七〕。小者曰雁，大者曰鴻。鴻，大也。多集江渚，故從江。梵書謂之僧娑。

【集解】【别録曰】雁生江南池澤，取無時。【弘景曰】詩疏云：大曰鴻，小曰雁。今雁類亦有大小，皆同一形。又有野鵝大于雁，

〔一〕談：原作「譚」。今據卷一引據古今醫家書目改。
〔二〕自北而南：原作「自南而北」。今據禽經乙正。
〔三〕⿰岸鳥：禽經作「⿸厈鳥」。本藥下同，不另注。
〔四〕自南而北：原作「自北而南」。今據乙正同上。
〔五〕春：原作「冬」。今據禽經注改。
〔六〕岸：原作「⿰岸鳥」。今據改同上。
〔七〕厈：原作「岸」。今據改同上。

似人家蒼鵝謂之駕鵝鴈在江湖夏當產伏故皆往北恐鴈門北人不食之也雖采無時以冬月為好恭曰鴈為陽鳥與燕往來相反冬南翔夏北徂孳育于北也豈因北人不食之乎宗奭曰鴈熱則即北寒則即南以就和氣所以為禮幣者一取其信二取其和也【時珍曰】鴈狀似鵝亦有蒼白二色今人以白而小者為鴈大者為鴻蒼者為野鵝亦曰鴚鵝爾雅謂之鳱鵝也鴈有四德寒則自北而南止于衡陽熱則自南而北歸于鴈門其信也飛則有序而前鳴後和其禮也失偶不再配其節也夜則羣宿而一奴巡警晝則銜蘆以避繒繳其智也而捕者豢之為媒以誘其類是則一愚矣南來時瘠瘦不可食北向時乃肥故宜取之

又漢唐書並載有五色鴈云

鴈肪【正誤】一名鶩肪弘景曰鶩是野鴨本經鴈肪亦名鶩肪是鴈鶩相類而誤耳【氣味】甘平無毒【主治】風攣拘急偏枯血氣不通利久服益氣不飢輕身耐老本經○心鏡云上證用肪四兩鍊淨每日空心暖酒服一匙長毛髮鬚眉別錄【詵曰】合生髮膏用之殺諸石藥毒吳普治耳聾和豆黃作丸補勞瘦肥白人日華塗癰腫耳疳又治結熱胸痞嘔吐【時珍曰】外臺治此證有鴈肪湯

【附方】新一

生髮鴈肪日日塗之千金方

似人家蒼鵝，謂之駕鵝。雁在江湖，夏當産伏，故皆往北，恐雁門北人不食之也。雖采無時，以冬月爲好。【恭曰】雁爲陽鳥，與燕往來相反，冬南翔，夏北徂，孳育于北也。豈因北人不食之乎。【宗奭曰】雁熱則即北，寒則即南，以就和氣。所以爲禮幣者，一取其信，二取其和也。【時珍曰】雁狀似鵝，亦有蒼、白二色。今人以白而小者爲雁，大者爲鴻，蒼者爲野鵝，亦曰鴚鵝，爾雅謂之鴐鵝也。雁有四德：寒則自北而南，止于衡陽，熱則自南而北，歸于雁門，其信也；飛則有序，而前鳴後和，其禮也；失偶不再配，其節也；夜則群宿而一奴巡警，晝則銜蘆以避繒繳，其智也。而捕者豢之爲媒，以誘其類，是則一愚矣。南來時瘠瘦不可食，北嚮時乃肥，故宜取之。又漢、唐書，並載有五色雁云。

雁肪。【正誤】一名鶩肪。【弘景曰】鶩是野鴨，本經雁肪亦名鶩肪〔一〕，是雁、鶩相類而誤耳。【氣味】甘，平，無毒。【主治】風攣拘急偏枯，血氣不通利。久服，益氣不飢，輕身耐老。本經。○心鏡云：上證，用肪四兩鍊净。每日空心暖酒服一匙。長毛髮鬚眉。別録。【詵曰】合生髮膏用之。殺諸石藥毒。吴普。治耳聾，和豆黄作丸，補勞瘦，肥白人。日華。塗癰腫耳疳，又治結熱胸痞嘔吐。【時珍曰】外臺治此證有雁肪湯。【附方】新一。生髮。雁肪日日塗之。千金方。

〔一〕肪：原脱。今據證類卷十九雁肪補。

久用今案白鳥

肉【氣味】甘，平，無毒。〔思邈曰〕七月勿食雁，傷人神。譜論云：食鴈去腎，不利人也。【主治】風麻痺。久食動氣，壯筋骨。〔日華〕利臟腑，解丹石毒。〔時珍〕

【發明】〔弘景曰〕雁肪人不多食，亦應好。〔宗奭曰〕人不食雁，謂其知陰陽之升降，少長之行序也。道家謂之天厭，亦一說。[illegible]食之則治諸風。

骨【主治】燒灰和米泔沐頭，長髮。〔孟詵〕

毛【主治】喉下白毛，療小兒癇有效。〔蘇恭〕自落翎毛，小兒佩之，辟驚癇。〔日華〕

【發明】〔時珍曰〕案酉陽雜俎云：臨邑人春夏羅取鴻鴈毛以禦寒。又淮南萬畢術云：鴻毛作囊，可以渡江。此亦中流一壺之意，水行者不可不知。

屎白【主治】灸瘡腫痛，和人精塗之。〔時珍〕

鵠（日用）

【釋名】天鵝。〔時珍曰〕案師曠禽經云：鵠鳴哠哠，故謂之鵠。吳僧贊寧云：凡物大者皆以天名。天者，大也。則天鵝名

肉。【氣味】甘，平，無毒。【思邈曰】七月勿食雁，傷人神。禮云：食雁去腎，不利人也。【主治】風麻痺。久食助〔一〕氣，壯筋骨。日華。利臟腑，解丹石毒。時珍。

【發明】【弘景曰】雁肪人不多食，其肉〔二〕亦應好。【宗奭曰】人不食雁，謂其知陰陽之升降，少長之行序也。道家謂之天厭，亦一説耳。食之則治諸風。

骨。【主治】燒灰和米泔沐頭，長髮。孟詵。

毛。【主治】喉下白毛，療小兒癇有效。蘇恭。自落翎毛，小兒佩之，辟驚癇。日華。

【發明】【時珍曰】案酉陽雜俎云：臨邑人春夏羅取鴻雁毛以禦暑。又淮南萬畢術云：鴻毛作囊，可以渡江。此亦中流一壺之意，水行者不可不知。

屎白。【主治】灸瘡腫痛，和人精塗之。梅師。

鵠食物

【釋名】天鵝。【時珍曰】案師曠禽經云：鵠鳴哠哠，故謂之鵠。吴僧贊寧云：凡物大者，皆以天名。天者大也。則天鵝名

〔一〕助：原作「動」。今據證類卷十九雁肪改。
〔二〕其肉：原脱。今據補同上。

本草綱目卷之四十七 九

義蓋亦同此羅氏謂鵠即鶴亦不然

集解時珍曰鵠大于鴈羽毛白澤其翔極高而善步所謂鵠不浴而白一舉千里是也亦有黄鵠丹鵠湖海江漢之間皆有之出遼東者尤甚而畏海青鶻其皮毛可為服飾謂之天鵝絨案飲膳正要云天鵝有四等大金頭鵝似鴈而長項入食為上美于鴈小金頭鵝形差小花鵝色花一種不能鳴鵝飛則翔響其肉微腥並不及大金頭鵝各有所産之地

肉氣味甘平無毒穎曰熱忽氏曰熱主治醃炙食之益人氣力利臟

腑時珍

油冬月取肪煉收氣味缺主治塗癰腫治小兒疳耳時珍

附方新一疳耳出膿用天鵝油調草烏末入龍腦少許和傅立效无則以雁油代之通玄論

絨毛主治刀杖金瘡貼之立愈汪穎

鴇音保綱目

釋名獨豹時珍曰案羅願云鴇有豹文故名獨豹而訛為鵏也陸佃云鴇性群居如鴈有行列故字從毕毕音保相次也詩云鴇行是矣

（上欄校記：翔作翔　鵝絨今案與呂字一畫　多字　毕布道切相次也）

義，蓋亦同此。羅氏謂鵠即鶴，亦不然。

【集解】【時珍曰】鵠大于雁，羽毛白澤，其翔極高而善步，所謂鵠不浴而白，一舉千里，是也。亦有黄鵠、丹鵠，湖、海、江、漢之間皆有之，出遼東者尤甚，而畏海青鶻。其皮毛可爲服飾，謂之天鵝絨。案飲膳正要云：天鵝有四等。大金頭鵝，似雁而長項，入食爲上，美于雁；小金頭鵝，形差小；花鵝，色花；一種不能鳴鵝，飛則翔響，其肉微腥。並不及大金頭鵝，各有所産之地。

肉。【氣味】甘，平，無毒。【穎曰】冷。【忽氏曰】熱。【主治】醃炙食之，益人氣力，利臟腑。時珍。

油冬月取肪鍊收。【氣味】缺。【主治】塗癰腫，治小兒疳耳。時珍。

【附方】新一。疳耳出膿。用天鵝油調草烏末，入龍腦少許，和傅立效。無則以雁油代之。通玄論。

絨毛。【主治】刀杖金瘡，貼之立愈。汪穎。

鴇音保○綱目

【釋名】獨豹。【時珍曰】案羅願云：鴇有豹文，故名獨豹，而訛爲鴇也。陸佃云：鴇性群居，如雁有行列，故字從𠤏。𠤏，音[一]保，相次也。詩云「鴇行」是矣。

[一]音：原字缺損。今從江西本補正。

集解 時珍曰鴇水鳥也似雁而斑文無後趾性不木止其飛也肅肅其食也齝肥腯多脂肉粗味美闘語曰鴇無舌兔無脾或云純雌無雄與他鳥合或云鴇見鷙鳥激糞射之其毛自脫也

肉 氣味 甘平無毒 時珍曰禮記不食鴇奧奧者脾胵也深奧之處也 主治 補益虛人去風痺氣 正要

肪 主治 長毛髮澤肌膚塗癰腫 時珍

鶩 音木○別錄上品

釋名 鴨說文 舒鳧爾雅 家鳧綱目 䳭𪆰音末匹○時珍曰鶩通作木鶩性質木而無他心故庶人以為贄曲禮云庶人執匹匹雙鶩也匹夫卑末故廣雅謂鴨為䳭𪆰禽經云鴨鳴呷呷其名自呼鳧能高飛而鴨舒緩不能飛故曰舒鳧

正誤 弘景曰鶩即鴨有家鴨野鴨藏器曰尸子云野鴨為鳧家鴨為鶩不能飛翔如庶人守耕稼而已保昇曰爾雅云野鳧鶩也而本草鶩肪乃家鴨也宗奭曰據數說則鳧鶩皆鴨也王勃滕王閣序云落霞與孤鶩齊飛則鶩為野鴨明矣勃乃名儒必有所據時珍曰四家惟藏器為是陶以鳧鶩混稱寇以鶩為野鴨韓引爾雅錯舛鳧鶩為野鳧並誤矣今正之

【集解】【時珍曰】鳽，水鳥也。似雁而斑文，無後趾。性不木止，其飛也肅肅，其食也齝〔一〕，肥腯多脂，肉粗味美。閩語曰：鳽無舌，兔無脾。或云純雌無雄，與他鳥合。或云鳽見鷙鳥，激糞射之，其毛自脱也。

肉。【氣味】甘，平，無毒。【時珍曰】禮記：不食鳽奥。奥者，膍胵也，深奥之處也。【主治】補益虚人，去風痹氣。正要。

肪。【主治】長毛髮，澤肌膚，塗癰腫。時珍。

鶩音木○别録上品

【釋名】鴨説文、舒鳧爾雅、家鳧綱目、䳺鴄音末匹。○【時珍曰】鶩，通作木。鶩性質木而無他心，故庶人以爲贄。曲禮云：庶人執匹。匹，雙鶩也。匹夫卑末，故廣雅謂鴨爲䳺鴄。禽經云：鴨鳴呷呷，其名自呼。鳧能高飛，而鴨舒緩不能飛，故曰舒鳧。

【正誤】【弘景曰】鶩即鴨。有家鴨、野鴨。【藏器曰】尸子云：野鴨爲鳧，家鴨爲鶩，不能飛翔，如庶人守耕稼而已。【保昇曰】爾雅云：野鳧，鶩。而本草鶩肪，乃家鴨也。【宗奭曰】據數説，則鳧、鶩皆鴨也。王勃滕王閣序云「落霞與孤鶩齊飛」，則鶩爲野鴨明矣。勃乃名儒，必有所據。【時珍曰】四家惟藏器爲是。陶以鳧、鶩混稱，寇以鶩爲野鴨，韓引爾雅錯舒鳧爲野鳧，並誤矣，今正之。

〔一〕齝：原字左半缺損。今從江西本補正。

鳥遇切充軛母之

飛乃切浮鳧 鳥汎濘字字純切

蓋鶩有舒鳧之名，而鳧有野鶩之稱，故王勃可以通用，而其義自明。案周禮庶人執鶩，豈野鴨乎？國風弋鳧與鴈，豈家鴨乎？屈原離騷云：寧與騏驥抗軛乎？將與雞鶩爭食乎？寧昂昂若千里駒乎？將汎汎若水中之鳧乎？此以鳧、鶩對言，則家也、野也，益自明矣。

集解 時珍曰：案格物論云：鴨，雄者綠頭文翅，雌者黃斑色。但有純黑、純白者。又有白而烏骨者，藥食更佳。鴨皆雄瘖雌鳴。重陽後乃肥腯味美。清明後生卵則內陷不滿。伏卵聞礱磨之聲則毈而不成。無雌抱伏，則以牛屎嫗而出之。此皆物理之不可曉者也。

鶩肪 白鴨者良。別錄 ■

氣味 甘，大寒，無毒。思邈曰：甘，平。

主治 風虛寒熱，水腫。別錄

附方 新一。瘰癧汁出不止：用鴨脂調半夏末傅之。永類方

肉 氣味 甘，冷，微毒。弘景曰：黃雌鴨為補最勝。詵曰：白鴨肉最良。黑鴨肉有毒，滑中，發冷利、脚氣，不可食。目白者殺人。瑞曰：腸風下血人不可食。時珍曰：嫩者毒，老者良。尾臎不可食，見禮記。昔有人食鴨肉成癥，用秫米治之而愈，見秫下。

主治 補虛除客熱，和臟腑及水道，療小兒驚癇。別錄。解

蓋鶩有舒鳧之名，而鳧有野鶩之稱，故王勃可以通用，而其義自明。案周禮「庶人執鶩」，豈野鴨乎？國風「弋鳧與雁」，豈家鴨乎？屈原離騷云：寧與騏驥抗軛乎？將與雞鶩争食乎？寧昂昂若千里駒乎？將汎汎若水中之鳧乎？此以鳧、鶩對言，則家也、野也，益自明矣。

【集解】【時珍曰】案格物論云：鴨，雄者緑頭文翅，雌者黄斑色。但有純黑、純白者。又有白而烏骨者，藥食更佳。鴨皆雄瘖雌鳴。重陽後乃肥腯味美。清明後生卵，則内陷不滿。伏卵聞礱磨之聲，則毈而不成。無雌抱伏，則以牛屎嫗而出之。此皆物理之不可曉者也。

鶩肪。白鴨者良，鍊過用。【氣味】甘，大寒，無毒。【思邈曰】甘，平。【主治】風虚寒熱，水腫。別録。

【附方】新一。瘰癧汁出不止。用鴨脂調半夏末傅之。永類方。

肉。【氣味】甘，冷，微毒。【弘景曰】黄雌鴨爲補最勝。【詵曰】白鴨肉最良。黑鴨肉有毒，滑中，發冷利、脚[一]氣，不可食。目白者，殺人。【瑞曰】腸風下血人不可食。【時珍曰】嫩者毒，老者良。尾臎不可食，見禮記。昔有人食鴨肉成癥，用秫米治之而愈。見秫米下。【主治】補虚，除客熱，和臟腑，利[二]水道，療小兒驚癇。別録[三]。

〔一〕脚：此字前證類卷十九鶩肪引孟詵有「下」字。
〔二〕利：原作「及」。今據證類卷十九鶩肪改。
〔三〕録：此後原衍「解」字。今據删同上。

解丹毒，止熱痢。䩉頭生瘡腫，和葱豉煑汁飲之，去卒然煩熱。孟詵○並出白鴨

【發明】劉完素曰：鶩之利水，因其氣相感而為使也。時珍曰：鴨，水禽也。治水利小便，宜用青頭雄鴨，取水木生發之象；治虚勞熱毒，宜用烏骨白鴨，取金水寒肅之象也。

【附方】舊三，新一。

白鳳膏　葛可久云：治久虚發熱，咳嗽吐痰，咳血，火乘金位者。用黑嘴白鴨一隻，取血入温酒量飲，使直入肺經以潤補之。將鴨乾撏去毛，脇下開竅去腸拭淨，入大棗肉二升，參苓平胃散末一升，縛定。用沙甕一箇，置鴨在内，以炭火慢煨。將陳酒一瓶，作三次入之。酒乾為度，取起，食鴨及棗。頻作取愈。十藥神書

大腹水病　小便短少。百一方用青頭雄鴨煑汁飲，厚蓋取汗。○心鏡治十種水病垂死，用青頭鴨一隻，如常治切，和米并五味煑作粥食。○又方用白鴨一隻治淨，以豉半升同薑椒入鴨腹中，縫定蒸熟食之。

頭　雄鴨者良。【主治】煑服，治水腫，通利小便。恭曰：古方有鴨頭丸。

【附方】新一。

鴨頭丸　治陽水暴腫，面赤煩燥，喘急，小便濇，其效如神。此裴河東方也。用甜葶藶炒二兩，熬膏，漢防己末二兩，以綠頭鴨血同頭全搗三千杵，丸梧子大。每木通湯下七十丸，日三服。一加猪苓一兩。外臺秘要

解丹毒，止熱痢。日華。頭生瘡腫，和葱、豉煮汁飲之，去卒然煩熱。孟詵。○並用白鴨。

【發明】【劉完素曰】鶩之利水，因其氣相感而爲使也。【時珍曰】鴨，水禽也。治水，利小便，宜用青頭雄鴨，取水木生發之象；治虚勞熱毒，宜用烏骨白鴨，取金水寒肅之象也。

【附方】舊三，新一。白鳳膏。葛可久云：治久虚發熱，咳嗽吐痰，咳血，火乘金位者。用黑嘴白鴨一隻，取血，入温酒量飲，使直入肺經以潤補之。將鴨乾撏去毛，脇下開竅去腸拭净，入大棗肉二升，參苓平胃散末[一]一升，縛定。用沙甕一箇，置鴨在内以炭火慢煨。將陳酒一瓶，作三次入之。酒乾爲度，取起，食鴨及棗。頻作取愈。十藥神書。大腹水病。小便短少。百一方用青頭雄鴨煮汁飲，厚蓋取汗。○心鏡治十種水病垂死，用青頭鴨一隻，如常治切，和米并五味煮作粥食。○又方：用白鴨一隻治净，以豉[二]半升，同薑、椒入鴨腹中縫定，蒸熟食之。

頭雄鴨者良。【主治】煮服，治水腫，通利小便。【恭曰】古方有鴨頭丸。

【附方】新一。鴨頭丸。治陽水暴腫，面赤，煩燥喘急，小便澀，其效如神，此裴河东方也。用甜葶藶炒二兩，熬膏，漢防己末二兩，以緑頭鴨血同頭全擣三千杵，丸梧子大。每木通湯下七十丸，日三服。一加猪苓一兩。外臺秘要。

[一] 末：原作「木」。今據十藥神書壬字白鳳膏改。
[二] 豉：證類卷十九鶩肪作「饋飯」。

腦【主治】凍瘡，取塗之良。時珍

血白鴨者良【氣味】鹹冷無毒【主治】解諸毒。別錄 熱飲解野葛毒，已死者入咽即活。孟詵 熱血解中生金、生銀、丹石、砒霜諸毒，射工毒。又治中惡及溺水死者，灌之即活。蚯蚓咬瘡，塗之即愈。時珍

【附方】新三 卒中惡死或先病痛，或臥而忽絕，並取雄鴨向死人口斷其頭，瀝血入口，外以竹筒吹其下部，極則易人，氣通即活也。肘後

解百蠱毒白鴨血熱飲之。廣記

小兒白痢似魚凍者，白鴨殺取血，滾酒泡服即止也。摘玄方

舌【主治】痔瘡，殺蟲，取相制也。時珍

涎【主治】小兒痓風，頭及四肢皆往後，以鴨涎滴之。又治蚯蚓吹小兒陰腫，取雄鴨抹之即消。時珍○出海上

膽【氣味】苦辛寒無毒【主治】塗痔核良，又點赤目初起亦效。時珍

肫衣即膍胵內皮也【主治】諸骨哽，炙研水服一錢即愈，取其消導也。

腦。【主治】凍瘡，取塗之良。時珍。

血白鴨者良。【氣味】鹹，冷，無毒。【主治】解諸毒。别録。熱飲，解野葛毒。已死者，入咽即活。孟詵。熱血，解中生金、生銀、丹石、砒霜諸毒，射工毒。又治中惡及溺水死者，灌之即活。蚯蚓咬瘡，塗之即愈。時珍。

【附方】新三。卒中惡死。或先病痛，或卧而忽絶，並取雄鴨，向死人口斷其頭，瀝血入口。外以竹筒吹其下部，極則易人，氣通即活也。肘後。解百蠱毒。白鴨血熱飲之。廣記。小兒白痢似魚凍者。白鴨殺取血，滚酒泡服，即止也。摘玄方。

舌。【主治】痔瘡殺蟲，取相制也。時珍。

涎。【主治】小兒痓風，頭及四肢皆往後，以鴨涎滴之。又治蚯蚓吹小兒陰腫，取雄鴨抹之即消。時珍。○出海上。

膽。【氣味】苦、辛，寒，無毒。【主治】塗痔核，良。又點赤目初起，亦效。時珍。

肫衣即膍胵内皮也。【主治】諸骨哽〔一〕，炙研，，即愈，取其消導也。

〔一〕哽：原作「硬」，江西本、錢本、張本皆同。人衛本徑改作「哽」，義長，今從改。

時珍

卵【氣味】甘鹹微寒無毒（詵曰）多食發冷氣令人氣短背悶小兒多食脚軟鹽藏食之即宜人（士良曰）生瘡毒者食之令惡肉突出（弘景曰）不可合鼈肉李子食害人合椹食令人生子不順【主治】心腹胸膈熱（日華）

【發明】（時珍曰）今人鹽藏鴨子其法多端俗傳小兒泄痢炙鹹卵食之亦間有愈者蓋鴨肉能治痢而炒鹽亦治血痢故耳

白鴨通（即鴨屎也與馬通同義）【氣味】冷無毒【主治】殺石藥毒解結縛散畜熱（別錄）主熱毒毒痢又和雞子白塗熱瘡腫毒即消塗蚯蚓咬亦效（孟詵）絞汁服解金銀銅鐵毒（時珍）

【附方】舊一新二石藥過劑白鴨屎為末水服二錢效（百一方）乳石發動煩熱用白鴨通一合湯一盞漬之澄清冷飲（聖惠方）熱瘡腫痛不可忍用家鴨糞同雞子清調傅即消（聖惠）

鳧（食療）

時珍。

卵。【氣味】甘、鹹，微寒，無毒。【詵曰】多食發冷氣，令人氣短背悶。小兒多食，脚軟。鹽藏食之即宜人。【士良曰】生瘡毒者食之，令惡肉突出。〇【弘景曰】不可合鼈肉、李子食，害人。合椹食，令人生子不順。【主治】心腹胸膈熱。日華。

【發明】【時珍曰】今人鹽藏鴨子，其法多端。俗傳小兒泄痢，炙鹹卵食之，亦間有愈者。蓋鴨肉能治痢，而炒鹽亦治血痢故耳。

白鴨通。即鴨屎也，與馬通同義。【氣味】冷，無毒。【主治】殺石藥毒，解結縛，散畜熱。別録。主熱毒、毒痢。又和雞子白，塗熱瘡腫毒，即消。塗蚯蚓咬亦效。孟詵。絞汁服，解金、銀、銅、鐵毒。時珍。

【附方】舊一，新二。石藥過劑。白鴨屎爲末，水服二錢，效。百一方。乳石發動，煩熱。用白鴨通一合，湯一盞漬之，澄清冷飲。聖惠方。熱瘡腫痛不可忍。用家鴨糞同雞子清調傅，即消。聖惠。

鳧食療

【釋名】野鴨（詩疏）野鶩（同上）鸍（音施）沉鳧（時珍曰：鳧從几，音殊，短羽高飛皃，鳧義取此。爾雅云：鸍，沉鳧也。鳧性好沒故也。俗作晨鳧，云鳧常以晨飛，亦通。）

【集解】時珍曰：鳧，東南江海湖泊中皆有之。數百為羣，晨夜蔽天，而飛聲如風雨，所至稻粱一空。陸璣詩疏云：狀似鴨而小，雜青白色，背上有文，短喙長尾，卑脚紅掌，水鳥之謹愿者，肥而耐寒。或云食用綠頭者為上，尾尖者次之。海中一種冠鳧，頭上有冠，乃石首魚所化也。並宜冬月取之。

肉【氣味】甘，涼，無毒。（詵曰：九月以後，立春以前，即中食，大益病人，全勝家者，雖寒不動氣。○日華曰：不可合胡桃、木耳、豆豉同食。）【主治】補中益氣，平胃消食，除十二種蟲。身上有諸小熱瘡，年久不愈者，但多食之即瘥。（孟詵）治熱毒風及惡瘡癤，殺腹臟一切蟲，治水腫。（日華）

血【主治】解挑生蠱毒，熱飲探吐。（時珍○出摘玄）

鸊鷉（音甓啼○拾遺）

【釋名】須鸁（爾雅）水䳌（音扎○正要）鸊鷉（日用）刁鴨（食療）油鴨（俗○時珍曰：鸊鷉、須鸁並未詳）

【釋名】野鴨詩疏、野鶩同上、䴌鴨音施、沉鳧。【時珍曰】鳧從几，音殊，短羽高飛貌，鳧義取此。爾雅云：䴌，沉鳧也。鳧性好没故也。俗作晨鳧，云鳧常以晨飛，亦通。

【集解】【時珍曰】鳧，東南江海湖泊中皆有之。數百爲群，晨夜蔽天，而飛聲如風雨，所至稻粱一空。陸機詩疏云：狀似鴨而小，雜青白色，背上有文，短喙長尾，卑脚紅掌，水鳥之謹愿者，肥而耐寒。或云食用緑頭者爲上，尾尖者次之。海中一種冠鳧，頭上有冠，乃石首魚所化也。並宜冬月取之。

肉。【氣味】甘，凉，無毒。【詵曰】九月以後，立春以前，即中食，大益病人，全勝家者，雖寒不動氣。○【日華曰】不可合胡桃、木耳、豆豉同食。【主治】補中益氣，平胃消食，除十二種蟲。身上有諸小熱瘡，年久不愈者，但多食之，即瘥。孟詵。治熱毒風及惡瘡癧，殺腹臟一切蟲，治水腫。日華。

血。【主治】解挑生蠱毒，熱飲探吐。時珍。○出摘玄。

鷿鷈音甓梯○拾遺

【釋名】須鸁[一]爾雅、水鳺[二]音扎○正要、鷉鵜日用、刁鴨食療、油鴨俗。○【時珍曰】鷿鷈、須鸁，並未詳。

〔一〕鸁：原作「鸁」。今據爾雅注疏卷十釋鳥改。本節下同此誤，徑改不注。

〔二〕鳺：原作「鳺」。無此鳥名，今從張本改。

鷈刀零丁皆狀其小也油言其肥也

集解藏器曰鸊鷉水鳥也大如鳩鴨脚連尾不能陸行常在水中人至即沈或擊之便起其膏塗刀劍不鏽續英華詩云馬銜苜蓿葉劍瑩鸊鷉膏是也韓保昇曰野鴨有與家鴨相似者有全別者其甚小者名刀鴨味最佳時珍曰鸊鷉南方湖溪多有之似野鴨而小蒼白文多脂味美冬月取之其類甚多揚雄方言所謂野鳧甚小而好沒水中者南楚之外謂之鸊鷉大者謂之鶻蹏是也

肉氣味甘平無毒主治補中益氣五味炙食甚美時珍○出正要

膏主治滴耳治聾藏器

鴛鴦宋嘉祐

釋名黃鴨綱目匹鳥時珍曰鴛鴦終日並游有宛在水中央之意也或曰雄鳴曰鴛雌鳴曰鴦崔豹古今注云鴛鴦雌雄不相離人獲其一則一相思而死故謂之匹鳥涅槃經謂之婆羅迦隣提

集解時珍曰鴛鴦鳧類也南方湖溪中有之棲于土穴中大如小鴨其質杏黃色有文采紅頭翠鬣黑翅黑尾紅掌頭有白長毛垂之至尾交頸而臥其交不再

鳺、刁、零丁，皆狀其小也。油，言其肥也。

【集解】【藏器曰】鸊鷉，水鳥也。大如鳩，鴨脚連尾，不能陸行，常在水中。人至即沉，或擊之便起。其膏塗刀劍不鏽〔一〕。續英華詩云：「馬銜苜蓿葉，劍瑩鸊鷉膏」，是也。【韓保昇曰】野鴨有與家鴨相似者，有全別者。其甚小者名刁鴨，味最佳。【時珍曰】鸊鷉，南方湖溪多有之。似野鴨而小，蒼白文，多脂味美。冬月取之，其類甚多。揚雄方言所謂「野鳧甚〔二〕小而好没水中者，南楚之外謂之鸊鷉，大者謂之鶻鷉〔三〕」是也。

肉。【氣味】甘，平，無毒。【主治】補中益氣。五味炙食，甚美。時珍。○出正要。

膏。【主治】滴耳，治聾。藏器。

鴛鴦 宋嘉祐

【釋名】黄鴨綱目、匹鳥。【時珍曰】鴛鴦終日並游，有宛在水中央之意也。或曰：雄鳴曰鴛，雌鳴曰鴦。崔豹古今注云：鴛鴦雄雌不相離，人獲其一，則一相思而死，故謂之匹鳥。涅槃經謂之婆羅迦鄰提。

【集解】【時珍曰】鴛鴦，鳧類也，南方湖溪中有之。棲于土穴中，大如小鴨，其質杏黄色，有文采，紅頭翠鬣，黑翅黑尾，紅掌，頭有白長毛垂之至尾。交頸而卧，其交不再。

〔一〕鏽：原作「繡」。今據證類卷十九鸊鷉膏改。
〔二〕甚：方言卷八作「其」。
〔三〕鷉：原作「鸊」。今據方言卷八改。南都賦作「鷈」，與「鷉」音義皆同。

肉【氣味】鹹平有小毒（思邈曰苦微溫無毒瑞曰酸無毒詵曰多食令人患大風）【主治】諸瘻疥癬以酒浸炙令熱傅貼瘡上冷即易（嘉祐）清酒炙食治瘻瘡作羹臛食之令人肥麗夫婦不和者私與食之即相愛憐（孟詵）炙食治夢寐思慕者（孫思邈）

【附方】舊一新一

五痔瘻瘡（鸂鶒一隻治如常法炙熟細切以五味醋食之作羹亦妙 食醫心鏡）

血痔不止（鸂鶒一隻治淨切片以五味椒鹽醃炙空心食之 奉親養老方）

鸂鶒（音溪敕 宋嘉祐）○

【釋名】溪鴨（異物志）紫鴛鴦（時珍曰按杜臺卿賦云鸂鶒尋邪而逐害此鳥專食短狐乃溪中敕逐害物者其游于溪也左雄右雌羣伍不亂似有式度者故說文又作谿鳷其形大于鴛鴦而色多紫亦好並遊故謂之紫鴛鴦也）

【集解】藏器曰鸂鶒南方有短狐處多有之性食短狐也所居處無復毒氣人家宜畜之形小如鴨毛有五采首有纓尾有毛如船柁形

肉。【氣味】鹹，平，有小毒。【孫曰】苦，微温，無毒。【瑞曰】酸，無毒。【詵曰】多食。令人患大風。【主治】諸瘻疥癬，以酒浸，炙令熱，傅貼瘡上，冷即易。嘉祐。清酒炙食，治瘻瘡。作羹臛食之，令人肥〔一〕麗。夫婦不和者，私與食之，即相愛憐。孟詵。炙食，治夢寐思慕者。孫思邈。

【附方】舊一，新一。五痔瘻〔二〕瘡。鴛鴦一隻，治如常法，炙熟細切，以五味、醋食之。作羹亦妙。食醫心鏡。血痔不止。鴛鴦一隻，治浄切片，以五味、椒、鹽腌炙，空心食之。奉親養老方。

𪄠鷘 音溪敕○宋嘉祐

【釋名】溪鴨異物志、紫鴛鴦。【時珍曰】按杜臺卿淮〔三〕賦云：𪄠鶒尋邪而逐害。此鳥專食短狐，乃溪中敕逐害物者。其游于溪也，左雄右雌，群伍不亂，似有式度者，故説文又作谿鳿。其形大于鴛鴦，而色多紫，亦好並遊，故謂之紫鴛鴦也。

【集解】【藏器曰】𪄠鷘，南方有短狐處多有之。性食短狐也。所居處無復毒氣，人家宜畜之。形小如鴨，毛有五采，首有纓，尾有毛如船柁形。

〔一〕肥：證類卷十九鴛鴦作「美」。
〔二〕痔瘻：原作「瘻漏」。今據改同上。
〔三〕淮：原脱。今據證類卷十九𪄠鶒補。

肉【氣味】甘，平，無毒。（冬月用之。）【主治】食之，去驚邪及短狐毒。（嘉祐）

鵁鶄（音交精。○拾遺）

【釋名】交鸕（說文）茭雞（俗）鳽（音堅。出爾雅。）（時珍曰：按禽經云：白鶂相睨而孕，鵁鶄睛交而孕。又曰：旋目其名鷃，方目其名鴋，交目其名鳽。觀其眸子而命名之義備矣。說文謂之交鸕，鸕亦目瞳子也。俗呼茭雞，云多居茭菰中，而脚高似雞。其說亦通。）

【集解】藏器曰：鵁鶄，水鳥也。出南方池澤。似鴨，綠衣。人家養之，馴擾不去，可厭火災。博物志云：鵁鶄巢于高樹，生子穴中，銜其母翼，飛下飲食。時珍曰：鵁鶄大如鳧鶩，而高脚似雞，長喙好啄，其頂有紅毛如冠，翠鬣碧斑，丹觜青脛，養之可玩。

【附錄】旋目（水鳥也。生荆郢閒。大如鷺而短尾，紅白色，深目，目旁毛皆長而旋。上林賦云：交睛旋目是矣。）方目（一名鴋，音紡；一名澤虞，俗名護田鳥，西人謂之蝦蟇護。水鳥也。常在田澤中，形似鷗鷺，蒼黑色，頭有白肉冠，赤足。見人輒鳴喚不去，漁人呼為烏雞，閩人訛為姑雞。）

肉【氣味】甘、鹹，平，無毒。【主治】炙食，解諸魚蝦毒。（時珍）

鷺（食物）

肉。【氣味】甘，平，無毒。冬月用之。【主治】食之，去驚邪及短狐毒。嘉祐。

鵁鶄音交晴○拾遺

【釋名】交矑說文、茭雞俗、鳽音堅，出爾雅。○【時珍曰】按禽經云：白鷁相睨而孕，鵁鶄睛交而孕。又曰：旋目其名鸔〔一〕，方目其名鴋，交目其名鳽。觀其眸子，而命名之義備矣。說文謂之交矑〔二〕，矑亦目瞳子也。俗呼茭雞，云多居茭菰中，而脚高似雞。其説亦通。

【集解】【藏器曰】鵁鶄，水鳥也，出南方池澤。似鴨綠衣。人家養之，馴擾不去。可厭火災。博物志云：鵁鶄巢于高樹，生子穴中，銜其母翼，飛下飲食。【時珍曰】鵁鶄大如鳧、鶩，而高脚似雞，長喙好啄〔三〕，其頂有紅毛如冠，翠鬛碧斑，丹嘴青脛。養之可玩。

【附録】旋目。水鳥也，生荆郢間。大如鷺而短尾，紅白色，深目，目旁毛皆長而旋。上林賦云「交睛、旋目」是矣。方目。一名鴋，音紡，一名澤虞，俗名護田鳥，西人謂之蝦蟆護，水鳥也。常在田澤中，形似鷗、鷺，蒼黑色，頭有白肉冠，赤足。見人輒鳴喚不去。漁人呼爲烏雞，閩人訛爲姑雞。

肉。【氣味】甘、鹹，平，無毒。【主治】炙食，解諸魚、蝦毒。時珍。

鷺食物

〔一〕鸔：原作「鷃」。今據埤雅卷六釋鳥引禽經改。
〔二〕交矑：説文鳥部作「鵁鸕」。
〔三〕長喙好啄：底本「喙」字缺損，「啄」字作「喙」。今從錢本改。

釋名鷺鷥禽經絲禽陸龜蒙雪客李昉所命春鋤爾雅白鳥時珍曰禽經云鸘飛則霜鷺飛則露其名以此步于淺水好自低昂如春如鋤之狀故曰春鋤陸機詩疏云青齊之間謂之春鋤遼東吳揚皆云白鷺

集解時珍曰鷺水鳥也林棲水食羣飛成序潔白如雪頸細而長脚青善翹高尺餘解指短尾喙長三寸頂有長毛十數莖毿毿然如絲欲取魚則弭之郭景純云其毛可為睫羅變化論云鷺以目盼而受胎○頴曰似鷺而頭無絲脚黃色者俗名白鶴子又有紅鶴相類色紅禽經所謂朱鷺是也

肉氣味鹹平無毒主治虛瘦益脾補氣炙熟食之汪頴

頭主治破傷風肢強口緊連尾燒研以臘豬脂調傅瘡口救急方

鷗食物

釋名鷖音翳水鴞時珍曰鷗者浮水上輕漾如漚也鷖者鳴聲也鴞者形似也在海者名海鷗在江者名江鷗江夏人訛為江鵞也海中一種隨潮往來謂之信鳧

【釋名】鷺鷥禽經、絲禽陸龜蒙、雪客李昉所命、舂鉏爾雅、白鳥。【時珍曰】禽經云：鸖飛則霜，鷺飛則露，其名以此。步于淺水，好自低昂，如舂如鉏之狀，故曰舂鉏。陸機詩疏云：青、齊之間謂之舂鉏，遼東、吴、揚皆云白鷺。

【集解】【時珍曰】鷺，水鳥也。林棲水食，群飛成序。潔白如雪，頸細而長，脚青善翹，高尺餘，解指短尾，喙長三寸。頂有長毛十數莖，毿毿然如絲，欲取魚則弭之。郭景純云：其毛可爲睫䍦。變化論云：鷺以目盼而受胎。○【頴曰】似鷺而頭無絲、脚黄色者，俗名白鶴子。又有紅鶴，相類色紅，禽經[一]所謂朱鷺是也。

肉。【氣味】鹹，平，無毒。【主治】虚瘦，益脾補氣，炙熟食之。汪頴。

頭。【主治】破傷風，肢强口緊，連尾燒研，以臘猪脂調傅瘡口。救急方。

鷗食物

【釋名】鷖音醫、水鴞。【時珍曰】鷗者浮水上，輕漾如漚也。鷖者，鳴聲也。鴞者，形似也。在海者名海鷗，在江者名江鷗，江夏人訛爲江鵝也。海中一種隨潮往來，謂之信鳧。

[一] 經：原作「紅」。今從江西本改。

【集解】時珍曰：鷗生南方江海湖溪間。形色如白鴿及小白雞，長喙長脚，羣飛耀日，三月生卵。羅氏謂青黑色，誤矣。

【肉】【氣味】缺。

鸀鳿（音濁玉。○拾遺）

【釋名】鸑鷟（音岳濁）。時珍曰：鸀鳿名義未詳。案許慎說文云：鸑鷟，鳳屬也。又江中有鸑鷟，似鳧而大，赤目。據此則鸀鳿乃鸑鷟聲轉。蓋此鳥有文彩如鳳毛，故得同名耳。

【集解】藏器曰：鸀鳿，山溪有水毒處即有之，因為食毒蟲所致也。其狀如鴨而大，長項赤目，斑嘴，毛紫紺色，如䴔鶄色也。時珍曰：案三輔黃圖及事類合璧並以今人所呼白鶴子為鸀鳿，謂其鳥潔白如玉也。與陳氏似鴨紫紺之說不同。白鶴子狀白如鷺，長喙高脚，但頭無絲耳，姿標如鵠，故得鶴名。林棲水食，近水處極多，人捕食之，味不甚佳。

【毛及屎】【主治】燒灰水服，治溪鳥毒、砂蝨、水弩、射工、蜮、短狐、蝦鬚等病。亦可將鳥近病人，即能唼人身，訖以物承之，當有沙出，其沙即含沙射人之箭也。又可籠鳥近人，令鳥氣相吸。藏器

【發明】藏器曰：已上數病大略相似，俱是山水間蟲含沙射影所致，亦有在水中者。患者或如瘧，或如天行寒熱，或有瘡

【集解】【時珍曰】鷗生南方江海湖溪間。形色如白鴿及小白雞，長喙長脚，群飛耀日，三月生卵。羅氏謂青黑色，誤矣。

肉。【氣味】缺。

鸀鳿 音燭玉○拾遺

【釋名】鷟鷟。【時珍曰】鸀鳿，名義未詳。案許慎説文云：鷟鷟，鳳屬也。又江中有鷟鷟，似鳧而大，赤目。據此則鸀鳿乃鷟鷟聲轉。蓋此鳥有文彩如鳳毛，故得同名耳。

【集解】【藏器曰】鸀鳿，山溪有水毒處即有之，因爲食毒蟲所致也。其狀如鴨而大，長項，赤目斑觜，毛紫紺色，如䴔鶄色也。【時珍曰】案三輔黃圖及事類合璧〔一〕，並以今人所呼白鶴子者爲鸀鳿，謂其鳥潔白如玉也。與陳氏似鴨紫紺之説不同。白鶴子狀白如鷺，長喙高脚，但頭無絲耳。姿標如鶴，故得鶴名。林栖水食，近水處極多。人捕食之，味不甚佳。

毛及屎。【主治】燒灰水服，治溪〔二〕毒、砂蝨、水弩、射工、蜮、短狐、蝦鬚等病。亦可將鳥近病人，即能唼人身，訖，以物承之，當有沙出，其沙即含沙射人之箭也。又可籠鳥近人，令鳥氣相吸。藏器。

【發明】【藏器曰】已上數病，大略相似，俱是山水間蟲含沙射影所致。亦有無水處患者。或如瘧，或如天行寒熱，或有瘡

〔一〕璧：原作「壁」。今據卷一引據古今經史百家書目改。

〔二〕溪：此下原有「鳥」字。今據證類卷十九鸀鳿鳥刪。

元瘡但夜臥時以手摩身体有辣痛處熟視當有赤點如針頭急搯之以芋葉入內刮出細沙以蒜封之則愈否則寒熱漸漸也惟溺須瘡最毒十活一二桂崇獨多但早覺以芋及甘蔗葉屈角入肉勾出其根如蝦須狀則愈遲則根入至骨有如丁腫最惡好着人隱處時珍曰水弩短狐射工蠱一物也陳氏分為四非矣溪毒有氣無形砂蝨沙中細虫也

鸕 鷀別錄下品

釋名 鷧音意爾雅 水老鴉衍義○時珍曰案韻書盧與玆並黑也此鳥色深黑故名鷧者其聲自呼也

集解 時珍曰鸕鷀處處水鄉有之似鶂而小色黑亦如鴉而長喙微曲善沒水取魚日集洲渚夜巢林木久則糞毒多令木枯也南方漁舟往往縻畜數十令其捕魚杜甫詩家家養烏鬼頓頓食黃魚或謂即此又一種似鸕鷀而蛇頭長項冬月羽毛落盡棲息溪岸見人不能行即沒入水者此即爾雅所謂鶂頭魚鮫者不入藥用鶂音拗藏器曰一種頭細身長項上白者名魚鮫不入藥用

正誤 弘景曰此鳥不卵生口吐其雛亦一異也藏器曰此鳥胎生從口出如兔吐兒故產婦執之易生宗奭曰人言孕婦忌食鸕鷀為其口吐雛嘗官于澧州公廨後有一大木上有三四十窠日夕視之既能交合又有碧色卵殼布地則陶陳之說誤聽人言也時珍曰一種鶂鳥或作鷁似鸕鷀而色白人誤以為白鸕鷀是也雌雄相視雄鳴上風雌鳴下風

無瘡。但夜卧時以手摩身體，有辣痛處，熟視當有赤點如針頭，急捻之，以芋葉入内，刮出細沙，以蒜封之則愈，否則寒熱漸深也。惟蝦須瘡最毒，十活一二，桂、嶺獨多。但早覺時，以芋及甘蔗葉，屈角入肉，勾出其根如蝦須狀則愈。遲則根入至骨，有如丁腫，最惡，好著人隱處。【時珍曰】水弩、短狐、射工、蜮，一物也。陳氏分爲四，非矣。溪毒，有氣無形。砂蝨，沙中細蟲也。

鸕鷀別録下品

【釋名】鷧音意，爾雅、水老鴉衍義。○【時珍曰】案韻書，盧與茲並黑也。此鳥色深黑，故名。鷧者，其聲自呼也。

【集解】【時珍曰】鸕鷀，處處水鄉有之。似鶂而小，色黑。亦如鴉而長喙微曲，善没水取魚。日集洲渚，夜巢林木，久則糞毒多令木枯也。南方漁舟往往縻畜數十，令其捕魚。杜甫詩："家家養烏鬼，頓頓食黃魚"。或謂即此。又一種似鸕鷀，而蛇頭長項，冬月羽毛落盡，栖息溪岸，見人不能行，即没入水者，此即爾雅所謂鴁〔一〕頭、魚鵁〔二〕者，不入藥用。鴁，音拗。【藏器曰】一種頭細身長項上白者，名魚鵁，不入藥〔三〕用。

【正誤】【弘景曰】此鳥不卵生，口吐其雛，亦一異也。【藏器曰】此鳥胎生，從口出，如兔吐兒，故産婦執之易生。【宗奭曰】人言孕婦忌食鸕鷀，爲其口吐雛。嘗〔四〕官于澧州，公廨後有一大木，上有三四十窠。日夕視之，既能交合，又有碧色卵殼布地。則陶、陳之説，誤聽人言也。【時珍曰】一種鶂鳥，或作鷁，似鸕鷀而色白，人誤以爲白鸕鷀是也。雌雄相睨，雄鳴上風，雌鳴下風〔五〕

〔一〕鴁：爾雅釋鳥作「鴢」。下同。
〔二〕鵁：原作「鮫」。今據改同上。本條内下同此誤，徑改不注。
〔三〕藥：原脱。今據證類卷十九鸕鷀屎補。
〔四〕嘗：原作「常」。今據衍義卷十六鸕鷀屎改。
〔五〕鳴下風：三字原漫漶。今從江西本補正。

而孚口吐其子莊周所謂白鶂相視眸子不運而風化者皆人誤以吐雛爲鸕鷀蓋鷁鶂音相近耳鷁善高飛能風能水故剌首畫之又有似鶂而短項背上綠色腹背紫白色者名青鶂一名烏鸔陶氏謂烏賊魚乃此鳥所化或云即鴨非也

肉【氣味】酸鹹冷微毒【主治】大腹鼓脹利水道 時珍

【發明】時珍曰鸕鷀別錄不見功用惟雷氏炮炙論序云體寒腹大全賴鸕鷀注云治腹大如鼓體寒者以鸕鷀燒存性爲末米飲服之立愈切謂諸腹鼓大皆屬于熱衛氣並循于血脉則體寒此乃水鳥其氣寒冷而利水寒能勝熱利水能去溼故也又外臺云凡魚骨哽者但密念鸕鷀不已即下此乃厭伏之意耳

頭【氣味】微寒【主治】哽及噎燒研酒服 別錄

骨【主治】燒灰水服下魚骨哽 弘景

【附方】新一 雀卵面斑 鸕鷀骨燒研入白芷末猪脂和夜塗旦洗 摘玄方

喙【主治】噎病發即銜之便安 汪機

嗉【主治】魚哽吞之最效 時珍

翅羽【主治】燒灰水服半錢治魚哽噎即愈 時珍〇出太平御覽

而孕，口吐其子。莊周所謂白鶂相視，眸子不運而風化者也。昔人誤以吐雛爲鸕鷀。蓋鶂、鷁音相近耳。鶂善高飛，能風能水，故舟首畫之。又有似鶂而短項，背上緑色，腹背紫白色者，名青鶂。一名烏鷃。陶氏謂烏賊魚乃此鳥所化。或云即鴨，非也。

肉。【氣味】酸、鹹，冷，微毒。【主治】大腹鼓脹，利水道。時珍。

【發明】【時珍曰】鸕鷀，别録不見功用。惟雷氏炮炙論序云：體寒腹大，全賴鸕鷀。註云：治腹大如鼓體寒者，以鸕鷀燒存性，爲末，米飲服之，立愈。切[一]謂諸腹鼓大，皆屬于熱，衛氣並循于血脉則體寒。此乃水鳥，其氣寒冷而利水。寒能勝熱，利水能去濕故也。又外臺云：凡魚骨哽者，但密念鸕鷀不已即下。此乃厭伏之意耳。

頭。【氣味】微寒。【主治】哽及噎，燒研，酒服。别録。

骨。【主治】燒灰水服，下魚骨哽。弘景。

【附方】新一。雀卵面斑。鸕鷀骨燒研，入白芷末，猪脂和，夜塗旦洗。摘玄方。

喙。【主治】噎病，發即銜之，便安。范汪。

嗉。【主治】魚哽，吞之最效。時珍。

翅羽。【主治】燒灰，水服半錢，治魚哽噎即愈。時珍。〇出太平御覽。

[一]切：張本作「竊」，義長。

蜀水花（別錄）曰：鸕鷀屎也。弘景曰：溪谷間甚多，當自取之，擇用白處。市賣者不可信。頌曰：屎多在山石上，色紫如花，就石刮取。別錄謂屎即蜀水花，而唐面膏方中二物並用，未知其的。時珍曰：當以別錄為正，唐方蓋傳寫之訛誤也。

氣味 冷，微毒。

主治 去面上黑䵟黶誌（別錄）。療面瘢疵及湯火瘡痕，和脂油傅丁瘡（大明）。南人治小兒疳蛕，乾研為末，炙豬肉蘸食，云有奇效（蘇頌）。殺蟲（時珍）。

附方 舊二，新一。

鼻面酒皶：鸕鷀屎一合，研末，以臘月豬脂和之。每夜塗，旦洗。（千金）

魚骨哽咽：鸕鷀屎研，水服方寸匕，并以水和塗喉外。（范汪方）

斷酒：鸕鷀屎燒研，水服方寸匕，日一服。（外臺）

魚狗（拾遺）

釋名 鴗（音立。爾雅）天狗（同）水狗（同）魚虎（禽經）魚師（同）翠碧鳥。時珍曰：狗、虎、師，皆獸之噬物者，此鳥害魚，故得此類命名。

集解 藏器曰：此即翠鳥也，穴土為窠。大者名翠鳥，小者名魚狗。青色似翠，其尾可為飾。亦有斑白者，俱能水上取魚。時珍曰：魚狗，處處水涯有之。大如燕，喙尖而長，足紅而短，背毛翠色帶碧，翅毛黑色揚青，可飾女人首物，亦翡翠之類

蜀水花。【别録曰】鸕鷀屎也。【弘景曰】溪谷[一]間甚多，當自取之，擇用白處。市賣者不可信。【頌曰】屎多在山石上，色紫如花，就石刮取。别録謂屎即蜀水花，而唐面膏方中，二物並用，未知其的。【時珍曰】當以别録爲正。唐方蓋傳寫之訛誤也。

【氣味】冷，微毒。【主治】去面上黑鼾黶誌。别録。療面瘢疵，及湯火瘡痕。和脂油傅丁瘡。大明。南人治小兒疳蚘，乾研爲末，炙猪肉蘸食，云有奇效。蘇頌。殺蟲。時珍。

【附方】舊二，新一。鼻面酒皶。鸕鷀屎一合，研末，以臘月猪脂和之。每夜塗旦洗。千金。魚骨哽咽。鸕鷀屎研，水服方寸匕，并以水和塗喉外。范汪方。斷酒。鸕鷀屎燒研，水服方寸匕，日一服。外臺。

魚狗 拾遺

【釋名】鴗爾雅、天狗同、水狗同、魚虎禽經、魚師同、翠碧鳥。【時珍曰】狗、虎、師，皆獸之噬物者。此鳥害魚，故得此類命名。

【集解】【藏器曰】此即翠鳥也。穴土爲窠。大者名翠鳥，小者名魚狗。青色似翠，其尾可爲飾。亦有斑白者，俱能水上取魚。【時珍曰】魚狗，處處水涯有之。大如燕，喙尖而長，足紅而短，背毛翠色帶碧，翅毛黑色揚青，可飾女人首物，亦翡翠之類。

〔一〕谷：原作「骨」。今據證類卷十九鸕鷀屎改。

肉【氣味】鹹平無毒【主治】魚骨哽及魚骨入肉不出痛甚者燒研飲服或煮汁飲亦佳（藏器）

【發明】時珍曰今人治魚骨哽取得去腸對陰陽瓦泥固煆存性入藥用蓋亦取其相制之意

【附錄】翡翠（時珍曰爾雅謂之鷸出交廣南越諸地飲啄水側穴居生子亦巢于木似魚狗稍大或云前身翡後身翠如鷺鷥翠雄翡雌之義或云雄為翡其色多赤雌為翠其色多青彼人亦以肉作臘食之古書不見用功恐與魚狗相同）

蚊母鳥（拾遺）

【釋名】吐蚊鳥　鷏（爾雅音田）

【集解】藏器曰此鳥大如雞黑色生南方池澤茹蘆中江東亦多其聲如人嘔吐每吐出蚊一二斗夫蚊乃惡水中蟲羽化所生而江東有蚊母鳥塞北有蚊母樹嶺南有蚊母草此三物異類而同功也　時珍曰郭璞云蚊母似烏鸔而大黄白雜文鳴如鴿聲嶺南異物志言吐蚊鳥大如青鷁大觜食魚豈各地之產差異耶

翅羽【主治】作扇辟蚊（藏器）

藏器。

肉。【氣味】鹹，平，無毒。【主治】魚哽，及魚骨入肉不出，痛甚者，燒研飲服。或煮汁飲亦佳。藏器。

【發明】【時珍曰】今人治魚骨哽，取得去腸，用陰陽瓦泥固煆〔一〕存性，入藥用。蓋亦取其相制之意。

【附録】翡翠。【時珍曰】爾雅謂之鷸，出交、廣、南越諸地。飲啄水側，穴居生子，亦巢于木，似魚狗稍大。或云：前身翡，後身翠，如鵝翠、雁翠之義。或云：雄爲翡，其色多赤；雌爲翠，其色多青。彼人亦以肉作腊食之。方書不見用，功應與魚狗相同。

蚊母鳥 拾遺

【釋名】吐蚊鳥、鷏爾雅，音田。

【集解】【藏器曰】此鳥大如雞，黑色。生南方池澤茹蘆中，江東亦多。其聲如人嘔吐，每吐出蚊一二升。夫蚊乃惡水中蟲，羽化所生。而江東有蚊母鳥，塞北有蚊母草〔二〕，嶺南有䖟母草。此三物異類而同功也。【時珍曰】郭璞言：蚊母似烏鸔而大，黄白雜文，鳴如鴿聲。嶺南異物志言：吐蚊鳥，大如青鷁，大觜食魚。豈各地之産差異耶。

翅羽。【主治】作扇辟蚊。藏器。

〔一〕煆：原字漫漶。今從江西本補正。
〔二〕草：原闕一字。日本國會本補寫「樹」字。今據證類卷十九蚊母鳥翅補。

本草綱目禽部四十八卷

○禽之二　原禽類二十三種

雞本經　雉別錄　鸐雉食療 即山雞　鷩雉拾遺 即錦雞

鶡雞拾遺　鷴圖經　鷓鴣唐本　竹雞拾遺 杉雞附

英雞拾遺　秧雞食物　鶉嘉祐　鷃拾遺

鷸拾遺　鴿嘉祐　突厥雀拾遺　雀別錄

蒿雀拾遺　巧婦鳥拾遺 即鷦鷯　燕別錄　石燕日華

伏翼本經 即蝙蝠　鸓鼠本經 即飛生　寒號蟲開寶 即五靈脂

右附方舊八十二新二百三十七

本草綱目禽部目録第四十八卷

禽之二　原禽類二十三種

雞本經　雉別録　鸐雉食療○即山雞　鷩雉[一]拾遺○即錦雞

鶡鷄拾遺　鷴[二]圖經　鷓鴣唐本　竹鷄拾遺○杉雞附

英鷄拾遺　秧鷄食物　鶉嘉祐　鷚拾遺

鷸拾遺　鴿嘉祐　突厥雀拾遺　雀別録

蒿雀拾遺　巧婦鳥拾遺○即鷦鷯　燕別録　石燕日華

伏翼本經○即蝙蝠　鸓鼠本經○即飛生　寒號蟲開寶○即[三]五靈脂

右附方舊八十二，新二百三十七。

〔一〕鷩雉：正文本藥後附「吐綬鷄」。

〔二〕鷴：正文本藥正名此前有「白」字。

〔三〕即：正文作「屎名」。

本作唯

○禽之二 原禽類二十三種

鷄 本經上品

【釋名】燭夜 時珍曰按徐鉉云鷄者稽也能稽時也廣志云大者曰蜀小者曰荆其雛曰鷇楚書名鷄曰鳩七咤

【集解】別録曰鷄生朝鮮平澤弘景曰鷄屬甚多朝鮮乃玄菟樂浪不應總是鷄所出也馬志曰入藥取朝鮮者良爾頌曰今處處人家畜養不聞自朝鮮來時珍曰鷄類甚多五方所產大小形色往往亦異朝鮮一種長尾鷄尾長三四尺遼陽一種食鷄一種角鷄味俱肥美大勝諸鷄南越一種長鳴鷄晝夜啼叫南海一種石鷄潮至即鳴蜀中一種鶤鷄楚中一種傖鷄並高三四尺江南一種矮鷄脚纔二寸許也鷄在卦屬巽在星應昴無外腎而虧小腸凡人家無故羣鷄夜鳴者謂之荒鷄主不祥若黃昏獨啼者主有天恩謂之盜啼老鷄能人言者牝鷄雄鳴者雄鷄生卵者並殺之即已俚人畜鷄無雄以鷄卵告竈而伏出之南人以鷄卵畫墨煮熟驗其黃以卜凶吉又以鷄骨占年其鳴也知時刻其棲也知陰晴太清外術言蓄蠱之家鷄輒飛去萬畢術言其羽焚之可以致風五行志言雄鷄毛燒着酒中飲之所求必得古人言鷄能辟邪則鷄亦靈禽也不獨充庖而已

本草綱目禽部第四十八卷

禽之二　原禽類二十三種

鷄本經上品

【釋名】燭夜。【時珍曰】按徐鉉云：鷄者稽也，能稽時也。廣志云：大者曰蜀，小者曰荆。其雛曰鷇。梵書名鷄曰鳩七咤。

【集解】【別録曰】雞生朝鮮平澤。【弘景曰】鷄屬甚多。朝鮮乃在〔一〕玄菟、樂浪，不應總是鷄所出也。【馬志曰】入藥取朝鮮者良爾。【頌曰】今處處人家畜養，不聞自朝鮮來。【時珍曰】鷄類甚多，五方所産，大小形色往往亦異。朝鮮一種長尾鷄，尾長三四尺。遼陽一種食鷄，一種角鷄，味俱肥美，大勝諸鷄。南越一種長鳴鷄，晝夜啼叫。南海一種石鷄，潮至即鳴。蜀中一種鶤雞，楚中一種傖鷄，並高三四尺。江南一種矮鷄，脚纔二寸許也。鷄在卦屬巽，在星應昴，無外腎而虧小腸。凡人家無故群雞夜鳴者，謂之荒鷄，主不祥。若黄昏獨啼者，主有天恩，謂之盗啼。老鷄能人言者，牝鷄雄鳴者，雄鷄生卵者，並殺之即已。俚人畜鷄無雄，即以鷄卵告竈而伏出之。南人以鷄卵畫墨，煮熟驗其黄，以卜凶吉。又以鷄骨占年。其鳴也知時刻，其棲也知陰晴。太清外術言：蓄蠱之家，鷄輒飛去。萬畢術言：其羽焚之，可以致風。五行志言：雄鷄毛燒着酒中飲之，所求必得。古人言鷄能辟邪，則鷄亦靈禽也，不獨充庖而已。

〔一〕在：原脱。今據證類卷十九丹雄雞補。

是作是可

諸鷄肉【氣味】【食忌】詵曰鷄有五色者玄雞白首者六指者四距者鷄死足不申者並不可食害人時珍曰延壽書云閹鷄能啼者有毒四月勿食抱鷄肉令人作癰成漏男女虛乏○弘景曰小兒五歲以下食鷄生蛔蟲鷄肉不可合葫蒜芥李食不可合犬肝犬腎食並令人洩痢同兔食成痢同魚汁食成心瘕同鯉魚食成癰癤同獺肉食成遁尸同生葱食成蟲痔同糯米食生蛔蟲

【發明】宗奭曰巽為風為鷄鷄鳴于五更者日至巽位感動其氣而然也今有風病人食之無不發作巽為鷄信可驗矣震亨曰鷄屬土而有金木火又屬巽能助肝火寇言動風者習俗所移也鷄性補能助濕中之火病邪得之為有助也若魚肉之類皆然且西北多寒中風者誠有之東南氣溫多濕有風者非風也皆濕生痰痰生熱熱生風耳時珍曰禮記云天產作陽地產作陰鷄卵生而地產羽不能飛雖為陽精實屬風木是陽中之陰也故能生熱動風風火相扇乃成中風朱駁寇說為非亦非矣頌曰鷄肉雖有小毒而補虛羸是要故食治方多用之

丹雄鷄肉【氣味】甘微溫無毒藏器曰辛【主治】女人崩中漏下赤白沃通神殺惡毒辟不祥本經補虛溫中止血能愈久傷乏瘡不瘥者別錄補肺孫思邈

諸鷄肉。【氣味】食忌。【時珍曰】鷄有五色者，玄雞白首者，六指者，四距者，鷄死足不申者，並不可食，害人。【延壽書云：閹鷄能啼者有毒。四月勿食抱鷄肉，令人作癰成漏，男女虚乏。○【弘景曰】小兒五歲以下食鷄生蚘蟲。鷄肉不可合葫蒜、芥、李食，不可合犬肝、犬腎食，並令人洩痢。同兔食成痢，同魚汁食成心瘕，同鯉魚食成癰癤，同獺肉食成遁尸，同生葱食成蟲痔，同糯米食生蚘蟲。

【發明】【宗奭曰】巽爲風爲鷄。鷄鳴于五更者，日將[一]至巽位，感動其氣而然也。今有風病人食之，無不發作。巽爲鷄，信可驗矣。【震亨曰】鷄屬土而有金、木、火，又屬巽，能助肝火。寇言動風者，習俗所移也。鷄性補，能助濕中之火。病邪得之爲有助也。若魚肉之類皆然。且西北多寒，中風者誠有之。東南氣温多濕，有風病[二]者非風也，皆濕生痰，痰生熱，熱生風耳。【時珍曰】禮記云：天産作陽，地産作陰。雞卵生而地産，羽不能飛，雖爲陽精，實屬風木，是陽中之陰也。故能生熱動風，風火相扇，乃成中風。朱駁寇説爲非，亦非矣。【頌曰】鷄肉雖有小毒，而補虚羸是要，故食治方多用之。

丹雄鷄肉。【氣味】甘，微温，無毒。【扁鵲曰】辛。【主治】女人崩中漏下，赤白沃。通神，殺惡[三]毒，辟不祥。本經。補虚，温中，止血。能愈久傷乏瘡不瘥者。别録。補肺。孫思邈[四]。

〔一〕將：原脱。今據證類卷十九丹雄雞補。
〔二〕病：原脱。今據衍義補遺雞補。
〔三〕惡：同上無此字。
〔四〕邈：原作「遜」。今從江西本改。

獮字合未詳

【發明】弘景曰：丹雄雞一名載丹。宗奭曰：即朱鷄也。時珍曰：鷄雖屬木，分而配之，則丹雄鷄得離火陽明之象，白雄鷄得庚金太白之象，故辟邪惡者宜之；烏雄鷄屬木，烏雌鷄屬水，故胎產宜之；黃雌鷄屬土，故脾胃宜之；而烏骨者，又得水木之精氣，故虛熱者宜之，各從其類也。吳球云：三年䳘鷄，常食治虛損，養血補氣。

【附方】新二。辟禳瘟疫：冬至日取赤雄鷄作腊，至立春日煮食至盡，勿分他人。肘后方。百蟲入耳：雞肉炙香，塞耳中，引出。總錄。

白雄鷄肉【氣味】酸，微溫，無毒。藏器曰：甘，寒。【主治】下氣，療狂邪，安五臟，傷中消渴。別錄。調中除邪，利小便，去丹毒風。日華。

【發明】藏器曰：白雄雞養三年，能為鬼神所使。時珍曰：按陶弘景真誥云：學道山中，宜養白雞、白犬，可以辟邪。今術家祈禳皆用白雞，其原本此。是乃異端一說耳。雞亦何神，何妖哉？

【附方】舊三，新四。癲邪狂妄：自賢自聖，行走不休。白雄雞一隻，煮，以五味和，作羹粥食。心鏡。驚憤邪僻：治因驚憂怖迫，或激憤惆悵，致志氣錯越，心行違僻者。白雄雞一頭，治如食法，真珠四兩，薤白四兩，水三升，煮二升，盡食之，飲汁令盡。肘后。卒然心痛：白雞一頭，治如食法，水三升，煮二升，去鷄，煎取六合，入苦酒六合，真

【發明】【普曰】丹雄鷄，一名載丹。【宗奭曰】即朱鷄〔一〕也。【時珍曰】鷄雖屬木，分而配之，則丹雄鷄得離火陽明之象，白雄鷄得庚金太白之象，故辟邪惡者宜之；烏雄鷄屬木，烏雌鷄屬水，故胎産宜之；黄雌雞屬土，故脾胃宜之；而烏骨者，又得水木之精氣，故虚熱者宜之。各從其類也。吴球云：三年鶣〔二〕雞，常食治虚損，養血補氣。

【附方】新二。**辟禳瘟疫。**冬至日取赤雄鷄作腊，至立春日煮食至盡，勿分他人。肘後方。**百蟲入耳。**雞肉炙香，塞耳中引出。總録。

白雄鷄肉。【氣味】酸，微温，無毒。【藏器曰】甘，寒。【主治】**下氣，療狂邪，安五臟，傷中消渴。**别録。**調中除邪，利小便，去丹毒風**〔三〕。日華。

【發明】【藏器曰】白雄雞養三年，能爲鬼神所使。【時珍曰】按陶弘景真誥云：學道山中，宜養白雞、白犬，可以辟邪。今術家祈禳皆用白雞，其原本此。是乃異端一説耳，雞亦何神何妖哉？

【附方】舊三，新四。**癲邪狂妄。**自賢自聖，行走不休。白雄雞一隻煮，以五味和作羹粥食。心鏡。**驚憤邪僻。**治因驚憂怖迫，或激憤惆悵，致志氣錯越，心行違僻者。白雄雞一頭，治如食法，真珠四兩，薤白四兩，水三升，煮二升，盡食之，飲汁令盡。肘後。**卒然心痛。**白雞一頭，治如食法，水三升，煮二升，去鷄，煎取六合，入苦酒六合，真

〔一〕朱鷄：衍義卷十六丹雄鷄作「赤鷄」。
〔二〕鶣：古今字書未檢到此字，疑爲「騙」之形訛。
〔三〕風：證類卷十九丹雄雞無此字。

珠一錢煎取六合納麝香二豆許頓服之肘后

赤白痢下 白雄雞一隻如常作臛及餛飩空心食 心鏡

卒得欬嗽 白雞一隻苦酒一斗煑取三升分三服并淡食雞 肘后

水氣浮腫 小豆一升白雄雞一隻治如食法以水三斗煑熟食之飲汁令盡 肘后方

肉壞怪病 凡口鼻出腥臭水以椀盛之狀如鐵色蝦魚走躍捉之即化爲水此肉壞也但多食雞饌即愈 夏子益奇疾方

烏雄雞肉【氣味】甘微溫無毒【主治】補中止痛 別錄 止肚痛心腹惡氣除風濕麻痺諸虛羸安胎治折傷并癰疽生擣罨竹木刺入肉 日華

【發明】時珍曰按李廷飛云黃雞宜老人烏雞宜產婦暖血馬益卿云妊婦宜食牡雞肉取陽精之全于天產者此亦胎教宜見虎豹之意耳又唐崔行功纂要云婦人產死多是富貴家擾攘致婦驚悸氣亂故耳惟宜屏除一切人令其獨產更爛煑牡雞取汁作粳米粥與食自然无恙乃和氣之效也蓋牡雞汁性滑而濡不食其肉恐難消也今俗產家每產後即食雞啖卵氣壯者幸而无恙氣弱者因而成疾皆由不解此意也

【附方】舊四新六

補益虛弱 詵曰虛弱人用烏雄雞一隻治淨五味煑極爛食生即反損人或五味淹炙食

珠一錢，煎取六合，納麝香二豆許，頓服之。肘後。**赤白痢下**。白雄〔一〕雞一隻，如常作臛及餛飩，空心食。心鏡。**卒得欬嗽**。白雞一隻，苦酒一斗，煮取三升，分三服，并淡食雞。肘後。**水氣浮腫**。小豆一升，白雄雞一隻，治如食法，以水三斗煮熟食之，飲汁令盡。肘後方。**肉壞怪病**。凡口鼻出腥臭水，以椀盛之，狀如鐵色蝦魚走躍，捉之即化爲水，此肉壞也。但多食雞饌即愈。夏子益奇疾方。

烏雄鷄肉。【氣味】甘，微温，無毒。【主治】補中止痛。別録。止肚痛，心腹惡氣，除風濕麻痺，諸〔二〕虚羸，安胎，治折傷并癰疽。生擣，塗竹木刺入肉。日華。

【發明】【時珍曰】按李廷〔三〕飛云：黄雞宜老人。烏雞宜産婦，暖血。馬益卿云：妊婦宜食牡雞肉，取陽精之全于天産者。此亦胎教宜見虎豹之意耳。又唐崔行功纂要云：婦人産死，多是富貴家，旁人〔四〕擾攘，致婦驚悸氣亂故耳。惟宜屏除一切人，令其獨産，更爛煮牡雞取汁，作粳米粥與食，自然無恙，乃和氣之效也。蓋牡雞汁性滑而濡。不食其肉，恐難消也。今俗産家，每産後即食雞啖卵，氣壯者幸而無恙，氣弱者因而成疾，皆由不解此意也。

【附方】舊四，新六。**補益虚弱**。詵曰：虚弱人用烏雄雞一隻治净，五味煮極爛。食生即反損人。或五味淹炙食，

〔一〕白雄：證類卷十九丹雄雞作「肥雌」。
〔二〕諸：證類卷十九丹雄雞作「補」。
〔三〕廷：據元史卷一百九十七李鵬飛傳當作「鵬」。
〔四〕旁人：原脱。今據外臺卷三十三産乳序論補。

亦良

反胃吐食 用烏雄雞一隻治如食法入胡荽子半斤在腹內烹食二隻愈

老人中風 煩熱語澀每用烏雄雞一隻切葱白一握煮臛下麻汁五味空心食之 養老書

脚氣煩懣 用烏雄雞一隻治如食法入米作羹食 養老書

寒疝絞痛 用烏雄雞一頭治如食法生地黃一斤同剉著甑中蒸之以器盛取汁清旦溫服至暮令盡當下諸寒癖證以白粥食之久疝不過三服 肘后

卒得欬嗽 烏雄雞一隻治如食法酒漬半日飲之 肘后

腎虛耳聾 烏雄雞一隻治淨以無灰酒三升煮熟乘熱食三五隻效

狐尿刺瘡 棘人腫痛欲死破烏雞搨之良 肘后方

猫眼睛瘡 身面生瘡似猫兒眼有光采无膿血但痛癢不常飲食減少名曰寒瘡多喫雞魚葱韭自愈 夏子益奇疾方

打傷顛撲 及牛馬觸動胸腹破血四肢摧折以烏雞一隻連毛杵一千二百下苦酒三升和勻以新布搨病處將膏塗布上覺寒振欲吐徐徐取下須臾再上一雞少頃再作以愈為度 肘后方

黑雌雞肉【氣味】甘酸溫平無毒【主治】作羹食治風寒濕痺五緩六急安胎 別錄 安心定志除邪辟惡氣治血邪破心中宿血治癰疽排膿補新血及產後虛羸益色助氣 日華 治反胃及腹

亦良。**反胃吐食**。用烏雄雞一隻，治如食法，入胡荽子半斤在腹内，烹食二隻愈。**老人中風**。煩熱語澀。每用烏雄雞一隻，切，葱白一握，煮臛，下麻子〔一〕汁、五味，空心食之。養老書。**脚氣煩懣**。用烏雄雞一隻，治如食法，入米作羹食。養老書。**寒疝絞痛**。用烏雄雞一頭，治如食法，生地黄七斤，同剉，着甑中蒸之，以器盛取汁。清旦温服，至晚令盡。當下諸寒癖，訖〔二〕，以白粥食之。久疝不過三服。肘後。**卒得欬嗽**。烏雄雞一隻，治如食法，酒漬半日，飲之。肘後。**腎虚耳聾**。烏雄雞一隻治净，以無灰酒三升煮熟，乘熱食。三五隻，效。**狐尿〔三〕刺瘡**，棘人，腫痛欲死。破烏雞搨之，良。肘後方。**猫眼睛瘡**。身面生瘡，似猫兒眼，有光采，無膿血，但痛痒不常，飲食減少，名曰寒瘡。多喫雞、魚、葱、韭，自愈。夏子益奇疾方。**打傷顛撲**及牛馬觸動，胸腹破陷〔四〕，四肢摧折。以烏雞一隻，連毛杵一千二百下，苦酒三升和匀。以新布搨病處，將膏塗布上。覺寒振欲吐，徐徐取下〔五〕，須臾再上。一鷄少，頃再作，以愈爲度。肘後方。

黑雌雞肉。【氣味】甘、酸，温、平，無毒。【主治】作羹食，治風寒濕痺，五緩六急，安胎。别録。安心定志，除邪，辟惡氣，治血邪，破心中宿血，治癰疽，排膿，補新血，及産後虚羸，益色助氣。日華。治反胃及腹

〔一〕子：原脱。今據養老奉親書食治諸風方補。
〔二〕訖：原作「證」。今據肘後方卷一治卒腹痛方補正。
〔三〕尿：原作「屎」。今據肘後方卷七治卒毒及狐溺棘所毒方改。
〔四〕陷：原作「血」。今據證類卷十九丹雄雞改。
〔五〕徐徐取下：同上作「不可輒去藥」。

痛蹉折骨痛乳癰又新產婦以一隻治淨和五味炒香投二升酒中封一宿取飲令人肥白又和烏油麻二升熬香入酒中極効孟詵

【發明】時珍曰烏色屬水北象屬陰故烏雌所治皆血分之病各從其類也

【附方】三新

中風舌强不語目睛不轉煩熱烏雌雞一隻治淨以酒五升煑取二升去滓分作三次連服之食葱薑粥暖臥取小汗飲膳正要

死胎不下烏雞一隻去毛以水三升煑二升去雞用帛蘸汁摩臍下自出婦人良方

虛損積勞治男女因積虛或大病後虛損沉困酸疼盜汗少氣喘㗘或小腹拘急心悸胃弱多臥少起漸至瘦削若年深五臟氣竭則難治也用烏雌雞一頭治如食法以生地黃一斤切飴糖一升納腹內縛定銅器貯於甑中蒸五升米熟取出食肉飲汁勿用鹽一月一作神效姚僧坦方

黃雌雞肉

【氣味】甘酸鹹平無毒日華曰性溫患骨熱人勿食

【主治】傷中消渴小便數而不禁腸澼洩痢補益五臟絶傷療五勞益氣力別錄治勞劣添髓補精助陽氣暖小腸止洩精補水氣日華補丈

痛，踒折骨痛，乳癰。又新產婦以一隻治浄，和五味炒香，投二升酒中，封一宿取飲，令人肥白。又和烏油麻二升熬香，末之[一]，入酒中，極效。孟詵。

【發明】【時珍曰】烏色屬水，牝象屬陰，故烏雌所治，皆血分之病，各從其類也。

【附方】新三。中風舌强不語，目睛不轉，煩熱。烏雌雞一隻治浄，以酒五升，煮取二升，去滓，分作三次，連服之。食葱薑粥，暖卧，取小汗。飲膳正要。死胎不下。烏雞一隻去毛，以水三升，煮二升，去雞。用帛蘸汁摩臍下，自出。婦人良方。虛損積勞。治男女因積虛或大病後，虛損沉困，酸疼盜汗，少氣喘惙，或小腹拘急，心悸胃弱，多卧少起，漸至瘦削。若年深，五臟氣竭，則難治也。用烏雌雞一頭，治如食法，以生地黄一斤，切，飴糖一升，納腹内縛定，銅器貯，于瓶中蒸五升米熟，取出，食肉飲汁，勿用鹽。一月一作，神效。姚僧[二]坦方。

黄雌雞肉。【氣味】甘、酸、鹹，平，無毒。【日華曰】性温。患骨熱人勿食。【主治】傷中消渴，小便數而不禁，腸澼洩痢，補益五臟，續[三]絶傷，療五勞，益氣力。别録。治勞劣，添髓補精，助陽氣，暖小腸，止洩精，補水氣。日華。補丈

[一] 末之：原脱。今據證類卷十九丹雄雞補。
[二] 僧：原作「生」。今據卷一引據古今醫家書目改。
[三] 續：原脱。今據證類卷十九丹雄雞補。

夫陽氣治冷氣痰着𣲖者漸〻食之良以光粉諸石末和飯
飼鷄煑食甚補益（孟詵）治産後虚羸煑汁煎藥服佳（時珍）

【發明】時珍曰黄者土色雌者坤象味甘歸脾氣温益胃故所治皆脾胃之病也丹溪朱氏謂雞屬土者當指此雞而發他雞不得侔此

【附方】舊三新六

水癖水腫 詵曰腹中水癖水腫以黄雌雞一隻如常治淨和赤小豆一升同煑汁飲日二夜一

時行黄疾 時行發黄用金色脂黄雌雞治如食法煑熟食之并飲汁令盡不過再作亦可少下鹽豉 肘后方

消渴飲水 小便數以黄雌雞煑汁冷飲并作羮食肉 心鏡

下痢禁口 黄肥雌雞一隻如常為臛作餛飩空心食之 心鏡

脾虚滑痢 用黄雌雞一隻炙以鹽醋塗煑熟食之 心鏡

脾胃弱乏 人痿黄瘦黄雌雞肉五兩白麪七兩切肉作餛飩下五味煑熟空心食之日一作益顏色補藏府 壽親

産後虚羸 黄雌雞一隻去毛背上開破入生百合三枚白粳米半升縫合入五味汁中煑熟開腹取百合并飯和汁作羹食之并食肉 聖惠

病後虚汗 傷寒後虚弱日夜汗出不止口乾心躁用黄雌雞一隻去腸胃治淨麻黄根一兩水七大盞煑汁三大盞去滓及雞入肉蓯蓉酒浸一宿刮淨一兩牡蠣煅粉二兩煎取一盞半一日服盡 聖惠

老

夫陽氣，治冷氣疾〔一〕着牀者，漸漸食之，良。以光粉、諸石末和飯飼鷄，煮食甚補益。孟詵。治産後虚羸，煮汁煎藥服，佳。時珍。

【發明】【時珍曰】黄者土色，雌者坤象，味甘歸脾，氣温益胃，故所治皆脾胃之病也。丹溪朱氏謂雞屬土者，當指此雞而發，他雞不得侔此。

【附方】舊三，新六。水癖水腫。詵曰：腹中水癖水腫，以黄雌雞一隻，如常治净，和赤小豆一升同煮汁飲，日二夜一。時行黄疾。時行發黄，用金色脚黄雌雞，治如食法，煮熟食之，并飲汁令盡，不過再作。亦可少下鹽豉。肘後方。消渴飲水，小便數。以黄雌雞汁冷飲，并作羹食肉。心鏡。下痢禁口。黄肥雌雞一隻，如常爲臛，作麪〔二〕餛飩，空心食之。心鏡。脾虚滑痢。用黄雌雞一隻炙，以鹽、醋塗，煮熟食之。心鏡。脾胃弱乏，人痿黄瘦。黄雌雞肉五兩，白麪七兩，切肉作餛飩，下五味煮熟，空心食之。日一作，益顔色，補藏府。壽親。産後虚羸。黄雌雞一隻，去毛，背上開破，入生百合三枚，白粳米半升縫合，入五味汁中煮熟，開腹取百合并飯，和汁作羹〔三〕食之，并食肉。聖濟〔四〕。病後虚汗。傷寒後虚弱，日夜汗出不止，口乾心躁。用黄雌雞一隻，去腸胃，治净，麻黄根一兩，水七大盞，煮汁三大盞，去滓及雞，入肉蓯蓉酒浸一宿刮净一兩，牡蠣煅粉二兩，煎取一盞半，一日服盡。聖惠。老

〔一〕疾：證類卷十九丹雄雞黄雌雞引孟詵作「瘦」。
〔二〕麪：原作「濕」。今據證類卷十九丹雄雞引食醫心鏡改。
〔三〕和汁作羹：聖濟總録卷一百九十食治産後諸病作「和雞汁調和」。「羹」原作「梗」。江西本作「羹」，義長，今從改。
〔四〕聖濟：原作「聖惠」。今據此方實出聖濟總録卷一百九十食治産後諸病改。

人噎食不通黃雌雞肉四兩切伏苓二兩白麪六兩作餺飥入豉汁煮食三五服效養老書

烏骨雞

氣味甘平無毒

主治補虛勞羸弱治消渴中惡鬼擊心腹痛益產婦治女人崩中帶下一切虛損諸病大人小兒下痢禁口並煮食飲汁亦可擣和丸藥時珍

發明時珍曰烏骨雞有白毛烏骨者黑毛烏骨者斑毛烏骨者有骨肉俱烏者肉白骨烏者但觀雞舌黑者則肉骨俱烏入藥更良雞屬木而骨反烏者巽變坎也受水木之精氣故肝腎血分之病宜用之男用雌女用雄婦人方科有雞丸治婦人百病煮雞至爛和藥或并骨研用之按太平御覽云夏侯弘行江陵逢一大鬼引小鬼數百行弘潛捉末後一小鬼問之曰此廣州大殺也持弓戟往荊揚二州殺人若中心腹者死餘處猶可救弘曰治之有方乎曰但殺白烏骨雞薄心即瘥時荊揚病心腹者甚衆弘用此治之十愈八九中惡用烏雞自弘始也此說雖涉迂誕然其方則神妙謂非神傳不可也鬼擊卒死用其血塗心下亦效

附方新三

赤白帶下白果蓮肉江米各五錢胡椒一錢為末烏骨雞一隻如常治淨裝末入腹煮熟空心食之

遺精白濁下元虛憊者用前方食之良

脾虛滑泄烏骨母雞一隻治淨用荳蔻一兩草果二

人噎食不通。黃雌雞肉四兩，切，伏苓末〔一〕二兩，白麪六兩，作餺飥〔二〕，入豉汁煮食，三五服效。養老書。

烏骨鷄。【氣味】甘，平，無毒。【主治】補虛勞羸弱，治消渴，中惡鬼擊心腹痛，益産婦，治女人崩中帶下，一切虛損諸病，大人小兒下痢禁口，並煮食飲汁，亦可擣和丸藥。時珍。

【發明】【時珍曰】烏骨雞，有白毛烏骨者，黑毛烏骨者，斑毛烏骨者，有骨肉俱烏者，肉白骨烏者。但觀鷄舌黑者，則肉骨俱烏，入藥更良。雞屬木，而骨反烏者，巽變坎也，受水木之精氣，故肝腎血分之病宜用之。男用雌，女用雄。婦人方科有烏雞丸，治婦人百病，煮雞至爛和藥，或并骨研用之。按太平御覽云：夏侯弘行江陵，逢一大魁〔三〕引小鬼數百行。弘潛捉末後一小鬼問之。曰：此廣州大殺也，持弓戟往荆、揚二州殺人。若中心腹者死，餘處猶可救。弘曰：治之有方乎。曰：但殺白烏骨雞，薄心即瘥。時荆、揚〔四〕病心腹者甚衆，弘用此治之，十愈八九。中惡用烏雞，自弘始也。此説雖涉迂怪，然其方則神妙，謂非神傳不可也。鬼擊卒死，用其血塗心下亦效。

【附方】新三。赤白帶下。白果、蓮肉、江米各五錢，胡椒一錢，爲末。烏骨雞一隻，如常治净，裝末爪〔五〕腹煮熟，空心食之。

遺精白濁，下元虛憊者。用前方食之良。脾虛滑泄。烏骨母鷄一隻治净，用豆蔻一兩，草果二

〔一〕末：原脱。今據養老奉親書食治噎塞諸方補。

〔二〕飥：原作「飩」。今據改同上。

〔三〕魁：御覽卷八百八十四鬼下引志怪作「鬼」。

〔四〕揚：原作「陽」。今據上文「往荆揚二州」改。

〔五〕末爪：義晦。江西本作「木瓜」，張本作「入雞」，人衛本作「末入」。諸家均揣度文義而改，似以人衛本義長。

枚燒存性擣入雞腹中紮定煑熟空心食之

反毛雞（主治）反胃以一隻煑爛去骨入人參當歸食鹽各半兩再同煑爛食之至盡 時珍〇出乾坤生意

（發明）時珍曰反毛雞卽翻翅雞也毛翮皆反生向前治反胃者述類之義耳

泰和老雞（氣味）甘辛熱無毒（主治）內托小兒痘瘡 時珍

（發明）時珍曰江西泰和吉水諸縣俗傳老雞能發痘瘡家々畜之近則五六年遠則一二十年待痘瘡發時以五味煑爛與兒食之甚則加胡椒及桂附之屬此亦陳文中治痘用木香異攻散之意取其能助濕熱發膿也風土有宜不宜不可以為法

雞頭 丹白雄雞者良（主治）殺鬼東門上者良 本經 治蠱禳惡辟瘟 時珍

（發明）時珍曰古者正旦磔雄雞祭門戶以辟邪鬼蓋雞乃陽精雄者陽之體頭者陽之會東門者陽之方以純陽盛純陰之義也千金轉女成男方中用之亦取此義也按應劭風俗通云俗以雞祭門戶雞乃東方之牲東方既作萬物觸戶而出也山海經祠鬼神皆用雄雞而今治賊風有雞頭散治蠱用東門雞頭治鬼痱用雄雞血皆以禦死辟惡也又崔

枚，燒存性，摻入鷄腹内，紮定煮熟，空心食之。時珍。○出乾坤生意。

反毛雞。【主治】反胃。以一隻煮爛，去骨，入人參、當歸、食鹽各半兩，再同煮爛，食之至盡。

【發明】【時珍曰】反毛雞，即翻翅鷄也，毛翮皆反生向前。治反胃者，述類之義耳。

泰和老鷄。【氣味】甘、辛，熱，無毒。【主治】内托小兒痘瘡。時珍。

【發明】【時珍曰】江西泰和、吉水諸縣，俗傳老雞能發痘瘡，家家畜之，近則五六年，遠則一二十年。待痘瘡發時，以五味煮爛，與兒食之，甚則加胡椒及桂、附之屬。此亦陳文中治痘用木香、異功[一]散之意，取其能助濕熱發膿也。風土有宜不宜，不可以爲法。

鷄頭丹、白雄雞者良。【主治】殺鬼，東門上者尤[二]良。本經。治蠱，禳惡，辟瘟。時珍。

【發明】【時珍曰】古者正旦，磔雄雞，祭門户，以辟邪鬼。蓋雞乃陽精，雄者陽之體，頭者陽之會，東門者陽之方，以純陽勝[三]純陰之義也。千金轉女成男方中用之，亦取此義也。按應劭風俗通云：俗以雞除門户。雞乃東方之牲，東方既作，萬物觸户而出也。山海經祠鬼神皆用雄雞。而今治[四]賊風有雞頭散，治蠱用東門鷄頭，治鬼痱用雄雞血，皆以禦死辟惡也。又崔

〔一〕功：原作「攻」。今據小兒痘疹方論論痘疹治法改。
〔二〕尤：原脱。今據證類卷十九丹雄雞補。
〔三〕勝：原作「盛」。今從江西本改。
〔四〕治：原作「始」。今從改同上。

寛月令云十二月東門磔白雞頭可以合藥周禮雞人凡祭祀禳釁共其雞牲注云禳郊及疆卹災變也作宮室器物取血塗釁隙淮南子曰雞頭已瘻此類之推也

【附方】新一

卒魘死昏 東門上雞頭為末酒服之 千金方

雞冠血 三年雄雞者良

【氣味】鹹平無毒

【主治】烏雞者主乳難 別錄 治目淚不止日點三次良 孟詵 亦點暴赤目 時珍 ○丹雞者治白癜風 日華 並療經絡間風熱塗頰治口喎不正塗面治中惡卒飲之治縊死欲絕及小兒卒驚客忤塗諸瘡癬蜈蚣蜘蛛毒馬嚙瘡百蟲入耳 時珍

【發明】時珍曰雞冠血用三年老雄者取其陽氣充溢也風中血脈則口僻喎冠血鹹而走血透肌雞之精華所聚本乎天者親上也丹者陽中之陽能辟邪故治中惡驚忤諸病烏者陽形陰色陽中之陰故治產乳目淚諸病其治蜈蚣蜘蛛諸毒者雞食百蟲制之以所畏也高武痘疹正宗云雞冠血和酒服發痘最佳雞屬巽屬風頂血至清至高故也

【附方】舊八新十一

益助陽氣 詵曰丹雄雞冠血和天雄太陽粉各四分桂心二分丸服之

鬼擊

寔月令云：十二月，東門磔白雞頭，可以合藥。周禮：雞人凡祭祀禳釁，供其雞牲。注云：禳郊及疆，却災變也。作宮室器物，取血塗釁隙。淮南子曰：雞頭已瘻。此類之推也。

【附方】新一。卒魘死昏。東門上雞頭爲末，酒服之。千金方。

雞冠血三年雄雞良。【氣味】鹹，平，無毒。【主治】烏雞者，主乳難。別録。治目淚不止，日點三次，良。孟詵。亦點暴赤目。時珍。○丹鷄者，治白癜風。日華。並療經絡間風熱。塗頰，治口喎不正；塗面，治中惡；卒飲之，治縊死欲絶，及小兒卒驚客忤。塗諸瘡癬，蜈蚣、蜘蛛毒，馬嚙瘡，百蟲入耳。時珍。

【發明】【時珍曰】雞冠血，用三年老雄者，取其陽氣充溢也。風中血脉則口僻喎，冠血鹹而走血透肌，雞之精華所聚，本乎天者親上也。丹者陽中之陽，能辟邪，故治中惡、驚忤諸病。烏者陽形陰色，陽中之陰，故治産乳、目淚諸病。其治蜈蚣、蜘蛛諸毒者，雞食百蟲，制之以所畏也。高武痘疹正宗云：雞冠血和酒服，發痘最佳。雞屬巽屬風，頂血至清至高，故也。

【附方】舊八，新十一。益助陽氣。詵曰：丹雄雞冠血，和天雄、太陽粉各四分，桂心二分，丸服之。鬼擊

卒死烏雞冠血瀝口中令咽仍破此雞搨心下冷乃棄之道邊妙肘后卒死寢死治卒死或寢臥奄忽
而絕皆是中惡用雄雞冠血塗面上乾則再上仍吹入鼻中并以灰營死人一周肘后卒然忤死不能言閉
雞冠血和真珠丸小豆大納三四丸入口中効肘后方卒縊垂死心下猶溫者勿斷繩刺雞冠血滴口中以
安心神或云男用雌女用雄肘后小兒卒驚似有痛處不知疾狀用雄雞冠血少許滴口中妙譚氏小兒
小兒解顱丹雄雞冠上血滴之以赤芍藥末粉之甚良普濟陰毒卒痛用雄雞冠血入熱酒中飲
之暖臥取汗傷寒蘊要女人陰血女人交接違理血出用雄雞冠血塗之集驗爛弦風眼雞冠
血點之日三五度聖惠對口毒瘡熱雞血頻塗之取散皆效方發背癰疽用雄雞冠血滴亦上
血盡再換不過五六雞痛止毒散數日自愈保壽堂方浸淫瘡毒不早治周身殺人以雞冠血塗之日四五
度肘后燥癬作痒雄雞冠血頻〻塗之范汪方馬咬成瘡腫痛用雞冠血塗之駁馬用雌雞牡
馬用雄雞肘后方蜈蚣咬瘡雞冠血塗之錢相公篋中方蜘蛛咬瘡同上中蜈蚣毒
舌脹出口是也雄雞冠血浸舌并咽之青囊雜纂諸蟲入耳雞冠血滴入即出勝金
雞血烏雞白雞者良【氣味】鹹平無毒【主治】踒折骨痛及痿痺中惡腹

卒死。烏雞冠血，瀝口中令嚥。仍破此雞搨心下，冷乃棄之道邊，妙。肘後。卒死寢死。治卒死，或寢卧奄忽而絶，皆是中惡。用雄雞冠血塗面上，乾則再上，仍吹入鼻中，并以灰營死人一周。肘後。卒然忤死不能言。用雞冠血和真珠，丸小豆大。納三四丸入口〔一〕中，效。肘後方。卒縊垂死。心下猶温者，勿斷繩。刺雞冠血滴口中，以安心神。或云：男用雌，女用雄。肘後。小兒卒驚，似有痛處，不知疾狀。用雄雞冠血少許，滴口中，妙。譚氏小兒。小兒解顱。丹雄雞冠上血滴之，以赤芍藥末粉之，甚良。普濟。陰毒卒痛。用雄雞冠血，入熱酒中飲之，暖卧取汗。傷寒藴要。女人陰血。女人交接違理，血出。用雄雞冠血塗之。集驗。爛弦風眼。雞冠血點之，日三五度。聖惠。對口毒瘡。熱雞血頻塗之，取散。皆效方。發背癰疽。用雄雞冠血滴疽上，血盡再换，不過五六雞，痛止毒散，數日愈。保壽堂方。浸淫瘡毒。不早治，周身殺人。以雞冠血塗之，日四五度。肘後。燥癬作痒。雄雞冠血頻頻塗之。范汪方。馬咬成瘡，腫痛。用雞冠血塗之。駁馬用雌雞，牝〔二〕馬用雄雞。肘後方。蜈蚣咬瘡。雞冠血塗之。錢相公篋中方。蜘蛛咬瘡。同上。中蜈蚣毒。舌脹出口是也。雄雞冠血浸舌，并咽之。青囊雜纂。諸蟲入耳。雞冠血滴入即出。勝金。

雞血烏雞、白雞者良。【氣味】鹹，平，無毒。【主治】踒折骨痛及痿痺，中惡腹

〔一〕口：原作「目」。今據肘後方卷一救卒客忤死方改。

〔二〕牝：原作「牡」。今據證類卷十九丹雄雞引葛氏方改。

痛乳難（別錄）治剥驢馬被傷及馬咬人以熱血浸之白癜風癧瘍風以雄雞翅下血塗之（藏器）熱血服之主小兒下血及驚風解丹毒蠱毒鬼排陰毒安神定志（時珍○日肘后治驚邪恍惚大方中亦用之）

〔附方〕舊一新九 陰毒（雞血衝熱酒飲）鬼排卒死（用烏雄雞血塗心下即甦 風俗通）解百蠱毒之（白雞血熱飲 廣記）驚風不醒（白烏骨雄雞血抹唇上即醒 集成）縊死未絶（雞血塗喉下 千金）黃疸困篤（用半斤大雄雞背上破開不去毛帶熱血合患人胸前冷則換之日換數雞拔去稍毒即愈此雞有毒人不可食犬亦不食也 唐瑤經驗方）筋骨折傷（急取雄雞一隻刺血量患人酒量或一碗或半碗和飲痛立止神驗 青囊）雞物眯目（不出以雞肝血滴少許即出 聖惠）蚰蜒入耳（生調雞心血滴入即出 總錄）金瘡腸出（以乾人屎末抹入桑皮線縫合熱雞血塗之 生生編）

肪（烏雄雞者良）

氣味甘寒無毒 主治耳聾（別錄）頭禿髮落（時珍）

〔附方〕新一 年久耳聾（用鍊成雞肪五兩桂心十八銖野葛六銖同以文火煎三沸去滓每用棗許以葦筒炙溶傾入耳中如此十日耵聹自出長寸許也 千金翼）

痛，乳難。別録。治剥驢馬被傷，及馬咬人，以熱血浸之。白癜風、癧瘍風，以雄雞翅下血塗之。藏器。熱血服之，主小兒下血及驚風，解丹毒、蠱毒、鬼排陰毒，安神定志。【時珍曰】肘後治驚邪恍惚大方中亦用之。

【附方】舊一，新九。陰毒。雞血衝熱酒飲。鬼排〔一〕卒死。用烏雄雞血塗心下，即甦。風俗通。解百蠱毒。白雞血，熱飲之。廣記。驚風不醒。白烏骨雄雞血，抹唇上即醒。集成。縊死未絶。雞血塗喉下。千金。黄疸困篤。用半斤大雄雞，背上破開，不去毛，帶熱血合患人胸前，冷則换之。日换數雞，拔去積毒即愈。此雞有毒，人不可食，犬亦不食也。唐瑶經驗方。筋骨折傷。急取雄雞一隻刺血，量患人酒量，或一椀，或半椀，和飲，痛立止，神驗。青囊。雜物眯目不出。以雞肝血滴少許，即出。聖惠。蚰蜒入耳。生油調雞心血，滴入即出。總録。金瘡腸出。以乾人屎末抹入，桑皮線縫合，熱雞血塗之。生生編。

肪烏雄雞者良。【氣味】甘，寒，無毒。【主治】耳聾。別録。頭秃髮落。時珍。

【附方】新一。年久耳聾。用鍊成雞肪五兩，桂心十八銖，野葛六銖，同以文火煎三沸，去滓。每用棗許〔二〕，以葦筒炙熔，傾入耳中。如此十日，耵聹自出，長寸許也。千金翼。

〔一〕鬼排：風俗通義卷八雄雞作「鬼刺痱悟」。
〔二〕棗許：千金翼卷十一耳病作「如枣核大」。

腦烏雄雞主治小兒驚癇燒灰酒服治難産蘇恭

心烏雄雞者良主治五邪別錄

肝雄雞者良氣味甘苦溫無毒時珍曰微毒內則云食雞去肝為不利人也主治起陰別錄補腎治心腹痛安漏胎下血以一具切和酒五合服之孟詵療風虛目暗治女人陰蝕瘡切片納入引蟲出盡良時珍

附方新三陰痿不起用雄雞肝三具菟絲子一升為末雀卵和丸小豆大每服一百丸酒下日二千金

肝虛目暗老人肝虛目暗烏雄雞肝一具切以豉和米作羹成粥食之養老書

睡中遺尿雄雞肝桂心等分搗丸小豆大每服一丸米飲下日三服遺精加白龍骨

膽烏雄雞者良氣味苦微寒無毒主治目不明肌瘡別錄月蝕瘡遶耳根日三塗之孟詵燈心蘸點胎赤眼甚良水化搽痔瘡亦效時珍

附方新四沙石淋瀝用雄雞膽乾者半兩雞屎白炒一兩研勻溫酒服一錢以利為度十便良方耳

腦白雄雞者良。【主治】小兒驚癇。燒灰酒服，治難産。蘇恭。

心烏雄雞者良。【主治】五邪。別録。

肝雄雞者良。【氣味】甘、苦，温，無毒。【時珍曰】微毒。内則云：食雞去肝，爲不利人也。【主治】起陰。別録。補腎。治心腹痛，安漏胎下血，以一具切，和酒五合服之。孟詵。療風虚目暗。治女人陰蝕瘡，切片納入，引蟲出盡，良。時珍。

【附方】新三。陰痿不起。用雄雞肝三具，兎絲子一升，爲末，雀卵和丸小豆大。每服一百丸，酒下，日二。千金。肝虚目暗。老人肝虚目暗，烏雄雞肝一具切，以豉和米作羹成粥食之。養老書。睡中遺尿。雄雞肝、桂心等分，擣丸小豆大。每服一丸，米飲下，日三服。遺精，加白龍骨。

膽烏雄雞者良。【氣味】苦，微寒，無毒。【主治】目不明，肌瘡。別録。月蝕瘡，繞耳根，日三塗之。孟詵。燈心蘸點胎赤眼，甚良。水化搽痔瘡，亦效。時珍。

【附方】新四。沙石淋瀝。用雄雞膽乾者半兩，雞屎白炒一兩，研匀。温酒服一錢，以利爲度。十便良方。耳

瘍肬目黑雌雞膽汁塗之日三　聖惠　眼熱流淚五倍子　蔓荊子煎湯洗後用雄雞膽點之　摘玄方

塵沙眯目雞膽汁點之　醫說

腎雄雞者良【主治】齆鼻作臭用一對與脖前肉等分入豉七粒新瓦焙研以雞子清和作餅安鼻前引蟲出忌陰人雞犬見　十便良方

嗉【主治】小便不禁及氣噎食不消　時珍

【附方】新三　氣噎不通雞嗉兩枚連食以濕紙包黃泥固煆存性為末入木香沉香丁香末各一錢棗肉和丸梧子大每汁下三丸　小便不禁雄雞喉嚨及膍胵并屎白等分為末麥粥清服之　衛生易簡方　發背腫毒雞嗉及肶内黃皮焙研濕則乾摻乾則油調搽之　醫林正宗

膍胵裏黃皮一名雞内金膍胵音脾鴟雞肫也近人諱之呼肫内黃皮為雞内金男用雌女用雄

氣味甘平無毒【主治】洩痢小便頻遺除熱止煩　別錄　止泄精并尿血崩中帶下腸風瀉血　日華　治小兒食瘧療大人淋瀝反

瘑肬目。黑雌雞膽汁塗之，日三。聖惠。眼熱流淚。五倍子、蔓荆子煎湯洗，後用雄雞膽點之。摘玄方。塵沙眯目。雞膽汁點之。醫説。

腎雄雞者良。【主治】䶑鼻作臭，用一對與脖前肉等分，入豉七粒，新瓦焙研，以雞子清和作餅，安鼻前，引蟲出。忌陰人、雞、犬見。十便良方。

嗉。【主治】小便不禁，及氣噎食不消。時珍。

【附方】新三。氣噎不通。雞嗉兩枚連食，以濕紙包，黄泥固，煅存性，爲末，入木香、沉香、丁香末各一錢，棗肉和丸梧子大。每汁下三丸。小便不禁。雄雞喉嚨及膍胵，并屎白，等分爲末。麥粥清服之。衛生易簡方。發背腫毒。雞嗉及肫内黄皮，焙研。濕則乾摻，乾則油調搽之。醫林正宗。

膍胵裹黄皮，一名雞内金。膍胵，音脾鴟，雞肫也。近人諱之，呼肫内黄皮爲雞内金。男用雌，女用雄。【氣味】甘，平，無毒。【主治】洩痢，小便頻遺，除熱止煩。别録。止泄精並尿血，崩中，帶下，腸風，瀉血〔一〕。日華。治小兒食瘧，療大人淋漓反

〔一〕血：證類卷十九丹雄雞作「痢」。

胃消酒積主喉閉乳蛾一切口瘡牙疳諸瘡時珍

附方舊二新十八小便遺失用雞膍胵一具并腸燒存性酒服男用雌女用雄集驗小便淋瀝痛不可忍雞肫內黃皮五錢陰乾燒存性作一服白湯下立愈醫林集要膈消飲水雞內金洗晒乾栝樓根炒五兩為末糊丸梧桐子大每服三十丸溫水下日三總錄反胃吐食雞膍胵一具燒存性酒調服男用雌女用雄千金消導酒積雞膍胵乾葛為末等分麪糊丸梧子大每服五十丸酒下袖珍方禁口痢疾雞內金焙研乳汁服之小兒瘧疾用雞膍胵黃皮燒存性乳服男用雌女用雄千金喉閉乳蛾雞肫黃皮勿洗陰乾燒末用竹管吹之即破愈青囊方一切口瘡雞內金燒灰傅之立效活幼心書鵝口白瘡雞肫黃皮為末乳服半錢子母祕錄走馬牙疳經驗用雞肫黃皮不落水者五枚枯礬五錢研搽立愈○心鑑用雞肫黃皮燈上燒存性入枯礬黃柏末等分麝香少許先以米泔洗漱後貼之陰頭疳蝕雞內金不落水拭淨新瓦焙脆出火毒為細末先以米泔水洗瘡乃搽之亦治口疳經驗方穀道生瘡久不愈用雞膍胵燒存性為末乾貼之如神總錄腳脛生瘡雄雞肫內皮洗淨貼之一日一易十日愈小山奇方瘡口不合雞膍胵皮日貼之發背初起用雞肫黃皮不落水者陰乾臨

胃，消酒積，主喉閉乳蛾，一切口瘡，牙疳諸瘡。時珍。

【附方】舊二，新十八。**小便遺失。**用雞膍胵一具，并腸燒存性，酒服。男用雌，女用雄。集驗。**小便淋瀝。**痛不可忍。雞肫内黄皮五錢，陰乾燒存性，作一服，白湯下，立愈。醫林集要。**膈消飲水。**雞内金洗晒乾、栝樓根炒各〔一〕五兩，爲末，糊〔二〕丸梧桐子大。每服三十丸，温水下，日三。總録。**反胃吐食。**雞膍胵一具〔三〕，燒存性，酒調服。男用雌，女用雄。千金。**消導酒積。**雞膍胵、乾葛爲末，等分，麪糊丸梧子大。每服五十丸，酒下。袖珍方。**禁口痢疾。**雞内金焙研，乳汁服之。**小兒瘧疾。**用雞膍胵黄皮燒存性，乳服。男用雌，女用雄。千金。**喉閉乳蛾。**雞肫黄皮勿洗，陰乾燒末，用竹管吹之即破，愈。青囊方。**一切口瘡。**雞内金燒灰傅之，立效。活幼心書。**鵝口白瘡。**雞〔四〕肫黄皮爲末，乳服半錢。子母秘録。**走馬牙疳。**經驗用雞肫黄皮不落水者五枚，枯礬五錢，研搽立愈。○心鑑用雞肫黄皮，燈上燒存性，入枯礬、黄柏末等分，麝香少許。先以米泔洗漱後，貼之。**陰頭疳蝕。**雞内金不落水拭净，新瓦焙脆，出火毒，爲細末。先以米泔水洗瘡，乃搽之。亦治口疳。經驗方。**穀道生瘡，**久不愈。用雞膍胵燒存性爲末，乾貼之，如神。總録。**脚脛生瘡。**雄雞肫内皮，洗净貼之。一日一易，十日愈。小山奇方。**瘡口不合。**雞膍胵皮，日貼之。**發背初起。**用雞肫黄皮不落水者陰乾，臨

〔一〕各：原脱。今據聖濟總録卷四十九膈消「雞内金丸」補。
〔二〕糊：同上作「煉蜜爲」。
〔三〕具：原作「其」。今從江西本改。
〔四〕雞：證類卷十九丹雄雞引子母秘録此字前有「燒」字。

時溫水潤開貼之隨乾隨潤不過三五个即消 楊氏經驗方 發背已潰 用雞肫黃皮同綿絮焙末搽之即愈

金頭瘡蝕 初生如米豆久則穿蝕用雞內金焙爵金等分為末鹽漿漱了貼之忌米食 總錄 小兒疣目 雞肫黃皮擦之自落 集要 鷄骨哽咽 活鷄一隻打死取出雞內金洗淨燈草裹于火上燒存性竹筒吹入咽內即消不可見肉 攝生方

腸 男用雌女用雄 主治遺溺小便數不禁燒存性每服三指酒下 別錄

止遺精白濁消渴 時珍

附方 舊一 小便頻遺 心鏡用雄雞腸一具作臛和酒服。普濟用雄雞腸水煮汁服日三次

肋骨 烏骨雞者良 主治小兒羸瘦食不生肌 別錄

附方 新二 小兒顖陷 因藏府壅熱氣血不榮用烏雞骨一兩酥炙黃生地黃焙二兩為末每服半錢引飲調下 聖惠方 瘡中朽骨 久疽久漏中有朽骨以烏骨雞脛骨實以砒石鹽泥固濟煅紅出毒以骨研末飯丸粟米大每以白紙撚送一粒入竅中以按毒膏藥封之其骨自出 醫學正傳

距 白雄雞者良 主治產難燒研酒服 蘇恭 下骨哽以鷄足一雙燒灰

時温水潤開貼之。隨乾隨潤，不過三五個，即消。楊氏經驗方。**發背已潰。**用雞肫黄皮，同綿絮焙末搽之，即愈。**金顋瘡蝕。**初生如米豆，久則穿蝕。用雞内金焙、鬱金等分，爲末。鹽漿漱了貼之。忌米食。總録。**小兒疣目。**雞肫黄皮擦之，自落。集要。**雞骨哽咽。**活雞一隻打死，取出雞内金洗净，燈草裹，于火上燒存性。竹筒吹入咽内，即消，不可見肉。攝生方。

腸。男用雌，女用雄。**【主治】遺溺，小便數不禁。燒存性，每服三指，酒下。**別録。**止遺精、白濁、消渴。**時珍。

【附方】舊一。**小便頻遺。**心鏡用雄雞腸一具作臛，和酒服。○普濟用雄雞腸，水煮汁服，日三次。

肋骨烏骨雞者良。**【主治】小兒羸瘦，食不生肌。**別録。

【附方】新二。**小兒顖陷。**因藏府壅熱，氣血不榮。用烏雞骨一兩，酥炙黄，生地黄焙二兩，爲末。每服半錢，粥[一]飲調下。聖惠方。**瘡中朽骨。**久疽久漏，中有朽骨。以烏骨雞脛骨，實以砒石，鹽泥固濟，煅紅出毒，以骨研末，飯丸粟米大。每以白[二]紙撚送一粒入竅中，以拔毒膏藥封之，其骨自出。醫學正傳。

距白雄雞者良。**【主治】產難，燒研酒服。**蘇恭。**下骨哽，以雞足一雙，燒灰**

〔一〕粥：原作「引」。今據聖惠方卷八十二治小兒囟陷諸方「生乾地黄散」改。

〔二〕白：醫學正傳卷六瘡瘍作「皮」。皆可通。

水服時珍○出外臺

翮翎白雄雞者良【主治】下血閉左翅毛能起陰別錄治婦人小便不禁消陰㿗療骨哽蝕癰疽止小兒夜啼安席下勿令母知時珍

【發明】時珍曰翅翮形銳而飛揚乃其致力之處故能破血消腫潰癰下哽按葛洪云凡古井及五月井中有毒不可輒入即殺人宜先以雞毛試之毛直下者無毒回旋者有毒也又感應志云五酉日以白雞左翅燒灰揚之風立至以黑犬皮毛燒灰揚之風立止也巽爲風雞屬巽於此可見

【附方】舊二新七

陰腫如斗取雞翅毛一孔生兩莖者燒灰飲服左腫取右翅右腫取左翅雙腫並取肘後方

陰卒腫痛雞翮六枝燒存性蛇牀子末等分隨左右傅之肘後方

婦人遺尿雄雞翎燒灰酒服方寸匕日三千金翼

咽喉骨哽白雄雞左右翮大毛各一枚燒灰水服外臺

腸內生癰雄雞頂上毛并屎燒末空心酒服千金

決癰代鍼白雞翅下兩邊第一毛燒灰水服即破外臺

解蜀椒毒雞毛燒烟吸之并水調一錢服之千金方

馬汗入瘡雞毛燒灰酒服方寸匕集驗方

蠼螋尿瘡烏雞翅毛燒灰油調傅之蟲畏雞故也瑣碎錄

水服。時珍。○出外臺。

翮翎白雄雞者良。【主治】下血閉。左翅毛，能起陰。別録。治婦人小便不禁，消陰㿗，療骨哽，蝕𤻷疽。止小兒夜啼，安席下，勿令母知。時珍。

【發明】【時珍曰】翅翮形鋭而飛揚，乃其致力之處。故能破血消腫，潰𤻷下哽。按葛洪云：凡古井及五月井中有毒，不可輒入，即殺人。宜先以鷄毛試之，毛直下者無毒，回旋者有毒也。又感應志云：五酉日，以白雞左翅燒灰揚之，風立至；以黑犬皮毛燒灰揚之，風立止也。巽爲風，雞屬巽，於此可見。

【附方】舊二，新七。陰腫如斗。取雞翅毛，一孔生兩莖者，燒灰飲服。左腫取右翅，右腫取左翅〔一〕，雙腫並取。古今録驗〔二〕。陰卒腫痛。雞翮六枝燒存性，蛇牀子末等分，隨左右傅之。肘後方。婦人遺尿。雄雞翎燒灰，酒服方寸匕，日三。普濟方〔三〕。咽喉骨哽。白雄雞左右翮大毛各一枚，燒灰水服。外臺。腸内生𤻷。雄雞頂上毛并屎燒末，空心酒服。千金。决𤻷代鍼。白雞翅下兩邊第一毛〔四〕，燒灰水服即破。經驗後方〔五〕。解蜀椒毒。雞毛燒烟吸之，并水調一錢服之。千金方。馬汗入瘡。雞毛燒灰，酒服方寸匕。集驗方。蠼螋尿瘡。烏雞翅毛燒灰，油調傅之，蟲畏雞故也。瑣碎録。

〔一〕左腫取右翅右腫取左翅：證類卷十九丹雄雞引古今録驗作「左腫取左翅右取右翅」。
〔二〕古今録驗：原作「肘後方」。今據改同上。
〔三〕普濟方：原作「千金翼」。千金翼無此方。今據普濟方卷三百二十一遺失不禁改。
〔四〕毛：證類卷十九丹雄雞引經驗後方此下有「各一莖」三字。
〔五〕經驗後方：原作「外臺」。外臺無此方。今據證類卷十九丹雄雞引經驗後方改。

尾毛主治刺入肉中以二七枚和男子乳封之當出孟詵解蜀椒毒燒烟吸之并以水調灰服又治小兒痘瘡後生癰燒灰和水傳之時珍

【附方】新一

小便不禁 雄雞翎燒研酒服方寸七 外臺秘要

屎白 雄雞屎乃有白臘月收之白雞烏骨者更良素問作雞矢 氣味微寒無毒主治消渴傷寒寒熱破石淋及轉筋利小便止遺尿滅瘢痕別錄治中風失音痰迷炒服治小兒客忤蠱毒治白虎風貼風痛日華治賊風風痺破血和黑豆炒酒浸服之亦治蟲咬毒藏器下氣通利大小便治心腹鼓脹消癥瘕療破傷中風小兒驚啼以水淋汁服解金銀毒以醋和塗蜈蚣蚰蜒咬毒時珍

【發明】頌曰按素問云心腹滿旦食不能暮食名為鼓脹治之以雞屎醴一劑知二劑已王冰注云本草雞屎利小便並不治蠱脹今方法當用湯漬服之耳時珍曰鼓脹生於濕熱亦有積滯成者雞屎能下氣消積通利大小便故治鼓脹

尾毛。【主治】刺入肉中，以二七枚燒作灰[一]，和男子乳封之，當出。孟詵。解蜀椒毒，燒烟吸之，并以水調灰服。又治小兒痘瘡後生癰，燒灰和水傅之。時珍。

屎白。雄雞屎乃有白，臘月收之，白雞烏骨者更良。素問作雞矢。【氣味】微寒，無毒。【主治】消渴，傷寒寒熱。破石淋及轉筋，利小便，止遺尿，滅瘢痕。別録。治中風失音痰迷。炒服，治小兒客忤蠱毒。治白虎風，貼風痛。日華。治賊風、風痺，破血，和黑豆炒，酒浸服之。亦治[二]蟲咬毒。藏器。下氣，通利大小便，治心腹鼓脹，消癥瘕，療破傷中風，小兒驚啼。以水淋汁服，解金銀毒。以醋和，塗蜈蚣、蚯蚓咬毒。時珍。

【附方】新一。小便不禁。雄雞翎燒研，酒服方寸匕。外臺秘要。

【發明】【頌曰】按素問云：心腹滿，旦食不能暮食，名爲鼓脹。治之以雞屎醴，一劑知，二劑已。王冰注云：本草雞屎利小便，並不治蠱脹。今方法當用湯漬服之耳。【時珍曰】鼓脹生於濕熱，亦有積滯成者。雞屎能下氣消積，通利大小便，故治鼓脹

[一] 燒作灰：原脱。今據證類卷十九丹雄雞引孟詵補。
[二] 亦治：原脱。今據證類卷十九丹雄雞引陳藏器本草補。

功此岐伯神方也醴者一宿初來之酒醅也又按范汪方云宋青龍中司徒吏顏奮女苦風疾一髀偏痛一人令穿地作坑取雞屎荆葉然之安脚入坑中熏之有長蟲出遂愈也

附方舊十四新三十一

雞矢醴普濟方云治鼓脹旦食不能暮食由脾虛不能制水水反勝土水穀不運氣不宣流故令中滿其脉沉實而滑宜雞矢醴主之何大英云諸腹脹大皆屬於熱精氣不得滲入膀胱別走于府溢于皮裏膜外故成脹滿小便短澀雞矢性寒利小便誠万金不傳之寶也用臘月乾雞矢白半斤袋盛以酒醅一斗漬七日溫服三盃日三或為末服二錢亦可○宣明用雞矢桃仁大黃各一錢水煎服○正傳用雞矢炒研沸湯淋汁調木香檳榔末二錢服○一方用雞矢川芎藭等分為末酒糊丸服

牽牛酒治一切肚腹四肢腫脹不拘鼓脹氣脹濕脹水脹等有峨嵋一僧用此治人得效其人牽牛來謝故名用乾雞矢一升炒黃以酒醅三碗煮一碗濾汁飲之少頃腹中氣大轉動利下即自腳下皮皺消也未盡隔日再作仍以田螺二枚滾酒瀹食後用白粥調理積善堂經驗方

小兒腹脹黃瘦用乾雞矢一兩丁香一錢為末蒸餅丸小豆大每米湯下十丸日三服活幼全書

心腹鱉瘕及宿癥并卒得癥以飯飼白雄雞取糞同小便于瓦器中熬黃為末每服方寸匕溫酒服之日四五服或雜飯飼之以消為度亦作集驗方

食米成瘕好食生米口中出清水以雞矢同白米各半合炒為末以水一鍾調服良久吐

有殊功，此岐伯神方也。醴〔一〕者，一宿初來之酒醅也。又按范汪方云：宋青龍中，司徒吏顏奮女苦風疾，一髀偏痛。一人令穿地作坑，取雞屎、荆葉然之，安脛入坑熏之，有長蟲出，遂愈也。

【附方】舊十四，新三十一。**雞矢醴**。普濟方云：治鼓脹，旦食不能暮食。由脾虚不能制水，水反勝土，水穀不運，氣不宣流，故令中滿，其脉沉實而滑，宜雞矢醴主之。何大英云：諸腹脹大，皆屬於熱。精氣不得滲入膀胱，别走于府，溢于皮裏膜外，故成脹滿，小便短澀。雞矢性寒利小便，誠萬金不傳之寶也。用臘月乾雞矢白半斤，袋盛，以酒醅一斗，漬七日。温服三盃，日三。或爲末，服二錢亦可。○宣明用雞矢、桃仁、大黄各一錢，水煎服。○正傳用雞矢炒研，沸湯淋汁。調木香、檳榔末二錢服。○一方：用雞矢、川芎藭等分爲末，酒糊丸服。**牽牛酒**。治一切肚腹、四肢腫脹，不拘鼓脹、氣脹、濕脹、水脹等。有峨嵋一僧，用此治人得效，其人牽牛來謝，故名。用乾雞矢一升炒黄，以酒醅三椀，煮一椀，濾汁飲之。少頃，腹中氣大轉動，利下，即自脚下皮皺消也。未盡，隔日再作。仍以田贏二枚，滚酒瀹食，後用白粥調理。積善堂經驗方。**小兒腹脹**，黄瘦。用乾雞矢一兩，丁香一錢，爲末，蒸餅丸小豆大。每米湯下十丸，日三服。活幼全書。**心腹鼈癥**〔二〕及宿癥，并卒得癥。以飯飼白雄雞取糞，同小便于瓦器中熬黄爲末，每服方寸匕，温酒服之，日四五服，或雜飯飼之，以消爲度，亦佳。集驗方。**食米成瘕**。好食生米，口中出清水。以雞矢同白米各半合，炒，爲末，以水一鍾調服。良久，吐

〔一〕醴：原作「酉」。張本作「醴」。説文酉部：「醴，酒一宿孰也。」此與下文「一宿初來之酒醅也」合。今從張本改。

〔二〕癥：原作「瘕」。今據證類卷十九丹雄雞改。

出如未形即瘥昔慎恭道病此肌瘦如勞蜀僧道廣處此方而愈醫說

反胃吐食

以烏骨雞一隻與水飲四五日勿與食將五蒲蛇二條竹刀切与食待雞下糞取陰乾為末水丸粟米大每服一分桃仁湯下五七服即愈證治發明

中諸菜毒

發狂吐下欲死用雞矢燒末水服方寸匕葛氏方

石淋疼痛

雞矢白日中半乾炒香為末以酸漿飲服方寸匕日二當下石出古今錄驗

小兒血淋

雞矢尖白如粉者炒研糊丸录豆大每服三五丸酒下四五服效

產後遺溺

不禁雞矢燒灰酒服方寸匕產寶

轉筋入腹

其人臂腳直其脉上下微弦用雞矢為末水六合和方寸匕溫服合張仲景方

中風寒痹

口禁不知人以雞矢白一升炒黃入酒二升攪澄清飲葛氏

白虎風痛

說曰鋪飯於患處以丹雄雞食之良久取熱糞封之取訖使伏于患人牀下

破傷中風

腰脊反張牙緊口四肢強直用雞矢白一升大豆五升炒黃以酒沃之微烹令豆澄下隨量飲取汗避風經驗方

產後中風

口噤瘈瘲角弓反張黑豆二升半同雞矢白一升炒熟入清酒一升半浸取一升入竹瀝服取汗產寶

角弓反張

四肢不隨煩亂欲死雞矢白一升清酒五升搗篩合揚千遍乃飲大人服一升少小五合日三服肘后

小兒口噤

面赤者屬心白者屬肺用雞矢白如棗大綿裹以水一合煑分二服一方酒研服之千金

小兒緊唇

雞矢白研末傅之消涎湯去聖惠

小兒驚啼

雞矢白燒

出如米形即瘥。昔慎道恭[一]病此，肌瘦如勞，蜀僧道廣處此方而愈。醫説。**反胃吐食**。以烏骨雞一隻，與水飲四五日，勿與食。將五蒲蛇二條，竹刀切與食。待雞下糞，取陰乾爲末，水丸粟米大，每服一分，桃仁湯下。五七服即愈。證治發明。**中諸菜毒**，發狂，吐下欲死。用雞矢燒末，水服方寸匕。葛氏方。**石淋疼痛**。雞矢白，日中半乾，炒香爲末。以酸漿飲服方寸匕，日二，當下石出。古今録驗。**小兒血淋**。雞矢尖白如粉者，炒研，糊丸菉豆大。每服三五丸，酒下。四五服效。**産後遺溺**不禁。雞矢燒灰，酒服方寸匕。産寶。**轉筋入腹**。其人臂脚直，其脉上下行[二]，微弦。用雞矢爲末，水六合，和方寸匕，温服[三]。張仲景方。**中風寒痺**，口噤，不知人。以雞矢白一升炒黄，入酒三升攪，澄清飲。葛氏。**白虎風痛**。詵曰：鋪飯於患處，以丹雄雞食之。良久，取熱糞封之。取訖[四]，使伏于患人牀[五]下。**破傷中風**。腰脊反張，牙緊口噤，四肢强直。用雞矢白一升，大豆五升，和[六]炒黄，以酒沃之，微烹令豆澄下。隨量飲[七]，取汗避風。經驗後[八]方。**産後中風**。口噤瘈瘲，角弓反張。黑豆二升半，同雞矢白一升炒熟，入清酒一升半，浸取一升，入竹瀝服，取汗。産寶。**角弓反張**，四肢不隨，煩亂欲死。雞矢白一升，清酒五升，搗篩，合揚千遍，乃飲。大人服一升，少小五合，日三服。肘後。**小兒口噤**。面赤者屬心，白者屬肺。用雞矢白如棗大，綿裹，以水一合煮，分二服。一方：酒研服之。千金。**小兒緊唇**。燒[九]雞矢白，研末傅之。有涎易去[一〇]。聖惠。**小兒驚啼**：雞矢白燒

[一] 道恭：原作「恭道」。今據醫説卷五米瘕乙正。
[二] 行：原脱。今據金匱卷中趺蹶手指臂肿轉筋阴狐疝蚘蟲病脉證并治補。
[三] 服：此下原衍「合」字。今據删同上。
[四] 訖：證類卷十九丹雄雞引「孟詵」原作「熱」，均可通。
[五] 牀：原作「状」。今據證類卷十九丹雄雞改。
[六] 和：原脱。今據補同上。
[七] 飲：原作「飫」。今據改同上。
[八] 後：原脱。今據補同上。
[九] 燒：原脱。今據聖惠方卷九十治小兒唇瘡諸方補。
[一〇] 去：同上作「之」。其義小別。

灰，米飲服二字。千金方

頭風痺木 臘月烏雞矢一升，炒黃為末，絹袋盛，酒三升漬，溫服令醉。千金方

喉痺腫痛 雞矢白綿裹含之，嚥汁。聖惠方

牙齒疼痛 雞矢白燒末，綿裹咬痛處，立瘥。經驗方

鼻血不止 雞矢取有白色半截者，燒灰吹之。唐氏經驗方

牙齒不生 不拘大人小兒，用雄雞矢、雌雞矢十五顆，焙研，入麝香少許，先以針挑破出血，傅之。年高者不過二十日，年少者十日必生。普濟方 用烏雞雌雄糞，入舊麻鞋底燒存性，等分，入麝香少許，三日夜不住擦令熱為佳。李樓怪證奇方

耳聾不聽 雞矢白炒半升，烏豆炒一升，以無灰酒二升乘熱投入，服取汗，耳如鼓鼙勿訝。外臺

面目黃疸 雞矢白、小豆、秫米各二分，為末，分作二服，水下，當有黃汁出也。肘后方

子死腹中 雌雞糞二十一枚，水二升五合，煮之，下米作粥食。產寶

乳妬乳癰 雞矢白炒研，酒服方寸匕，三服愈。產寶

乳頭破裂 方同上。

內癰未成 取伏雞屎，水和服，即瘥。千金

頭瘡白禿 雄雞屎末，和陳醬、苦酒洗之。千金

消滅瘢痕 以豬脂三升，飼烏雞一隻，三日後取矢，同白芷、當歸各一兩，煎十沸，去滓，入鷹矢白半兩，調傅。外臺

耳中惡瘡 雞矢白炒研，傅之。聖惠

瘰癧瘻瘡 雄雞矢燒灰，臘豬脂和傅之。千金

食金中毒 已死者，取雞矢半升，水淋取汁一升，飲之，日三。肘后方

縊死未絕 雞矢白如棗大，酒半盞和，灌口鼻。肘后

尸腳拆

灰，米飲服二字。千金方。**頭風痺木**。用臘月烏雞矢一升，炒黃爲末，絹袋盛，漬三升酒中。頻頻温服令醉。千金方。**喉痺腫痛**。雞矢白含之嚥汁。聖惠。**牙齒疼痛**。雞矢白燒末，綿裹咬痛處，立瘥。經驗方。**鼻血不止**。雞矢取有白色半截者，燒灰吹之。唐氏經驗方。**牙齒不生**。不拘大人、小兒。用雄雞矢、雌雞矢十五顆焙研，入麝香少許，先以針挑破出血，傅之。年高者不過二十日，年少者十日必生。○普濟〔一〕但用烏雞雌雄糞，舊〔二〕麻鞋底燒存性，等分，入麝香少許，三日夜不住擦，令熱爲佳。李察院亮卿常用，有效。**耳聾不聽**。雞矢白炒半升，烏豆炒一升，以無灰酒二升，乘熱投入服，取汗。耳如鼓鼙勿訝。外臺。**面目黄疸**。雞矢白、小豆、秫米各二分，爲末，分作三服，水下，當有黄汁出也。肘後方。**子死腹中**。雌〔三〕雞糞二十一枚，水二升，五合煮之〔四〕，下米作粥食〔五〕。産寶。**乳妬乳癰**。雞矢白炒研，酒服方寸匕，三服愈。産寶。**乳頭破裂**。方同上。**内癰未成**。取伏雞屎，水和服，即瘥。千金。**頭瘡白秃**。雄雞屎末，和陳醬、苦酒洗之。千金。**消滅瘢痕**。以豬脂三斤〔六〕，飼烏雞一隻，三日後取矢，同白芷、當歸各一兩，煎十沸，去滓，入鷹矢白半兩調傅。外臺。**耳中惡瘡**。雞矢白炒研，傅之。聖惠。**瘰癧瘻瘡**。雄雞矢燒灰，臘豬脂和，傅之。千金。**食金中毒，**已死。取雞矢半升，水淋取汁一升，飲之，日三。肘後方。**縊死未絶**。雞矢白如棗大，酒半盞和，灌口鼻。肘後。**尸脚拆**

〔一〕普濟：此方原出百一選方卷八第十一門，普濟方轉引之，未注原出處。
〔二〕舊：此前原衍「入」字。今據普濟方卷七十治齒不生删。
〔三〕雌：證類卷十九丹雄雞引續十全方作「雄」。
〔四〕五合煮之：同上作「煎取五合」。
〔五〕食：同上此下有「即出」二字。
〔六〕斤：原作「升」。今據外臺卷二十九滅瘢痕方改。

裂無冬夏者雞屎煑湯漬半日取瘥乃止千金射工溪毒白雞矢白者二枚以餳和塗瘡上肘后骨疽不合骨從孔中出掘地作坑口小裏大深三尺以乾雞屎二升同艾及荊葉搗碎入坑內燒令烟出以疽口就熏用衣擁之勿令洩氣半日當有蟲出甚效千金方陰毒腹痛雞糞烏豆地膚子各一把亂髮一團同炒烟起傾入好酒一碗浸之去滓熱服即止生二編小兒心痛白烏骨屎五錢晒研松脂五錢為末葱頭汁和丸梧子大黃丹為衣每醋湯服五丸忌生冷硬物三四日立效嬰童百問

雞子即雞卵也黃雌者為上烏雌者次之【氣味】甘平無毒思邈曰微寒畏醇醋二鼎曰多食令人腹中有聲動風氣和葱蒜食之氣短同韭子食成風痛共鼈肉食損人共獺肉食成遁尸同兔肉食成洩痢任婦以雞子鯉魚同食令兒生瘡同糯米食令兒生蟲時珍曰小兒患痘疹忌食雞子及聞煎食之氣令生翳膜【主治】除熱火灼爛瘡癇痓可作虎魄神物別錄弘景曰用欲毈子黃白混雜者煑作之極相似惟不拾芥爾又煑白合銀口含須臾色如金也鎮心安五臟止驚安胎治妊娠天行熱疾狂走男子陰囊濕痒及開喉聲失音醋煑食之治赤白久痢及產後虛痢光粉同炒乾止疳痢及婦人陰瘡和豆

裂無冬夏者。雞屎煮湯，漬半日，取瘥乃止。千金。射工溪毒。白雞矢白者二枚，以錫和，塗瘡上。肘後。骨疽不合，骨從孔中出。穿〔一〕地作坑，口小裏大，深二尺。以乾雞屎二升，同艾及荆葉搗碎，入坑內，燒令烟出。以疽口就熏，用衣擁之。勿令洩氣。半日當有蟲出，甚效。千金方。陰毒腹痛。雞糞、烏豆、地膚子各一把，亂髮一團，同炒烟起，傾入好酒一椀浸之，去滓熱服，即止。生生編。小兒心痛。白烏雞〔二〕屎五錢，晒研，松脂〔三〕五錢，爲末，葱頭汁和丸梧子大，黄丹爲衣。每醋湯服五丸。忌生冷、硬物，三四日立效。嬰童百問。

鷄子，即鷄卵也。黄雌者爲上，烏雌者次之。【氣味】甘，平，無毒。【思邈曰】微寒。畏醇醋。【鼎曰】不宜〔四〕多食，令人腹中有聲，動風氣。和葱、蒜食之，氣短；同韭子食，成風痛；共鱉肉食，損人；共獺肉食，成遁尸；同兔肉食，成洩痢〔五〕。妊〔六〕婦以雞子、鯉魚同食，令兒生瘡；同糯米食，令兒生蟲。【時珍曰】小兒患痘疹，忌食雞子，及聞煎食之氣，令生翳膜。【主治】除熱火灼爛瘡、癇痓，可作虎魄神物。別録。【弘景曰】用欲瞯子，黄白混雜者，煮作之，極相似，惟不拾芥爾。又煮白，合銀口含，須臾色如金也。鎮心，安五臟，止驚安胎，治妊娠天行熱疾狂走，男子陰囊濕痒，及開喉聲失音。醋煮食之，治赤白久痢，及産後虚痢。光粉同炒乾，止疳痢，及婦人陰瘡。和豆

〔一〕穿：原作「抗」。今據千金方卷二十二瘭疽改。
〔二〕烏雞：原作「烏骨」。今據嬰童百問卷十第一百問改。「烏雞」，當指烏骨雞。
〔三〕脂：同上作「粉」。然「粉」無須研細，疑時珍因此改作「脂」。
〔四〕不宜：原闕一字。今據證類卷十九丹雄雞引食療補。
〔五〕痢：此下禁忌見證類卷十九丹雄雞引楊氏産乳。
〔六〕妊：原作「任」。今據改同上。

淋酒服治賊風麻痺醋浸令壞傅疵䵟作酒止産後血運暖水臟縮小便止耳鳴和蠟炒治耳鳴聾及疳痢日華益氣以瀉水煮一枚連水服之主産後痢和蠟煎止小兒痢藏器小兒發熱以白蜜一合和三顆攪服立瘥孟詵○太平御覽云正旦吞烏雞子一枚可以鍊形岣嶁神書云八月晦日夜半面北吞烏雞子一枚有事可隱形

發明時珍曰卵白象天其氣清其性微寒卵黃象地其氣渾其性溫卵則兼黃白而用之其性平精不足者補之以氣故卵白能清氣治伏熱目赤咽痛諸疾形不足者補之以味故卵黃能補血治下痢胎産諸疾卵則兼理氣血故治上列諸疾也

附方舊八新二十三

天行不解已汗者用新生雞子五枚傾盞中入水一雞子攪渾以水一升煮沸投入納少醬啜之令汗出愈許仁則方

天行嘔逆食入即吐雞子一枚水煮三五沸冷水浸少頃吞之外臺

傷寒發狂煩躁熱極吞生雞子一枚效食鑑

三十六黃救急方用雞子一顆連殼燒灰研醋一合和之溫服鼻中蟲出為效身體極黃者不過三枚神效外臺秘要

白虎風病藏器曰取雞子揩病處呪願送

淋酒服，治賊風麻痺，醋浸令壞，傅疵䵟。作酒，止産後血運，暖水臟，縮小便，止耳鳴。和蠟炒，治耳鳴、聾，及疳痢。日華。益氣。以濁水煮一枚，連水服之，主産後痢。和蠟煎，止小兒痢。藏器。

小兒〔一〕發熱，以白蜜一合，和三顆攪服，立瘥。孟詵。○太平御覽云：正旦吞烏雞子一枚，可以練形。岣嶁神書云：八月晦日夜半，面北吞烏雞子一枚，有事可隱形。

【發明】【時珍曰】卵白象天，其氣清，其性微寒；卵黄象地，其氣渾，其性温。卵則兼黄白而用之，其性平。精不足者補之以氣，故卵白能清氣，治伏熱、目赤、咽痛諸疾；形不足者補之以味，故卵黄能補血，治下痢、胎産諸疾；卵則兼理氣血，故治上列諸疾也。

【附方】舊八，新二十三。天行不解，已汗者。用新生雞子五枚，傾盞中，入水一雞子攪渾，别〔二〕以水一升煮沸投入，納少醬啜之，令汗出愈。許仁則方。天行嘔逆，食入即吐。雞子一枚，水煮三五沸，冷水浸少頃，吞之。外臺。傷寒發狂，煩躁熱極。吞生雞子一枚，效。食鑑。三十六黄。救急方用雞子一顆，連殼燒灰，研酢一合和之，温服，鼻中蟲出爲效。身體極黄者，不過三枚，神效。外臺秘要。白虎風病。藏器曰：取雞子揩病處，咒願，送

〔一〕小兒：證類卷十九丹雄雞引食療此上有「大人及」三字。
〔二〕别：原脱。今據外臺卷三天行病方補。

糞堆頭上不過三次瘥白虎是糞神愛喫雞子也

身面腫滿鷄子黃白相和塗腫處乾再上肘后方

年深哮喘雞子畧敲損浸尿缸中三四日煮食能去風痰集成

心氣作痛雞子一枚打破醋二合調服肘后

小兒疳痢肚脹用雞子一箇開孔入巴豆一粒輕粉一錢用紙五十重裹于飯上蒸三度放冷去殼研入麝香少許糊和丸米粒大食後溫湯下二丸至三丸經驗方

預解痘毒保和方用鷄卵一枚活地龍一條入卵內飯上蒸熟去地龍與兒食每歲立春日食一枚終身不出瘡也○李氏用雞卵一枚童便浸七日水煮食之永不出痘○李捷用頭生雞子三五枚浸廁坑內五七日取出煮熟與食數日再食一枚永不出痘徐都司得于浙人之方

痘瘡赤瘢雞子一箇酒醋浸七日白殭蠶二七枚和勻揩赤塗之甚妙聖惠

雀卵面皰雞卵醋浸壞取出傅之聖惠

妊娠時疾令胎不動以雞子七枚納井中令冷取出打破吞之子母祕錄

病欲去胎雞子一枚入鹽三指撮服張文仲方

胎動下血藏器曰雞子二枚打破以白粉和稀食之

子死腹中用三家雞卵各一枚三家鹽各一撮三家水各一升同煮令婦東向飲之千金方

產後血多不止烏雞子三枚醋半升酒二升和攪煮取一升分四服拾遺

產後心痛雞子煮酒食即安備急方

產後口乾舌縮用雞子一枚打破水一盞攪服經驗方

婦人白帶用酒及艾葉煮雞卵日日食之

糞堆頭上，不過三次瘥。白虎是糞神，愛喫雞子也。**身面腫滿**。鷄子黄白相和，塗腫處。乾再上。肘後方。**年深哮喘**。雞子略敲損，浸尿缸中三四日，煮食，能去風痰。集成。**心氣作痛**。雞子一枚打破，醋二合調服。肘後。**小兒疳痢**肚脹。用雞子一箇開孔，入巴豆一粒去皮〔一〕，輕粉一錢，用紙五十重裹，于飯上蒸三度，放冷去殼研，入麝香少許，糊和丸米粒大。食後温湯下二丸至三丸。經驗方。**預解痘毒**。保和方用鷄卵一枚，活地龍一條入卵内，飯上蒸熟，去地龍，與兒食，每歲立春日食一枚，終身不出痘也。○李氏用雞卵一枚，童便浸七日，水煮食之，永不出痘。○李捷用頭生雞子三五枚，浸厠坑内五七日，取出煮熟與食，數日再食一枚，永不出痘。徐都司得于浙人之方。**痘瘡赤瘢**。雞子一箇，酒醅浸七日，白殭蠶二七枚，擣末〔二〕，和匀，揩赤塗之，甚效。聖惠。**雀卵面皰**。雞卵醋浸壞，取出傅之。聖惠。**妊娠時疾**，令胎不傷〔三〕。以雞子七枚，納井中令冷，取出打破吞之。子母秘録。**病欲去胎**。雞子一枚，入鹽三指撮，服。張文仲方。**胎動下血**。藏器曰：雞子二枚打破，以白粉和稀食之〔四〕。**子死腹中**。用三家雞卵各一枚，三家鹽各一撮，三家水各一升，同煮，令婦東向飲之〔五〕。千金方。**産後血多**不止。烏雞子三枚，醋半升，酒二升，和攪，煮取一升，分四服。拾遺。**産後心痛**。雞子煮酒食，即安。備急方。**産後口乾**，舌縮。用雞子一枚打破，水一盞攪服。經驗後〔六〕方。**婦人白帶**。用酒及艾葉煮雞卵，日日食之。

〔一〕去皮：原脱。今據證類卷十九丹雄雞補。

〔二〕擣末：原脱，今據聖惠方卷四十滅瘢痕諸方補。

〔三〕傷：原作「動」。今據證類卷十九丹雄雞改。

〔四〕和稀食之：證類卷十九丹雄雞改引陳藏器本草作「如稀粥頓服之」。

〔五〕飲之：千金方卷二婦人方上子死腹中此下有「立出」二字。

〔六〕後：原脱。今據證類卷十九丹雄雞引經驗後方補。

白屑新下爲雞子三枚沸湯五升蘇云三度沐之甚良集驗腋下胡臭雞子兩枚

煮熟去殼熱夾待冷棄之三又賂勿回顧如此三次效肘后方乳石發渴水浸雞子取清生服甚良總

錄解野葛毒已死者抉開口后灌雞子三枚須臾吐出野葛乃避肘后胡蔓野毒即斷腸草

一葉入口百竅流血惟急取鳳凰胎即雞卵抱未成雛者已成者不用研爛和麻油灌之吐出毒物乃生少遲即死嶺

南衛生方癰疽發背初作及經十日以上腫赤焮熱日夜疼痛百藥不效者用毈雞子一枚新狗屎如雞子大

攪勻微火熬令稀稠得所捻作餅子于腫頭上貼之以帛包以時時看稍覺餅熱即易勿令轉動及洩氣經一宿定如日

多者三日貼之一日一易至瘥乃止此方纖悉不可施之貴人一折諸方皆不能及但可備擇而已蛛蠍

蛇傷雞子一个輕敲小孔合之立塞・兵部手集蠼螋尿瘡同上法千金方身體發熱不拘大人

小兒用雞卵三枚白蜜一合和服立瘥普濟

卵白【氣味】甘微寒無毒【主治】目熱赤痛除心下伏熱止煩滿

欬逆小兒下泄婦人產難胞衣不出並生吞之醋浸一宿療

黃疸破大煩熱別錄產後血閉不下取白一枚入醋一半攪服

袖珍方。頭風〔一〕白屑。新下烏雞子三枚，沸湯五升攪，作〔二〕三度沐之，甚良。集驗。腋下胡臭。雞子兩枚，煮熟去殼，熱夾，待冷，棄之三叉路口〔三〕，勿回顧。如此三次效。肘後方。乳石發渴。水浸雞子，取清生服，甚良。總録。解野葛毒。已死者，以〔四〕物開口後，灌雞子三枚。須臾吐出野葛，乃甦。肘後。胡蔓草〔五〕毒：即斷腸草。一葉入口，百竅流血。惟急取鳳凰胎，即雞卵抱未成雛者，已成者不用，研爛，和麻油〔六〕灌之。吐出毒物乃生，少遲即死。嶺南衛生方。癰疽發背。初作及經十日以上，腫赤焮熱，日夜疼痛，百藥不效者。用毈〔七〕雞子一枚，新狗屎如雞子大，攪勻，微火熬令稀稠得所，捻作餅子，于腫頭上貼之，以帛包抹，時時看視，覺餅熱即易，勿令轉動及歇氣，經一宿定。如日多者，三日貼之，一日一易，至瘥乃止。此方穢惡，不可施之貴人。一切諸方皆不能及，但可備擇而已。千金方。蛛蠍蛇傷。雞子一個，輕敲小孔合之，立瘥。兵部手集。蠼螋尿瘡。同上法。身體發熱。不拘大人、小兒，用雞卵三枚，白蜜一合和服，立瘥。普濟。

卵白。【氣味】甘，微寒，無毒。【主治】目熱赤痛，除心下伏熱，止煩滿欬逆，小兒下泄。婦人產難，胞衣不出，並生吞之。醋浸一宿，療黃疸，破大煩熱。別録。產後血閉不下，取白一枚，入醋一半攪服。

〔一〕袖珍方頭風：五字原闕。今從江西本補。
〔二〕作：原缺損。今從補同上。
〔三〕口：原闕一字。江西本同。今據肘後方卷六治面皰髮禿身臭心惛鄙醜方補。
〔四〕以：原脱。今據肘後方卷七治卒中諸藥毒救解方補。
〔五〕草：原作「野」。今據嶺南衛生方卷中治胡蔓草毒方改。
〔六〕油：原作「血」。今據改同上。
〔七〕毈：原字漫漶。今據千金方卷二十二癰腫毒方癰疽補正。

藏器和赤小豆末塗一切熱毒丹腫腮痛神效冬月以新生者
酒漬之密封七日取出每夜塗面去鼾䵴皶皰令人悅色時珍

【發明】宗奭曰產後血運身痙直口目向上牽急不知人取雞子一枚去殼分清以荊芥末二錢調服即安甚敏捷焉

雞子术善

【附方】舊四新六

時行發黃醋酒浸雞子一宿吞其白數枚肘后方

下痢赤白生雞子一个取白攤連紙上日乾揩作四重包肥烏梅十个安熨斗中以白炭燒存性取出碗覆冷定研末入水銀粉少許大人分二服小兒三服空心井花水調下如覺微利不須再服類編

蚘蟲攻心口吐清水以雞子一枚去黃納好漆入雞子殼中和合仰頭吞之蟲即出也古今錄驗

五種遁尸其狀腹脹氣急沖心或磥塊踊起或牽腰脊以雞卵白七枚頓吞之良千金方

咽塞鼻瘡及乾嘔頭痛食不下用雞子一枚開一竅去黃留白著米酢炰火頓沸取下更頓如此三次乘熱飲之不過一二度即愈普濟方

面生皰瘡雞子以三歲苦酒浸之三宿待軟取白塗之肘后

湯火燒灼雞子清和酒調洗勤洗即易生肌忌發物或生傅之亦可經驗秘方

頭髮垢膩雞子白塗之少頃洗去光澤不燥濟急

面黑令白雞子三枚酒浸密封四七日每夜以白傅面如

藏器。和赤小豆末，塗一切熱毒、丹腫、腮痛，神效。冬月以新生者酒漬之，密封七日取出，每夜塗面，去䵟䵳皻皰，令人悅色。時珍。

【發明】【宗奭曰】産後血運，身痙直，口、目向上牽急，不知人。取雞子一枚，去殼分清，以荆芥末二錢調服即安，甚敏捷，烏雞子尤善。

【附方】舊四，新六。時行發黄。醋、酒浸雞子一宿，吞其白數枚。肘後方。下痢赤白。生雞子一個，取白攤連紙上日乾，折作四重，包肥烏梅十個，安熨斗中，以白炭燒存性，取出碗覆，冷定研末，入水銀粉少許，和匀〔一〕。大人分二服，小兒三服，空心井花水調下。如覺微利，不須再服。證類〔二〕。蚘蟲攻心，口吐清水。以雞子一枚去黄，納好漆入雞子殼中和合。仰頭吞之，蟲即出也。古今録驗。五種遁尸。其狀腹脹，氣急冲心，或磥塊踊起，或牽腰脊。以雞卵白七〔三〕枚，頓吞之，良。千金方。咽塞鼻瘡及乾嘔頭痛，食不下。用雞子一枚，開一竅，去黄留白，着米酢，煻火頓沸，取下更頓，如此三次。乘熱飲之，不過一二度即愈。廣〔四〕濟方。面生皰瘡。雞子，以三歲苦酒浸之三宿，待軟，取白塗之。肘後。湯火燒灼。雞子清和酒調洗，勤洗即易生肌。忌發物。或生〔五〕傅之亦可。經驗秘方。頭髮垢脂。雞子白塗之，少頃洗去，光澤不燥。瀕〔六〕湖。面黑令白：雞子三枚，酒浸，密封四七日。每夜以白傅面，如

〔一〕和匀：原脱。今據證類卷十九丹雄雞補。
〔二〕證類：原作「類證」。今據證類卷十九丹雄雞及備急總效方卷二十三瀉利改。
〔三〕七：證類卷十九丹雄雞作「一」。
〔四〕廣：原作「普」。今據證類卷十九丹雄雞引廣濟方改。
〔五〕生：原首筆缺損似「主」。今從張本改。
〔六〕瀕：原作「頻」。江西本、錢本同。今從張本改。

斷白禿也普濟

【塗面駐顏】雞子一枚開孔去黃留白入金華臙脂及硇砂少許紙封與雞抱之候別卵抱出以塗面洗之不落半年尚紅也普濟

卵黃【氣味】甘溫無毒【主治】醋煮治產後虛痢小兒發熱煎食除煩熱鍊過治嘔逆和常山末為丸竹葉湯服治久瘧炒藥性取油和粉傅頭瘡日華卒乾嘔者生吞數枚良小便不通者亦生吞之數次效補陰血解熱毒治下痢甚驗時珍

【發明】時珍曰雞子黃氣味俱厚陰中之陰故能補形昔人謂其與阿膠同功正此意也其治嘔逆諸瘡則取其除熱引蟲而已○頌曰雞子入藥最多而髮煎方特奇劉禹錫傳信方云亂髮雞子膏治孩子熱瘡用雞子五枚煮熟去白取黃亂髮如雞子大相和於鐵銚中炭火熬之初甚乾少頃即髮焦乃有液出旋取置椀中以液盡為度取塗瘡上即以苦參末粉之頃在武陵生子蓐內便有熱瘡塗諸藥無益而日益劇蔓延半身晝夜號啼不乳不睡因閱本草髮髲條云合雞子黃煎之消為水療小兒驚熱下痢註云俗中嫗母為小兒作雞子煎用髮雜熬之良久得汁與小兒服去痰熱主有病又雞子條云療火瘡因是用之果如神效也

雪白也。普濟。塗面駐顔。雞子一枚，開孔去黄留白，入金華胭肢及硇砂少許，紙封，與雞抱之，俟别卵抱出，乾〔一〕以塗面。洗之不落，半年尚紅也。普濟。

卵黄。【氣味】甘，温，無毒。【主治】醋煮，治産後虚痢，小兒發熱。煎食，除煩熱。鍊過，治嘔逆。和常山末爲丸，竹葉湯服，治久瘧。藥性。炒取油，和粉傅頭瘡。日華。卒乾嘔者，生吞數枚，良。小便不通者，亦生吞之，數次效。補陰血，解熱毒，治下痢，甚驗。時珍。

【發明】【時珍曰】雞子黄，氣味俱〔二〕厚，陰中之陰，故能補形。昔人謂其與阿膠同功，正此意也。其治嘔逆諸瘡，則取其除熱引蟲而已。○【頌曰】雞子入藥最多，而髮煎方特奇。劉禹錫傳信方云：亂髮雞子膏，治孩子熱瘡。用雞子五枚煮熟〔三〕，去白取黄，亂髮如雞子大，相和，於鐵銚中炭火熬之。初甚乾，少頃即髮焦，乃有液出。旋取置椀中，以液盡爲度。取塗瘡上，即以苦參末粉之。頃在武陵生子，蓐内便有熱瘡，塗諸藥無益，而日益劇，蔓延半身，晝夜號啼，不乳不睡。因閲本草髮髲條云：合雞子黄煎之，消爲水，療小兒驚熱、下痢。註云：俗中嫗母爲小兒作雞子煎，用髮雜熬之，良久得汁，與小兒服，去痰熱，主百〔四〕病。又雞子條云：療火瘡。因是用之，果如神效也。

〔一〕乾：原脱。今據普濟方卷五十二面門半年紅方補。
〔二〕俱：底本原字缺損，經補寫作「供」。今據美國國會本改。
〔三〕煮熟：證類卷十九丹雄雞引劉禹錫傳信方無此二字。
〔四〕百：原作「有」。今據改同上。

【附方】舊三，新十一。

赤白下痢　雞卵一枚，取黃去白，入胡粉滿殼，燒存性，以酒服一錢匕。葛氏方

妊娠下痢　絞痛。用烏雞子一枚，開孔去白留黃，入黃丹一錢在內，厚紙裹定，泥固煨乾為末。每服三錢，米飲下。一服愈者是男，兩服愈者是女。三因方

子死腹中　雞子黃一枚，薑汁一合，和服，當下。

小腸疝氣　雞子黃攪溫水服之，三服效。

小兒癇疾　雞子黃和乳汁攪服，不過三兩枚自定。普濟方

小兒頭瘡　煮熟雞子黃，炒令油出，以麻油、膩粉搽之。事林廣記

鼠瘻已潰　雞卵一枚，米下蒸半日，取黃熬令黑。先拭瘡令乾，以藥納孔中，三度即愈。千金方

腳上臭瘡　熟雞子黃一箇，黃蠟一錢，煎油塗之。

湯火傷瘡　熟雞子黃个，取黃炒取油，入膩粉十文，撓勻，掃上，三五日永除瘢痕。集驗方

杖瘡已破　雞子黃熬油搽之，甚効。唐瑤經驗方

天泡水瘡　方同上。

消滅瘢痕　雞子五七枚煮熟，取黃炒黑，拭塗，日三，久久自滅。聖惠方

妊娠胎滿　血下不止，血盡則子死。用雞子黃十四枚，以好酒二升，煮如餳，服之。未瘥再作，以瘥為度。普濟方

耳瘡出汁　雞子黃炒油塗之，甚妙。談埜翁方

抱出卵殼　時珍曰：俗名混沌池、鳳凰蛻。用抱出者，取其蛻殼之義也。○李石續博物志云：踏雞子殼，令人生白癜風。

【主治】研末，磨障翳。日華　傷寒勞復，熬令黃黑為末，熱湯和一

【附方】舊三，新十一。**赤白下痢**。雞卵一枚，取黄去白，入胡粉滿殼，燒存性。以酒服一錢匕。葛氏方。**妊娠下痢**，絞痛。用烏雞子一枚，開孔去白留黄，入黄丹一錢在内，厚紙裹定，泥固煨乾，爲末。每服三錢，米飲下。一服愈者是男，兩服愈者是女。三因方。**子死腹中**。雞子黄一枚，薑汁一合，和服，當下。**小腸疝氣**。雞子黄攪，温水服之。三服效。**小兒癇疾**。雞子黄和乳汁攪服。不過三兩枚，自定。普濟。**小兒頭瘡**。煮熟雞子黄，炒令油出，以麻油、膩粉搽之。事林廣記。**鼠瘻已潰**。雞卵一枚，米下蒸半日，取黄熬令黑。先拭瘡令乾，以藥納孔中，三度即愈。千金方。**脚上臭瘡**。熟雞子黄一箇，黄蠟一錢，煎油塗之。**湯火傷瘡**。熟雞子十〔一〕個，取黄炒取油，入膩粉十文，攪匀，掃上，三五日永除瘢痕。集驗方。**杖瘡已破**。雞子黄熬油搽之，甚效。唐瑶經驗方。**天泡水瘡**。方同上。**消滅瘢痕**。雞子五七枚煮熟，取黄炒黑，拭塗，日三。久久自滅。聖惠方。**妊娠胎漏**〔二〕，血下不止，血盡則子死。用雞子黄十四枚，以好酒二升，煮如餳服之。未瘥再作，以瘥爲度。普濟方。**耳疳出汁**。雞子黄炒油塗之，甚妙。談埜翁方。

抱出卵殼。【時珍曰】俗名混沌池、鳳凰蜕。用抱出者，取其蜕脱之義也。○李石續博物志云：踏雞子殼，令人生白癜風。【主治】研末，磨障翳。日華。**傷寒勞復**，熬令黄黑爲末，熱湯和一

〔一〕十：原作「黄」。今據證類卷十九丹雄雞改。
〔二〕胎漏：原作「胎满」。普濟方卷三百四十二漏胎引此方作「漏胞」，今據改。

合服取汗出即愈（蘇頌出[illegible]師方）

瘡酒服二錢治反胃（時珍）

（附方）舊二新七

小便不通（雞子殼海蛤滑石等分為末每服半錢米飲下日三聖惠方）

小兒煩滿（欲死雞子殼燒末酒服方寸匕子母秘錄）

癍痘入目（雞子殼燒研入片腦少許點之鴻飛集）

頭瘡白禿（雞子殼七個炒研油和傅之秘錄）

頭上軟癤（用抱出雞卵殼燒存性研末入輕粉少許清油調傅危氏方）

耳疳出膿（用抱出雞卵殼炒黃為末油調灌之疼即止杏林摘要）

玉莖下疳（雞卵殼炒研油調傅之同上）

外腎癰瘡（抱出雞卵殼黃連輕粉等分為細末用煉過香油調塗醫林正宗）

痘瘡惡證（癍痘倒靨毒氣壅遏於裏則為便血昏睡不醒其證甚惡用抱出雞子殼去膜新瓦焙研每服半錢熱湯調下嬰兒以酒調抹唇舌上并塗風池胸背神效）

卵殼中白皮 主治久欬氣結得麻黃紫菀服立效（別錄）

（發明）時珍曰按仙傳外科云有人偶含刀在口割舌已垂未斷一人用雞子白皮袋之摻止血藥於舌根血止以蠟化蜜調冲和膏敷雞子皮上三日接住乃去皮只用蜜蠟勤敷七日全安若無速効以金鎗藥參治之此用雞子白皮無

本草綱目禽部卷之四十八 十六

合服，取汗出即愈。蘇頌。○出深師方。燒灰油調，塗癬及小兒頭身諸瘡。酒服二錢，治反胃。時珍。

【附方】舊二，新七。**小便不通**。雞子殼、海蛤、滑石，等分爲末。每服半錢，米飲下，日三。聖惠方。**小兒煩滿**欲死。雞子殼燒末，酒服方寸匕。子母秘録。**癍痘入目**。雞子殼燒研，入片腦少許，點之。鴻飛集。**頭瘡白禿**。雞子殼[一]七箇，炒研油和，傅之。秘録。**頭上軟癤**。用抱出雞卵殼，燒存性，研末，入輕粉少許，清油調傅。危氏方。**耳疳出膿**。用抱出雞卵殼，炒黃爲末，油調灌之，疼即止。杏林摘要。**玉莖下疳**。雞卵殼炒研，油調傅之。同上。**外腎癰瘡**。抱出雞卵殼、黃連、輕粉等分，爲細末。用鍊過香油調塗。醫林正宗。**痘瘡惡證**。癍痘倒陷，毒氣壅遏於裏，則爲便血、昏睡不醒，其證甚惡。用抱出雞子殼去膜，新瓦焙研。每服半錢，熱湯調下。嬰兒以酒調，抹唇、舌上，并塗風池、胸、背，神效。

卵殼中白皮。【主治】久欬氣結，得麻黃、紫苑服，立效。別録。

【發明】【時珍曰】按仙傳外科云：有人偶含刀在口，割舌，已垂未斷。一人用雞子白皮袋之，摻止血藥於舌根。血止，以臘化蜜調冲和膏，敷雞子皮上。三日接住，乃去皮，只用蜜、蠟勤敷，七日全安。若無速效，以金鎗藥參治之。此用雞子白皮無

[一] 雞子殼：證類卷十九丹雄雞引子母秘録作「雞子七個去白、皮」。人衛本校記引普濟方卷四百八頭禿瘡方「雞子七枚用黃」，以證原文「去白及皮」即留黃之意，不當爲殼。

他但取其柔軟而薄護舌而透藥也

【附方】新二 欬嗽日久雞子白皮炒十四枚，麻黄三兩焙，爲末。每服方寸匕，飲下，日二。必效方 風眼腫痛雞子白皮、枸杞白皮等分，爲末。吹鼻中，一日三次。聖濟總錄

雞白蠹肥脂本經〔弘景曰〕不知是何物，恐別一種耳。〔藏器曰〕今雞亦有白臺如卵而硬，有白無黄，云是牡雞所生，名父公臺。臺字似橐字，疑傳誤也。〔機曰〕此本經文，列于黑雌雞條下，似指雌雞之肥脂，如蠹蟲之肥白，因其似而名之也。〔時珍曰〕蠹音妬，而藏器以爲橐，何耶？今牡雞生子亦時或有之，然不當有肥脂字。當以機說為近，否則雌雞之生腸也。本經有其名，不具其功，蓋脫簡之文。

窠中草【主治】頭瘡白禿，和白頭翁草燒灰，豬脂調傅。日華 天絲入眼，燒灰淋清汁洗之良。時珍。出不自秘方

【附方】舊一新一 小兒夜啼雞窠草安席下，勿令母知。日華本草 產後遺尿雞窠草燒末，酒服一錢匕。聖惠方

燖雞湯【主治】消渴飲水無度，用燖雄雞水濾澄服之，不過二

他，但取其柔軟而薄，護舌而透藥也。

【附方】新二。欬嗽日久。雞子白皮炒十四枚，麻黄三兩，焙爲末。每服方寸匕，飲下，日二。必效方。風眼腫痛。雞子白皮、枸杞白皮，等分爲末。吹鼻中，一日三次。聖濟總録。

雞白蠹肥脂本經。【弘景曰】不知是何物。恐别一種耳。【藏器曰】今雞亦有白臺，如卵而硬，有白無黄，云是牡雞所生，名父公臺。臺字似橐字，疑傳誤也。【機曰】此本經文，列于黑雌雞條下，似指雌雞之肥脂，如蠹蟲之肥白，因其似而名之也。【時珍曰】蠹，音妬。而藏器以爲「橐」，何耶？今牡雞生子，亦時或有之，然不當有肥脂字，當以機説爲近。否則，必雌雞之生腸也。本經有其名，不具其功，蓋脱簡之文。

窠中草。【主治】頭瘡白禿，和白頭翁草燒灰，猪脂調傅。日華。天絲入眼，燒灰淋清汁洗之，良。時珍。○出不自秘方。

【附方】舊一新一〔一〕。小兒夜啼。雞窠草安席下，勿令母知。日華本草。産後遺尿。雞窠草燒末，酒服一錢匕。聖惠方〔二〕。

燖鷄湯。【主治】消渴，飲水無度，用燖雄雞水，濾澄服之。不過二

〔一〕一：原爲一字闕。今從錢本補。
〔二〕聖惠方：此方未見於聖惠方，出普濟方卷三百五十四小便頻數不禁。

雞之水愈神效楊氏經驗方

附方新一

鷄眼作痛剝去皮以埽雞湯洗之簡便方

雉 別録中品

釋名 野雞宗奭曰雉飛若矢一往而墮故字從矢今人取其尾置舟車上欲其快速也漢呂太后名雉高祖改雉為野雞其實雞類也時珍曰黃氏韻會云雉理也雉有文理也故尚書謂之華蟲曲禮謂之疏趾雉類甚多亦各以形色為辨耳禽經云雉介鳥也素質五采備曰翬雉青質五采備曰鷂雉朱黃曰鷩雉白曰鵫雉玄曰海雉爾雅云鷂雉青質五采鳪雉黃色自呼翟雉山雉也長尾鷮雉長尾走且鳴秩秩海雉也梵書謂雉曰迦頻闍羅

集解 時珍曰雉南北皆有之形大如雞而斑色繡翼雄者文采而尾長雌者文暗而尾短其性好鬬其名曰鷕ニ音杳其交不再其卵褐色將卵時雌避其雄而潛伏之否則雄食其卵也月令仲冬雉始雊謂陽動則雉鳴而勾其頸也孟冬雉入大水為蜃ニ大蛤也陸佃埤雅云蛇交雉則生蜃ニ蛟類也類書云蛇與雉交而生子曰蟂ニ水蟲也陸禋續水經云蛇雉遺卵於地千年而為蛟龍之屬似蛇四足能害人魯至剛俊靈機要云正月蛇與雉交生卵遇雷入土數丈為蛇形經二三百年成蛟飛騰若卵不入土仍為雉耳又任昉述異記云江淮中有獸名能音耐乃蛇精所化也冬則為雉

雞之水愈，神效。楊氏經驗方。

【附方】新一。鷄眼作痛。剥去皮，以㷮雞湯洗之。簡便方。

雉 別録中品

【釋名】野雞。【宗奭曰】雉飛若矢，一往而墮，故字從矢。今人取其尾置舟車上，欲其快速也。漢吕太后名雉，高祖改雉爲野雞。其實雞類也。【時珍曰】黄氏韻會云：雉，理也。雉有文理也。故尚書謂之華蟲，曲禮謂之疏趾〔一〕。雉類甚多，亦各以形色爲辨耳。禽經云：雉，介鳥也。素質五采備曰翬雉，青質五采備曰鷂〔二〕雉，朱黄曰鷩雉，白曰鵫雉，音罩，玄曰海雉。爾雅云：鷂雉，青質五采。鳪雉，黄色自呼。翟雉，山雉也，長尾。鷮雉，長尾，走且鳴。秩秩，海雉也。梵書謂雉曰迦頻闍羅。

【集解】【時珍曰】雉，南北皆有之。形大如雞，而斑色繡翼。雄者文采而尾長，雌者文暗而尾短。其性好鬬，其名〔三〕曰鷕。鷕，音杳。其交不再，其卵褐色。將卵時，雌避其雄而潛伏之，否則雄食其卵也。月令：季〔四〕冬，雉始雊。謂陽動則雉鳴而勾其頸也。孟冬，雉入大水爲蜃。蜃，大蛤〔五〕也。陸佃埤雅云：蛇交雉則生蜃。蜃，蛟類也。類書云：蛇與雉交蛇生子，曰蟂。蟂，水蟲也。陸禋續水經云：蛇、雉遺卵於地，千年而爲蛟龍之屬，似蛇四足，能害人。魯至剛俊靈機要云：正月蛇與雉交生卵，遇雷入土數丈，爲蛇形，經二三百年成蛟飛騰。若卵不入土，仍爲雉耳。又任昉述異記云：江淮中有獸名能，音耐，乃蛇精所化也。冬則爲雉，

〔一〕趾：底本原字漫漶。今據美國國會本補正。
〔二〕鷂：原字漫漶似「鴛」。今據禽經及其注文改。
〔三〕名：本藥前無「鷕」名。説文鳥部：「鷕，雌雉鳴也。」故「名」或爲「鳴」之誤。
〔四〕季：原作「仲」。今據禮記註疏卷十七月令改。
〔五〕蛤：原作「哈」。今據卷四十六車螯「集解」下「時珍曰」改。

春復為蛇。晉時武庫有雉，張華曰：必蛇化也。視之，果得蛇蛻。此皆異類同情，造化之變易，不可臆測者也。

肉

氣味　酸，微寒，無毒。【恭曰】温。【日華曰】平，微毒。秋冬益，春夏毒。有痢人不可食。【頌曰】周礼庖人供六禽，雉是其一，亦食品之貴。然有小毒，不可常食，損多益少。【詵曰】久食令人瘦。九月至十一月稍有補，他月則發五痔諸瘡疥。不與胡桃同食，發頭風眩運及心痛。與菌蕈、木耳同食，發五痔，立下血。同蕎麥食，生肥蟲。卵同葱食，生寸白蟲。自死爪甲不伸者，殺人。

正誤　【思邈曰】黄帝書云：丙午日勿食雞雉肉，丈夫燒死目盲，女人血死妄見。野雞肉同家雞子食，成遁尸，尸鬼瘦身。【弘景曰】雉非辰屬，正是離禽。丙午不可食，明王於火也。【時珍曰】雉屬離火，雞屬巽木，故雞煮則冠變，雉煮則冠紅，明其屬火也。春夏不可食者，為其食蟲蟻及與蛇交，變化有毒也。能發痔及瘡疥，令人瘦病者，為其能生蟲，與雞肉同也。俗[illegible]人者，假黄帝為書，謂丙午日不可食及成遁尸之說，乃不經謬談，而陶氏和之，孫氏取之，皆誤矣。今正其誤。

主治　補中，益氣力，止泄痢，除蟻瘻。別錄

發明　【時珍曰】雉肉，諸家言其發痔，下痢人不可食，而別錄用治痢瘻，何耶？蓋雉在禽上應胃土，故能補中；瘻又食蟲蟻，故能治蟻瘻，取其制伏耳。若久食及食非其時，則生蟲有毒，故不可也。

春復爲蛇。晋時武庫有雉。張華曰：必蛇化也。視之果得蛇蜕。此皆異類同情，造化之變易，不可臆測者也。

肉。【氣味】酸，微寒，無毒。【恭曰】温。【日華曰】平，微毒。秋冬益，春夏毒。有痢〔一〕人不可食。【頌曰】周禮庖人供六禽，雉是其一，亦食品之貴。然有小毒，不可常食，損多益少。【詵曰】久食令人瘦。九月至十一〔二〕月稍有補，他月則發五痔、諸瘡疥。不與胡桃同食，發頭風眩運及心痛。與菌蕈、木耳同食，發五痔，立下血。同蕎麥食，生肥蟲。卵，同葱食，生寸白蟲。自死爪甲不申者，殺人。

【正誤】【思邈曰】黄帝書云：丙午日勿食雞、雉肉，丈夫燒死目盲，女人血死妄見。野雞肉同家雞子食成遁尸，尸鬼纏身。【弘景曰】雉非辰屬，正是離禽。丙午不可食，明王於火也。【時珍曰】雉屬離火，雞屬巽木。故雞煮則冠變，雉煮則冠紅，明其屬火也。春夏不可食者，爲其食蟲蟻，及與蛇交，變化有毒也。能發痔及瘡疥，令人瘦病者，爲其能生蟲，與雞肉同也。有鄙人者，假黄帝爲書，謂丙午日不可食，及成遁尸之説，乃不經謬談。而陶氏和之，孫氏取之，皆誤矣。今正其誤。

【主治】補中，益氣力，止洩痢，除蟻瘻。別録。

【發明】【時珍曰】雉肉，諸家言其發痔，下痢人不可食，而別録用治痢、瘻何邪？蓋雉在禽上應胃土，故能補中；而又食蟲蟻，故能治蟻瘻，取其制伏耳。若久食及食非其時，則生蟲有毒，故不宜也。

〔一〕痢：證類卷十九雉肉原作「痼疾」。下文「發明」中時珍據此駁「下痢人不可食」之謬，實因其所用證類底本誤「痼疾」爲「痢疾」。
〔二〕一：同上作「二」。

【附方】舊三，新一。脾虛下痢日夜不止。野雞一隻，如食法，入橘皮、葱、椒、五味，和作餛飩熟煮，空心食之。食醫心鏡。產後下痢用野雞一隻，作餛飩食之。同上。消渴飲水小便數。用野雞一隻，五味煮取三升已來，汁飲之，肉亦可食，甚以。同上。心腹脹滿野雞一隻不拘雄雌，茴香炒、馬芹子炒、川椒炒、陳皮、生薑等分，用醋以一夜，蒸餅和雜肉作餡料，外以麵皮包作餛飩，煮熟食，仍早服嘉禾散，辰服此，干服導氣枳殼丸。朱氏集驗方。

腦 主治塗凍瘡。時珍

嘴 主治蟻瘻。孫思邈

尾 主治燒灰和麻油，傅天火丹毒。時珍

屎 主治久瘧。時珍

【附方】新一。久瘧不止雄野雞屎、熊膽、五靈脂、恒山等分，為末，醋糊丸黑豆大。正發時冷水下一丸。聖惠

鸐雉 音狄。○食療

【釋名】鸐雞 禽經 山雞 同上 山雉 時珍曰：翟，美羽兒。雉居原野，鸐居山林，故得山名。大者為鷮。

【集解】頌曰：伊洛江淮間一種雉，小而尾長者，為山雞。人多畜之樊中，即爾雅所謂鸐山雞也。時珍曰：山雞有四種，名

【附方】舊三，新一。脾虚下痢，日夜不止。野雞一隻，如食法，入橘皮、葱、椒、五味，和作餛飩，煮，空心食之。食醫心鏡。

産後下痢。用野雞一隻，作餛飩食之。同上。消渴飲水，小便數。用野雞一隻，五味煮取三升已來汁飲之。肉亦可食，甚效〔一〕。同上。

心腹脹滿。野雞一隻，不拘雄雌，茴香炒、馬芹子炒、川椒炒、陳皮、生薑等分，用醋以一夜蒸餅和雉肉作餡料，外以麪皮包作餛飩，煮熟食，仍早服嘉禾散，辰服此，午服導氣枳殼丸。朱氏集驗方。

腦。【主治】塗凍瘡。時珍。

嘴。【主治】蟻瘻。孫思邈。

尾。【主治】燒灰和麻油，傅天火丹毒。時珍。

屎。【主治】久瘧。時珍。

【附方】新一。久瘧不止。雄野雞屎、熊膽、五靈脂、恒山等分，爲末，醋糊丸黑豆大。正發時，冷水下一丸。聖惠。

鸐雉 音狄○食療

【釋名】鸐雞禽經、山雞同上、山雉。【時珍曰】翟，美羽貌。雉居原野，鸐居山林，故得山名。大者爲鷮。

【集解】【頌曰】伊洛、江淮間一種雉，小而尾長者，爲山雞，人多畜之樊中，即爾雅所謂「鸐，山雞」〔二〕也。【時珍曰】山雞有四種，名

〔一〕甚效：原作「甚以」。證類卷十九雉肉引食醫心鏡無此二字。今從錢本改。

〔二〕山雞：爾雅釋鳥作「山雉」。

同物異。似雉而尾長三四尺者，鸐雉也。似鸐而尾長五六尺能走且鳴者，鷂雉也。俗通呼為鸐矣。其二則鷩雉，錦雞也。鵫鸐皆勇健自愛其尾，不入叢林。雨雪則岩伏木棲，不敢下食，往往餓死。故師曠云：雪封枯原，文禽多死。南方隸人多插其尾於冠。其肉皆美于雉。傳云：四足之美有麃，兩足之美有鷮。

肉【氣味】甘，平，有小毒。詵曰：發五痔，久食瘦人。和蕎麥食，生肥蟲。同豉食，害人。卵同葱食，生寸白蟲。餘並同雉。

【主治】五臟氣喘不得息者，作羹臛食。孟詵。炙食，補中益氣。時珍。

鷩雉（必鼈二音。○拾遺）

【釋名】山雞（禽經）錦雞（同上）金雞（綱目）采雞（周書）鵔鸃（音峻儀）。時珍曰：鷩性憋急耿介，故名。鵔鸃，儀容俊秀也。周有鷩冕，漢有鵔鸃冠，皆取其文明俊秀之義。鷩與鸐同名山雞，鸐大而鷩小。鷩與鷊同名錦雞，鷊文在綬而鷩文在身，以此為異。大抵皆雉屬也。按禽經云：首有采毛曰山雞，腹有采色曰錦雞，項有采囊曰避株。是山雞、錦雞又稍有分別，而俗通呼為一矣。蓋是一類，不甚相遠也。

【集解】藏器曰：鷩似雉，五色。山海經云：小華之山多赤鷩，養之禳火災，是也。時珍曰：山雞出南越諸山中，湖南、湖北亦

同物異。似雉而尾長三四尺者，鸐雉也。似鸐而尾長五六尺，能走且鳴者，鷮雉也，俗通呼爲鸐矣。其二則鷩雉、錦雞也。鷮、鸐皆勇健，自愛其尾，不入叢林，雨雪則岩伏木栖，不敢下食，往往餓死。故師曠云：雪封枯原，文禽多死。南方隸人，多插其尾於冠。其肉皆美于雉。傳云：四足之美有麃，兩足之美有鷮。

肉。【氣味】甘，平，有小毒。【詵曰】發五痔，久食瘦人。和蕎麥食，生肥蟲。同豉食，害人。卵同葱食，生寸白蟲。餘並同雉。

【主治】五臟氣喘不得息者，作羹臛食。孟詵。炙食，補中益氣。時珍。

鷩雉 敝、鼈二音○拾遺

【釋名】山雞禽經、錦雞同上、金雞綱目、采雞周書、鵕鸃音峻儀。○【時珍曰】鷩性憋急耿介，故名。鵕鸃，儀容俊秀也。周有鷩冕，漢有鵕鸃冠，皆取其文明俊秀之義。鷩與鸐同名山雞，鸐大而鷩小。鷩與鷮同名錦雞，鷮文在綬而鷩文在身。以此爲異，大抵皆雉屬也。按禽經云：首有采毛曰山雞，腹有采色曰錦雞，項有采囊曰避株。是山雞、錦雞又稍有分別，而俗通呼爲一矣。蓋是一類，不甚相遠也。

【集解】【藏器曰】鷩似雉五色。山海經云：小華之山多赤鷩，養之禳火災，是也。【時珍曰】山雞出南越諸山中，湖南、湖北亦

有之狀如小雞其冠亦小背有黃赤文綠項紅腹紅嘴利距
善鬭以家雞鬭之即可獲此乃爾雅所謂鷩山雞者也逸周
書謂之采雞錦雞則小於鷩而背文揚赤膺前五色炫耀如
孔雀羽此乃爾雅所謂鵫天雞者也逸周書謂之文鵫音汗
二種大抵同類而錦雞文尤燦爛如錦或云錦雞乃其雄者
亦通劉敬叔異苑云山雞愛其羽毛照水即舞目眩多死照
鏡亦然與鸐雞愛尾餓
死皆以文累其身者也

附錄 吐綬雞 時珍曰出巴峽及閩廣山中人多畜玩大如家
雞小者如鴝鵒頭頰似雉羽色多黑雜以黃白
圓點如真珠斑項有嗉囊內藏肉綬常時不見每春夏晴明
則向日擺之頂上先出兩翠角二寸許乃徐舒其頷下之綬
長闊近尺紅碧相間采色煥爛逾時悉斂不見或剖而視之
一無所覩此鳥生亦反哺行則避草木故禽經謂之避株食
物本草謂之吐錦雞古今注謂之錦囊蔡氏詩話謂之負
味雞倦游錄謂之孝鳥詩經謂之鷊音逆邛有旨鷊是矣

肉 氣味 甘溫微毒 主治 食之令人聰慧 汪穎 養之禳火災 藏器

鶡雞 曷渴二音 ○拾遺

釋名 時珍曰其羽色黑黃而褐故曰鶡青黑色者名
曰鴿音介性耿介也青鳳亦名鶡取象於此也

集解 藏器曰鶡雞出上黨魏武帝賦云鶡雞猛氣其鬭期於
必死今人以鶡為冠象此也 時珍曰鶡狀類雉而大黃

有之。狀如小雞，其冠亦小，背有黄赤文，緑項紅腹紅嘴。利距善鬭，以家雞鬭之，即可獲。此乃爾雅所謂「鷩，山雞」者也。逸周書謂之采雞。錦雞則小於鷩，而背文揚赤，膺前五色炫耀如孔雀羽。此乃爾雅所謂「鶾，天雞」者也。逸周書謂之文鶾，音汗。二種大抵〔一〕同類，而錦雞文尤燦爛如錦。或云錦雞乃其雄者，亦通。劉敬叔異苑云：山雞愛其羽毛，照水即舞，目眩多死，照鏡亦然。與鸐雞愛尾餓死，皆以文累其身者也。

【附録】吐綬雞。【時珍曰】出巴峽及閩、廣山中，人多畜玩。大如家雞，小者如鴝鵒。頭頰似雉，羽色多黑，雜以黄白圓點，如真珠斑。項有嗉囊，内藏肉綬，常時不見，每春夏晴明，則向日擺之。頂上先出兩翠角，二寸許，乃徐舒其頷下之綬，長闊近尺，紅碧相間，采色焕爛，逾時悉斂不見。或剖而視之，一無所睹。此鳥生亦反哺。行則避草木，故禽經謂之避株。食物本草謂之吐錦雞，古今注謂之錦囊，蔡氏詩話謂之真珠雞，倦游録謂之孝鳥。詩經謂之鷊，音厄，「邛有旨鷊」是矣。

肉。【氣味】甘，温，微毒。【主治】食之令人聰慧。汪穎。養之禳火災。藏器。

鶡雞曷、渴二音○拾遺

【釋名】【時珍曰】其羽色黑黄而褐，故曰鶡。青黑色者名曰鳻，音介，性耿介也。青鳳亦名鶡，取象於此也。

【集解】【藏器曰】鶡雞出上黨。魏武帝賦云：鶡鷄猛氣，其鬭期於必死。今人以鶡爲冠。象此也。【時珍曰】鶡狀類雉而大，黄

〔一〕抵：原作「祗」，不通。據文義，當爲「抵」之形訛，因改。

良岐志

黑色首有毛角如冠性愛其黨有被侵者直往赴鬭雖死猶不置故古者虎賁戴鶡冠禽經云鶡毅鳥也毅不知死是矣性復粗暴每有所攫應手摧碎上黨即今潞州

肉【氣味】甘平無毒【主治】炙食令人勇健藏器炙食令人肥潤汪穎

白鷴綱目圖

【校正】原附雉條今分出

【釋名】白鵫音卓閑客時珍曰按張華云行止閑暇故曰鷴李昉命為閑客薛氏以為雉類汪氏以為白雉按爾雅白雉名鶾南人呼閑字如寒則鷴即鶾音之轉也當作白鶾如錦雞謂之文鶾也鶾者羽美之貌又西京雜記云南粵王獻白鷴黑鷴各一蓋雉亦有黑色者名鸐雉彼通呼為鶾矣

【集解】頌曰白鷴出江南雉類也白色而背有細黑文可畜彼人亦食之穎曰即白雉也時珍曰鷴似山雞而色白有黑文如漣漪尾長三四尺體備冠距紅頰赤嘴丹爪其性耿介李太白言其卵可以雞伏亦有黑鷴

肉【氣味】甘平無毒【主治】補中解毒汪穎

鷓鴣唐本草

【釋名】越雉時珍曰按禽經云隨陽越雉也飛必南翥晉安曰懷南江左曰逐影張華注云鷓鴣其名自呼飛必

黑色，首有毛角如冠。性愛其黨，有被侵者，直往赴鬬，雖死猶不置。故古者虎賁戴鶡冠。禽經云：鶡，毅鳥也。毅不知死，是矣。性復粗暴，每有所攫，應手摧碎。上黨即今潞州。

肉。【氣味】甘，平，無毒。【主治】炙食，令人勇健。藏器。炙食，令人肥潤。汪穎。

白鷴圖經

【校正】原附雉條，今分出。

【釋名】白鵫音寒、閑客。【時珍曰】按張華云：行止閑暇，故曰鷴。李昉命爲閑客，薛氏以爲雉類，汪氏以爲白雉。按爾雅白雉名鵫，南人呼閑字如寒，則鷴即鵫音之轉也。當作白鵫，如錦雞謂之文鵫也。鵫者，羽美之貌。又西京雜記云：南粤〔一〕王獻白鷴、黑鷴各一。蓋雉亦有黑色者，名鸕雉，彼通呼爲鵫矣。

【集解】【頌曰】白鷴出江南，雉類也。白色，而背有細黑文。可畜，彼人亦食之。【穎曰】即白雉也。【時珍曰】鷴似山雞而色白，有黑文如漣漪，尾長三四尺，體備冠距，紅頰赤嘴丹爪，其性耿介。李太白言其卵可以雞伏。亦有黑鷴。

肉。【氣味】甘，平，無毒。【主治】補中解毒。汪穎。

鷓鴣唐本草

【釋名】越雉。【時珍曰】按禽經云：隨陽，越雉也。飛必南翥。晉安曰懷南，江左曰逐影。張華注云：鷓鴣其名自呼，飛必

〔一〕粤：御覽卷九百二十四白鷴引西京雜記作「越」。

南向雖東西回翔開翅之始必
先南翥其志懷南不徂北也

集解【孔志約曰】鷓鴣生江南，形似母雞，鳴云鉤輈格磔者是。有鳥相似，不作此鳴者，則非矣。【頌曰】今江西、閩廣、蜀夔州郡皆有之。形似母雞，頭如鶉，臆前有白圓點如真珠，背毛有紫赤浪文。【時珍曰】鷓鴣性畏霜露，早晚稀出，夜棲以木葉蔽身。多對啼。今俗謂其鳴曰行不得哥也。其性好潔，獵人因以䵹竿粘之，或用媒誘取。南人專以炙食充庖，云肉白而脆，味勝雞雉。

肉 氣味甘溫無毒【日華曰】微毒。【詵曰】不可與竹筍同食，令人小腹脹。自死者不可食。或言此鳥天地之神每月取一隻饗至尊，所以自死者不可食。

主治 嶺南野葛、菌子毒，生金毒，及溫瘴久病欲死者，合毛熬酒漬服之。或生擣汁服最良【唐本】。酒服，主蠱氣欲死【日華】。能利五臟，益心力聰明【孟詵】。

發明【時珍曰】按南唐書云：丞相馮延巳苦腦痛不已，太醫吳廷紹曰：公多食山雞、鷓鴣，其毒發也。投以甘草湯而愈。此物多食烏頭、半夏苗，故以此解其毒爾。又類說云：楊玄之通判廣州，歸楚州，因多食鷓鴣，遂病咽喉間生癰，潰而膿血不止，寢食俱廢，醫者束手。適楊吉老赴郡，邀診之。曰：但先啖生薑一斤，乃可投藥。初食覺甘香，至半斤覺稍寬，盡一斤覺

南向。雖東西回翔，開翅之始，必先南翥。其志懷南，不徂北也。

【集解】【孔志約曰】鷓鴣生江南。形似母雞，鳴云鉤輈格磔者是。有鳥相似，不作此鳴者，則非矣。【頌曰】今江西、閩、廣、蜀、夔州郡皆有之。形似母雞，頭如鶉，臆前有白圓點如真珠，背毛有紫赤浪文。【時珍曰】鷓鴣性畏霜露，早晚稀出，夜栖以木葉蔽身。多對啼，今俗謂其鳴曰「行不得哥也」。其性好潔，獵人因以黐竿粘之。或用媒誘取。南人專以炙食充庖，云肉白而脆，味勝雞、雉。

肉。【氣味】甘，温，無毒。【日華曰】微毒。【詵曰】不可與竹筍同食，令人小腹脹。自死者不可食。或言此鳥，天地之神每月取一隻饗至尊，所以自死者不可食。【主治】嶺南野葛、菌子毒，生金毒，及温瘴久病欲死者，合毛熬酒漬服之，或生擣汁服，最良。唐本。酒服，主蠱氣欲死。日華。能利〔一〕五臟，益心力聰明。孟詵。

【發明】【時珍曰】按南唐書云：丞相馮延巳，苦腦痛不已。太醫吳廷紹〔二〕曰：公多食山雞、鷓鴣，其毒發也。投以甘草〔三〕湯而愈。此物多食烏頭、半夏苗，故以此解其毒爾。又類説云：楊立〔四〕之通判廣州，歸楚州。因多食鷓鴣，遂病咽喉間生癰，潰而膿血不止，寢食俱廢。醫者束手。適楊吉老赴郡，邀診之，曰：但先啖生薑一斤，乃可投藥。初食覺甘香，至半斤覺稍寬，盡一斤，覺

〔一〕利：證類卷十九鷓鴣作「補」。
〔二〕紹：原作「詔」。今據陸氏南唐書卷十七吳廷紹傳改。
〔三〕草：同上作「豆」。
〔四〕立：原作「玄」。今據醫説卷六治喉癰改。

辛辣粥食入口了无滞礙此鳥好啖半夏毒發耳故以薑制之也觀此二說則鷓鴣多食亦有微毒矣而其功用又能解毒解蠱功過不相掩也凡鳥獸自死者皆有毒不可食為其受厲氣也何獨鷓鴣即神取饗帝乎鄙哉其言也

脂膏【主治】塗手皸瘃令不龜裂蘇頌

竹雞 拾遺

【釋名】山菌子藏器 雞頭鶻蘇東坡集 泥滑滑頌曰山菌子即竹雞也 時珍曰菌子言味美如菌也蜀人呼為雞頭鶻南人呼為泥滑滑因其聲也

【集解】藏器曰山菌子生江東山林間狀如小雞無尾時珍曰竹雞今江南川廣處處有之多居竹林形比鷓鴣差小褐色多斑赤文其性好啼見其儔必鬬捕者以媒誘其鬬因而網之諺云家有竹雞啼白蟻化為泥蓋好食蟻也亦辟壁虱

【附錄】杉雞時珍曰按臨海異物志云閩越有杉雞常居杉樹下頭上有長黃毛冠頰正青色如垂緌亦可食如竹雞

肉【氣味】甘平無毒時珍曰按唐小說云崔魏公暴亡太醫梁新診之曰中食毒也僕曰好食竹雞新曰

辛辣，粥食入口，了無滞礙。此鳥好啖半夏，毒[一]發耳，故以薑制之也。觀此二説，則鷓鴣多食，亦有微毒矣。而其功用又能解毒解蠱，功過不相掩也。凡鳥獸自死者，皆有毒，不可食，爲其受厲氣也。何獨鷓鴣即神取饗帝乎？鄙哉其言也！

脂膏。【主治】塗手皸瘃，令不龜裂。蘇頌。

竹雞 拾遺

【釋名】山菌子藏器、雞頭鶻蘇東坡集、泥滑滑。【頴曰】山菌子即竹雞也。【時珍曰】菌子，言味美如菌也。蜀人呼爲雞頭鶻。南人呼爲泥滑滑，因其聲也。

【集解】【藏器曰】山菌子生江東山林間。狀如小雞，無尾。【時珍曰】竹雞今江南、川、廣處處有之，多居竹林。形比鷓鴣差小，褐色多斑，赤文。其性好啼，見其儔必鬭。捕者以媒誘其鬭，因而網之。諺云：「家有竹雞啼，白蟻化爲泥。」蓋好食蟻也。亦辟壁虱。

【附録】杉雞。【時珍曰】按臨海異物志云：閩、越有杉雞，常居杉樹下。頭上有長黄毛，冠頰正青色如垂縷[二]。亦可食，如竹雞。

肉。【氣味】甘，平，無毒。【時珍曰】按唐小説云：崔魏公[三]暴亡。太醫梁新診之，曰：中食毒也。僕曰：好食竹雞。新曰：

〔一〕毒：醫説卷六治喉癰此前有「久而」二字。
〔二〕縷：御覽卷九百一十八雞引臨海異物志作「綏」。
〔三〕崔魏公：北夢瑣言卷十梁趙意醫作「唐崔魏公鎮渚宫，有富商船居，中夜暴亡」。

鶉字下有鴿字

鄧

竹雞多食半夏苗也命搗薑汁折齒灌之遂甦則吳廷紹楊吉老之治鷓毒蓋祖乎此

〔主治〕野雞病，殺蟲，煮炙食之。嘉祐

英雞《拾遺》

〔集解〕藏器曰：英雞出澤州有石英處，常食碎石英。狀如雞而短尾，體熱無毛，腹下毛赤，飛翔不遠，腸中常有石英。人食之，取英之功也。今人以石英末飼雞，取卵食，終不及此。

肉〔氣味〕甘，溫，無毒。〔主治〕益陽道，補虛損，令人肥健悅澤，能食，不患冷，常有實氣而不發也。藏器

秧雞《食物》

〔集解〕時珍曰：秧雞大如小雞，白頰，長觜短尾，背有白斑。多居田澤畔。夏至後夜鳴達旦，秋後即止。一種䳓音鄧，鷄亦秧雞之類也。大如雞而長腳紅冠，雄者大而色褐，雌者稍小而色斑。秋月即無，其聲甚大，人並食之。

肉〔氣味〕甘，溫，無毒。〔主治〕蟻瘻。汪穎

鶉《嘉祐》

竹雞多食半夏苗也。命搗薑汁折齒灌之，遂甦。則吴廷紹、楊吉老之治鷓毒，蓋祖乎此。【主治】野雞病，殺蟲，煮炙食之。藏器。

英鷄 拾遺

【集解】【藏器曰】英雞出澤州有石英處，常食碎石英。狀如雞[一]而短尾，體熱無毛，腹下毛赤，飛翔不遠，腸中常有石英。人食之，取英之功也。今人以石英末飼鷄，取卵食，終不及此。

肉。【氣味】甘，温，無毒。【主治】益陽道，補虚損，令人肥健悦澤，能食，不患冷，常有實氣而不發也。藏器。

秧鷄 食物

【集解】【時珍曰】秧雞大如小雞，白頰，長觜短尾，背有白斑。多居田澤畔。夏至後夜鳴達旦，秋後即止。一種鸐音鄧鷄，亦秧雞之類也。大如雞而長脚紅冠。雄者大而色褐，雌者稍小而色斑。秋月即無，其聲甚大，人並食之。

肉。【氣味】甘，温，無毒。【主治】蟻瘻。汪頴。

鶉 嘉祐

〔一〕雞：證類卷十九英鷄作「雉」。

【釋名】時珍曰鶉性醇竄伏淺草無常居而有常匹隨地而安莊子所謂聖人鶉居是矣其行遇小草即旋避之亦可謂醇矣其子曰䳺宗奭曰其卵初生謂之羅鶉至秋初謂之早秋中秋已後謂之白唐一物四名也

【集解】禹錫曰鶉蝦蟆所化也楊億談苑云至道二年夏秋汴人鬻鶉者車載積市皆蛙所化猶有未全變者列子所謂蛙聲為鶉也宗奭曰鶉有雌雄常於田野屢得其卵何得言化也時珍曰鶉大如雞雛頭細而無尾毛有斑點甚肥雄者足高雌者足卑其性畏寒其在田野夜則羣飛晝則草伏人能以聲呼取之畜令鬬搏萬畢術云蝦蟆得瓜化為鶉交州記云南海有黃魚九月變為鶉以鹽炙食甚肥美蓋鶉始化成終以卵生故四時常有之鴽則始由鼠化終復為鼠故夏有冬無

肉【氣味】甘平無毒禹錫曰四月以前未堪食不可合豬肝食令人生黑子合菌子食令人發痔【主治】補五臟益中續氣實筋骨耐寒暑消結熱和小豆生薑煮食止洩痢酥煎食令人下焦肥嘉祐小兒患疳及下痢五色旦旦食之有效寇宗奭

【發明】時珍曰按董炳集驗方云魏秀才妻病腹大如鼓四肢骨立不能貼席惟衣被懸卧穀食不下者數日矣忽思

【釋名】【時珍曰】鶉性醇，竄伏淺草，無常居而有常匹，隨地而安，莊子所謂「聖人鶉居」是矣。其行遇小草即旋避之，亦可謂醇矣。其子曰鳼。【宗奭曰】其卵初生謂之羅鶉，至秋初謂之早秋，中秋已後謂之白唐，一物四名也。

【集解】【禹錫曰】鶉，蝦蟆所化也。楊億談苑云：至[一]道二年夏秋，汴人鬻鶉者，車載積市，皆蛙所化，猶有未全變者。列子所謂「蛙變[二]爲鶉」也。【宗奭曰】鶉有雌雄，常於田野屢得其卵，何得言化也。【時珍曰】鶉大如雞雛，頭細而無尾，毛有斑點，甚肥。雄者足高，雌者足卑。其性畏寒，其在田野，夜則群飛，晝則草伏。人能以聲呼取之，畜令鬬搏。萬畢術云：蝦蟆得瓜化爲鶉。交州記云：南海[三]有黄魚，九月變爲鶉。以鹽炙食甚肥美。蓋鶉始化成，終以卵生，故四時常有之。鴽則始由鼠化，終復爲鼠，故夏有冬無。

肉。【氣味】甘，平，無毒。【禹錫曰】四月以前未堪食。不可合猪肝[四]食，令人生黑子。合菌子食，令人發痔。【主治】補五臟，益中續氣，實筋骨，耐寒暑，消結熱。和小豆、生薑煮食，止洩痢。酥煎食，令人下焦肥。嘉祐。小兒患疳，及下痢五色，旦旦食之，有效。寇宗奭。

【發明】【時珍曰】按董炳集驗方云：魏秀才妻，病腹大如鼓，四肢骨立，不能貼席，惟衣被懸卧。穀食不下者數日矣。忽思

〔一〕至：原作「正」。今據證類卷十九鶉引楊文公談苑改。
〔二〕變：原作「聲」，今據改同上。
〔三〕南海：御覽卷九百二十四鶉引劉欣期交州記作「武寧縣」。
〔四〕肝：證類卷十九鶉作「肉」。

謹合如法進之遂運劑少頃洞泄[illegible]言何有更衣挾而溷小便突出白液氣如鶩脂如此數次下盡遂起此蓋中焦濕熱積久所致也詳本草鶉解熱結療小兒疳亦理而然也董氏所說如此時珍謹按鶉乃蛙化氣性相同蛙與蝦蟇皆解熱治疳利水消腫則鶉之消鼓脹蓋亦同功云

鷃 拾遺

釋名 鶴 鷃一作鸋音寧 鴽音如 鴈 時珍曰鷃不木處可謂安寧自如矣莊子所謂騰躍不過數仞下翔蓬蒿之間者也張華註禽經謂之籬鷃即此鷃則鶉音之轉也青州謂之鴾母亦曰鷃雀又鶉有九種此其一也

集解 藏器曰鷃是小鳥鶉類也一名鴽鄭玄註禮記雉兔鶉鷃以鷃為鴽人多食之時珍曰鷃候鳥也常居鳴如鷄趨民收麥行者以為候春秋運斗樞云立春雨水鶉鷃鳴是矣鶉與鷃兩物也形狀相似俱黑色但無斑者為鷃也今人總以鶉鷃名之按夏小正云三月田鼠化為鴽八月鴽化為田鼠註云鶉也爾雅云鶉子鳼鴽子鸋註云鷃鶉屬也鴽鶉也禮記云鶉羹鴽釀之以蓼註云鴽小不可為羹以酒蒸[illegible]之蒸食也據數說則鶉與鷃為兩物明矣因其俱在田野而形狀彷彿故不知別之則夫鶉也始由蝦蟇海魚所化終即自卵生故有斑而四時常有焉鷃也始由鼠化終復為鼠故無斑而夏有冬無焉本原既殊性療當別何可混邪

鶉食，如法進之，遂運劇。少頃雨汗，莫能言，但有更衣狀。扶而圊，小便突出白液，凝如鵝脂。如此數次，下盡遂起。此蓋中焦濕熱積久所致也。詳本草，鶉解熱結，療小兒疳，亦理固然也。董氏所説如此。時珍謹按：鶉乃蛙化，氣性相同，蛙與蝦蟆皆解熱治疳，利水消腫，則鶉之消鼓脹，蓋亦同功云。

鷃拾遺

【釋名】鴳一作鵪、鸋音寧、鴽音如、鳸。【時珍曰】鷃不木處，可謂安寧自如矣。莊子所謂「騰躍不過數仞，下翔蓬蒿之間」者也。張華註禽經，謂之「籬鷃」即此。鴳則鷃音之轉也。青州謂之鴾母，亦曰鷃雀。又鳸有九種，此其一也。

【集解】【藏器曰】鷃是小鳥，鶉類也。一名鴽。鄭玄註禮記，雉、兔、鶉、鷃，以鷃爲鴽。人多食之。【時珍曰】鷃，候鳥也。常晨鳴如雞，趨民收麥，行者以爲候。春秋運斗樞云「立春雨水鶉、鴳[一]鳴」是矣。鴳與鶉兩物也。形狀相似，俱黑色，但無斑者爲鴳也。今人總以鴳鶉名之。按夏小正云：三月田鼠化爲鴽，八月鴽化爲田鼠。註云：鴳也。爾雅云：鶉子，鳼[二]。鴽子，鸋。註云：鴳，鶉屬也。鴽，鴳也。禮記云：鶉羹，鴽釀之以蓼。註云：鴽小，不可爲羹，以酒蓼釀之，蒸煮食也。據數説，則鶉與鴳爲兩物明矣。因其俱在田野，而形狀仿佛，故不知別之。則夫鶉也，始由蝦蟆、海魚所化，終即自卵生，故有斑而四時常有焉；鷃也，始由鼠化，終復爲鼠，故無斑而夏有冬無焉。本原既殊，性療當別，何可混邪？

〔一〕鶉鴳：御覽卷九百二十一鷃引易通卦驗作「鵪鷃」。
〔二〕鳼：原作「鵪」。今據爾雅釋鳥改。

肉【氣味】甘平無毒【主治】諸瘡陰𧏾者，食之去熱。時珍

鸐 音述。○拾遺

【集解】【藏器曰】鸐如鵲，色蒼，嘴長，在泥塗間作鸐鸐聲。村民云：田雞所化，亦鵪鶉類也。蘇秦所謂鷸蚌相持者，即此。【時珍曰】說文云：鷸知天將雨則鳴，故知天文者冠鷸。今田野間有小鳥，未雨則啼者是矣。與翡翠同名而物異。

肉【氣味】甘溫無毒【主治】補虛，甚暖人。藏器

鴿 宋嘉祐

【釋名】鵓鴿食療 飛奴【時珍曰】鴿性淫而易合，故名。鵓者，其聲也。張九齡以鴿傳書，目為飛奴。梵書名迦布德迦。

【集解】【宗奭曰】鴿之毛色，於禽中品第最多，惟白鴿入藥。凡鳥皆雄乘雌，此獨雌乘雄，故其性最淫。【時珍曰】處處人家畜之，亦有野鴿。名品雖多，大要毛羽不過青、白、皂、綠、鵲斑數色。眼目有大小，黃赤綠色而已。亦與鳩為匹偶。

白鴿肉【氣味】鹹平無毒【主治】解諸藥毒，及人馬久患疥，食之立愈。嘉祐 調精益氣，治惡瘡疥癬，風瘙白癜，癧瘍風，炒熟

肉。【氣味】甘，平，無毒。【主治】諸瘡陰䘌。煮食去熱。時珍。

鷸音述○拾遺

【集解】【藏器曰】鷸如鶉，色蒼觜長，在泥塗間作鷸鷸聲，村民云田雞所化，亦鵪、鶉類也。蘇秦所謂「鷸、蚌相持」者，即此。【時珍曰】說文云：鷸知天將雨則鳴，故知天文者冠鷸。今田野間有小鳥，未雨則啼者是矣。與翡翠同名而物異。

肉。【氣味】甘，溫，無毒。【主治】補虛，甚暖人。藏器。

鴿宋嘉祐

【釋名】鵓鴿食療、飛奴。【時珍曰】鴿性淫而易合，故名。鵓者，其聲也。張九齡以鴿傳書，目爲飛奴。梵書名迦布德迦。

【集解】【宗奭曰】鴿之毛色，於禽中品第最多，惟白鴿入藥。凡鳥皆雄乘雌，此獨雌乘雄，故其性最淫。【時珍曰】處處人家畜之，亦有野鴿。名品雖多，大要毛羽不過青、白、皂、綠、鵲斑數色。眼目有大小，黃、赤、綠色而已。亦與鳩爲匹偶。

白鴿肉。【氣味】鹹，平，無毒。【詵曰】暖。【主治】解諸藥毒，及人、馬久患疥，食之立愈。嘉祐。

調精益〔一〕氣，治惡瘡疥癬，風瘡〔二〕白癜，癧瘍風，炒熟

〔一〕益：原作「盆」。今據證類卷十九白鴿改。
〔二〕瘡：同上作「瘙」。

酒服雖益人，令多恐減藥力。詵孟

附方舊一新一

消渴飲水不知足。用白花鴿一隻，切作小片，以上蘇煎，含咽。心鏡

預解痘毒每至除夜，以白鴿煮炙飼兒，仍以毛煎湯浴之，則出痘希少。

血主治解諸藥百蠱毒。時珍○出事林廣記

卵主治解瘡毒痘毒。時珍

附方新一

預解痘毒小兒食之，永不出痘，或出亦希。用白鴿卵一對，入竹筒封，置厠中，半月取出，以卵白和辰砂三錢，丸菉豆大，每服三十丸，三豆飲下，毒從大小便出也。潜江方

屎名左盤龍。時珍曰：野鴿者尤良。其屎皆左盤，故宣明方謂之左盤龍也。

氣味辛，溫，微毒。

主治人馬疥瘡，炒研傅之。驢馬和草飼之嘉祐，消腫及腹中痞塊。汪穎消瘰癧諸瘡，療破傷風及陰毒垂死者，殺蟲。時珍

附方舊四新六

帶下排膿宗奭曰：野鴿糞一兩炒微焦，白朮、麝香各一分，赤芍藥、青木香各半兩，延胡索炒赤一兩，柴胡三分，為末，溫無灰酒空心調服一錢，候膿盡即止，后服補子臟藥。

破傷中風病傳入裏，用左

酒服。雖益人，食多恐減藥力。孟詵。

【附方】舊一，新一。消渴飲水不知足。用白花鴿一隻，切作小片，以土〔一〕蘇煎，含咽。心鏡。預解痘毒。每至除夜，以白鴿煮炙飼兒，仍以毛煎湯浴之，則出痘希少。

血。【主治】解諸藥、百蠱毒。時珍。○出事林廣記。

卵。【主治】解瘡毒、痘毒。時珍。

【附方】新一。預解痘毒。小兒食之，永不出痘，或出亦希。用白鴿卵一對，入竹筒封，置厠中，半月取出，以卵白和辰砂三錢，丸菉豆大。每服三十丸，三豆飲下，毒從大小便出也。灊江方。

屎，名左盤龍。【時珍曰】野鴿者尤良。其屎皆左盤，故宣明方謂之左盤龍也。【氣味】辛，温，微毒。【主治】人、馬疥瘡，炒研傅之。驢、馬，和草飼之。嘉祐。消腫及腹中痞塊。汪穎。消瘰癧諸瘡，療破傷風及陰毒垂死者，殺蟲。時珍。

【附方】舊四，新六。帶下排膿。宗奭曰：野鴿糞一兩，炒微焦，白朮、射香各一分，赤芍藥、青木香各半兩，延胡索炒赤一兩，柴胡三分，爲末。温無灰酒空心調服一錢。候膿盡即止，後服補子臟藥。破傷中風，病傳入裏。用左

〔一〕土：原作「上」。今據證類卷十九白鴿改。

蟠龍即野鴿糞江鰾白僵蠶各炒半錢雄黃一錢為末陰症蒸餅丸梧子大每服十五丸溫酒下取効保命集腹痛面青甚者鴿子糞一大抄研末極熱酒一鍾和勻澄清頓服即愈劉氏蛕蟲腹痛白鴿屎燒研飲和服之外臺冷氣心痛鴿屎燒存性酒服一錢即止項上瘰癧左盤龍炒研末飯和丸梧桐子大每服三五十丸米飲下張子和方頭癢生瘡白鴿屎五合醋煮二沸杵傅之日三上聖惠頭瘡白禿鴿糞研末傅之先以醋泔洗淨亦可燒研摻之同上反花瘡毒初生惡肉如米粒破之血出肉隨生反出于外用鵝鴿屎三兩炒黃為末溫漿水洗后傅之聖惠方鵝掌風鴿屎白雄雞屎炒研煎水日洗

突厥雀拾遺

釋名鵽鳩音奪寇雉藏器曰雀從北來當有賊下邊人候之故名時珍曰案唐書云高宗時突厥犯塞有鳴鵽群飛入塞邊人驚曰此鳥一名突厥雀南飛則突厥必入寇已而果然案此即爾雅鵽鳩寇雉也然則鵽之義亦出此矣

集解藏器曰突厥雀生塞北狀如雀而身赤時珍曰案郭璞云鵽鳩生北方沙漠地大如鴿形似雌雉鼠脚无后趾岐尾為鳥憨急群飛張華云鵽生關西飛則雌前雄後隨其行止莊周云青鷃愛其子而忘其母

蟠龍即野鴿糞、江鰾、白僵蠶各炒半[一]錢，雄黄一錢，爲末。蒸餅丸梧子大。每服十五丸。温酒下，取效。保命集。**陰症腹痛**，面青甚者。鴿子糞一大抄，研末，極熱酒一鍾，和勻澄清，頓服即愈。劉氏。**蛕蟲腹痛**[二]。白鴿屎燒研，飲和服之。外臺。**冷氣心痛**。鴿屎燒存性，酒服一錢，即止。**項上瘰癧**。左盤龍，炒研末，飯和丸梧桐子大。每服三五十丸，米飲下。張子和方。**頭痒生瘡**。白鴿屎五合，醋煮三沸。杵傅之，日三上。聖惠。**頭瘡白禿**。鴿糞研末傅之，先以醋泔洗浄。亦可燒研摻之。同上。**反花瘡毒**。初生惡肉如米粒，破之血出，肉隨生，反出于外。用鵓鴿屎三兩，炒黄爲末。温漿水洗後，傅之。聖惠方。**鵝掌風**。鴿屎白、雄雞屎，炒研，煎水日洗。

突厥雀 拾遺

【釋名】鵽鳩音奪、寇雉。【藏器曰】雀從北來，當有賊下，邊人候之，故名。【時珍曰】案唐書云：高宗時，突厥犯塞，有鳴鵽群飛入塞。邊人驚曰：此鳥一名突厥雀，南飛則突厥必入寇。已而果然。案此即爾雅：鵽鳩，寇雉也。然則奪寇之義，亦由此矣。

【集解】【藏器曰】突厥雀，生塞北，狀如雀而身赤。【時珍曰】案郭璞云：鵽鳩生北方沙漠地。大如鴿，形似雌雉，鼠脚無後趾，岐尾。爲鳥憨急群飛。張華云：鵽生關西。飛則雌前雄後，隨其行止。莊周云：青鵽，愛其子而忘其母。

[一] 半：保命集卷中破傷風論第十二左龍丸作「五」。

[二] 蛕蟲腹痛：此下外臺方見證類卷十九白鴿所引，僅云「治蠱」。

肉 氣味甘熱無毒 主治 補虛暖中。藏器

雀 別錄中品

釋名 瓦雀 賓雀 時珍曰：雀，短尾小鳥也。故字從小從隹。隹音錐，短尾也。棲宿簷瓦之間，馴近階除之際，如賓客然，故曰瓦雀、賓雀，又謂之嘉賓也。俗呼老而斑者為麻雀，小而黃口者為黃雀。

集解 時珍曰：雀處處有之。羽毛斑褐，頷嘴皆黑。頭如顆蒜，目如擘椒。尾長二寸許，爪距黃白色，躍而不步。其視驚瞿，其目夜盲，其卵有斑，其性最淫。小者名黃雀，八九月群飛田間。體絕肥，背有脂如披綿。性味皆同，可以炙食，作鮓甚美。案周書云：季秋雀入大水為蛤。雀不入水，國多淫泆。又臨海異物志云：南海有黃雀魚，常以六月化為黃雀，十月入海為魚。則所謂雀化蛤者，蓋此類。若家雀則未常變化也。又有白雀，緯書以為瑞應所感。

肉 氣味甘溫無毒 弘景曰：雀肉不可合李食。不可諸肝食。妊婦食雀肉飲酒，令子多淫。食雀肉豆醬，令子面黚。凡服白朮人忌之。

主治 冬三月食之，起陽道，令人有子。藏器。壯陽益氣，暖腰膝，縮小便，治血崩帶下。日華。益精髓，縮五臟不足氣。宜常食之，不可

肉。【氣味】甘，熱，無毒。【主治】補虚暖中。藏器。

雀 別録中品

【釋名】瓦雀、賓雀。【時珍曰】雀，短尾小鳥也。故字從小，從隹。隹，音錐，短尾也。栖宿簷瓦之間，馴近階除之際，如賓客然，故曰瓦雀、賓雀，又謂之嘉賓也。俗呼老而斑者爲麻雀，小而黄口者爲黄雀。

【集解】【時珍曰】雀，處處有之。羽毛斑褐，頷觜皆黑。頭如顆蒜，目如擘椒。尾長二寸許，爪距黄白色，躍而不步。其視驚瞿，其目夜盲，其卵有斑，其性最淫。小者名黄雀，八九月群飛田間。體絶肥，背有脂如披綿。性味皆同，可以炙食，作鮓甚美。案逸周書云：季秋雀入大水爲蛤。雀不入水，國多淫佚。又臨海異物志云：南海有黄雀魚，常以八〔一〕月化爲黄雀，十月入海爲魚。則所謂雀化蛤者蓋此類。若家雀則未常變化也。又有白雀，緯書以爲瑞應所感。

肉。【氣味】甘，温，無毒。【弘景曰】雀肉不可合李食，不可諸肝〔二〕食。妊婦食雀肉飲酒，令子多淫。食雀肉、豆醬，令子面䵟。凡服白术人忌之。

【主治】冬三月食之，起陽道，令人有子。藏器。壯陽益氣，暖腰膝，縮小便，治血崩帶下。日華。益精髓，續〔三〕五臟不足氣，宜常食之，不可

〔一〕八：原作「六」。今據御覽卷九百二十二黄雀引臨海異物志改。
〔二〕諸肝：證類卷十九雀卵作「醬」。
〔三〕續：原作「縮」。今據改同上。

停輟訛

發明　宗奭曰：正月以前十月以后，宜食之，取其陰陽靜定未泄也。故卵亦取第一番者。頌曰：今人取雀肉和蛇牀熬膏和藥丸服，補下有效，謂之驛馬丸。此法起于唐世，云明皇服之有驗。時珍曰：聖濟總錄治虛寒雀附丸，用肥雀肉三四十枚，同附子熬膏丸藥，亦祖此意也。

附方　新八

補益老人　治老人臟腑虛損羸瘦，陽氣乏弱。雀兒五隻，如常治，粟米一合，葱白三莖。先炒雀熟，入酒一合，煮少時，入水二盞，下葱、米，作粥食。食治方。

心氣勞傷　朱雀湯：治心氣勞傷，因變諸疾。用雄雀一隻，取肉炙，赤小豆一合，人參、赤伏苓、大棗肉、紫石英、小麥各一兩，紫菀、遠志肉、丹參各半兩，甘草炙二錢半，細剉拌勻。每服三錢，用水一盞，煎六分，去滓，食遠溫服。奇效方。

腎冷偏墜　疝氣。用生雀三枚，燎毛去腸，勿洗，以舶上茴香三錢，胡椒一錢，縮砂、桂肉各二錢，入肚內，濕紙裹，煨熟，空心食之，酒下，良。直指方。

小腸疝氣　用帶毛雀兒一枚去腸，入金絲礬末五錢，縫合，以桑柴火煨成炭，為末，空心無灰酒服。年深者二服愈。瑞竹堂方。

赤白痢下　臘月取雀兒，去腸肚皮毛，以巴豆仁一枚入肚內，瓶固濟，煅存性，研末，以好酒煮黃蠟百沸，取蠟和丸梧子大。每服一二十丸，紅痢甘草湯下，白痢乾薑湯下。普濟方。

內外目障　治目昏生翳，遠視似霧，花及內障不見物。用雀兒

停輟。訛。

【發明】【宗奭曰】正月以前、十月以後，宜食之，取其陰陽静定未泄也。故卵亦取第一番者。【頌曰】今人取雀肉和蛇牀子熬膏，和藥丸服，補下有效，謂之驛馬丸。此法起于唐世，云明皇服之有驗。【時珍曰】聖濟總録治虚寒雀附丸，用肥雀肉三四十枚，同附子熬膏丸藥，亦祖此意也。

【附方】新八。**補益老人**。治老人臟腑虚損羸瘦，陽氣乏弱。雀兒五隻如常治，粟米一合，葱白三莖，先炒雀熟，入酒一合，煮少時，入水二盞，下葱、米作粥食。食治方。**心氣勞傷**。朱雀湯：治心氣勞傷，因變諸疾。用雄雀一隻，取肉炙，赤小豆一合，人參、赤伏苓、大棗肉、紫石英、小麥各一兩，紫菀、遠志肉、丹參各半兩，甘草炙二錢半，細剉拌勻。每服三錢，用水一盞，煎六分，去滓，食遠温服。奇效方。**腎冷偏墜**疝氣。用生雀三枚，燎毛去腸，勿洗，以舶上茴香三錢，胡椒一錢，縮砂、桂肉各二錢，入肚内，濕紙裹，煨熟，空心食之，酒下良。直指方。**小腸疝氣**。用帶毛雀兒一枚去腸，入金絲礬末五錢縫合，以桑柴火煨成炭，爲末。空心無灰酒服。年深者，二服愈。瑞竹堂方。**赤白痢下**。臘月取雀兒，去腸肚皮毛，以巴豆仁一枚入肚，内瓶固濟，煅存性，研末。以好酒煮黄蠟百沸，取蠟和丸梧子大。每服一二十丸。紅痢，甘草湯下；白痢，乾薑湯下。普濟方。**内外目障**。治目昏生瞖，遠視似有黑花，及内障不見物。用雀兒

[illegible]十箇去觜足[illegible]骨肉研爛[illegible]石[illegible]醋淬七次水飛過[illegible]炒青鹽肉蓯蓉酒浸炙各一兩兎絲子酒浸三日晒三兩為末以酒二升少入煉蜜同雀搗研膏和丸梧子大每溫酒下二十丸日二服聖惠方

雀卵（氣味）酸溫無毒五月取之（主治）下氣男子陰痿不起強之令熱多精有子別錄和天雄兎絲子末為丸空心酒下五丸治男子陰痿不起女子帶下便溺不利除疝瘕孟詵

（發明）（弘景曰）雀利陰陽故卵亦然術云雀卵和天雄服之令莖不衰（頌曰）按素問云胸脇肢滿者妨於食病至則先聞腥臭出清液先唾血四肢清目眩時時前後血病名血枯得之年少時有所大脫血若醉入房中氣竭肝傷故月事衰少不來治之以烏鰂魚骨藘茹二物并合之丸以雀卵大如小豆以五丸為後飯飲鮑魚汁以利腸中及傷肝也飯後藥先為後飯本草三藥並不治血枯而經法用之是攻其所生所起耳（時珍曰）今人知雀卵能益男子陽虛不知能治女子血枯蓋雀卵益精血耳

肝（主治）腎虛陽弱聖惠四雄丸用之

頭血（主治）雀盲別錄○（弘景曰）雀盲乃人患黃昏時無所見如雀目夜盲也日三取血點之

十箇，去毛〔一〕翅足觜，連腸胃骨肉研爛，磁石煅，醋淬七次水飛、神麴炒、青鹽、肉蓯蓉酒浸炙各一兩，兔絲子酒浸三日晒三兩，爲末。以酒二升，少入煉蜜，同雀、鹽研膏和丸梧子大。每温酒下二十丸，日二服。聖惠方。

雀卵。【氣味】酸，温，無毒。五月取之。【主治】下氣，男子陰痿不起，强之令熱，多精有子。别録。和天雄、兔絲子末爲丸，空心酒下五丸，治男子陰痿不起，女子帶下，便溺不利，除疝瘕。孟詵。

【發明】【弘景曰】雀利陰陽，故卵亦然。術云：雀卵和天雄丸〔二〕服之，令莖不衰。【頌曰】按素問云：胸脇支〔三〕滿者，妨於食，病至則先聞腥臭，出清液，先唾血，四肢清，目眩，時時前後血。病名血枯，得之年少時，有所大脱血，若醉入房中，氣竭肝傷，故月事衰少不來。治之以烏鰂魚骨、藘茹，二物并合之，丸以雀卵，大如小豆，以五丸爲後飯，飲鰂骨〔四〕汁，以利腸中及傷〔五〕肝也。飲後藥先爲後飯。本草三藥並不治血枯，而經法用之，是攻其所生所起耳。【時珍曰】今人知雀卵能益男子陽虚，不知能治女子血枯，蓋雀卵益精血耳。

肝。【主治】腎虚陽弱。聖惠四雄丸用之。

頭血。【主治】雀盲。别録。○【弘景曰】雀盲，乃人患黄昏時無所見，如雀目夜盲也。日日取血點之。

〔一〕毛：原脱。今據聖惠方卷三十三治眼見黑花諸方「肉蓯蓉圓」補。
〔二〕丸：原脱。今據證類卷十九雀卵補。
〔三〕支：原作「肢」。今據改同上。
〔四〕鰂骨：素問卷第十一腹中論作「鮑魚」。
〔五〕傷：原作「腸」。今據改同上。

腦【氣味】平【主治】綿裹塞耳，治聾；又塗凍瘡（孟詵）○【時珍曰】按張子和方，臘月雀腦燒灰，油調塗之亦可。

喙及脚脛骨【主治】小兒乳癖，每用一具煮汁服，或燒灰米飲調服（時珍）

雄雀屎一名白丁香（俗名）青丹（拾遺）雀蘇（炮炙論）【修治】【斆曰】凡鳥左翼掩右者是雄，其屎頭尖挺直。【斆曰】凡使勿用雀兒糞，雀兒口黄未經淫者糞也。其雀蘇底坐尖在上是雄，兩頭圓者是雌。陰人使雄，陽人使雌。臘月采得，去兩畔附着者，鉢中研細，以甘草水浸一夜，去水焙乾用。【時珍曰】别錄止用雄雀屎，雌雄分用，則出自雷氏也。

【氣味】苦温微毒【主治】療目痛，决癰疽，女子帶下，溺不利，除疝瘕（别錄）療齲齒（陶弘景）和首生男子乳點目中，胬肉赤脈貫瞳子者即消，神效。和蜜丸服，治癥瘕久痼諸病。和少乾薑服之，大肥悅人（蘇恭）癰疽不潰者，點塗即潰。急黄欲死者，湯化服之立

腦。【氣味】平。【主治】綿裹塞耳，治聾。又塗凍瘡。孟詵。○【時珍曰】按張子和方：臘月雀腦燒灰，油調塗之。亦可。

喙及脚脛骨。【主治】小兒乳癖，每用一具煮汁服。或燒灰，米飲調服。時珍。

雄雀屎，一名白丁香俗名、青丹拾遺、雀蘇炮炙論。【修治】【日華曰】凡鳥左翼掩右〔一〕者是雄，其屎頭尖挺直。【斅曰】凡使，勿用雀兒糞。雀兒口黄，未經淫者也。其雀蘇底坐尖在上是雄，兩頭圓者是雌，陰人使雄，陽人使雌。臘月采得，去兩畔附着者，鉢中研細，以甘草水浸一夜，去水焙乾用。【時珍曰】别録止用雄雀屎，雌雄分用，則出自雷氏也。

【氣味】苦，温，微毒。【主治】療目痛，決癰疽〔二〕，女子帶下，溺不利，除疝瘕。别録。療齲齒。陶弘景。和首生男子乳點目中，胬肉、赤脉貫童子者即消，神效。和蜜丸服，治癥瘕久痼諸〔三〕病。和少乾薑服之，大肥悦人。蘇恭。癰癤不潰者，點塗即潰。急黄欲死者，湯化服之立

〔一〕左翼掩右：證類卷十九雀卵引日華子作「右掩左」。
〔二〕疽：同上引别録作「癤」。
〔三〕諸：同上引唐本注作「冷」。

癥腹中痃癖諸塊伏梁者，和乾薑、桂心、艾葉為丸服之，能令消爛。宗奭。和天雄、乾薑丸服，能強陰。孟詵。消積除脹，通咽塞口噤，女人乳腫，瘡瘍中風，風蟲牙痛。

【發明】時珍曰：雀食諸穀，易致消化，故所治疝瘕積脹痃癖，及目翳弩肉，癰疽瘡癤，咽噤齒齲諸症，皆取其能消爛之義也。

【附方】舊六，新八。霍亂不通，脹悶欲死，因傷飽取涼者，用雄雀糞二十一粒，研末，溫酒服。未效再服。總錄。目中翳膜：治目熱生赤白膜。以雄雀屎和人乳點上，自爛。肘后方。風蟲牙痛：雄雀屎，綿裹塞孔中，日二易之。外臺。咽喉噤塞：雄雀屎末，溫水灌半錢。外臺。小兒口噤中風：用雀屎，水丸麻子大，飲下二丸，即愈。千金方。小兒不乳：用雀屎四枚末，與吮之。總微。小兒痘黶：白丁香末，入麝少許，米飲服一錢。保幼大全。婦人吹乳：白丁香半兩為末，以溫酒服一錢。聖惠。破傷風瘡，作白痂無血者，殺人最急。以黃雀糞直者研末，熱酒服半錢。普濟。破決癰癤：諸癰已成膿，懼針者，取雀屎塗瘡頭，即易決。梅師方。瘭瘡作痛：用雀屎、燕窠土研，傅之。直指。浸淫瘡癬：洗淨，以雀屎、醬瓣和研，日塗之。

甦。腹中痃癖諸塊、伏梁者，和乾薑、桂心、艾葉爲丸服之，能令消爛。藏器。和天雄、乾薑丸服，能强陰。孟詵。消積除脹，通咽塞口噤，女人乳腫，瘡瘍中風，風蟲牙痛。

【發明】【時珍曰】雀食諸穀，易致消化。故所治疝瘕積脹痃癖，及目瞖努肉，癰疽[一]瘡癤，咽噤齒齲諸症，皆取其能消爛之義也。

【附方】舊六，新八。霍亂不通，脹悶欲死，因傷飽取凉者。用雄雀糞二十一粒炒[二]，研末，温酒服。未效，再服。總録。目中瞖膜。治目熱生赤白膜。以雄雀屎和人乳點上，自爛。肘後方。風蟲牙痛。雄雀屎，綿裹塞孔中，日二易之，效。外臺。咽喉噤塞。雄雀屎末，温水灌半錢。外臺。小兒口噤中風。用雀屎，水丸麻子大。飲下二丸，即愈。千金方。小兒不乳。用雀屎四枚，末之，著乳上[三]與吮。總微。小兒痘黶。白丁香末，入麝少許，米飲服一錢。保幼大全。婦人吹乳。白丁香半兩，爲末。以温酒服一錢。聖惠。破傷風瘡，作白痂無血者，殺人最急。以黄雀糞直者研末，熱酒服半錢。普濟。破决癰癤。諸癰已成膿，懼鍼者，取雀屎塗瘡頭，即易决。梅師方。瘭瘡作痛。用雀屎、燕窠土研，傅之。直指。浸淫瘡癬。洗净，以雀屎、醬瓣和研，日塗之。

〔一〕疽：原作「痽」。今從錢本改。
〔二〕炒：原脱。今據聖濟總録卷三十八霍亂門「雄雀糞散」補。
〔三〕著乳上：原脱。今據小兒衛生總微論卷十六難乳論補。

千金翼

喉痺乳蛾白丁香二十个，以沙糖和作三丸。每以一丸綿裹含嚥，即時遂愈。甚者不過二丸，極有奇效。普濟方

面鼻酒皶白丁香十二粒，蜜半兩，早夜點，久久自去。聖惠

蒿雀拾遺

集解藏器曰：蒿雀似雀，青黑色，在蒿間，塞外彌多。食之美於諸雀。

肉氣味甘，溫，無毒。主治食之益陽道，補精髓。藏器

腦主治塗凍瘡，手足不皸。藏器

巧婦鳥拾遺

釋名鷦鷯詩疏　桃蟲詩經　蒙鳩荀子　女匠方言　黃脰雀俗〇時珍曰：按爾雅云：桃蟲，鷦，其雌鴱。楊雄方言云：自關而東謂之巧雀，或謂之女匠；自關而西謂之襪雀，或謂之巧女；燕人謂之巧婦；江東謂之桃雀，亦曰布母鸋鴂。鷦性巧，故得諸名。

集解藏器曰：巧婦小於雀，在林藪間為窠，窠如小袋。時珍曰：鷦鷯處處有之。生蒿木之間，居藩籬之上，狀似黃雀而小，灰色有斑，聲如吹噓，喙如利錐。取茅葦毛毳為窠，大如雞卵，而繫之以麻髮，至為精密，懸於樹上，或一房二房，故曰巢

千金翼。喉痺乳蛾。白丁香二十個，以沙糖和作三丸。每以一丸綿裹含嚥，即時遂愈。甚者不過二丸，極有奇效。普濟方。面鼻酒皶。白丁香十二粒，蜜半兩，早、夜點，久久自去。聖惠。

蒿雀拾遺

【集解】【藏器曰】蒿雀似雀，青黑色，在蒿間，塞外彌多。食之，美於諸雀。

肉。【氣味】甘，温，無毒。【主治】食之，益陽道，補精髓。藏器。

腦。【主治】塗凍瘡，手足不皸。藏器。

巧婦鳥拾遺

【釋名】鷦鷯詩疏、桃蟲詩經、蒙鳩荀子、女匠方言、黄脰雀俗。〇【時珍曰】按爾雅云：桃蟲，鷦。其雌曰鴱。揚雄方言云：自關而東謂之巧雀，或謂之女匠。自關而西謂之襪雀，或謂之巧女。燕人謂之巧婦。江東謂之桃雀，亦曰布母。鳩性拙，鷦性巧，故得諸名。

【集解】【藏器曰】巧婦小於雀，在林藪間爲窠。窠如小袋。【時珍曰】鷦鷯處處有之。生蒿木之間，居藩籬之上，狀似黄雀而小，灰色有斑，聲如吹嘘，喙如利錐。取茅葦毛毳爲窠，大如雞卵，而繫之以麻髮，至爲精密。懸於樹上，或一房、二房。故曰：巢

林不過一枝每食不過數粒以人…作…也又一鷦鷯爾雅謂之剖葦似雀而青灰斑色長尾好食葦蠹亦鷦類也

肉　氣味甘溫無毒　主治炙食甚美令人聰明汪穎

窠　主治燒烟熏手令婦人巧蠶藏器　治膈氣噎疾以一枚燒灰酒服或一服三錢神驗時珍○出衛生易簡方

燕別錄中品

〔釋名〕乙鳥說文　玄鳥禮記　鷙鳥古今注　鷾鴯莊子　游波炮炙論　天女易占○時珍曰燕字篆文象形乙者其鳴自呼也玄其色也鷹鷂食之則死能制海東青鶻故有鷙鳥之稱能興波祈雨故有游波之號雷斅云海竭枯江投游波而立泯是矣京房云人見白燕主生貴女故燕名天女

〔集解〕別錄曰燕生高山平谷　弘景曰燕有兩種紫胸輕小者是越燕不入藥用有斑黑而聲大者是胡燕可入藥用胡燕作窠長能容二疋絹者令人家富也若窠戶北向而尾屈色白者是數百歲燕仙經謂之肉芝食之延年　時珍曰燕大如雀而身長籋口豐頷布翅歧尾背飛向宿營巢避戊己日春社來秋社去其來也啣泥巢於屋宇之下其去也伏氣

林不過一枝，每食不過數粒。小人畜馴，教其作戲也。又一種鳸鷃，爾雅謂之剖葦。似雀而青灰斑色，長尾，好食葦蠹，亦鴟〔一〕類也。

肉。【氣味】甘，温，無毒。【主治】炙食甚美，令人聰明。汪穎。

窠。【主治】燒烟熏手，令婦人巧蠶。藏器。治膈氣噎疾。以一枚燒灰酒服，或一服三錢，神驗。時珍。○出衛生易簡方。

燕 別録中品

【釋名】乙鳥說文、玄鳥禮記、鷙鳥古今注、鷾鴯莊子、游波炮炙論、天女易占。○【時珍曰】燕字篆文象形。乙者，其鳴自呼也。玄，其色也。鷹、鷂食之則死，能制海東青鶻，故有鷙鳥之稱。能興波祈雨，故有游波之號。雷斅云：海竭枯江，投游波而立汎，是矣。京房云：人見白燕，主生貴女，故燕名天女。

【集解】【別録曰】燕生高山平谷。【弘景曰】燕有兩種。紫胸輕小者是越燕，不入藥用。胸〔二〕斑黑而聲大者，是胡〔三〕燕，可入藥用。胡燕作窠長，能容二匹絹者，令人家富也。若窠户北向而尾屈色白者，是數百歲燕，仙經謂之肉芝，食之延年。【時珍曰】燕大如雀而身長，籋口豐頷，布翅岐尾，背飛向宿，營巢避戊己日，春社來，秋社去。其來也，銜泥巢於屋宇之下；其去也，伏氣

〔一〕鴟：原作「鷏」。今從張本改。
〔二〕胸：原作「有」。今據證類卷十九燕屎改。
〔三〕胡：原作「胋」，今據改同上。

蟄於窟穴之中或謂其渡海者謬談也玄鳥至時祈高禖可以求嗣或以爲吞燕卵而生子者怪說也或云燕蟄於井底燕不入室井虛也燕巢有艾則不居凡狐貉皮毛見燕則毛脫物理使然

肉【氣味】酸平有毒弘景曰燕肉不可食損人神氣入水爲蛟龍所吞亦不宜殺之時珍曰淮南子言燕入水爲蜃蛤故高誘註謂蛟龍嗜燕人食燕者不可入水而祈禱家用燕召龍能以此謂燕蜃蛤而不化者化蛤之說未審然否但燕肉既有毒自不必食之【主治】出痔蟲瘡蟲別錄

胡燕卵黃【主治】卒水浮腫每吞十枚別錄

秦燕毛【主治】解諸藥毒取二七枚燒灰水服時珍

屎【氣味】辛平有毒【主治】蠱毒鬼疰逐不祥邪氣破五癃利小便熬香用之別錄○頌曰胡洽治疰病毒羊脂丸中用之療痔殺蟲去目翳蘇恭治口瘡瘧疾孫思邈作湯浴小兒驚癇弘景

【附方】舊三新三解蠱毒藏器曰取燕屎三合炒獨蒜去皮十枚和擣丸梧子大每服三丸蠱當隨利而出厭瘧疾藏器同上燕屎方寸匕發日平旦和酒一升令病人兩手捧住吸氣慎勿入口害人下石淋用燕

蟄於窟穴之中。或謂其渡海者，謬談也。玄鳥至時祈高禖，可以求嗣，或以爲吞燕卵而生子者，怪説也。或云燕蟄於井底，燕不入屋井〔一〕虚也。燕巢有艾則不居。凡狐貉皮毛，見燕則毛脱。物理使然。

肉。【氣味】酸，平，有毒。【弘景曰】燕肉不可食，損人神氣，入水爲蛟龍所吞。亦不宜殺之。【時珍曰】淮南子言：燕入水爲蜃蛤，故高誘〔二〕註謂蛟龍嗜燕，人食燕者不可入水，而祈禱家用燕召龍。切謂燕蟄而不化者，化蛤之説未審然否？但燕肉既有毒，自不必食之。【主治】出痔蟲、瘡蟲〔三〕。别録。

胡燕卵黄。【主治】卒水浮腫，每吞十枚。别録。

秦燕毛。【主治】解諸藥毒。取二七枚燒灰，水服。時珍。

屎。【氣味】辛，平，有毒。【主治】蠱毒鬼疰，逐不祥邪氣，破五癃，利小便，熬香用之。别録。療痔，殺蟲，去目瞖。蘇恭。治口瘡、瘧疾。孫思邈。作湯，浴小兒驚癇。弘景。○【頌曰】胡洽治疰病，青羊脂丸中用之。

【附方】舊三，新三。解蠱毒。藏器曰：取燕屎三合炒，獨蒜去皮十枚和擣，丸梧子大。每服三丸，蠱當隨利而出。厭瘧疾。藏器曰：燕屎方寸匕，發日平旦和酒一升，令病人兩手捧住吸氣。慎勿入口，害人。下石淋。用燕

〔一〕井：諸本同。據文義，似爲「并」之形誤。

〔二〕誘：原字缺損。據隋書經籍志當爲「誘」字。然淮南子高誘注無「蛟龍嗜燕」等文，乃時珍引博物志等書，誤題「高誘注」。

〔三〕瘡蟲：證類卷十九燕屎引别録無此二字。

屎末以冷水一服五錢，旦服，至食時當尿，一日水下。**通小便**用燕屎、豆豉各一合，糊丸梧桐子大，每白湯下三二九。日三服。千金**止牙痛**用燕子屎丸梧桐子大，於疼處咬之，丸化即疼止。袖珍**小兒卒驚**似有痛處而不知：用燕窠中糞煎湯洗浴之。救急方

窠中土見土部

燕蓐草即窠草，見草部之八

石燕日華

【釋名】**土燕**綱目

【集解】頌曰：石燕在乳穴石洞中者，冬月采之，堪食。餘月只可治病。[illegible]曰：石燕似蝙蝠，口方，食石乳汁。時珍曰：此非石部之石燕也。廣志云燕有三種，此則土燕乳于巖穴者是矣。

【氣味】甘，暖，無毒。【主治】壯陽，暖腰膝，添精補髓，益氣，潤皮膚，縮小便，禦風寒、嵐瘴、溫疫氣。日華○時珍曰：治法：取石燕二七枚，和五味炒熟，以酒一斗浸三日，每夜臥時飲一二盞，甚能補益，令人健力能食。

屎末，以冷水服五錢。旦服，至食時，當尿石水下。通小便。用燕屎、豆豉各一合，糊丸梧子大。每白湯下三丸，日三服。千金。止牙痛。用燕子屎，丸梧桐子大。於疼處咬之，丸化即疼止。袖珍。小兒卒驚，似有痛處而不知。用燕窠中糞煎湯洗浴之。救急方。

窠中土見土部。

燕蓐草。即窠草，見草部之九。

石燕日華

【釋名】土燕綱目。

【集解】【詵曰】石燕，在乳穴石洞中者。冬月采之堪食，餘月止可治病。【炳曰】石燕似蝙蝠，口方，食石乳汁。【時珍曰】此非石部之石燕也。廣志云：燕有三種，此則土燕，乳于巖穴者是矣。

肉。【氣味】甘，暖，無毒。【主治】壯陽，暖腰膝，添精補髓，益氣，潤皮膚，縮小便，禦風寒、嵐瘴、温疫氣。日華。○【詵曰】治法：取石燕二七枚，和五味炒熟〔一〕，以酒一斗浸三日。每夜卧時飲一二盞，甚能補益，令人健力能食。

〔一〕和五味炒熟：證類卷十九燕屎引孟詵無此五字。

伏翼（本經上品）【校正】時珍曰：本經上品有伏翼條，又有天鼠屎，今依李當之本草合而為一。

【釋名】蝙蝠（音編福）、天鼠（本經）、仙鼠（唐本）、飛鼠（宋本）、夜燕。恭曰：伏翼者，以其晝伏有翼也。時珍曰：伏翼，爾雅作服翼，齊人呼為仙鼠，仙經列為肉芝。

【集解】別錄曰：伏翼生太山川谷，及人家屋間。立夏後采，陰乾。天鼠屎生合浦山谷，十一月、十二月采。弘景曰：伏翼非白色倒懸者，不可服。恭曰：伏翼即仙鼠也，在山孔中食諸乳石精汁，皆千歲，純白如雪，頭上有冠，大如鳩鵲。陰乾服之，令人肥健長生，壽千歲。其大如鶉，未白者已百歲，而並倒懸，其腦重也。其屎皆白色，入藥當用此屎。頌曰：恭說乃仙經所謂肉芝者。然今蝙蝠多生古屋中，白而大者蓋稀。其屎亦有白色，料其出乳石孔者，當應如此耳。宗奭曰：伏翼日亦能飛，但畏鷙鳥不敢出耳。此物善服氣，故能壽。冬月不食，可知矣。時珍曰：伏翼形似鼠，灰黑色，有薄肉翅，連合四足及尾如一。夏出冬蟄，日伏夜飛，食蚊蚋。自能生育，或云鼉虱化蝠，鼠亦化蝠，蝠又化魁蛤，恐不盡然。生乳穴者甚大。或云燕避戊巳，蝠伏庚申，此理之不可曉者也。若夫白色者，自有此種爾。仙經以為千百歲，服之令人不死者，乃方士誑言也。陶氏、蘇氏從而信之，迂矣。按李石續博物志云：唐陳子真得白蝙蝠大如鴉，服之，一夕大泄而死。又宋劉亮得白蝙蝠、白蟾蛤仙丹，服之立死。嗚呼！書此足以破惑矣。其說始載於抱朴子書，葛洪誤世之罪，通乎天下。又唐書云：吐蕃有天鼠，狀如雀，大如貓，

伏翼本經上〔一〕品

【校正】【時珍曰】本經上品有伏翼條，又有天鼠屎，今依〔二〕李當之本草合而爲一。

【釋名】蝙蝠音编福、天鼠本經、仙鼠唐本、飛鼠宋本、夜燕。【恭曰】伏翼者，以其晝伏有翼也。【時珍曰】伏翼，爾雅作服翼，齊人呼爲仙鼠，仙經列爲肉芝。

【集解】【别録曰】伏翼生太山川谷及人家屋間。立夏後采，陰乾。天鼠屎生合浦山谷。十一月、十二月采。【弘景曰】伏翼非白色倒懸者，不可服。【恭曰】伏翼即仙鼠也。在山孔中食諸乳石精汁，皆千歲，純白如雪，頭上有冠，大如鳩、鵲。陰乾服之，令人肥健，長生，壽千歲。其大如鶉，未白者已百歲，而並倒懸，其腦重也。其屎皆白色，入藥當用此屎。【頌曰】恭説乃仙經所謂肉芝者，然今蝙蝠多生古屋中，白而大者蓋稀。其屎亦有白色，料其出乳石孔者，當應如此耳。【宗奭曰】伏翼日亦能飛，但畏鷙鳥不敢出耳。此物善服氣，故能壽。冬月不食，可知矣。【時珍曰】伏翼形似鼠，灰黑色。有薄肉翅，連合四足及尾如一。夏出冬蟄，日伏夜飛，食蚊蚋。自能生育，或云鼉虱化蝠，鼠亦化蝠，蝠又化魁蛤，恐不盡然。生乳穴者甚大。或云燕避戊己，蝠伏庚申，此理之不可曉者也。若夫白色者，自有此種爾。仙經以爲千百歲，服之令人不死者，乃方士誑言也。陶氏、蘇氏從而信之，迂矣。按李石續博物志云：唐陳子真得白〔三〕蝙蝠大如鴉，服之，一夕大泄而死。又宋劉亮得白蝙蝠、白蟾蜍合〔四〕仙丹，服之立死。嗚呼！書此足以破惑矣。其説始載於抱朴子書，葛洪誤世之罪，通乎天下。又唐書云：吐番有天鼠，狀如雀，大如貓，

〔一〕上：證類卷十九伏翼作「中」。下文「時珍曰」亦云「本經上品有伏翼條」，故「上」字非尋常筆誤。
〔二〕依：原作「夜」。江西本同。今從錢本改。
〔三〕白：續博物志卷六無此字。
〔四〕蜍合：原作一「蛤」字。今據補改同上。

一歲可解此則鼠是一種鼠非此天鼠也

伏翼修治斆曰凡使要重一斤者先試去肉上毛及去爪腸留肉翅并觜脚以好酒浸一宿取出以黄精自然汁五兩塗炙至盡炙乾用時珍曰近世用者多煆存性耳

氣味鹹平無毒權曰微熱有毒○之才曰莧實雲實爲之使

主治目瞑癢痛明目夜視有精光久服令人喜樂媚好無憂本經○日華曰久服解愁療五淋利水道別錄主女人生子餘疾帶下病無子蘇恭治久欬上氣久瘧瘰癧金瘡內漏小兒魃病驚風時珍○藏器曰五月五日取倒懸者曬乾和桂心薰陸香燒烟辟蚊子夜明砂鼈甲爲末燒烟亦辟蚊

發明時珍曰蝙蝠性能瀉人故陳子真等服之皆致死觀後治金瘡方皆致下利其毒可知本經謂其無毒久服喜樂無憂日華云久服解愁者皆誤後世之言適足以增憂益愁而已治病可也服食不可也

附方白二新八仙乳丸治上焦熱晝常好瞑用伏翼五兩重一枚連腸胃炙燥雲實炒五兩威靈仙三兩牽牛炒莧實各二兩丹砂鉛丹各一兩膩粉半兩爲末蜜丸綠豆大每服七丸木通湯下以知爲度普濟久欬上

皮可爲裘。此則别是一種鼠，非此天鼠也。

伏翼。【修治】【斅曰】凡使要重一斤者，先拭去肉上毛，及去爪、腸，留肉、翅并觜、脚。以好酒浸一宿，取出以黄精自然汁五兩，塗炙至盡，炙乾用。【時珍曰】近世用者，多煅存性耳。

【氣味】鹹，平，無毒。【日華[一]曰】微熱，有毒。○【之才曰】莧實、雲實爲之使。【主治】目瞑癢痛，明目，夜視有精光。久服令人憙[二]樂，媚好無憂。本經。○【日華曰】久服解愁。療五[三]淋，利水道。别録。主女人生子餘疾，帶下病，無子。蘇恭。治久欬上氣，久瘧瘰癧，金瘡内漏，小兒鬾病驚風。時珍。○【藏器曰】五月五日，取倒懸者晒乾，和桂心、薰陸香燒烟，辟蚊子。夜明砂、鼈甲爲末，燒烟，亦辟蚊。

【發明】【時珍曰】蝙蝠性能瀉人，故陳子真等服之皆致死。觀後治金瘡方，皆致下利，其毒可知。本經謂其無毒，「久服憙樂無憂」，日華云「久服解愁」者，皆誤後世之言，適足[四]以增憂益愁而已。治病可也，服食不可也。

【附方】舊三，新八。**仙乳丸**。治上焦熱，晝常好瞑。用伏翼五兩重一枚，連腸骨[五]炙燥，雲實炒五兩，威靈仙三兩，牽牛炒、莧實各二兩，丹砂、鉛丹各一兩，膩粉半兩，爲末，蜜丸緑豆大。每服七丸，木通湯下，以知爲度。普濟。**久欬上**

〔一〕日華：「日」字原誤作「用」。然據證類卷十九伏翼，此下引文乃出藥性論。
〔二〕憙：原作「熹」。今據政和證類（元刊）卷十九伏翼改。大觀證類等作「喜」，義同。下文「發明」之「熹」字亦同此誤，徑改。
〔三〕五：證類卷十九伏翼無此字。
〔四〕足：此下原衍「適足」二字。今從錢本删。
〔五〕骨：普濟方卷四十三三焦實熱「仙乳丸」作「胃」。

氣十年二十年諸藥不效用蝙蝠除翅足燒焦研末米飲服之百一方

久瘧不止范汪方用蝙蝠七個去頭翅足擣千下丸梧子大每服一丸清湯下鷄鳴時一丸禺中一丸

久瘧不止伏翼丸用蝙蝠一枚炙蛇蛻皮一條燒蜘蛛一枚去足炙鼈甲一枚醋炙麝香半錢為末五月五日午時研勻入煉蜜和丸麻子大每溫酒下五丸聖惠方

小兒驚癇用入蟄蝙蝠一個入成塊朱砂三錢在腹內以新瓦合煆存性候冷為末空心分四服兒小分五服白湯下醫學集成

小兒慢驚返魂丹治小兒慢驚及天弔夜啼用蝙蝠一枚去腸翅炙黃焦人中白乾蠍焙麝香各一分為末煉蜜丸綠豆大每服乳汁下二丸聖惠方

多年瘰癧不愈神效方用蝙蝠一個貓頭一個俱撒上黑豆燒至骨化為末摻之乾即油調傅內服連翹湯集要

金瘡出血不止成內漏用蝙蝠二枚燒末水服方寸匕當下水而血消也鬼遺方

腋下胡臭用蝙蝠一个以赤石脂末半兩塗遍黃泥包固晒乾煆存性以田螺水調塗腋下待毒氣上沖急服下藥行一二次妙乾坤秘韞

乾血氣痛蝙蝠一个燒存性每酒服一錢即愈生生編

婦人斷產蝙蝠一个燒研以五朝酒醅調下摘玄方

腦主治塗面去女子面皰服之令人不忘藏器

血及膽主治滴目令人不睡夜中見物藏器〔弘景曰伏翼目及膽術家用為洞視去

氣。十年、二十年，諸藥不效。用蝙蝠除翅、足，燒焦研末，米飲服之。百一方。**久瘧不止**。范汪方用蝙蝠七個，去頭、翅、足，擣千下，丸梧子大。每服一丸，清湯下。雞鳴時一丸，禺中一丸。**久瘧不止**。伏翼丸：用蝙蝠一枚炙，蛇蜕皮一條燒，蜘蛛一枚去足炙，鼈甲一枚醋炙，麝香半錢，爲末。五月五日午時研勻，入煉蜜和丸麻子大。每溫酒下五丸。聖惠方。**小兒驚癇**。用入蟄蝙蝠一個，入成塊朱砂三錢在腹内，以新瓦合，煅存性，候冷爲末〔一〕。空心分四服，兒小分五服，白湯下。醫學集成。**小兒慢驚**。返魂丹：治小兒慢驚及天弔夜啼。用蝙蝠一枚，去腸、翅，炙黄焦，人中白、乾蠍焙、麝香各一分，爲末，煉蜜丸緑豆大。每服乳汁下三丸。聖惠方。**多年瘰癧不愈**。神效方：用蝙蝠一個，猫頭一個，俱撒上黑豆，燒至骨化，爲末摻之，乾即油調傅，内服連翹湯。集要。**金瘡出血不止，成内漏**。用蝙蝠二枚，燒末。水服方寸匕〔二〕，當下水而血消也。鬼遺方。**腋下胡臭**。用蝙蝠一個，以赤石脂末〔三〕半兩塗遍，黄泥包固，晒乾，煅存性。以田螺水調塗腋下，待毒氣上冲，急服下藥，行一二次妙。乾坤秘韞。**乾血氣痛**。蝙蝠一個，燒存性。每酒服一錢，即愈。生生編。**婦人斷産**。蝙蝠一個燒研，以五朝酒醉調下。摘玄方。

腦。【主治】塗面，去女子面皰。服之，令人不忘。藏器。

血及膽。【主治】滴目，令人不睡，夜中見物。藏器。【弘景曰】伏翼目及膽，術家用爲洞視法。

〔一〕煅存性候冷爲末：「冷」原作「令」，今從江西本改。此句醫學集成卷八癇作「火炙令皮焦酥爲末」。

〔二〕匕：原作「比」。今從證類卷十九伏翼引鬼遺方改。

〔三〕脂末：「脂」原作「時」，「末」原缺第二筆。今從乾坤生意秘韞治腋氣方改。

天鼠矢（本經）【釋名】鼠法（本經）石肝（同上）夜明砂（日華）黑砂星【弘景曰】方家不用，俗不識也。李當之曰：即伏翼屎也。方言名天鼠爾。【修治】【時珍曰】凡采得，以水淘去灰土惡氣，取細砂晒乾焙用。其砂乃蚊蚋眼也。

【氣味】辛，寒，無毒。【之才曰】惡白斂、白微。【主治】面癰腫，皮膚洗洗時痛，腹中血氣，破寒熱積聚，除驚悸。（本經）去面上黑䵟。（別錄）燒灰，酒服方寸匕，下死胎。（蘇恭）炒服，治瘰癧。（日華）治馬撲損痛，以三枚投熱酒一升，取清服立止，數服便瘥。（蘇頌。○出續傳信方）擣熬為末，拌飯與三歲小兒食之，治無辜病，甚驗。（慎微）治疳有效。（宗奭）治目盲障翳，明目除瘧。（時珍）

【發明】【時珍曰】夜明砂及蝙蝠，皆厥陰肝經血分藥也。能活血消積，故所治目翳盲障、瘧鬾疳驚、淋帶瘰癧癰腫，皆厥陰之病也。按類說云：定海徐道亨患赤眼，食蟹遂成內障，五年忽夢一僧以藥水洗之，令服羊肝丸。求其方，僧曰：用洗淨夜明砂、當歸、蟬蛻、木賊去節各一兩，為末；黑羊肝四兩，水煮爛和丸梧子大。食後熟水下五十丸。如法服之，遂復明也。

天鼠屎本經。【釋名】鼠法本經、石[一]肝同上、夜明砂日華、黑砂星。【弘景曰】方家不用，俗不識也。【李當之曰】即伏翼屎也，方言名天鼠爾。【修治】【時珍曰】凡采得，以水淘去灰土惡氣，取細砂晒乾焙用。其砂乃蚊蚋眼也。

【氣味】辛，寒。無毒。【之才曰】惡白斂、白微。【主治】面癰腫，皮膚洗洗時痛，腹中血氣，破寒熱積聚，除驚悸。本經。去面上黑皯。別録。燒灰，酒服方寸匕，下死胎。蘇恭。炒服，治瘰癧。日華。治馬撲損痛，以三枚投熱酒一升，取清服立止，數服便瘥。蘇頌。○出續傳信方。擣熬爲末，拌飯，與三歲[二]小兒食之，治無辜病，甚驗。慎微。治疳有效。宗奭。治目盲障瞖，明目除瘧。時珍。

【發明】【時珍曰】夜明砂及蝙蝠，皆厥陰肝經血分藥也，能活血消積。故所治目瞖盲障，瘧魃疳驚，淋帶，瘰癧癰腫，皆厥陰之病也。按類説云：定海徐道亨患赤眼食蟹，遂成内障，五年。忽夢一僧，以藥水洗之，令服羊肝丸。求其方。僧曰：用洗凈夜明砂、當歸、蟬蜕、木賊去節各一兩，爲末。黑[三]羊肝四兩，水煮爛和丸梧子大。食後熟水下五十丸。如法服之，遂復明也。

[一] 石：原字因斷版缺筆。今據證類卷十九天鼠屎補正。

[二] 三歲：同上引家傳驗方作「一歲至兩歲」。

[三] 黑：醫説卷四治内障眼引類説作「買」。

附方舊二新一

內外障瞖 夜明砂末扎入豬肝內煮食飲汁效。直指方

青盲不見 夜明砂、糯米炒黃一兩，柏葉炙一兩，爲末，牛膽汁和丸梧子大。每夜臥時竹葉湯下二十丸，至五更米飲下二十丸，瘥乃止。聖惠

小兒雀目 夜明砂炒研，豬膽汁和丸綠豆大，每米飲下五丸。一方加黃芩等分爲末，米泔煮豬肝，取汁調服半錢。

五瘧不止 聖惠用夜明砂末，每冷茶服一錢，立效。○又方治瘧發作無時，經久不瘥，用蝙蝠糞五十粒，朱砂半兩，麝香一錢，爲末，糯米飯丸小豆大，未發時白湯下十丸。

胎前瘧疾 夜明砂末三錢，空心溫酒服。經驗秘方

欬嗽不止 蝙蝠去翅足，燒焦爲末，一錢，食後白湯下。壽域神方

小兒魃病 以紅紗袋盛夜明沙佩之。直指方

一切疳毒 夜明砂五錢，入瓦瓶內，以精豬肉三兩薄切，入瓶內，水煮熟，午前以肉與兒食，飲其汁，取下腹中胎毒。次用生薑四兩和皮切炒，同黃連末一兩，糊丸黍米大，米飲服，日三次。全幼心鑑

聤耳出汁 夜明砂二錢，麝香一字，爲末，拭淨摻之。聖惠

潰腫排膿 夜明砂一兩，桂半兩，乳香一分，爲末，入乾砂糖半兩，井水調傅。直指方

腋下胡臭 夜明砂末，豉汁調。

風蚛牙痛 夜明砂炒、吳茱萸湯泡炒，等分爲末，蟾酥和丸麻子大，綿裹二丸含之，吐涎。普濟方

鸓鼠 本經下品 誄壘二音 ○

校正 鸓鼠原在獸部，今據爾雅、說文移入禽部。

【附方】舊一，新十一〔一〕。内外障翳。夜明砂末，扎入豬肝内，煮食飲汁，效。直指方。青盲不見。夜明砂，糯米炒〔二〕黄一兩，柏葉炙一兩，爲末，牛膽汁和丸梧子大。每夜卧時竹葉湯下二十丸。至五更，米飲下二十丸。瘥乃止。聖惠。小兒雀目。夜明砂炒研，猪膽汁和丸緑豆大。每米飲下五丸。一方：加黄芩等分，爲末。米泔煮豬肝，取汁調服半錢。五瘧不止。聖惠〔三〕用夜明砂末，每冷茶服一錢，立效。〇又方：治瘧發作無時，經久不瘥。用蝙蝠糞五十粒，朱砂半〔四〕兩，麝香一錢，爲末，糯米飯丸小豆大，未發時，白湯下十丸。胎前瘧疾。夜明砂末三錢，空心温酒服。經驗秘方。欬嗽不止。蝙蝠去翅足，燒焦〔五〕爲末。一錢，食後白湯下。壽域神方。小兒鬾病。以紅紗袋盛夜明沙，佩之。直指方。一切疳毒。夜明砂五錢，入瓦瓶内，以精豬肉三兩薄切，入瓶内，水煮熟。午〔六〕前以肉與兒食，飲其汁，取下腹〔七〕中胎毒。次用生薑四兩，和皮切炒，同黄連末一兩，糊丸黍米大，米飲服，日三次。全幼心鑑。聤耳出汁。夜明砂二錢，麝香一字，爲末。拭净掺之。聖濟〔八〕。潰腫排膿。夜明砂一兩，桂半兩，乳香一分，爲末，入乾砂糖半兩。井水調傅。直指方。腋下胡臭。夜明砂末，豉汁調傅〔九〕。風蚛牙痛。夜明砂炒、吴茱萸湯泡炒〔一〇〕等分，爲末，蟾酥和丸麻子大〔一一〕。綿裹二丸含之，吐涎。普濟方。

鸓鼠
纍、壘二音〇本經下品

【校正】鸓鼠原在獸部，今據爾雅、説文移入禽部。

〔一〕十一：原爲一字闕。今從江西本補。實際方數爲十三。
〔二〕炒：原作「砂」。今據聖惠方卷三十三治眼青盲諸方「明目柏葉圓」改。
〔三〕聖惠：此下二方，首方出證類卷十九天鼠屎引簡要濟衆方，「又方」出聖惠方卷五十二治瘧發作無時諸方。
〔四〕半：原作「牛」。今據聖惠方卷五十二治瘧發作無時諸方改。
〔五〕焦：原作「酒」。今據延壽神方卷一咳嗽部改。延壽神方即壽域神方。
〔六〕午：原作「干」。今據全幼心鑑卷四五疳潮熱改。
〔七〕腹：原作「服」。今據改同上。
〔八〕聖濟：原作「聖惠」。今據該方即聖濟總録卷一百八十一小兒聤耳「夜明沙散」改。
〔九〕傅：原脱。今據仁齋直指方論卷二十六諸血拾遺補。
〔一〇〕炒：原作「沙」。今據普濟方卷六十七齒齲改。
〔一一〕大：原作「方」。今據改同上。

【釋名】鼺鼠（本經）鼯鼠（爾雅）耳鼠（山海經）夷由（爾雅）鸓（禽經）飛生鳥（拾遺）時珍曰：案許慎說文云：鸓，飛走且乳之鳥也。故字從鳥，又名飛生。木經從鼠，以形似也。此物肉翅連尾，飛不能上，易至礧墜，故謂之鸓。俗謂癡物為鸓，義取乎此。亦名鼯鼠，與螻蛄同名。

【集解】別錄曰：鸓鼠生山都平谷。弘景曰：此鼠即鼺鼠，飛生鳥也。狀如蝙蝠，大如鴟鳶，毛紫色暗，夜行飛。人取其皮毛與產婦持之，令易生。頌曰：今湖嶺山中多有之，南人見之多以為怪。宗奭曰：關西山中甚有。毛極密，但向下飛，不能致遠。人捕取皮為暖帽。時珍曰：案郭氏註爾雅云：鼯鼠狀如小狐，似蝙蝠肉翅四足，翅、尾、項、脅毛紫赤色，背上蒼艾色，腹下黃色，喙頷雜白色，脚短爪長，尾長二尺許。飛而乳子，子即隨母後。聲如人呼，食火煙。能從高赴下，不能從下上高。性喜夜鳴。山海經云：耳鼠狀如鼠，兔首麋耳，以其尾飛，食之不眯，可禦百毒，即此也。其形翅聯四足及尾，與蝠同，故曰以尾飛。生嶺南者好食龍眼。

【氣味】微溫，有毒。【主治】墮胎，令易產。（本經）

【發明】頌曰：人取其皮毛與產婦，臨蓐時持之，令兒易生。而小品方乃入服藥，用飛生一枚，槐子、故弩箭羽各十四枚，合擣丸梧子大，以酒服二丸，即易產也。時珍曰：鸓能飛而且產，故寢其皮，懷其爪，皆能催生，其性相感也。濟生方治難產

【釋名】鼺鼠本經、鼯鼠爾雅、耳鼠山海經、夷由爾雅、鴺禽經、飛生鳥弘景。○【時珍曰】案許慎説文云：鸓〔一〕，飛走且乳之鳥也。故字從鳥，又名飛生。本經從鼠，以形似也。此物肉翅連尾，飛不能上，易至礧墜，故謂之鸓。俗謂癡物爲鸓，義取乎此。亦名鼯鼠，與螻蛄同名。

【集解】【別録曰】鼺鼠生山都平谷。【弘景曰】此鼠即鼯鼠，飛生鳥也。狀如蝙蝠，大如鴟、鳶，毛紫色暗，夜行飛生〔二〕。人取其皮毛與産婦持之，令易生。【頌曰】今湖嶺山中多有之。南人見之，多以爲怪。【宗奭曰】關西山中甚有。毛極密，但〔三〕向下飛，不能致遠。人捕取皮爲暖帽。【時珍曰】案郭氏註爾雅云：鼯鼠狀如小狐，似蝙蝠肉翅四足。翅、尾、項、脇毛皆紫赤色，背上蒼艾色，腹下黄色，喙、頷雜白色。脚短爪長，尾長三尺許。飛而乳子，子即隨母後。聲如人呼，食火煙。能從高赴下，不能從下上高。性喜夜鳴。山海經云：耳鼠狀如鼠，兔首麋耳，以其尾飛。食之不眯〔四〕，可禦百毒，即此也。其形，翅聯四足及尾，與蝠同，故曰以尾飛。生嶺南者，好食龍眼。

【氣味】微温，有毒。【主治】墮胎，令易産。本經。

【發明】【頌曰】人取其皮毛與産婦，臨蓐時持之，令兒易生。而小品方乃入服藥，用飛生一枚，槐子、故弩箭羽各十四枚合擣，丸梧子大，以酒服二丸，即易産也。【時珍曰】鸓能飛而且産，故寢其皮，懷其爪，皆能催生，其性相感也。濟生方治難産

〔一〕鸓：説文鳥部此下有「鼠形」二字。
〔二〕生：原脱。今據證類卷十八鼺鼠補。
〔三〕但：原作「俱」。今據改同上。
〔四〕眯：山海经北山经丹熏之山作「脎」。

金液丸用其腹下毛為丸服之

寒號蟲宋開寶【校正】自蟲部移入此

【釋名】鶡鴠　獨舂　屎名五靈脂時珍曰：楊氏丹鉛錄謂寒號蟲即鶡鴠，今從之。鶡鴠，詩作盍旦，禮作曷旦，說文作鶡鴠，廣志作侃旦，唐詩作渴旦，皆隨義借名耳。揚雄方言云：自關而西謂之鶡鴠，自關而東謂之城旦，亦曰倒懸。周、魏、宋、楚謂之獨舂。郭璞云：鶡鴠夜鳴求旦之鳥。夏月毛盛，冬月裸體，晝夜鳴叫，故曰寒號，曰鶡旦。古刑有城旦舂，謂晝夜舂米也。故又有城旦、獨舂之名。月令云：仲冬曷旦不鳴。蓋冬至陽生漸暖故也。其屎名五靈脂者，謂狀如凝脂而受五行之靈氣也。

【集解】志曰：五靈脂出北地，寒號蟲糞也。禹錫曰：寒號蟲四足，有肉翅不能遠飛。頌曰：今惟河東州郡有之。五靈脂色黑如鐵，采無時。時珍曰：曷旦乃候時之鳥也，五臺諸山甚多。其狀如小雞，四足有肉翅。夏月毛采五色，自鳴若曰：鳳皇不如我。至冬毛落如鳥雛，忽寒而號曰：得過且過。其屎恒集一處，氣甚臊惡，粒大如豆。采之有如糊者，有粘塊如餳者。人亦以沙石糅而貨之。凡用以糖心潤澤者為真。

肉【氣味】甘，溫，無毒。【主治】食之補益人。汪穎

金液丸，用其腹下毛爲丸服之。

寒號蟲宋開寶

【校正】自蟲〔一〕移入此。

【釋名】鶡鴠、獨舂。屎名五靈脂。【時珍曰】楊氏丹鉛録謂，寒號蟲即鶡鴠，今從之。鶡鴠，詩作盍旦，禮作曷旦，説文作鳱鴠，廣志作侃旦，唐詩作渴旦，皆隨義借名耳。揚雄方言云：自關而西謂之鶡鴠，自關而東謂之城旦。亦曰倒懸。周、魏、宋、楚謂之獨舂。郭璞云：鶡鴠，夜鳴求旦之鳥。夏月毛盛，冬月裸體，晝夜鳴叫，故曰寒號，曰鶡旦。古刑有城旦舂，謂晝夜舂米也。故又有城旦、獨舂之名。月令云：仲冬，曷旦不鳴。蓋冬至陽生漸暖故也。其屎名五靈脂者，謂狀如凝脂而受五行之靈氣也。

【集解】【志曰】五靈脂出北地，寒號蟲糞也。【禹錫曰】寒號蟲四足，有肉翅不能遠飛。【頌曰】今惟河東州郡有之。五靈脂色黑如鐵，采無時。【時珍曰】曷旦乃候時之鳥也，五臺諸山甚多。其狀如小雞，四足有肉翅。夏月毛采五色，自鳴若曰：「鳳凰不如我」。至冬毛落如鳥雛，忍寒而號曰：「得過且過」。其屎恒集一處，氣甚臊惡，粒大如豆。采之有如糊者，有粘塊如餹者。人亦以沙石雜而貨之。凡用以餹心潤澤者爲真。

肉。【氣味】甘，温，無毒。【主治】食之，補益人。汪穎。

〔一〕蟲：下有脱文。「寒號蟲」原出證類卷二十二蟲魚部五靈脂之下。

五靈脂【修治】【頌曰】此物多夾砂石，絶難修治。凡用研爲細末，以酒飛去砂石，晒乾收用。【氣味】甘，溫，無毒。惡人參，損人。【主治】心腹冷氣，小兒五疳，辟疫，治腸風，通利氣脉，女子血閉。開寶 療傷冷積。蘇頌 凡血崩過多者，半炒半生，酒服，能行血止血。治血氣刺痛甚效。震亨 止婦人經水過多，赤帶不絶，胎前産後血氣諸痛，男女一切心腹脇肋少腹諸痛，疝痛，血痢腸風腹痛，身體血痺刺痛，肝瘧發寒熱，反胃消渴及痰涎挾血成窠，血貫瞳子，血凝齒痛，重舌，小兒驚風，五癇癲疾，殺蟲，解藥毒及蛇蝎蜈蚣傷。時珍

【發明】宗奭曰：五靈脂引經有功，不能生血。此物入肝最速也。嘗有人病目中翳，往來不定，此乃血所病也。肝受血則能視，目病不治血，爲背理也。用五靈脂之藥而愈。又有人被毒蛇所傷，良久昏憒。一老僧以酒調藥二錢灌之，遂甦。仍以滓傅咬處，少頃復灌二錢，其苦皆去。問之，乃五靈脂一兩，雄黃半兩，同爲末耳。其後有中蛇毒者，用之咸效。時珍曰：五靈脂足厥陰肝經藥也。氣味俱厚，陰中之陰，故入血分。肝主血，諸痛皆屬于木，諸蟲皆生于風，故此藥能治血病，散血和血

五靈脂。【修治】【頌曰】此物多夾砂石，絶難修治。凡用研爲細末，以酒飛去砂石，晒乾收用。【氣味】甘，温，無毒。惡人參，損人。【主治】心腹冷氣，小兒五疳，辟疫，治腸風，通利氣脉，女子血閉。開寶。療傷冷積聚〔一〕。蘇頌。凡血崩過多者，半炒半生〔二〕，酒服，能行血止血。治血氣刺痛甚效。震亨。止婦人經水過多，赤帶不絶，胎前産後血氣諸痛，男女一切心腹、脇肋、少腹諸痛，疝痛，血痢腸風腹痛，身體血痺刺痛，肝瘧發寒熱，反胃消渴，及痰涎挾血成窠，血貫瞳子，血凝齒痛，重舌，小兒驚風，五癇癲疾，殺蟲，解藥毒，及蛇、蠍、蜈蚣傷。時珍。

【發明】【宗奭曰】五靈脂引經〔三〕有功，不能生血，此物入肝最速也。嘗〔四〕有人病目中翳，往來不定，此乃血所病也。肝受血則能視，目病不治血，爲背理也。用五靈脂之藥而愈。又有人被毒蛇所傷，良久昏憒。一老僧以酒調藥二錢灌之，遂甦。仍以滓傅咬處，少頃復灌二錢，其苦皆去。問之，乃五靈脂一兩，雄黄半兩，同爲末耳。其後有中蛇毒者，用之咸效。【時珍曰】五靈脂，足厥陰肝經藥也。氣味俱厚，陰中之陰，故入血分。肝主血，諸痛皆屬于木，諸蟲皆生于風。故此藥能治血病，散血和血

〔一〕聚：原脱。今據證類卷二十二五靈脂補。
〔二〕生：丹溪心法卷五産後此下有「爲末」二字。
〔三〕引經：衍義卷十七五靈脂作「行經血」。
〔四〕嘗：原作「常」。今據證類卷二十二五靈脂改。

而止諸痛治驚癎除瘧痢消積化痰療疳殺虫治血痺血眼
諸症皆屬肝經也失笑散不獨治婦人心痛血痛凡男女老
幼一切心腹脇肋少腹痛疝氣并胎前産後血氣作痛及血
崩經溢百藥不効者俱能奏功屢用屢驗真近世神方也又
案李仲南云五靈脂治崩中非止治血之藥乃去風之劑風
動物也衝任經虛被風傷襲營血以致崩中暴下与荊芥防
風治崩義同方悟古人識見深奧如此此
亦一説但未及肝血虛滞亦自生風之意

【付方】旧六新三十一

失笑散治男女老少心痛腹痛少腹痛小腸疝氣諸藥不効者能行能止婦人姙娠心痛及產后心痛少腹痛血氣痛尤妙用五靈脂蒲黃等分研末先以醋二盃調末熬成膏入水一盞煎至七分連藥熱服未止再服一方以酒代醋一方以醋糊和丸童尿酒服和劑局方

紫金丸治產后惡露不快腰痛小腹如刺時作寒熱頭痛不思飲食又治久有瘀血月水不調黃瘦不食亦療心痛功与失笑散同以五靈脂水淘淨炒末一兩以好米醋調稀慢火熬膏入真蒲黃末和丸龍眼大每服一丸以水与童子小便各半盞煎至七分温服少頃再服惡露即下血塊經閉者酒磨服之楊氏產乳

靈脂散治丈夫肝積氣痛婦人血崩諸痛飛過五靈脂炒煙盡研末每服一錢温酒調下此藥氣惡難喫燒存性乃妙也或以酒水童尿煎服名抽刀散治產后心腹脇肋腰胯痛能散惡血如心煩口渴者加炒蒲黃減半霹靂酒下腸風下血者煎烏梅柏葉湯下中風麻痺痛者加草烏半錢同童尿水酒煎服永類

而止諸痛。治驚癇，除瘧痢，消積化痰，療疳殺蟲，治血痺、血眼諸症，皆屬肝經也。失笑散，不獨治婦人心痛血痛，凡男女老幼，一切心腹、脇肋、少腹痛，疝氣，并胎前產後，血氣作痛，及血崩經溢，百藥不效者，俱能奏功，屢用屢驗，真近世神方也。又案李仲南云：五靈脂治崩中，非止治血之藥，乃去風之劑。風，動物也。衝任經虛，被風傷襲營血，以致崩中暴下，與荊芥、防風治崩義同。方悟古人識見，深奧如此。此亦一說，但未及肝血虛滯，亦自生風之意。

【附方】舊六，新三十一。**失笑散**。治男女老少，心痛腹痛，少腹痛，小腸疝氣，諸藥不效者，能行能止，婦人妊娠心痛，及產後心痛、少腹痛、血氣痛尤妙。用五靈脂、蒲黃等分，研末。先以醋二盃調末[一]，熬成膏，入水一盞，煎至七分，連藥熱服。未止再服。一方以酒代醋。一方以醋糊和丸，童尿、酒服。和劑局方。**紫金丸**。治產後惡露不快，腰痛，小腹如刺，時作寒熱，頭痛，不思飲食。又治久有瘀血，月水不調，黃瘦不食。亦療心痛，功與失笑散同。以五靈脂水淘淨炒末一兩，以好米醋調稀，慢火熬膏，入真蒲黃末和丸龍眼大。每服一丸，以水與童子小便各半盞，煎至七分，溫服，少頃再服，惡露即下。血塊經閉者，酒磨服之。楊氏產乳。**靈脂散**。治丈夫脾積氣痛，婦人血崩諸痛。飛過五靈脂炒煙盡，研末。每服一錢，溫酒調下。此藥氣惡難喫，燒存性乃妙也。或以酒、水、童尿煎服，名抽刀散，治產後心腹、脇肋、腰胯痛，能散惡血。如心煩口渴者，加炒蒲黃減半，霹靂酒下。腸風下血者，煎烏梅、柏葉湯下。中風麻痺痛者，加草烏半錢，同童尿、水酒煎服。永類

〔一〕末：局方卷九失笑散，此下有「二錢」。

鈐方

產後血運治產後血運不知人事用五靈脂二兩半生半炒為末每服一錢白水調下如口噤者斡開灌之入喉即愈圖經

產後腹痛五靈脂香附桃仁等分研末醋糊丸服一百丸或用五靈脂末神麴糊丸白朮陳皮湯下丹溪方

兒枕作痛五靈脂慢炒研末酒服二錢產寶

血氣刺痛五靈脂生研三錢酒一盞煎沸熱服靈苑方

卒暴心痛五靈脂炒一錢半乾薑炮三分為末熱酒服立愈事林廣記

心脾蟲痛不拘男女用五靈脂檳榔等分為末水煎石菖蒲湯調服三錢先嚼豬肉一二片海上仙方

小兒蛔痛五靈脂末二錢白礬火飛半錢每服一錢水一盞煎五分溫服當吐蟲出愈閻孝忠集效方

經血不止五靈脂炒煙盡研每服二錢當歸兩片酒一盞煎六分熱服三五度取效經效方

血崩不止頌曰用五靈脂十兩研末水五盞煎三盞去滓澄清再煎為膏入神麴末二兩和丸梧子大每服二十丸空心溫酒下便止極效○集要渴五靈脂燒研以鐵秤錘燒紅淬酒調服以效為度

胎衣不下惡血衝心用五靈脂半生半炒研末每服二錢溫酒下產寶

子腸脫出五靈脂燒煙熏之先以鹽湯洗淨危氏

吐血嘔血五靈脂一兩蘆薈三錢研末滴水丸芡子大每漿水化服二丸○又治血妄行入胃吐不止五靈脂一兩黃芪半兩為末新汲水服二錢

吐逆不止不拘男女連日粥飲湯藥不能下者即效

鈐方。**產後血運**。治產婦血運，不知人事。用五靈脂二兩，半生半炒，爲末。每服一錢，白水調下。如口禁者，斡開灌之，入喉即愈。圖經。**產後腹痛**。五靈脂、香附、桃仁等分研末，醋糊丸，服一百丸。或用五靈脂末，神麴糊丸，白术、陳皮湯下。丹溪方。**兒枕作痛**。五靈脂慢〔一〕炒，研末。酒服二錢。產寶〔二〕。**血氣刺痛**。五靈脂生研三錢，酒一盞煎沸，熱服。靈苑方。**卒暴心痛**。五靈脂炒一錢半，乾薑炮三分，爲末。熱酒服，立愈。事林廣記。**心脾蟲痛**，不拘男女。用五靈脂、檳榔等分，爲末，水煎石菖蒲調服三錢。先嚼猪肉一二片。海上仙方。**小兒蚘痛**。五靈脂末二錢，靈礬〔三〕火飛半錢。每服一錢，水一盞，煎五分，温服。當吐蟲出，愈。閻孝忠集效方。**經血不止**。五靈脂炒煙盡，研。每服二錢，當歸兩片，酒一盞，煎六分，熱服。三五度取效。經效方。**血崩不止**。頌曰：用五靈脂十兩，研末，水五盌，煎三盌，去滓，澄清，再煎爲膏，入神麴末二兩，和丸梧子大。每服二十丸，空心温酒下，便止，極效。○集要用五靈脂燒研，以鐵秤錘燒紅淬酒，調服。以效爲度。**胎衣不下**，惡血冲心。用五靈脂半生半炒，研末。每服二錢，温酒下。產寶。**子腸脱出**。五靈脂燒烟熏之。先以鹽湯洗净。危氏。**吐血嘔血**〔四〕。五靈脂一兩，蘆薈三錢，研末，滴水丸芡子大，每漿水化服二丸。○又治血妄行入胃，吐血〔五〕不止。五靈脂一兩，黄芪半兩，爲末。新汲水服二錢。**吐逆不止**，不拘男女，連日粥飲湯藥不能下者，即效。

〔一〕慢：世醫得效方卷十四產科兼婦人雜病科此下有「火」字。
〔二〕產寶：此方非出產寶，實即世醫得效方卷十四產後「延胡索散」。
〔三〕靈礬：小兒藥證直訣卷三後附閻氏小兒方論作「白礬」。「靈礬」即「白礬」。
〔四〕吐血嘔血：此方即聖濟總録卷六十九嘔血「五靈脂餅子」。
〔五〕血：原脱。今據聖濟總録卷六十八吐血門「黄耆散」補。

五靈脂治淨爲末，狗膽汁和丸芡子大，每服一丸，煎生薑酒磨化，猛口熱吞，不得漱口，急將溫粥少許壓之。經驗

化食消氣 五靈脂一兩，木香半兩，巴豆四十枚煨熟去油，爲末，糊丸綠豆大，每白湯下五丸。普濟方

久瘧不止 或一日二發，或一日二三發，或二三日一發。用五靈脂、頭垢各一錢，古城石灰二錢，研末，飯丸皂子大，每服一丸，五更無根水下，即止，神效方也。海上

消渴飲水 竹籠散：用五靈脂、黑豆去皮等分，爲末，每服三錢，冬瓜皮湯下，無皮用葉亦可，日二服。不可更服熱藥，宜八味丸去附子加五味子。若小渴者，二三服即止。保命集

中風癱緩 [illegible]用五靈脂研末，水飛去上面黑濁，下面沙石，研末，每服二錢，熱酒調下，日一服，續服小續命湯。奇效方

手足冷麻 風冷氣血閉，手足身體疼痛冷麻：五靈脂二兩，沒藥一兩，乳香半兩，川烏頭一兩半炮去皮，爲末，滴水丸彈子大，每用一丸，生薑溫酒磨服。本草衍義

骨折腫痛 五靈脂、白及各一兩，乳香、沒藥各三錢，爲末，熟水同香油調，塗患處。乾坤秘韞

損傷接骨 五靈脂一兩，茴香一錢，爲末，先以乳香末于極痛處敷上，以小黃米粥塗之，乃摻二末于粥上，帛裹，木牌子夾定，三五日效。儒門事親

五疳潮熱 肚脹髮焦，不可用大黃、黃芩損傷胃氣，恐生別症。五靈脂水飛一兩，胡黃連五錢，爲末，雄豬膽汁丸黍米大，每服一二十丸，米飲下。全幼心鑑

咳嗽肺脹 皺肺丸：用五靈脂二

五靈脂治浄爲末，狗膽汁和丸芡子大。每服一丸，煎生薑酒磨化，猛口熱吞，不得漱口，急將温粥少許壓之。經驗。**化食消氣**。五靈脂一兩，木香半兩，巴豆四十枚煨熟去油，爲末，糊丸菉豆大。每白湯下五丸。普濟方。**久瘧不止**。或一日一發，或一日二三發，或二三日一發。用五靈脂、頭垢各一錢，古城石灰二錢，研末，飯丸皂子大。每服一丸，五更無根水下即止，神效方也。海上。**消渴飲水**。竹籠散：用五靈脂、黑豆去皮，等分，爲末。每服三錢，冬瓜皮湯下，無皮用葉亦可，日二服。不〔一〕可更服熱藥，宜八味丸去附子，加五味子。若小渴者，二三服即止。保命集。**中風癱緩**。追魂散：用五靈脂研末，以水飛去上面黑濁、下面沙石，研末〔二〕。每服二錢，熱酒調下，日一服。繼〔三〕服小續命湯。奇效方。**手足冷麻**。寇曰：風冷，氣血閉，手足身體疼痛冷麻，五靈脂二兩，没藥一兩，乳香半兩，川烏頭一兩半，炮去皮，爲末，滴水丸如彈子大。每用一丸，生薑温酒磨服。本草衍義。**骨折腫痛**。五靈脂、白及各一兩，乳香、没藥各三錢，爲末，熟水同香油調，塗患處。乾坤秘韞。**損傷接骨**。五靈脂一兩，茴香一錢，爲末。先以乳香末于極痛處傅上，以小黄米粥塗之。乃摻二末于粥上，帛裹，木牌子夾定，二五日效。儒門事親。**五疳潮熱**，肚脹髮焦。不可用大黄、黄芩，損傷胃氣，恐生别症。五靈脂水飛一兩，胡黄連五錢，爲末，雄猪膽汁丸黍〔四〕米大。每服一二十丸，米飲下。全幼心鑑。**欬嗽肺脹**。皺肺丸：用五靈脂二

〔一〕不：保命集卷下消渴論「竹籠散」，此上有「渴定」二字。
〔二〕研末：奇效良方卷二追魂散此前有「挹乾」二字。
〔三〕繼：原字缺損。今據補正同上。
〔四〕黍：原作「香」。今據全幼心鑑卷四五疳潮熱改。

兩，胡桃仁八個，柏子仁半兩，研勻，滴水和丸小豆大，每服二十丸，甘草湯下。普濟。**痰血凝結**紫芝丸：用
五靈脂水飛、半夏湯泡等分，為末，薑汁浸蒸餅丸梧子大，每飲下二十丸。百一方。**酒積黃腫**五靈脂末
一兩，入麝香少許，飯丸小豆大，每米飲下一丸。普濟方。**目生浮翳**五靈脂、海螵蛸各等分，為細末，熟豬
肝日蘸食。明目經驗方。**重舌脹痛**五靈脂一兩，淘淨為末，煎米醋漱。經驗良方。**惡血齒痛**
五靈脂末，米醋煎汁含咽。直指方。**血痣潰血**一人背有一痣，偶抓破，血出一線，七日不止，欲死。或用五
靈脂末摻上，即止也。楊拱醫方選要。**血潰怪病**凡人目中白珠渾黑，視物如常，毛髮堅直如鐵條，能
飲食而不語，如醉，名曰血潰。以五靈脂為末，湯服二錢，即愈。夏子益奇疾方。**大風瘡癩**油調五靈脂末，
塗之。摘玄方。**蟲虺螫蠚**凡蜈蚣、蛇、蝎毒蟲傷，以五靈脂末塗之，立愈。金匱鈎玄。**毒蛇傷螫**

兩，胡桃仁八個，柏子仁半兩，研勻，滴水和丸小豆大。每服二十丸，甘草湯下。普濟。痰血凝結。紫芝丸：用五靈脂水飛、半夏湯泡，等分爲末，薑汁浸蒸餅丸梧子大。每飲下二十丸。百一方。酒積黄腫。五靈脂末一兩，入射香少許，飯丸小豆大。每米飲下一丸。普濟方。目生浮瞖。五靈脂、海螵蛸各等分，爲細末。熟猪肝日蘸食。明目經驗方。重舌脹痛。五靈脂一兩，淘浄爲末，煎米醋漱。經驗良方。惡血齒痛。五靈脂末，米醋煎汁，含咽。直指方。血痣潰血。一人舊有一痣，偶抓破，血出一線，七日不止，欲死。或用五靈脂末摻上，即止也。楊拱醫方摘〔一〕要。血潰怪病。凡人目中白珠渾黑，視物如常，毛髮堅直如鐵條，能飲食而不語如醉，名曰血潰。以五靈脂爲末，湯服二錢，即愈。夏子益奇疾方。大風瘡癩。油調五靈脂末，塗之。摘玄方。蟲虺螫蠚。凡蜈蚣、蛇、蝎毒蟲傷，以五靈脂末塗之，立愈。金匱鉤玄。毒蛇傷螫〔二〕。

〔一〕摘：原作「選」。醫方選要無此方。今據卷一引據古今醫家書目引楊拱書改。

〔二〕毒蛇傷螫：原脱方組及出處。錢本作「同上」。然上方未見於金匱鉤玄，亦未見何書有此方。其他以五靈脂治蛇傷之簡方，最早見本草衍義，後亦見瑞竹堂方、普濟方等。故此主治是否衍文，或此下有何方，均難臆定。

本草綱目禽部四十九卷目錄

○禽之三　林禽類一十七種

斑鳩嘉祐　青鵻拾遺 即黃褐侯　鳲鳩拾遺 即布穀　桑鳸食物 即蠟觜

伯勞嘉祐　鸜鵒唐附　百舌拾遺　練鵲嘉祐

鸎食物　啄木鳥嘉祐　慈烏嘉祐　烏鴉嘉祐

鵲別錄　山鵲食物　鶻嘲嘉祐　杜鵑拾遺

鸚䳇食物 秦吉了 鳥鳳附

右附方舊一新九

○禽之四　山禽類一十一種附一種

鳳凰拾遺　孔雀別錄　駝鳥拾遺　鷹本經

鵰綱目　鶚綱目 即魚鷹　鴟別錄　鴟鵂拾遺

鴞拾遺　鴆別錄　姑獲鳥拾遺　治鳥綱目 木客 獨足附

本草綱目禽部目録第四十九卷

禽之三　林禽類一十七種

右附方舊五，新九。

禽之四　山禽類一十一種　附一種

〔一〕鳴鳩：正文本藥正名爲「鳲鳩」（参其下校注）。
〔二〕伯勞：正文該藥後附「鴗鳩」。
〔三〕唐附：正文鸜鵒注出「唐本草」。按「唐附」乃證類中唐本草新增藥標記「唐本先附」之簡稱。
〔四〕鶯：正文本藥正名爲「鸎」。
〔五〕遺：原作「鵑」。今據證類卷十九二十六種陳藏器餘引「杜鵑」改，與本卷杜鵑正文合。
〔六〕客：本卷治鳥附録此下有「鳥」字。
〔七〕足：同上下有「鳥」字。

鬼車鳥拾遺　諸鳥有毒拾遺

右附方舊四新九

鬼車鳥拾遺　　諸鳥有毒拾遺

右附方舊四，新九。

禽之三 林禽類一十七種

斑鳩 宋嘉祐

【釋名】斑隹 音锥 錦鳩 范汪方 鵓鳩 左傳註 祝鳩 【時珍曰】鳩也鵓也其聲也斑也錦也其色也隹者尾短之名也古者庖人以尸祝登尊俎謂之祝鳩此皆鳩之大而有斑者其小而無斑者曰隹曰鵻音葵曰荊鳩曰楚鳩也鳩之子曰鵴鳩曰役鳩曰糠鳩曰郎皋曰辟皋揚雄方言混列諸鳩不足據

【集解】【禹錫曰】斑鳩是處有之春分化為黃褐侯秋分化為斑鵻黃褐侯青鵻也【宗奭曰】斑鳩有有斑者有無斑者有灰色者有大者有小者雖有此數色其用則一也嘗養之數年並不見春秋分變化【時珍曰】鳴鳩能化鷹而斑鳩化黃褐侯之說則不知所出處也今鳩小而灰色及大而斑如梨花點者並不善鳴惟項下斑如真珠者聲大能鳴可以作媒引鳩入藥尤良鳩性愨孝而拙於為巢纔架數莖往往墮卵天將雨即逐其雌霽則呼而反之故曰鵓巧而危鳩拙而安或云雄呼晴雌呼雨

鳩肉【氣味】甘平無毒【主治】明目多食益氣助陰陽 嘉祐 久病虛

本草綱目禽部第四十九卷

禽之三　林禽類一十七種

斑鳩宋嘉祐

【釋名】斑隹音錐、錦鳩范汪方、鵓鳩左傳註、祝鳩。【時珍曰】鳩也，鵓也，其聲也。斑也，錦也，其色也。隹者，尾短之名也。古者庖人以尸祝登尊俎，謂之祝鳩。此皆鳩之大而有斑者。其小而無斑者，曰隹，曰鶟，音葵，曰荆鳩，曰楚鳩也。鳩之子曰鶉鳩，曰役鳩，曰糠鳩，曰郎皋，曰辟皋。楊雄方言混列諸鳩，不足據。

【集解】【禹錫曰】斑鳩是處有之。春分化爲黄褐侯，秋分化爲斑鵻。黄褐侯，青鵻也。【宗奭曰】斑鳩有有斑者，有無斑者，有灰色者，有大者，有小者。雖有此數色，其用則一也。嘗養之數年，並不見春秋分變化。【時珍曰】鳴鳩能化鷹，而斑鳩化黄褐侯之説，則不知所出處也。今鳩小而灰色，及大而斑如梨花點者，並不善鳴。惟項下斑如真珠者，聲大能鳴，可以作媒引鳩，入藥尤良。鳩性慤孝，而拙於爲巢，纔架數莖，往往墮卵。天將雨即逐其雌，霽則呼而反之。故曰鵲巧而危，鳩拙而安。或云雄呼晴，雌呼雨。

鳩肉。【氣味】甘，平，無毒。【主治】明目。多食，益氣，助陰陽。嘉祐。久病虚

損人食之補氣。宗奭　食之令人不噎。時珍

【發明】時珍曰：范汪方治目有斑鵻丸，總録治目有錦鳩丸，倪惟賢氏謂斑鳩補腎，故能明目。竊謂鳩能益氣，則能明目矣，不獨補腎已爾。古者仲春羅氏獻鳩以養國老，仲秋授年老者以鳩杖，云鳩性不噎，食之且復助氣也。

血【主治】熱飲，解蠱毒，良。時珍

屎【主治】治聤耳出膿疼痛，及耳中生耵聹。同夜明沙末等分吹之。時珍

青鵻音錐。○拾遺

【釋名】黄褐侯拾遺

【集解】藏器曰：黄褐侯狀如鳩而緑褐色，聲如小兒吹竽。時珍曰：鳩有白鳩、緑鳩。今夏月出一種糠鳩，微帶紅色，小而成群，掌禹錫所謂黄褐侯秋化斑隹，恐即此也。好食桑椹及半夏苗，昔有人食之過多，患喉痺，啖生薑解之愈。

肉【氣味】甘，平，無毒。【主治】蟻瘻惡瘡，五味淹炙食之，極美。藏器　安五臟，助氣補虛損，排膿活血，并一切瘡癤癰瘻。嘉祐

損人食之，補氣。宗奭。食之，令人不噎。時珍。

【發明】【時珍曰】范汪方治目有斑鵻丸，總録治目有錦鳩丸，倪維德〔一〕氏謂斑鳩補腎，故能明目。竊謂鳩能益氣，則能明目矣，不獨補腎已爾。古者仲春羅氏獻鳩以養國老，仲秋授年老者以鳩杖，云鳩性不噎，食之且復助氣也。

血。【主治】熱飲，解蠱毒，良。時珍。

屎。【主治】治聤耳出膿疼痛，及耳中生耵聹，同夜明沙末，等分，吹之。時珍。

青鵻音錐○拾遺

【釋名】黄褐侯拾遺。

【集解】【藏器曰】黄褐侯，狀如鳩而緑褐色，聲如小兒吹竽。【時珍曰】鳩有白鳩、緑鳩。今夏月出一種糠鳩，微帶紅色，小而成群，掌禹錫所謂黄褐侯秋化斑隹，恐即此也。好食桑椹及半夏苗。昔有人食之過多，患喉痺，醫用生薑解之愈。

肉。【氣味】甘，平，無毒。【主治】蟻瘻惡瘡。五味淹炙食之，極美。藏器。安五臟，助氣補虚損，排膿活血，并一切瘡癤癰瘻。嘉祐。

〔一〕維德：原作「惟賢」。今據天一閣藏書總目改，與卷二十五神麴「發明」所引合。「斑鳩補腎」，語出倪維德原機啟微卷下「神驗錦鳩方」，可爲佐證。

鳲鳩拾遺

釋名 布穀列子 鴶鵴音戛匊 獲穀爾雅註 郭公藏器曰布穀鳲鳩也江東呼爲獲穀亦曰郭公北人名撥穀時珍曰布穀名多皆各因其聲似而呼之如俗呼阿公阿婆割麥插禾脫却破袴之類皆因其鳴時可爲農候故耳或云鳲鳩即月令鳴鳩也鳴乃鳲字之訛亦通禽經及方言並謂鳲鳩即戴勝郭璞云非也

集解藏器曰布穀似鷂長尾牝牡飛鳴以翼相拂擊時珍曰案毛詩疏義云鳴鳩大如鳩而帶黃色啼鳴相呼而不相集不能爲巢多居樹穴及空鵲巢中哺子朝自上下暮自下上也二月穀雨後始鳴夏至後乃止張華禽經註云仲春鷹化爲鳩仲秋鳩復化爲鷹故鳩之目猶如鷹之目列子云鷂之爲鸇鸇之爲布穀布穀久復爲鷂是矣禽經又云鳩生三子一爲鶚

肉氣味甘溫無毒主治安神定志令人少睡汪頴

脚脛骨主治令人夫妻相愛五月五日收帶之各一男左女右云置水中自能相隨也藏器

桑鳸食物

鳲鳩〔一〕拾遺

【釋名】布穀列子、鴶鵴音戛匊、獲穀爾雅註、郭公。【藏器曰】布穀，鳲鳩也。江東呼爲獲穀，亦曰郭公。北人名撥穀。【時珍曰】布穀名多，皆各因其聲似而呼之。如俗呼阿公阿婆、割麥插禾、脱却破袴之類，皆因其鳴時可爲農候故耳。或云：鳲鳩即月令鳴鳩也，鳲乃鳴字之訛，亦通。禽經及方言並謂鳲鳩即戴勝，郭璞云非也。

【集解】【藏器曰】布穀似鷂長尾，牝牡飛鳴，以翼相拂擊。【時珍曰】案毛詩疏義〔二〕云：鳴鳩大如鳩而帶黃色，啼鳴相呼而不相集。不能爲巢，多居樹穴及空鵲巢中。哺子朝自上下，暮自下上也。二月穀雨後始鳴，夏至後乃止。張華禽經註云：仲春鷹化爲鳩，仲秋鳩復化爲鷹。故鳩之目猶如鷹之目。列子云：鷂之爲鸇，鸇之爲布穀，布穀久復爲鷂。是矣。禽經又云：鳩生三子，一爲鶚。

肉。【氣味】甘，温，無毒。【主治】安神定志，令人少睡。汪穎。

脚脛骨。【主治】令人夫妻相愛。五月五日收帶之，各一，男左女右。云置水中，自能相隨也。藏器。

桑鳸食物

〔一〕鳲鳩：本卷目録作「鳴鳩」。證類卷十九二十六種陳藏器餘作「布穀」。三名皆一物也。

〔二〕義疏：原作「疏義」。今據御覽卷九百二十一鳩引毛詩義疏乙正。

【釋名】竊脂爾雅青雀郭璞蠟觜雀時珍曰鳸意同扈止也左傳少皞氏以鳥名官九鳸為九農正所以止民无淫也桑鳸乃鳸之在桑間者其觜或淡白如脂或凝黃如蠟故古名竊脂俗名蠟觜淺色曰竊陸璣謂其好盜食脂肉殆不然也

【集解】時珍曰鳸處處山林有之大如鴝鵒蒼褐色有黃斑點好食粟稻詩云交交桑鳸有鶯其羽是矣其觜喙微曲而厚壯光瑩或淺黃淺白或淺青淺黑或淺玄淺丹鳸類有九種皆以喙色及聲音別之非謂毛色也爾雅云春鳸鳻鶞夏鳸竊玄秋鳸竊藍冬鳸竊黃桑鳸竊脂棘鳸竊丹行鳸唶唶宵鳸嘖嘖老鳸鷃鷃是矣今俗多畜其雛教作戲舞

肉【氣味】甘溫無毒【主治】肌肉虛羸益皮膚汪頴

伯勞宋嘉祐

【釋名】伯鷯夏小正註博勞詩疏伯趙左傳鵙豳詩音狊鴂孟子音決○時珍曰案曹植惡鳥論云鵙声嗅嗅故以名之感陰氣而動殘害之鳥也謂其為惡声者愚人信之通士略之世傳尹吉甫信後妻之讒殺子伯奇後化為此鳥故所鳴之家以為凶者好事傅會之言也伯勞象其声也伯趙其色皂也趙乃皂訛

【集解】時珍曰伯勞即鵙也夏鳴冬止乃月令候時之鳥本草不著形狀而后人无識之者郭璞註爾雅云鵙似鶷鶡

【釋名】竊脂爾雅、青雀郭璞、蠟觜雀。【時珍曰】鳸意同扈，止也。左傳少皞氏以鳥名官，九鳸爲九農正，所以止民無淫也。桑鳸乃鳸之在桑間者，其觜或淡白如脂，或凝黄如蠟，故古名竊脂，俗名蠟觜。淺色曰竊。陸機謂其好盗食脂肉，殆不然也。

【集解】【時珍曰】鳸鳥處處山林有之。大如鴝鵒，蒼褐色，有黄斑點，好食粟稻。詩云：交交桑鳸，有鶯其羽，是矣。其觜喙微曲而厚壯光瑩，或淺黄淺白，或淺青淺黑，或淺玄淺丹。鳸類有九種，皆以喙色及聲音別之，非謂毛色也。爾雅云：春鳸鳻鶞，夏鳸竊玄，秋鳸竊藍，冬鳸竊黄，桑鳸竊脂，棘鳸竊丹，行鳸唶唶，宵鳸嘖嘖，老鳸鷃鷃，是矣。今俗多畜其雛，教作戲舞。

肉。【氣味】甘，温，無毒。【主治】肌肉虚羸，益皮膚。汪穎。

伯勞宋嘉祐

【釋名】伯鷯夏小正註、博勞詩疏、伯趙左傳、鶪豳詩，音臭、鴂孟子，音決。○【時珍曰】案曹植惡鳥論云：鶪聲嗅嗅[一]，故以名之。感陰氣而動，殘害之鳥也。謂其爲惡聲者，愚人信之，通士略之。世傳尹吉甫信后妻之讒，殺子伯奇，後化爲此鳥。故所鳴之家以爲凶者，好事傅會之言也。伯勞，象其聲也。伯趙，其色皂也，趙乃皂訛。

【集解】【時珍曰】伯勞即鶪也。夏鳴冬止，乃月令候時之鳥。本草不著形狀，而後人無識之者。郭璞注爾雅云：鶪似鶷鶡

〔一〕嗅嗅：曹子建集卷十令禽惡鳥論原作「鶪鶪」（音具）。疑時珍不欲以鳥名象聲，乃取同音字「臭」（音具）加「口」旁以代之。

而人服虔云鶷鶡音轄曷鵙也張華注禽經云伯勞形似鴝鵒鴝鵒喙黃伯勞喙黑許慎說文云鵙鶷似鶡而有幘顏師古注漢書謂鵙為子規王逸註楚詞謂鵙為巧婦揚雄方言謂鵙為鶡鴠陳正敏遯齋閑覽謂鵙為梟李肇國史補謂鵙為布穀楊慎丹鉛錄謂鵙為駕犁凡說各異竊謂惟鵙說可以候時必非希見之鳥今通攷其得失了說已彩不必致辯據郭說則似今苦鳥據張許二說則似今之百舌似鴝鵒而有幘者然鵙好單栖鳴則蛇結而百舌不能制蛇為不同也據顏說則子規名鷤鴂音弟桂伯勞名鵙音決且月令起于北方子規非北鳥也據揚說鴠乃寒號蟲惟晉地有之據陳說則謂其目擊而斷然以為梟矣而不具其形似與陳藏器鴞即梟之說不合而爾雅然為一名鶡鵙為扎不同據李說則布穀一名鵙鴂字音相近又與月令鳴鳩拂其羽相混據楊說則駕犁乃鷯鳩小鵓鳩三月即鳴與詩記五月鵙始鳴豳風七月鳴鵙之義不合八說不同如此要之當以家說為準案爾雅謂鵙鵙之醜其飛也翪斂足竦翅也既以鵑鵙並舉而今之苦鳥人知鵙黑色以四月鳴其鳴曰苦苦又名姑惡人多惡之俗以為婦被其姑苦死所化頗與伯奇之說相近但不知其能制蛇否淮南子云伯勞之血塗金人不敢取

附錄 鵯鵊

時珍曰鵯鵊爾雅名鵧鷑音批及又曰鶭鵧音匹汲戴勝也一曰鴉舅訛作批頰鳥羅願曰即祝鳩也江東謂之烏臼音舅又曰鴉舅小于烏能逐烏三月即鳴今俗謂之駕犁農人以為候五更輒鳴曰架架格格至曙乃

而大。服虔云：鶷鶡，音轄軋，白項鴉也。張華註禽經云：伯勞形似鴝鵒。鴝鵒喙黄，伯勞喙黑。許慎説文云：鴝鵒似鵙而有幘。顔師古註漢書謂鴂爲子規。王逸註楚詞謂鴂爲巧婦。揚雄方言謂鵙爲鶗鴂。陳正敏遯齋閑覽謂鵙爲梟。李肇國史補謂鴂爲布穀。楊慎丹鉛録謂鵙爲駕犁。九説各異。竊謂鵙既可以候時，必非希見之鳥，今通攷其得失。王説已謬，不必致辯。據郭説，則似今苦鳥。據張、許二説，則似今之百舌，似鴝鵒而有幘者。然鵙好單栖，鳴則蛇結。而百舌不能制蛇，爲不同也。據顔説，則子規名鶗鴃〔一〕，音弟桂，伯勞名鴂，音决。且月令起于北方，子規非北鳥也。據揚〔二〕説，鶗鴂乃寒號蟲，惟晉地有之。據陳説，則謂其目擊，斷然以爲梟矣，而不具其形，似與陳藏器鴞即梟之説不合。而爾雅鴟鴞一名鸋鴂，與此不同。據李説，則布穀一名鴶鵴，字音相近，又與月令鳴鳩拂其羽相犯。據楊〔三〕説，則駕犁乃鵖鳩，小如鴝鵒，三月即鳴，與禮記「五月鵙始鳴」、豳風「七月鳴鵙」之義不合。八説不同如此，要之，當以郭説爲準。案爾雅謂鵲、鵙之醜，其飛也翪〔四〕，斂足竦翅也。既以鵲、鵙並稱，而今之苦鳥大如鳩，黑色，以四月鳴，其鳴曰苦苦，又名姑惡，人多惡之。俗以爲婦被其姑苦死所化，頗與伯奇之説相近，但不知其能制蛇否。淮南子〔五〕云：伯勞之血塗金，人不敢取。

【附録】鵖鳩。【時珍曰】鵖鳩，爾雅名鵧鵖，音批及。又曰：鵖鴔〔六〕，音匹汲，戴勝也。一曰鵯鶋，訛作批鵊鳥。羅願曰：即祝鳩也。江東謂之烏鴭〔七〕，音匊，又曰雅鴭。小于烏，能逐烏。三月即鳴，今俗謂之駕犁，農人以爲候。五更輒鳴，曰架架格格，至曙乃

〔一〕鶗鴃：原作「鶗鴂」。漢書揚雄傳引反離騷作「鶗鴃」。本卷杜鵑「釋名」時珍謂「鴂，音決，不音桂」。今據之改「鴂」爲「鴃」。
〔二〕揚：原作「楊」。上文「鵙爲鶗鴂」乃揚雄所云，今據改。
〔三〕楊：原作「揚」。上文「鵙爲駕犁」乃楊慎所云，今據改。
〔四〕翪：原字漫漶。今據爾雅釋鳥補正。
〔五〕淮南子：御覽卷九百二十三伯勞引作「淮南萬畢術」。
〔六〕鵖鴔：原作「鴔鵖」。據爾雅釋鳥乙正，與下文「音匹汲」合。
〔七〕鴭：原作「臼」。據爾雅翼釋鳥隼改。

止故滇人呼爲榨油郎亦曰鐵鸚鵡能㕘鷹鶻烏鵲乃集屬也南人呼爲鳳皇皂隸汴人呼爲夏雞古有催明之鳥名喚起者蓋即此也其鳥大如燕黑色長尾有歧頭上戴勝所巢之處其類不得再巢必相鬭不已楊氏指此爲伯勞乃謂批頰爲鶪雞俱誤矣月令三月戴勝降于桑

毛氣味平有毒主治小兒繼病取毛帶之繼病者母有娠乳兒兒病如瘧痢他日相繼腹大或瘥或發他人有娠相近亦能相繼也北人未識此病宗奭

發明時珍曰案淮南子云男子種蘭美而不芳繼子得食肥而不澤情不相往來也蓋情在腹中之子故也繼病亦作魃病魃乃小鬼之名謂兒羸瘦如魃鬼也大抵亦丁奚疳病

踏枝主治小兒語遲鞭之即速語嘉祐

發明時珍曰案羅氏爾雅翼云本草言伯勞所踏樹枝鞭小兒令速語者以其當萬物不能鳴時而獨能鳴之故以類求之也

鸜鵒音劬欲唐本草

止。故滇人呼爲榨油郎，亦曰鐵鸚鵡。能啄鷹、鶻、烏、鵲，乃隼屬也。南人呼爲鳳凰皂隷，汴人呼爲夏雞。古有催明之鳥，名喚起者，蓋即此也。其鳥大如燕，黑色，長尾有岐，頭上戴勝。所巢之處，其類不得再巢，必相鬭不已。楊氏指此爲伯勞，乃謂批頰爲鶪雞，俱誤矣。月令：三月戴勝降于桑。

毛。【氣味】平，有毒。【主治】小兒繼病，取毛帶之。繼病者，母有娠乳兒，兒病如瘧痢，他日相繼腹大，或瘥或發。他人有娠，相近亦能相繼也。北人未識此病。嘉祐。

【發明】【時珍曰】案淮南子云：男子種蘭，美而不芳，繼子得食，肥而不澤，情不相往來也。蓋情在腹中之子故也。繼病亦作魃病，魃乃小鬼之名，謂兒羸瘦如魃鬼也，大抵亦丁奚疳病。

踏枝。【主治】小兒語遲，鞭之即速語。嘉祐。

【發明】【時珍曰】案羅氏爾雅翼云：本草言伯勞所踏樹枝鞭小兒令速語者，以其當萬物不能鳴時而獨能鳴之故，以類求之也。

鸜鵒音劬欲○唐本草

【釋名】鴝鵒周禮 哵哵鳥廣志 八哥俗名 寒皋萬畢術 ○時珍曰此鳥好浴水其睛瞿瞿然故名王氏字說以為其行欲也尾而足勾故曰鴝鵒從勾從欲省亦通哵哵其聲也天寒欲雪則群飛如告故曰寒皋皋者告也

【集解】恭曰鸜鵒似鵙而有幘者是也藏器曰五月五日取雛剪去舌端即能效人言又可使取火也時珍曰鸜鵒巢於鵲巢樹穴及人家屋脊中身首俱黑兩翼下各有白點其石如人舌剪剔能作人言嫩則口黃老則口白頭上有幘者亦有無幘者周禮鴝鵒不踰濟地氣使然也

肉【氣味】甘平無毒詵曰寒【主治】五痔止血炙食或為散飲服唐本炙食一枚治吃噫下氣通靈日華治老嗽臘月臘日取得五味醃炙食或作羹食或擣散蜜丸服之非臘日者不可用孟詵

目睛【主治】和乳汁研滴目中令人目明能見霄外之物藏器

【附方】

百舌拾遺

【釋名】鴝鵒周禮、鸜鸜鳥廣韻、八哥俗名、寒臯萬畢術。○【時珍曰】此鳥好浴水，其睛瞿瞿然，故名。王氏字説以爲其行欲也尾而足勾，故曰鴝鵒，從勾從欲省，亦通。鸜鸜，其聲也。天寒欲雪，則群飛如告，故寒臯。臯者，告也。

【集解】【恭曰】鸜鵒，似鵙而有幘者是也。【藏器曰】五月五日取雛，剪去舌端，即能效人言，又可使取火也。【時珍曰】鸜鵒巢於鵲巢、樹穴，及人家屋脊中。身首俱黑，兩翼下各有白點。其舌如人舌，剪剔能作人言。嫩則口黄，老則口白。頭上有幘者，亦有無幘者。周禮鴝鵒不踰濟，地氣使然也。

肉。【氣味】甘，平，無毒。【詵曰】寒。【主治】五痔止血，炙食，或爲散，飲服。唐本。炙食一枚，治吃噫下氣，通靈。日華。治老嗽。臘月臘日取得，五味醃，炙食，或作羹食，或搗散蜜丸服之。非臘日者不可用。孟詵。

【附方】

目睛。【主治】和乳汁研，滴目中，令人目明，能見霄外之物。藏器。

百舌拾遺

釋名反舌○鶷鶇音轄東時珍曰按易通云能反復如百鳥之音故名鶷鳥亦象聲今俗呼為牛屎哵哥為其形似鴝鵒而氣臭也梵書名舍羅

集解藏器曰百舌今之鶯也時珍曰百舌處處有之居樹孔窟穴中狀如鴝鵒而小身略長灰黑色微有斑點喙亦尖黑行則頭俯好食蚯蚓立春後則鳴轉不已夏至後則無聲十月後則藏蟄人或畜之冬月則死月令仲夏反舌無聲即此蔡邕以為蝦蟆者非矣陳氏謂即鶯服虔通俗文以鶷鶇為白脰烏者亦非矣肯雖相似而毛色不同

肉氣味缺主治炙食治小兒久不語及殺蟲藏器

糞主治諸蟲咬研末塗之藏器

練鵲宋嘉祐

集解禹錫曰練鵲似鴝鵒而小黑褐色食槐子者佳冬春間采之時珍曰其尾鴉長白毛如練帶者是也禽經云冠鳥性勇纓鳥性樂帶鳥性仁張華云帶鳥練鵲之類是也今俗呼為拖白練

氣味甘溫平無毒主治益氣治風疾細剉炒香袋盛浸酒中每日取酒溫飲服之嘉祐

【釋名】反舌、○鸛鶮音轄軋。【時珍曰】按易通卦驗〔一〕云：能反復其舌〔二〕如百鳥之音，故名鸛鶮〔三〕，亦象聲，今俗呼爲牛屎哵哥，爲其形如〔四〕鴝鵒而氣臭也。梵書名舍羅。

【集解】【藏器】肖百舌，今之鶯也〔五〕。【時珍曰】百舌處處有之，居樹孔、窟穴中。狀如鴝鵒而小，身略長，灰黑色，微有斑點，喙亦尖黑，行則頭俯，好食蚯蚓。立春後則鳴囀不已，夏至後則無聲，十月後則藏蟄。人或畜之，冬月則死。月令：仲夏反舌無聲，即此。蔡邕以爲蝦蟆者，非矣。陳氏謂即鶯，服虔通俗文以鸛鶮爲白脰烏者，亦非矣。音雖相似，而毛色不同。

肉。【氣味】缺。【主治】炙食，治小兒久不語，及殺蟲〔六〕。藏器。

窠及糞。【主治】諸蟲咬，研末塗之。藏器。

練鵲宋嘉祐

【集解】【禹錫曰】練鵲似鴝鵒〔七〕而小，黑褐色。食槐子者佳。冬春間采之。【時珍曰】其尾有〔八〕長白毛如練帶者是也。禽經云：冠鳥性勇，纓鳥性樂，帶鳥性仁。張華云：帶鳥，練鵲之類是也。今俗呼爲拖白練。

【氣味】甘，温、平，無毒。【主治】益氣，治風疾。細剉炒香，袋盛浸酒中，每日取酒温飲服之。嘉祐。

〔一〕卦驗：原脱。今據御覽卷九百二十三百舌引易通卦驗補。

〔二〕其舌：原脱。今據補同上。

〔三〕鸛鶮：原字缺損作「鶡鳥」。今據上「釋名」補正。

〔四〕如：原作「曰」，不通。據下文「集解」時珍曰「狀如鴝鵒」改。

〔五〕肖百舌今之鶯也：證類卷十九百舌鳥作「今之鶯一名反舌也」。

〔六〕殺蟲：同上作「蟲咬」。

〔七〕鵒：原作「有」。今據證類卷十九練鵲改。

〔八〕有：原作「鵒」，與上注「有」字並列。或因改誤時錯置而致誤。今據改。

鸎 食物

釋名 黃鳥 詩經 黃鸝 說文 鵹黃 爾雅 倉庚 月令 商庚 爾雅 青鳥 左傳 黃伯勞

時珍曰禽經云鸎鳴嚶嚶故名或云鸎項有文故從賏賏項飾也或作鶯鳥羽有文也詩云有鶯其羽是矣其色黃而帶黧故有黃鸝諸名陸璣云齊人謂之搏黍周人謂之楚雀幽州謂之黃鸎秦人謂之黃鸝鶹淮人謂之黃伯勞唐玄宗呼為金衣公子或謂之黃袍

集解 時珍曰鸎處處有之大於鸜鵒雌雄雙飛體毛黃色羽及尾有黑色相間黑眉尖觜青脚立春後即鳴麥黃椹熟時尤甚其音圓滑如織機聲乃應節趨時之鳥也月令云仲春倉庚鳴說文云倉庚鳴則蠶生冬月則藏蟄入田塘中以泥自裹如卵至春始出

肉 氣味 甘溫無毒 主治 補益陽氣助脾 汪頴 食之不妬 時珍

發明 頴曰此鳥感春陽先鳴所以補人 時珍曰按山海經云黃鳥食之不妬楊夔止妬論云梁武帝郗后性妬或言倉庚為膳療忌遂令茹之妬果減半

啄木鳥 宋嘉祐

鸎〔一〕食物

【釋名】黃鳥詩經、黃鸝〔二〕説文、黧黃爾雅、倉庚月令○爾雅作商庚、青鳥左傳、黃伯勞。【時珍曰】禽經云：鸎鳴嚶嚶，故名。或云：鸎項有文，故從䀠。䀠，項飾也。或作鶯，鳥羽有文也。詩云「有鶯其羽」是矣。其色黃而帶黧，故有黃鸝諸名。陸機云：齊人謂之摶黍，周人謂之楚雀，幽州謂之黃鸝〔三〕，秦人謂之黃鸝鶹。淮人謂之黃伯勞，唐玄宗呼爲金衣公子，或謂之黃袍。

【集解】【時珍曰】鸎處處有之。大於鸜鵒，雌雄雙飛，體毛黃色，羽及尾有黑色相間，黑眉尖觜，青脚。立春後即鳴，麥黃椹熟時尤甚，其音圓滑，如織機聲，乃應節趨時之鳥也。月令云：仲春倉庚鳴。説文云：倉庚「鳴則蠶生」。冬月則藏蟄，入田塘中，以泥自裹如卵，至春始出。

肉。【氣味】甘，温，無毒。【主治】補益陽氣，助脾。汪頴。食之不妬。時珍。

【發明】【頴曰】此鳥感春陽先鳴，所以補人。【時珍曰】按山海經云：黃鳥食之不妬。楊夔止妬論云：梁武帝郗后性妬，或言倉庚爲膳療忌。遂令茹之，妬果減〔四〕半。

啄木鳥宋嘉祐

〔一〕鸎：本卷目録作「鶯」。食物本草有「黃鳥」條，無「鸎」名。
〔二〕黃鸝：説文隹部作「離黃」。
〔三〕鸝：毛詩陸疏卷下黃鳥于飛作「鶯」。
〔四〕減：原作「咸」。今據文苑英華卷三十七楊夔止妒改。

【釋名】斲木（爾雅）鴷（時珍曰：此鳥斲裂樹木取蠹食，故名。禽經云：鴷志在木，鵜志在水。）

【集解】禹錫曰：異物志云：啄木有大有小，有褐有斑，褐者是雌，斑者是雄，穿木食蠹。俗云雷公采藥吏所化也。山中一種大如鵲，青黑色，頭上有紅毛者，土人呼為山啄木。時珍曰：啄木小者如雀，大者如鴉，面如桃花，喙足皆青色，剛爪利觜。觜如錐，長數寸，舌長於咮，其端有針刺，啄得蠹，以舌鉤出食之。博物志云：此鳥能以觜畫字，令蟲自出。魯至剛云：今閩廣蜀人巫家收其符字，以收驚療瘡毒也。其山啄木頭上有赤毛，野人呼為火老鴉，能食火炭。王元之詩云：淮南啄木大如鴉，頂似仙鶴堆丹砂。即此也。亦入藥用，其功相同。

肉【氣味】甘、酸，平，無毒。【主治】痔瘻，及牙齒疳䘌蟲牙，燒存性，研末納孔中，不過三次。（嘉祐）追勞蟲，治風癇。（時珍）

【發明】禹錫曰：淮南子云：啄木愈齲，以類相攝也。荊楚歲時記云：野人以五月五日皆啄木，主齒痛。時珍曰：追勞、治癇、治瘻，皆取制蟲之義也。

【附方】舊一，新二。瘻瘡膿水不止不合：用啄木一隻，或火老鴉亦可，鹽泥固濟，煅存性，研末，酒下二錢匕。（姚大夫方）追勞取蟲：用啄木禽一隻，朱砂四兩，精猪肉四兩，餧令一晝夜，將二味和勻餧之至盡，以鹽泥固濟

【釋名】斵木爾雅、鴷。【時珍曰】此鳥斵裂樹木取蠹食，故名。禽經云：鴷志在木，鵜志在水。

【集解】【禹錫曰】異物志云：啄木有大有小，有褐有斑，褐者是雌，斑者是雄，穿木食蠹，俗云雷公采藥吏所化也。山中一種大如鵲，青黑色，頭上有紅毛者，土人呼爲山啄木。【時珍曰】啄木小者如雀，大者如鴉，面如桃花，喙、足皆青色，剛爪利觜。觜如錐，長數寸。舌長於咮，其端有針刺，啄得蠹，以舌鉤出食之。博物志云：此鳥能以觜畫字，令蟲自出。魯至剛云：今閩、廣、蜀人、巫家收其符字，以收驚、療瘡毒也。其山啄木頭上有赤毛，野人呼爲火老鴉，能食火炭。王元之詩云：淮南啄木大如鴉，頂似仙鶴堆丹砂。即此也。亦入藥用，其功相同。

肉。【氣味】甘、酸，平，無毒。【主治】痔瘻，及牙齒疳䘌。蟲牙，燒存性，研末，納孔子中，不過三次。嘉祐。追勞蟲，治風癇。時珍。

【發明】【禹錫曰】淮南子云：啄木愈齲，以類相攝也。荆楚歲時記云：野人以五月五日貨〔一〕啄木，主齒痛。【時珍曰】追勞、治癇、治瘻，皆取制蟲之義也。

【附方】舊一，新二。瘻瘡膿水，不止不合。用啄木一隻，或火老鴉亦可，鹽泥固濟，煅存性，研末，酒下二錢匕。姚大夫方。

追勞取蟲。用啄木禽一隻，朱砂四兩，精猪肉四兩。餓令一晝夜，將二味和勻，餵〔二〕之至盡。以鹽泥固濟，

〔一〕貨：原字缺損。今據證類卷十九啄木鳥補正。
〔二〕餵：原作「餵」。今據急救仙方卷十一上清紫庭追痨仙方品改。

煅一夜五更取出勿打破連泥埋入土中二尺次日取出破開入銀石器內研末以無灰酒入麝香少許作一服須謹候安排待蟲出速鉗入油鍋煎之後服局方嘉禾散一劑胡雲翁方

多年瘻病取啄木鳥一箇無灰酒三升先以瓦罐鋪荊芥一寸厚安鳥於上再以荊芥蓋一寸傾酒入內鹽泥固濟炭火煅之酒乾為度放冷取出為末入石膏二兩鐵粉一兩炮附子一兩朱砂麝香各一分龍腦一錢共研勻每服一錢先服溫水三兩口以溫酒一盞調服卽卧發時又一服間日再服不過十服卽愈保幼大全

舌主治齲齒作痛以綿裹尖咬之藏器

附方新一啄木散治蟲牙啄木舌一枚巴豆一枚研勻以豬鬃一莖點少許於牙根上立瘥聖惠

血主治庚日向西熱飲令人面色如朱光彩射人時珍出岣嶁神書

腦主治魯至剛俊靈機要云三月三日取啄木以丹砂大青拌肉餌之一年取腦和雄黃半錢作十丸每日向東水服一丸久能變形怒則如神怒喜則常人也

慈烏宋嘉祐補

釋名慈鴉嘉祐孝烏說文寒鴉禽經時珍曰烏字篆文象形鴉亦作鵶禽經鵶鳴啞啞故謂之鴉此鳥初

煆一夜。五更取出，勿打破，連泥埋入土中二尺。次日取出破開，入銀、石器内研末。以無灰酒入麝香少許，作一服。須謹候安排，待蟲出，速鉗入油鍋煎之。後〔一〕服局方嘉禾散一劑。胡雲翱□□〔二〕方。多年癇病。取臘月啄木鳥一箇，無灰酒三升。先以瓦罐鋪荆芥穗一寸厚，安鳥於上，再以穗蓋一寸，傾酒入内，鹽泥固濟，炭火煆之，酒乾爲度。放冷取出，爲末，入石膏二兩，鐵粉一兩，炮附子一兩，朱砂、麝香各一分，龍腦一錢，共研勻。每服一錢，先服温水三兩口，以温酒一盞調服即卧。發時又一服，間日再服，不過十服即愈。保幼大全。

舌。【主治】齲齒作痛，以綿裹尖，咬之。梅師。

【附方】新一。啄木散。治蟲牙。啄木舌一枚，巴豆一枚，研勻，每以猪鬃一莖，點少許於牙根上，立瘥。聖惠。

血。【主治】庚日向西熱飲，令人面色如朱，光彩射人。時珍。○出岣嶁神書。

腦。【主治】魯至剛俊靈機要云：三月三日取啄木，以丹砂、大青拌肉，餌之一年，取腦，和雄黄半錢，作十丸。每日向東水服一丸。久能變形，怒則如神鬼，喜則常人也。

慈烏 宋嘉祐

【釋名】慈鴉嘉祐、孝烏説文、寒鴉。【時珍曰】烏字篆文，象形。鴉亦作鵶，禽經鵶鳴啞啞，故謂之鵶。此鳥初

〔一〕煎之後：原字缺損。今從江西本補正。
〔二〕□□：原字缺損。江西本等作「經驗」，与殘筆不合。此方見上清紫庭追癆仙方論法。華夏本作「癆瘵」。

生母哺六十日，長則反哺六十日，可謂慈孝矣。北人謂之寒鴉，冬月尤甚也。

【集解】藏器曰：慈烏北土極多，似烏鴉而小，多羣飛作鴉鴉聲，不擇臭可食。〔時珍曰〕烏有四種：小而純黑，小觜反哺者，慈烏也；似慈烏而大觜，腹下白，不反哺者，雅烏也；似鴉烏而大，白項者，燕烏也；似鴉烏而小，赤觜穴居者，山烏也。山烏一名鸀，出西方。燕烏一名白脰，一名鬼雀，一名鷁鶋，音轄軋。禽經云：慈烏反哺，白脰不祥，大觜善警，玄烏吟夜。又云：烏鳥背飛而向啼也。又蜀徼有火鴉，能銜火。

肉【氣味】酸鹹平無毒【主治】補勞治瘦，助氣止咳嗽，骨蒸羸弱，若和五味淹炙食之良。藏器〇〔時珍曰〕北帝攝鬼録中亦用慈鴉卵。

烏鴉 宋嘉祐

【釋名】雅烏 小爾雅　老雅 雅與鴉同　鸒 音預　鵯鶋 音匹居　楚烏 詩義問　大觜烏 禽經

【集解】〔時珍曰〕烏鴉大觜而性貪鷙，好鳴，善避繒繳。古有鴉經以占吉凶。然北人喜鴉惡鵲，南人喜鵲惡鴉，惟師曠以白項者為不祥，近之。

生，母哺六十日，長則反哺六十日，可謂慈孝矣。北人謂之寒鴉，冬月尤甚也。

【集解】【禹錫曰】慈烏北土極多，似烏鴉而小，多群飛作鴉鴉聲，不膻臭，可食。【時珍曰】烏有四種：小而純黑，小觜反哺者，慈烏也；似慈烏而大觜，腹下白，不反哺者，雅烏也；似鴉烏而大，白項〔一〕者，燕烏也；似鴉烏而小，赤觜穴居者，山烏也。山烏一名鶅〔二〕，出西方。燕烏一名白脰，一名鬼雀，一名鶷鶡，音轄軋。禽經云：慈烏反哺，白脰不祥，巨〔三〕觜善警，玄〔四〕烏吟夜。又云：烏鳥背飛而向啼也。又蜀徼有火鴉，能銜火。

肉。【氣味】酸、鹹，平，無毒。【主治】補勞治瘦，助氣止咳嗽。骨蒸羸弱者，和五味淹炙食之，良。嘉祐。○【詵曰】北帝攝鬼録中亦用慈鴉卵。

烏鴉宋嘉祐

【釋名】鴉烏小爾雅、老雅雅與鴉同、鷽音預、鶋鴟音匹居、楚烏詩義問、大觜烏禽經。

【集解】【時珍曰】烏鴉大觜而性貪鷙，好鳥〔五〕，善避繒繳，古有鴉經以占吉凶。然北人喜鴉惡鵲，南人喜鵲惡鴉。惟師曠以白項者爲不祥，近之。

〔一〕項：原作「頁」。今從江西本改。
〔二〕鸓：原字似「鶅」。今據爾雅釋鳥改。
〔三〕巨：原作「人」。今據禽經改。
〔四〕玄：禽經作「哀」，或作「喪」。
〔五〕鳥：原字左殘損，或爲「鳴」字。

肉【氣味】酸濇平無毒 詵曰肉濇臭不可食止可治病藏器曰肉及卵食之令人昏忘把其毛亦然蓋未必然為其膻臭耳【主治】瘦病欬嗽骨蒸勞疾臘月以瓦瓶泥固燒存性為末每飲服一錢又治小兒癇疾及鬼魅 嘉祐 治暗風癇疾及五勞七傷吐血欬嗽殺蟲 時珍

【發明】頌曰烏鴉今人多用治急風而本經不著宜於臘月捕取翅羽觜足全者泥固煅過入藥治諸風烏犀丸中用之見和劑局方時珍曰聖濟總錄治破傷中風牙關緊急四肢強直有金烏散多用不錄

【附方】舊一新五 五勞七傷 吐血欬嗽烏鴉一枚栝樓瓤一枚白礬少許入鴉肚中縫扎煮熟作四服壽域神方 暗風癇疾 用臘月烏鴉一箇鹽泥固濟於瓶中煅過放冷取出為末入朱砂末半兩每服一錢酒下日三服不過十日愈○又方用臘烏鴉一箇瓶固煅研胡桃七枚蒼耳心子七枚為末每服一錢空心熱酒下並保幼大全 疝氣偏墜 即前胡桃蒼耳方加入新生兒衣一副煅研入之同上 經脈不通 積血不散用烏鴉散主之烏鴉去皮毛炙三分當歸焙好墨各三分延胡索炒蒲黃炒水蛭以糯米炒過各半兩芫青糯米炒過一分為末每服一錢酒下總錄 虛勞瘵疾 烏鴉一隻絞死去毛腸入人參片花椒各五錢縫合水煮熟食以湯下鴉骨參

肉。【氣味】酸、澀，平，無毒。【詵曰】肉澀臭不可食，止可治病。【藏器曰】肉及卵食之，令人昏忘，把其毛亦然。蓋未必昏，爲其膻臭耳。【主治】瘦病欬嗽，骨蒸勞疾。臘月以瓦瓶泥固燒存性，爲末，每飲服一錢。又治小兒癇疾及鬼魅。嘉祐。治暗風癇疾，及五勞七傷，吐血欬嗽，殺蟲。時珍。

【發明】【頌曰】烏鴉今人多用治急風，而本經不著。宜於臘月捕取翅羽、觜、足全者，泥固煅過，入藥治諸風。烏犀丸中用之，見和劑局方。【時珍曰】聖濟總録治破傷中風，牙關緊急，四肢强直，有金烏散，煅過入藥，品多不録。

【附方】新五。五勞七傷，吐血欬嗽。烏鴉一枚，栝樓穰一枚，白礬少許，入鴉肚中，縫扎煮熟，作四服。壽域神方。暗風癇疾。用臘月烏鴉一箇，鹽泥固濟，於瓶中煅過，放冷取出，爲末，入朱砂末半兩。每服一錢，酒下，日三服，不過十日愈。○又方：用渾烏鴉一箇，瓶固煅研，胡桃七枚，蒼耳心子七枚，爲末。每服一錢，空心熱酒下。並保幼大全。疝氣偏墜。即前胡桃、蒼耳方，加入新生兒胎[一]衣一副，煅研入之。同上。經脉不通，積血不散，用烏鴉散主之。烏鴉去皮毛炙三分，當歸焙、好墨各三分，延胡索炒、蒲黄炒、水蛭以糯米炒過各半兩，芫青糯米炒過一分，爲末。每服一錢，酒下。總録。虚勞瘵疾。烏鴉一隻，絞死去毛腸，入人參片、花椒各五錢，縫合，水煮熟食，以湯下。鴉骨、參、

[一] 胎：原脱。今據小兒衛生總微論卷六驚癇別論「治驚癇切牙方」補。

擣梓研粟肉丸服○吳球便民食療

烏目氣味無毒主治吞之令人見諸魅或研汁注目中夜能見鬼藏器

頭主治土蜂瘻燒灰傅之聖惠

心主治卒得欬嗽炙熟食之綱

膽主治點風眼紅爛時珍

翅羽主治從高墜下瘀血搶心面青氣短者取右翅七枚燒研酒服當吐血便愈蘇頌○出肘后治鍼刺入肉以三五枚炙焦研末醋調傅之數次即出甚效又治小兒痘瘡不出復入時珍

附方新一痘瘡復陷十二月取老鴉左翅辰日燒灰用猳猪血和丸芡子大每服一丸以猳猪尾血同溫水化服當出也○閻人規痘疹論

鵲別錄下品

椒焙研，棗肉丸服。○吴球便民食療。

烏目。【氣味】無毒。【主治】吞之，令人見諸魅。或研汁注目中，夜能見鬼。藏器。

頭。【主治】土蜂瘻，燒灰傅之。聖惠。

心。【主治】卒得欬嗽，炙熟食之。肘後。

膽。【主治】點風眼紅爛。時珍。

翅羽。【主治】從高墜下，瘀血搶心，面青氣短者，取右翅七枚，燒研酒服，當吐血便愈。蘇頌。○出肘後。治鍼刺入肉，以三五枚炙焦研末，醋調傅之，數次即出，甚效。又治小兒痘瘡不出復入。時珍。

【附方】新一。痘瘡復陷。十二月取老鴉左翅，辰日燒灰，用豶猪血和丸芡子大。每服一丸，以豶猪尾血同温水化服，當出也。○聞人規痘疹論。

鵲別録下品

釋名飛駁烏弘景喜鵲禹錫乾鵲綱目○時珍曰鵲古文作舃象形鵲鳴唶唶故謂之鵲鵲
色駁雜故謂之駁靈能報喜故謂之喜性最惡濕故謂之乾佛經謂之芻尼小說謂之神女

集解時珍曰鵲烏屬也大如鴉而長尾尖嘴黑爪綠背白腹尾翮黑白駁雜上下飛鳴以音感而孕以視而抱季冬
始巢開戶背太歲向太乙知來歲風多巢必卑下故曰乾鵲知來狌狌知往段成式云鵲有隱巢木如梁令鷙鳥不見人
若見之主富貴也鵲至秋則毛毨頭禿淮南子云鵲矢中蝟蝟即反而受啄火勝金也

雄鵲肉氣味甘寒無毒日華曰涼主治石淋消結熱可燒作灰以
石投中解散者是雄也別錄○藏器曰燒灰淋汁飲之令淋石自下治消渴疾去
風及大小腸澀并四肢煩熱胸膈痰結婦人不可食蘇頌冬至
埋鵲於圊前辟時疾溫氣時珍○

發明弘景曰凡鳥之雌雄難別者其翼左覆右者是雄右覆左者是雌又燒毛作屑納水中沉者是雄浮者是雌今
云投石恐止是鵲餘鳥未必爾

腦主治弘景曰五月五日取鵲腦入術家用時珍曰按淮南萬畢術云丙寅日鵲腦令人相思高誘註云取鵲腦雌

【釋名】飛駮烏[一]陶弘景、喜鵲禽經、乾鵲新語。○【時珍曰】鵲古文作舄，象形。鵲鳴唶唶，故謂之鵲。鵲色駮雜，故謂之駮。靈能報喜，故謂之喜。性最惡濕，故謂之乾。佛經謂之芻尼，小説謂之神女。

【集解】【時珍曰】鵲，烏屬也。大如鴉而長尾，尖觜黑爪，緑背白腹，尾翮黑白駮雜。上下飛鳴，以音感而孕，以視而抱，季冬始巢，開户背太歲向太乙。知來歲風多，巢必卑下。故曰乾鵲知來，狌狌知往。段成式云：鵲有隱巢木如梁，令鷙鳥不見。人若見之，主富貴也。鵲至秋則毛毨頭禿，淮南子云：鵲矢中猬，猬即反而受啄，火勝金也。

雄鵲肉。【氣味】甘，寒，無毒。【日華曰】凉。【主治】石淋，消結熱。可燒作灰，以石投中解散者，是雄也。別録。○【藏器曰】燒灰淋汁飲之，令淋石自下。治消渴疾，去風及大小腸澀，并四肢煩熱，胸膈痰結。婦人不可食。蘇頌。冬至埋鵲於圊前，辟時疾温氣。時珍。○出肘後。

【發明】【弘景曰】凡鳥之雌雄難別者，其翼左覆右者是雄，右覆左者是雌。又燒毛作屑納水中，沉者是雌，浮者是雄。今云投石，恐止是鵲，餘鳥未必爾。

腦。【主治】【弘景曰】五月五日取鵲腦，入術家用。【時珍曰】按淮南萬畢術云：丙寅鵲腦令人相思。高誘註云：取鵲腦雌

[一] 烏：原作「鳥」。今據證類卷十九雄鵲肉改。

雌各一道中燒之丙寅日入酒中飲令人相思又媚藥方中亦有用之者則陶氏所謂術家者亦此類耳

巢【主治】多年者燒之水服療顛狂鬼魅及蠱毒仍呼祟物名號亦傳癰瘡良日華　正旦燒灰撒門內辟盜其重巢柴燒研飲服方寸匕一日三服治積年漏下不斷困篤者一月取效時珍

〇出洞天錄及千金方重巢者連年重產之巢也

【附方】新一

小便不禁　重鵲巢中草一箇燒灰每服二錢匕以薔薇根皮二錢煎湯服之日二聖惠

山鵲 食物

【釋名】鸒預學二音〇爾雅　鶾音汗同上　山鷓俗名　赤嘴烏酉陽雜俎

【集解】時珍曰山鷓處處山林有之狀如鵲而烏色有文采赤嘴赤足尾長不能遠飛亦能食雞雀諺云朝鸒叫晴暮鸒叫雨說文以此為知來事之鳥字說云能效鷹鸇之聲而性惡其類相值則搏者皆指此也鄭樵以為喜鵲誤矣有文采如戴花勝人名戴鵟戴鵀

【氣味】甘溫無毒【主治】食之解諸果毒汪穎

雄各一，道中燒之，丙寅日入酒中飲，令人相思。又媚藥方中亦有用之者，則陶氏所謂術家者，亦此類耳。

巢。【主治】多年者，燒之水服，療顛狂鬼魅及蠱毒，仍呼祟物名號。亦傅瘻瘡，良。日華。正旦燒灰撒門内，辟盗。其重巢柴燒研，飲服方寸匕，一日三服，治積年漏下不斷困篤者，一月取效。時珍。○出洞天録及千金方。重巢者，連年重産之巢也。

【附方】新一。小便不禁。重鵲巢中草一箇，燒灰，每服二錢匕，以薔薇根皮二錢，煎湯服之，日二。聖惠。

山鵲〔一〕食物

【釋名】鷽渥、學二音○爾雅、鵫音汗，同上、山鷓俗名、赤嘴烏〔二〕酉陽雜俎。

【集解】【時珍曰】山鵲，處處山林有之。狀如鵲而烏色，有文采，赤觜赤足，尾長不能遠飛，亦能食雞、雀。諺云：朝鷽叫晴，暮鷽叫雨。説文以此爲知來事之鳥。字説云「能效鷹、鸇之聲而性惡」，「其類相值則搏」者，皆指此也。鄭樵以爲喜鵲，誤矣。有文采如戴花勝，人名戴鵟、戴鳻。

【氣味】甘，温，無毒。【主治】食之解諸果毒。汪頴。

〔一〕山鵲：食物本草此藥正名作「山鷓」，無山鵲名。
〔二〕赤嘴烏：酉陽雜俎卷十六作「赤嘴鳥」。

鶻嘲（骨嘲二音○宋嘉祐）

【釋名】鶻鵃（廣雅）鶻鳩（左傳）屈鳩（爾雅）鸒鳩（渥學二音）阿鵴（雜組）䴌䳜（音藍呂○時珍曰其目似鶻其形似鸒鸒山鵲也其聲啁嘲其尾屈促其羽如襤褸故有諸名阿鵴乃鸒鳩之訛也陸佃云凡鳥朝鳴曰嘲夜鳴曰夜此鳥善朝鳴故也禽經云林鳥朝嘲水鳥夜㖡是矣）

【集解】禹錫曰鶻嘲南北總有似山鵲而小短尾有青毛冠多聲青黑色在深林間飛翔不遠北人呼為鸖鶽鳥東都賦云鶻嘲春鳴是也時珍曰此鳥春來秋去好食桑椹易醉而性淫或云鶻嘲即戴勝未審是否鄭樵以為鸒鵯非矣

肉【氣味】鹹平無毒【主治】助氣益脾胃主頭風目眩煮炙食之頓盡一枚至驗（嘉祐○今江東俚人呼頭風為瘇頭先從兩項邊筋起直上入頭頭悶目眩者是也）

杜鵑（拾遺）

【釋名】杜宇（禽經）子巂（音髓）子規（亦作秭歸）鶗鴂（音弟桂亦作鷤鴂）催歸（亦作思歸）怨鳥周燕（說文）陽雀（時珍曰蜀人見鵑而思杜宇故呼杜鵑說者遂謂杜宇化鵑訛矣鵑與子巂子規鶗鴂催歸諸名皆因其聲似各隨方音呼之而已其鳴若曰不如歸去諺云陽雀叫鶗鴂央是矣禽經云江左曰子規蜀右曰杜

鶻嘲宋嘉祐○鶻，骨、猾二音

【釋名】鶻鵃爾雅、鶻鳩左傳、鶌[一]鳩爾雅、鷽鳩渥、學二音、阿鵴雜俎、䳰鷜音藍吕。○【時珍曰】其目似鶻，其形似鷽。鷽，山鵲也。其聲啁嘲，其尾屈促，其羽如繿縷，故有諸名。阿鵴乃鷽鳩之訛也。陸佃云：凡鳥朝鳴曰嘲，夜鳴曰啄。此鳥喜朝鳴故也。禽經云：林鳥朝嘲，水鳥夜啄，是矣。

【集解】【禹錫曰】鶻嘲，南北總有。似山鵲而小，短尾，有青毛冠，多聲，青黑色，在深林間，飛翔不遠。北人呼爲䳰鷜鳥[二]。東都賦云：鶻嘲春鳴，是也。【時珍曰】此鳥春來秋去，好食桑椹，易醉而性淫。或云鶻嘲即戴勝，未審是否？鄭樵以爲鸜鵒，非矣。

肉。【氣味】鹹，平，無毒。【主治】助氣益脾胃，主頭風目眩。煮炙食之，頓盡一枚，至驗。嘉祐[三]。○今江東俚人呼頭風爲瘇頭。先從兩項邊筋起，直上入頭，頭悶目眩者是也。

杜鵑拾遺

【釋名】杜宇禽經、子嶲音携、子規亦作秭歸、鶗鴂音弟桂，亦作鷤鴂、催歸亦作思歸、怨鳥、周燕説文、陽雀。【時珍曰】蜀人見鵑而思杜宇，故呼杜鵑。説者遂謂杜宇化鵑，訛矣。鵑與子嶲、子規、鶗鴂、催歸諸名，皆因其聲似，各隨方音呼之而已。其鳴若曰不如歸去。諺云：陽雀叫，鶗鴂央，是矣。禽經云：江左曰子規，蜀右曰杜

〔一〕鶌：原作「屈」。今據爾雅釋鳥改。
〔二〕䳰鷜鳥：證類卷十九鶻嘲作「鸜鷜」。
〔三〕祐：原作「佑」。證類卷十九鶻嘲之後注曰「新補」，此爲原出嘉祐本草之標記，今據改。

字說越曰怨鳥服虔注漢書以鶗鴂為伯勞
誤矣名同物異也伯勞一名鵙音决不音桂

集解藏器曰杜鵑小如鷂鳴呼不已蜀王本紀云杜宇為望帝淫其臣鼈靈妻乃禪位亡去時子規鳥鳴故蜀人見鵑鳴而悲望帝荊楚歲時記云杜鵑初鳴先聞者主離別學其聲令人吐血登廁聞之不祥厭法但作狗聲應之異苑云有人山行見一群聊學之嘔血便殞人言此鳥啼至血出乃止故有嘔血之事時珍曰杜鵑出蜀中今南方亦有之狀如雀鷂而色慘黑赤口有小冠春暮即鳴夜啼達旦鳴必向北至夏尤甚晝夜不止其聲哀切田家候之以興農事惟食蟲蠹不能為巢居他巢生子冬月則藏蟄

肉氣味甘平無毒主治瘡瘻有蟲薄切炙熱貼之蟲盡乃已時珍

發明時珍曰按呂氏春秋云肉之美者嶲燕之翠則昔人亦嘗食之矣

鸚䳇食物

釋名鸚哥俗名乾皋時珍曰按字說云鸚䳇如嬰兒之學母語故字從嬰母亦作鸚鵡熊太古云大者為鸚䳇小者為鸚哥則鸚義又取乎此師曠謂之乾皋李昉呼為隴客梵書謂之臊陀

宇，甌、越曰怨鳥。服虔注漢書，以鶗鴂爲伯勞，誤矣，名同物異也。伯勞一名鴂，音決，不音桂。

【集解】【藏器曰】杜鵑小如鷂，鳴呼不已。蜀王本紀云：杜宇爲望帝，淫其臣鼈靈妻，乃禪位亡去。時子規鳥鳴，故蜀人見鵑鳴而悲望帝。荆楚歲時記云：杜鵑初鳴，先聞者主别離，學其聲令人吐血，登厠聞之不祥。厭法，但作狗聲應之。異苑云：有人山行，見一群，聊學之，嘔血便殞。人言此鳥啼至血出乃止，故有嘔血之事。【時珍曰】杜鵑出蜀中，今南方亦有之。狀如雀、鷂而色慘黑，赤口有小冠。春暮即鳴，夜啼達旦，鳴必向北，至夏尤甚，晝夜不止，其聲哀切。田家候之，以興農事。惟食蟲蠹，不能爲巢，居他巢生子。冬月則藏蟄。

肉。【氣味】甘，平，無毒。【主治】瘡瘻有蟲，薄切炙熱貼之，蟲盡乃已。時珍。

【發明】【時珍曰】按吕氏春秋云：肉之美者，巂燕之翠。則昔人亦嘗食之矣。

鸚䳇食物

【釋名】鸚哥俗名、乾皐。【時珍曰】按字説云：鸚䳇如嬰兒之學母語，故字從嬰母。亦作鸚鵡。熊太古云：大者爲鸚䳇，小者爲鸚哥。則䳇義又取乎此。師曠謂之乾皐，李昉呼爲隴客，梵書謂之臊陀。

集解時珍曰鸚鴞有數種綠鸚鴞出隴蜀而滇南交廣近海諸地尤多大如烏鵲數百群飛南人以為鮓食紅鸚鴞紫赤色大亦如之白鸚鴞出西洋南番大如母雞五色鸚鴞出海外諸國大於綠而小於白者性尤慧利俱丹咮鉤吻長尾赤足金睛深目上下目瞼皆能眨動舌如嬰兒其趾前後各二異於衆鳥其性畏寒即發顫如瘴而死飼以餘甘子可解或云摩其背則瘖或云雄者喙變丹雌者喙黑不變張思正倦游錄云海中有黃魚能化鸚鴞此必又一種也有秦吉了鳥鳳皆能人言並附於左

附錄秦吉了時珍曰即了哥也唐書作結遼鳥番音也出嶺南容管廉邕諸州峒中大如鸜鵒紺黑色夾腦有黃肉冠如人耳丹咮黃距人舌人目目下連頸有深黃文頂尾有分縫能效人言音頗雄重用熟雞子和飯飼之亦有白色者

鳥鳳按范成大虞衡志云鳥鳳出桂海左右兩江峒中大如喜鵲紺碧色項毛似雉雞頭上有冠尾垂二翎骨長一尺四五寸至秋始有毛其形略似鳳音聲清越如笙簫能度小曲合宮商又能為百鳥之音彼處亦自難得

鸚鴞肉氣味甘鹹溫無毒主治食之已虛嗽汪穎

【集解】【時珍曰】鸚䳇有數種：緑鸚䳇出隴、蜀，而滇南、交、廣近海諸地尤多，大如烏、鵲，數百群飛，南人以爲鮓食。紅鸚䳇紫赤色，大亦如之。白鸚䳇出西洋、南番，大如母雞。五色鸚䳇出海外諸國，大於白而小於緑〔一〕者，性尤慧利。俱丹咮鉤吻，長尾赤足，金睛深目，上下目瞼皆能眨動，舌如嬰兒。其趾前後各二，異於衆鳥。其性畏寒，即發顫如瘴而死，飼以餘甘子可解。或云：摩其背則瘖。或云：雄者喙變丹，雌者喙黑不變。張思正倦游録云：海中有黄魚能化鸚䳇。此必又一種也。有秦吉了、鳥鳳，皆能人言，並附於左。

【附録】秦吉了。【時珍曰】即了哥也，唐書作結遼鳥，番音也。出嶺南容、管、廉、邕諸州峒中。大如鸜鵒，紺黑色，夾腦有黄肉冠，如人耳。丹咮黄距，人舌人目，目下連頸有深黄文，頂尾有分縫。能效人言，音頗雄重。用熟雞子和飯飼之。亦有白色者。鳥鳳。按范成大虞衡志云：鳥鳳出桂海左右兩江峒中，大如喜鵲，紺碧色。項毛似雄雞，頭上有冠。尾垂二弱骨，長一尺四五寸，至杪始有毛。其形略似鳳。音聲清越如笙簫，能度小曲合宫商，又能爲百鳥之音。彼處亦自難得。

鸚䳇肉。【氣味】甘、鹹，温，無毒。【主治】食之已虚嗽。汪穎。

〔一〕大於白而小於緑：御覽卷九百二十四鸚鵡引南方異物志作「一種五色，大如青而小於白者」。北户録卷一鸚鵡瘴注引南方異物志作「鸚鵡有三種，青者大如烏臼，白者大如鴞，五色者大於青者」。故此句當作「大於青而小於白」，或作「大如青而小於白」。

禽部之四　山禽類一十三種附一種

鳳凰拾遺

釋名 瑞鶠 時珍曰禽經云雄鳳雌凰亦曰瑞鶠鶠者百鳥偃伏也羽蟲三百六十鳳爲之長故從鳥從凡凡總也古作朋字象形鳳者美也大也

集解 時珍曰鳳南方朱鳥也按韓詩外傳云鳳之象鴻前麟後燕頷雞喙蛇頸魚尾鸛顙鴛顋龍文龜背羽備五采高四五尺翺翔四海天下有道則見其翼若竿其聲若簫不啄生蟲不折生草不羣居不侶行非梧桐不棲非竹實不食非醴泉不飲山海經云丹穴之山有鳥狀如雞五采而文飲食自然自歌自舞見則天下安寧蔡衡云象鳳有四赤多者鳳青多者鸞黃多者鵷紫多者鸑鷟白多者鷫鷞又羣書立名各異文繁不錄按羅存齋爾雅翼云南恩州北甘山壁立千仞猿狖不能至鳳凰巢其上惟食蟲魚遇大風雨飄墮其雛小者猶如鶴而足差短

鳳凰臺 氣味 辛平無毒 主治 勞損積血利血脈安神治驚邪癲癇雞癇發熱狂走水磨服之藏器

發明 藏器曰鳳凰脚下白物如石者名鳳凰臺鳳雖靈鳥時或來儀候其棲止處掘土二三尺取之狀如圓石白似

禽之四　山禽類一十三種，附一種

鳳凰拾遺

【釋名】瑞鶠。【時珍曰】禽經云：雄鳳雌凰，亦曰瑞鶠。鶠者，百鳥偃伏也。羽蟲三百六十，鳳爲之長，故從鳥從凡。凡，總也。古作朋字，象形。凰，美也，大也。

【集解】【時珍曰】鳳，南方朱鳥也。按韓詩外傳云：鳳之象，鴻前麟後，燕頷雞喙，蛇頸魚尾，鸛顙鴛顋，龍文龜背。羽備五采，高四五尺。翱翔四海，天下有道則見。其翼若竿〔一〕，其聲若簫，不啄生蟲，不折生草。不群居，不侶行。非梧桐不棲，非竹實不食，非醴泉不飲。山海經云：丹穴之山有鳥，狀如雞，五采而文，飲食自然，自歌自舞，見則天下安寧。蔡衡云：象鳳有五〔二〕。赤多者鳳，青多者鸞，黄多者鵷〔三〕，紫多者鸑鷟，白多者鷫鷞〔四〕。又群書立名各異，文繁不録。按羅存齋〔五〕爾雅翼云：南恩州北甘山，壁立千仞，猿狖不能至。鳳凰巢其上，惟食蟲魚，遇大風雨飄墮其雛，小者猶如鶴而足差短。

鳳凰臺。【氣味】辛，平，無毒。【主治】勞損積血，利血脉，安神。治驚邪，癲癇鷄癇，發熱狂走，水磨服之。藏器。

【發明】【藏器曰】鳳凰脚下白物如石者，名鳳凰臺。鳳雖靈鳥，時或來儀。候其棲止處，掘土二三尺取之，狀如圓石、白似

〔一〕竿：張本作「竽」。人衛本據荀子解蔽篇引逸詩改作「干」。并引楊倞注：「干，楯也。」後者義長。
〔二〕五：原作「四」。今據御覽卷九百十六鸞引蔡衡言改，與下文五種鳥合。
〔三〕鵷：同上此下有「鶵」字。
〔四〕鷫鷞：同上作「鵠」。
〔五〕齋：原作「斉」。「斉」同「齊」。此爲人名。爾雅翼方回跋、通雅、四庫全書總目提及羅願之號時均作「齋」，今據改。

卵者是也然鳳非梧桐不棲非竹實不食那復近地而有臺
入土乎正物有自然之理不可曉也今有鳳處未必有竹有
竹處未必有鳳恐是鱗鳳洲有之如漢時所貢續絃膠煎鳳
髓造成者曷足怪哉(時珍曰)按呂氏春秋云流沙之西丹山
之南有鳳鳥之卵沃民所食則所產之地不以為異也續絃
膠同眞記以為鸞血作成故雷公炮炙論云斷絃折劍遇鸞
血而如初陳氏以為鳳髓
所作要皆誕言不必深辯

孔雀 別録下品

(釋名)越鳥(時珍曰)孔大也李昉呼為
南客梵書謂之摩由邏

(集解)(弘景曰)出廣益諸州方家罕用(恭曰)交廣多有劍南元
無(時珍曰)按南方異物志云孔雀交趾雷羅諸州甚多
生高山喬木之上大如鴈高三四尺不減於鶴細頸隆背頭
戴三毛長寸許數十群飛棲遊岡陵晨則鳴聲相和其聲曰
都護雌者尾短無金翠雄者三年尾尚小五年乃長二三尺
夏則脫毛至春復生自背至尾有圓文五色金翠相繞如錢
自愛其尾山棲必先擇置尾之地雨則尾重不能高飛南人
因往捕之或暗伺其過生斷其尾以為方物若回顧則金翠
頓減矣山人養其雛為媒或探其卵雞伏出之飼以豬腸生
菜之屬聞人拍手歌舞則舞其性妒見采服者必啄之北戶
錄云孔雀不匹以音影相接而孕或雌鳴下風雄鳴上風亦
孕冀越集云孔雀雖有雌雄將乳時登木哀鳴蛇至即交故

卵者，是也。然鳳非梧桐不棲，非竹實不食，那復近地而有臺入土乎？正物有自然之理，不可曉也。今有鳳處未必有竹，有竹處未必有鳳，恐是麟鳳洲有之。如漢時所貢續絃膠，煎鳳髓造成者，曷足怪哉？【時珍曰】按呂氏春秋云：流沙之西，丹山之南，有鳳鳥之卵，沃民所食。則所産之地不以爲異也。續絃膠，洞〔一〕冥記以爲鸞血作成。故雷公炮炙論云：斷弦折劍，遇鸞血而如初。陳氏以爲鳳髓所作，要皆誑言，不必深辯。

孔雀 別録下品

【釋名】越鳥。【時珍曰】孔，大也。李昉呼爲南客。梵書謂之摩由邏。

【集解】【弘景曰】出廣、益諸州。方家罕用。【恭曰】交、廣多有，劍南元無。【時珍曰】按南方異物志云：孔雀，交趾、雷、羅諸州甚多，生高山喬木之上。大如雁，高三四尺，不減於鶴。細頸隆背，頭戴〔二〕三毛長寸許。數十群飛，棲遊岡陵。晨則鳴聲相和，其聲曰都護。雌者尾短無金翠。雄者三年尾尚小，五年乃長二三尺。夏則脱毛，至春復生。自背至尾有圓文，五色金翠，相繞如錢。自愛其尾，山棲必先擇置尾之地。雨則尾重不能高飛，南人因往捕之。或暗伺其過，生斷其尾，以爲方物。若回顧，則金翠頓減矣。山人養其雛爲媒，或探其卵，雞伏出之。飼以猪腸、生菜之屬。聞人拍手歌舞則舞。其性妬，見采服者必啄之。北户録云：孔雀不匹，以音影相接而孕。或雌鳴下風，雄鳴上風，亦孕。冀越集云：孔雀雖有雌雄，將乳時登木哀鳴，蛇至即交，故

〔一〕洞：原作「同」。今據卷一引據古今經史百家書目改。
〔二〕戴：原作「裁」。今據御覽卷九百二十四孔雀引異物志改。

其血膽猶傷人禽經云孔雀見蛇則宛而躍者是矣

肉

氣味 鹹涼微毒藏器曰無毒

主治 解藥毒蠱毒日華

發明 時珍曰按紀聞云山谷夷人多食之或以為脯腊味如雞鶩能解百毒人食其肉者自後服藥必不效為其解毒也又續博物志云李衛公言鵝驚鬼孔雀辟惡鵁鶄厭火

血

主治 生飲解蠱毒良日華

發明 時珍曰熊太古言孔雀與蛇交故血膽皆傷人而日華及異物志言其血與首能解大毒似不相合按孔雀之肉既能解毒何血獨傷人耶蓋亦猶雉與蛇交時即有毒而蛇伏蟄時即無毒之意耳

屎

氣味 微寒

主治 女子帶下小便不利別錄治崩中帶下可傅惡瘡日華

尾

氣味 有毒宗奭曰不可入目令人昏翳

駝鳥 拾遺

釋名 駝蹄雞綱目食火雞同上骨托禽 時珍曰駝象形托亦駝字之訛

其血、膽猶傷人。禽經云「孔見蛇則宛而躍」者，是矣。

肉。【氣味】鹹，凉，微毒。【藏器曰】無毒。【主治】解藥毒、蠱毒。日華。

【發明】【時珍曰】按紀聞云：山谷夷人多食之，或以爲脯腊，味如雞、鶩，能解百毒。人食其肉者，自後服藥必不效，爲其解毒也。又續博物志云：李衛公言，鵝驚鬼，孔雀辟惡，鵁鶄厭火。

血。【主治】生飲解蠱毒，良。日華。

【發明】【時珍曰】熊太古言，孔雀與蛇交，故血、膽皆傷人。而日華及異物志言其血與首能解大毒，似不相合。按孔雀之肉既能解毒，何血獨傷人耶？蓋亦猶雉與蛇交時即有毒，而蛇伏蟄時即無毒之意耳。

屎。【氣味】微寒。【主治】女子帶下，小便不利。别録。治崩中帶下，可傅惡瘡。日華。

尾。【氣味】有毒。【宗奭曰】不可入目，令人昏翳。

駝鳥拾遺

【釋名】駝蹄鷄綱目、食火鷄同上、骨托禽。【時珍曰】駝，象形。托亦駝字之訛。

集解 藏器曰：駝鳥如駝，生西戎。高宗永徽中，吐火羅獻之。高七尺，足如橐駝，鼓翅而行，日三百里，食銅鐵也。時珍曰：此亦是鳥也，能食物所不能食者。按李延寿後魏書云：波斯國有鳥，形如駝，能飛不高，食草與肉，亦噉火，日行七百里。郭義恭廣志云：安息國貢大雀，鴈身駝蹄，蒼色，舉頭高七八尺，張翅丈餘，食大麥，其卵如甕，其名駝鳥。刘郁西域記云：富浪有大鳥，駝蹄，高丈餘，食火炭，卵大如升。費信星槎録云：竹步国、阿丹国俱出駝蹄鷄，高者六七尺，其蹄如駝。彭乘墨客揮犀云：骨托禽出河州，狀如鵰，高三尺餘，其名自呼，能食鐵石。宋祁唐書云：開元初，康国貢駝鳥卵。鄭曉吾学編云：洪武初，三佛齊国貢火鷄，大於鶴，長三四尺，頸足亦似鶴，鋭嘴軟紅冠，毛色如青羊，足二指，利爪，能傷人腹致死，食火炭。諸書所記稍有不同，实皆一物也。

屎 氣味 無毒。主治 人誤吞鐵石入腹，食之立消。藏器

鷹 本經中品

釋名 角鷹綱目 鷞鳩 時珍曰：鷹以膺擊，故謂之鷹。其頂有毛角，故曰角鷹。其性爽猛，故曰鷞鳩。昔少皞氏以鳥名官，有祝鳩、鳲鳩、鶻鳩、雎鳩、鷞鳩五氏，盖鷹與鳩同氣禪化，故得稱鳩也。禽經云：小而鷙者皆曰隼，大而鷙者皆曰鳩，是矣。爾雅翼云：在北為鷹，在南為鷂。一云大為鷹，小為鷂。梵書謂之嘶那夜。

【集解】【藏器曰】駝鳥如駝，生西戎。高宗永徽中，吐火罗獻之。高七尺，足如橐駝，鼓翅而行，日三百里，食銅鐵也。【時珍曰】此亦是鳥也，能食物所不能食者。按李延壽後魏書云：波斯國有鳥，形如駝，能飛不高，食草與肉，亦噉火，日行七百里。郭義恭廣志云：安息國貢大雀，雁身駝蹄，蒼色，舉頭高七八尺，張翅丈餘，食大麥，其卵如甕，其名駝鳥。劉郁西域記〔一〕云：富浪有大鳥，駝蹄，高丈餘，食火炭，卵大如升。費信星槎勝覽〔二〕云：竹步國、阿丹國俱出駝蹄鷄，高者六七尺，其蹄如駝。彭乘墨客揮犀云：骨托禽出河州，狀如鵰，高三尺餘，其名自呼，能食鐵石。宋祁唐書云：開元初，康國貢駝鳥卵。鄭曉吾學編云：洪武初，三佛膌國貢火鷄，大於鶴，長三四尺，頸、足亦似鶴，鋭嘴軟紅冠，毛色如青羊，足二指，利爪，能傷人腹致死，食火炭。諸書所記稍有不同，實皆一物也。

屎。【氣味】無毒。【主治】人誤吞鐵石入腹，食之立消。藏器。

鷹本經中品

【釋名】角鷹綱目、鷞鳩。【時珍曰】鷹以膺擊，故謂之鷹〔三〕。其頂有毛角，故曰角鷹。其性爽猛，故曰鷞鳩。昔少皡氏以鳥名官，有祝鳩、鳲鳩、鶻鳩、雎鳩、鷞鳩五氏。蓋鷹與鳩同氣禪化，故得稱鳩也。禽經云：小而鷙者皆曰隼，大而鷙者皆曰鳩，是矣。爾雅翼云：在北爲鷹，在南爲鷂。一云：大爲鷹，小爲鷂。梵書謂之嘶那夜。

〔一〕西域記：卷一引據古今經史百家書目同。千頃堂書目卷八及劉郁原書均作西使記。
〔二〕勝覽：原作「録」。今據卷一引據古今經史百家書目改。
〔三〕鷹：原作「膺」。今從錢本改。本頁下同此誤者徑改。

集解時珍曰鷹出遼海者上北地及東北胡者次之北人多取雛養之南人八九月以媒取之乃鳥之疏暴者有雄鷹兕鷹其類以季夏之月習擊孟秋之月祭鳥隋魏彥深鷹賦頗詳其略云資金方之猛氣擅火德之炎精指重十字尾貴合盧觜同鉤利脚等荊枯或白如散花或黑如點漆大文若錦細斑似纈身重若金爪剛如鐵毛衣屢改厥色無常寅生酉就總號為黄二周作鷂三歲成蒼雌則體大雄則形小察之為易調之實難䜛以取熱酒以排寒生於窟者好眠巢於木者常立双骹長者起遲六翮短者飛急

肉氣味缺 主治食之治野狐邪魅藏器

頭主治五痔燒灰飲服藥性 治痔瘻燒灰入麝香少許酥酒服之治頭風眩運一枚燒灰酒服時珍 ○出王右軍法帖及溫隱居海上方

附方新一 頭目虚運車風一箇即鷹頭也去毛焙川芎一兩為末酒服三錢選奇方

觜及爪主治五痔狐魅燒灰水服藏器

睛主治和乳汁研之日三注眼中三日見碧霄中物忌烟熏藥性

【集解】【時珍曰】鷹出遼海者上，北地及東北胡者次之。北人多取雛養之，南人八九月以媒取之。乃鳥之疏暴者。有雉鷹、兔鷹，其類以季夏之月習擊，孟秋之月祭鳥。隋魏彥深鷹〔一〕賦頗詳。其略云：資金方之猛氣，擅火德之炎精。指重十字，尾貴合盧。觜同鉤〔二〕利，脚等荆枯。或白如散花，或黑如點漆〔三〕。大文若錦，細斑似纈。身重若金，爪剛如鐵。毛衣屢改，厥色無常。寅生酉就，總號爲黄。二周作鷂〔四〕，三歲〔五〕成蒼。雌則體大，雄則形小。察之爲易，調之實難。薑以取熱，酒以排寒。生於窟者好眠，巢於木者常立。雙骹長者起遲，六翮短者飛急。

肉。【氣味】缺。【主治】食之，治野狐邪魅。藏器。

頭。【主治】五痔，燒灰飲服。藥性。治痔瘻，燒灰，入麝香少許，酥酒服之。治頭風眩運，一枚燒灰，酒服。時珍。○出王右軍法帖及温隱居海上方。

【附方】新一。頭目虛運。車風一箇，即鷹頭也，去毛焙，川芎一兩，爲末。酒服三錢。選奇方。

觜及爪。【主治】五痔狐魅，燒灰水服。藏器。

睛。【主治】和乳汁研之，日〔六〕三注眼中，三日見碧霄中物，忌烟熏。藥性。

〔一〕鷹：原作「膺」。今據初學記、白孔六帖、御覽諸書所引鷹賦改。
〔二〕鉤：御覽卷九百二十六鷹引鷹賦作「劒」。
〔三〕黑如點漆：初學記、御覽引鷹賦均作「赤如點血」。
〔四〕鷂：初學記卷三十鳥部引作「鴘」，御覽卷九百二十六鷹引作「鶣」。
〔五〕三歲：同上均作「千日」。
〔六〕日：證類卷十九鷹屎白引藥性論作「夜」。

骨【主治】傷損接骨，燒灰，每服二錢，酒服，隨病上下，食前食後。時珍

毛【主治】斷酒，水煮汁飲，即止酒也。千金

屎白【氣味】微寒，有小毒。【主治】傷撻滅瘢。本經　燒灰酒服，治中惡。藥性　燒灰酒服方寸匕，主邪惡，勿令本人知。蘇恭　消虛積，殺勞蟲，去面皰䵟黯。時珍

【發明】弘景曰：單用不能滅瘢，須合殭蠶、衣魚之屬為膏乃效。

【附方】舊二新四。

奶癖　寇曰：凡小兒膈下硬，如有物，乃俗名奶癖者也。只服溫脾化積藥，不可轉瀉。用黃鷹屎一錢，密陀僧一兩，舶上硫黃一分，丁香二十一箇，為末。每服一字，三歲已上半錢，用乳汁或白麪湯調下，並不轉泄。一復時取下青黑物，後服補藥：以醋石榴皮炙黑半兩，蛜蝌一分，木香一分，麝香半錢，為末。每服一字，薄酒調下，連喫二服。

面皰　鷹屎白二分，胡粉一分，蜜和傅之。外臺

滅痕　千金用鷹屎白和人精傅，日三。○聖惠用鷹屎二兩，殭蠶一兩半，為末，蜜和傅。○總録用鷹屎白、々附子各一兩，為末，醋和傅，日三五次，痕滅止。

食哽　鷹糞燒灰，水服方寸

骨。【主治】傷損接骨。燒灰，每服二錢，酒服。隨病上下，食前、食後。時珍。

毛。【主治】斷酒。水煮汁飲，即止酒也。千金。

屎白。【氣味】微寒，有小毒。【主治】傷撻滅痕。本經。燒灰酒服，治中惡。藥性。燒灰，酒服方寸匕，主邪惡〔一〕，勿令本人知。蘇恭。消虚積，殺勞蟲，去面皰䵟䵳。時珍。

【發明】【弘景曰】單用不能滅瘢。須合殭蠶、衣魚之屬爲膏，乃效。

【附方】舊二，新四。奶癖。【寇曰】凡小兒膈〔二〕下硬如有物，乃俗名奶癖者也。只服温脾化積丸藥，不可轉瀉。用黄鷹屎白〔三〕一錢，密陀僧一兩，舶上硫黄一分，丁香二十一箇，爲末。每服一字，三歲已上半錢，用乳汁或白麪湯調下。並不轉泄，一復時取下青黑物。後服補藥，以醋石榴皮炙黑半兩，蜆蜊一分，木香一分，麝香半錢，爲末。每服一字，薄酒調下，連喫二服。面皰。鷹〔四〕屎白二分，胡粉一分，蜜和傅之。外臺。滅痕。千金用鷹屎白和人精傅，日三。○聖惠用鷹屎二兩，殭蠶一兩半，爲末，蜜和傅。○總録用鷹屎白、白附子各一兩，爲末，醋和傅，日三五次，痕滅止。食哽。鷹糞燒灰，水服方寸

〔一〕邪惡：證類卷十九鷹屎白作「惡酒」。
〔二〕膈：衍義卷十六鷹屎白作「脇」。
〔三〕白：原脱。今據補同上。
〔四〕鷹：原作「膺」。今據外臺卷三十二面皯皰方改。本頁同此誤者徑改。

外臺。

鵰《綱目》音凋。

【釋名】鷲音就。鷻《說文》音團。時珍曰：《禽經》云：鷹以膺之，鶻以猾之，隼以尹之，鵰以周之，鷲以就之，鷻以搏之，皆言其擊搏之異也。梵書謂之揭羅闍。

【集解】時珍曰：鵰似鷹而大，尾長翅短，土黃色，鷙悍多力，盤旋空中，無細不覩。皂鵰即鷲也，出北地，色皂。青鵰出遼東，最俊者謂之海東青。羌鷲出西南夷，黃頭赤目，五色皆備。鵰類能搏鴻鵠、獐鹿、犬豕。又有虎鷹，翼廣丈餘，能搏虎也。鷹鵰雖鷙，而畏燕子，物無大小也。其翮可為箭羽。劉郁《西域記》云：皂鵰一產三卵者，內有一卵化犬。短毛灰色，與犬無異，但尾背有羽毛數莖耳。隨母影而走，所逐無不獲者，謂之鷹背狗。

骨【氣味】缺。【主治】折傷斷骨。燒灰，每服二錢，酒下，在上食後，在下食前，骨即接如初。時珍。出接骨方。

【發明】時珍曰：鷹、鶚、鵰骨皆能接骨。蓋鷙鳥之力在骨，故以骨治骨，從其類也。

屎【主治】諸鳥獸骨哽。燒灰，酒服方寸匕。時珍。出《外臺秘要》。

匕。○外臺。

鵰音凋○綱目

【釋名】鷲音就，山海經、鷻說文，音團。○【時珍曰】禽經云：鷹以膺之，鶻以猾之，隼以尹之，鵰以周之，鷲以就之，鷻以摶之。皆言其擊摶之異也。梵書謂之揭羅闍。

【集解】【時珍曰】鵰似鷹而大，尾長翅短，土黄色，鷙悍多力，盤旋空中，無細不睹。皂鵰即鷲也，出北地，色皂。青鵰出遼東，最俊者謂之海東青。羌鷲出西南夷，黄頭赤目，五色皆備。鵰類能摶鴻鵠、獐鹿、犬、豕。又有虎鷹，翼廣丈餘，能摶虎也。鷹、鵰雖鷙而畏燕子，物無大小也。其翮可爲箭羽。劉郁西域記[一]云：皂鵰一産三卵者，内有一卵化犬。短毛灰色，與犬無異，但尾背有羽毛數莖耳。隨母影而走，所逐無不獲者，謂之鷹背狗。

骨。【氣味】缺。【主治】折傷斷骨。燒灰，每服二錢，酒下，在上食後，在下食前，骨即接如初。時珍。○出接骨方。

【發明】【時珍曰】鷹、鶚、鵰骨，皆能接骨。蓋鷙鳥之力在骨，故以骨治骨，從其類也。

屎。【主治】諸鳥獸骨哽。燒灰，酒服方寸匕。時珍。○出外臺秘要。

〔一〕西域記：卷一引據古今經史百家書目同。千頃堂書目卷八及劉郁原書均作西使記。

鶚 綱目

釋名 魚鷹禽經 鵰鶚詩疏 雎鳩周南 王雎音疽 沸波淮南子 下窟烏時珍曰：鶚狀可愕，故謂之鶚。其視雎健，故謂之雎。能入穴取食，故謂之下窟烏。翱翔水上，扇魚令出，故曰沸波。禽經云：王雎，魚鷹也。尾上白者名白鷹。

集解 時珍曰：鶚，鵰類也。似鷹而土黃色，深目好峙。雄雌相得，鷙而有別，交則雙翔，別則異處。能翱翔水上捕魚食，江表人呼為食魚鷹，亦啖蛇。詩云：關關雎鳩，在河之洲。即此。其肉腥惡，不可食。陸璣以為鷙，揚雄以為白鷹，黃氏以為杜鵑，皆誤矣。禽經云：鳩生三子，一為鶚。鳩，尸鳩也。杜預以王雎為尸鳩，或以此也。

骨 主治：接骨。時珍

附方 新一。接骨：用下窟烏即鶚也，取骨燒存性，以古銅錢一箇燒紅，醋淬七次，為末，等分，酒服一錢，不可過多。病在下，空心；在上，食後服。極有效驗。須先夾縛定，乃服此。唐蘭道人方

嘴 主治：蛇咬，燒存性，研末，一半酒服，一半塗之。時珍

鴟 別錄下品

鶚綱目

【釋名】魚鷹禽經、鵰鷄詩疏、雎鳩周南、王雎音疽、沸波淮南子、下窟烏。【時珍曰】鶚狀可愕，故謂之鶚。其視雎健，故謂之雎。能入穴取食，故謂之下窟烏。翱翔水上，扇魚令出，故曰沸波。禽經云：王雎，魚鷹也。尾上白者名白鷢。

【集解】【時珍曰】鶚，鵰類也。似鷹而土黄色，深目好峙。雄雌相得，鷙而有别，交則雙翔，别則異處。能翱翔水上捕魚食，江表人呼爲食魚鷹。亦啖蛇。詩云「關關雎鳩，在河之洲」即此。其肉腥惡，不可食。陸機以爲鷲，揚雄以爲白鷹，黄氏以爲杜鵑，皆誤矣。禽經云：鳩生三子，一爲鶚鳩，尸鳩也。杜預以王雎爲尸鳩，或以此也。

骨。【主治】接骨。時珍。

【附方】新一。接骨。用下窟烏即鶚也，取骨燒存性，以古銅錢一箇，煅紅醋淬七次，爲末，等分。酒服一錢，不可過多。病在下空心，在上食後服，極有效驗。須先夾縛定，乃服此。唐藺道人方。

觜。【主治】蛇咬。燒存性研末，一半酒服，一半塗之。時珍。

鴟別録下品

【釋名】雀鷹（詩疏）鳶（詩經）鷂（音遙）隼（音筍。本作鵻）鴟（時珍曰：鴟、鳶二字篆文象形。一云：鴟，其聲也；鳶，攫物如射也；隼，擊物准也；鷂，目擊遙也。詩疏云：隼有數種，通稱為鷂。雀鷹春化布穀。爾雅謂之茅鴟，齊人謂之擊正，或謂之題肩。爾雅云：鷣，負雀。也。梵書謂之阿黎耶。）

【集解】弘景曰：鴟即俗呼老鴟者。又有鵰、鶚，並相似而大。時珍曰：鴟似鷹而稍小，其尾如舵，極善高翔，專捉雞、雀。鴟類有數種。按禽經云：善摶者曰鷂，竊玄者曰鵰，骨曰鶻，瞭曰鷂，展曰鸇，奪曰鵟。又云：鶻生三子，一為鴟。鶻小於鴟而最猛捷，能擊鳩、鴿，亦名鷸子，一名籠脫。鸇色青，向風展翅迅搖，搏捕鳥雀，鳴則大風，一名晨風。鵟小於鴟，其脰上下，亦取鳥雀如攫掇也，一名鷸子。又月令：二月鷹化為鳩，七月鳩化為鷹。莊子云：鷂為鸇，鸇為布穀，布穀復為鷂。此皆指此屬也。隼鶻雖鷙而有義，故曰鷹不擊伏，隼不擊胎，鶻握鳩而自暖，乃至旦而見釋，此皆殺中有仁也。

鴟頭

【修治】弘景曰：雖不限雌雄，雄者當勝。用須微炙，不用蝕者。古方治頭面方有鴟頭酒。

【氣味】鹹，平，無毒。（時珍曰：按段成式云：唐肅宗張后專權，每進酒，置鴟腦於內，令人久醉健忘。則鴟頭亦有微毒矣。）

【主治】頭風目眩顛倒，癇疾。（別錄）

【附方】舊二。癲癇瘈瘲：飛鴟頭三枚，鉛丹一斤，為末，蜜丸梧子大。每酒服三丸，日三次。（千金）旋風

【釋名】雀鷹詩疏、鳶詩經、鷐音淫、隼本作鵻，音筍、鷂。【時珍曰】鴟、鳶二字，篆文象形。一云：鴟，其聲也。鳶，攫物如射也。隼，擊物準也。鷂，目擊遥也。詩疏云：隼有數種，通稱爲鷂。雀鷹春化布穀。爾雅謂之茅鴟，齊人謂之擊正，或謂之題肩。爾雅云：鷐，負雀也。梵書謂之阿黎耶。

【集解】【弘景曰】鴟，即俗呼老鴟者。又有鵰、鶚，並相似而大。【時珍曰】鴟似鷹而稍小，其尾如舵，極善高翔，專捉雞、雀。鴟〔一〕類有數種。按禽經云：善搏者曰鶚，竊玄者曰鵰〔二〕，骨曰鶻，瞭曰鷂，展曰鸇，奪曰鵽。又云：鶻生三子，一爲鴟。鶻，小於鴟而最猛捷，能擊鳩、鴿，亦名鷸子，一名籠脱。鸇，色青，向風展翅迅摇，搏捕鳥雀。鳴則大風，一名晨風。鵽，小於鸇，其脰上下，亦取鳥雀如攘掇也，一名鷸子。又月令：二月鷹化爲鳩，七月鳩化爲鷹。列子〔三〕云：鷂爲鸇，鸇爲布穀，布穀復爲鷂。皆指此屬也。隼鶻雖鷙而有義，故曰鷹不擊伏，隼不擊胎。鶻握鳩而自暖，乃至旦而見釋，此皆殺中有仁也。

鴟頭。【修治】【弘景曰】雖不限雌雄，雄者當勝。用須微炙，不用蠹者。古方治頭面方有鴟頭酒。

【氣味】鹹，平，無毒。【時珍曰】按段成式云：唐肅宗張后專權，每進酒寘鴟腦於内，云令人久醉健忘。則鴟頭亦有微毒矣。

【主治】頭風目眩顛倒，癇疾。别録。

【附方】舊二。癲癇瘈瘲。飛鴟頭三枚，鉛丹一斤，爲末，蜜丸梧子大。每酒服三丸，日三次。千金。旋風

〔一〕鴟：原字右側缺損。今從江西本補正。
〔二〕鵰：此下禽經有「鵃曰鵊」三字。
〔三〕列子：原作「莊子」。下文非出莊子，與本卷鳲鳩所引列子同，今據改。列子卷一天瑞所云，基本相同。

眩冒鴟頭丸用鴟頭一枚炒黃，真䕡茹、白朮各一兩，川椒半兩炒去汗，為末，蜜和丸梧子大，每酒下二十丸。聖惠

肉【氣味】缺【主治】食之治癲癇。孟詵　食之消雞肉鶻鶉成積。時珍

骨【主治】鼻衄不止，取老鴟翅關大骨，微炙研末吹之。時珍　出聖濟總錄○

鴟鵂 拾遺

【釋名】角鴟說文　怪鴟爾雅　雚音丸　老兔爾雅　鉤鵅音格　鵋䳢音忌欺　轂轆鷹蜀人所呼　呼咵鷹楚人所呼　夜食鷹吳人所呼○時珍曰：其狀似鴟而有毛角，故曰鴟，曰角，曰雚。雚字象鳥頭目有角形也。老兔象頭目形。鵂、怪皆不祥也。鉤鵅、鵋䳢、轂轆、呼咵，皆其聲似也。蜀人又訛鉤鵅為鬼各哥。

【集解】藏器曰：鉤鵅，鴟類也。江東呼為鉤鵅。其狀似鴟有角，怪鳥也。夜飛晝伏，入城城空，入室室空。常在一處則無害。若聞其聲如笑者，宜速去之。北土有訓狐，二物相似，各有其類。訓狐聲呼其名，兩目如貓兒，大如鴝鵒，作笑聲，當有人死。又有鵂鶹，亦是其類，微小而黃，夜能入人家，拾人手爪，知人吉凶。有獲之者，嗉中猶有爪甲。故除爪甲者，埋之戶內，蓋忌此也。時珍曰：此物有二種。鴟鵂大如鴟鷹，黃黑斑色，頭目如貓，有毛角兩耳，晝伏夜出，鳴則雌雄相喚，其聲如老人

眩冒。鴟頭丸：用鴟頭一枚炒黄，真蔄茹、白术各一兩，川椒半兩，炒去汗，爲末，蜜和丸梧子大。每酒下二十丸。聖惠。

肉。【氣味】缺。【主治】食之，治癲癎。孟詵。食之，消雞肉、鵪鶉成積。時珍。

骨。【主治】鼻衄不止。取老鴟翅關大骨，微炙研末，吹之。時珍。○出聖濟總録。

鴟鵂拾遺

【釋名】角鴟說文、怪鴟爾雅、雚音丸、老兔爾雅、鉤鵅音格、鵋鶀音忌欺、轂轆鷹蜀人所呼、呼咵鷹楚人所呼、夜食鷹吴人所呼。○【時珍曰】其狀似鴟而有毛角，故曰鴟，曰角。曰雚，雚字象鳥頭目有角形也。老兔，象頭目形。鵂、怪，皆不祥也。鉤鵅、轂轆、呼咵，皆其聲似也。蜀人又訛鉤格爲鬼各哥。

【集解】【藏器曰】鉤鵅，即爾雅鵋鶀也。江東呼爲鉤鵅。其狀似鴟有角，怪鳥也。夜飛晝伏，入城城空，入室室空。常在一處則無害。若聞其聲如笑者，宜速去之。北土有訓狐，二物相似，各有其類。訓狐聲呼其名，兩目如猫兒，大於〔一〕鉤鵅，作笑聲，當有人死。又有鵂鶹，亦是其類，微小而黄，夜能入人家，拾人手爪，知人吉凶。有人獲之，嗉中猶有爪甲。故除爪甲者，埋〔二〕之户内，爲此也。【時珍曰】此物有二種。鴟鵂大如鴟鷹，黄黑斑色，頭目如猫，有毛角兩耳。晝伏夜出，鳴則雌雄相唤，其聲如老人，

〔一〕於：原作「如」。今據證類卷十九鉤鵅改。
〔二〕埋：原字缺損。今據同上補正。

初若呼後若笑所至多不祥莊子云鵂鶹夜拾蚤察毫末晝
出瞋目而不見丘山何承天纂文云鵂鶹白日不見人夜能拾蚤
蝨俗訛蚤為人爪妄矣一種鵂鶹大如鴝鵒毛色如鷂頭目
如貓鳴則後竅應之其聲連轉如云休留休留故名曰鶹
鶹江東呼為車載板楚人呼為快扛鳥蜀人呼為春哥兒皆
言其鳴主有人死也試之亦驗說文謂之萑音還言其小也
藏器所謂訓狐者乃鴞也所謂鵂鶹者乃鴟鵂之小者也並
誤矣周禮硩蔟氏掌覆夭鳥之巢以方書十日之號十二支
之號十二辰之號十二歲之號二十有八宿之號
懸其巢則去續博物志云鵂鶲鵂鶹且抱以聒

肉【氣味】缺【主治】瘧疾用一隻去毛腸油煠食之時珍○出陰憲副方

【附方】新一

風虛眩運 大頭鷹閉殺去毛煮食以骨燒存性酒服 便民食療

肝【主治】入法術家用時珍

鴞拾遺

【釋名】梟鴟音嬌 士梟爾雅 山鴞晉灼 鵩鴞十六國史 鵩漢書 訓狐拾遺 流離詩經 魋魂時珍

【時珍曰】鴞梟訓狐其聲也鵩其色如服色也俚人訛訓狐為幸胡者是也鴞與鴟二物也周公合而詠之後人遂以鴟鴞為一鳥誤矣魋字韻書無考當作匈攄切魋魂流離言其不祥也吳球方作逐魂梟長則食母故古人夏至磔

初若呼，後若笑，所至多不祥。莊子云：鵂鶹夜拾蚤，察毫末，晝出而不見丘山。何承天纂文云：鵂鶹白日不見人，夜能拾蚤虱。俗訛蚤爲人爪，妄矣。一種鵂鶹，大如鴝鵒，毛色如鷂，頭目亦如猫，鳴則後竅應之，其聲連囀，如云「休留休留」，故名曰鵂鶹。江東呼爲車載板，楚人呼爲快扛鳥，蜀人呼爲春哥兒，皆言其鳴主有人死也。試之亦驗。說文謂之⿱雀鳥〔一〕，音爵，言其小也。藏器所謂訓狐者，乃鴞也。所謂鵂鶹者，乃鴟鵂之小者也。並誤矣。周禮硩蔟氏掌覆夭鳥之巢，以方書十日之號，十二支之號，十二辰之號〔二〕，十二歲之號，二十有八宿之號，懸其巢則去。續博物志云：鵂鶹、鸛、鵲，其抱以聒。

肉。【氣味】缺。【主治】瘧疾，用一隻，去毛腸，油煠食之。時珍。○出陰憲副方。

【附方】新一。風虛眩運。大頭鷹閉殺去毛，煮食；以骨燒存性，酒服。便民食療。

肝。【主治】入法術家用。時珍。

鴞 拾遺

【釋名】梟鴟音嬌、土梟爾雅、山鴞晋灼、雞鴞十六國史、鵩漢書、訓狐拾遺、流離詩經、⿺鬼重魂。【時珍曰】鴞、梟、訓狐，其聲也。鵩，其色如服色也。俚人訛訓狐爲幸胡者，是也。鴟與鴞，二物也。周公合而詠之，後人遂以鴟、鴞爲一鳥，誤矣。⿺鬼重字韻書無考，當作匈擁切。⿺鬼重魂、流離，言其不祥也。吴球方作逐魂。梟長則食母，故古人夏至磔〔三〕

〔一〕⿱雀鳥：說文隹部作「雀」。集韻藥韻云「或從鳥」。

〔二〕十二支……辰之號：此二句，周禮秋官司寇作「十有二辰之號，十有二月之號」。

〔三〕磔：原作「殜」。說文木部梟云：「梟，不孝鳥也。日至，捕梟磔之。从鳥頭在木上。」今據改。

之而其字從鳥首在木上

【集解】藏器曰鴞即梟也一名鵩吳人呼為魋魂惡聲鳥也賈誼云鵩似鴞其實一物也入室主人當去此鳥盛午不見物夜則飛行常入人家捕鼠食周禮硩蔟氏掌覆天鳥之巢註云惡鳴之鳥若鴞鵩鬼車之屬時珍曰鴞鵩鵂鶹梟皆惡鳥也說者往往混註賈誼謂鵩似鴞藏器謂鴞與訓狐為一物許慎張華謂鴞鵂鶹為一物王逸謂鵩即訓狐陳正敏謂梟為伯勞宗懍謂土梟為鴝鵒各執一說今通攷據并咨詢野人則鴞梟鵩訓狐一物也鵂鶹一物也藏器所謂訓狐之狀者鵂鶹也鴞即今俗所呼幸胡者是也處處山林時有之少美好而長醜惡狀如母雞有斑文頭如鴝鵒目如貓目其名自呼好食桑椹古人多食之故禮云不食鴞胖謂脇側薄弱也莊子云見彈而求鴞炙前涼錄云張天錫言北方美物桑椹甘香雞鴞革饗皆指此物也按巴蜀異物志云鵩如小雞體有文色土俗因名之不能遠飛行不出域盛弘之荊州記云巫縣有鳥如雌雞其名為鴞楚人謂之鵩陸機詩疏云鴞大如鳩綠色入人家凶賈誼所賦鵩是也其肉甚美可為羹臛炙食劉恂嶺表錄云北方梟鳴人以為怪南中晝夜飛鳴與烏鵲無異桂林人家家羅取使捕鼠以為勝狸也合諸說觀之則鴞鵩訓狐之為一物明矣又按郭義恭廣志云鴞楚鳩所生也不能滋乳如騾驢焉然梟長則食母是自能孳乳矣抑所食者即鳩耶淮南

之，而其字從鳥首在木上。

【集解】【藏器曰】鴞即梟也，一名鵩。吴人呼爲魑魂，惡聲鳥也。賈誼云：鵩似鴞，其實一物也，入室，主人當去。此鳥盛午不見物，夜則飛行，常入人家捕鼠食。周禮哲蔟氏掌覆夭鳥之巢。註云：惡鳴之鳥，若鴞、鵩、鬼車之屬。【時珍曰】鴞、鵩、鵂鶹、梟，皆惡鳥也，説者往往混註。賈誼謂鵩似鴞，藏器謂鴞與訓狐爲二物，許慎、張華謂鴞鵩、鵂鶹爲一物，王逸謂鵩即訓狐，陳正敏謂梟爲伯勞，宗懔謂土梟爲鴝鵒，各執一説。今通攷據，并咨詢野人，則鴞、梟、鵩、訓狐，一物也。鵂鶹，一物也。藏器所謂訓狐之狀者，鵂鶹也。鴞，即今俗所呼幸胡者是也，處處山林時有之。少美好而長醜惡，狀如母鷄，有斑文，頭如鴝鵒，目如猫目，其名自呼，好食桑椹。古人多食之，故禮云「不食鴞胖」，謂脇側薄弱也。莊子云：見彈而求鴞炙。前凉録云：張天錫言，北方美物，桑椹甘香，鵄鴞革饗。皆指此物也。按巴蜀異物志云：鵩如小鷄，體有文色，土俗因名之。不能遠飛，行不出域。盛弘之荆州記云：巫縣有鳥如雌鷄，其名爲鴞，楚人謂之鵩。陸機詩疏云：鴞大如鳩，緑色，入人家凶，賈誼所賦鵩是也。其肉甚美，可爲羹臛，炙食。劉恂嶺表録云：北方梟鳴，人以爲怪。南中晝夜飛鳴，與烏、鵲無異。桂林人家家羅取，使捕鼠，以爲勝狸[一]也。合諸説觀之，則鴞、鵩、訓狐之爲一物明矣。又按郭義恭廣志云：鴞，楚鳩所生也，不能滋乳，如騾、駏驉焉。然梟長則食母，是自能孳乳矣。抑所食者即鳩耶？淮南萬畢術[二]云：甑瓦投之，能止梟鳴，性相勝也。

〔一〕狸：原作「俚」。今據御覽卷九百二十七惡鳥引嶺表録異改。

〔二〕萬畢術：原作「子」。今據同上引淮南萬畢術改。

肉氣味甘溫無毒主治鼠瘻炙食之藏器風癇噎食病時珍

【附方】新二 風癇風癇及寶鑑第九卷名神應丹惺神散醫方大成下冊噎食取鴞鳥未生毛者一對用黃泥固濟煅存性為末每用一匙以溫酒服壽域神方

頭主治痘瘡黑陷用臘月者一二枚燒灰酒服之當起。時珍○出雲岐子保命集

目主治吞之令人夜見鬼物藏器

鴆音沉去聲○別錄下品 校正自外類移入此

【釋名】鴆日與運日同同力鳥陶弘景

【集解】別錄曰鴆生南海弘景曰鴆與鴆日是兩種鴆鳥狀如孔雀五色雜斑高大黑頸赤喙出廣之深山中鴆日狀如黑傖鷄作聲似云同力故江東人呼為同力鳥並噉蛇人誤食其肉立死並療蛇毒昔人用鴆毛為毒酒故名鴆酒頃不復爾又海中有物赤色狀如龍名海薑亦有大毒甚於鴆羽恭曰鴆鳥出商州以南江嶺間大有人皆諳識其肉腥有毒不堪噉云羽畫酒殺人亦是浪證郭璞云鴆大如鵰長頸赤喙食蛇說文廣雅淮南子皆以鴆為鴆日交廣人亦云鴆

肉。【氣味】甘，温，無毒。【主治】鼠瘻，炙食之。藏器。風癇，噎食病。時珍。

【附方】新二。風癇。風癇，攷寶鑑第九卷名神應丹；惺神散，醫方大成下册。噎食。取鵬鳥未生毛者一對，用黄泥固濟，煅存性，爲末。每用一匙，以温酒服。壽域神方。

頭。【主治】痘瘡黑陷。用臘月者一二枚，燒灰，酒服之，當起。時珍。○出雲岐子保命集。

目。【主治】吞之，令人夜見鬼物[一]。藏器。

鴆 音沉去聲○别録下品

【校正】自外類移入此。

【釋名】䲰日與運日同○别録、同力鳥陶弘景。

【集解】【别録曰[二]】鴆生南海。【弘景曰】鴆與䲰日是兩種。鴆鳥狀如孔雀，五色雜斑，高大，黑頸赤喙，出廣之深山中。䲰日狀如黑傖鷄，作聲似云同力，故江東人呼爲同力鳥。並啖蛇，人誤食其肉立死，並療蛇毒。昔人用鴆毛爲毒酒，故名鴆酒，頃不復爾。又海中有物赤色，狀如龍，名海薑，亦有大毒，甚於鴆羽。【恭曰】鴆鳥[三]商州以南江嶺間大有，人皆諳識，其肉腥有毒不堪啖。云羽畫酒殺人，亦是浪證。郭璞云：鴆大如鵰，長頸赤喙，食蛇。説文、廣雅、淮南子，皆以鴆爲䲰日。交、廣人亦云䲰

[一] 夜見鬼物：證類卷十九鴞作「夜中見物」。
[二] 曰：原作「白」。今據本書體例改。
[三] 鳥：此下原衍「出」字。今據證類卷十九鴞删。

曰即鴆一名同力鳥更無如孔雀者陶爲人所誤也（時珍曰按爾雅翼云鴆似鷹而大狀如鴞紫黑色赤喙黑目頸長七八寸雄名運日雌名陰諧運日鳴則晴陰諧鳴則雨食蛇及橡實知木石有蛇即爲禹步以禁之須臾木倒石崩而蛇出也蛇入口即爛其屎溺着石石皆黃爛飲水處百蟲吸之皆死惟得犀角即解其毒又楊廉夫鐵厓集云鴆出蘄州黃梅山中狀類訓狐聲如擊腰鼓巢於大木之顛巢下數十步皆草不生也）

毛（氣味）有大毒入五臟爛殺人（別錄）

喙（主治）帶之殺蝮蛇毒（別錄）○（時珍曰蛇中人刮末塗之登時愈也）

今人家宇布米畜鼠 又云奴息

姑獲鳥（拾遺）

（釋名）乳母鳥（玄中記）夜行遊女（同）天帝少女（同）無辜鳥（同）隱飛（玄中記）鬼鳥（拾遺）譩譆（杜預左傳注）鉤星（歲時記○時珍曰昔人言此鳥產婦所化陰慝爲妖故有諸名）

（集解）（藏器曰）姑獲能收人魂魄玄中記云姑獲鳥鬼神類也衣毛爲飛鳥脫毛爲女人云是產婦死後化作故胸前有兩乳喜取人子養爲己子凡有小兒家不可夜露衣物此鳥夜飛以血點之爲誌兒輒病驚癇及疳疾謂之無辜疳也

日即鴆，一名同力鳥，更無如孔雀者。陶爲人所誑也。【時珍曰】按爾雅翼云：鴆似鷹而大，狀如鴞[一]，紫黑色，赤喙黑目，頸長七八寸。雄名運日，雌名陰諧。運日鳴則晴，陰諧鳴則雨。食蛇及橡實。知木石有蛇，即爲禹步以禁之，須臾木倒石崩而蛇出也。蛇入口即爛。其屎溺着石，石皆黄爛。飲水處，百蟲吸之皆死。惟得犀角即解其毒。又楊廉夫鐵厓集云：鴆出蘄州黄梅山中，狀類訓狐，聲如擊腰鼓。巢於大木之顛，巢下數十步皆草不生也。

毛。【氣味】有大毒。入五臟，爛殺人。別録。

喙。【主治】帶之，殺蝮蛇毒。別録。○【時珍曰】蛇中人，刮末塗之，登時愈也。

姑獲鳥拾遺

【釋名】乳母鳥玄中記、夜行遊女同、天帝少女同、無辜鳥同、隱飛玄中記、鬼鳥拾遺、譩譆杜預左傳注、鉤星歲時記。○【時珍曰】昔人言此鳥産婦所化，陰慝爲妖，故有諸名。

【集解】【藏器曰】姑獲能收人魂魄。玄中記云：姑獲鳥，鬼神類也。衣毛爲飛鳥，脱毛爲女人。云是産婦死後化作，故胸前有兩乳，喜取人子養爲己子。凡有小兒家，不可夜露衣物。此鳥夜飛，以血點之爲誌。兒輒病驚癇及疳疾，謂之無辜疳也。

[一] 似鷹而大狀如鴞：爾雅翼卷十六鴆作「似鷹，大如鴞」。

荆州多有之亦謂之鬼鳥周禮庭氏以救日之弓救月之矢射夭鳥即此也時珍曰此鳥純雌無雄七八月夜飛害人尤毒也

治鳥 綱目

集解　時珍曰按干宝搜神記云越地深山有治鳥大如鳩青色穿樹作窠大如五六升器口徑數寸飾以土堊赤白相間狀如射侯伐木者見此樹即避之犯之則能役虎害人燒人廬舍白日見之鳥形也夜聞其鳴鳥声也時或作人形長三尺入澗中取蟹就人間火炙食山人謂之越祝之祖又段成式酉陽雜俎云俗說昔有人遇洪水食都樹皮餓死化為此物居樹根者為猪都居樹中者為人都居樹尾者為鳥都鳥都左脇下有鏡印闊二寸一分南人食其窠味如木芝也竊謂獸有山都山𤢺木客而鳥亦有治鳥山蕭木客鳥此皆戾氣所賦同受而異形者與今附於左

附録　木客鳥　時珍曰按異物志云木客鳥大如鵲千百為群飛集有度俗呼黄白色有翼有綬飛獨高者為君長居前正赤者為五伯正黑者為鈴下細色雜赤者為功曹左脇有白帶者為主簿各有章色廬陵郡東有之

獨足鳥　一名山蕭鳥廣州志云獨足鳥閩廣有之大如鵠其色蒼其声自呼臨海志云獨足文身赤口晝伏夜飛或時晝出群鳥譟之惟食蟲豸不食稻粱声如人嘯將雨轉鳴即孔子所謂一足之鳥商羊者也山海經云羭次之山有

荆州多有之。亦謂之鬼鳥。周禮庭氏以救日之弓，救月之矢，射夭鳥，即此也。【時珍曰】此鳥純雌無雄，七八月夜飛，害人尤毒也。

治鳥 綱目

【集解】【時珍曰】按干寶搜神記云：越地深山有治鳥，大如鳩，青色。穿樹作窠，大如五六升器，口徑數寸，飾以土堊，赤白相間，狀如射侯。伐木者見此樹即避之，犯之則能役虎害人，燒人廬舍。白日見之，鳥形也；夜聞其鳴，鳥聲也。時或作人形，長三尺，入澗中取蟹，就人間火炙食，山人謂之越祝之祖。又段成式酉陽雜俎云：俗説昔有人遇洪水，食都樹皮，餓死化爲此物。居樹根者爲猪都，居樹中者爲人都，居樹尾者爲鳥都。鳥都左脇下有鏡印，闊二寸一分。南人食其窠，味如木芝也。竊謂獸有山都、山𤢖、木客，而鳥亦有治鳥、山蕭、木客鳥。此皆戾氣所賦，同受而異形者與？今附於左。

【附録】**木客鳥**。【時珍曰】按異物志云：木客鳥，大如鵲，千百爲群，飛集有度。俗呼黄白色，有翼有綬，飛獨高者爲君長[一]，居前正赤者爲五伯，正黑者爲鈐[二]下，細色雜赤者爲功曹，左脇有白帶者爲主簿，各有章色。廬陵郡東有之。

獨足鳥。一名山蕭鳥。廣州志[三]云：獨足鳥，閩、廣[四]有之。大如鵲，其色蒼，其聲自呼。臨海志[五]云：獨足，文身赤口，晝伏夜飛，或時晝出，群鳥譟之，惟食蟲豸，不食稻粱，聲如人嘯，將雨轉鳴。即孔子所謂一足之鳥，商羊者也。山海經云：羭次之山，有

〔一〕君長：御覽卷九百二十七木客引異物志云「白黄文者謂之君長」，又云「有翼有綬，飛高者而正赤者在前，謂之五伯」。
〔二〕鈐：原作「鈴」。今據改同上。
〔三〕志：御覽卷九百二十八衆鳥作「記」。
〔四〕閩廣：同上作「新寧縣」。
〔五〕臨海志：同上作「臨海異物志」。

鳥狀如梟人面而一足名曰䳩蜚音肥冬則蟄服之不畏雷孫愐唐韻云䳩土精也似鴈一足黄色毀之殺人

窠表主治作履屧治腳氣時珍○出離組

鬼車鳥拾遺

釋名鬼鳥拾遺九頭鳥同上蒼鸆白澤圖奇鶬時珍曰鬼車妖鳥也取周易載鬼一車之義似鶬而異故曰奇鶬

集解藏器曰鬼車晦暝則飛鳴能入人家收人魂氣相傳此鳥昔有十首犬齧其一猶餘九首其一常滴血血着人家則凶荊楚人夜聞其飛鳴但滅燈打門捩狗耳以厭之言其畏狗也白澤圖蒼鸆有九首及孔子與子夏見奇鶬九首皆此物也荊楚歲時記以為姑獲者非矣二鳥相似故同名鬼鳥時珍曰鬼車狀如鵂鶹而大者翼廣丈許晝盲夜瞭見火光輒墮按劉恂嶺表錄云鬼車出秦中而嶺外尤多春夏之交稍遇陰晦則飛鳴而過聲如刀車鳴愛入人家鑠人魂氣血滴之家必有凶咎便民圖云冬月鬼車夜飛鳴聲自北而南謂之出巢主雨自南而北謂之歸巢主晴周密齊東野語云宋李壽翁守長沙曾捕得此鳥狀類野鳧赤色身圓如箕十頸環簇有九頭其一獨無而滴鮮血每頸兩翼飛則霍霍並進又周漢公主病此鳥飛至砧石即薨嗚呼怪氣所鍾妖異如此不可不知

鳥，狀如梟，人面而一足，名曰橐𩇯[一]，音肥，冬則蟄[二]，服之不畏雷。孫愐唐韻云：𪈔，土精也，似雁，一足黄色，毀之殺人。

窠表。【主治】作履屧，治脚氣。時珍。○出雜俎。

鬼車鳥拾遺

【釋名】鬼鳥拾遺、九頭鳥同上、蒼鸆白澤圖、奇鶬。【時珍曰】鬼車，妖鳥也，取周易載鬼一車之義。似鶬而異，故曰奇鶬。

【集解】【藏器曰】鬼車，晦暝則飛鳴，能入人家，收人魂氣。相傳此鳥昔有十首，犬嚙其一，猶餘九首。其一常滴血，血着人家則凶。荆楚人夜聞其飛鳴，但滅燈、打門、捩狗耳以厭之，言其畏狗也。白澤圖蒼鸆有九首，及孔子與子夏見奇鶬九首，皆此物也。荆楚歲時記以爲姑獲者，非矣。二鳥相似，故同名鬼鳥。【時珍曰】鬼車狀如鵂鶹而大者，翼廣丈許，晝盲夜瞭，見火光輒墮。按劉恂嶺表録云：鬼車出秦中，而嶺外尤多。春夏之交，稍遇陰晦，則飛鳴而過，聲如力[三]車鳴。愛入人家，爍人魂氣。血滴之家，必有凶咎。便民圖纂[四]云：冬月鬼車夜飛。鳴聲自北而南，謂之出巢，主雨；自南而北，謂之歸巢，主晴。周密齊東野語云：宋李壽翁守長沙，曾捕得此鳥。狀類野鳧，赤色，身圓如箕。十頸環簇，有九頭，其一獨無而滴鮮血。每頸兩翼，飛則霍霍並進。又周漢公主病，此鳥飛至砧石即薨。嗚呼！怪氣所鍾，妖異如此，不可不知。

〔一〕𩇯：山海經卷二西山經作「䨪」，音肥。
〔二〕冬則蟄：同上作「冬見夏蟄」。
〔三〕力：原作「刀」。嶺表録異未見此句。酉陽雜俎卷十六鬼車鳥作「力」。後世除綱目外，爾雅翼、草木子等均引作「力」。今據改。
〔四〕纂：原脱。今據卷一引據古今經史百家書目補。

諸鳥有毒拾遺

凡鳥自死相閉　自死足不伸　白鳥玄首　玄鳥白首

三足　四距　六指　四翼　異形異色

並不可食食之殺人

本草綱目禽部第四十九卷終

諸鳥有毒拾遺

凡鳥自死目不〔一〕閉、自死足不伸、白鳥玄首、玄鳥白首、三足、四距、六指、四翼、異形異色，並不可食。食之殺人。

〔一〕目不：原作「相」。今據證類卷十九諸鳥有毒改。

本草綱目獸部五十卷

李時珍曰獸者四足而毛之總稱地產也豢養者謂之畜素問曰五畜爲益是矣周制庖人供六畜（馬牛雞羊犬豕）六獸（麋鹿狼麕兎野豕也）辨其死生鮮薧之物獸人辨其名物凡祭祀賓客供其死獸生獸皮毛筋骨入於玉府冥氏攻猛獸穴氏攻蟄獸嗚呼聖人之於養生事死辨物用物之道可謂慎且備矣後世如黃羊黃鼠今爲御供犏尾貂皮盛爲時用山獺之異狗寶之功皆服食所須而典籍失載類乎之間宣父獨知鼮鼠之對終軍能究地生之羊彭侯之肉非博雅君子孰能别之况物之性理萬殊人之用舍宜慎蓋不但多識其名而已也於是集諸獸之可供膳食藥物服器者爲獸類凡八十六種分爲五類曰畜曰獸曰鼠曰寓（爾雅釋獸有鼠屬寓屬邢昺註曰猴類漸肖於人寄寓山林故曰寓屬）曰怪（舊本獸部三品共五十八種今併入五種

本草綱目獸部目録第五十卷

李時珍曰：獸者四足而毛之總稱，地産也。豢養者謂之畜。素問曰「五畜爲益」是矣。周制庖人供六畜，馬、牛、雞、羊、犬、豕。六獸，麋、鹿、狼、麕、兔、野豕也。辨其死生鮮薨之物。獸人辨其名物。凡祭祀賓客，供其死獸生獸。皮毛筋骨，入於玉府。冥氏攻猛獸，穴氏攻蟄獸。嗚呼！聖人之於養生事死、辨物用物之道，可謂慎且備矣。後世如黄羊、黄鼠，今爲御供；犏尾、貂皮，盛爲時用。山獺之異，狗寶之功，皆服食所須，而典籍失載。羵羊之問，宣父獨知；鼮鼠之對，終軍能究。地生之羊，彭侯之肉，非博雅君子，孰能別之？况物之性理萬殊，人之用舍宜慎，蓋不但多識其名而已也。於是集諸獸之可供膳食、藥物、服器者爲獸類。凡八十六種，分爲五類：曰畜，曰獸，曰鼠，曰寓，爾雅釋獸有鼠屬、寓屬。邢昺註曰：猴類漸肖於人，寄寓山林，故曰寓屬。曰怪。舊本獸部三品，共五十八種。今併入五種，

移一種入鱗部一種入禽部自蟲部移入三種

神農本草經一十五種梁陶弘景註　名醫別録一十二種梁陶弘景註

唐本草八種唐蘇恭　本草拾遺一十五種唐陳藏器　炮炙論一種唐雷斅

蜀本草一種蜀韓保昇　開寶本草四種宋馬志　嘉祐本草一種宋掌禹錫

圖經本草一種宋蘇頌　證類本草一種宋唐慎微　本草衍義一種宋寇宗奭

日用本草一種元吳瑞　食物本草一種明汪頴　食鑑本草一種明甯原

本草綱目二十三種明李時珍

附註魏李當之藥録　吳普本草　宋雷斅炮炙　齊徐之才藥對　唐甄權藥性　孫思邈千金　唐李珣海藥　楊損之刪繁　蕭炳四聲　唐孟詵食療　南唐陳士良食性　宋人大明日華　金張元素珍珠囊　李杲法象　王好古湯液　元朱震亨補遺　明汪機會編　王綸集要　陳嘉謨蒙詮

○獸之一　畜類二十八種

豕本經　狗本經　羊本經○大尾羊　胡羊　洮羊　䍽羊　封羊　地生羊　𦍩羊附

移一種入鱗部，一種入禽部，自蟲部移入三種。

神農本草經一十五種梁陶弘景註　名醫別録一十二種梁陶弘景註
唐本草八種唐蘇恭　本草拾遺一十五種唐陳藏器
炮炙論一種唐雷斆　蜀本草一種蜀韓保昇
開寶本草四種宋馬志　嘉祐本草一種宋掌禹錫
圖經本草一種宋蘇頌　證類本草一種宋唐慎微
本草衍義一種宋寇宗奭　日用本草一種元吴瑞
食物本草一種明汪穎　食鑑本草一種明寧原
本草綱目二十三種明李時珍

【附註】魏李當之藥録　吴普本草　宋雷斆炮炙論
齊徐之才藥對　唐甄權藥性　孫思邈千金
唐李珣海藥　楊損之删繁　蕭炳四聲
唐孟詵食療　南唐陳士良食性　宋人大明日華
金張元素珍珠囊　李杲法象　王好古湯液
元朱震亨補遺　明汪機會編　王綸集要
陳嘉謨蒙筌〔一〕

獸之一　畜類二十八種

豕本經　狗本經　羊本經○大尾羊、胡羊、洮羊、䍧羊、封羊、地生羊、羵羊附

〔一〕筌：原作「詮」。今據卷一歷代諸家本草改。

黄牛綱目　牛本經　馬本經　驢唐本

騾食鑑　駝開寶　酪唐本　酥別錄

醍醐唐本　乳腐嘉祐　阿膠本經　黄明膠綱目

牛黄本經　鮓荅綱目　狗寶綱目　底野迦唐本

諸血拾遺　諸朽骨拾遺　震肉拾遺　敗鼓皮別錄

氈拾遺　六畜爪甲蹄本經　六畜心綱目　諸肉有毒拾遺

解諸肉毒綱目

右附方舊一百五十六新五百三十七

黃羊〔一〕綱目　牛本經　馬本經　驢唐本
騾食鑑　駝開寶　酪唐本　酥別録
醍醐唐本　乳腐嘉祐　阿膠本經　黄明膠綱目
牛黄本經　鮓答綱目　狗寶綱目　底野迦唐本
諸血拾遺　諸朽骨拾遺　震肉拾遺　敗鼓皮別録
氊拾遺　六畜爪甲蹄〔二〕本經　六畜心綱目　諸肉有毒拾遺
解諸肉毒綱目
右附方舊一百五十六，新五百三十七。

〔一〕羊：原誤作「牛」。今據本卷正文該藥正名改。
〔二〕爪甲蹄：本卷正文藥名爲「毛蹄甲」，與證類卷十八六畜毛蹄甲合。

獸部

○獸之一

豕 本經下品

【釋名】豬 本經 豚 同上 豭 音加 彘 音滯 豶 音墳○【時珍曰】按許氏說文云豕字象毛足而後有尾形林氏小說云豕食不絜故謂之豕坎爲豕水畜而性趨下喜穢也牡曰豭曰牙牝曰彘曰豝音巴曰貗音婁牡去勢曰豶四蹄白曰豥豬高五尺曰豟音厄豕之子曰豬曰豚曰豰音斛一子曰特二子曰師三子曰豵末子曰么生三月曰豯六月曰豵何承天纂文云梁州曰䝏音攝河南曰彘吳楚曰豨音喜漁陽以大豬爲豝齊徐以小豬爲豠音鋤【頌曰】按揚雄方言云燕朝鮮之間謂豬爲豭關東謂之彘或曰豕南楚曰豨吳揚曰豬其實一種也禮記謂之剛鬣崔豹古今注謂之參軍

【集解】【頌曰】凡豬骨細筋多高大有重百餘斤食物至寡甚易畜養之甚易生息【時珍曰】豬天下畜之而各有不同生青兗徐淮者耳大生燕冀者皮厚生梁雍者足短生遼東者頭白生豫州者味短生江南者耳小謂之江豬生嶺南者白而極肥豬孕四月而生在畜屬水在卦屬坎在禽應室星

豭豬肉【氣味】酸冷無毒○凡豬肉苦微寒有小毒○江豬肉

本草綱目獸部第五十卷

獸之一　畜類二十八種〔一〕

豕本經下品

【釋名】豬本經、豚同上、豭音加、彘音滯、豶音墳。○【時珍曰】按許氏説文云：豕字象毛足而後有尾形。林氏小説云：豕食不潔，故謂之豕。坎爲豕，水畜而性趨下喜穢也。牡〔二〕曰豭，曰牙；牝曰彘，曰豝，音巴，曰貗，音婁。牡去勢曰豶。四蹄白曰豥。豬高五尺曰豟，音厄。豕之子曰豬，曰豚，曰縠，音斛。一子曰特，二子曰師，三子曰豵。末子曰么。生三月曰豯，六月曰䝐。何承天纂文云：梁州曰䝏，音攝；河南曰彘；吳、楚曰豨，音喜。漁陽以大豬爲豝，齊、徐以小豬爲䝐，音鋤。【頌曰】按揚雄方言云：燕、朝鮮之間謂豬爲豭，關東、西〔三〕謂之彘，或曰豕，南楚曰豨，吳、揚曰豬子〔四〕。其實一種也。禮記謂之剛鬣。崔豹古今注謂之參軍。

【集解】【頌曰】凡豬骨細，少筋多膏〔五〕，大者〔六〕有重百餘斤。食物至寡，故甚易〔七〕畜養之，甚易生息。【時珍曰】豬天下畜之，而各有不同。生青、兖、徐、淮者耳大；生燕、冀者皮厚；生梁、雍者足短；生遼東者頭白；生豫州者味〔八〕短；生江南者耳小，謂之江豬；生嶺南者白而極肥。豬孕四月而生，在畜屬水，在卦屬坎，在禽應室星。

豭豬肉。【氣味】酸，冷，無毒。○凡豬肉：苦，微寒，有小毒。○江豬肉：

〔一〕畜類二十八種：原脱。今從江西本補。与本卷目録合。
〔二〕牡：原作「牲」。今從改同上。
〔三〕西：原脱。今據證類卷十八豚卵補。
〔四〕子：原脱。今據補同上。
〔五〕少筋多膏：原作「筋多高」。今據補改同上。
〔六〕者：原脱。今據補同上。
〔七〕甚易：同上作「人」。
〔八〕味：諸本同，惟張本作「味」。清陳元龍格致鏡原卷八十七豕、姚炳詩識名解卷六豕均引作「喙」。皆似可通而未臻盡善。

酸平有小毒〇豚肉辛平有小毒（别録曰）猳猪肉治病凡猪肉能閉血脉弱筋骨虚人肌不可久食病人金瘡者尤甚（思邈曰）他猪肉久食令人少子精發宿病豚肉久食令人徧体筋肉碎痛乏氣江猪多食令人體重作脯少有腥氣（詵曰）久食殺藥動風發疾傷寒瘧痢痰痼痔漏諸疾食之必再發（時珍曰）壮猪味薄煮之汁清南猪味厚煮之汁濃毒尤甚入藥用純黑猳猪凡白猪花猪豥猪牝猪病猪黄臕猪米猪並不可食黄臕煮之汁黄米猪肉中有米說文豕食於星下則生息米周禮豕盲視而交睫者星皆指此也〇反烏梅桔梗黄連胡黄連犯之令人瀉利反蒼耳令人動風合生薑食生面䵟發風合蕎麥食落毛髮患風病合葵菜食少氣合百花菜吳茱萸食發痔疾合胡荽食爛人臍合牛肉食生蟲合羊肝雞子鯽魚豆黄食滯氣合龜鱉肉傷人凡煑猪肉得皂莢子桑白皮高良薑黄蠟不發風氣得舊籬蔑易熟也

【主治】療狂病久不愈（别録）壓丹石解熱毒宜肥熱人食之（拾遺）補腎氣虛竭（千金）療水銀風并中土坑惡氣（日華）

【發明】（時珍曰）按錢乙治小兒疳病麝香丸以猪膽和丸猪肝湯服疳渴者以猪肉湯或燖猪湯服其意蓋以猪屬水而氣寒能去火熱耶〇（弘景曰）猪爲用最多惟肉不宜多食令人暴肥蓋虛風所致也（震亨曰）猪肉補氣世俗以爲補誤矣惟補陽爾今之虛損者不在陽而在陰以肉補陰是以火濟水蓋肉性入胃便作濕熱熱生痰痰生則氣不降而諸證

酸，平，有小毒。〇豚肉：辛，平，有小毒。【別録曰】豭豬肉治病。凡豬肉能閉血脉，弱筋骨，虚人肌，不可久食，病人金瘡者尤甚。【思邈曰】凡〔一〕豬肉久食，令人少子精，發宿病。豚肉久食，令人徧體筋肉碎痛乏氣。江豬多食，令人體重。作脯，少有腥氣。【詵曰】久食殺藥，動風發疾。傷寒、瘧、痢、痰痼、痔漏諸疾，食之必再發。【時珍曰】北豬味薄，煮之汁清。南豬味厚，煮之汁濃，毒尤甚。入藥用純黑豭豬。凡白豬、花豬、豥豬、牝豬、病豬、黄臕豬、米豬，並不可食。黄臕煮之汁黄，米豬肉中有米。説文「豕食於星下則生息米」，周禮「豕盲視而交睫者星」，皆指此也。〇反烏梅、桔梗、黄連、胡黄連，犯之令人瀉利；反蒼耳，令人動風。合生薑食，生面䵟發風；合蕎麥食，落毛髪，患風病；合葵菜食，少氣；合百花菜、吴茱萸食，發痔疾；合胡荽食，爛人臍；合牛肉食，生蟲；合羊肝、雞子、鯽魚、豆黄食，滯氣；合龜、鼈肉食，傷人。凡煮豬肉，得皂莢子、桑白皮、高良薑、黄蠟，不發風氣；得舊籬篾易熟也。【主治】療狂病久不愈。別録。壓丹石，解熱毒，宜肥熱人食之。拾遺。補腎氣虚竭。千金。療水銀風，并中土坑惡氣。日華。

【發明】【時珍曰】按錢乙治小兒疳病麝香丸，以豬膽和丸，豬肝湯服。疳渴者，以豬肉湯或燖豬湯服。其意蓋以豬屬水而氣寒，能去火熱耶。〇【弘景曰】豬爲用最多，惟肉不宜多食，令人暴肥，蓋虚風〔二〕所致也。【震亨曰】豬肉補氣，世俗以爲補陰〔三〕，誤矣，惟補陽爾。今之虚損者，不在陽而在陰。以肉補陰，是以火濟水。蓋肉性入胃便作濕熱，熱生痰，痰生則氣不降而諸證

〔一〕凡：原作「他」。今據千金方卷二十六食治方鳥獸第五豚卵改。
〔二〕風：證類卷十八豚卵作「肥」。新修本草卷十五豚卵作「肌」，義長。
〔三〕補：張本下有「陰」字。本草發揮卷三豬肉引丹溪下有「性」字。

作矣諺云豬不薑食之發大風中年氣血衰面發黑䵟也韓悉曰凡肉有補惟豬肉無補人習之化也

附方舊五新五

禁口痢疾臘肉脯煨熟食之妙李樓奇方

小兒刮腸痢疾禁口閉目至重者精豬肉一兩薄切炙香以膩粉末半錢鋪上令食或置鼻頭聞香自然要食也活幼口議

上氣欬嗽煩滿用豬肉切作鎚子豬脂煎熟食之心鏡

浮腫脹滿不食用豬脊肉一雙切生以蒜薤食之心鏡

身腫攻心用生豬肉以漿水洗壓乾切膾蒜薤啖之一日二次下氣去風乃外國方也張文仲方

破傷風腫新殺豬肉乘熱割片貼患處連換三片其腫立消簡便方

白虎風病用豬肉三串以大麻子一合酒半盞相和口含噀上將肉擘向病處呪曰相州張如意張得興是汝白虎本師急出乃安肉於床下瘥則送於路神驗近效

風狂歌笑行走不休用豭豬肉一斤煮熟切膾和醬食或羹粥炒任服之食醫心鏡

解丹石毒發熱困篤用肥豬肉五斤葱薤半斤煮食或作膾食必腹鳴毒下以水淘之沙石盡則愈千金翼

解鍾乳毒下利不止食豬肉則愈千金翼

服石英法白石英一斤袋盛水三斗煎四升以豬肉一斤鹽豉煮食一日一作同上

傷損不食凡打撲傷損三五日水食不入口者用生豬肉二大錢打爛溫水洗去血水再擂爛以陰陽湯打和以半錢用雞毛送入咽內却以陰陽湯灌下之其食蓋聞香竇開瘀血而上胸中自然開解此乃損血凝聚心

作矣。諺云：豬不〔一〕薑，食之發大風，中年氣血衰，面發黑䵟也。【韓悉曰】凡肉有補，惟豬肉無補，人習之化也。

【附方】舊五，新十五。禁口痢疾。臘肉脯煨熟食之，妙。李樓奇方。小兒刮腸。痢疾，禁口閉目至重者。精豬肉一兩，薄切炙香，以膩粉末半錢，鋪上令食，或置鼻頭聞香，自然要食也。活幼口議。上氣欬嗽，煩滿。用豬肉切作䭔〔二〕子，豬脂煎熟食之。心鏡。浮腫脹滿，不食。用豬脊肉一雙，切作〔三〕生，以蒜、薤〔四〕食之。心鏡。身腫攻心。用生豬肉以漿水洗，壓乾切膾，蒜、薤啖之，一日二次，下氣去風，乃外國方也。張文仲方。破傷風腫。新殺豬肉，乘熱割片，貼患處。連換三片，其腫立消。簡便。白虎風病。用豬肉三串，以大麻子一合，酒半盞相和，口含噀上。將肉擘向病處，咒曰：「相州張如意、張得興，是汝白虎本師，急出。」乃安肉於床下，瘥則送於路，神驗。近效。風狂歌笑，行走不休。用豭豬肉一斤，煮熟切膾，和醬、醋〔五〕食。或羹粥炒，任服之。食醫〔六〕心鏡。解丹石毒，發熱困篤。用肥豬肉五斤，葱、薤各〔七〕半斤，煮食或作臛食。必腹鳴毒下，以水淘之，沙石盡則愈。千金翼。解鍾乳毒。下利不止，食豬肉則愈。千金翼。服石英法。白石英一大兩〔八〕，袋盛，水三斗，煎四升，去石〔九〕。以豬肉一斤，鹽豉煮食。十〔一〇〕日一作。同上〔一一〕。傷損不食。凡打撲傷損，三五日水食不入口者。用生豬肉二大錢，打爛，溫水洗去血水，再擂爛，以陰陽湯打和。以半錢用雞毛送入咽內，却以陰陽湯灌下之。其食蟲聞香竄開瘀血而上，胸中自然開解。此乃損血凝聚心

〔一〕不：丹溪摘玄卷三大風門作「和」，義正相反。考下附方無一與薑同服者，似以「和」字義長。
〔二〕䭔：原作「鎚」。今據證類卷十八豚卵改。
〔三〕作：原脱。今據補同上。
〔四〕薤：同上作「韰」。
〔五〕醋：原脱。今據補同上。
〔六〕醫：原作「醬」。今據改同上。
〔七〕各：原脱。今據千金翼卷十五補益解散發動改。
〔八〕大兩：原作「斤」。今據外臺卷三十七石汁中炰猪肉餌法改。
〔九〕去石：原脱。今據補同上。
〔一〇〕十：原作「一」。今據改同上。
〔一一〕同上：此方出外臺卷三十七，其下一方原出千金翼。時珍誤記。

閻蟲食血飽他物蟲不來探故也謂之騙通之法邵氏

打傷青腫炙猪肉搨之千金

小兒重舌取三家屠肉切指大摩舌上兒立啼千金方

小兒痘瘡猪肉煮汁洗方譚氏方

小兒火丹猪肉切片貼之

漆瘡作癢宜啖猪肉嚼穄羲塗之千金

男女陰蝕肥猪肉煮汁洗不過三十斤瘥千金方

山行辟蛭山中草木上有石蛭着人足則穿肌入肉中害人但以臘猪膏和鹽塗足脛趾即不着人也千金方

竹刺入肉多年燻肉切片包裹之即出救急方

豭猪頭肉已下並用豭猪者良積猪亦可

【氣味】有毒【時珍曰】按生生編云猪肉毒惟在脊故有病者食之生風發疾

【主治】寒熱五癃鬼毒千金 同五味煮食補虛乏之氣力去驚癇五痔下丹石亦發風氣食療

臘猪頭燒灰治魚臍瘡

【發明】時珍曰按名醫錄云學究任道病體瘡腫黑狀狹而長北醫王通曰此魚臍瘡也一因風毒蘊結二因氣血凝滯三因誤食人汗而然乃以一異散傅之日數易而愈懇求其方曰但雪玄一味耳任遍訪四方無知之者有名醫郝允曰聖惠方治此用臘猪頭燒灰雞卵白調敷即此也文圖纂云五月戊辰日以猪頭祀竈所求如意以臘猪耳懸梁上令

間，蟲食血飽，他物蟲不來探故也。謂之騙通之法。邵氏。打傷青腫：炙豬肉搨之。千金。小兒重舌。取三家屠肉，切指大，摩舌上，兒立啼。千金方。小兒痘瘡。豬肉煮汁洗方。譚氏方。小兒火丹。豬肉切片貼之。漆瘡作癢。宜啖豬肉，嚼穄穀塗之。千金。男女陰蝕。肥豬肉煮汁洗，不過三十斤瘥。千金方。山行辟蛭。山中草木〔一〕上，有石蛭着人足，則穿肌入肉中，害人。但以臘豬膏和鹽塗足脛趾，即不着人也。千金方。竹刺入肉。多年燻肉，切片包裹之，即出。救急方。

豭豬頭肉。已下並用豭豬者良，豶豬亦可。【氣味】有毒。【時珍曰】按生生編云：豬肉毒惟在首，故有病者食之，生風發疾。

【主治】寒熱五癃，鬼毒。千金。同五味煮食，補虛乏氣力，去驚癇五痔，下丹石，亦發風氣。食療。

臘豬頭。燒灰，治魚臍瘡。

【發明】【時珍曰】按名醫録云：學究任道病體瘡腫黑，狀狹而長。北醫王通曰：此魚臍瘡也。一因風毒蘊結，二因氣血凝滯，三因誤食人汗而然。乃以一異散傅之，日數易而愈。懇求其方。曰：但雪玄一味耳。任遍訪四方無知之者。有名醫郝允曰：聖惠方治此，用臘豬頭燒灰，雞卵白調敷，即此也。又圖纂云：五月戊辰日，以豬頭祀竈，所求如意。以臘豬耳懸梁上，令

〔一〕木：此下原有一字闕。今據千金方卷二十五備急方蛇蟲等毒删。

人豐足此亦厭饜之物也

項肉俗名槽頭肉肥脆能動風【主治】酒積面黃腹脹以一兩切如泥合甘遂末一錢作丸紙裹煨香食之酒下當利出酒布袋也時珍○出普濟

脂膏【修治】時珍曰凡凝者爲肪爲脂釋者爲膏爲油臘月煉淨收用【恭曰】十二月上亥日取入新瓶埋亥地百日用之名䐈脂每升入雞子白十四枚更良【弘景曰】勿令中水臘月者歷年不壞項下膏謂之負革肪入道家煉五金用

【氣味】甘微寒無毒反烏梅梅子【主治】煎膏藥解斑蝥芫青毒別錄解地膽亭長野葛硫黃毒諸肝毒利腸胃通小便除五疸水腫生毛髮時珍破冷結散宿血孫思邈利血脉散風熱潤肺入膏藥主諸瘡蘇頌殺蟲治皮膚風塗惡瘡日華治癰疽蘇恭悅皮膚作手膏不皸裂陶弘景胎産衣不下以酒多服佳徐之才○髮膏生髮悅面別錄

人豐足。此亦厭禳之物也。

項肉。俗名槽頭肉。肥脆，能動風。【主治】酒積，面黄腹脹。以一兩切如泥，合甘遂末一錢作丸，紙裹煨香，食之，酒下，當利出酒布袋也。時珍。○出普濟。

脂膏。【修治】【時珍曰】凡凝者爲肪爲脂，釋者爲膏爲油，臘月煉浄收用。【恭曰】十二月上亥日，取入新瓶，埋亥地百日用之，名腽脂。每升入雞子白十四枚，更良。【弘景曰】勿令中水，臘月者歷年不壞。項下膏謂之負革肪，入道家煉五金用。【氣味】甘，微寒，無毒。反烏梅、梅子。【主治】煎膏藥，解斑蝥、芫青毒。别録。解地膽、亭長、野葛、硫黄毒，諸肝毒，利腸胃，通小便，除五疸水腫，生毛髮。時珍。破冷結，散宿血。孫思邈。利血脉，散風熱，潤肺。入膏藥，主諸瘡。蘇頌。殺蟲，治皮膚風，塗惡瘡。日華。治癰疽。蘇恭。悦皮膚。作手膏，不皸裂。陶弘景。胎産衣不下，以酒多服，佳。徐之才。○鬐膏：生髮悦面。别録。

附方舊五新二十八

傷寒時氣 猪膏如彈丸，溫水化服，日三次。肘后方

五種疸疾 黄疸、穀疸、酒疸、黑疸、女勞疸，黄汗如黄蘗汁。用猪脂一斤，溫熱服，日三，當利乃愈。肘后方

赤白帶下 煉猪脂三合，酒五合，煎沸頓服。千金方

小便不通 猪脂一斤，水二升，煎三沸，飲之立通。千金方

關格閉塞 猪脂、薑汁各二升，微火煎至二升，下酒五合，和煎分服。千金

痘瘡便秘 四五日，用肥猪膘一塊，水煑熟，切如豆大，與食，自然臟府滋潤，痂疕易落，無損於兒。陳文中方

卒中五尸 仲景用猪脂一雞子，苦酒一升，煑沸灌之。肘后方

中諸肝毒 猪膏頓服一升。千金方

食髮成瘕 心腹作痛，咽間如有蟲上下，嗜食與油者是也。用猪脂二升，酒三升，煑三沸，服，日三次。

上氣欬嗽 猪肪四兩，煑百沸以來，切，和醬醋食之。心鏡

肺熱暴瘖 猪脂油一斤，煉過，入白蜜一斤，再煉少頃，濾淨冷定，不時挑服一匙，即愈。無疾常服，亦潤肺。萬氏方

小兒噤風 小兒百日內風噤，口中有物如蝸牛，或如蠆頭白蟲者，薄猪肪擦之即消。聖惠方

小兒蚘病 羸瘦，猪膏服之。千金方

產後虛汗 猪膏、姜汁、白蜜各一升，酒五合，煎五上五下，每服方寸匕。千金翼

胞衣不下 猪脂一兩，水一盞，煎五七沸，服之當下。聖惠方

吹奶寒熱 用猪肪冷水浸搨，熱即易之，立効。子母秘錄

髮落不生 以酢泔洗淨，布揩令熱，以臘猪脂入生鐵煮三沸，塗之遍生。千金翼

【附方】舊五，新二十八。傷寒時氣。豬膏如彈丸，温水化服，日三次。肘後方。五種疸疾。黄疸、穀[一]疸、酒疸、黑疸、女勞疸，黄汗如黄蘗汁。用豬脂一斤，温熱服，日三，當利乃愈。肘後方。赤白帶下。煉豬脂三合，酒五合，煎沸頓服。千金方。小便不通。豬脂一斤，水二升，煎三沸，飲之立通。千金方。關格閉塞。豬脂、薑汁各二升，微火煎至二升，下酒五合，和煎分服。千金。痘瘡便秘四五日。用肥豬膘一塊，水煮熟，切如豆大，與食。自然藏府滋潤，痂疕易落，無損於兒。陈文中方。卒中五尸。仲景用豬脂一雞子，苦酒一升，煮沸灌之。肘後方。中諸肝毒。豬膏頓服一升。千金方。食髮成瘕[二]。心腹作痛，咽間如有蟲上下，嗜食與油者[三]是也。用豬脂二升，酒三升，煮三沸服，日三次。上氣欬嗽。豬肪四兩，煮百沸以來，切，和醬、醋食之。心鏡。肺熱暴瘖。豬脂油一斤煉過，入白蜜一斤，再煉少頃，濾净冷定。不時挑服一匙，即愈。無疾常服，亦潤肺。萬氏方。小兒噤風。小兒百日内風噤，口中有物如蝸牛，或如黄頭白蟲者。薄豬肪擦之即消。聖惠方。小兒蚘病羸瘦。豬膏服之。千金方。産後虚汗。豬膏、姜汁、白蜜各一升，酒五合，煎五上五下。每服方寸匕。千金翼。胞衣不下。豬脂一兩，水一盞，煎五七沸，服之當下。聖惠方。吹奶寒熱。用豬肪冷水浸搨，熱即易之，立效。子母秘録。髮落不生。以酢泔洗净，布揩令熱。以臘豬脂，入生鐵煮[四]三沸，塗之遍生。千金翼。冬

〔一〕穀：原作「轂」。今據證類卷十八豚卵改。
〔二〕瘕：此下方原未載出處。乃出千金方卷十一堅癥積聚「治髮癥」。據此「瘕」當作「癥」。
〔三〕嗜食與油者：同上作「惟欲饮油一日之中乃至三二升不欲饮食者」。
〔四〕入生鐵煮：證類卷十八豚卵同。千金翼卷五生髮黑髮作「並細研鐵生煎」，義長。

月唇裂煉過猪脂日日塗之十便良方熱毒攻手腫痛欲脫猪膏和羊屎塗之外臺手足皴破猪脂着熱酒中洗之千金方代指疼痛猪膏和白墡上傅之小品方口瘡塞咽用猪膏白蜜一斤黃連末一兩合煎取汁熬稠每服棗許日五服千金疥瘡有蟲猪膏煎芫花塗之肘后鼠瘻瘰癧用猪膏淹生地黃煎六七沸塗之漏瘡不合以紙粘臘猪脂納瘡中日五夜三千金翼漆瘡作痒猪膏頻塗千金咽喉骨哽吞猪膏一團不瘥更吐之千金方身面疣目以猪脂揩之令血出少許神驗不可加千金誤吞鐵釘猪脂多食令飽自然裹出普濟方雜物入目猪脂煮取水面如油者仰臥去枕點鼻中不過數度與物俱出聖惠方蜈蚣入耳炙猪肪掩耳自出梅師方法蟲蟻入耳同上發背發乳猪脂切片冷水浸貼日易四五十片甚妙救急方

腦（氣味）甘寒有毒（時珍曰）禮記云食豚去腦孫真人食忌云猪腦損男子陽道臨房不能行事酒後尤不可食延壽書云今人以鹽酒食猪腦是自引賊也（主治）風眩腦鳴凍瘡別錄主癰腫塗紙上貼之乾則易治手足皸裂出血以酒化洗并塗之時珍

（附方）新一喉痺已破瘡口痛者猪腦髓蒸熟入薑醋喫之即愈普濟方

月唇裂。煉過豬脂，日日塗之。十便良方。熱毒攻手。腫痛欲脱，豬膏和羊屎塗之。外臺。手足皴破。豬脂着熱酒中洗之。千金方。代指疼痛。豬膏和白墡土傅之。小品方。口瘡塞咽。用豬膏、白蜜各〔一〕一斤，黄連末一兩，合煎取汁熬稠，每服棗許，日五服。千金。疥瘡有蟲。豬膏煎芫花，塗之。肘後。鼠瘻瘰癧〔二〕。用豬膏淹生地黄，煎六七沸，塗之。漏瘡不合。以紙紝〔三〕粘臘豬脂納瘡中，日五夜三。千金翼。漆瘡作痒。豬膏頻塗之。千金。咽喉骨哽。吞豬膏一團，不瘥更吞〔四〕之。千金方。身面疣目。以豬脂揩之，令血出少許，神驗不可加。千金。誤吞鍼釘。豬脂多食令飽，自然裹出。普濟方。雜物入目。豬脂煮，取水面如油者，仰卧去枕點鼻中，不過數度，與物俱出。聖惠方。蜈蚣入耳。炙豬肪掩耳，自出。梅師。蟲蟻入耳。方法同上。發背發乳。豬脂切片，冷水浸貼。日易四五十片，甚妙。救急方。

腦。【氣味】甘，寒，有毒。【時珍曰】禮記云：食豚去腦。孫真人食忌云：豬腦損男子陽道，臨房不能行事，酒後尤不可食。延壽書云：今人以鹽酒食豬腦，是自引賊也。【主治】風眩腦鳴，凍瘡。别録。主癰腫，塗紙上貼之，乾則易。治手足皸裂出血，以酒化洗，并塗之。時珍。

【附方】新一。喉痺已破，瘡口痛者。豬腦髓蒸熟，入薑、醋喫之，即愈。普濟方。

〔一〕各：原脱。今據千金方卷六口病補。
〔二〕瘰癧：下方原脱出處。方見千金方卷二十三九漏。
〔三〕紝：原脱。今據千金翼卷二十四鼠瘺補。
〔四〕吞：原作「吐」。今據千金方卷十六噎塞改。

髓【氣味】甘，寒，無毒。【主治】撲損惡瘡。頌 塗小兒解顱、頭瘡，及臍腫、眉瘡、癘疥。服之，補骨髓，益虛勞。時珍

【發明】時珍曰：按丹溪治虛損補陰丸，多用豬脊髓和丸。取其通腎命，以骨入骨，以髓補髓也。

【附方】新七。骨蒸勞傷：豬脊髓一條，豬膽汁一枚，童便一盞，柴胡、前胡、胡黃連、烏梅各一錢，韭白七根，同煎七分，溫服。不過三服，其效如神。瑞竹堂方 小兒顱解：豬牙車骨煎取髓，傅三日。千金方 小兒臍腫：豬頰車髓十二銖，杏仁半兩，研傅。千金 小兒眉瘡：豬頸骨髓六七枚，白膠香二錢，同入銅器熬稠，待冷為末，麻油調塗。小兒瘑瘡：豬牙車骨年久者，搥碎，炙令髓出，熱取塗之。小品 小兒頭瘡：豬筒骨中髓和膩粉成劑，火中煨香，研末。先溫鹽水洗淨，敷之。亦治肥瘡出汗。普濟方 小兒疳瘡：方同上。

血【氣味】鹹，平，無毒。思邈曰：澀，平。○時珍曰：服地黃、何首烏諸補藥者忌之，云能損陽也。同黃豆食，滯氣。

【主治】生血，療賁豚暴氣，及海外瘴氣。日華 中風絕傷，頭風眩運，及淋瀝。蘇恭 卒下血不止，清酒和炒食之。思邈 清油炒食，治嘈雜有蟲。時珍 壓丹石，解諸毒。吳瑞

髓。【氣味】甘，寒，無毒。【主治】撲損惡瘡。頌。塗小兒解顱、頭瘡，及臍腫、眉瘡、瘑疥。服之，補骨髓，益虛勞。時珍。

【發明】【時珍曰】按丹溪治虛損補陰丸，多用豬脊髓和丸。取其通腎命，以骨入骨，以髓補髓也。

【附方】新七。骨蒸勞傷。豬脊髓一條，豬膽汁一枚，童便一盞，柴胡、前胡、胡黄連、烏梅各一錢，韭白七根，同煎七分，温服。不過三服，其效如神。瑞竹堂方。小兒解顱〔一〕。豬牙車骨煎取髓，傅，日三〔二〕。千金方。小兒臍腫。豬頰車髓十二銖，杏仁半兩，研傅。千金。小兒眉瘡。豬頸骨髓六七枚，白膠香二錢，同入銅器熬稠，待冷爲末，麻油調塗。小兒瘑瘡。豬牙車骨年久者搥碎，炙令髓出，熱取塗之。小品。小兒頭瘡。豬胴骨中髓，和膩粉成劑，火中煨香，研末。先温鹽水洗浄，敷之。亦治肥瘡出汁〔三〕。普濟方。小兒疳瘡。方同上。

血。【氣味】鹹，平，無毒。【思邈曰】澀，平。○【時珍曰】服地黄、何首烏諸補藥者忌之，云能損陽也。同黄豆食，滯氣。【主治】生血：療賁豚暴氣，及海外瘴氣。日華。中風絶傷，頭風眩運及淋瀝。蘇恭。卒下血不止，清酒和炒，食之。思邈。清油炒食，治嘈雜有蟲。時珍。壓丹石，解諸毒。吴瑞。

〔一〕解顱：原作「顱解」。今據千金卷五下少小嬰孺方下小兒雜病乙正。

〔二〕日三：原作「三日」。今據乙正同上義。

〔三〕汁：原作「汗」。普濟方卷三百六十三頭瘡無「出汁」二字。諸病源候論卷五十小儿雜病諸候口下黄肥瘡候云：「小儿有涎唾多者，其汁流溢，浸漬于頤，生瘡，黄汁出，浸淫肥爛。」今據改。

【發明】時珍曰：按陳自明云：婦人嘈雜，皆血液淚汗變而爲痰，或言是血嘈，多以猪血炒食而愈，蓋以血導血歸原之意爾。此固一說，然亦有蛇蟲作嘈雜者，蟲得血腥則飽而伏也。

【附方】新五。交接陰毒腹痛欲死。猪血乘熱和酒飲之。肘后。中滿腹脹旦食不能暮食，用不著鹽水猪血，漉去水，晒乾爲末，酒服取洩甚效。李樓奇方。杖瘡血出猪血一升，石灰七升，和劑燒灰，再以水和丸，又燒，凡三次，爲末敷之，効。外臺。中射罔毒猪血飲之即解。肘后。蜈蚣入腹猪血灌之，或飽食，少頃飲桐油，當吐出。

心血【主治】調朱砂末服，治驚癇癲疾。吳瑞。治卒惡死及痘瘡倒靨。時珍。

【發明】時珍曰：古方治驚風癲癇痘疾，多用猪心血，蓋以心歸心，以血導血之意。用尾血者，取其動而不息也。猪爲水畜，其血性寒而能解毒制陽故也。韓飛霞云：猪心血能引藥入本經，實非其補，況存中云猪血得龍腦直入心經是矣。

【附方】新三。心病邪熱蕊珠丸：用猪心血一箇，淀花末一匙，朱砂末一兩，同研，丸梧子大，每酒服二十丸。奇效。痘瘡黑陷臘月收猪心血，瓶乾之，每用一錢，入龍腦少許，研勻，酒服，須臾紅活，神效。無乾血，用生血。

【發明】【時珍曰】按陳自明云：婦人嘈雜，皆血液、淚、汗變而爲痰，或言是血嘈，多以豬血炒食而愈，蓋以血導血歸原之意爾。此固一説，然亦有蚘蟲作嘈雜者，蟲得血腥則飽而伏也。

【附方】新五。交接陰毒，腹痛欲死。豭豬血乘熱和酒飲之。肘後。中滿腹脹，旦食不能暮食。用不着鹽水豬血，漉去水，晒乾爲末，酒服取洩，甚效。李樓奇方。杖瘡血出。豬血一升，石灰七升，和劑燒灰，再以水和丸，又燒，凡三次，爲末敷之效。外臺。中射罔毒。豬血飲之即解。肘後。蜈蚣入腹。豬血灌之。或飽食，少頃飲桐油，當吐出。

心血。【主治】調朱砂末服，治驚癇癲疾。吴瑞。治卒惡死及痘瘡倒靨。時珍。

【發明】【時珍曰】古方治驚風癲癇痘疾，多用豬心血，蓋以心歸心，以血導血之意。用尾血者，取其動而不息也。豬爲水畜，其血性寒而能解毒制陽故也。韓飛霞云：豬心血能引藥入本經，實非其補。沈存中云：豬血得龍腦直入心經，是矣。

【附方】新三。心病邪熱。蕊珠丸：用豬心血一箇[一]，靛[二]花末一匙，硃砂末一兩，同研，丸梧子大。每酒服二十丸。奇效。痘瘡黑陷。臘月收豶豬心血，瓶乾之，每用一錢，入龍腦少許，研勻酒服。須臾紅活，神效。無乾血，用生血。

〔一〕豬心血一箇：奇效良方卷十六怔忡健忘動悸通治方作「豬心一箇，取血」。
〔二〕靛：原作「淀」。今據改同上。

沈存中方婦人催生開骨膏用豬心血和乳香末丸梧子大硃砂為衣面東酒吞一丸未下再服婦人良方

尾血【主治】痘瘡倒黶用一匙調龍腦少許新汲水服又治卒中惡死時珍

【附方】舊一新一卒中惡死斷豬尾取血飲并縛豚枕之即活此乃長桑君授扁鵲法也出魏夫人傳肘后方　蛇入七孔割母豬尾血滴入即出也千金方

心【氣味】甘鹹平無毒【頌曰】多食耗心氣不可合吳茱萸食【主治】驚邪憂恚別錄虛悸氣逆婦人產後中風血氣驚恐思邈補血不足虛劣蘇頌○五臟主小兒驚癇出汗蘇恭

【發明】劉完素曰豬水畜也故心可以鎮恍惚

【附方】舊一新三心虛自汗不睡者用豬心一箇帶血破開入人參當歸各二兩煮熟去藥食之不過數服即愈證治要訣　心虛嗽血沉香末一錢半夏七枚入豬心中以小便濕紙包煨熟去半夏食之證治要訣　產後風邪心虛驚悸用豬心一枚五味豉汁煮食之心鏡　急心疼痛豬心一枚每歲入胡

沈存中方。婦人催生。開骨膏：用豬心血和乳香末，丸梧子大，硃砂爲衣。面東酒吞一丸，未下再服。婦人良方。

尾血。【主治】痘瘡倒靨，用一匙調龍腦少許，新汲水服。又治卒中惡死。時珍。

【附方】舊一，新一。卒中惡死。斷豬尾取血飲，并縛豚枕之，即活。此乃長桑君授扁鵲法也。出魏夫人〔一〕傳。肘後方。

蛇入七孔。割母豬尾血，滴入即出也。千金方。

心。【氣味】甘、鹹，平，無毒。【頌曰】多食，耗心氣，不可合吴茱萸食。【主治】驚邪憂恚。别録。虚悸氣逆，婦人産後中風，血氣驚恐。思邈。補血不足，虚劣。蘇頌。○五臟：主小兒驚癇，出汗。蘇恭。

【發明】【劉完素曰】豬，水畜也，故心可以鎮恍惚。

【附方】舊一，新三。心虚自汗。不睡者。用豶豬心一箇，帶血破開，入人參、當歸各二兩，煮熟去藥食之。不過數服即愈。證治要訣。心虚嗽血。沉香末一錢，半夏七枚，入豬心中，以小便濕紙包，煨熟，去半夏食之。證治要訣。産後風邪，心虚驚悸。用豬心一枚，五味〔二〕、豉汁煮食之。心鏡。急心疼痛。豬心一枚，每歲入胡

〔一〕魏夫人：肘後方卷一救卒中惡死方誤作「魏大夫」。時珍正之。

〔二〕味：原位於句末。此句證類卷十八豚卵作：「於豉汁中煮五味糁調和食之」。今據移正。

椒一粒同盐酒煮食

肝入藥用子肝【氣味】苦溫無毒時珍曰餌藥人不可食之合魚鱠食生癰疽合鯉魚腸子食傷人神合鵪鶉食生面䵟延壽書云豬臨殺驚氣入心絕氣歸肝俱不可多食必傷人【主治】小兒驚癎蘇恭切作生以藍醋食主脚氣當微洩若先利即勿服藏器治冷勞臟虛冷洩久滑赤白帶下以一葉薄批揾着訶子末炙之再揾再炙盡末半兩空腹細嚼陳米飲送下蘇頌補肝明目療肝虛浮腫時珍

【發明】時珍曰肝主藏血故諸血病用爲嚮導入肝千金翼治痢疾有豬肝丸治脫肛有豬肝散諸眼目方多有豬肝散皆此意也

【附方】舊六新八休息痢疾豬肝一具切片杏仁炒一兩於淨鍋內一重肝一重杏仁入童子小便二升文火煎乾取食日一次千金浮腫脹滿不下食豬肝一具洗切着葱豉薑椒炙食之或單煮羹亦可心鏡身面卒腫生豬肝一具細切醋洗入蒜醋食之勿用鹽腫自足起同上方法風毒脚氣

椒一粒，同鹽、酒煮食。

肝。入藥用子肝。【氣味】苦，温，無毒。【時珍曰】餌藥人不可食之。合魚鱠食，生癰疽；合鯉魚腸、子食，傷人神；合鵪鶉食，生面䵟。延壽書云：豬臨殺，驚氣入心，絶氣歸肝，俱不可多食，必傷人。【主治】小兒驚癇。蘇恭。切作生，以薑、醋食，主脚氣，當微洩。若先利，即勿服。藏器。治冷勞臟虚，冷洩久滑，赤白帶下，以一葉薄批，揾着訶子末炙之，再揾再炙，盡末半兩，空腹細嚼，陳米飲送下。蘇頌。補肝明目，療肝虚浮腫。時珍。

【發明】【時珍曰】肝主藏血，故諸血病用爲嚮導入肝。千金翼治痢疾有豬肝丸，治脱肛有豬肝散，諸眼目方多有豬肝散，皆此意也。

【附方】舊六，新八。休息痢疾。豶豬肝一具切片，杏仁炒一兩，於浄鍋内，一重肝，一重杏仁，入童子小便二升，文火煎乾。取食，日一次。千金。浮腫脹滿，不下食。豬肝一具洗切，着葱、豉、薑、椒炙食之。或單煮羹亦可。心鏡。身面卒腫〔一〕。生豬肝一具細切，醋洗，入蒜、醋食之。勿用鹽。腫自足起。方法同上。風毒脚氣。

〔一〕卒腫：此下方未載出處，實出肘後方卷三治卒身面腫滿方。

豬肝作生膾食之取利水腫溲澀豬肝尖三塊綠豆四撮陳倉米一合同水煮粥食毒從小便出也中蠱腹痛支太醫秘方以豬肝一具蜜一升共煎分二十服或為丸服肘后食即汗出乃脾胃虛也豬肝一斤薄切乾為末煮白粥布絞汁衆手丸梧子大空心飲下五十丸日五心鏡目難遠視肝虛也豬肝一具細切去皮膜葱白一握用豉汁作羹待熟下雞子三箇食之普濟方肝熱目赤瘆痛用豬肝一具薄切水洗淨以五味食之食醫心鏡牙疳危急豬肝一具煮熟蘸赤芍藥末任意食之後服平胃散二三貼即效即要女人陰痒炙豬肝納入當有蟲出肘后打擊青腫炙豬肝貼之千金急勞瘦悴日晚即寒熱驚悸煩渴用豬肝一具切絲生甘草末十五兩於鐺中布肝一重摻甘草一重以盡為度取童便五升文武火煮乾擣爛衆手丸梧子大每空心米飲下二十丸漸加三十丸聖惠方

脾俗名聯貼

【氣味】澀平無毒時珍曰諸獸脾味如泥其屬土也可驗思邈曰凡六畜脾人一生莫食之

【主治】脾胃虛熱同陳橘紅人參生薑葱白陳米煮羹食之蘇頌

【附方】新二

脾積痞塊豬脾七箇每箇用新針一箇刺爛以皮硝一錢擦之七箇並同以瓷器盛七日鐵器焙乾又用水紅花子七錢同搗為末以無灰酒空心調下一年以下者一服可愈五年以下者二服十年以下者三服

豬肝作生膾，食之取利。**水腫溲澀**。豬肝尖三塊，菉豆四撮，陳倉米一合，同水煮粥食，毒從小便出也。**中蠱腹痛**。支太醫秘方：以豬肝一具，蜜一升，共煎，分二十服，或爲丸服。肘後。**食即汗出**。乃脾胃虛也。豬肝一斤薄切，瓦上曝〔一〕乾爲末，煮白粥，布絞汁，和〔二〕，衆手丸梧子大。空心飲下五十丸，日五。心鏡。**目難遠視**。肝虛也。豬肝一具，細切，去皮膜，葱白一握，用豉汁作羹，待熟，下雞子三箇，食之。普濟方。**肝熱目赤**，磣〔三〕痛。用豬肝一具薄切，水洗淨，以五味食之。食醫心鏡。**牙疳危急**。豬肝一具煮熟，蘸赤芍藥末任意食之。後服平胃散二三貼，即效。集〔四〕要。**女人陰痒**。炙豬肝納入，當有蟲出。肘後。**打擊青腫**。炙豬肝貼之。千金。**急勞瘦〔五〕悴**，日晚即寒熱，驚悸煩渴。用豶豬肝一具，切絲，生甘草末十五兩，於鐺中布肝一重，摻甘草一重，以盡爲度，取童便五升，文武火煮乾，擣爛，衆手丸梧子大。每空心米飲下二十丸，漸加至〔六〕三十丸。聖惠方。

脾。俗名聯貼。**【氣味】**澀，平，無毒。【時珍曰】諸獸脾味如泥，其屬土也可驗。【思邈曰】凡六畜脾，人一生莫食之。**【主治】**脾胃虛熱，同陳橘紅、人參、生薑、葱白，陳米煮羹食之。蘇頌。

【附方】新二。**脾積痞塊**。豬脾七箇，每箇用新針一箇刺爛，以皮硝一錢擦之，七箇並同，以瓷器盛七日，鐵器焙乾。又用水紅花子七錢，同搗爲末，以無灰酒空心調下。一年以下者，一服可愈；五年以下者，二服；十年以下者，三服。

〔一〕上曝：原闕一字。今據證類卷十八豚卵引食醫心鏡補。

〔二〕和：原脱。今據補同上。

〔三〕磣：原作「瘮」。今據改同上。

〔四〕集：原作「即」。江西本作「節」。考其方出醫林集要卷十三癰疽發背，則「即」當爲「集」之誤。今據改。

〔五〕瘦：原作「疾」。此方原注出聖惠方，實出聖濟總録卷八十七急勞豬肝丸。今據改。

〔六〕至：原脱。今據補同上。

保壽堂方

瘧發無時。胡椒、吴茱萸、高良薑各二錢，為末，以豬脾一條作膾，炒熟，一半滚藥，一半不滚，以墨記定，並作餛飩煮熟。有藥者吞之，無藥者嚼下。一服效。衛生家寶方

肺【氣味】甘，微寒，無毒。頌曰：得大麻仁良。不與白花菜合食，令人氣滯，發霍亂。八月和飴食，至冬發疽。

【主治】補肺。蘇頌　療肺虛欬嗽，以一具，竹刀切片，麻油炒熟，同粥食。又治肺虛嗽血，煮蘸薏苡仁末食之。時珍○出要訣諸方

腎俗名腰子【氣味】鹹，冷，無毒。思邈曰：平。○日華曰：雖補腎，而久食令人少子。○詵曰：久食令人傷腎。○頌曰：冬月不可食，損人真氣，兼發虛壅。

【主治】理腎氣，通膀胱。別錄　補膀胱水臟，暖膝，治耳聾。日華　補虛壯氣，消積滯。蘇頌　除冷利。孫思邈　止消渴，治產勞虛汗，下痢崩中。時珍

【發明】時珍曰：豬腎，別錄謂其理腎氣，通膀胱；日華亦曰補水臟膀胱，暖腰膝；而又曰雖補腎，久食令人少子；孟詵亦曰久食令人腎虛。兩相矛盾如此，何哉？蓋豬腎性寒，不能補命門精氣，方藥所用，借其引導而已。別錄理字、通字最為有理，日華暖腰膝、補膀胱水臟之說為非矣。腎有虛熱者宜食之，若腎氣虛寒者非所宜矣。今人不達此意，往往食豬腎為

保壽堂方。瘧發無時。胡椒、吴茱萸、高良薑各二錢，爲末，以豬脾一條，作膾炒熟，一半滚藥，一半不滚，以墨記定，並作餛飩煮熟。有藥者吞之，無藥者嚼下，一服效。衛生家寶方。

肺。【氣味】甘，微寒，無毒。【頌曰】得大麻仁良。不與白花菜合食，令人氣滯，發霍亂。八月和飴食，至冬發疽。【主治】補肺。蘇頌。療肺虚欬嗽，以一具竹刀切片，麻油炒熟，同粥食。又治肺虚嗽血，煮，蘸薏苡仁末食之。時珍。○出要訣諸方。

腎。俗名腰子。【氣味】鹹，冷，無毒。【思邈曰】平。○【日華曰】雖補腎〔一〕，而久食令人少子。【詵曰】久食令人傷腎。【頌曰】冬月不可食，損人真氣，兼發虚壅。【主治】理腎氣，通膀胱。别録。補膀胱水臓，暖腰〔二〕膝，治耳聾。日華。補虚壯氣，消積滯。蘇頌。除冷利。孫思邈。止消渴，治産勞虚汗，下痢崩中。時珍。

【發明】【時珍曰】豬腎，别録謂其理腎氣，通膀胱。日華亦曰補水臓膀胱，暖腰膝。而又曰雖補腎，久食令人少子。孟詵亦曰：久食令人腎虚。兩相矛盾如此，何哉？蓋豬腎性寒，不能補命門精氣。方藥所用，借其引導而已。别録「理」字、「通」字，最爲有理；日華暖腰膝、補膀胱水臓之説爲非矣。腎有虚熱者，宜食之；若腎氣虚寒者，非所宜矣。今人不達此意，往往食豬腎爲

〔一〕腎：原作「賢」。今據證類卷十八豚卵引日華子改。

〔二〕腰：原脱。今據補同上。

補不可不審。又千金治消渴有豬腎薺苨湯，補腎虛勞損諸病有腎瀝湯方，甚多，皆用豬羊腎煮湯煎藥，俱是引導之意。

附方舊四新十九

腎虛遺精多汗夜夢鬼交用豬腎一枚切開去膜入附子末一錢濕紙裹煨熟空心食之飲酒一盃不過三五服效經驗方

腎虛陰痿羸瘦精衰少力用豶豬腎一對切片枸杞葉半斤以豉汁一盞同椒鹽煮羹食經驗方

腎虛腰痛用豬腰子一枚切片以椒鹽淹去腥水入杜仲末三錢在內荷葉包煨食之酒下本草權度

閃肭腰痛用豶豬腎一枚批片鹽椒淹過入甘遂末三錢荷葉包煨熟食酒送下儒門事親

老人耳聾豬腎一對去膜切以粳米二合蔥白二根薤白七根人參二分防風一分為末同煮粥食奉親養老方

老人腳氣嘔逆者用豬腎一對以醋蒜五味治食之日作一服或以蔥白粳米同煮粥食亦可奉親養老方

卒然腫滿用豬腎批開入甘遂末一錢紙裹煨熟食以小便利為效否則再服　肘后方肘

傷冷痛豬腎一對桂心二兩水八升煮三升分三服　肘后

卒得欬嗽豬腎二枚乾薑三兩水七升煮二升稍服取汗肘後方

久嗽不瘥豬腎二枚入椒四七粒水煮啖之　張文仲方

心氣虛損豬腰子一枚水二碗煮至一碗半切碎入人參當歸各半兩煮至八分喫腰子以汁送下未盡者同滓作丸服　百一選方

酒積面黃腹脹不消豬腰子一箇批開七刀葛根粉一錢摻上合定每邊炙三遍半手批作六塊空心辦之米

補，不可不審。又千金治消渴有豬腎薺苨湯，補腎虛勞損諸病有腎瀝湯，方甚多，皆用豬羊腎煮湯煎藥，俱是引導之意。

【附方】舊四，新十九。**腎虛遺精**，多〔一〕汗，夜夢鬼交。用豬腎一枚，切開去膜，入附子末一錢，濕紙裹煨熟，空心食之，飲酒一盃。不過三五服，效。經驗方。**腎虛陰痿**，羸瘦，精衰少力。用豶豬腎一對，去脂膜〔二〕，切片，枸杞葉半斤，以豉汁一盞，同椒、鹽煮羹食。經驗方。**腎虛腰痛**。用豬腰子一枚，切片，以椒、鹽淹，去腥水，入杜仲末三錢在內，荷葉包煨食之，酒下。本草權度。**閃肭腰痛**。用豶豬腎一枚，批片，鹽、椒淹過，入甘遂末三錢，荷葉包煨熟食，酒送下。儒門事親。**老人耳聾**。豬腎一對，去膜，切，以粳米二合，葱白二根，薤白七根，人參二分，防風一分，爲末，同煮粥食。奉親養老方。**老人脚氣**，嘔逆者。用豬腎一對，以醋、蒜、五味治食之，日作一服。或以葱白、粳米同煮粥食亦可。奉親養老方。**卒然腫滿**。用豬腎批開，入甘遂末一錢，紙裹煨熟食。以小便利爲效，否則再服。肘後方。**肘傷冷痛**〔三〕。豬腎一對，桂心二兩，水八升，煮三升，分三服〔四〕。肘後。**卒得欬嗽**。豬腎二枚，乾薑三兩，水七升，煮二升，稍服取汗〔五〕。肘後方。**久嗽不瘥**。豬腎二枚，去脂膜〔六〕，入椒四七粒，水煮啖之。張文仲方。**心氣虛損**。豬腰子一枚，水二碗，煮至一碗半，切碎，入人參、當歸各半兩，煮至八分。喫腰子，以汁送下。未盡者，同滓作丸服。百一選方。**酒積面黃**，腹脹不消。豬腰子一箇，批開七刀，葛根粉一錢，摻上合定，每邊炙三遍半，手扯作六塊，空心喫之，米

〔一〕多：證類卷十八豚卵作「盗」。
〔二〕去脂膜：原脱。今據補同上。
〔三〕肘傷冷痛：肘後方卷一治卒心痛方作「心肺傷動」。
〔四〕服：原作「肘」。今據改同上。
〔五〕汗：原作「汁」。今據肘後方卷三治卒上氣咳嗽方改。
〔六〕去脂膜：原脱，今據外臺卷九積年久欬方補。

布多乃倍乃
古乃阿布良
志ゝ

湯送下聖濟總錄久泄不止猪腎一箇批開摻骨碎補末煨熟食之神效瀕湖集簡方赤白下

痢腰痛用猪腎二枚研爛入陳皮椒醬作餛飩空心食之食醫心鏡赤白帶下常炙猪腎食之張文仲

方崩中漏下方同上產後蓐勞寒熱用猪腎一對切細片以塩酒拌之先用粳米一合葱椒煮

粥塩醋調和將腰子鋪於盆底以熱粥傾于上蓋之如作盦生粥食之濟生產後虛汗發熱肢体疼痛亦名

蓐勞永類鈐方用猪腎一對切水三升粳米半合椒塩葱白煑粥食○梅師用猪腎同葱豉和成作膗食之小兒

躽啼小兒五十日以來胎寒腹痛躽啼弄舌微熱而驚此候也猪腎一具當歸一兩焙以清酒一升煑七合每以

杏仁大與之日三夜一聖惠方小兒頭瘡猪腰子一箇批開去心膜入五倍子輕粉末等分在內以沙糖

和麪固濟炭火炙焦為末清油調塗經驗良方傳尸勞瘵猪腰子一對童子小便二盞無灰酒一盞新瓷

瓶盛之泥封炭火溫養自戌至子時止待五更初溫熱取飲酒食腰子病篤者只一月效平日瘦怯者亦可用之盖以

血養血絕勝金石草木之藥也邵真人經驗方癰疽發背初起者用豶猪腰子一雙同飛麪搗如泥塗之

即愈

○胰音夷亦作胰○時珍曰一名腎脂生兩腎中間似脂非脂似肉非肉乃人物之命門三焦發原處也肥則多瘦則少

湯送下。聖濟總録〔一〕。久泄不止。豬腎一箇，批開，摻骨碎補末煨熟食之，神效。瀕〔二〕湖集簡方。赤白下痢，腰痛。用豬腎二枚研爛，入陳皮、椒、醬作餛飩，空心食之。食醫心鏡。赤白帶下。常炙豬腎食之。張文仲方。崩中漏下。方同上。産後蓐勞，寒熱。用豬腎一對，切細片，以鹽、酒拌之。先用粳米一合，葱、椒煮粥，鹽、醋調和。將腰子鋪於盆底，以熱粥傾于上蓋之，如作盦生粥食之。濟生。産後虚汗，發熱，肢體疼痛，亦名蓐勞。永類鈐方用豬腎一對，切，水三升，粳米半合，椒、鹽、葱白煮粥食。○梅師用豬腎同葱、豉和成，作臛食之。小兒軀啼。小兒五十日以來，胎寒腹痛，軀啼弄舌，微熱而驚，此癇候也。豬腎一具，當歸一兩，焙，以清酒一升，煮七合。每以〔三〕杏仁大與嚥之，日三夜一。聖惠方。小兒頭瘡。豬腰子一箇，批開去心膜，入五倍子、輕粉末等分在内，以沙糖和麵固濟，炭火炙焦，爲末。清油調塗。經驗良方。傳尸勞瘵。豬腰子一對，童子小便二盞，無灰酒一盞，新瓷瓶盛之，泥封，炭火温養，自戌至子時止。待五更初温熟，取開飲酒，食腰子。病篤者，只一月效。平日瘦怯者，亦可用之。蓋以血養血，絶勝金石草木之藥也。邵真人經驗方。癰疽發背初起者。用豮豬腰子一雙，同飛麪搗如泥，塗之即愈。

䐈。音夷，亦作胰。○【時珍曰】一名腎脂。生兩腎中間，似脂非脂，似肉非肉，乃人物之命門，三焦發原處也。肥則多，瘦則少。

〔一〕聖濟總録：未見此方。方出普濟方卷一百七十五酒癖。
〔二〕瀕：原作「頻」。今據卷一引據古今醫家書目改。
〔三〕每以：聖惠方卷八十二治小兒胎寒諸方作「每服取如」，意更明晰。

蓋頤養類之故謂之賤

【氣味】甘平微毒〔頌曰〕男子多食損陽【主治】肺痿欬嗽和棗肉浸酒服亦治痃癖羸瘦〔藏器〕○又合膏練繒帛 療肺氣乾脹喘急潤五臟去皴皰䵟黯殺斑蝥地膽毒治冷痢成虛〔蘇頌〕一切肺病欬嗽膿血不止以薄竹筒盛於糖火中煨熟食上啖之良〔心鏡〕通乳汁〔時珍〕

【附方】舊二新九 豬胰酒 治冷痢久不瘥此是脾氣不足暴冷入脾舌上生瘡飲食無味或食下還吐小腹雷鳴時時心悶乾皮細起膝脛酸痛羸瘦漸成鬼氣及婦人血氣不通逆飯憂煩四肢無力丈夫痃癖兩肋虛脹變為水氣服之皆効此法出於傳尸方取豬胰一具細切與青蒿葉相和以無灰酒一大升微火溫之乘熱納胰中使消盡又取桂心末一小兩內酒中每旦溫服一小盞午夜各再服一服甚驗忌麪油膩等食〔崔元亮海上方〕 膜內氣塊 豬胰一具炙蘸玄胡索末食之〔衛生易簡方〕 肺氣咳嗽 豬胰一具苦酒煮食不過二服〔肘后方〕 二十年欬嗽 豬胰三具大棗百枚酒五升漬之秋冬七日春夏五日絞去滓七日服盡忌鹽 遠年肺氣 豬胰一具膩粉一兩瓷瓶固濟上留小竅燒煙盡為末每服二錢粟米飲下 服石發熱 豬腎脂一具勿中水以火炙取汁

蓋頤養賴之，故謂之肫〔一〕。

【氣味】甘，平，微毒。【頌曰】男子多食損陽。【主治】肺痿欬嗽，和棗肉浸酒服。亦治痃癖羸瘦。藏器。○又合膏，練繒帛。療肺氣乾脹喘急，潤五臟，去皴皰䵟黵，殺斑蝥、地膽毒，治冷痢成虛。蘇頌。一切肺病欬嗽，膿血不止。以薄竹筒盛，於煻〔二〕火中煨熟，食上啖之，良。心鏡。通乳汁。之才。

【附方】舊二，新九。豬肫酒。治冷痢久不瘥。此是脾氣不足，暴冷入脾，舌上生瘡，飲食無味，或食下還吐，小腹雷鳴，時時心悶，乾皮細起，膝脛酸痛，羸瘦，漸成鬼氣；及婦人血氣不通，逆飯憂煩，四肢無力；丈夫痃癖，兩肋虛脹，變爲水氣。服之皆效。此法出於傳尸方。取豬肫一具，細切，與青蒿葉相和。以無灰酒一大升，微火温之，藥熟〔三〕納肫中，使消盡。又取桂心末一小兩，内酒中。每旦温服一小盞，午、夜各再一服，甚驗。忌熱〔四〕麪、油膩等食。崔元亮海〔五〕上方。膜内氣塊。豬肫一具炙，蘸玄胡索末食之。衛生易簡方。肺氣咳嗽。豬肫一具，苦酒煮食，不過二服。肘後方。二十年嗽。豬肫三具，大棗百枚，酒五升漬之，秋冬七日，春夏五日，絞去滓，七日服盡，忌鹽。遠年肺氣。豬肫一具，膩粉一兩，瓷瓶固濟，上留小竅，煅烟盡，爲末。每服二錢，漿水下。服石發熱。豬腎脂一具，勿中水，以火炙取汁。每

〔一〕肫：原作「頤」。據文義當作「肫」，今改。本藥附方下同此誤徑改。
〔二〕煻：原作「糖」。今從江西本改。
〔三〕藥熟：證類卷十八豚卵作「乘熱」。
〔四〕熱：原脱。今據補同上。
〔五〕海：此下原有一字闕。今據删同上。

服三合，日夜三五六服，石隨小便下。總錄

撥雲去翳：用豬胰一具，蕤仁五錢，青鹽一錢，共搗千下，令如泥，每點少許，取下膜翳為妙。孫氏集效方

赤白癜風：豬胰一具，酒浸一時，飯上蒸熟食。不過十具。壽域方

面粗醜黑：皮厚䵟者。豬胰五具，蕪菁子二兩，杏仁一兩，土瓜根一兩，淳酒浸之，夜塗旦洗，老者少，少者白，神驗。肘后

手足皸裂：以酒挼豬胰洗，并傅之。肘后

唇燥緊裂：豬胰浸酒搽之。葉氏摘玄方

肚（氣味）甘，微溫，無毒。（主治）補中益氣止渴，斷暴痢虛弱。別錄

補虛損，殺勞蟲。釀黃糯米蒸搗為丸，治勞氣，并小兒疳蛕黃瘦病。日華

主骨蒸熱勞，血脈不行，補羸助氣，四季宜食。蘇頌

消積聚癥瘕，治惡瘡。吳普

（發明）時珍曰：豬水畜而胃屬土，故方藥用之補虛，以胃治胃也。

（附方）舊二，新九。

補益虛羸：用豬肚一具，入人參五兩，蜀椒一兩，乾薑一兩半，葱白七升，粳米半升在內，密縫，煮熟食。千金翼

水瀉不止：用豶豬肚一枚，入蒜煮爛搗膏，丸梧子大。每米飲服三十丸。丁必卿云：予次日五更必水瀉一次，百藥不效，用此方，入平胃散末三兩，丸服，遂安。普濟

消渴飲水：日夜飲水數斗者。心鏡用

服三合，日夜五六服，石隨大便下。總録。**撥雲去翳**。用豬胰子一枚五錢，蕤仁五分，青鹽一錢，共搗千下，令如泥。每點少許，取下膜翳爲效。孫氏集效方。**赤白癜風**。豬胰一具，酒浸一時，飯上蒸熟食。不過十具。壽域方。**面粗醜黑，**皮厚䵟䵴者。豬胰五具，蕪菁〔一〕子二兩，杏仁一兩，土瓜根一兩，淳酒浸之。夜塗旦洗，老者少，黑〔二〕者白，神驗。肘後。**手足皴裂**。以酒挼〔三〕豬胰，洗并傅之。肘後。**唇燥緊裂**。豬胰浸酒搽之。葉氏摘玄方。

肚。**【氣味】**甘，微温，無毒。**【主治】**補中益氣，止渴，斷暴痢虚弱。別録。補虚損，殺勞蟲。釀黄糯米蒸搗爲丸，治勞氣，并小兒疳蚘黄瘦病。日華。主骨蒸熱勞，血脉不行，補羸助氣，四季宜食。蘇頌。消積聚癥瘕，治惡瘡。吴普。

【發明】【時珍曰】豬水畜而胃屬土，故方藥用之補虚，以胃治胃也。

【附方】舊二，新九。**補益虚羸**。用豬肚一具，入人參五兩，蜀椒一兩，乾薑一兩半，葱白七升，粳米半升在内，密縫，煮熟食。千金翼。**水瀉不止**。用豶豬肚一枚，入蒜煮爛，搗膏〔四〕，丸梧子大。每米飲服三十丸。丁必卿云：予每遇〔五〕五更必水瀉一次，百藥不效。用此方，入平胃散三兩，丸服，遂安。普濟。**消渴飲水**，日夜飲水數斗者。心鏡用

〔一〕菁：原作「青」。今據肘後方卷六治面皰髮禿身臭心昏鄙醜方改。
〔二〕黑：原作「少」。今據改同上。
〔三〕挼：原作「捋」。今據證類卷十八豚卵改。
〔四〕膏：普濟方卷二百八泄痢門水瀉此下有「入平胃散同杵」六字。
〔五〕每遇：原作「次日」。今據改同上。

雄猪肚一枚煮取汁入少豉渴即飲之肚亦可食煮粥亦可○仲景猪肚黄連丸治消渴用雄猪肚一枚入黄連末五兩栝樓根白梁米各四兩知母三兩麥門冬二兩縫定蒸熟搗丸如梧子大每服三十丸米飲下○食醫心鏡

老人脚氣猪肚一枚洗淨切作生以水洗布絞乾和蒜椒醬醋五味常食亦治熱勞 養老方

温養胎氣至胎九月消息用猪肚一枚如常着五味煮食至盡 千金

赤白癜風白煮猪肚一枚食之頓盡忌房事 外臺

疥瘡痒痛猪肚一枚同皂莢煮熟去莢食之 救急

頭瘡白秃普濟用新破猪肚勿洗熱搨之須臾蟲出不盡再作○孫氏方用猪肚一箇入砒一兩札定以黄泥固濟煅存性為末油和傅以椒湯洗

蟲牙疼痛用新殺猪肚尖上涎絹包咬之數次蟲盡即愈唐氏用枳殼末拌之

腸

氣味甘微寒無毒主治虛渴小便數補下焦虛竭孟詵止小便日華去大小腸風熱宜食之蘇頌潤腸治燥調血痢臟毒時珍○洞腸治人洞腸挺出血多孫思邈○洞腸頭腸也

附方新三

腸風臟毒救急用猪大腸一條入芫荽在內煮食○奇效用猪臟入黄連末在內煮爛搗丸梧子大每米飲服三十丸○又方猪臟入槐花末令滿縛定以砂器煮爛搗為丸如梧桐子大每服二十丸温酒下 腸熱

雄豬肚一枚，煮取汁，入少豉，渴即飲之，肚亦可食。煮粥亦可。○仲景豬肚黄連丸：治消渴。用雄豬肚一枚，入黄連末五兩，栝樓根、白粱米各四兩，知母三兩，麥門冬二兩，縫定蒸熟，搗丸如梧子大。每服三十丸，米飲下。○食醫心鏡。**老人脚氣。**豬肚一枚，洗浄切作生，以水洗，布絞〔一〕乾，和蒜、椒、醬、醋、五味，常食。亦治熱勞。養老方。**温養胎氣。**胎至九月消息。用豬肚一枚，如常着五味，煮食至盡。千金髓。**赤白癜風。**白煮豬肚一枚，食之頓盡。忌房事。外臺。**疥瘡痒痛。**豬肚一枚，同皂莢煮熟，去莢食之。救急。**頭瘡白禿。**普濟用新破豬肚勿洗，熱搨之，須臾蟲出，不盡再作。○孫氏方用豬肚一箇，入砒一兩，札定，以黄泥固濟，煅存性，爲末，油和傅。以椒湯洗。**蟲牙疼痛。**用新殺豬肚尖上涎，絹包咬之。數次，蟲盡即愈。唐氏用枳殼末拌之。

腸。【氣味】甘，微寒，無毒。【主治】虚渴，小便數，補下焦虚竭。孟詵。**止小便。**日華。**去大小腸風熱，宜食之。**蘇頌。**潤腸治燥，調血痢臟毒。**時珍。**○洞腸：治人洞腸挺出，血多。**孫思邈。○洞腸，廣腸也。

【附方】新三。**腸風臟毒。**救急用豬大腸一條，入芫荽在内，煮食。○奇效用豬臟，入黄連末〔二〕在内，煮爛，搗丸梧子大。每米飲服三十丸。○又方：豬臟入槐花末令滿，縛定，以醋煮爛，搗爲丸如梧桐子大。每服二十丸，温酒下。**脇熱**

〔一〕絞：原作「紋」。今據養老奉親書食治老人諸疾方食治脚氣諸方改。
〔二〕末：奇效良方卷五十一腸痔漏門通治方作「二兩剉碎」。

血痢方法同上臟寒泄瀉體倦食減用豬大臟一條去脂洗淨以吳茱萸末填滿縛定蒸熟搗丸梧子大每服五十丸米飲下奇效良方

脬亦作胞

氣味甘鹹寒無毒

主治夢中遺溺疝氣墜痛陰囊濕癢玉莖生瘡

發明時珍曰豬胞所主皆下焦病亦以類從爾蘄有一妓病轉脬小便不通腹脹如鼓數月垂死一醫用豬脬吹脹以翎管安上插入廷孔捻脬氣吹入即大尿而愈此法載在羅天益衛生寶鑑中知者頗少亦機巧妙術也

附方新入

夢中遺溺用豬脬洗炙食之千金

產後遺尿豬脬豬肚各一個糯米半升入脬內更以脬入肚內同五味煮食醫林集要

產後尿床方法同上

疝氣墜痛用豬脬一枚洗入小茴香大茴香破故紙川楝子等分填滿入青鹽一塊縛定酒煮熟食之酒下其藥焙搗為丸服之

消渴無度乾豬胞十箇剪破去蒂燒存性為末每溫酒服一錢聖濟總錄

腎風囊癢用豬尿胞火炙以鹽酒吃之救急

玉莖生瘡臭腐用豬胞一枚連尿去一半留一半以煅紅新磚焙乾為末入黃丹一錢摻之三五次瘥先須以葱椒湯洗奇效方

白禿癩瘡洗刮令淨以豬胞乘熱裹之當引蟲出

血痢：方法同上。臟寒洩瀉。體倦食減。用豬大臟一條，去脂洗浄，以吴茱萸末填滿，縛定蒸熟，搗丸梧子大。每服五十丸，米飲下。奇效良方。

脬。亦作胞。【氣味】甘、鹹，寒，無毒。【主治】夢中遺溺，疝氣墜痛，陰囊濕痒，玉莖生瘡。

【發明】【時珍曰】豬胞所主，皆下焦病，亦以類從爾。蕲有一妓，病轉脬，小便不通，腹脹如鼓，數月垂死。一醫用豬脬吹脹，以翎管安上，插入廷孔〔一〕，捻脬氣吹入，即大尿而愈。此法載在羅天益衛生寶鑑中，知者頗少，亦機巧妙術也。

【附方】新八。夢中遺溺。用豬脬洗炙食之。千金。産後遺尿。豬脬、豬肚各一箇，糯米半升，入脬内，更以脬入肚内，同五味煮食。醫林集要。産後尿床。方法同上。疝氣墜痛。用豬脬一枚，洗，入小茴香、大茴香、破故紙、川楝子等分填滿，入青鹽一塊縛定，酒煮熟食之，酒下。其藥焙搗爲丸，服之。消渴無度。乾豬胞十箇，剪破去蒂，燒存性，爲末。每温酒服一錢。聖濟總録。腎風囊癢。用豬尿胞火炙，以鹽酒吃之。救急。玉莖生瘡，臭腐。用豬胞一枚，連尿，去一半，留一半，以煅紅新磚焙乾爲末，入黄丹一錢。摻之，三五次瘥。先須以葱椒湯洗。奇效方。白秃癩瘡。洗刮令浄，以豬胞乘熱裹之，當引蟲出。

〔一〕插入廷孔：衛生寶鑒卷十七胞痹門作「放在小便出裏頭」。

膽【氣味】苦寒無毒【主治】傷寒熱渴別錄骨熱勞極消渴小兒五疳殺蟲蘇頌敷小兒頭瘡治大便不通以葦筒納入下部三寸灌之立下藏器通小便敷惡瘡殺疳𧏾治目赤目翳明目清心臟涼肝脾入湯沐髮去膩光澤時珍

【發明】成無已曰仲景以豬膽汁和醋少許灌穀道中通大便神效蓋酸苦益陰潤燥而瀉便也又治少陰下利不止厥逆無脉乾嘔煩者以白通湯加豬膽汁主之若調寒熱之逆者冷熱必行則熱物冷服下嗌之後冷體既消熱性便發故病氣自愈此所以和人尿豬膽鹹苦之物於白通熱劑之中使其氣相從而無拒格之患也又云霍亂病吐下已斷汗出而厥四肢厥急脉微欲絕者通脉四逆湯加豬膽汁主之蓋陽氣太虛陰氣獨勝純與陽藥恐陰氣格拒不得入故加豬膽汁苦入心而通脉寒補肝而和陰不致格拒也汪機曰味奉議治傷寒五六日斑出有豬膽雞子湯時珍曰方家用豬膽取其寒能勝熱滑能潤燥苦能入心又能去肝膽之火也

【附方】舊六新十四少陰下利不止厥逆無脉乾嘔者以白通湯加豬膽汁主之葱白四莖乾薑一兩生附子一枚水三升煮一升入人尿五合豬膽汁一合分服仲景傷寒論或瀉或止久而不愈二聖惠用黃連

膽。【氣味】苦，寒，無毒。【主治】傷寒熱渴。別録。骨熱勞極，消渴，小兒五疳，殺蟲。蘇頌。敷小兒頭瘡。治大便不通，以葦筒納入下部三寸灌之，立下。藏器。通小便，敷惡瘡，殺疳䘌，治目赤目翳，明目，清心臟，涼肝脾。入湯沐髮，去膩光澤。時珍。

【發明】【成無己曰】仲景以豬膽汁和醋少許，灌穀道中，通大便神效。蓋酸苦益陰潤燥而瀉便也。又治少陰下利不止，厥逆無脈，乾嘔煩者，以白通湯加豬膽汁主之。若調寒熱之逆者，冷熱必行，則熱物冷服，下嗌之後，冷體既消，熱性便發，故病氣自愈。此所以和人尿、豬膽鹹苦之物，於白通熱劑之中，使其氣相從，而無拒格之患也。又云：霍亂病吐下已斷，汗出而厥，四肢拘〔一〕急，脈微欲絶者，通脈四逆湯加豬膽汁主之。蓋陽氣太虚，陰氣獨勝。純與陽藥，恐陰氣格拒不得入。故加豬膽汁，苦入心而通脈，寒補肝而和陰，不致格拒也。【汪機曰】朱〔二〕奉議治傷寒五六日癍出，有豬膽雞子湯。【時珍曰】方家用豬膽，取其寒能勝熱，滑能潤燥，苦能入心，又能去肝膽之火也。

【附方】舊六，新十四。少陰下利不止，厥逆無脈，乾嘔者，以白通湯加豬膽汁主之。葱白四莖，乾薑一兩，生附子一枚，水三升，煮一升，入人尿五合，豬膽汁一合，分服。仲景傷寒論。或瀉或止，久而不愈。二聖丸：用黄連、

〔一〕拘：原作「厥」。今據注解傷寒論卷七辨霍亂病脈證并治法改。
〔二〕朱：原字類「味」。今從江西本改。

黄蘗末各一兩，以豬膽煮熟和丸如菉豆大，量大小每米飲服之。總微論

赤白下痢 十二月豬膽百枚，俱盛黑豆入內，着麝香少許，陰乾。每用五七粒為末，生薑湯調服。奇效方

濕䘌下痢 不止乾嘔，瘦多唾面赤。以膽汁和薑汁、釅醋同灌下部，捻令醋氣上至咽喉乃止，當下五色惡物及蟲而愈也。拾遺

熱病蝕䘌 上下。用豬膽一枚，醋一合，煎沸服，蟲立死也。梅師

瘦病欬嗽 豬膽和人溺、薑汁、橘皮、訶梨勒皮同煮汁飲之。拾遺方

小便不通 豬膽一枚，熱酒和服。○又用豬膽連汁籠住陰頭，一二時汁入自通。

消渴無度 雄豬膽五箇，定粉一兩，同煎成丸芡子大。每含化二丸嚥下，日二。聖濟總錄

傷寒癍出 豬膽雞子湯：用豬膽汁、苦酒各三合，雞子一箇，合煎三沸，分服，汗出即愈。張文仲方

疔瘡惡腫 十二月豬膽風乾，和生葱擣傅。普濟方

目翳目盲 豬膽一箇，微火煎稠，丸黍米大。每納一粒目中，良。

目赤腫痛 豬膽汁一枚，和鹽綠五分點之。普濟方

火眼赤痛 豬膽一箇，銅錢三文，同置盞內蒸乾，取膽丸粟米大，安眼中。聖惠方

拔白換黑 豬膽塗孔中，即生黑者。聖惠

小兒初生 豬膽入湯浴之，不生瘡疥。姚和衆

產婦風瘡 因出風早。用豬膽一枚，柏子油一兩，和傅。杏林摘要

湯火傷瘡 豬膽調黃蘗末，塗之。外臺

瘭疽出汁 生手足肩背，纍纍如赤豆。剝淨，以豬膽塗之。千金

喉風閉塞 臘月初一日取豬膽不拘大小五六

黃蘗末各一兩，以豬膽煮熟和丸如菉豆大。量兒〔一〕大小，每米飲服之。總微論。**赤白下痢**。十二月豬膽百枚，俱盛黑豆入内，着麝香少許，陰乾。每用五七粒爲末。生薑湯調服〔二〕。奇效方。**濕䘌下痢**不止，乾嘔羸〔三〕瘦，多睡面黄〔四〕。以膽汁和薑汁、釅醋，同灌下部，手急〔五〕捻，令醋氣上至咽喉乃止，當下五色惡物及蟲而愈也。拾遺。**熱病蝕䘌**〔六〕上下。用豬膽一枚，醋一合，煎沸服，蟲立死也。梅師。**瘦病欬嗽**。豬膽和人溺、薑汁、橘皮、訶梨勒皮同煮汁，飲之。拾遺方。**小便不通**。豬膽一枚，熱酒和服。○又用豬膽連汁，籠住陰頭。一二時汁入自通。**消渴無度**。雄豬膽五箇，定粉一兩，同煎成，丸芡子大。每含化二丸，嚥下，日二。聖濟總録。**傷寒癍出**。豬膽雞子湯：用豬膽汁、苦酒各三合，雞子一箇，合煎三沸，分服，汗出即愈。張文仲方。**疔瘡惡腫**。十二月豬膽風乾，和生葱擣傅。普濟方。**目翳目盲**。豬膽，文火煎稠，丸黍米大。每納一粒目中，良。**目赤腫痛**。豬膽汁一枚，和鹽碌五分，點之。普濟方。**火眼赤痛**。豬膽一箇，銅錢三文，同置盞内蒸乾，取膽丸粟米大，安眼中。聖惠方。**拔白换黑**。豬膽塗孔中，即生黑者。聖惠。**小兒初生**。豬膽入湯浴之，不生瘡疥。姚和衆。**產婦風瘡**。因出風早。用豬膽一枚，柏子油一兩，和傅。杏林摘〔七〕要。**湯火傷瘡**。豬膽調黃蘗末，塗之。外臺。**瘭疽出汁**。生手足肩背，纍纍如赤豆，剥净，以豬膽塗之。千金。**喉風閉塞**。臘月初一日，取豬膽，不拘大小五六

〔一〕兒：原作「児」。今從江西本改。
〔二〕生薑湯調服：奇效良方卷十三痢門通治方作「如紅痢甘草湯下，如白痢生薑湯下」。
〔三〕羸：原脱。今據證類卷十八豚卵補。
〔四〕黄：原作「赤」。今據改同上。
〔五〕手急：原脱。今據補同上。
〔六〕䘌：原作「慝」。同上有「治熱病有䘌上下蝕人」句，今據改。
〔七〕摘：原作「採」。今據卷一引據古今醫家書目改。

按用黃連青黛薄荷僵蠶白礬朴硝各五錢裝入膽內青紙包了將地掘一孔方深各一尺以竹橫懸此膽在內以物蓋定候至立春日取出待風吹去膽皮青紙研末蜜收每吹少許神驗乃萬金不傳之方邵真人經驗方

膽皮【主治】目翳如重者取皮曝乾作兩股繩如筋大燒灰出火毒點之不過三五度瘥時珍○出外臺秘要

膚汪機曰豬膚王好古以為豬皮吳綬以為燖豬時刮下黑膚二說不同今考禮運疏云革膚內厚皮也膚革外厚皮也則吳說為是淺膚之義

【氣味】甘寒無毒【主治】少陰下利咽痛時珍

【發明】張仲景曰少陰下利咽痛胸滿心煩者豬膚湯主之用豬膚一斤水一斗煑五升取汁入白蜜一升白粉五合熬香分六服成無已曰豬水畜也其氣先入腎解少陰客熱加白蜜以潤燥除煩白粉以益氣斷利也

耳垢【主治】蛇傷狗咬塗之別錄

鼻唇【氣味】甘鹹微寒無毒多食動風【主治】上唇治凍瘡痛癢思邈煎湯調蜀椒目末半錢夜服治盜汗宗奭○鼻治目中風翳燒灰水

枚，用黄連、青黛、薄荷、僵蠶、白礬、朴硝各五錢，裝入膽内，青紙包了。將地掘一孔，方深各一尺。以竹横懸此膽在内，以物蓋定。候至立春日取出，待風吹，去膽皮、青紙，研末密收。每吹少許神驗，乃萬金不傳之方。邵真人經驗方。

膽皮。【主治】目翳如重者，取皮曝乾，作兩股繩如筯大，燒灰，出火毒，點之，不過三五度瘥。時珍。○出外臺秘要。

膚。【汪機曰】豬膚，王好古以爲豬皮，吴綬以爲燖豬時刮下黑膚，二説不同。今攷禮運疏云：革，膚内厚皮也；膚，革外厚皮也。則吴説爲是。淺膚之義。

【氣味】甘，寒，無毒。【主治】少陰下利，咽痛。時珍。

【發明】【張仲景曰】少陰下利，咽痛，胸滿心煩者，豬膚湯主之。用豬膚一斤，水一斗，煮五升，取汁，入白蜜一升，白粉五合，熬香，分六服。【成無己曰】豬，水畜也。其氣先入腎，解少陰客熱。加白蜜以潤燥除煩，白粉以益氣斷利也。

耳垢。【主治】蛇傷狗咬，塗之。别録。

鼻脣。【氣味】甘、鹹，微寒，無毒。多食動風。【主治】上脣：治凍瘡痛痒。思邈。煎湯，調蜀椒目末半錢，夜服治盗汗。宗奭。鼻〔一〕：治目中風翳，燒灰水

〔一〕鼻：原字缺損。今從江西本補正。

服方寸七日二服時珍○出千金

舌主治健脾補不足令人能食和五味煑汁食孟詵

靨音掩俗名咽舌是矣又名豬氣子王璽曰在豬喉系下肉團一枚大如棗微扁色紅主治項下癭氣

瓦焙研末每夜酒服一錢時珍

發明見羊靨下

附方新二癭氣杏林摘要用豬靨七枚酒浸三錢入水瓶中露一夜取出炙食二服効○醫林集要開結散豬靨焙四十九枚沉香二錢真珠砂罐煆四十九粒沉香二錢橘紅四錢爲末臨臥冷酒徐徐服二錢五服見効重者一料愈以除日合之忌酸鹹油膩濇氣之物

齒氣味甘平主治小兒驚癇五月五日取燒灰服別錄又治蛇咬日華中牛肉毒者燒灰水服一錢又治痘瘡倒陷時珍

骨主治中馬肝漏脯菓菜諸毒燒灰水服方寸七日三服頰骨燒灰治痘陷煎汁服解丹藥毒時珍

服方寸匕，日二服。時珍。○出千金。

舌。【主治】健脾補不足，令人能食，和五味煮汁食。孟詵。

靨。音掩，俗名咽舌是矣，又名豬氣子。王璽曰：在豬喉系下，肉團一枚，大如棗，微扁色紅。【主治】項下癭氣，瓦焙研末，每夜酒服一錢。時珍。

【發明】見羊靨下。

【附[一]方】新二。癭氣。杏林摘要用豬靨七枚，酒麴[二]三錢，入水瓶中露一夜，取出炙食。二服效。○醫林集要開結散：豬靨焙四十九枚，沉香二錢，真珠砂罐煅四十九粒，木香三[三]錢，橘紅四錢，爲末。臨卧冷酒徐徐服二錢。五服見效，重者一料愈。以除日合之。忌酸、鹹、油膩、澀氣之物。

齒。【氣味】甘，平。【主治】小兒驚癇，五月五日取，燒灰服。别録。又治蛇咬。日華。中牛肉毒者，燒灰，水服一錢。又治痘瘡倒陷。時珍。

骨。【主治】中馬肝、漏脯、菓、菜諸毒，燒灰，水服方寸匕，日三服。頰骨：燒灰，治痘陷；煎汁服，解丹藥毒。時珍。

〔一〕附：原作「防」。江西本同。今從錢本改，與本書體例合。
〔二〕麴：原字下半缺損，可辨爲「麹」。江西本作「麩」，非也。
〔三〕木香三：原作「沉香二」。「沉香」一名重出。今據醫林集要卷十四「神效開結散」改。

附方（新三）三消渴疾（猪脊湯用猪脊骨一尺二寸大棗四十九枚新蓮肉四十九粒炙甘草二兩西木香一錢水五椀同煎取汁渴則飲之　三因方）浸淫諸瘡（猪牙車骨年久者椎破燒令脂出乘熱塗之　普濟方）下痢紅白（臘猪骨燒存性研末溫酒調服三錢）

豚卵（釋名）豚顛（本經）豬石子（別錄曰陰乾藏之勿令敗　頌曰豚卵當是豬子也　時珍曰豚卵即牡豬外腎也牡豬小者多犗去卵故曰豚卵濟生方謂之豬石子者是也三因治消渴方中有石子薺苨湯治產後蓐勞有石子湯並用豬腎為石子誤矣）

氣味甘溫無毒（主治）驚癇癲疾鬼疰蠱毒除寒熱賁豚五癃邪氣攣縮（本經）除陰莖中痛（孫思邈）治陰陽易病少腹急痛用熱酒吞二枚即瘥（時珍○又古今錄驗治五癇莨菪散中用之）

附方（新一）驚癇中風（壯熱掣瘲吐舌出沫用豚卵一雙切細當歸二分以醇酒三升煑一升分服　普濟）

母豬乳（時珍曰取法須駒豬待兒飲飽時提後脚急以手捋而承之非此法不得也）

氣味甘鹹寒無毒（主治）小兒驚癇及鬼毒去來寒熱五癃綿

【附方】新三。三消渴疾。豬脊湯：用豬脊骨一尺二寸，大棗四十九枚，新蓮肉四十九粒，炙甘草二兩，西木香一錢，水五椀，同煎取汁，渴則飲之。三因方。浸淫諸瘡。豬牙車骨年久者，椎破，燒令脂出，乘熱塗之。普濟方。下痢紅白。臘豬骨燒存性，研末，温酒調服三錢。

豚卵。【釋名】豚顛本經、豬石子。【别録曰】陰乾藏之，勿令敗。【頌曰】豚卵，當是豬子也。【時珍曰】豚卵，即牡豬外腎也。牡豬小者多犗去卵，故曰豚卵。濟生方謂之豬石子者是也。三因治消渴方中有石子薺苨湯，治産後蓐勞有石子湯，並用豬腎爲石子，誤矣。

【氣味】甘，温，無毒。【主治】驚癇癲疾，鬼疰蠱毒，除寒熱賁豚，五癃，邪氣攣縮。本經。除陰莖中痛。孫思邈。治陰陽易病，少腹急痛，用熱酒吞二枚，即瘥。時珍。○又古今録驗治五癇〔一〕，莨菪子〔二〕散中用之。

【附方】新一。驚癇中風，壯熱掣瘲，吐舌出沫。用豚卵一雙切細，當歸二分，以醇酒三升，煮一升，分服。普濟。

母豬乳。【時珍曰】取法：須馴豬，待兒飲乳時提後脚，急以手捋而承之。非此法不得也。

【氣味】甘、鹹，寒，無毒。【主治】小兒驚癇，及〔三〕鬼毒去來，寒熱五癃，綿

〔一〕癇：外臺卷十五五癲引古今録驗「莨菪子散」作「癲」。
〔二〕子：原脱。今據補同上。
〔三〕及：據證類卷十八豚卵引「唐本注」，「及」以下主治皆屬「乳頭」，非「乳汁」。

蘸吮之蘇恭 小兒天弔大人豬雞癇病日華

【發明】時珍曰小兒體屬純陽其驚癇亦生於風熱豬乳氣寒以寒治熱謂之正治故錢乙云初生小兒至滿月以豬乳頻滴之最佳張煥云小兒初生無乳以豬乳代之出月可免驚癇痘疹之患楊士瀛云小兒口噤不開豬乳飲之甚良月內胎驚同朱砂牛乳少許抹口中甚妙此法諸家方書未知用予傳之東宮吳觀察子病此用之有効

【附方】舊一 斷酒白豬乳一升飲之千金

蹄已下並用母豬者【氣味】甘鹹小寒無毒【主治】煮汁服下乳汁解百藥毒洗傷撻諸敗瘡別錄 滑肌膚去寒熱蘇頌 煮羹通乳脈托癰疽壓丹石煮清汁洗癰疽漬熱毒消毒氣去惡肉有効○時珍外科精要洗癰疽有豬蹄湯數方用豬蹄煮汁去油煎衆藥蘸洗也

【附方】舊五新二 婦人無乳外臺用母豬蹄一具水二斗煮五六升飲之或加通草六分○廣濟用母豬蹄四枚水二斗煮一升入土瓜根通草漏蘆各三兩再煮六升去滓納葱豉作粥或羹食之或身體微熱有少汗出佳未通再作 癰疽發背母豬蹄一雙通草六分綿裹煮羹食之梅師 乳發初起方同上 天行熱

蘸吮之。蘇恭。小兒天弔，大人豬、雞癇病。日華。

【發明】【時珍曰】小兒體屬純陽，其驚癇亦生於風熱。豬乳氣寒，以寒治熱，謂之正治。故錢乙云：初生小兒至滿月，以豬乳頻滴之，最佳。張焕云：小兒初生無乳，以豬乳代之，出月可免驚癇痘疹之患。楊士瀛云：小兒口噤不開，豬乳飲之甚良。月内胎驚，同硃砂、牛乳〔一〕少許，抹口中甚妙。此法諸家方書未知用，予傳之。東宫吴觀察子病此，用之有效。

【附方】舊一。斷酒白豬乳一升飲之。千金。

蹄。已下並用母豬者。【氣味】甘、鹹，小寒，無毒。【主治】煮汁服，下乳汁，解百藥毒，洗傷撻諸敗瘡。别録。滑肌膚，去寒熱。蘇頌。煮羹，通乳脉，托癰疽，壓丹石。煮清汁，洗癰疽，漬熱毒，消毒氣，去惡肉，有效。時珍。○外科精要洗癰疽有豬蹄湯數方，用豬蹄煮汁去油，煎衆藥蘸洗也。

【附方】舊五，新二。婦人無乳。外臺用母豬蹄一具，水二斗，煮五六升，飲之，或加通草六分。○廣濟用母豬蹄四枚，水二斗，煮一斗〔二〕，去滓〔三〕，入土瓜根、通草、漏蘆各三兩，再煮六升，去滓，納葱、豉作粥或羹食之。或身體微熱，有少汗出佳。未通再作。癰疽發背。母豬蹄一雙，通草六分，綿裹煮羹食之。梅師。乳發初起。方同上。天行熱

〔一〕牛乳：普濟方轉引危氏方，此處原作「牛黄少許，取豬乳汁調稀」，無「牛乳」。
〔二〕斗：原作「升」。證類卷十八豚卵同。今據外臺卷三十四下乳汁方改。
〔三〕去滓：原脱。今據證類卷十八豚卵補。

毒攻手足腫痛欲斷用母猪蹄一具去毛以水一斗葱白一握煑汁入少塩漬之 肘后 老人面藥令面光澤用母猪蹄一具煑漿如膠夜以塗面曉則洗去 千金翼 硇砂損陰猪蹄一具浮萍三兩水三升煑汁半升漬之冷即出以粉傅之 外臺

懸蹄甲一名猪退○【思邈曰】酒浸半日炙焦用【時珍曰】按古方有用左蹄甲者又有用後蹄甲者未詳其義也

【氣味】鹹平無毒【主治】五痔伏熱在腹中腸癰內蝕 本經 同赤木燒煙熏辟一切惡瘡 仲景

【附方】舊二新五 肺氣欬喘猪爪甲二枚燒灰研入麝香一枚同研茶服 普濟 定喘化痰用猪蹄甲四十九箇洗淨每甲納半夏白礬各一字罐盛固濟煅赤為末入麝香一錢七每用糯米飲下半錢 經驗良方 又欬喘急猪蹄甲四十九枚以瓶子盛之安天南星一枚盖之塩泥固濟煅烟出為度取出入欵冬花半兩麝香龍腦少許研勻每服一錢食後煎桑白皮湯下 名黑金散 總錄 小兒寒熱及熱氣中人用猪後蹄甲燒灰乳汁調服一撮日二服 千金 痘瘡入目猪蹄爪甲燒灰浸湯濾淨洗之甚妙 普濟方 癍痘生翳半年已上者一月取効一年若不治用猪懸蹄二兩瓦瓶固濟煅蟬蛻一兩羚羊角一分為末每歲一字三歲已上三錢

毒攻手足，腫痛欲斷。用母豬蹄一具去毛，以水一斗，葱白一握，煮汁，入少鹽漬之。肘後。**老人面藥**。令面光澤。用母豬蹄一具，煮漿如膠。夜以塗面，曉則洗去。千金翼。**硇砂損陰**。豬蹄一具，浮萍三兩，水三升，煮汁半升，漬之。冷即出，以粉傅之。外臺。仲景。

懸蹄甲。一名豬退。○【思邈曰】酒浸半日，炙焦用。【時珍曰】按古方有用左蹄甲者，又有用後蹄甲者，未詳其義也。

【氣味】鹹，平，無毒。【主治】五痔，伏熱在腹中，腸癰内蝕。本經。同赤木燒煙熏，辟一切惡瘡。

【附方】舊二，新五。**肺氣齁喘**。豬爪甲二枚燒灰，研，入麝香當門子〔一〕一枚同研，茶服。普濟。**定喘化痰**。用豬蹄甲四十九箇，洗净，每甲納半夏、白礬各一字，罐盛固濟，煅赤爲末，入麝香一錢匕。每用糯米飲下半錢。經驗後〔二〕方。**久欬喘急**。豬蹄甲四十九枚，以瓶子盛之，安天南星一枚，蓋之，鹽泥固濟，煅烟出爲度。取出，入款冬花半兩，麝香、龍腦少許，研勻。每服一錢，食後煎桑白皮湯下。名黑金散。總録。**小兒寒熱**，及熱氣中人。用豬後蹄甲燒灰，乳汁調服一撮，日二服。千金〔三〕。**痘瘡入目**。豬蹄爪甲燒灰，浸湯濾净，洗之甚妙。普濟方。**癍痘生翳**。半年已上者，一月取效；一年者不治。用豬懸蹄甲〔四〕二兩，瓦瓶固濟，煅，蟬蜕一兩，羚羊角一分，爲末。每服〔五〕一字，三歲已上三錢，

〔一〕當門子：原脱，今據普濟方卷一百六十三喘門「神秘方」補。
〔二〕後：原作「良」。今據證類卷十八豚卵引經驗後方改。
〔三〕千金：此方實出證類卷十八豚卵引傷寒類要。
〔四〕甲：原脱。今據小兒藥證直訣卷下諸方「蟬蜕散」補。
〔五〕服：原作「歲」。今據改同上。

温水調服，一日三服。錢氏小兒方

小兒白秃：猪蹄甲七箇，每箇入白礬一塊，棗兒一箇，燒存性，研末，入輕粉、麻油調搽，不過五上愈。

尾【主治】臘月者，燒灰水服，治喉痺。和猪脂，塗赤秃髮落。時珍。出千金

毛【主治】燒灰，麻油調，塗湯火傷，留竅出毒，則無痕。時珍○出袖珍

【附方】新一。赤白崩中：猪毛燒灰三錢，以黑豆一椀，好酒一碗半，煮一碗，調服。

屎一名猪零。日華曰：取東行牡猪者為良。頌曰：今人又取南行猪零，合太乙丹。時珍曰：古方亦有用豭猪屎者，各隨本方。猪零者，其形纍纍零落而下也。

【氣味】寒，無毒。【主治】寒熱黄疸濕痺。別錄。主蠱毒，天行熱病，并取一升浸汁，頓服。日華。燒灰，發痘瘡，治驚癇，除熱解毒，治瘡。時珍。血溜出血不止，取新屎壓之。吳瑞

【發明】時珍曰：御藥院方治痘瘡黑陷無價散，錢仲陽治急驚風癇搐搦丸，皆用之，取其除熱解毒也。

温水調服，一日三服。錢氏小兒方。小兒白禿。豬蹄甲七箇，每箇入白礬一塊，棗兒一箇，燒存性，研末，入輕粉、麻油調搽，不過五上愈。

尾。【主治】臘月者，燒灰水服，治喉痺。和豬脂，塗赤禿髮落。時珍。○出千金。

毛。【主治】燒灰，麻油調塗湯火傷，留竅出毒則無痕。時珍。○出袖珍。

【附方】新一。赤白崩中。豬毛燒灰三錢，以黑豆一椀，好酒一碗半，煮一碗，調服。

屎。一名豬零。【日華曰】取東行牡〔一〕豬者爲良。【頌曰】今人又取南行豬零合太乙丹。【時珍曰】古方亦有用猳豬屎者，各隨本方。豬零者，其形纍纍零落而下也。

【氣味】寒，無毒。【主治】寒熱黄疸，濕痺。別録。主蠱毒，天行熱病。並取一升浸汁，頓服。日華。燒灰，發痘瘡，治驚癇，除熱解毒，治瘡。時珍。血溜出血不止，取新屎壓之。吴瑞。

【發明】【時珍曰】御藥院方治痘瘡黑陷無價散、錢仲陽治急驚風癇惺惺丸皆用之，取其除熱解毒也。

〔一〕牡：大觀證類卷十八豚卵引日華子同。政和證類（元刊）作「牝」。

附方舊一新十六

小兒客忤偃啼面青猳猪屎二升水絞汁溫浴之

小兒夜啼猪屎燒灰淋汁浴兒并以少許服之聖惠方

小兒陰腫猪屎五升煮熱袋盛安腫上千金方

霧露瘴毒頭痛心煩項強顫掉欲吐用新猪屎二升酒一升絞汁煖服取汁瘥千金方

中猪肉毒猪屎燒灰水服方寸匕外臺

婦人血崩老母猪屎燒灰酒服三錢李樓方

解一切毒母猪屎水和攪服之千金

勝沙痛用母猪生兒時抛下糞日乾為末以白湯調服

口唇生核猪屎絞汁溫服千金方

白禿髮落臘月猪屎燒灰數肘后

疔瘡入腹牡猪屎和水絞汁服三合立瘥聖惠方

十年惡瘡母猪糞燒存性傅之外臺方

消蝕惡肉臘月豶猪糞燒存性一兩雄黃檳榔各一錢為末散先一直指方

胻疽青爛生於脛間惡水淋漓經年瘡冷敗為深疽青黑好肉虛腫百藥不瘥或瘥而復發先以藥蝕去惡肉後用猳猪屎散甚効以猪屎燒研為末納瘡孔令滿自汁出乾去更傳有惡肉再蝕去乃傳以平為期有驗千金方

男女下疳母猪糞黃泥包煆存性為末以米泔洗淨搽之効簡便單方

雀瘻有蟲母猪屎燒灰以臘月猪膏和敷當有蟲出千金

赤遊火丹母猪屎水絞汁服并傅之外臺

燖猪湯主治解諸毒蠱魘蘇頌產後血刺心痛欲死溫飲一盞

【附方】舊一，新十六。小兒客忤，偃啼面青。豭豬屎二升，水絞汁，温浴之。小兒夜啼。豬屎燒灰，淋汁浴兒，并以少許服之。聖惠方。小兒陰腫。豬屎五升，煮熱，袋盛，安腫上。千金方。霧露瘴毒，頭痛心煩，項强顫掉，欲吐。用新豬屎二升，酒一升，絞汁頓〔一〕服，取汗瘥。千金方。中豬肉毒。豬屎燒灰，水服方寸匕。外臺〔二〕。婦人血崩。老母豬屎燒灰，酒服三錢。李樓方。解一切毒。母豬屎，水和服之。千金。攪腸沙痛。用母豬生兒時拋下糞，日乾，爲末，以白湯調服。口唇生核。豬屎絞汁温服。千金方。白秃髮落。臘月豬屎燒灰敷。肘後。疔瘡入腹。牡〔三〕豬屎和水絞汁，服三合，立瘥。聖惠方。十年惡瘡。母豬糞燒存性，傅之。外臺方。消蝕惡肉。臘月豶豬糞燒存性一兩，雄黄、檳榔各一錢，爲末。敷洗〔四〕。直指方。胻疽青爛。生於腨脛間，惡水淋漓，經年瘡冷，敗爲深疽青黑，好肉虚腫，百藥不瘥，或瘥而復發。先以藥蝕去惡〔五〕肉，後用豭豬屎散，甚效。以豬屎燒，研爲末，納瘡孔令滿，白汁出，吮去更傅。有惡肉，再蝕去乃傅，以平爲期，有驗。千金方。男女下疳。母豬糞，黄泥包，煅存性，爲末。以米泔洗净，搽，立效。簡便單方。雀瘻有蟲。母豬屎燒灰，以臘月豬膏和敷，當有蟲出。千金。赤遊火丹。母豬屎，水絞汁，服并傅之。外臺。

燖豬湯。【主治】解諸毒蠱魘。蘇頌。産後血刺，心痛欲死，温飲一盞。

〔一〕頓：原作「援」。據千金方卷九辟温改。
〔二〕外臺：查外臺無此方，方見千金方卷二十四解食毒。
〔三〕牡：卷四百病主治藥丁瘡作「牝」。聖惠方卷六十四治丁瘡諸方作「母」。故當以「牝」爲正。
〔四〕敷洗：原作「敷先一」，不通。仁齋直指方卷二十二消蝕方作「濕者摻，乾者麻油、輕粉調抹」。錢本改作「敷洗」，接近時珍簡約之意，從錢本改。
〔五〕惡：原作「亞」。今據千金卷二十六癰腫毒方瘭疽改。

泔淅治消渴濾淨飲一碗勿令病人知又洗諸瘡良時珍

猪窠中草【主治】小兒夜啼密安席下勿令母知日華

縛猪繩【主治】小兒驚啼發歇不定用臘月者燒灰水服少許

藏器

狗本經中品

【釋名】犬說文地羊時珍曰狗叩也吠聲有節如叩物也或云為
物苟且故謂之狗韓非云蠅營狗苟是矣卷
尾有懸蹄者為犬犬字象形故孔子曰視犬字如畫狗齊人
名地羊俗又諱之以龍稱狗有烏龍白龍之號許氏說文云
多毛曰尨長喙曰獫音斂短喙曰猲音歇去勢曰猗高四尺
曰獒狂犬曰猘音折生一子曰獴曰玂音其二子曰獅三子
曰縱

【集解】時珍曰狗類甚多其用有三田犬長喙善獵吠犬短喙
善守食犬體肥供饌凡本草所用皆食犬也犬以三月
而生在畜屬木在卦屬艮在禽應婁星豺見之跪虎食之醉
犬食番木鱉則死物性制伏如此又遼東有鷹背狗乃鷹產
三卵一鷹一鵰一犬也以禽乳獸古所未聞詳見鷹條又有
老木之精狀如黑狗而無尾名曰彭侯可以烹食無情化有

汪機。治消渴，濾浄飲一碗，勿令病人知。又洗諸瘡良。時珍。

豬窠中草。【主治】小兒夜啼，密安席下，勿令母知。日華。

縛豬繩。【主治】小兒驚啼，發歇不定，用臘月者燒灰，水服少許。藏器。

狗 本經中品

【釋名】犬說文、地羊。【時珍曰】狗，叩也。吠聲有節，如叩物也。或云爲物苟且，故謂之狗，韓非云「蠅營狗苟」是矣。卷尾有懸蹄者爲犬，犬字象形，故孔子曰：視犬字如畫狗。齊人名地羊。俗又諱之以龍，稱狗有烏龍、白龍之號。許氏說文云：多毛曰尨〔一〕，長喙曰獫，音斂，短喙曰猲，音歇，去勢曰猗，高四尺曰獒，狂犬曰猘，音折。生一子曰獴、曰玂，音其，二子曰獅，三子曰猣。

【集解】【時珍曰】狗類甚多，其用有三。田犬長喙善獵，吠犬短喙善守，食犬體肥供饌。凡本草所用，皆食犬也。犬以三月而生，在畜屬木，在卦屬艮，在禽應婁星。豺見之跪，虎食之醉，犬食番木鱉則死，物性制伏如此。又遼東有鷹背狗，乃鷹産三卵，一鷹一鵰一犬也。以禽乳獸，古所未聞。詳見鵰〔二〕條。又有老木之精，狀如黑狗而無尾，名曰彭侯，可以烹食。無情化有

〔一〕尨：原作「厖」。説文犬部：「尨，犬之多毛者。」今據改。
〔二〕鵰：原作「鷹」。「鷹背狗」文見卷四十九鵰「集解」而不見於鷹。今據改。

情精靈之變也

【肉】黄犬為上黑犬白犬次之【氣味】鹹酸溫無毒反商陸畏杏仁同蒜食損人同菱食生癲○思邈曰白犬合海鮋食必得惡病時珍曰鮋小魚也道家以犬為地厭不食之凡犬不可炙食令人消渴妊婦食之令子無聲熱病後食之殺人服食人忌食○九月勿食犬傷神○瘦犬有病猘犬發狂自死犬有毒懸蹄犬傷人赤股而躁者氣臊犬目赤者並不可食

【主治】安五臟補絕傷輕身益氣別錄宜腎思邈補胃氣壯陽道暖腰膝益氣力日華補五勞七傷益陽事補血脈厚腸胃實下焦填精髓和五味煮空心食之凡食犬不可去血則力少不益人孟詵

【發明】弘景曰白狗烏狗入藥用黄狗肉大補虛勞牡者尤勝大明曰黄犬大補益人餘色微補古言薯蕷涼而能補犬肉暖而不補雖有此言服終有益但因食穢不食者衆震亨曰世言犬能治勞損陽虛之疾然人病多是陰虛若陽果虛其死甚易亦安能措手哉時珍曰脾胃屬土喜暖惡寒犬性溫暖能治脾胃虛寒之疾脾胃溫和而腰腎受蔭矣若素常氣壯多火之人則宜忌之丹溪獨指陰虛立說矯枉過偏矣濟生治真陽虛憊諸虛證有黄犬肉丸藥多不載

情，精靈之變也。

肉。黄犬爲上，黑犬、白犬次之。【氣味】鹹、酸，温，無毒。反商陸，畏杏仁。同蒜食，損人。同菱食，生癲。○【思邈曰】白犬合海鮋食，必得惡病。【時珍曰】鮋，小魚也。道家以犬爲地厭，不食之。凡犬不可炙食，令人消渴。妊婦食之，令子無聲。熱病後食之，殺人。服食人忌食。○九月勿食犬，傷神。○瘦犬有病，猘犬發狂，自死犬有毒，懸蹄犬傷人，赤股而躁者氣臊，犬目赤者，並不可食。【主治】安五臟，補絶傷，輕身益氣。別録。宜腎。思邈。補胃氣，壯陽道，暖腰膝，益氣力。日華。補五勞七傷，益陽事，補血脉，厚腸胃，實下焦，填精髓，和五味煮，空心食之。凡食犬若〔一〕去血，則力少不益人。孟詵。

【發明】【弘景曰】白狗、烏狗入藥用。黄狗肉大補虚勞，牡者尤勝。【大明曰】黄犬大補益人，餘色微補。古言薯蕷涼而能補，犬肉暖而不補。雖有此言，服終有益。但因食穢，不食者衆。【震亨曰】世言犬能治勞損陽虚之疾，然人病多是陰虚。若陽果虚，其死甚易，亦安能措手哉？【時珍曰】脾胃屬土，喜暖惡寒。犬性温暖，能治脾胃虚寒之疾。脾胃温和，而腰腎受廕〔二〕矣。若素常氣壯多火之人，則宜忌之。丹溪獨指陰虚立説，矯枉過偏〔三〕矣。濟〔四〕生治真陽虚憊諸虚證，有黄犬肉丸，藥多不載。

〔一〕若：原作「不可」。今據證類卷十七牡狗陰莖改。
〔二〕廕：原作「癊」。今從張本改。
〔三〕偏：原作「扁」。今從江西本改。
〔四〕濟：原作「齊」。「黄犬肉丸」見載於濟生方諸虚門虚損論治，今據改。

附方 舊三新五

戊戌酒 大補元氣用黃犬肉一隻煮一伏時擣如泥和汁拌炊糯米三斗入麴如常釀酒候熟每日空心飲之養老方

戊戌丸 治男子婦人一應諸虛不足骨蒸潮熱等證用黃童子狗一隻去皮毛腸肚同外腎於砂鍋內用酒醋入分水二升入地骨皮一斤前胡黃芪肉蓯蓉各四兩同煮一日去藥再煮一夜去骨再煮肉如泥擂濾入當歸末四兩蓮肉蒼朮末各一斤厚朴橘皮末十兩甘草末八兩和杵千下丸梧子大每空心鹽酒下五七十丸乾坤秘韞

脾胃虛冷 腹滿刺痛肥狗肉半斤以水同鹽豉煮粥頻食一兩頓心鏡

虛寒瘧疾 黃狗肉煮臛入五味食之

氣水鼓脹 狗肉一斤切和米煮粥空腹食之心鏡

浮腫尿澀 肥狗肉五斤熱蒸空腹食之心鏡

卒中惡死 破白狗搨心上即活肘后方

痔漏有蟲 鈐方用狗肉煮汁空腹服能引蟲也○危氏用熟犬肉蘸藍汁空心食七日効

蹄肉 氣味酸平 主治煮汁能下乳汁別錄

血 白狗者良 氣味鹹溫無毒 弘景曰白狗血和白雞肉烏雞肉白雞肝白羊肉蒲子羹等食皆病人時珍曰黑犬血灌蟹燒之集鼠

主治白狗血治癲疾發作烏狗血治產難橫生血上搶心和酒服之別錄 補安五臟日華 熱飲治虛勞吐血又

【附方】舊三，新五。戊戌酒。大補元氣。用黄犬肉一隻，煮一伏時，搗如泥，和汁拌炊糯米三斗，入麴如常釀酒。候熟，每旦空心飲之。養老方。戊戌丸。治男子、婦人一應諸虚不足，骨蒸潮熱等證。用黄童子狗一隻，去皮毛腸肚同外腎，於砂鍋内用酒醋八分，水二升，入地骨皮一斤，前胡、黄芪、肉蓯蓉各四兩，同煮一日。去藥，再煮一夜。去骨，再煮肉如泥，擂濾。入當歸末四兩，蓮肉、蒼术末各一斤，厚朴、橘皮末十兩，甘草末八兩，和杵千下，丸梧子大。每空心鹽酒下五七十丸。乾坤秘韞。脾胃虚冷，腹滿刺痛。肥狗肉半斤。以米〔一〕同鹽、豉煮粥，頻食一兩頓。心鏡。虚寒瘧疾。黄狗肉煮臛，入五味，食之。氣水鼓脹。狗肉一斤切，和米煮粥，空腹食之。心鏡。浮腫尿〔二〕澀。肥狗肉五斤熟蒸，空腹食之。心鏡。卒中惡死。破白狗搨心上，即活。肘後方。痔漏有蟲。鈐方用狗肉煮汁，空腹服，能引蟲也。○危氏用熟犬肉蘸藍汁，空心食，七日效。

蹄肉。【氣味】酸，平。【主治】煮汁飲之〔三〕，能下乳汁。別録。

血白狗者良。【氣味】鹹，温，無毒。【弘景曰】白狗血和白雞肉、烏雞肉、白鵝〔四〕肝、白羊肉、蒲子羹等食，皆病人。【時珍曰】黑犬血灌蟹燒之，集鼠。【主治】白狗血：治癲疾發作。烏狗血：治産難横生，血上搶心，和酒服之。別録。補安五臟。日華。熱飲，治虚勞吐血，又

〔一〕米：原作「水」。今據證類卷十七牡狗陰莖改。
〔二〕尿：原作「屎」。今據改同上。
〔三〕飲之：原脱。今據補同上。
〔四〕鵝：原作「雞」。今據改同上。

解射罔毒點眼治痘瘡入目又治傷寒熱病發狂見鬼及鬼擊病辟諸邪魅 時珍

【發明】時珍曰術家以犬為地厭能禳辟一切邪魅妖術按史記云秦時殺狗磔四門以禦災殺白犬血題門以辟不祥則自古已然矣又華佗別傳云瑯琊有女子右股病瘡痒而不痛愈而復作佗取稻糠色犬一隻繫馬馬走五十里乃斷頭向痒處合之須臾一蛇在皮中動以鈎引出長三尺許七日而愈此亦怪證取狗之血腥以引其蟲耳

【附方】舊二新四

熱病發狂 傷寒時氣溫病六七日熱極發狂見鬼欲走取白狗從背破取血乘熱攤胸上冷乃去之此治垂死者亦活無白犬但純色者亦可 肘后方

鬼擊之病 脇腹絞痛或吐血衄血下血一名鬼排白犬頭取熱血一升飲之 百一方

小兒卒癇 刺白犬血一升含之并塗身上 葛氏方

卒得瘑瘡 常時生兩脚間用白犬血塗之立愈 肘后方

兩脚癬瘡 白犬血塗之立瘥 奇效

疔瘡惡腫 取白犬血頻塗之有效 肘后方

心血【主治】心痹心痛取和蜀椒末丸梧子大每服五丸日五服時珍○出肘后

解射罔毒。點眼，治痘瘡入目。又治傷寒熱病發狂見鬼及鬼擊病，辟諸邪魅。時珍。

【發明】【時珍曰】術家以犬爲地厭，能禳辟一切邪魅妖術。按史記云：秦時殺狗磔〔一〕四門以禦灾，殺白犬血題門以辟不祥，則自古已然矣。又華佗別傳云：瑯琊有女子，右股病瘡，痒而不痛，愈而復作。陀取稻糠色犬一隻繫馬，馬走五十里，乃斷頭，向痒處合之。須臾一蛇在皮中動，以鉤引出，長三尺許，七日而愈。此亦怪證，取狗之血腥，以引其蟲耳。

【附方】舊二，新四。熱病發狂。傷寒、時氣、温病六七日，熱極發狂，見鬼欲走。取白狗從背破取血，乘熱攤胸上，冷乃去之。此治垂死者亦活。無白犬，但純色者亦可。肘後方。鬼擊之病。脇腹絞痛，或即吐〔二〕血、衄血、下血，一名鬼排。白犬頭取熱血一升，飲之。百一方。小兒卒癇。刺白犬血一升，含之。并塗身上。葛氏方。卒得瘑瘡。常時生兩脚間。用白犬血塗之，立愈。肘後方。兩脚癬瘡。白犬血塗之，立瘥。奇效。疔瘡惡腫。取白犬血頻塗之，有效。肘後。

心血。【主治】心痺心痛。取和蜀椒末，丸梧子大。每服五丸，日五服。時珍。○出肘後。

〔一〕磔：原作「殜」。今據史記卷二十八封禪書改。
〔二〕即吐：原字殘缺。今據肘後方卷一治卒得鬼擊方補正。

乳汁白犬者良（主治）十年青盲取白犬生子目未開時乳頻點之藏器

狗子目開卽瘥藏器　赤禿髮落頻塗甚妙時珍

（附方）新二　拔白　白犬乳塗之千金　斷酒　白犬乳酒服千金

脂并䏝白犬者良（主治）手足皴皺入面脂去䵟黯柔五金時珍

腦（主治）頭風痺鼻中瘜肉下部䘌瘡別錄　猘犬咬傷取本犬腦

敷之後不復發時珍○出肘后

（附方）新一　眉髮火瘢不生者蒲灰以正月狗腦和敷日三則生聖惠方

涎（主治）諸骨哽脫肛及誤吞水蛭時珍

（附方）新三　諸骨哽咽　狗涎頻滴骨上自下仇遠稗史　大腸脫肛　狗涎抹之自上也扶壽

精方　誤吞水蛭　以蒸餅半箇絞出狗涎喫之連食二三其物自散德生堂方

心（主治）憂恚氣除邪別錄　治風痺鼻衄及下部瘡狂犬咬日華

腎（氣味）平微毒（時珍曰）內則食犬去腎爲不利人也（主治）婦人產後腎勞如瘧

乳汁白犬者良。【主治】十年青盲。取白犬生子目未開時乳，頻點之。狗子目開即瘥。藏器。赤秃髮落，頻塗甚妙。時珍。

【附方】新二。拔白。白犬乳塗之。千金。斷酒。白犬乳，酒服。千金。

脂并脏白犬者良。【主治】手足皴皺。入面脂，去皯黵。柔五金。時珍。

腦。【主治】頭風痺，鼻中瘜肉，下部䘌[一]瘡。别録。猘犬咬傷，取本犬腦敷之，後不復發。時珍。

○出肘後。

【附方】新一。眉髮火瘢不生者。蒲灰，以正月狗腦和敷，日三，則生。聖惠方。

涎。【主治】諸骨哽脱肛，及誤吞水蛭。時珍。

【附方】新三。諸骨哽咽。狗涎頻滴骨上，自下。仇遠稗史。大腸脱肛。狗涎抹之，自上也。扶壽精方。誤吞水蛭。以蒸餅半箇，絞出狗涎[二]，喫之，連食二三，其物自散。德生堂方。

心。【主治】憂恚氣，除邪。别録。治風痺鼻衄及下部瘡，狂犬咬。日華。

腎。【氣味】平，微毒。【時珍曰】内則食犬去腎，爲不利人也。【主治】婦人産後腎勞如瘧

[一] 䘌：原作「慝」。今據證類卷十七牡狗陰莖改。
[二] 絞出狗涎：普濟方卷六十四咽喉門誤吞諸物引德生堂方作「於狗口中繳涎在餅上」。

者婦人體熱用豬腎體冷用犬腎藏器

肝【時珍曰】按沈周雜記云狗肝色如泥土臭味亦然故人夜行土上則肝氣動盖相感也又張華物類志云以狗肝和土泥竈令婦妾孝順則狗肝應土之說相符矣【主治】肝同心腎擣塗狂犬咬又治脚氣攻心切生以薑醋進之取洩先洩者勿用藏器

【附方】舊一新一 下痢腹痛狗肝一具切入米一升煮粥合五味食心鏡 心風發狂黄石散用狗肝一具批開以黄丹硝石各一錢半研勻擦在肝內用麻縛定水一升煮熟細嚼以本汁送下楊氏家藏

膽青犬白犬者良【氣味】苦平有小毒【斅曰】鮭魚插樹立便乾枯狗膽塗之却還榮勝【主治】明目本經○【斅曰】上伏日采膽酒服之 敷痂瘍惡瘡別錄 療鼻齆鼻中瘜肉甄權 主鼻衄聤耳止消渴殺蟲除積能破血凡血氣痛及傷損者熱酒服半箇瘀血盡下時珍 治刀箭瘡日華 去腸中膿水又和通草桂爲丸服令人隱形孟詵

【發明】慎微曰按魏志云河内太守劉勳女病左膝瘡痒華佗視之用繩繫犬後足不得行斷犬腹取膽向瘡口須臾

者。婦人體熱用豬腎，體冷用犬腎。藏器。

肝。【時珍曰】按沈周雜記云：狗肝色如泥土，臭味亦然。故人夜行土上則肝氣動，蓋相感也。又張華物類志云：以狗肝和土泥竈，令婦妾孝順。則狗肝應土之説相符矣。【主治】肝同心腎擣，塗狂犬咬〔一〕。又治脚氣攻心，切生，以〔二〕薑、醋進之，取洩。先洩者勿用。藏器。

【附方】舊一，新一。下痢腹痛。狗肝一具，切，入米一升煮粥，合五味食。心鏡。心風發狂。黄石散：用狗肝一具批開，以黄丹、硝石各一錢半，研勻擦在肝内，用麻縛定，水一升煮熟。細嚼，以本汁送下。楊氏家藏。

膽青犬、白犬者良。【氣味】苦，平，有小毒。【斅曰】鮭魚插樹，立便乾枯；狗膽塗之，却還榮盛〔三〕。【主治】明目。本經。○【鼎曰】上伏日采膽，酒服之。敷痂瘍惡瘡。別録。療鼻齆，鼻中瘜肉。甄權。主鼻衄、聤耳，止消渴，殺蟲，除積，能破血。凡血氣痛及傷損者，熱酒服半箇，瘀血盡下。時珍。治刀箭瘡。日華。去腸中膿水。又和通草、桂爲丸服，令人隱形。孟詵。

【發明】【慎微曰】按魏志云：河内太守劉勳女病左膝瘡痒。華佗視之，用繩繫犬後足不得行，斷犬腹取膽向瘡口，須臾

〔一〕肝同心腎擣塗狂犬咬：證類卷十七牡狗陰莖作「肝心主狂犬咬以傅瘡上」。

〔二〕切生以：證類卷十七牡狗陰莖「今按」引陳藏器本草作「作生」。「作生」，即切片生食。

〔三〕盛：原作「勝」。今據改同上，与本書卷一十劑引雷斅炮炙論序同。

有蟲若蛇着瘡上出長三尺病愈也

【附方】舊二新七

眼赤澀痒 犬膽汁注目中效聖惠

肝虛目暗 白犬膽一枚螢火蟲二七枚陰乾為末點之聖惠

目中膿水 上伏日采犬膽酒服之聖濟總録

聤耳出膿 用狗膽一枚枯礬一錢調勻綿裹塞耳內三四次即瘥奇效良方

拔白換黑 狗膽汁塗之千金

血氣撮痛 不可忍者用黑狗膽一箇半乾半濕剜開以篦子排丸菉豆大蛤粉衮過每服四十丸以鐵淬酒送下痛立止經驗方

反胃吐食 不拘丈夫婦人老少遠年近日用五靈脂末黃狗膽汁和丸龍眼大每服一丸好酒半盞磨化服不過三服即效本事

痞塊疳積 五靈脂炒烟盡真阿魏去砂研等分用黃雄狗膽汁和丸黍米大空心津嚥三十丸忌羊肉醋麪簡便

赤白下痢 腊月狗膽一百枚每枚入黑豆充滿麝香少許每服一枚赤以甘草白以乾薑湯送下奇效良方

牡狗陰莖

【釋名】狗精 六月上伏日取陰乾百日別録

【氣味】鹹平無毒【思邈曰】酸

【主治】傷中陰痿不起令強熱大生子除女子帶下十二疾本經 治絕陽及婦人陰痿日華 補精髓孟詵

有蟲若蛇從〔一〕瘡上出，長三尺，病愈也。

【附方】舊二，新七。**眼赤澀痒**。犬膽汁注目中，效。聖惠。**肝虚目暗**。白犬膽一枚，螢火蟲二七枚，陰乾爲末，點之。聖惠。**目中膿水**。上伏日采犬膽，酒服之。聖濟總録。**聤耳出膿**。用狗膽一枚，枯礬一錢，調勻。綿裹塞耳内，三四次即瘥。奇效良方。**拔白换黑**。狗膽汁塗之。千金。**血氣撮痛**不可忍者。用黑狗膽一箇，半乾半濕，剜開，以篦子挑〔二〕丸菉豆大，蛤粉滚〔三〕過。每服四十丸，以〔四〕鐵淬酒送下，痛立止。經驗方。**反胃吐食**。不拘丈夫婦人老少，遠年近日。用五靈脂末，黄狗膽汁和，丸龍眼大，每服一丸，好酒半盞磨化服。不過三服，即效。本事。**痞塊疳積**。五靈脂炒烟盡、真阿魏去砂研等分，用黄雄狗膽汁和，丸黍米大。空心津嚥三十丸。忌羊肉、醋、麪。簡便。**赤白下痢**。臘〔五〕月狗膽〔六〕一百枚，每枚入黑豆充滿，麝香少許。每服一枚，赤以甘草、白以乾薑湯送下。奇效良方。

牡狗陰莖。【釋名】狗精。六月上伏日取，陰乾百日。别録。

【氣味】鹹，平，無毒。【思邈曰】酸。【主治】傷中，陰痿不起，令强熱大，生子，除女子帶下十二疾。本經。治絶陽及婦人陰痿。日華。補精髓。孟詵。

〔一〕從：原作「着」。今據證類卷十七牡狗陰莖引魏志改。
〔二〕挑：原作「排」。今據同上引經驗方改。
〔三〕滚：原作「衮」。今據改同上。
〔四〕以：同上作「燒生」。
〔五〕臘：原作「膽」。今從江西本改。
〔六〕狗膽：奇效良方卷十三痢疾通治方「黑龍丹」與此方多同，惟用豬膽。此方亦見本卷豕引用。疑「狗」乃「豬」之誤。

陰卵【主治】婦人十二疾，燒灰服。蘇恭

皮【主治】腰痛，炙熱黃狗皮裹之，頻用取瘥。燒灰，治諸風。時珍

【發明】時珍曰：淮南萬畢術云：黑犬皮毛燒灰揚之，止天風。則治風之義，有取乎此也。

毛【主治】產難。蘇恭　頸下毛：主小兒夜啼，絳囊盛，繫兒背上。藏器　燒灰湯服一錢，治邪瘧。尾燒灰，敷犬傷。時珍

【附方】舊一。湯火傷瘡：狗毛細翦，以烊膠和毛敷之。痂落即瘥。梅師

齒【氣味】平，微毒。【主治】癲癇寒熱，卒風痱，伏日取之。別錄　磨汁，治犬癇。燒研醋和，敷發背及馬鞍瘡。同人齒燒灰，湯服，治痘瘡倒陷，有効。時珍

頭骨黃狗者良。【氣味】甘、酸，平，無毒。【主治】金瘡止血。別錄　燒灰，治久痢勞痢。和乾薑、莨菪炒見煙，爲丸，空心白飲服十丸，極効。甄權　燒灰，壯陽止瘧。日華　治癰疽惡瘡，解顱，女人崩中帶下。時珍　頷骨：主

陰卵。【主治】婦人十二疾，燒灰服。蘇恭。

皮。【主治】腰痛，炙熱黄狗皮裹之。頻用取瘥。燒灰，治諸風。時珍。

【發明】【時珍曰】淮南萬畢術云：黑犬皮毛燒灰揚之，止天風。則治風之義，有取乎此也。

毛。【主治】産難。蘇恭。頸下毛：主小兒夜啼，絳囊盛，繫兒兩手〔一〕。藏器。燒灰湯服一錢，治邪瘧。

尾：燒灰，敷犬傷。時珍。

【附方】舊一。湯火傷瘡。狗毛細翦，以烊膠和毛敷之。痂落即瘥。梅師。

齒。【氣味】平，微毒。【主治】癲癇寒熱，卒風痱，伏日取之。別録。磨汁，治犬癇。燒研醋和，敷發背及馬鞍瘡。同人齒燒灰湯服，治痘瘡倒陷，有效。時珍。

頭骨黄狗者良。【氣味】甘、酸，平，無毒。【主治】金瘡止血。別録。燒灰，治久痢、勞痢。和乾薑、莨菪炒見煙，爲丸，空心白飲服十丸，極效。甄權。燒灰，壯陽止瘧。日華。治癰疽惡瘡，解顱，女人崩中帶下。時珍。頷骨：主

〔一〕兩手：原作「背上」。今據證類卷十七牡狗陰莖改。

小兒諸癇諸瘻燒灰酒服蘇恭
附方舊三新十 小兒久痢狗頭燒灰，白湯服。千金 小兒解顱黃狗頭骨炙為末，雞子白和塗之。直指 赤白久痢臘月狗頭骨一兩半，燒灰，紫筍茶末一兩，為末。每服二錢，米飲下。聖惠方 赤白帶下不止者。狗頭燒灰，為末。每酒服一錢，日三服。聖惠 產後血亂奔入四肢，并違背。以狗頭骨灰，酒服二錢，甚効。經驗方 打損接骨狗頭一箇，燒存性，為末，熱醋調塗，暖臥。衛生易簡 附骨疽瘡狗頭骨燒烟，日熏之。聖惠 癰疽癧毒狗頭骨灰、芸臺子等分，為末，水和敷之。千金 惡瘡不愈狗頭骨灰同黃丹末等分，敷之。壽域方 長肉生肌老狗頭腦骨瓦炒二兩，桑白皮一兩，當歸二錢半，為末，麻油調敷。直指 鼻中瘜肉狗頭灰方寸七，苦丁香半錢，研末吹之，即化為水。或同硇砂少許，尤妙。朱氏集驗 夢中洩精狗頭鼻梁骨燒研，臥時酒服一錢。頭風白屑作痒。狗頭骨燒灰，淋汁沐之。聖惠方

骨白狗者良 氣味甘，平，無毒。主治燒灰，生肌，敷馬瘡。別錄 燒灰，療諸瘡瘻及妬乳癰腫。弘景 燒灰，補虛，理小兒驚癇客忤。蜀本 煎汁，同米煮粥，補婦人，令有子。藏器 燒灰，米飲日服，治休息久痢。豬脂

小兒諸癇、諸瘻，燒灰酒服。蘇恭。

【附方】舊三，新十。小兒久痢。狗頭燒灰，白湯服。千金。小兒解顱。黄狗頭骨炙，爲末，雞子白和，塗之。直指。赤白久痢。臘月狗頭骨一兩半，燒灰，紫笋茶末一兩，爲末。每服二錢，米飲下。聖惠方。赤白帶下不止者。狗[一]頭燒灰，爲末。每酒服一錢，日三服。聖惠。産後血亂，奔入四肢，并違墮。以狗頭骨灰，酒服二錢，甚效。經驗後[二]方。打損接骨。狗頭一箇燒存性，爲末。熱醋調塗，暖卧。衛生易簡。附骨疽瘡。狗頭骨燒烟，日熏之。聖惠。癰疽癤毒。狗頭骨灰、芸薹[三]子等分，爲末，醋[四]和敷之。千金。惡瘡不愈。狗頭骨灰同黄丹末等分，敷之。壽域方。長肉生肌。老狗頭腦骨瓦炒二兩，桑白皮一兩，當歸二錢半，爲末。麻油調敷。直指。鼻中瘜肉。狗頭灰方寸匕，苦丁香半錢，研末吹之，即化爲水。或同硇砂少許，尤妙。朱氏集驗。夢中洩精。狗頭鼻梁骨燒研，卧時酒服一錢。頭風白屑作痒。狗頭骨燒灰，淋汁沐之。聖惠方。

骨白狗者良。【氣味】甘，平，無毒。【主治】燒灰，生肌，敷馬瘡。别録。燒灰，療諸瘡瘻及妬乳癰腫。弘景。燒灰，補虚，理小兒驚癇客忤。蜀本。煎汁，同米煮粥，補婦人，令有子。藏器。燒灰，米飲日服，治休息久痢。豬脂

〔一〕狗：原作「徇」。今據證類卷十七牡狗陰莖改。
〔二〕後：原脱。今據證類卷十七牡狗陰莖引經驗後方補。
〔三〕薹：原作「臺」。今據千金方卷二十二癰疽「治癤子方」改。
〔四〕醋：原作「水」。今據改同上。

調敷鼻中瘡時珍

〔附方〕舊二產後煩懣不食者白犬骨燒研水服方寸匕千金翼　桃李哽咽狗骨煑湯摩頭

上子母秘錄

屎白狗者良〔氣味〕熱有小毒丹房鑑源云白狗糞煑銅〔主治〕疔瘡水絞汁服治

諸毒不可入口者蘇恭瘭疽徹骨痒者燒灰塗瘡勿令病者知

又和臘豬脂敷瘻瘡腫毒疔腫出根藏器燒灰服發痘瘡倒靨

治霍亂癥積止心腹痛解一切毒時珍

〔發明〕時珍曰狗屎所治諸病皆取其解毒之功耳

〔附方〕舊三新五小兒霍亂卒起者用白狗屎一丸絞汁服之　心痛欲死狗屎炒研酒服二錢

神效勞瘧瘴瘧久不愈用白狗糞燒灰發前冷水服二錢聖惠方　月水不調婦人產後月水往來

乍多乍少白狗糞燒末酒服方寸匕日三服千金　魚肉成癥并治諸毒用狗糞五升燒末綿裹於五升酒中

浸二宿取清日三服癥即便出也外臺　漏脯中毒大屎燒末酒服方寸匕肘後　發背癰腫用白

調，敷鼻中瘡。時珍。

【附方】舊二。產後煩懣不食者。白犬骨燒研，水服方寸匕。千金翼。桃李哽咽。狗骨煮湯，摩頭上。子母秘録。

屎白狗者良。【氣味】熱，有小毒。丹房鑑源云：白狗糞煮銅。【主治】疔瘡。水絞汁服，治諸毒不可入口者。蘇恭。瘭疽徹骨痒者，燒灰塗瘡，勿令病者知。又和臘豬脂，敷瘻瘡、腫毒、疔腫，出根。藏器。燒灰服，發痘瘡倒黶，治霍亂癥積，止心腹痛，解一切毒。時珍。

【發明】【時珍曰】狗屎所治諸病，皆取其解毒之功耳。

【附方】舊三，新五。小兒霍亂卒起者。用白狗屎一丸，絞汁服之。心痛欲死。狗屎炒研，酒服二錢，神效。勞瘧瘴[一]瘧久不愈。用白狗糞燒灰，發前冷水服二錢。聖惠方。月水不調。婦人產後，月水往來，乍多乍少。白狗糞燒，末，酒服方寸匕，日三服。千金。魚肉成癥。并治諸毒。用狗糞五升燒，末，綿裹，於五升酒中浸二宿，取清[二]，日三服。癥即便出也。外臺。漏脯中毒。犬屎燒，末，酒服方寸匕。肘後[三]。發背癰腫。用白

〔一〕瘴：原作瘇。今據聖惠方卷五十二治勞瘧諸方改。
〔二〕清：證類卷十七牡狗陰莖此下有「分十服」三字。
〔三〕肘後：證類卷十七牡狗陰莖引出梅師方。

犬屎半升水絞取汁服以滓敷之日再外臺疔瘡惡腫牡狗屎五月五日燒灰塗敷數數易之又治馬鞍瘡神驗聖惠

屎中粟白狗者良一名白龍沙〖主治〗噎膈風病痘瘡倒陷能解毒也時珍

〖附方〗新二噎膈不食黃犬乾餓數日用生粟或米乾餇之俟其下糞淘洗米粟令淨煮粥入薤白一握泡熟去薤入沉香末二錢食之永類鈐方痘瘡倒靨用白狗或黑狗一隻以生粟米候下屎取未化米為末入麝香少許新汲水服二錢保幼大全

屎中骨〖主治〗寒熱小兒驚癇別錄

羊本經中品

校正別錄另出羊乳今併為一

〖釋名〗羖一作牯羝音低羯時珍曰說文云羊字象頭角足尾之形孔子曰牛羊之字以形似也董子云羊祥也故吉禮用之牡羊曰羖曰羝牝羊曰羒曰牂音臧白曰羒黑曰羭多毛曰羖䍽胡羊曰䍮羺無角曰犝曰羦去勢曰羯羊子曰羔羔五月曰羜音宁六月曰䍪音務七月曰羍音達未卒歲曰䍮音兆內則謂之柔毛又曰少牢古今注謂之長髯主簿云

犬屎半升，水絞取汁服，以滓敷之，日再。外臺。疔瘡惡腫。牡狗屎五月五日，燒灰塗敷，數易之。又治馬鞍瘡，神驗。聖惠。

屎中粟。白狗者良，一名白龍沙。【主治】噎膈風病，痘瘡倒陷，能解毒也。時珍。

【附方】新二。噎膈不食。黃犬乾餓數日，用生粟或米乾飼之。俟其下糞，淘洗米粟令淨，煮粥，入薤白一握，泡熟去薤，入沉香末二錢食之。永類鈐方。痘瘡倒靨。用白狗或黑狗一隻，餵〔一〕以生粟米。候下屎，取未化米爲末，入麝香少許，新汲水服二錢。保幼大全。

屎中骨。【主治】寒熱，小兒驚癇。別録。

羊本經中品

【校正】別録另出羊乳，今併爲一。

【釋名】羖一作𦍒、羝音低、羯。【時珍曰】説文云：羊字象頭角足尾之形。孔子曰：牛、羊之字，以形似也。董子云：羊，祥也。故吉禮用之。牡羊曰羖，曰羝；牝羊曰羘〔二〕，曰牂，音臧。白曰羒，黑曰羭，多毛曰羖䍦，胡羊曰羦羺，無角曰䍶，曰羜。去勢曰羯，羊子曰羔。羔五月曰羜，音宁；六月曰𦍩，音務；七月曰羍，音達；未卒歲曰䍮，音兆。内則謂之柔毛，又曰少牢。古今注謂之長髯主簿云。

〔一〕餵：原作「餵」。今從江西本改。
〔二〕羘：原作「羘」。字書無。下文羊乳有「白羘者佳」，可證「羘」即牝羊。張本作「羘」，今從改。

【集解】【別錄曰】羖羊生河西【弘景曰】羊有三四種入藥以青色羖羊為勝次則烏羊其䍽䍽羊及虜中無角羊止可啖食為藥不及都下者其乳髓則肥好也【頌曰】羊之種類甚多而羖羊亦有褐色黑色白色者毛長尺餘亦謂之羖䍽羊北人引大羊以此為羊首又謂之羊頭【詵曰】河西羊最佳河東羊亦好若驅至南方則筋力自勞損安能補益人今南方羊多食野草毒草故江浙羊少味而發瘡南人食之即不憂也惟淮南州郡或有佳者可亞北羊北羊至南方一二年亦不中食何況於南羊蓋土地使然也【宗奭曰】羖䍽羊出陝西河東尤狠健毛最長而厚入藥最佳如供食則不如北地無角白大羊也又同華之間有小羊供饌在諸羊之上【時珍曰】生江南者為吳羊頭身相等而毛短生秦晉者為夏羊頭小身大而毛長土人二歲而剪其毛以為氈物謂之綿羊廣南英州一種乳羊食仙茅極肥無復血肉之分食之甚補人諸羊皆孕四月而生其目無神其腸薄而縈曲在畜屬火故易繁而性熱也在卦屬兌故外柔而內剛也其性惡濕喜燥食鈎吻而肥食仙茅而肪食仙靈脾而淫食躑躅而死物理之宜忌不可測也契丹以其骨占灼謂之羊卜亦有一靈耶其皮極薄南番以書字吳人以畫采為燈

【附錄】大尾羊【時珍曰】羊尾皆短而哈密及大食諸番有大尾羊細毛薄皮尾上旁廣重一二十斤行則以車載之唐書謂之靈羊云可療毒

胡羊 方國志云大食國出胡羊高三尺餘其尾如扇每歲春月割取脂再縫合之不

【集解】【别録曰】羖羊生河西。【弘景曰】羊有三四種。入藥以青色羖羊爲勝，次則烏羊。其羪羺羊及虜中無角羊，止可啖食，爲藥不及都下者，然其乳、髓則肥好也。【頌曰】羊之種類甚多，而羖羊亦有褐色、黑色、白色者。毛長尺餘，亦謂之羖䍽羊，北人引大羊以此爲羊〔一〕首，又謂之羊頭。【詵曰】河西羊最佳，河東羊亦好。若驅至南方，則筋力自勞損，安能補益人？今南方羊多食野草、毒草，故江、浙羊少味而發疾。南人食之，即不憂也。惟淮南州郡或有佳者，可亞北羊。北羊至南方一二年，亦不中食，何况於南羊。蓋土地使然也。【宗奭曰】羖䍽羊出陝西、河東，尤狠健，毛最長而厚，入藥最佳。如供食，則不如北地無角白大羊也。又同、華之間有小羊，供饌在諸羊之上。【時珍曰】生江南者爲吴羊，頭身相等而毛短。生秦晋者爲夏羊，頭小身大而毛長。土人二歲而剪其毛，以爲毡物，謂之綿羊。廣南英州一種乳羊，食仙茅〔二〕，極肥，無復血肉之分，食之甚補人。諸羊皆孕，四月而生。其目無神，其腸薄而縈曲。在畜屬火，故易繁而性熱也。在卦屬兑，故外柔而内剛也。其性惡濕喜燥，食鉤吻而肥，食仙茅而肪，食仙靈脾而淫，食躑躅而死。物理之宜忌，不可測也。契丹以其骨占灼，謂之羊卜，亦有一靈耶？其皮極薄，南番以書字，吴人以畫采爲燈。

【附録】大尾羊。【時珍曰】羊尾皆短，而哈密及大食諸番有大尾羊。細毛薄皮，尾上旁廣，重一二十斤，行則以車載之。唐書謂之靈羊，云可療毒。**胡羊**。方國志云：大食國出胡羊。高三尺餘，其尾如扇。每歲春月割取脂，再縫合之，不

〔一〕羊：證類卷十七羖羊角引圖經作「群」，義長。
〔二〕茅：原作「芳」。今從江西本改。

取則脹死。葉盛水東日記云：莊浪衛近雪山，有養羊，土人歲取其脂，不久復滿。

洮羊 出臨洮諸地，大者重百斤。郭義恭廣志云：西域驢羊大如驢，即此類也。

𦍩羊 乾思切○出西并地，其皮蹄可以割桼。

封羊 其背有肉封如駝，出涼州郡縣，亦呼為駝羊。

地生羊 出西域。劉有出使西域記云：以羊臍種土中，溉以水，聞雷而生，臍與地連。及長，驚以木聲，臍乃斷，便能行齧草。至秋可食，其臍內復有種，名壟種羊。段公路北戶錄云：大秦國有地生羊，其羔生土中，國人築牆圍之。臍與地連，割之則死，但走馬擊鼓以駭之，驚鳴臍絕，便逐水草。吳萊淵穎集云：西域地生羊，以脛骨種土中，聞雷聲，則羊子從骨中生。走馬驚之，則臍脫也。其皮可為褥。一云：漠北人種羊角而生，大如兔而肥美。三說稍異，未知果種何物也。當以劉說為是，然亦神矣。造化之妙，微哉！

羵羊 土之精也，其肝土也。有雌雄，不食。季桓子曾掘土得之。又千歲樹精亦為青羊。

羊肉

〔氣味〕苦甘大熱無毒〔詵曰〕溫。〔頌曰〕本經云甘，素問云苦，蓋經以味言，素問以理言。羊性熱屬火，故配於苦。羊之齒骨五臟皆溫平，惟肉性大熱也。○時珍曰：熱病及天行病、瘧疾病後食之，必發熱致危。妊婦食之，令予多熱。白羊黑頭、黑羊白頭、獨角者，並有毒，食之生癰。礼曰：羊泠毛而毳者羶。又云：煑羊以杏仁或瓦片則易糜，以胡桃則不臊，以竹鼮則助味。中羊毒者，飲甘草湯則解。銅器羨之，男子損陽，女子暴下。物性之異如此，不可不知。〔延鐵曰〕反

取則脹死。葉盛水東日記云：莊浪衛近雪山有饕羊。土人歲取其脂，不久復滿。洮羊。出臨洮諸地，大者重百斤。郭義恭廣志云：西域驢羊，大如驢。即此類也。䍧羊此思切。○出西北地，其蹄皮〔一〕可以割黍〔二〕。封羊。其背有肉封如駝，出涼州郡縣，亦呼爲駝羊。地生羊出西域。劉郁〔三〕出使西域記〔四〕：以羊臍種土中，溉以水，聞雷而生〔五〕，臍與地連。及長，驚以木聲，臍乃斷，便能行，齧草。至秋可食，臍内復有種，名壟〔六〕種羊。段公路北户録云：大秦國有地生羊，其羔生土中，國人築墻圍之。臍與地連，割之則死。但走馬擊鼓以駭之，驚鳴臍絶，便逐水草。吴萊〔七〕淵潁集云：西域地生羊，以脛骨種土中，聞雷聲，則羊子從骨中生。走馬驚之，則臍脱也。其皮可爲褥。一云：漠北人種羊角而生，大如兔而肥美。三説稍異，未知果種何物也。當以劉説爲是，然亦神矣。造化之妙，微哉。羵羊。土之精也，其肝土也，有雌雄，不食，季桓子曾掘土得之。又千歲樹精，亦爲青羊。

羊肉。【氣味】苦、甘，大熱，無毒。【詵曰】温。【頌曰】本經云甘，素問云苦。蓋經以味言，素問以理言。羊性熱屬火，故配於苦。羊之齒、骨、五臟皆温平，惟肉性大熱也。○【時珍曰】熱病及天行病、瘧疾病後食之，必發熱致危。妊婦食之，令子多熱。白羊黑頭、黑羊白頭、獨角者，並有毒，食之生癰。禮曰：羊泠毛而毳者羶。又云：煮羊以杏仁或瓦片則易糜，以胡桃則不臊，以竹鰡則助味。中羊毒者，飲甘草湯則解。銅器煮之，男子損陽，女子暴下〔八〕。物性之異如此，不可不知。【汪機曰】反

〔一〕蹄皮：原作「皮蹄」。今據説文羊部䍧乙正。
〔二〕黍：按説文羊部䍧作「桼」。即「漆」之異體。
〔三〕郁：原作「有」。今據卷一引據古今經史百家書目改。
〔四〕出使西域記：千頃堂書目卷八及劉郁原書均作西使記。
〔五〕生：此下原衍一「臍」字。今據西使記删。
〔六〕壟：原字類「瓏」。今據改同上。
〔七〕萊：原作「策」。據卷一引據古今經史百家書目改。
〔八〕暴下：千金方卷二十六鳥獸作「絶陰」。

半夏菖蒲同蕎麥豆醬食發痼疾同醋食傷人心

【主治】煖中字乳餘疾及頭腦大風汗出虛勞寒冷補中益氣安心止驚別錄止痛利產婦思邈治風眩瘦病丈夫五勞七傷小兒驚癇孟詵開胃健力日華

【發明】頌曰肉多入湯劑胡洽方有大羊肉湯治婦人產後大虛心腹絞痛厥逆醫家通用大方也宗奭曰仲景治寒疝羊肉湯服之無不驗者一婦冬月生產寒入子戶腹下痛不可按此寒疝也醫欲投抵當湯予曰非其治也以仲景羊肉湯減水二服即愈李杲曰羊肉有形之物能補有形肌肉之氣故曰補可去弱人參羊肉之屬人參補氣羊肉補形凡味同羊肉者皆補血虛蓋陽生則陰長也時珍曰按開河記云隋大總管麻叔謀病風逆起坐不得煬帝命太醫令巢元方視之曰風入腠理病在胸臆須用嫩肥羊蒸熟糝藥食之則瘥如其言未盡劑而瘥自後每殺羊羔同杏酪五味日食數枚觀此則羊肉補虛之功益可證矣

【附方】舊八新十六

羊肉湯張仲景治寒勞虛羸及產後心腹疝痛用肥羊肉一斤水一斗煮汁八升入當歸五兩黃耆八兩生薑六兩煮取二升分四服胡洽方無黃耆千金方有芍藥金匱要略

產後厥痛胡洽大羊肉湯治婦人產後大虛心腹絞痛厥逆用羊肉一斤當歸芍藥甘草各七錢半用水一斗煮肉取七升入諸藥煮二

半夏、菖蒲。同蕎麪、豆醬食，發痼疾。同醋食，傷人心。【主治】暖〔一〕中，字乳餘疾，及頭腦大風，汗出，虛勞寒冷，補中益氣，安心止驚。別録。止痛，利産婦。思邈。治風眩瘦病，丈夫五勞七傷，小兒驚癇。孟詵。開胃健力。日華。

【發明】【頌曰】肉多入湯劑。胡洽方有大羊肉湯，治婦人産後大虛，心腹絞痛，厥逆，醫家通用大方也。【宗奭曰】仲景治寒疝羊肉湯〔二〕，服之無不驗者。一婦冬月生産，寒入子户，腹下痛不可按，此寒疝也。醫欲投抵當湯。予曰：非其治也。以仲景羊肉湯減水，二服即愈。【李杲曰】羊肉有形之物，能補有形肌肉之氣。故曰補可去弱，人參、羊肉之屬。人參補氣，羊肉補形。凡味同羊肉者，皆補血虛，蓋陽生則陰長也。【時珍曰】按開河記云：隋大總管麻叔謀病風逆，起坐不得。煬帝命太醫令巢元方視之。曰：風入腠理，病在胸臆。須用嫩肥羊蒸熟，糝藥食之則瘥。如其言，未盡劑而痊。自後每殺羊羔，同杏酪、五味日食數枚。觀此，則羊肉補虛之功，益可證矣。

【附方】舊八，新十六。羊肉湯。張仲景治寒勞虛羸及産後心腹疝〔三〕痛，用肥羊肉一斤，水一斗，煮汁八升，入當歸五兩，黄耆〔四〕八兩，生薑六兩，煮取二升，分四服。胡洽方無黄耆，千金方有芍藥。金匱要略。産後厥痛。胡洽大羊肉湯：治婦人産後大虛，心腹絞痛，厥逆。用羊肉一斤，當歸、芍藥、甘草各七錢半，用水一斗煮肉，取七升入諸藥，煮二

〔一〕暖：證類卷十七羖羊角作「緩」。
〔二〕羊肉湯：金匱卷上腹満寒疝宿食病脉證治作「當歸生薑羊肉湯」。
〔三〕疝：同上作「疞」。
〔四〕黄耆：原作「黄蓍」。卷十二黄耆云「作蓍者非」，今據改。後同徑改。同上原方無此藥。

升服產後虛羸腹痛冷氣不調及腦中風汗自出白羊肉一斤切治如常調和食之心鏡產後帶
下產後中風絕孕帶下赤白用羊肉二斤香豉大蒜三兩水一斗煮五升納酥一升更煮二升服千金方崩中
垂死肥羊肉三斤水二斗煮一斗三升入生地黃汁一升乾薑當歸三兩煮三升分四服千金補益虛寒
用精羊肉一斤碎白石英三兩以肉包之外用荷葉裹定於一石米下蒸熟取出去石英和葱薑作小餛飩子每日空腹
以冷漿水吞一百枚甚補益千金翼壯陽益腎用白羊肉半斤切生以蒜薤食之三日一度甚妙心鏡
五勞七傷虛冷用肥羊肉一腿密蓋煮爛絞取汁服并食肉骨蒸久冷羊肉一斤山藥一斤各爛
煮研如泥下米煮粥食之飲膳正要骨蒸傳尸用羊肉一拳大煮熟皂莢一尺炙以無灰酒一升銅鐺內
煮三五沸去滓入黑錫一兩令病人先啜肉汁乃服一合當吐蟲如馬尾為効外臺虛寒瘧疾羊肉作臛
餅飽食之更飲酒暖臥取汗燕國公常見有驗集驗方脾虛吐食羊肉半斤作生以蒜薤醬豉五味和拌空
腹食之心鏡虛冷反胃羊肉去脂作生以蒜薤空腹食之立效外臺壯胃健脾羊肉三斤切粱
米二升同煮下五味作粥食飲膳正要老人膈痞不下飲食用羊肉四兩切白麪六兩橘皮末一分薑汁搜
如常法入五味作臛食每日一次大効多能鄙事胃寒下痢羊肉一片莨菪子末一兩和以綿裹納下部二

升服。**產後虛羸**，腹痛，冷氣不調，及腦中風，汗自出。白羊肉一斤，切治如常，調和食之。心鏡。**產後帶下**。產後中風，絶孕，帶下赤白。用羊肉二斤，香豉、大蒜各三兩，水一斗，煮五升，納酥一升，更煮二升服。千金方。**崩中垂死**。肥羊肉三斤，水二斗，煮一斗三升，入生地黄汁〔一〕一升，乾薑、當歸各〔二〕三兩，煮三升，分四服。千金。**補益虛寒**。用精羊肉一斤，碎白石英三兩，以肉包之，外用荷葉裹定，於一石米下蒸熟，取出去石英，和葱、薑作小〔三〕餛飩子。每日空腹，以冷漿水吞一百枚，甚補益。千金翼〔四〕。**壯陽益腎**。用白羊肉半斤切生，以蒜、薤食之。三日一度，甚妙。心鏡。**五勞七傷**，虛冷。用肥羊肉一腿，密蓋煮爛，絞取汁服，并食肉。**骨蒸久冷**。羊肉一斤，山藥一斤，各爛煮，研如泥，下米煮粥食之。飲膳正要。**骨蒸傳尸**。用羊肉一拳大，煮熟，皂莢一尺炙，以無灰酒一升，銅鐺內煮三五沸，去滓，入黑錫一兩。令病人先啜肉汁，乃服一合，當吐蟲如馬尾爲效。外臺。**虛寒瘧疾**。羊肉作臛餅，飽食之，更飲酒暖臥取汗。燕國公常見有驗。集驗方。**脾虛吐食**。羊肉半斤作生，以蒜、薤、醬、豉、五味和拌，空腹食之。心鏡。**虛冷反胃**。羊肉去脂作生〔五〕，以蒜、薤空腹食之，立效。外臺。**壯胃健脾**。羊肉三斤切，粱米二升同煮，下五味作粥食。飲膳正要。**老人膈痞**，不下飲食。用羊肉四兩切，白麪六兩，橘皮末一分，薑汁搜如常法，入五味作臛食，每日一次，大效。多能鄙事。**胃寒下痢**。羊肉一片，莨菪子末一兩和，以綿裹納下部，二

〔一〕汁：原脱。今據千金方卷四赤白帶下崩中漏下補。
〔二〕各：原脱。今據補同上。
〔三〕小：外臺卷三十七羊肉中蒸石英服餌法此前有「絶」字。
〔四〕千金翼：非此方出處。方出外臺卷三十七羊肉中蒸石英服餌法。
〔五〕生：外臺卷八胃反方作「脯」。

度瘥外臺方

身面浮腫商陸一升水二斗煮取一斗去滓羊肉一斤切入內煮熟下葱豉五味調和如臛法食之肘后方

腰痛脚氣木瓜湯治腰膝痛脚氣羊肉一脚草果五枚粳米二升回回豆即胡豆半升木瓜二斤取汁入砂糖四兩鹽少許煮肉食之正要

消渴利水羊肉一脚瓠子六枚薑汁半合白麪二兩同鹽葱炒食正要

損傷青腫用新羊肉貼之千金方

婦人無乳用羊肉六兩麞肉八兩鼠肉五兩作臛啖之崔氏

傷目青腫羊肉煑熟熨之聖惠方

小兒嗜土買市中羊肉一斤令人以繩繫於地上拽至家洗淨炒炙食或煑汁亦可姚和衆

頭上白禿羊肉如作膾法炙香熱搨上不過數次瘥肘后方

頭蹄白羊者良

【氣味】甘平無毒大明曰凉○震亨曰羊頭蹄肉性極補水水腫人食之百不一愈

【主治】風眩瘦疾小兒驚癇蘇恭腦熱頭眩日華安心止驚緩中止汗補胃治丈夫五勞骨熱熱病後宜食之冷病人勿多食孟詵○心鏡云已上諸證並宜白羊頭或蒸或煮或作膾食療腎虛精竭

【附方】新二

老人風眩用白羊頭一具如常治食之

五勞七傷白羊頭蹄一具淨治更以稻草燒烟熏令黃色水煮半熟納胡椒畢撥乾薑各一兩葱豉各一升再煑去藥食日一具七日卽愈千金

虛寒腰

度瘥。外臺方。身面浮腫。當陸〔一〕一升，水二斗，煮取一斗，去滓。羊肉一斤，切，入内煮熟，下葱、豉、五味調和如臛法，食之。肘後方。

腰痛脚氣。木瓜湯：治腰膝痛，脚氣。羊肉一脚，草果五枚，粳米二升，回回豆即胡豆半升，木瓜二斤，取汁，入砂糖四兩，鹽少許，煮肉食之。正要。消渴利水。羊肉一脚，瓠子六枚，薑汁半合，白麪二兩，同鹽、葱炒食。正要。損傷青腫。用新羊肉〔二〕貼之。千金方。婦人無乳。用羊肉六兩，麞肉八兩，鼠肉五兩，作臛啖之。崔氏。傷目青腫。羊肉煮熟熨之。聖惠方〔三〕。小兒嗜土。買市中羊肉一斤，令人以繩繫，於地上拽至家，洗净，炒炙食。或煮汁亦可。姚和衆。頭上白秃。羊肉如作脯法，炙香，熱搨上，不過數次瘥。肘後方。

頭蹄白羊者良。【氣味】甘，平，無毒。【大明曰】凉。○【震亨曰】羊頭蹄肉性極補水。水腫人食之，百不一愈。【主治】風眩瘦疾，小兒驚癎。蘇恭。腦熱頭眩。日華。安心止驚，緩中止汗補胃，治丈夫五勞骨熱，熱病後宜食之，冷病人勿多食。孟詵。○心鏡云：已上諸證，並宜白羊頭，或蒸或煮，或作膾食。療腎虚精竭。

【附方】新三。老人風眩。用白羊頭一具，如常治食之。五勞七傷。白羊頭蹄一具净治，更以稻草燒烟，熏令黄色，水煮半熟，納胡椒、畢撥、乾薑各一兩，葱、豉各一升，再煮去藥食。日一具，七日即愈。千金。虚寒腰

〔一〕當陸：江西本作「商陸」。據卷十七商陸，當陸乃商陸别名。
〔二〕新羊肉：千金方卷二十五備急方諸般傷損作「新殺羊肉乘熱」。
〔三〕聖惠方：此方未見於聖惠方。聖濟總録卷一百十二外物傷目有近似方。

痛風瘡頭瘡一具草果四枚砒一兩鹽半斤洛昔泥一一豆許胡椒煑食正要

皮【主治】一切風及脚中虛風補虛勞去毛作羹臛食孟詵濕皮臥之散打傷青腫乾皮燒服治蠱毒下血時珍

脂青羊者良【氣味】甘熱無毒丹房鑑源云柔銀軟銅【主治】生脂止下痢脫肛去風毒產後腹中絞痛思邈治鬼疰蘇頌○胡洽方有青羊脂丸去遊風及黑䵟日華熟脂主賊風痿痹飛尸辟瘟氣止勞痢潤肌膚殺蟲治瘡癬入膏藥透肌肉經絡徹風熱毒氣時珍

【附方】新十三

下痢腹痛羊脂阿膠蠟各二兩黍米二升煑粥食之千金

妊娠下痢羊脂如棗子大十枚溫酒一升服日三千金

虛勞口乾千金用羊脂一雞子大淳酒半升棗七枚漬七日食立愈○外臺用羊脂雞子大納半斤酢中一宿絞汁含之

卒汗不止牛羊脂溫酒頻化服之外臺

脾橫爪赤煎羊脂摩之外臺

產後虛羸令人肥白健壯羊脂二斤生地黃汁一斗薑汁五升白蜜三升煎如飴溫酒服一杯日三小品

婦人陰脫煎羊脂頻塗之廣利方

發背初起羊脂豬脂切片冷水浸貼

痛。用羊頭蹄一具，草果四枚，桂一兩，薑半斤，哈昔泥一豆許，胡椒煮食。正要。

皮。【主治】一切風及脚中虚風，補虚勞，去毛作羹、臛食。孟詵。濕皮卧之，散打傷青腫；乾皮燒服，治蠱毒下血。時珍。

脂青羊者良。【氣味】甘，熱，無毒。丹房鑑源云：柔銀軟銅。【主治】生脂：止下痢脱肛，去風毒，産後腹中絞痛。思邈。治鬼疰。蘇頌。○胡洽方有青羊脂丸。去遊風及黑䵟。日華。熟脂：主賊風痿痺飛尸，辟瘟氣，止勞痢，潤肌膚，殺蟲，治瘡癬。入膏藥，透肌肉經絡，徹風熱毒氣。時珍。

【附方】新十三。下痢腹痛。羊脂、阿膠、蠟各二兩，黍米二升，煮粥食之。千金。妊娠下痢。羊脂如棋子大十枚，温酒一升，投中頓[一]服，日三。千金。虚勞口乾。千金用羊脂一雞子大，淳酒半升，棗七枚，漬七日食，立愈。○外臺用羊脂雞子大，納半斤酢中一宿，絞汁含之。卒汗不止。牛羊脂，温酒頻化，服之。外臺。脾橫爪赤[二]。煎羊脂摩之。外臺。産後虚羸。令人肥白健壯，羊脂二斤，生地黄汁一斗，薑汁五升，白蜜三升，煎如飴。温酒服一盃，日三。小品。婦人陰脱。煎羊脂頻塗之。廣利方。發背初起。羊脂、豬脂切片，冷水浸貼，

[一] 投中頓：原脱。今據千金方卷二妊娠諸病下痢補。

[二] 爪赤：千金方卷十五脾虚實作「若赤黑發如瓜大」，義長。

熱則易之數日瘥外臺牙齒疳䘌黑羖羊脂莨菪子等分入盃中燒烟張口熏之千金方小兒口瘡羊脂煎薏苡根塗之活幼心書豌豆如疥赤黑色者煎青羊脂摩之千金方赤丹如疥不治殺人煎青羊脂摩之數次愈集驗誤吞釘鍼多食豬羊脂久則自出肘后

血白羊者良

【氣味】鹹平無毒【時珍曰】按夏子益奇疾方云凡豬羊血久食則鼻中毛出晝夜長五寸漸如繩痛不可忍摘去復生惟用乳石硇砂等分為丸臨臥服十丸自落也

【主治】女人血虛中風及產後血攻產後血悶欲絕者熱飲一升即活蘇恭熱飲一升治產後血攻下胎衣治卒驚九竅出血解莽草毒胡蔓草毒又解一切丹石毒發時珍○出延壽諸方

【發明】時珍曰外臺云凡服丹石人忌食羊血十年一食前功盡亡此物能制丹砂水銀輕粉生銀硇砂砒霜硫黃乳石鍾乳空青曾青雲母石陽起石孔公孽等毒凡覺毒發刺飲一升即解又服地黃何首烏諸補藥者亦忌之嶺表錄異言其能解胡蔓草毒羊血解毒之功用如此而本草並不言及誠缺文也

【附方】舊二新五衄血一月不止刺羊血熱飲即瘥聖惠產後血攻或下血不止心悶面青身

熱則易之，數日瘥。外臺。牙齒疳䘌。黑羖羊脂、莨菪子等分，入盃中燒烟，張口熏之。千金方。小兒口瘡。羊脂煎薏苡根塗之。活幼心書。豌豆如疥赤黑色者。煎青羊脂摩之。千金方。赤丹如疥，不治殺人。煎青羊脂摩之，數次愈。集驗。誤吞釘鍼。多食豬〔一〕羊脂，久則自出。肘後。

血白羊者良。【氣味】鹹，平，無毒。【時珍曰】按夏子益奇疾方云：凡豬羊血久食，則鼻中毛出，晝夜長五寸，漸如繩，痛不可忍，摘去復生。惟用乳石、硇砂等分爲丸，臨卧服十丸，自落也。【主治】女人血虚中風，及産後血〔二〕悶欲絶者，熱〔三〕飲一升即活。蘇恭。熱飲一升，治産後血攻，下胎衣，治卒驚九竅出血，解莽草毒、胡蔓草毒，又解一切丹石毒發。時珍。○出延壽諸方。

【發明】【時珍曰】外臺云：凡服丹石人，忌食羊血十年，一食前功盡亡。此物能制丹砂、水銀、輕粉、生銀、硇砂、砒霜、硫黄、乳石鍾乳、空青、曾青、雲母石、陽起石、孔公蘗〔四〕等毒。凡覺毒發，刺飲一升即解。又服地黄、何首烏諸補藥者，亦忌之。嶺表録異言其能解胡蔓草毒。羊血解毒之功用如此，而本草並不言及，誠缺文也。

【附方】舊二，新五。衄血一月不止。刺羊血熱飲即瘥。聖惠。産後血攻，或下血不止，心悶面〔五〕青，身

〔一〕豬：證類卷十七羖羊角作「肥」。
〔二〕血：同上此下有「暈」字。
〔三〕熱：同上作「生」。
〔四〕蘗：原作「蘖」。今據本書卷九孔公蘗、證類卷四孔公蘗改。
〔五〕面：原作「而」。今據證類卷十七羖羊角改。

冷欲絕者新羊血一盞飲之三兩服妙梅師大便下血羊血煮熟拌醋食最效吳球便民食療硫黃毒發氣悶用羊血熱服一合效聖惠方食菹吞蛭蛭啖臟血腸痛黃瘦飲熱羊血一二升次早化豬脂一升飲之蛭即下也肘后方誤吞蜈蚣刺豬羊血灌之即吐出昔有店婦吹火筒中有蜈蚣入腹店婦仆地號叫可畏道人劉復真用此法而愈三元延壽書妊娠胎死不出及胞衣不下產後諸疾狼狽者刺羊血熱飲一小盞極效聖惠方

乳白羜者佳【氣味】甘溫無毒【主治】補寒冷虛乏別錄潤心肺治消渴甄權療虛勞益精氣補肺腎氣和小腸氣合脂作羹補腎虛及男女中風張鼎利大腸治小兒驚癇含之治口瘡日華主心卒痛可溫服之又蚰蜒入耳灌之即化成水孟詵治大人乾嘔及反胃小兒噦啘及舌腫並時時溫飲之時珍解蜘蛛咬毒【頌曰】劉禹錫傳信方云貞元十年崔員外言有人為蜘蛛咬腹大如妊遍身生絲其家棄之乞食有僧教啖羊乳未幾疾平也

【發明】弘景曰牛羊乳實為補潤故北人食之多肥健【恭曰】北人肥健由不啖鹹腥方土使然何關飲乳陶以未達故

冷欲絶者。新羊血一盞飲之。三兩服妙。梅師。大便下血。羊血煮熟，拌醋食，最效。吴球便民食療。硫黄毒發，氣悶。用羊血熱服一合，效。聖惠方。食蛭吞蛭，蛭啾臓血，腸痛黄瘦。飲熱羊血一二升，次早化豬脂一升飲之。蛭即下也。肘後方。誤吞蜈蚣。刺豬羊血灌之，即吐出。昔有店婦吹火，筒中有蜈蚣入腹，店婦仆地，號叫可畏。道人劉復真用此法而愈。三元延壽書。妊娠胎死不出，及胞衣不下，産後諸疾狼狽者。刺羊血熱飲一小盞，極效。聖惠方。

乳白羜者佳。【氣味】甘，温，無毒。【主治】補寒冷虚乏。别録。潤心肺，治消渴。甄權。療虚勞，益精氣，補肺、腎氣，和[一]小腸氣。合脂作羹，補腎虚，及男女中風。張鼎。利大腸，治小兒驚癇。含之，治口瘡。日華。主心卒痛，可温服之。又蚰蜒入耳，灌之即化成水。孟詵。治大人乾嘔及反胃，小兒噦啘及舌腫，並時時温飲之。時珍。解蜘蛛咬毒。【頌曰】劉禹錫傳信方云：貞元十一[二]年，崔員外言：有人爲蜘蛛咬，腹大如妊，徧[三]身生絲，其家棄之，乞食。有僧教啖羊乳，未幾疾平也。

【發明】【弘景曰】牛羊乳實爲補潤，故北人食之多肥健。【恭曰】北人肥健，由不啖鹹腥，方土使然，何關飲乳？陶以未達，故

〔一〕和：原作「如」。今據證類卷十六羊乳改。
〔二〕一：原脱。今據證類卷十七羖羊角補。
〔三〕徧：原作「偏」。今據改同上。

屢有此言。【時珍曰】方上飲食兩相資之，陶說固偏，蘇說亦過。丹溪言反胃人宜時時飲之，取其開胃脘大腸之燥也。

【附方】舊一新二

小兒口瘡 羊乳細濾入含之，數次愈。小品方

漆瘡作痒 羊乳敷之。千金翼

面黑令白 白羊乳三斤，羊胰三副，和搗。每夜洗淨塗之，旦洗去。總錄

腦【氣味】有毒【詵曰】發風病。和酒服，迷人心，成風疾。男子食之，損精氣，少子。白羊黑頭，食其腦作腸癰。

【主治】入面脂手膏，潤皮膚，去䵟黵，塗損傷、丹瘤、肉刺。時珍

【附方】新二

發丹如瘤 生綿羊腦同朴硝研，塗之。瑞竹堂方

足指肉刺 刺破，以新酒酢和羊腦塗之，一合愈。古今錄驗

髓【氣味】甘，溫，無毒。【主治】男子女人傷中，陰陽氣不足，利血脉，益經氣，以酒服之。別錄　却風熱，止毒。久服不損人。孫思邈　和酒服，補血，主女人血虛風悶。孟詵　潤肺氣，澤皮毛，滅瘢痕。時珍○刪繁治肺虛毛悴，酥髓湯中用之。

【附方】新五

肺痿骨蒸 煉羊脂、煉羊髓各五兩，煎沸，下煉蜜及生地黃汁各五合，生薑汁一合，不住手攪

屢有此言。【時珍曰】方土、飲食，兩相資之。陶説固偏，蘇説亦過。丹溪言反胃人宜時時飲之，取其開胃脘、大腸之燥也。

【附方】舊一，新二。小兒口瘡。羊乳細濾入含之，數次愈。小品方。漆瘡作痒。羊乳敷之。千金翼。面黑令白。白羊乳三斤，羊胰三副，和擣。每夜洗浄塗之，旦洗去。總録。

腦。【氣味】有毒。【詵曰】發風病。和酒服，迷人心，成風疾。男子食之，損精氣，少子。白羊黑頭，食其腦，作腸癰。

【主治】入面脂手膏，潤皮膚，去鼾黵，塗損傷、丹瘤、肉刺。時珍。

【附方】新二。發丹如瘤。生綿羊腦，同朴消研，塗之。瑞竹堂方。足指肉刺。刺破，以新酒、酢和羊腦塗之，一合愈[一]。古今録驗。

髓。【氣味】甘，温，無毒。【主治】男子女人傷中，陰陽氣不足，利血脉，益經氣，以酒服之。別録。却風熱，止毒。久服不損人。孫思邈。和酒服，補血。主女人血虚風悶。孟詵[二]。潤肺氣，澤皮毛，滅瘢痕。時珍。○刪繁治肺虚毛悴酥髓湯中用之。

【附方】新五。肺痿骨蒸。煉羊脂、煉羊髓各五兩，煎沸，下煉蜜及生地黄汁各五合，生薑汁一合，不住手攪，微

[一] 一合愈：外臺卷二十九肉刺方引古今録驗作「常以綿裹之良」。

[二] 詵：原作「説」。今據證類卷十七羖羊角引食療（孟詵撰）改。

火熬成膏每日空心溫酒調服一匙或入粥食飲膳正要　目中赤翳白羊髓傅之千金　舌上生

瘡羊脛骨中髓和胡粉塗之妙聖惠　白禿頭瘡生羊骨髓調輕粉搽之先以泔水洗淨一日二次數日愈經

驗方　痘痂不落痘瘡痂疕不落滅瘢方用羊䯒骨髓煉一兩輕粉一錢和成膏塗之陳文仲方

心下並也用白羝羊者良〔氣味〕甘溫無毒日華曰有孔者殺人〔主治〕止憂恚膈氣

別錄　補心藏器

〔附方〕新一　心氣鬱結羊心一枚咱夫蘭即回回紅花浸水一盞入鹽少許徐徐塗心上炙熟食之令人心

安多喜正要

肺〔氣味〕同心詵曰自三月至五月其中有蟲狀如馬尾長二三寸須去之不去令人痢下〔主治〕補

肺止欬嗽別錄　傷中補不足去風邪思邈　治渴止小便數同小豆

葉煮食之蘇恭　通肺氣利小便行水解蠱時珍

〔附方〕舊一新六　久嗽肺痿作燥羊肺湯用羊肺一具洗淨以杏仁柿霜真豆粉真酥各一兩白蜜二兩和

勻灌肺中白水煮食之葛可久方　欬嗽上氣積年垂死用莨菪子炒熟羊肺切曝等分為末以七月七日醋

火熬成膏，每日空心温酒調服一匙，或入粥食。飲膳正要。**目中赤翳**。白羊髓敷之。千金。**舌上生瘡**。羊脛骨中髓和胡粉，塗之，妙。聖惠。**白禿頭瘡**。生羊骨髓調輕粉，搽之。先以泔水洗淨。一日二次，數日愈。經驗方。**痘痂不落**。痘瘡痂疕不落滅瘢方：用羊胴骨髓煉一兩，輕粉一錢，和成膏，塗之。陳文中〔一〕方。

心下並〔二〕用白羝羊者良。**【氣味】甘，温，無毒**。【日華曰】有孔者殺人。**【主治】止憂恚膈氣**。別録。**補心**。藏器。

【附方】新一。**心氣鬱結**。羊心一枚，咱夫蘭〔三〕即回回紅花，浸水〔四〕一盞，入鹽少許，徐徐塗羊〔五〕心上，炙熟食之，令人心安多喜。正要。

肺。**【氣味】同心**。【詵曰】自三月至五月，其中有蟲，狀如馬尾，長二三寸。須去之，不去令人痢下。**【主治】補肺，止欬嗽**。別録。**傷中，補不足，去風邪**。思邈。**治渴，止小便數，同小豆葉煮食之**。蘇恭。**通肺氣，利小便，行水解蠱**。時珍。

【附方】舊一，新六。**久嗽肺痿**作燥。羊肺湯：用羊肺一具洗淨，以杏仁、柿霜、真豆粉、真酥各一兩，白蜜二兩，和勻，灌肺中，白水煮食之。葛可久方。**欬嗽上氣**。積年垂死。用莨菪子炒、熟羊肺〔六〕切曝，等分爲末，以七月七日醋

〔一〕中：原作「仲」。今據卷一引據古今經史百家書目改。
〔二〕並：下原有「也」字。據本藥慣例，「也」字當衍，今刪。
〔三〕蘭：飲膳正要卷一聚珍异饌炙羊心此下有「三錢」。
〔四〕水：同上此前有「玫瑰」二字。
〔五〕羊：原脱。據補同上。
〔六〕肺：千金方卷十七積氣作「肝」。外臺卷十久上氣方轉引時作「肺」。

粹每夜服二方寸匕，粥飲下，隔日一服。千金

水腫尿短：青羖羊肺一具，微煠切曝，為末；莨菪子一升，以三年醋漬，搗爛，蜜丸梧子大。食後麥門冬飲服四丸，日三。小便大利佳。千金

小便頻數：下焦虛冷也。羊肺一具切，作羹，入少羊肉和鹽豉，食。不過三具。集驗方

渴利不止：羊肺一具，入少肉和鹽豉，作羹食。不過三具愈。普濟方

解中蠱毒：生羊肺一具割開，入雄黃、麝香等分，吞之。濟生方

鼻中瘜肉：羊肺湯：用乾羊肺一具，白朮一兩，肉蓯蓉、通草、乾薑、芎藭各二兩，為末。食後米飲服五兩。千金方

腎

【氣味】同心。

【主治】補腎氣虛弱，益精髓。別錄　補腎虛耳聾陰弱，壯陽益胃，止小便，治虛損盜汗。日華　合脂作羹，療勞痢甚效。蘇恭　蒜韲食之一升，療癥瘕。蘇恭　治腎虛消渴。時珍

【發明】時珍曰：千金、外臺、深師諸方治腎虛勞損消渴脚氣，有腎瀝湯方甚多，皆用羊腎煮湯煎藥，蓋用為引導，各從其類也。

【附方】舊三，新六。

下焦虛冷：脚膝無力，陽事不行。用羊腎一枚煮熟，和米粉六兩，煉成乳粉，空腹食之妙。心鏡

腎虛精竭：羊腎一雙切，於豉汁中，以五味、米糅作羹粥食。心鏡

五勞七傷：陽虛無力。[illegible]

拌。每夜服二方寸匕，粥飲下。隔日一服。千金。**水腫尿短**。青羖羊肺一具，微煠切曝，爲末，莨菪子一升，以三年醋漬，擣爛，蜜丸梧子大。食後麥門冬飲服四丸，日三。小便大利，佳。千金。**小便頻數**。下焦虛冷也。羊肺一具切作羹，入少羊肉，和鹽、豉食。不過三具。集驗方。**渴利不止**。羊肺一具，入少肉，和鹽、豉作羹食。不過三具，愈。普濟方。**解中蠱毒**。生羊肺一具割開，入雄黄、麝香等分，吞之。濟生方。**鼻中瘜肉**。羊肺散〔一〕：用乾羊肺一具，白术一兩，肉蓯蓉、通草、乾薑、芎藭各二兩，爲末。食後米飲服五兩〔二〕。千金方。

腎。【氣味】同心。【主治】補腎氣虛弱，益精髓。别録。補腎虛，耳聾陰弱，壯陽益胃，止小便，治虛損盗汗。日華。合脂作羹，療勞痢甚效。蒜、薤食之一升，療癥瘕。蘇恭。治腎虛消渴。時珍。

【發明】【時珍曰】千金、外臺、深師諸方，治腎虛勞損，消渴脚氣，有腎瀝湯方甚多，皆用羊腎煮湯煎藥。蓋用爲引嚮，各從其類也。

【附方】舊三，新六。**下焦虛冷**，脚膝無力，陽事不行。用羊腎一枚煮熟，和米粉六兩〔三〕，鍊成乳粉，空腹食之，妙。心鏡。**腎虛精竭**。羊腎一雙切，於豉汁中，以五味、米糅作羹、粥食。心鏡。**五勞七傷**，陽虛無力。經驗〔四〕

〔一〕散：原作「湯」，與本方劑型不合。今據千金方卷六上七竅病上鼻病改。
〔二〕五兩：同上作「服五分匕加至方寸匕」。
〔三〕和米粉六兩：證類卷十七羖羊角原方作「和半大兩」。疑時珍覺「半大」二字不通，或爲「米六」之形誤，故改「米粉六」三字以暢其義。
〔四〕經驗：證類卷十七羖羊角此下有「後方」二字。

用羊腎一對去脂切內蓯蓉一兩酒浸一夕去皮和作羹下葱鹽五味食○正要治陽氣衰敗腰脚疼痛五勞七傷用羊腎三對羊肉半斤葱白一莖枸杞葉一斤同五味煑成汁下米作粥食之

虛損勞傷 羊腎一枚朮一升水一斗煑九升服日三肘后方

腎虛腰痛 千金用羊腎去膜陰乾為末酒服一方寸匕日三○止要治卒腰痛羊腎一對咱夫蘭一錢水一盞浸汁入鹽少許塗抹腎上徐徐炙熟空腹食之

老人腎硬 治老人腎藏虛寒內腎結硬雖服補藥不入用羊腎子一對杜仲長二十闊一寸一片同煑熟空心食之令人內腎柔軟然後服補藥雞峯備急方

脇破腸出 以香油摸手送入煎人參枸杞子汁溫淋之喫羊腎粥十日即愈危氏

羊石子 即羊外腎也【主治】**腎虛精滑** 時珍○本書金鎖丹用之

肝 青羖羊者良【氣味】**苦寒無毒** 頌曰溫○弘景曰合猪肉及梅子小豆食傷人心思邈曰合生椒食傷人五藏最損小兒合苦笋食病青盲妊婦食之令子多厄【主治】**補肝治肝風虛熱目赤暗痛熱病後失明並用子肝七枚作生食神効亦切片水浸貼之** 蘇恭 **解蠱毒** 吳瑞

【發明】時珍曰按倪維德原機啓微集云羊肝補肝與肝合故入肝經故專治肝經受邪之病今羊肝丸治目有効可

用羊腎一對，去脂切，肉蓯蓉一兩，酒浸一夕去皮，和作羹，下葱、鹽、五味食。○正要治陽氣衰敗，腰脚疼痛，五勞七傷。用羊腎三對，羊肉半斤，葱白一莖，枸杞葉一斤，同五味煮[一]成汁，下米作粥食之。**虛損勞傷**。羊腎一枚，术一升，水一斗，煮九升服，日三。肘後方。**腎虛腰痛**。千金用羊腎去膜，陰乾爲末。酒服二方寸匕，日三。○正要治卒腰痛。羊腎一對，咱夫蘭一錢，水[二]一盞浸汁，入鹽少許，塗抹腎上，徐徐炙熟，空腹食之。**老人腎硬**。治老人腎藏虛寒，內腎結硬，雖服補藥不入。用羊腎子一對，杜仲長二寸闊一寸一片，同煮熟，空心食之。令人內腎柔軟，然後服補藥。雞峰備急方。**脇破腸出**。以香油摸手送入，煎人參、枸杞子汁温淋之。喫羊腎粥十日，即愈。危氏。

羊石子即羊外腎也。【主治】腎虛精滑。時珍。○本事金鎖丹用之。

肝青羖羊者良。【氣味】苦，寒，無毒。【頌曰】温。○【弘景曰】合豬肉及梅子、小豆食，傷人心。【思邈曰】合生椒食，傷人五臟，最損小兒。合苦筍食，病青盲。妊婦食之，令子多厄。【主治】補肝，治肝風虛熱，目赤暗痛，熱病後失明，並用子肝七枚，作生食，神效。亦切片水浸貼之。蘇恭。解蠱毒。吴瑞。

【發明】【時珍曰】按倪維德原機啓微集云：羊肝補[三]，肝與肝合，引入肝經。故專治肝經受邪之病。今羊肝丸治目有效，可

〔一〕煮：原闕一字。今據飲膳正要卷二食療諸病「枸杞羊心粥」補。

〔二〕水：飲膳正要卷一聚珍異饌炙羊腰此前有「玫瑰」二字。

〔三〕補：原機啓微卷下附方「黄連羊肝丸」無「補」字。

徵汪機曰按三元延壽書云凡治目疾以青羊肝為佳有人年八十餘瞳子瞭然夜讀細字云別無服藥但自小不食畜獸肝耳或以本草羊肝明目而疑之蓋羊肝明目性也他肝則否凡畜獸臨殺之時忿氣聚於肝肝血不利於目宜矣

附方舊四新十一

目赤熱痛看物如隔紗宜補肝益睛用青羊肝一具切洗和五味食之心鏡

肝虛目赤青羊肝薄切水浸吞之極效龍木論

病後失明方同上

小兒赤眼羊肝切薄片井水浸貼普濟

翳膜羞明有淚肝經有熱也用青羊子肝一具竹刀切和黃連四兩為丸梧子大食遠茶清下七十丸日三服忌鐵器豬肉冷水醫鏡

目病䀮䀮以銅器煮青羊肝用麵餅覆器上鑽兩孔如人眼大以目向上熏之不過三度千金方

目病失明青羖羊肝一斤去膜切片入新瓦內炕乾同決明子半升蓼子一合炒為末以白蜜漿服方寸匕日三不過三劑目明至一年能夜見文字食療

不能遠視羊肝一具去膜細切以葱子一勺炒為末以水煮熟去滓入米煮粥食多能鄙事

青盲內障白羊子肝一具黃連一兩熟地黃二兩同擣丸梧子大食遠茶服七十丸日三服崔承元病內障喪明有人惠此方報德服之遂明傳信方

牙疳腫痛羯羊肝一具煮熟蘸赤石脂末任意食之醫林集要

虛損勞瘦用新豬脂煎取一升入葱白一握煎黃平旦服至三日以枸杞一斤水三斗煮汁一斗入羊肝一具羊脊膂肉一條麴末半斤著葱豉作羹食千金方

徵。【汪機曰】按三元延壽書云：凡治目疾，以青羊肝爲佳。有人年八十餘，瞳子瞭然，夜讀細字。云别無服藥，但自小不食畜獸肝耳。或以本草羊肝明目而疑之。蓋羊肝明目，性也，他肝則否。凡畜獸臨殺之時，忿氣聚於肝。肝之血不利於目，宜矣。

【附方】舊四，新十一。**目赤熱痛**，看物如隔紗，宜補肝益睛。用青羊肝一具切洗，和五味食之。心鏡。**肝虚目赤**。青羊肝，薄切，水浸吞之，極效。龍木論。**病後失明**。方同上。**小兒赤眼**。羊肝切薄片，井水浸貼。普濟。**翳膜羞明**有淚，肝經有熱也。用青羊子肝一具，竹刀切，和黄連四兩，爲丸梧子大。食遠茶清下七十丸，日三服。忌鐵器、豬肉、冷水。醫鏡。**目病䀮䀮**。以銅器煮青羊肝，用麪餅覆器上，鑽兩孔如人眼大，以目向上熏之。不過三度。千金方。**目病失明**。青羖羊肝一斤，去脂[一]膜切片，入新瓦盆[二]内炕乾，同决明子半升，蓼子一合炒，爲末。以白蜜漿服方寸匕，日三。不過三劑，目明。至一年，能夜見文字。食療。**不能遠視**。羊肝一具，去膜細切，以葱子一勺炒，爲末，以水煮熟，去滓，入米煮粥食。多能鄙事。**青盲内障**。白羊子肝一具，黄連一兩，熟地黄二兩，同擣丸梧子大。食遠茶服七十丸，日三服。崔承元病内障喪明，有人惠此方報德，服之遂明。傳信方。**牙疳腫痛**。羯羊肝[三]一具煮熟，蘸赤石脂末，任意食之。醫林集要。**虚損勞瘦**。用新豬脂煎取一升，入葱白一握煎黄，平旦服。至三日，以枸杞一斤，水三斗[四]煮汁，入羊肝一具，羊脊膂肉一條，麴[五]末半斤，着葱、豉作羹食。千金方。**病**

〔一〕脂：原脱。今據證類卷十七羖羊角補。
〔二〕盆：原脱。今據補同上。
〔三〕肝：原作「服」。今據醫林集要卷十三癧疽發背改。
〔四〕斗：原字缺損似「十」。今據千金方卷十二風虚羸瘦方補正。
〔五〕麴：原字缺損。今據補正同上。

後嘔逆天行病後嘔逆，食即反出。用青羊肝作生淡食，不過三度，食不出矣。外臺　休息痢疾五日以上，一二年不瘥，變成疳，下如泔淀者。用生羊肝一具切絲，入三年醋中吞之，心悶則止，不悶更服，一日勿食物。或以薑薤同食亦可，不過二三具。外臺　小兒癎疾青羊肝一具，薄切水洗，和五味醬食之。　婦人陰䘌作痒。羊肝納入引蟲。集簡方

膽青羯羊者良

氣味苦寒無毒

主治青盲，明目。別錄　點赤障白翳風淚眼，解蠱毒。甄權　療疳濕時行熱熛瘡，和醋服之良。蘇恭　治諸瘡，能生人身血脉。思邈　同蜜蒸九次，點赤風眼有效。朱震亨

發明時珍曰：肝開竅於目，膽汁減則目暗。目者，肝之外候，膽之精華也。故諸膽皆治目病。夷堅志載二百味草花膏，治爛弦風赤眼，流淚不可近光，及一切暴赤目疾。用羯羊膽一枚，入蜂蜜於內，蒸之候乾，研為膏。每含少許，並點之。一日淚止，二日腫消，三日痛定。蓋羊食百草，蜂採百花，故有二百花草之名。又張三丰真人碧雲膏：臘月取羯羊膽十餘枚，以蜜裝滿，紙套籠住，懸簷下，待霜出，掃下點之，神效也。

附方舊三，新四。

病後失明羊膽點之，日二次。肘后　大便秘塞羊膽汁灌入即通。千金　目

後嘔逆。天行病後嘔逆，食即反出。用青羊肝作生淡食，不過三度，食不出矣。外臺。休息痢疾。五十日以上，一二年不瘥，變成疳，下如泔淀者。用生羊肝一具切絲，入三年醋中吞之。心悶則止，不悶更服。一日勿食物。或以薑、薤同食亦可。不過二三具。外臺。小兒癇疾。青羊肝一具，薄切水洗，和五味、醬食之。婦人陰䘌作痒。羊肝納入引蟲。集簡方。

膽青羖羊者良。【氣味】苦，寒，無毒。【主治】青盲，明目。別録。點赤障、白翳、風淚眼，解蠱毒。甄權。療疳濕，時行熱熛瘡，和醋服之，良。蘇恭。治諸瘡，能生人身血脉。思邈。同蜜蒸九次，點赤風眼，有效。朱震亨。

【發明】【時珍曰】肝開竅於目，膽汁減則目暗。目者，肝之外候，膽之精華也。故諸膽皆治目病。夷堅志載：二百味草花膏治爛弦風赤眼，流淚不可近光，及一切暴赤目疾。用羖羊膽一枚，入蜂蜜於内蒸之，候乾，研爲膏。每含少許，並點之。一日淚止，二日腫消，三日痛定。蓋羊食百草，蜂採百花，故有二百花草之名。又張三丰真人碧雲膏：臘月取羖羊膽十餘枚，以蜜裝滿，紙套籠住，懸簷下，待霜出掃下，點之神效也。

【附方】舊三，新四。病後失明。羊膽點之，日二次。肘後。大便秘塞。羊膽汁灌入即通。千金。目

爲物傷羊膽二枚雞膽三枚鯉魚膽二枚和勻日日點之聖惠方面黑䵟皰羖羊膽牛膽各一箇淳酒三升煑三沸夜夜塗之肘后產婦面䵟產婦面如雀卵色以羊膽豬胰細辛等分煎三沸夜塗旦以漿水洗之錄驗代指作痛崔氏云代指乃五臟熱注而然刺熱湯中七度刺冷水中三度卽以羊膽塗之立愈甚效外臺方小兒疳瘡羊膽二枚和醬汁灌下部外臺

胃一名羊膍胵

【氣味】甘溫無毒思邈曰羊肚和飯飲久食令人多唾清水成反胃作噎病

【主治】胃反止虛汗治虛羸小便數作羹食三五瘥孟詵

【附方】舊一新六

久病虛羸不生肌肉水氣在脇下不能飲食四肢煩熱者用羊胃一枚白术一升切水二斗煑九斗分九服日三不過三劑瘥張文仲方補中益氣羊肚一枚羊腎四枚地黄三兩乾薑昆布地骨皮各二兩白术桂心人參厚朴海藻各一兩五錢甘草秦椒各六錢為末同腎入肚中縫合蒸熟擣爛晒為末酒服方寸匕千金中風虛弱羊肚一具粳米二合和椒薑豉葱作羹食之正要胃虛消渴羊肚爛煑空腹食之古今錄驗下虛尿牀羊肚盛水煑熟空腹食四五頓瘥千金項下瘰癧用羊膍胵燒灰香油調敷蛇傷手腫用新剝羊肚一箇帶糞割一口將手入浸卽時痛止腫消集要

爲物傷。羊膽二枚，雞膽三枚，鯉魚膽二枚，和勻，日日點之。聖惠方。面黑皯皰。羖羊膽、牛膽各一箇，淳酒三升，煮三沸，夜夜塗之。肘後。産婦面皯。産婦面如雀卵色。以羊膽、豬胰、細辛等分，煎三沸。夜塗，旦以漿水洗之。録驗。代指作痛。崔氏云：代指乃五臟熱注而然。刺熱湯中七度，刺冷水中三度，即以羊膽塗之，立愈，甚效。外臺方。小兒疳瘡。羊膽二枚，和醬汁灌下部。外臺。

胃一名羊膍胵。【氣味】甘，温，無毒。【思邈曰】羊肚和飯飲久食，令人多唾清水，成反胃，作噎病。【主治】胃反，止虚汗，治虚羸，小便數，作羹食，三五瘥。孟詵。

【附方】舊一，新六。久病虚羸：不生肌肉，水氣在脇下，不能飲食，四肢煩熱者。用羊胃一枚、白术一升，切，水二斗，煮九升〔一〕，分九服，日三。不過三劑瘥。張文仲方。補中益氣。羊肚一枚，羊腎四枚，地黄三兩，乾薑、昆布、地骨皮各二兩，白术、桂心、人參、厚朴、海藻各一兩五錢，甘草、秦椒各六錢，爲末，同腎入肚中，縫合蒸熟，擣爛晒乾〔二〕，爲末。酒服方寸匕，日二〔三〕。千金。中風虚弱。羊肚一具，粳米二合，和椒、薑、豉、葱作羹食之。正要。胃虚消渴。羊肚爛煮，空腹食之。古今録驗。下虚尿牀。羊肚盛水〔四〕，煮熟，空腹食四五頓〔五〕瘥。千金。項下瘰癧。用羊膍胵燒灰，香油調敷。蛇傷手腫。用新剥羊肚一箇，帶糞，割一口，將手入浸，即時痛止腫消。集要。

〔一〕升：原作「斗」。今據外臺卷二十水病雜療方改。
〔二〕乾：原脱。今據千金方卷十七肺臟方積氣補。
〔三〕日二：原脱。今據補同上。
〔四〕水：千金方卷二十一淋閉此下有「令满繫兩頭」。
〔五〕空腹食四五頓：同上作「取中水頓服之」。

脬【主治】下虛遺溺，以水盛入炙熟，空腹食之，四五次愈。孫思邈

胰白羊者良【主治】潤肺燥，諸瘡瘍。入面脂，去䵟黯，澤肌膚，滅瘢痕。時珍

【附方】新三

遠年欬嗽：羊胰三具，大棗百枚，酒五升，漬七日，飲之。肘后方

婦人帶下：羊胰一具，以酢洗淨，空心食之，不過三次。忌魚肉滑物，犯之即死。外臺

痘瘡瘢痕：羊胰二具，羊乳一升，甘草末二兩，和勻塗之。明旦，以豬蹄湯洗去。千金

舌【主治】補中益氣。正要：用羊舌二枚，羊皮二具，羊腎四枚，蘑菰、糟薑，作羹肉汁食之。

靨即會咽也【氣味】甘、淡，溫，無毒。【主治】氣癭。時珍

【發明】時珍曰：按古方治癭多用豬羊靨，亦述類之義，故王荊公癭詩有「內療煩羊靨」之句。然癭有五：氣、血、肉、筋、石也。夫靨屬肺，肺司氣，故氣癭之證，服之或效；他癭恐亦少力。

【附方】舊二，新二。

項下氣癭：外臺用羊靨一具，去脂，酒浸炙熟，含之嚥汁。日一具，七日瘥。○千金用羊靨七枚，陰乾，海藻、乾薑各二兩，桂心、昆布、逆流水邊柳鬚各一兩，為末，蜜丸芡子大。每含一丸，嚥津。○雜病治例用羊靨、豬靨

脬。【主治】下虚遺溺。以水盛入，炙熟，空腹食之，四五次愈。孫思邈。

胰白羊者良。【主治】潤肺燥，諸瘡瘍。入面脂，去䵟黵，澤肌膚，滅瘢痕。時珍。

【附方】新三。遠年欬嗽。羊[一]胰三具，大棗百枚，酒五升，漬七日，飲之。肘後方。婦人帶下。羊胰一具，以酢洗浄，空心食之，不過三次。忌魚肉滑物，犯之即死。外臺。痘瘡瘢痕。羊胰二具，羊乳一升，甘草末二兩，和匀塗之。明旦，以豬蹄湯洗去。千金。

舌。【主治】補中益氣。正要用羊舌二枚，羊皮二具，羊腎四枚，蘑菰、糟薑，作羹、肉汁食之。

靨即會咽也。【氣味】甘、淡，温，無毒。【主治】氣癭。時珍。

【發明】【時珍曰】按古方治癭多用豬羊靨，亦述類之義，故王荆公癭詩有「内療烦羊靨」之句。然癭有五：氣、血、肉、筋、石也。夫靨屬肺，肺司氣。故氣癭之證，服之或效。他癭恐亦少力。

【附方】舊一，新二。項下氣癭。外臺用羊靨一具，去脂酒浸，炙熟，含之嚥汁。日一具，七日瘥。〇千金用羊靨七枚陰乾，海藻、乾薑各二兩，桂心、昆布、逆流水邊柳鬚各一兩，爲末，蜜丸芡子大[二]。每含一丸，嚥津。〇雜病治例用羊靨、豬靨

〔一〕羊：肘後方卷三治卒上氣咳嗽方作「豬」。本卷前豕條已引該方，此處重出。

〔二〕芡子大：千金方卷二十四癭瘤「治癭瘤方」作「如小彈子大」。

各二枚昆布海藻海帶各二錢洗焙牛旁子炒四錢右為末擣二𪓟和丸彈子大每服一丸含化嚥汁

睛【主治】目赤及翳膜曝乾爲末點之時珍○出千金 熟羊眼中白珠二枚於細石上和棗核磨汁點目翳羞明頻用三四日瘥孟詵

【發明】時珍曰羊眼無瞳其睛不應治目豈以其神藏於内耶

筋【主治】塵物入目熟嚼納眥中仰臥即出千金翼

羖羊角青色者良【氣味】鹹溫無毒【別錄曰苦微寒取之無時勿使中濕濕即有毒【甄權曰大寒○兎絲為之使鑑源云羖羊角灰縮賀賀錫也出賀州【主治】青盲明目止驚悸寒洩久服安心益氣輕身殺疥蟲入山燒之辟惡鬼虎狼本經 療百節中結氣風頭痛及蠱毒吐血婦人產後餘痛別錄 燒之辟蛇灰治漏下退熱主山瘴溪毒日華

【附方】舊三新七 風疾恍惚心煩腹痛或時悶絕復甦以青羖羊角屑微炒為末無時温酒服一錢聖惠 氣逆煩滿水羊角燒研水服方寸匕普濟方 吐血喘欬青羖羊角炙焦二枚桂末二兩為末每服

各二枚，昆布、海藻、海帶各二錢洗焙，牛旁子炒四錢，右爲末，搗二靨和丸彈子大。每服一丸，含化嚥汁。

睛。【主治】目赤及翳膜。曝乾爲末，點之。時珍。○出千金。熟羊眼中白珠二枚，於細石上和棗核磨汁，點目翳羞明，頻用，三四日瘥。孟詵。

【發明】【時珍曰】羊眼無瞳，其睛不應治目，豈以其神藏於内耶？

筋。【主治】塵物入目，熟嚼納眦中，仰卧即出。千金翼。

羖羊角青色者良。【氣味】鹹，温，無毒。【别録曰】苦，微寒。取之無時。勿使中濕，濕即有毒。【甄權曰】大寒。○兔絲爲之使。鑑源云：羖羊角灰縮賀。賀，錫也。出賀州。【主治】青盲，明目，止驚悸、寒洩。久服安心益氣，輕身。殺疥蟲。入山燒之[一]，辟惡鬼虎狼。本經。療百節中結氣，風頭痛，及蠱毒吐血，婦人産後餘痛。别録。燒之，辟蛇。灰，治漏下，退熱，主山瘴溪毒。日華。

【附方】舊三，新七。風疾恍惚，心煩腹痛，或時悶絶復甦。以青羖羊角屑微炒，爲末，無時温酒服一錢。聖惠。氣逆煩滿。水羊角燒研，水服方寸匕。普濟方。吐血喘欬。青羖羊角炙焦二枚，桂末二兩，爲末。每服

〔一〕入山燒之：證類卷十七羖羊角引本經無此四字。

一匕糯米飲下日三服同上產後寒熱心悶極脹百病羖羊角燒末水酒服方寸匕子母秘錄

多時羖羊角一枚白礬末填滿燒存性為末每新汲水服二錢聖惠方小兒癇疾羖羊角燒存性以酒

服少許普濟赤禿髮落羖羊角牛角燒灰等分豬脂調敷普濟赤癍瘭子身面卒得赤癍或瘭

子腫起不治殺人羖羊角燒灰雞子清和塗甚妙肘后打撲傷痛羊角灰以沙糖水拌瓦焙焦為末每熱酒

下二錢仍揉痛處簡便腳氣疼痛羊角一副燒過為末熱酒調塗以帛裹之取汗永不發也

齒三月三日收之【氣味】溫【主治】小兒羊癇寒熱別錄

頭骨已下並用羖羊者良【氣味】甘平無毒時珍曰按張景陽七命云耶溪之鋌赤山之精消以羊骨

鏵以鍛成註云羊頭骨能消鐵也【主治】風眩瘦疾小兒驚癇蘇恭

脊骨【氣味】甘熱無毒【主治】虛勞寒中羸瘦別錄補腎虛通督脈

治腰痛下痢時珍

【附方】舊一新八老人胃弱羊脊骨一具捶碎水五升煎取汁二升入青粱米四合煮粥常食食治方

老人虛弱白羊脊骨一具剉碎水煮取汁枸杞根剉一斗水五斗煮汁一斗五升合汁同骨煮至五升去骨瓷

一匕，糯米飲下，日三服。同上。**產後寒熱**，心悶極脹百病。羖羊角燒末，酒服方寸匕。子母秘録。**水洩多時**。羖羊角一枚，白礬末填滿，燒存性，爲末。每新汲水服二錢。聖惠方。**小兒癇疾**。羖羊角燒存性，以酒服少許。普濟。**赤禿髮落**。羖羊角、牛角燒灰等分，豬脂調敷。普濟。**赤瘢瘭子**。身面卒得赤瘢，或瘭子腫起，不治殺人。羖羊角燒灰，雞子清和塗，甚妙。肘後。**打撲傷痛**。羊角灰，以沙糖水拌，瓦焙焦爲末。每熱酒下二錢，仍揉痛處。簡便。**脚氣疼痛**。羊角一副，燒過爲末，熱酒調塗，以帛裹之，取汗，永不發也。

齒三月三日取之。【氣味】温。【主治】小兒羊癇寒熱。别録。

頭骨已下並用羖羊者良。【氣味】甘，平，無毒。【時珍曰】按張景陽七命云：耶溪之鋌，赤山之精。消以羊骨，鏷〔一〕以鍛成。註云：羊頭骨能消鐵也。【主治】風眩瘦疾，小兒驚癇。蘇恭。

脊骨。【氣味】甘，熱，無毒。【主治】虚勞寒中羸瘦。别録。補腎虚，通督脉，治腰痛下痢。時珍。

【附方】舊一，新八。**老人胃弱**。羊脊骨一具槌碎，水五升，煎取汁二升，入青粱米四合，煮粥常食。食治方。**老人虚弱**。白羊脊骨一具剉碎，水煮取汁，枸杞根剉一斗，水五斗，煮汁一斗五升，合汁同骨煮至五升，去骨，瓷

〔一〕鏷：原作「鏵」。各種傳本之七命均作「鏷」，今據改。

合盛之每以一合和溫酒一盞調服多能鄙事腎虛腰痛心鏡用羊脊骨一具搥碎煮和蒜薤食飲少酒
妙○正要用羊脊骨一具搥碎肉蓯蓉一兩草果五枚水煮汁下葱醬作羹食腎虛耳聾羖羊脊骨一具炙研
磁石煆醋淬七次白朮黃芪乾薑炮白伏苓一兩桂三分爲末每服五錢水煎服普濟虛勞白濁羊骨爲末
酒服方寸匕日三千金小便膏淋羊骨燒研榆白皮煎湯服二錢聖惠方洞注下痢羊骨灰水
服方寸匕千金方痳瘡成漏膿水不止用羊羔兒骨鹽泥固濟煆過研末五錢入麝香雄黃末各一錢塡瘡
口三日外必合總微論

尾骨〔主治〕益腎明目補下焦虛冷正要

〔附方〕新虛損昏聾大羊尾骨一條水五碗煮減半入葱白五莖荊芥一握陳皮一兩麪三兩煮熟取汁
搜麪作索餅同羊肉四熟和五味食多能鄙事

脛骨音行亦作胻又名䏶骨胡人名頰兒必入藥煆存性用〔氣味〕甘溫無毒〔詵曰〕性熱有宿熱人
勿食○鑑源云羊䏶骨伏硇〔主治〕虛冷勞孟詵脾弱腎虛不能攝精白濁除
濕熱健腰脚固牙齒去䵟䵳治誤吞銅錢時珍

合盛之。每以一合和温酒一盞調服。多能鄙事。腎虚腰痛。心鏡用羊脊骨一具，槌碎煮，和蒜、薤〔一〕食，飲少酒妙。○正要用羊脊骨一具槌碎，肉蓯蓉一兩，草果五枚，水煮汁，下葱、醬作羹食。腎虚耳聾。羖羊脊骨一具炙研，磁石煅醋淬七次，白朮、黄芪、乾薑炮、白伏苓各一兩，桂三分，爲末。每服五錢，水煎服。普濟。虚勞白濁。羊骨爲末，酒服方寸匕，日三。千金。小便膏淋。羊骨燒研，榆白皮煎湯，服二錢。聖惠方。洞注下痢。羊骨灰，水服方寸匕。千金方。瘑瘡成漏，膿水不止。用羊羔兒骨，鹽泥固濟，煅過研末五錢，入麝香、雄黄末各一錢，填瘡口。三日外必合。總微論。

尾骨。【主治】益腎明目，補下焦虚冷。正要。

【附方】新一。虚損昏聾。大羊尾骨一條，水五碗，煮減半，入葱白五莖，荆芥一握，陳皮一兩，麪三兩，煮熟，取汁搜麪作索餅，同羊肉四兩煮〔二〕熟，和五味食。多能鄙事。

胻骨。音行，亦作骱。又名䏲骨，胡人名頗兒必。入藥煅存性用。【氣味】甘，温，無毒。【詵曰】性熱，有宿熱人勿食。○鑑源云：羊䏲骨伏硇。【主治】虚冷勞。孟詵。脾弱腎虚，不能攝精，白濁，除濕熱，健腰脚，固牙齒，去鼾䵴，治誤吞銅鐵。時珍。

〔一〕薤：證類卷十七羖羊角引食醫心鏡作「韮」。
〔二〕兩煮：原闕二字。今據補同上。

【發明】【杲曰】齒者骨之餘，腎之標，故牙疼用羊脛骨以補之。【時珍曰】羊脛骨灰可以磨鏡，羊頭骨可以消鐵，故誤吞銅鐵者用之，取其相制也。按張景陽七命云：即溪之鋘，赤山之精，消以羊骨，鏵以鍛成。註云：羊頭骨能消鐵也。又名醫錄云：漢上張成忠女七八歲，誤吞金鑽子一隻，脘腸痛不可忍，憂惶無措。一銀匠炒末藥三錢，米飲服之，次早大便取下。叩求其方，乃羊脛灰一物耳。談野翁亦有此方，皆巧哲格物究理之妙也。

【附方】新十一。

擦牙固齒　食鹽用火煅羊脛骨為末，入飛鹽二錢，同研勻，日用。○又方：燒白羊脛骨灰一兩，升麻一兩，黃連五錢，為末，日用。○瀕湖方：用羊脛骨燒過，香附子燒黑，各一兩，青鹽煅過，生地黃燒黑，各五錢，研用。

濕熱牙疼　用羊脛骨灰二錢，白芷、當歸、牙皂、青鹽各一錢，為末擦之。東垣方。

脾虛白濁　過慮傷脾，脾不能攝精，遂成此疾。以羊脛骨灰一兩，薑製厚朴末二兩，麫糊丸梧子大，米飲下百丸，日二服。一加茯苓一兩半。濟生方。

虛勞瘦弱　用頹兒必四十枚，以水一升，熬減大半，去滓及油，待凝任食。正要。

筋骨攣痛　用羊脛骨，酒浸服之。

月水不斷　羊前左脚脛骨一條，紙裹泥封令乾，煅赤，入棕櫚灰等分，每服一錢，溫酒服之。

䵟䵳醜陋　治人面體黧黑，皮厚狀醜。用羖羊脛骨為末，雞子白和敷，旦以白粱米泔洗之，三日如素，神效。肘后。

誤吞銅錢　羊脛骨燒灰，以煮稀粥食，神效。談埜翁方。

咽喉骨哽　羊脛骨灰，米飲服一錢。聖惠。

【發明】【杲曰】齒者骨之餘，腎之標。故牙疼用羊脛骨以補之。【時珍曰】羊脛骨灰可以磨鏡，羊頭骨可以消鐵，故誤吞銅鐵者用之，取其相制也。按張景陽七命云：耶溪之鋌，赤山之精。消以羊〔一〕骨，鏷〔二〕以鍛成。註云：羊頭骨能消鐵也。又名醫録云：漢上張成忠女七八歲，誤吞金簪〔三〕子一隻〔四〕，胸膈痛不可忍，憂惶無措。一銀匠炒末藥三錢，米飲服之，次早大便取下。叩求其方，乃羊脛灰一物耳。談野翁亦有此方，皆巧哲格物究理之妙也。

【附方】新十一。**擦牙固齒**。食鑑用火煅羊脛骨爲末，入飛鹽二錢，同研勻，日用。○又方：燒白羊脛骨灰一兩，升麻一兩，黄連五錢，爲末，日用。○瀕湖方：用羊脛骨燒過、香附子燒黑各一兩，青鹽煅過、生地黄燒黑各五錢，研用。**濕熱牙疼**。用羊脛骨灰二錢，白芷、當歸、牙皂、青鹽各一錢，爲末，擦之。東垣方。**脾虚白濁**。過慮傷脾，脾不能攝精，遂成此疾。以羊脛骨灰一兩，薑制厚朴末二兩，麪糊丸梧子大。米飲下百丸，日二服。一加茯苓一兩半。濟生方。**虚勞瘦弱**。用頗兒必四十枚，以水一升，熬減大半，去滓及油，待凝任食。正要。**筋骨攣痛**。用羊脛骨，酒浸服之。**月水不斷**。羊前左脚脛骨一條，紙裹泥封令乾，煅赤，入棕櫚灰等分。每服一錢，温酒服之。**皯黯醜陋**。治人面體黧黑，皮厚狀醜。用羖羊脛骨爲末，雞子白和敷，旦以白粱米泔洗之。三日如素，神效。肘後。**誤吞銅錢**。羊脛骨燒灰，以煮稀粥食，神效。談埜翁方。**咽喉骨哽**。羊脛骨灰，米飲服一錢。聖惠〔五〕。

〔一〕羊：原作「華」。各種傳本之七命均作「羊」，今據改。
〔二〕鏷：原作「鏵」。今據改同上。
〔三〕簪：原作「饋」。今據名醫録卷下改。醫説卷七誤吞金鐀轉引時誤作「鐀」。「饋」乃「鐀」之誤。
〔四〕隻：原作「雙」。今據改同上。
〔五〕聖惠：該書無此方。方見普濟方卷四百一誤吞諸物。

懸蹄

毛【主治】轉筋，醋煮裹脚。孟詵。○又見體

髭鬚羖羊者良【主治】小兒口瘡，蠼螋尿瘡，燒灰和油敷。時珍。○出普濟

【附方】新二。香瓣瘡生面上耳邊，浸淫水出，久不愈。用羖羊鬚、荆芥、乾棗肉各二錢，燒存性，入輕粉半錢，每洗拭，清油調搽，二三次必愈。聖惠方。口吻瘡上方同。

溺【主治】傷寒熱毒攻手足，腫痛欲斷，以一升和鹽豉搗，漬之。李時珍。

屎青羖羊者良【氣味】苦，平，無毒。【時珍曰】制粉霜。【主治】燔之，主小兒洩痢，腸鳴驚癇。別錄。燒灰，理聤耳，并竹刺入肉，治箭鏃不出。日華。燒灰淋汁沐頭，不過十度即生髮，長黑。和雁肪塗頭亦良。藏器。○【頌曰】屎納鯽魚腹中，瓦缶固濟，燒灰塗髮，易生而黑，甚效。煮湯灌下部，治大人小兒腹中諸疾，疳，濕，大小便不通。燒煙熏鼻，治中惡心腹刺痛。亦熏諸瘡

懸蹄〔一〕。

毛。【主治】轉筋，醋煮裹脚。孟詵。○又見氈。

鬚羖羊者良。【主治】小兒口瘡，蠼螋尿瘡，燒灰和油敷。時珍。○出廣濟。

【附方】新二。香瓣瘡。生面上耳邊，浸淫水出，久不愈。用羖羊鬚、荆芥、乾棗肉各二錢，燒存性，入輕粉半錢。每洗拭，清油調搽。二三次必愈。聖惠方。口吻瘡：方同上。

溺。【主治】傷寒熱毒攻手足，腫痛欲斷。以一升，和鹽、豉擣，漬之。李時珍。

屎青羖羊者良。【氣味】苦，平，無毒。【時珍曰】制粉霜。【主治】燔之，主小兒洩痢，腸鳴驚癇。别録。燒灰，理聤耳，并罯竹刺入肉，治箭鏃不出。日華。燒灰淋汁沐頭，不過十度，即生髮長黑。和雁肪塗頭亦良。藏器。○【頌曰】屎納鯽魚腹中，瓦缶固濟，燒灰塗髮，易生而黑，甚效。煮湯灌下部，治大人小兒腹中諸疾，疳濕，大小便不通。燒煙熏鼻，治中惡心腹刺痛，亦熏諸瘡

〔一〕懸蹄：此下原無内容。

中毒痔瘻等治骨蒸彌良蘇恭

附方舊五新十六

瘖瘂欲死新羊屎一升水一升漬一夜絞汁頓服日午乃食極重者不過三服總錄

嘔逆酸水羊屎十枚酒二合煎一合頓服未定更服之兵部手集

反胃嘔食羊糞五錢童子小便一大盞煎六分去滓分三服聖惠

小兒流涎白羊屎頻納口中千金

心氣疼痛不問遠近以山羊糞七枚油頭髮一團燒灰酒服永斷根孫氏集效方

妊娠熱病青羊屎研爛塗臍以安胎氣外臺秘要

傷寒肢痛手足疼欲脫取羊屎煮汁漬之瘥乃止或和豬膏塗之亦佳外臺

時疾陰腫囊及莖皆熱腫以羊屎黃蘖煮汁洗之外臺

疔瘡惡腫青羊屎一升水二升漬少時煮沸絞汁一升頓服廣濟方

裹外臁瘡羊屎燒存性研末入輕粉塗之集要

痘風瘡證羊屎燒灰清油調敷之全幼心鑑

小兒頭瘡羊糞煎湯洗淨仍以羊糞燒灰同屋上懸煤清油調塗普濟

頭風白屑烏羊糞煎汁洗之聖惠

髮毛黃赤羊屎燒灰和臘豬脂塗之日三夜一取黑乃止聖惠方

木刺入肉乾羊屎燒灰豬脂和塗不覺自出千金

箭鏃入肉方同上

反花惡瘡鯽魚一箇去腸以羯羊屎填滿燒存性先以米泔洗過搽之

瘰癧已破羊屎燒五錢杏仁燒五錢研末豬骨髓調搽海上

濕瘑浸

中毒、痔瘻等。治骨蒸彌良。蘇恭。

【附方】舊五，新十六。疳痢欲死。新羊屎一升，水一升，漬一夜，絞汁頓服〔一〕，日午乃食〔二〕。極重者，不過三服。總録。嘔逆酸水。羊屎十枚，酒二合，煎一合，頓服。未定，更服之。兵部手集。反胃嘔食。羊糞五錢，童子小便一大盞，煎六分，去滓，分三服。聖惠。小兒流涎。白羊屎頻納口中。千金。心氣疼痛。不問遠近，以山羊糞七枚，油頭髮一團，燒灰酒服。永斷根。孫氏集效方。妊娠熱病。青羊屎研爛塗臍，以安胎氣。外臺秘要。傷寒肢痛，手足疼欲脱。取羊屎煮汁漬之，瘥乃止。或和豬膏塗之，亦佳。外臺。時疾陰腫。囊及莖皆熱腫。以羊屎、黄蘗煮汁洗之。外臺。疔瘡惡腫。青羊屎一升，水二升，漬少時，煮沸，絞汁一升，頓服。廣濟方。裏外臁瘡。羊屎燒存性，研末，入輕粉塗之。集要。痘風瘡證。羊屎燒灰，清油調，敷之。全幼〔三〕心鑑。小兒頭瘡。羊糞煎湯洗浄，仍以羊糞燒灰，同屋上懸煤，清油調塗。普濟。頭風白屑。烏羊糞煎汁〔四〕洗之。聖惠。髮毛黄赤。羊屎燒灰，和臘豬脂塗之，日三夜一，取黑乃止。聖惠方。木刺入肉。乾羊屎燒灰，豬脂和塗，不覺自出。千金。箭鏃入肉。方同上。反花惡瘡。鯽魚一箇去腸，以羖羊屎填滿，燒存性。先以米泔洗過，搽之。瘰癧已破。羊屎燒五錢，杏仁燒五錢，研末，豬骨髓調搽。海上。濕瘑浸

〔一〕服：原作「腹」。今據聖濟總録卷七十八疳痢改。
〔二〕乃食：同上作「唯食煮飯」。
〔三〕幼：原作「如」。今據卷一引據古今醫家書目改。
〔四〕煎汁：聖惠方卷四十一治頭風白屑諸方作「取汁熱暖」。

淫新羊屎絞汁塗之乾者燒烟熏之聖濟總録雷頭風病羊屎焙研酒服二錢普濟方慢脾驚

風活脾散用羊屎二十一箇炮丁香一百粒胡椒五十粒為末每服半錢用六年東日照處壁土煎湯調下聖濟録

羊胲子乃羊腹內草積塊也【主治】翻胃煅存性每一斤入棗肉平胃散

末一半和勻每服一錢空心沸湯調下葉氏摘玄

黃羊綱目

【釋名】羳羊音煩茧耳羊時珍曰羊腹帶黃故名或云幼稚曰黃此羊肥小故也爾雅謂之羳出西番也其耳甚小西人謂之茧耳

【集解】時珍曰黃羊出關西西番及桂林諸處有四種狀與羊同但低小細肋腹下帶黃色角似羖羊喜臥沙地生沙漠能走善臥獨居而尾黑者名黑尾黃羊生野草內或羣至數十者名曰黃羊生臨洮諸處甚大而尾似麞麂者名洮羊其皮皆可為衾褥出南方桂林者則深褐色黑脊白斑與鹿相近也

肉【氣味】甘溫無毒正要云煑湯少味腦不可食【主治】補中益氣治勞傷虛

寒時珍

淫。新羊〔一〕屎絞汁塗之。乾者燒烟熏之。聖濟總録。雷頭風病。羊屎焙研，酒服二錢。普濟方。慢脾驚風。活脾散：用羊屎二十一箇炮，丁香一百粒，胡椒五十粒，爲末。每服半錢，用六年東日照處壁土煎湯調下。聖濟録〔二〕。

羊胲子乃羊腹内草積塊也。【主治】翻胃。煅存性，每一斤入棗肉、平胃散末一半，和匀。每服一錢，空心沸湯調下。葉氏摘玄。

黄羊綱目

【釋名】羳羊音煩、䕭耳羊。【時珍曰】羊腹帶黄，故名。或云，幼稚曰黄，此羊肥小故也。爾雅謂之羳，出西番也。其耳甚小，西人謂之䕭耳。

【集解】【時珍曰】黄羊出關西、西番及桂林諸處。有四種，狀與羊同，但低小細肋，腹下帶黄色，角似羖羊，喜卧沙地。生沙漠，能走善卧，獨居而尾黑者，名黑尾黄羊。生野草内，或群至數十者，名曰黄羊。生臨洮諸處，甚大而尾似麞、鹿者，名洮羊。其皮皆可爲衾褥。出南方桂林者，則深褐色，黑脊白斑，與鹿相近也。

肉。【氣味】甘，温，無毒。正要云：煮湯少味。腦不可食。【主治】補中益氣，治勞傷虚寒。時珍。

〔一〕羊：聖濟總録卷一百三十三浸淫瘡作「牛」。
〔二〕聖濟録：該書無此方。方見普濟方卷三百七十二慢脾風。

髓〔主治〕補益，功同羊髓。

牛

本經中品

校正：別錄上品牛乳，拾遺犢臍屎，今併為一。

〔釋名〕時珍曰：按許慎云：牛，件也。牛為大牲，可以件事分理也。其文象角頭三封及尾之形。周禮謂之大牢。牢乃豢畜之室。牛牢大，羊牢小，故皆得牢名。內則謂之一元大武。元，頭也。武，足跡也。牛肥則跡大。猶史記稱牛為四蹄，今人稱牛為一頭之義。梵書謂之瞿摩帝。〇牛之牡者曰牯，曰特，曰犅，曰犒；牝者曰牸，曰㸵。南牛曰犑，北牛曰榛。純色曰犧，黑曰犉，白曰犨，赤曰𤛏，駁曰犖。去勢曰犍，又曰犗。無角曰牛。子曰犢。生二歲曰犋，三歲曰犙，四歲曰牭，五歲曰㸺，六歲曰犕。

〔集解〕藏器曰：牛有數種，本經不言黃牛、烏牛、水牛，但言牛爾。南人以水牛為牛，北人以黃牛、烏牛為牛。牛種既殊，入用當別。〔時珍曰〕牛有榛牛、水牛二種。榛牛小而水牛大。榛牛有黃、黑、赤、白、駁雜數色。水牛色青蒼，大腹銳頭，其狀類猪，角若擔矛，能與虎鬭，亦有白色者，鬱林人謂之州留牛。又廣南有稷牛，即果下牛，形最卑小，爾雅謂之犤牛，王會篇謂之紈牛，是也。牛齒有下無上，察其齒而知其年，三歲二齒，四歲四齒，五歲六齒，六歲以後，每年接脊骨一節也。牛耳聾，其聽以鼻。牛瞳豎而不橫。其聲曰牟，項垂曰胡，蹄肉曰衛，百葉曰膍，角胎曰䚡，鼻木曰拳，嚼草復出曰齝，腹草未化曰聖齏。牛在畜屬土，在卦屬坤，土緩而和，其性順也。造化權輿云：乾陽為馬，坤陰為牛，故馬蹄圓，牛蹄坼。馬病則臥，陰勝也；牛病則立，

髓。【主治】補益功同羊髓。正要。

牛本經中品

【校正】別録上品牛乳、拾遺犢臍屎，今併爲一。

【釋名】【時珍曰】按許慎云：牛，件也。牛爲大牲，可以件事分理也。其文象角頭三、封及尾之形。周禮謂之大牢。牢乃豢畜之室，牛牢大，羊牢小，故皆得牢名。内則謂之一元大武。元，頭也。武，足跡也。牛肥則跡大。猶史記稱牛爲四蹄，今人稱牛爲一頭之義。梵書謂之瞿摩帝。○牛之牡者曰牯，曰特，曰犅，曰犒；牝者曰㸼，曰牸。南牛曰犑，北牛曰犦。純色曰犧，黑曰犥，白曰㹊，赤曰㸬，駁曰犂。去勢曰犍，又曰犗。無角曰牛〔一〕。子曰犢，生二歲曰㸦，三歲曰犙，四歲曰牭，五歲曰㸽，六歲曰犕。

【集解】【藏器曰】牛有數種，本經不言黄牛、烏牛、水牛，但言牛爾。南人以水牛爲牛，北人以黄牛、烏牛爲牛。牛種既殊，入用當别。【時珍曰】牛有犦牛、水牛二種。犦牛小而水牛大。犦牛有黄、黑、赤、白、駁雜數色。水牛色青蒼，大腹鋭頭，其狀類豬，角若擔矛，能與虎鬬，亦有白色者，鬱林人謂之周〔二〕留牛。又廣南有稷牛，即果下牛，形最卑小，爾雅謂之㹇牛，王會篇謂之紈牛是也。牛齒有下無上，察其齒而知其年，三歲二齒，四歲四齒，五歲六齒，六歲以後，每年接脊骨一節也。牛耳聾，其聽以鼻。牛瞳竪而不横。其聲曰牟，項垂曰胡，蹄肉曰衛，百葉曰膍，角胎曰䚡，鼻木曰桊，嚼草復出曰齝，腹草未化曰聖虀。牛在畜屬土，在卦屬坤，土緩而和，其性順也。造化權輿云：乾陽爲馬，坤陰爲牛。故馬蹄圓，牛蹄坼。馬病則卧，陰勝也；牛病則立，

〔一〕牛：人衛本據廣韻卷二八戈載「牤牛無角也」改作「牤」。

〔二〕周：原作「州」。今據御覽卷九百牛下引鬱林異物志改。

陽勝也馬起先前足臥先後足從陽也牛起先後足臥
先前足從陰也獨以乾健坤順為說蓋知其一而已

○黃牛肉【氣味】甘溫無毒（弘景曰）犢牛惟勝青牛為良水牛惟可充食（日華曰）黃牛肉微毒食之發
藥毒動病人不如水牛（詵曰）黃牛動病黑牛尤不可食牛者
稼穡之資不可多殺若自死者血脉已絕骨髓已竭不可食
之（藏器曰）牛病死者發痼疾痃癖令人洞下疰病黑牛白頭
者不可食獨肝者有大毒令人痢血至死北人牛瘦多以蛇
從鼻灌之故肝獨也水牛則無之（時珍曰）張仲景云啖蛇牛
毛髮白而後順者是也人乳可解其毒內則云牛夜鳴則庮
臭不可食病死者有大毒令人生疔暴亡食經云牛自死白
首者食之殺人疥牛食之發痒黃牛水牛肉合豬肉及黍米
酒食並生寸白蟲合韭薤食令人熱病合生薑食損齒煑牛
肉入杏仁蘆葉易爛相宜（詵曰）惡馬食牛肉即馴亦物性也

【主治】安中益氣養脾胃（別錄）補益腰脚止消渴及唾涎（孫思邈）

【發明】（時珍曰）韓丞言牛肉補氣與黃芪同功觀丹溪朱氏倒
倉法論而引申觸類則牛之補土可心解矣今天下日
用之物雖嚴法不能禁亦因肉甘而補皮角有用也朱震亨
倒倉論曰腸胃為積穀之室故謂之倉倒者推陳以致新也
胃屬土受物而不能自運七情五味有傷中宮停痰積血互
相纏糾發為癱瘓為勞瘵為蠱脹成形成質為窠為臼以生
百病而中宮愆和自非九散所能去也此方出自西域異人
其法用黃肥牡牛肉二十斤長流水煑成糜去滓濾取液再

陽勝也。馬起先前足，卧先後足，從陽也；牛起先後足，卧先前足，從陰也。獨以乾健坤順爲説，蓋知其一而已。

黄牛肉。

【氣味】甘，温，無毒。【弘景曰】㹀牛惟勝，青牛爲良，水牛惟可充食。【日華曰】黄牛肉微毒，食之發藥毒，動病〔一〕，不如水牛。【詵曰】黄牛動病，黑牛尤不可食。牛者，稼穡之資，不可多殺。若自死者，血脉已絶，骨髓已竭，不可食之。【藏器曰】牛病死者，發痼疾痃癖，令人洞下疰病。黑牛白頭者不可食。獨肝者有大毒，令人痢血至死。北人牛瘦，多以蛇從鼻灌之，故肝獨也。水牛則無之。【時珍曰】張仲景云：噉蛇牛，毛髮白而〔二〕後順者是也。人乳可解其毒。内則云：牛夜鳴則庮〔三〕，臭不可食。病死者有大毒，令人生疔暴亡。食經云：牛自死、白首者食之殺人。疥牛食之發痒。黄牛、水牛肉，合豬肉及黍米酒食，並生寸白蟲；合韭、薤食，令人熱病；合生薑食，損齒。煮牛肉，入杏仁、蘆葉易爛，相宜。【詵曰】惡馬食牛肉即馴，亦物性也。

【主治】安中益氣，養脾胃。别録。補益腰脚，止消渴及唾涎。孫思邈。

【發明】【時珍曰】韓悉言：牛肉補氣，與黄芪同功。觀丹溪朱氏倒倉法論而引申觸類，則牛之補土，可心解矣。今天下日用之物，雖嚴法不能禁，亦因肉甘而補，皮角有用也。朱震亨倒倉論曰：腸胃爲積穀之室，故謂之倉。倒者，推陳以致新也。胃屬土，受物而不能自運。七情五味，有傷中宫，停痰積血，互相纏糾。發爲癱瘓，爲勞瘵，爲蠱脹，成形成質，爲窠爲臼，以生百病而中宫愆和，自非丸散所能去也。此方出自西域異人。其法：用黄肥牡牛肉二十斤，長流水煮成糜，去滓，濾取液，再

〔一〕病：此下原衍「人」字。今據證類卷十七牛角䚡删。
〔二〕白而：金匱卷下禽獸魚蟲禁忌并治作「向」。
〔三〕庮：原作「瘤」。今據禮記内則改。鄭玄注：「庮，惡臭也」。

熬成琥珀色收之每飲一鍾隨飲至數十鍾寒月温飲病在
上則令吐在下則令利在中則令吐而利在人活變吐利後
渴即服其小便一二碗亦可蕩滌餘垢睡二日乃食淡粥養
半月即精神强健沉疴悉亡也須五年忌牛肉蓋牛坤土也
黄土色也以順德配乾牡之用也肉者胃之樂也熟而為液
無形之物也故能由腸胃而透肌膚毛竅爪甲無所不至在
表者因吐而得汗在清道者自吐而去在濁道者自利而除
有如洪水泛漲陳莝順流而去盎然渙然潤澤枯槁而有精
爽之樂也○(王綸云)牛肉本補脾胃之物非吐下藥也特飲
之既滿而溢爾借補為瀉故病去而胃得補亦奇法也但病
非腸胃者
似難施之

【附方】新五

小刀圭　韓飛霞曰凡一切虛病皆可服之用小牛犢
兒未交感者一隻臘月初八日或戊巳日殺
之去血脉毛洗淨同臟腑不遺分寸大鍋煮之每十斤入
黄芪十兩人參四兩伏苓六兩官桂良薑各五錢陳皮三兩
甘草蜀椒各二兩食鹽二兩淳酒二斗同煮水以八分為率
文火煮至如泥其骨皆揵碎併濾取稠汁待冷以甕盛之埋
於土内露出甕面凡飲食中皆任意食之或

返本丸　補諸虛
以酒調服更妙肥犬及鹿皆可依此法作之　百損用
黄犍牛肉去筋膜切片河水洗數遍仍浸一夜次日再洗三
遍水清為度用無灰好酒同入罈内重泥封固桑柴文武火
煮一晝夜取出如黄沙為佳焦黑無用焙乾為末聽用山藥
鹽炒過蓮肉去心鹽炒過並去鹽白茯苓小茴香炒各四兩

熬成琥珀色收之。每飲一鍾，隨飲至數十鍾，寒月温飲。病在上則令吐，在下則令利，在中則令吐而利，在人活變。吐利後渴，即服其小便一二碗，亦可蕩滌餘垢。睡二日，乃食淡粥。養半月，即精神强健，沉痾悉亡也。須五年忌牛肉。蓋牛，坤土也。黄，土色也。以順德配乾牡之用也。肉者胃之藥也，熟而爲液，無形之物也。故能由腸胃而透肌膚，毛竅爪甲，無所不到。在表者因吐[一]而得汗，在清道者自吐而去，在濁道者自利而除。有如洪水泛漲，陳莝順流而去，盎然涣然，潤澤枯槁，而有精爽之樂也。○【王綸云】牛肉本補脾胃之物，非吐下藥也，特飲之既滿而溢爾。借補爲瀉，故病去而胃得補，亦奇法也。但病非腸胃者，似難施之。

【附方】新五。小刀圭。韓飛霞曰：凡一切虚病，皆可服之。用小牛犢兒未交感者一隻，臘月初八日或戊己日殺之，去血燖毛洗浄，同臟腑不遺分寸，大銅鍋煮之。每十斤，入黄芪十兩，人參四兩，伏苓六兩，官桂、良薑各五錢，陳皮三兩，甘草、蜀椒各二兩，食鹽二兩，淳酒二斗同煮，水以八分爲率，文火煮至如泥，其骨皆槌碎，併濾取稠汁。待冷以甕盛之，埋於土内，露出甕面。凡飲食中皆任意食之，或以酒調服更妙。肥犬及鹿，皆可依此法作之。返本丸。補諸虚百損。用黄犍牛肉去筋膜，切片，河水洗數遍，仍浸一夜，次日再洗三遍，水清爲度。用無灰好酒同入罎内，重泥封固，桑柴文武火煮一晝夜，取出如黄沙爲佳，焦黑無用，焙乾爲末聽用。山藥鹽炒過、蓮肉去心鹽炒過並去鹽、白茯苓、小茴香炒各四兩，

[一] 吐：原字缺損類「土」。今從江西本補正。

為末每牛肉半斤入藥末一斤以紅棗蒸熟去皮和擣丸梧子大每空心酒下五十丸日三服 乾坤生意 腹中痞積牛肉四兩切片以風化石灰一錢擦上蒸熟食常食痞自下 經驗秘方 腹中癖積黃牛肉一斤恒山三錢同煮熟食肉飲汁癖必自消甚效 筆峯雜興 牛皮風癬每五更炙牛肉一片食以酒調輕粉敷之 直指方

水牛肉【氣味】甘平無毒日華曰冷微毒○宜忌同黃牛【主治】消渴止啘洩安中益氣養脾胃別錄 補虛壯健強筋骨消水腫除濕氣藏器

【附方】舊二新一 水腫尿澀牛肉一斤熟蒸以薑醋空心食之 心鏡 手足腫痛傷寒時氣毒攻手足痛腫欲斷牛肉裹之腫消痛止 范汪方 白虎風痛寒熱發歇骨節微腫用水牛肉脯一兩炙黃燕窠土伏龍肝飛羅麪各二兩砒黃一錢為末每以少許新汲水和作彈丸大於痛處摩之痛止即取藥擲於熱油鐺中 聖惠

頭蹄水牛者良【氣味】涼 食經云患冷人勿食蹄中巨筋多食令人生肉刺【主治】下熱風 孟詵

【附方】舊一 水腫脹滿小便澀者用水牛蹄一具去毛煮汁作羹切食之或以水牛尾條切作腊食或煮食亦佳 食醫心鏡

爲末。每牛肉牛斤，入藥末一斤，以紅棗蒸熟去皮和擣，丸梧子大。每空心酒下五十丸，日三服。乾坤生意。**腹中痞積**。牛肉四兩切片，以風化石灰一錢擦上，蒸熟食。常食痞自下。經驗秘方。**腹中癖積**。黄牛肉一斤，恒山三錢，同煮熟。食肉飲汁，癖必自消，甚效。筆峰雜興。**牛皮風癬**。每五更炙牛肉一片食，以酒調輕粉敷之。直指方。

水牛肉。【氣味】甘，平，無毒。【日華曰】冷，微毒。○宜忌同黄牛。【主治】消渴，止啘、洩，安中益氣，養脾胃。别録。補虚壯健，强筋骨，消水腫，除濕氣。藏器。

【附方】舊二，新一。**水腫尿濇**。牛肉一斤熟蒸，以薑、醋空心食之。心鏡。**手足腫痛**。傷寒時氣，毒攻手足，痛腫欲斷。牛肉〔一〕裹之，腫消痛止。范汪方。**白虎風痛**，寒熱發歇，骨節微腫。用水牛肉脯一兩，炙黄，燕窠土、伏龍肝、飛羅麪各二兩，砒黄一錢，爲末。每以少許，新汲水和作彈丸大，於痛處摩之。痛止，即取藥抛於熱油鐺中。聖惠。

頭蹄水牛者良。【氣味】凉。食經云：患冷人勿食蹄中巨筋。多食令人生肉刺。【主治】下熱風。孟詵。

【附方】舊一。**水腫**脹滿，小便濇者。用水牛蹄一具去毛，煮汁作羹，蹄〔二〕切食之。或以水牛尾條切，作腊食。或煮食亦佳。食醫心鏡。

〔一〕牛肉：外臺卷二傷寒手足欲脱疼痛方此二字前有「生」字。
〔二〕蹄：原脱。今據證類卷十七牛角鰓補。

鼻水牛者良【主治】消渴，同石燕煮汁服。藏器　治婦人無乳，作羹食之，不過兩日，乳下無限，氣壯人尤效。孟詵　療口眼喎斜，不拘乾濕者，以火炙熱，於不患處熨之，即漸止。宗奭

皮水牛者良【主治】水氣浮腫，小便澀少，以皮蒸熟，切入豉汁食之。心鏡　熬膠最良。許阿膠

乳【氣味】甘，微寒，無毒。弘景曰：牸牛乳佳。恭曰：牸牛乳性平，生飲令人利，熱飲令人口乾，溫可也。水牛乳作酪，濃厚勝牸牛，造石蜜須之。藏器曰：黑牛乳勝黃牛。凡服乳必煮一二沸，停冷啜之，熱食即壅，不欲頓服。與酸物相反，令人腹中癥結。患冷氣人忌之。合生魚食作瘕。時珍曰：凡取以物撞之則易得。餘詳乳酪下。○制秦艽、不灰木。

【主治】補虛羸，止渴。別錄　養心肺，解熱毒，潤皮膚。日華　冷補，下熱氣，和蒜煎沸食，去冷氣痃癖。藏器　患熱風人宜食之。孟詵　老人煮食有益，入薑、葱，止小兒吐乳，補勞。思邈　治反胃熱噦，補益勞損，潤大腸，治氣痢，除疸黃，老人煮粥甚宜。時珍

鼻。水牛者良。【主治】消渴，同石燕煮汁服。藏器。治婦人無乳，作羹食之，不過兩日，乳下無限，氣壯人尤效。孟詵。療口眼喎斜。不拘乾濕者，以火炙熱，於不患處一邊〔一〕熨之，即漸正〔二〕。宗奭。

皮。水牛者良。【主治】水氣浮腫，小便澀少。以皮蒸熟，切，入豉汁食之。心鏡。熬膠最良。詳阿膠。

乳。【氣味】甘，微寒，無毒。【弘景曰】犢牛乳佳。【恭曰】犢牛乳性平，生飲令人利，熱飲令人口乾，溫可也。水牛乳作酪，濃厚勝犢牛，造石蜜須之。【藏器曰】黑牛乳勝黃牛。凡服乳，必煮一二沸，停冷啜之，熱食即壅。不欲頓服〔三〕與酸物相反，令人腹中癥結，患冷氣人忌之。合生魚食，作瘕。【時珍曰】凡取，以物撞之則易得。餘詳乳酪下。○制秦〔四〕艽、不灰木。【主治】補虛羸，止渴。別録。養心肺，解熱毒，潤皮膚。日華。冷補，下熱氣。和蒜〔五〕煎沸食，去冷氣痃癖。藏器。患熱風人宜食之。孟詵。老人煮食有益。入薑、葱，止小兒吐乳，補勞。思邈。治反胃熱噦，補益勞損，潤大腸，治氣痢，除疸黃，老人煮粥甚宜。時珍。

〔一〕一邊：原脱。今據證類卷十七牛角鰓補。

〔二〕正：原作「止」。今據改同上。

〔三〕服：證類卷十六牛乳、卷十七牛角鰓「今按」下所引陳藏器本草，此下均有「欲得漸消」四字。

〔四〕秦：原作「蓁」。今據卷十三秦艽正名改。

〔五〕蒜：證類卷十七牛角鰓同此，然同書卷十六牛乳作「酥」。

【發明】震亨曰：反胃噎膈，大便燥結，宜牛羊乳時時嚥之，並服四物湯爲上策。不可用人乳，人乳有飲食之毒、七情之火也。【時珍曰】乳煎蓽茇治痢有效，蓋一寒一熱，能和陰陽耳。按獨異志云：唐太宗苦氣痢，衆醫不效，下詔訪問。金吾長張寶藏曾困此疾，即具疏以乳煎蓽茇方。上服之立愈。宣下宰臣與五品官。魏徵難之，逾月不擬。上疾復發，復進之，又平。因問左右曰：進方人有功，未見除授，何也？徵懼曰：未知文武二吏。上怒曰：治得宰相，不妨授三品，我豈不及汝耶？即命與三品文官，授鴻臚寺卿。其方用牛乳半斤，蓽茇三錢，同煎減半，空腹頓服。

【附方】舊三，新八。

風熱毒氣：煎過牛乳一升，生牛乳一升，和勻，空腹服之，日三服。千金方。

小兒熱噦：牛乳二合，薑汁一合，銀器文火煎五六沸，量兒與服之。

下虛消渴：心脾中熱，下焦虛冷，小便多者。牛羊乳，每飲三四合。廣利方。

病後虛弱：取七歲以下、五歲以上黃牛乳一升，水四升，煎取一升，稍稍飲，至十日止。外臺方。

補益勞損：千金翼崔尚書方：鍾乳粉一兩，袋盛，以牛乳一升，煎減三分之一，去袋飲乳，日三。○又方：白石英末三斤，和黑豆與十歲以上生犢牸牛食，每日與一兩。七日取牛乳，或熱服一升，或作粥食。其糞以種菜食。百無所忌，能潤臟府，澤肌肉，令人壯健。

腳氣痹弱：牛乳五升，硫黃三兩，煎取三升。每服三合。羊乳亦可。或以牛乳五合，煎硫黃末一兩，服，取汗尤良。肘后。

肉人怪病：人頂生瘡五色如櫻桃狀，破則自頂分裂，連皮剝脫

【發明】【震亨曰】反胃噎膈，大便燥結，宜牛羊乳時時嚥之，並服四物湯爲上策。不可用人乳，人乳有飲食之毒，七情之火也。【時珍曰】乳煎蓽茇，治痢有效。蓋一寒一熱，能和陰陽耳。按獨異志云：唐太宗苦氣痢，衆醫不效，下詔訪問。金〔一〕吾長張寶藏曾困此疾，即具疏以乳煎蓽茇方。上服之立愈，宣下宰臣與五品官。魏徵難之，逾月不擬。上疾復發，復進之又平。因問左右曰：進方人有功，未見除授，何也？徵懼，曰：未知文武二吏。上怒曰：治得宰相，不妨授三品，我豈不及汝耶？即命與三品文官，授鴻臚寺卿。其方用牛乳半斤，蓽茇三錢，同煎減半，空腹頓服。

【附方】舊三，新八。**風熱毒氣**。煎過牛乳一升，生牛乳一升，和匀。空腹服之，日三服。千金方。**小兒熱噦**。牛乳二合，薑汁一合，銀器文火煎五六沸，量兒〔二〕與服之。**下虛消渴**。心脾中熱，下焦虛冷，小便多者。生〔三〕牛羊乳，每飲三四合。廣利方。**病後虛弱**。取七歲以下、五歲以上黄牛乳一升，水四升，煎取一升，稍稍飲，至十日止。外臺方。**補益勞損**。千金翼崔尚書方：鍾乳粉一兩，袋盛，以牛乳一升，煎減三分之一，去袋飲乳，日三。〇又方：白石英末三斤和黑豆，與十歲以上生犢牸牛食，每日與一兩。七日取牛乳，或熱服一升，或作粥食。其糞以種菜食。百無所忌，能潤藏府，澤肌肉，令人壯健。**脚氣痺弱**。牛乳五升，硫黄三兩，煎取三升，每服三合。羊乳亦可。或以牛乳五合，煎調硫黄末一兩服，取汗尤良。肘後。**肉人怪病**。人頂生瘡五色，如櫻桃狀，破則自頂分裂，連皮剥脱

〔一〕金：原作「今」。今據蘇沈良方卷十引獨異志改。
〔二〕量兒：證類卷十六牛乳此下有「大小加減」四字。
〔三〕生：原脱。今據補同上。

至足名曰肉人常飲牛乳自消夏子益奇疾方重舌出涎特牛乳飲之聖惠蚰蜒入耳牛乳少少滴入即出若入腹者飲一二升即化為水聖惠方蜘蛛瘡毒牛乳飲之良生生編

血（氣味）鹹平無毒（主治）解毒利腸治金瘡折傷垂死又下水蛭煮拌醋食治血痢便血時珍

（發明）時珍曰按元史云布智兒從太祖征回回身中數矢血流滿體悶仆幾絕太祖命取一牛剖其腹納之牛腹中浸熱血中移時遂甦又云李庭從伯顏攻郢州砲傷左脇矢貫於胸幾絕伯顏命剖水牛腹納其中良久而甦何孟春云予在職方時問各邊將無知此術者非讀元史弗知也故書於此以備緩急

（附方）新一誤吞水蛭腸痛黃瘦牛血熱飲一二升次早化豬脂一升飲之即下出也肘后

脂黃牛者良煉過用（氣味）甘溫微毒多食發痼疾瘡瘍○鑑源云牛脂軟銅（主治）諸瘡疥癬白禿亦入面脂時珍

（附方）新五消渴不止栝樓根煎用生栝樓根切十片以水三斗煮至一斗濾淨入煉淨黃牛脂一合慢火熬成膏瓶收每酒服一杯日三總錄腋下胡臭牛脂和胡粉塗之三度永瘥姚氏食物入鼻

至足，名曰肉人。常飲牛乳自消。夏子益奇疾方。**重舌出涎**。特牛乳飲之。聖惠。**蚰蜒入耳**。牛乳少少滴入即出。若入腹者，飲一二升即化爲水。聖惠方。**蜘蛛瘡毒**。牛乳飲之，良。生生編。

血。【氣味】鹹，平，無毒。【主治】解毒利腸，治金瘡折傷垂死，又下水蛭。煮拌醋食，治血痢便血。時珍。

【發明】【時珍曰】按元史云：布智兒從太祖征回回，身中數矢，血流滿體，悶仆幾絶。太祖命取一牛，剖其腹，納之牛腹中，浸熱血中，移時遂甦。又云：李庭從伯顔攻郢州，砲傷左脇，矢貫於胸，幾絶。伯顔命剖水牛腹，納其中，良久而甦。何孟春云：予在職方時，問各邊將無知此術者，非讀元史弗知也。故書於此，以備緩急。

【附方】新一。**誤吞水蛭**，腸痛黄瘦。牛血熱飲一二升，次早化豬脂一升飲之，即下出也。肘後。

脂黄牛者良。煉過用。【氣味】甘，温，微毒。多食發痼疾、瘡瘍。○鑑源云：牛脂軟銅。【主治】諸瘡疥癬白秃，亦入面脂。時珍。

【附方】新五。**消渇不止**。括樓根煎：用生括樓根切十斤[一]，以水三斗，煮至一斗，濾净，入煉净黄牛脂一合，慢火熬成膏，瓶收。每酒服一杯，日三。總録。**腋下胡臭**。牛脂和胡粉塗之，三度永瘥。姚氏。**食物入鼻**。

〔一〕斤：原作「片」。今據聖濟總録卷五十九渇利改。

介介作痛，不出，用牛脂一棗大，納鼻中，候入脂消，則物隨出也。外臺

走精黃病面目俱黃，多涎，舌紫甚，面裂，若爪甲黑者死。用豉半兩，牛脂一兩，煎過，綿裹烙舌，去黑皮一重，濃煎豉湯飲之。三十六黃方

髓黑牛、黃牛、犛牛者良，煉過用。

【氣味】甘，溫，無毒。

【主治】補中，填骨髓。久服增年。本經

安五臟，平三焦，續絕傷，益氣力，止洩利，去消渴，皆以清酒暖服之。別錄

平胃氣，通十二經脈。思邈

治瘦病，以黑牛髓、地黃汁、白蜜等分，煎服。孟詵

潤肺補腎，澤肌悅面，理折傷，擦損痛甚妙。時珍

【附方】新三。

補精潤肺壯陽助胃。用煉牛髓四兩，胡桃肉四兩，杏仁泥四兩，山藥末半斤，煉蜜一斤，同搗成膏，以瓶盛，湯煮一日。每服一匙，空心服之。瑞竹方

勞損風濕陸抗膏：用牛髓、羊脂各二升，白蜜、薑汁、酥各三升，煎三上三下，令成膏。隨意以溫酒和服之。經心錄

手足皴裂牛髓敷之。

腦水牛、黃牛者良。

【氣味】甘，溫，微毒。心鏡曰：牛熱病死者，勿食其腦，令生腸癰。

【主治】風眩消渴。蘇恭

脾積痞氣，潤皴裂，入面脂用。時珍

介介作痛不出。用牛脂一棗大，納鼻中吸入，脂消則物隨出也。外臺〔一〕。走精黃病。面目俱黃，多睡，舌紫，甚面裂〔二〕，若爪甲黑者死。用豉半兩，牛脂一兩，煎過，綿裹烙舌，去黑皮一重，濃煎豉湯飲之。三十六黃方。

髓 黑牛、黃牛、犛牛者良。煉過用。【氣味】甘，温，無毒。【主治】補中，填骨髓。久服增年。本經。安五臟，平三焦，續絶傷，益氣力，止洩利，去消渴，皆以清酒暖服之。別録。平胃氣，通十二經脉。思邈。治瘦病，以黑牛髓、地黃汁、白蜜等分，煎服。孟詵。潤肺補腎，澤肌悦面，理折傷，擦損痛，甚妙。時珍。

【附方】新三。補精潤肺，壯陽助胃。用煉牛髓四兩，胡桃肉四兩，杏仁泥四兩，山藥末半斤，煉蜜一斤，同擣成膏，以瓶盛湯煮一日。每服一匙，空心服之。瑞竹方。勞損風濕。陸抗〔三〕膏：用牛髓、羊脂各二升，白蜜、薑汁、酥各三升，煎三上三下，令成膏。隨意以温酒和服之。經心録。手足皴裂。牛髓敷之。

腦 水牛、黃牛者良。【氣味】甘，温，微毒。【心鏡曰】牛熱病死者，勿食其腦，令生腸癰。【主治】風眩消渴。蘇恭。脾積痞氣。潤皴裂，入面脂用。時珍。

〔一〕外臺：該書無此方。方見千金方卷六鼻病。

〔二〕甚面裂：聖濟總録卷六十一黃病門三十六黃作「甚則舌面坼裂」。

〔三〕抗：原作「杭」。今據外臺卷十七虚勞百病方引經心録改。

【附方】新四

吐血咯血 五勞七傷用水牛腦一枚塗紙上陰乾杏仁煮去皮胡桃仁白蜜各一斤香油四兩同熬乾為末每空心燒酒服二錢匕乾坤秘韞

偏正頭風 不拘遠近諸藥不效者如神用白芷芎藭各三錢為細末以黃牛腦子搽末在上瓷器內加酒頓熟乘熱食之盡量一醉醒則其病如失甚驗保壽堂方

脾積痞氣 牛腦丸治男婦脾積痞病大有神効黃牸牛腦子一箇去皮筋擂爛皮硝末一斤蒸餅六箇晒研和匀糊丸梧子大每服二十丸空心好酒下日三服百日有驗聖濟總錄

氣積成塊 牛腦散用牛腦子一箇去筋雄雞肫一箇連黃並以好酒浸一宿搗爛入木香沉香砂仁各三兩皮硝一碗杵千下入生銅鍋內文武火焙乾為末入輕粉三錢令勻每服二錢空心燒酒服日三服同上

心 巳下黃牛者良

【主治】虛忘補心別錄

脾

【主治】補脾藏器 臘月淡煮日食一度治痔瘻和朴硝作脯食

消痞塊 時珍○出千金醫通

肺 巳下水牛者良

【主治】補肺藏器

肝

【主治】補肝明目別錄 治瘧及痢醋煮食之孟詵 婦人陰䘌納之

【附方】新四。吐血咯血，五勞七傷。用水牛腦一枚，塗紙上陰乾。杏仁煮去皮、胡桃仁、白蜜各一斤，香油四兩，同熬乾，爲末。每空心燒酒服二錢匕。乾坤秘韞。偏正頭風。不拘遠近，諸藥不效者，如神。用白芷、芎藭各三錢，爲細末。以黄牛腦子搽末在上，瓷器内加酒頓熟，乘熱食之，盡量一醉。醒則其病如失，甚驗。保壽堂方。脾積痞氣。牛腦丸：治男婦脾積痞病，大有神效。黄牸牛腦子一箇，去皮筋，擂爛，皮硝末一斤，蒸餅六箇，晒研，和匀，糊丸梧子大。每服二十丸，空心好酒下，日三服。百日有驗。聖濟總録[一]。氣積成塊。牛腦散：用牛腦子一箇，去筋，雄雞肫一箇，連皮[二]黄，並以好酒浸一宿，搗爛，入木香、沉香、砂仁各三兩，皮硝一碗，杵千下，入生銅鍋内，文武火焙乾，爲末，入輕粉三錢，令匀。每服二錢，空心燒酒服，日三服。同上。

心已下黄牛者良。【主治】虚忘，補心。別録。

脾。【主治】補脾。藏器。臘月淡煮，日食一度，治痔瘻。和朴硝作脯食，消痞塊。時珍。○出千金、醫通。

肺已下水牛者良。【主治】補肺。藏器。

肝。【主治】補肝，明目。別録。治瘧及痢，醋煮食之。孟詵。婦人陰䘌，納之

[一] 聖濟總録：該書無此方及下「氣積成塊」方。二方均見普濟方卷一百七十痞氣。
[二] 皮：原脱。今據普濟方卷一百七十痞氣「氣積方」補。

引蟲時珍

腎〔主治〕補腎氣益精別錄治濕痹孫思邈

胃黃牛水牛俱良〔氣味〕甘溫無毒弘景曰青牛腸胃合犬肉犬血食病人〔主治〕消渴風眩補五臟醋煑食之詵補中益氣解毒養脾胃時珍

〔附方〕一漸瘦蛇牛毒牛肚細切水一斗煑一升服取汗即瘥金匱要略

膍一名百葉時珍曰膍音毗言其有比列也牛羊食百草與他獸異故其胃有膍有胘有蜂窠亦與他獸異也胘即胃之厚處〔主治〕熱氣水氣治痢解酒毒藥毒丹石毒發熱同肝作生以薑醋食之藏器

膽臘月黃牛青牛者良弘景曰膽原附黃條中今拔出於此以類相從耳〔氣味〕苦大寒無毒〔主治〕可丸藥本經除心腹熱渴止下痢及口焦燥益目精別錄臘月釀槐子服明目治疳濕彌佳蘇恭釀黑豆百日後取出每夜吞一枚鎮肝明目藥性釀南星末陰乾治驚風有奇功蘇頌除黃殺

引蟲。時珍。

腎。【主治】補腎氣，益精。別録。治濕痺。孫思邈。

胃黄牛、水牛俱良。【氣味】甘，温，無毒。【弘景曰】青牛腸胃，合犬肉、犬血食，病人。【主治】消渴風眩，補五臟，醋煮食之。詵。補中益氣，解毒，養脾胃。時珍。

【附方】新一。噉蛇牛毒。牛肚細切，水一斗，煮一升服，取汗即瘥。金匱要略。

膍，一名百葉。【時珍曰】膍，音毗，言其有比列也。牛、羊食百草，與他獸異，故其胃有膍。有胘，有蜂窠，亦與他獸異也。胘即胃之厚處。【主治】熱氣，水氣，治痢〔一〕，解酒毒、藥毒、丹石毒發熱，同肝作生，以薑、醋食之。藏器。

膽臘月黄牛、青牛者良。【弘景曰】膽原附黄條中，今拔出於此，以類相從耳。【氣味】苦，大寒，無毒。【主治】可丸藥。本經。除心腹熱渴，止下痢及口焦燥，益目精。別録。臘月釀槐子服，明目，治疳濕彌佳。蘇恭。釀黑豆，百日後取出，每夜吞一枚，鎮肝明目。藥性。釀南星末，陰乾，治驚風〔二〕有奇功。蘇頌。除黄殺

〔一〕痢：證類卷十七牛角鰓作「丹毒」。

〔二〕治驚風：證類卷十六牛黄作「取以合涼風丸」。

𧏾治癰腫時珍

發明 時珍曰淮南子萬畢術云牛膽塗熱釜釜即鳴牛膽塗佳莫知其誰註云能緩亂人形詳見本書岣嶁云蛙得牛膽則不鳴此皆有所制也

附方 舊一 新二 穀疸食黃 用牛膽汁一枚苦參三兩龍膽草一兩為末和少蜜丸梧子大每薑湯下五十丸 男子陰冷 以食茱萸納牛膽中百日令乾每服二七枚嚼納陰中良久如火 千金 痔瘻出水 用牛膽蝟膽各一枚膩粉五十文麝香二十文以三味和勻入牛膽中懸四十九日取出為丸如大麥大以紙撚送入瘡內有惡物流出為驗也 經驗

胞衣

附方 新一 臁瘡不飲 牛胞衣一具燒存性研摻 一海上方

喉白水牛者良 主治 小兒呷氣 思邈 療反胃吐食取一具去膜及兩頭逐節以醋浸炙燥燒存性每服一錢米飲下神効 時珍○出法天生意

蟲，治癰腫。時珍。

【發明】【時珍曰】淮南子萬畢術云：牛膽塗熱釜，釜即鳴。牛膽塗目〔一〕，莫知其誰。註云：能變亂人形。詳見本書。岣嶁云：蛙得牛膽則不鳴。此皆有所制也。

【附方】舊一，新二。穀疸食黄。用牛膽汁〔二〕一枚，苦參三兩，龍膽草一兩，爲末，和少蜜丸梧子大。每薑湯下五十丸。男子陰冷。以食茱萸納牛膽中百日，令乾。每取二七枚，嚼，納陰中，良久如火。千金。痔瘻出水。用牛膽、猬膽各一枚，膩粉五十文，麝香二十文，以三味和匀，入牛膽中，懸四十九日取出，爲丸如大麥大。以紙撚送入瘡内，有惡物流出爲驗也。經驗。

胞衣。

【附方】新一。臁瘡不斂。牛胞衣一具，燒存性，研搽。海上方。

喉白水牛者良。【主治】小兒呷氣。思邈。療反胃吐食，取一具去膜及兩頭，逐節以醋浸炙燥，燒存性，每服一錢，米飲下，神效。時珍。○出法天生意。

〔一〕目：原作「桂」。今據御覽卷八百九十九牛引淮南子改。原注以桂二寸着牛膽中百日，時珍誤作「涂桂」。
〔二〕汁：聖惠方卷五十五治谷疸諸方作「乾者」。

【發明】時珍曰牛噍治噎氣反胃皆以類相從也按普濟方云反胃吐食藥物不下結腸三五日至七八日大便不通如此者必死昔全州周禪師得正胃散方於異人十痊八九君子收之可濟人命用白水牛喉一條去兩頭節并筋膜脂肉及如阿膠黑片收之臨時旋炙用米醋一盞浸之微火炙乾淬之再炙再淬醋盡為度研末厚紙包收或遇陰濕時微火烘之再收遇此疾每服一錢食前陳米飲調下輕者一服立効

靨 水牛者良 【主治】喉痺氣癭古方多用之 時珍

齒 【主治】小兒牛癎 外臺

【發明】時珍曰六畜齒治六癎皆比類之義也昇珠先生有固牙法用牛齒三十枚瓶盛固濟煅赤為末每以水一盞末二錢煎熱含漱冷則吐去有損動者以末揩之此亦以類從也

牛角䚡 【釋名】角胎 時珍曰此即角尖中堅骨也牛之有䚡如魚之有鰓故名胎者言在角內也 藏器曰水牛黃牛者可用餘皆不及久在糞土爛白者亦佳 【氣味】苦溫無毒 甄權曰苦甘 【主治】下閉血瘀血疼痛女人帶下血燔之酒服 本經 燒灰主赤白痢 藏器 黃牛者燒之主婦人血崩大便下血血痢 宗奭 水牛者燒之止

【發明】【時珍曰】牛喉嚨治呷氣、反胃，皆以類相從也。按普濟方云：反胃吐食，藥物〔一〕不下，結腸三五日至七八日，大便不通，如此者必死。昔全州周〔二〕禅师得正胃散方於異人，十痊八九，君子收之，可濟人命。用白水牛喉一條，去兩頭節并筋、膜、脂、肉及如阿膠黑片〔三〕，收之。臨時旋炙，用米醋一盞浸之，微火炙乾淬之，再炙再淬，醋盡爲度。研末，厚紙包收。或遇陰濕時，微火烘之再收。遇此疾，每服一錢，食前陳米飲調下。輕者一服立效。

靨 水牛者良。【主治】喉痺氣癭，古方多用之。時珍。

齒。【主治】小兒牛癇。外臺〔四〕。

【發明】【時珍曰】六畜齒治六癇，皆比類之義也。耳珠先生有固牙法：用牛齒三十枚，瓶盛固濟，煅赤爲末。每以水一盞，末二錢，煎熱含漱，冷則吐去。有損動者，以末揩之。此亦以類從也。

牛角䚡。【釋名】角胎。【時珍曰】此即角尖中堅骨也。牛之有䚡，如魚之有鰓，故名。胎者，言在角内也。【藏器曰】水牛、黄牸牛者可用，餘皆不及。久在糞土爛白者，亦佳。【氣味】苦，温，無毒。【甄權曰】苦、甘。【主治】下閉血瘀血疼痛，女人帶下血，燔之酒服。本經。燒灰，主赤白痢。藏器。黄牛者燒之，主婦人血崩，大便下血，血〔五〕痢。宗奭。水牛者燒之，止

〔一〕物：普濟方卷三十六胃腑門「正胃散」作「食俱」。
〔二〕周：同上作「大智」。
〔三〕及如阿膠黑片：同上作「有取下如阿膠黑片不可用」。
〔四〕外臺：據證類卷十七牛角䚡，此主治原屬别録文。
〔五〕血：證類卷十七牛角䚡作「冷」。

婦人血崩，赤白帶下，冷痢瀉血，水洩藥性。治水腫時珍。○徐王千金酒服之。

發明時珍曰：牛角䚡，筋之粹，骨之餘，而䚡又角之精也。乃厥陰、少陰血分之藥，燒之則性澀，故止血痢崩中諸病。

附方舊四，新二。大腸冷痢浡牛角䚡燒灰，飲服二錢，日二次。小兒滯下浡牛角䚡燒灰，水服方寸七。千金大便下血黃牛角䚡一具，煅末，煮豉汁服二錢，日三，神效。近效方赤白帶下牛角䚡燒令煙斷，附子以鹽水浸七度去皮，等分為末，每空心酒服二錢七。孫用和方鼠乳痔疾牛角䚡燒灰，酒服方寸七。塞上方蜂蠆瘡牛角䚡燒灰，醋和傅之。肘后方

角氣味苦，寒，無毒。之才曰：平。主治水牛者燔之，治時氣寒熱頭痛。別錄煎汁，治熱毒風及壯熱。日華浡牛者，治喉痺腫塞欲死，燒灰酒服一錢。小兒飲乳不快似喉痺者，取灰塗乳上，嚥下即瘥。蘇頌○出崔元亮方治淋破血時珍

附方舊二，新一。石淋破血牛角燒灰，酒服方寸七，日五服。總錄血上逆心煩悶刺痛水牛角燒末，酒服方寸七。子母秘錄赤禿髮落牛角、羊角燒灰等分，豬脂調塗。聖惠方

婦人血崩，赤白帶下，冷痢瀉血，水洩。藥性。治水腫。時珍。○千金徐王酒〔一〕用之。

【發明】【時珍曰】牛角䚡，筋之粹，骨之餘，而䚡又角之精也。乃厥陰、少陰血分之藥，燒之則性濇，故止血痢、崩中諸病。

【附方】舊四，新二。大腸冷痢。牸牛角䚡燒灰，飲服二錢，日二次。小兒滯下。牸牛角胎燒灰，水服方寸匕。千金。大便下血。黄牛角䚡一具，煅末，煮豉汁服二錢，日三，神效。近效方。赤白帶下。牛角䚡燒令煙斷、附子以鹽水浸七度去皮，等分爲末，每空心酒服二錢匕。孫用和方。鼠乳痔疾。牛角䚡燒灰，酒服方寸匕。塞上方。蜂蠆螫〔二〕瘡。牛角䚡燒灰，醋和傅之。肘後方。

角。【氣味】苦，寒，無毒。【之才曰】平。【主治】水牛者，燔之，治時氣寒熱頭痛。別録。煎汁，治熱毒風及壯熱。日華。牸牛者，治喉痺腫塞欲死，燒灰，酒服一錢。小兒飲乳不快似喉痺者，取灰塗乳上，嚥下即瘥。蘇頌。○出崔元亮方。治淋破血。時珍。

【附方】舊二，新一。石淋破血。牛角燒灰，酒服方寸匕，日五服。總録〔三〕。血上逆心，煩悶刺痛。水牛角燒，末，酒服方寸匕。子母秘録。赤禿髮落。牛角、羊角燒灰等分，豬脂調塗。聖惠方〔四〕。

〔一〕酒：千金方卷二十一消渴淋閉方水腫作「煮散」。

〔二〕螫：原作「赦」。今據肘後方卷七治卒蜂所螫方改。

〔三〕總録：該書無此方。方見普濟方卷二百十五沙石淋。

〔四〕聖惠方：該書無此方。方見普濟方卷四十八赤禿。

骨【氣味】甘溫無毒【主治】燒灰治吐血鼻洪崩中帶下腸風瀉血水瀉日華治邪瘧燒灰同豬脂塗疳瘡蝕人口鼻有效。時珍○出十便

【發明】時珍曰：東夷以牛骨占卜吉凶，無往不中。牛非含智之物，骨有先事之靈，宜其可入藥治病也。

【附方】新二鼻中生瘡牛骨狗骨燒灰，臘豬脂和敷。千金水穀痢疾牛骨灰同六月六日麴炒等分為末，飲服方寸匕。乃御傳方也。張文仲方

蹄甲青牛者良【主治】婦人崩中漏下赤白蘇恭燒灰水服治牛癇。和油塗臁瘡，研末貼臍止小兒夜啼。時珍○出集要諸方

【附方】新五卒魘不寤以青牛蹄或馬蹄臨人頭上即活。肘后損傷接骨牛蹄甲一箇，乳香、沒藥各一錢，為末，入甲內燒灰，以黃米粉糊和成膏敷之。秘韞牛皮風癬牛蹄甲、驢糞各一兩，燒存性，研末，油調抹，破敷之，五七日即愈。蘭氏經驗方臁脛爛瘡牛蹄甲燒灰，桐油和敷。海上方玉莖生瘡牛蹄甲燒灰，油調敷之。奚囊

骨。【氣味】甘，温，無毒。【主治】燒灰，治吐血鼻洪，崩中帶下，腸風瀉血，水瀉。日華。治邪瘧。燒灰同豬脂，塗疳瘡蝕人口鼻，有效。時珍。○出十便。

【發明】【時珍曰】東夷以牛骨占卜吉凶，無往不中。牛非含智之物，骨有先事之靈，宜其可入藥治病也。

【附方】新二。鼻中生瘡。牛骨、狗骨燒灰，臘豬脂和敷。千金。水穀痢疾。牛骨灰同六月六日麴炒等分，爲末，飲服方寸匕。乃御傳方也。張文仲方。

蹄甲青牛者良。【主治】婦人崩中，漏下赤白。蘇恭。燒灰水服，治牛癇。和油，塗臁瘡。研末貼臍，止小兒夜啼。時珍。○出集要諸方。

【附方】新五。卒魘不寤。以青牛蹄或馬蹄臨人頭上，即活。肘後。損傷接骨。牛蹄甲一箇，乳香、没藥各一錢爲末，入甲内，燒灰，以黄米粉糊和成膏，敷之。秘韞。牛皮風癬。牛蹄甲、驢糞各一兩，燒存性，研末，油調，抓破敷之。五七日即愈。藺〔一〕氏經驗方。臁脛爛瘡。牛蹄甲燒灰，桐油和敷。海上方。玉莖生瘡。牛蹄甲燒灰，油調敷之。奚囊。

〔一〕藺：原作「蘭」。今據卷一引據古今醫家書目改。

陰莖（黃牛烏牛水牛並良）〔主治〕婦人漏下赤白無子（蘇恭）

牯牛卵囊〔主治〕疝氣一具煮爛入小茴香鹽少許拌食（吳球）

毛〔主治〕臍毛治小兒久不行（蘇恭）耳毛尾毛陰毛並主通淋閉

時珍

〔發明〕（時珍曰古方牛耳毛陰毛尾毛治淋多用之豈以牛性順而毛性下行耶又治瘧病蓋禳之之義耳）

〔附方〕（舊一新二）卒患淋疾（牛耳中毛燒取半錢水服尾毛亦可集驗方）小兒石淋（特牛陰頭毛燒灰漿水服一刀圭日再張文仲方）邪氣瘧疾（外臺用黑牛尾燒末酒服方寸匕日三服○一用牯牛陰毛七根黃荊葉七片縛內關上亦効）

口涎（圖經曰以水洗老牛口用鹽塗之少頃即出或以荷葉包牛口使耕力乏涎出取之）〔主治〕反胃嘔吐（日華）水服二匙終身不噎（思邈）吃小兒治客忤灌一合治小兒霍亂入鹽少許頓服一盞治喉閉口噤（時珍○出外臺胡居士方）

〔附方〕（新七）噎膈反胃（集成用糯米末以牛涎拌作小丸煮熟食○危氏得効香牛飲用牛涎一盞入麝香

陰莖黃牛、烏牛、水牛並良。【主治】婦人漏下赤白，無子。蘇恭。

牯牛卵囊。【主治】疝氣。一具煮爛，入小茴香、鹽少許，拌食。吴球。

毛。【主治】臍[一]毛，治小兒久不行。蘇恭。耳毛、尾毛、陰毛，並主通淋閉。時珍。

【發明】【時珍曰】古方牛耳毛、陰毛、尾毛，治淋多用之，豈以牛性順而毛性下行耶？又治瘧病，蓋禳之之義耳。

【附方】舊一，新二。卒患淋疾。牛耳中毛燒取半錢，水服。尾毛亦可。集驗方。小兒石淋。特牛陰[二]毛燒灰，漿水服一刀圭，日再。張文仲方。邪氣瘧疾。外臺用黑牛尾燒末，酒服方寸匕，日三服。○一用牯牛陰毛七根，黄荊葉七片，縛内關上，亦效。

口涎。【日華曰】以水洗老牛口，用鹽塗之，少頃即出。或以荷葉包牛口使耕，力乏涎出，取之。【主治】反胃嘔吐。日華。水服二匙，終身不噎。思邈。吮小兒，治客忤。灌一合，治小兒霍亂。入鹽少許，頓服一盞，治喉閉口噤。時珍。○出外臺胡居士方。

【附方】新七。噎膈反胃。集成用糯米末，以牛涎拌作小丸，煮熟食。○危氏得效香牛飲：用牛涎一盞，入麝香

[一] 臍：證類卷十七牛角鰓此下有「中」字。
[二] 陰：此下原有「頭」字。今據外臺卷三十六小兒諸淋方删。

少許銀盞頓熱先以帛緊束胃脘令氣喘解開乘熱飲之仍以丁香汁入粥與食○普濟千轉丹用牛涎好蜜各半斤木鱉仁三十箇研末入銅器熬稠每以兩匙和粥與食日三服小兒流涎取東行牛口中涎沫塗口中及頤上自愈外臺方小兒口噤身熱吐沫不能乳方同上聖惠方損目破睛牛口涎日點二次避風黑睛破者亦瘥肘后身面疣目牛口涎頻塗之自落千金

鼻津【主治】小兒中客忤水和少許灌之又塗小兒鼻瘡及濕癬時珍○出外臺諸方

耳垢烏牛者良【時珍曰】以鹽少許入牛耳中痒即易取【主治】蛇傷惡蛓毒恭○蛓毛蟲也治癰腫未成膿封之即散疳𧏾蝕鼻生瘡及毒蛇螫人並敷之時珍

【附方】新三疔瘡惡腫黑牛耳垢敷之聖惠方臍漏出水不止用烏牛耳垢傅之即瘥鼻衄不止牛耳中垢車前子末等分和勻塞之良總錄

溺黃犍牛黑牯牛者良【氣味】苦辛微溫無毒【之】才藥【主治】水腫腹脹腳

少許，銀盞頓熱。先以帛緊束胃脘，令氣喘，解開，乘熱飲之。仍以丁香汁入粥與食。○普濟千轉〔一〕丹：用牛涎、好蜜各半斤，木鼈仁三十箇研末，入銅器熬稠。每以兩匙和粥與食，日三服。小兒流涎。取東行牛口中涎沫，塗口中及頤上，自愈。外臺方。小兒口噤，身熱吐沫，不能乳。方同上。聖惠方。損目破睛。牛口涎日點二次，避風。黑睛破者亦瘥。肘後。身面疣目。牛口涎頻塗之，自落。千金。

鼻津。【主治】小兒中客忤，水和少許灌之。又塗小兒鼻瘡及濕癬。時珍。○出外臺諸方。

耳垢烏牛者良。【時珍曰】以鹽少許入牛耳中，癢即易取。【主治】蛇傷，惡蛓毒。恭。○蛓，毛蟲也。治癰腫未成膿，封之即散。疳蟲蝕鼻生瘡，及毒蛇螫人，並敷之。時珍。

【附方】新三。疔瘡惡腫。黑牛耳垢敷之。聖惠方。脇漏出水不止。用烏牛耳垢傅之，即瘥。鼻衄不止。牛耳中垢、車前子末等分，和勻〔二〕，塞之良。總録。

溺黄犍㸺牛、黑牯牛者良。【氣味】苦、辛，微温，無毒。【之才曰】寒。【主治】水腫，腹脹脚

〔一〕轉：原作「囀」。今據普濟方卷三十六胃腑門胃反改。
〔二〕勻：聖濟總録卷七十鼻衄門衄不止作「成梃子」。

滿，利小便。別錄

〔附方〕舊三新五

水腫尿濇：小品用烏犍牛尿半升，空腹飲，小便利良。○肘后用黃犍牛尿，每飲三升，老幼減半。

水氣喘促：小便澀，用沙牛尿一斗，訶梨皮末半斤，先以銅器熬尿至三升，入末熬至可丸，丸梧子大，每服茶下三十丸，日三服，當下水及惡物為効。普濟方

風毒脚氣：以銅器取烏犢牛尿三升，飲之，小便利則消。肘后

脚氣脹滿：尿澀，取烏犢牛尿一升，一日分服，消乃止。揚炎南行方

久患氣脹：烏牛尿一升，空心溫服，氣散止。廣濟方

癥癖鼓脹：烏牛尿一升，微火煎如稠飴，空心服棗許，當鳴轉病出，隔日更服之。千金翼

霍亂厥逆：服烏牛尿二升。千金方

刺傷中水：服烏牛尿二升，三服止。梅師

尿：稀者名牛洞，烏牯、黃牯牛者良。

〔氣味〕苦，寒，無毒。鏡源云：牛尿抽銅暈，燒火能養一切藥力。

〔主治〕水腫惡氣，乾者燔之，敷鼠瘻惡瘡。別錄　燒灰，敷灸瘡不瘥。藏器

小兒爛瘡爛痘，及癰腫不合，能滅瘢痕。時珍

絞汁，治消渴黃癉，脚氣霍亂，小便不通。蘇恭

〔發明〕時珍曰：牛屎稟熱解毒利泄，故能治腫疸霍亂疳痢傷損諸瘡；燒灰則收濕生肌拔毒，故能治癰疽瘡瘻爛痘。

滿，利小便。別録。

【附方】舊三，新五。水腫尿澀。小品〔一〕用烏犍牛尿半升，空腹飲。小便利，良。○肘後用黄犍牛尿，每飲三升。老、幼減半。水氣喘促，小便澀。用沙牛尿一斗，訶梨勒〔二〕皮末半斤。先以銅器熬尿至三升，入末熬至可丸，丸梧子大。每服茶下三十丸，日三服。當下水及惡物爲效。普濟方。風毒脚氣。以銅器，取烏犢牛尿三升，飲之。小便利則消。肘後。脚氣脹滿，尿澀。取烏犢〔三〕牛尿一升，一日分服，消乃止。楊炎南行方。久患氣脹。烏牛尿一升，空心温服〔四〕，氣散止。廣濟方。癥癖鼓脹。烏牛尿一升，微火煎如稠飴，空心服棗許，當鳴轉病出。隔日更服之。千金翼。霍亂厥逆。服烏牛尿二升。千金方。刺傷中水。服烏牛尿二升，三服止。梅師。

屎稀者名牛洞。烏牯、黄牯牛者良。【氣味】苦，寒，無毒。鏡源云：牛屎抽銅暈。燒火，能養一切藥力。【主治】水腫惡氣。乾者燔之，敷鼠瘻惡瘡。別録。燒灰，敷灸瘡不瘥。藏器。敷小兒爛瘡爛痘，及癰腫不合，能滅瘢痕。時珍。絞汁，治消渴，黄癉，脚氣，霍亂，小便不通。蘇恭。

【發明】【時珍曰】牛屎散熱解毒利溲，故能治腫、疸、霍亂、疳痢、傷損諸疾。燒灰則收濕生肌拔毒，故能治癰疽、瘡瘻、爛痘

〔一〕小品：證類卷十七牛角鰓引作「食醫心鏡」。
〔二〕勒：原脱。今據普濟方卷一百九十四水腫欬逆上氣補。
〔三〕犢：證類卷十六牛黄「圖經曰」之下引楊炎南行方作「特」。
〔四〕服：證類卷十七牛角鰓引外臺秘要此下有「日一服」三字。

諸疾也宋書孫法宗苦頭創夜有女人至曰我天使也
本不關善人使者誤及爾但取牛糞煑敷之即驗如其言果
瘥此亦一異也

附方舊七新二十二

水腫溲澀黃牛尿一升絞汁飲溲利瘥勿食鹽梅師 **濕熱黃病**黃牛
糞日乾為末麪糊丸梧子大每食前白湯下七十丸簡便方 **霍亂吐下**不止四肢逆冷外臺用黃牛尿半升
水二升煑三沸服半升止○聖惠用烏牛糞絞汁一合以百日兒乳汁一合和溫服 **疳痢垂死**新牛屎一升水
一升攪澄汁服不過三服必效方 **卒死不省**四肢不收取牛洞一升和溫酒灌之或以濕者絞汁亦可此扁
鵲法也肘后 **卒陰腎痛**牛屎燒灰酒和敷之良梅師 **脚跟腫痛**不能著地用黃牛屎入鹽炒熱
罨之王永輔惠濟方 **妊娠腰痛**牛屎燒末水服方寸七日三外臺 **妊娠毒痛**牛屎燒灰水
服方寸七日三并以酢和封千金方 **子死腹中**濕牛糞塗腹上良產寶 **小兒口禁**白牛糞塗
口中取瘥總錄 **小兒夜啼**牛屎一塊安席下勿令母知食療 **小兒頭瘡**野外久乾牛屎不壞
者燒灰入輕粉麻油調搽普濟 **小兒白禿**牛屎厚封之秘錄 **小兒爛瘡**牛屎燒灰封之滅瘢
痕千金 **痘瘡潰爛**王氏白龍散以臘月黃牛屎燒取白灰敷之或臥之即易痂疕而無瘢痕 **癰腫不**

諸疾也。宋書〔一〕：孫法宗苦頭創。夜有女人至，曰：我天使也。行創〔二〕本不關善人，使者誤及爾。但取牛糞煑敷之，即驗。如其言果瘥。此亦一異也。

【附方】舊七，新二十二。

水腫溲澀。黄牛尿一升，絞汁飲，溲利，瘥，勿食鹽。梅師。**濕熱黄病**。黄牛糞日乾爲末，麪糊丸梧子大。每食前白湯下七十丸。簡便方。**霍亂吐下**不止，四肢逆冷。外臺用黄牛屎半升，水二升，煮三沸，服半升，止。○聖惠用烏牛糞絞汁一合，以百日兒乳汁一合和，温服。**疳痢垂死**。新牛屎一升，水一升，攪，澄汁服。不過三服。必效方。**卒死不省**，四肢不收。取牛洞一升，和温酒灌之。或以濕者絞汁亦可。此扁鵲法也。肘後。**卒陰腎痛**。牛屎燒灰，酒和敷之，良〔三〕。梅師。**脚跟腫痛**，不能着地。用黄牛屎，入鹽炒熱，罨之。王永輔惠濟方。**妊娠腰痛**。牛屎燒末，水服方寸匕，日三。外臺。**妊娠毒腫**〔四〕。犪牛屎燒灰，水服方寸匕，日三。并以酢和封。千金方。**子死腹中**。濕牛糞塗腹上，良〔五〕。産寶。**小兒口噤**。白牛糞塗口中，取瘥。總録。**小兒夜啼**。牛屎一塊安席下，勿令母知。食療。**小兒頭瘡**。野外久乾牛屎不壞者燒灰，入輕粉，麻油調搽。普濟。**小兒白禿**。牛屎厚封之。秘録。**小兒爛瘡**。牛屎燒灰封之，滅〔六〕瘢痕。千金。**痘瘡潰爛**。王兑白龍散：以臘月黄牛屎燒取白灰敷之，或卧之。即易痂疕，而無瘢痕。**癧腫不**

〔一〕書：此下原有一字闕。錢本作「云」。删之亦無礙，故删之。
〔二〕行創：原作一字闕。今據南史孫法宗傳補。
〔三〕良：證類卷十七牛角鰓引梅師方作「乾即易」。
〔四〕腫：原作「痛」。今據千金方卷二妊娠諸病改。
〔五〕良：千金方卷二婦人方上子死腹中作「立出」。
〔六〕滅：原作「減」。今據千金方卷五癰疽瘰癧改。

合（牛屎燒末，用雞子白和封，乾即易之，神驗也。千金月令）鼠瘻瘰癧（千金五白散：白牛屎、白馬屎、白羊屎、白雞屎、白猪屎各一升，於石上燒灰，漏蘆末二兩，以猪膏一升煎亂髮一兩，同熬五六沸，塗之，神驗○肘后治鼠瘻有核膿血，用熱牛屎封之，日三）蜣螂瘻疾（熱牛屎封之，數日易，當有蜣螂出。千金）乳癰初起（牛屎和酒敷之，即消。姚僧坦方）燥瘑瘡痒（熱牛屎塗之。千金）瘡傷風水（痛劇欲死者，牛屎燒烟熏，令汗出即愈。外臺秘要）䂬磕傷損（黄牛屎炒熱封之，裹定即效。簡便）湯火燒灼（濕牛屎擣塗之。姚和衆）惡犬咬傷（洗淨毒，以熱牛屎封之，即時痛止。千金）蜂蠆螫痛（牛屎燒灰，苦酒和敷。千金方）背瘡潰爛（黄黑牛糞多年者，晒乾為末，入百草霜匀細，糝之。談埜翁方）

黄犢子臍屎（新生未食草者，收乾之）〔主治〕九竅四肢指岐間血出，乃暴怒所為，燒此末，水服方寸七，日四五服，良（藏器○出姚僧坦方）。主中惡霍亂及鬼擊吐血，以一升和酒三升，煑汁服（時珍○出肘后）。

屎中大豆（洗晒收用）〔主治〕小兒驚癇，婦人難産（蘇恭）。

〔附方〕（舊一，新二）小兒牛癇（白牛屎中豆，日日服之，良。總微論）婦人難産（牛屎中大豆一枚，擘

合。牛屎燒末，用雞子白和封，乾即易之，神驗也。千金月令。鼠瘻瘰癧。千金五白膏〔一〕：白牛屎、白馬屎、白羊屎、白雞屎、白豬屎各一升，於石上燒灰，漏蘆末二兩，以豬膏一升，煎亂髮一兩，同熬五六沸塗之，神驗。○肘後治鼠瘻有核，膿血，用熱牛屎封之，日三。蜣蜋瘻疾。熱牛屎封之，日數易，當有蜣蜋出。千金。乳癰初起。牛屎和酒敷之，即消。姚僧坦方。燥瘑瘡痒。熱牛屎塗之。千金。瘡傷風水，痛劇欲死者。牛屎燒烟，熏令汁出即愈。外臺秘要。跌〔二〕磕傷損。黄牛屎炒熱封之，裹定即效。簡便。湯火燒灼。濕牛屎搗塗之。姚和衆。惡犬咬傷。洗净毒，以熱牛屎封之，即時痛止。千金。蜂蠆螫痛。牛屎燒灰，苦酒和敷。千金方。背瘡潰爛。黄黑牛糞多年者晒乾，爲末，入百草霜匀細，糝之。談埜翁方。

黄犢子臍屎。新生未食草者，收，乾之。【主治】九竅四肢指岐間血出，乃暴怒所爲。燒此，末，水服方寸匕，日四五服，良。藏器。○出姚僧坦方。主中惡霍亂，及鬼擊吐血。以一升，和酒三升，煮汁服。時珍。○出肘後。

屎中大豆。洗、晒收用。【主治】小兒驚癇，婦人難産。蘇恭。

【附方】舊一，新二。小兒牛癇。白牛屎中豆，日日服之，良。總微論。婦人難産。牛屎中大豆一枚，擘

〔一〕膏：原作「散」。今據千金方卷二十三痔漏方九漏「五白膏」改。

〔二〕跌：原作「趺」。今據簡便奇效單方卷下雜治改。

作兩片一書父一書子仍合住水吞之立產皆能產實**齒落不生**牛屎中大豆十四枚小開豆頭以注齒根

數度即生千金方

聖虀時珍曰按劉恂嶺表錄異云廣之容南好食水牛肉或炮或炙食訖即啜聖虀消之調以薑桂鹽醋腹遂不脹

聖虀如青苔狀乃牛腸胃中未化草也【主治】**食牛肉作脹解牛肉毒**時珍

齝草音痴**一名牛轉草**即牛食而復出者俗曰回噍【主治】**絞汁服止噦**藏器**療**

反胃霍亂小兒口噤風時珍

【發明】時珍曰牛齝治反胃噎膈雖取象回噍之義而治濡口涎為多故主療與涎之功同

【附方】新四**反胃噎膈**大力奪命丸牛轉草杵頭糠各半斤糯米一升為末取黃母牛涎和丸龍眼大煮熟

食之入砂糖二兩尤妙醫學正傳**霍亂吐利**不止用烏牛齝草一團人參生薑各三兩甜漿水一升半煮汁

五合服劉涓子鬼遺方**小兒流涎**用牛噍草絞汁少少與服普濟方**初生口噤**十日內者用牛

口齝草絞汁滑之聖惠

鼻拳音卷穿鼻繩木也【主治】**木拳主小兒癇**別錄**治消渴煎汁服或燒**

作兩片，一書父，一書子。仍合住，水吞之，立產。昝殷產寶〔一〕。**齒落不生。**牛屎中大豆十四枚，小開豆頭，以注齒根，數度即生。千金方。

聖虀。【時珍曰】按劉恂嶺表録異云：廣之容南好食水牛肉，或炮或炙，食訖即啜聖虀消之，調以薑、桂、鹽、醋〔二〕，腹遂不脹。聖虀如青苔〔三〕狀，乃牛腸胃中未化草〔四〕也。【主治】**食牛肉作脹，解牛肉毒。**時珍。

齝草音癡，**一名牛囀草。**即牛食而復出者，俗曰回噍。【主治】**絞汁服，止噦。**藏器。**療反胃，霍亂，小兒口噤風。**時珍。

【發明】【時珍曰】牛齝治反胃噎膈，雖取象回噍之義，而沾濡口涎爲多，故主療與涎之功同。

【附方】新四。**反胃噎膈。**大力奪命丸：牛囀草、杵頭糠各半斤，糯米一升，爲末，取黄母牛涎和，丸龍眼大，煮熟食之。入砂糖二兩尤妙。醫學正傳。**霍亂吐利**不止。用烏牛齝草一團，人參、生薑各三兩，甜漿水一升半，煮汁五合，服。劉涓子鬼遺方。**小兒流涎。**用牛噍草絞汁，少少與服。普濟方。**初生口噤。**十日内者，用牛口齝草絞汁灌之。聖惠。

鼻拳音卷。穿鼻繩木也。【主治】**木拳：主小兒癇。**别録。**治消渴，煎汁服，或燒**

〔一〕昝殷產寶：該書無此方。證類卷十七牛角䚡引作「產書」，當是。
〔二〕醋：御覽卷八百五十五齏引嶺表録異作「酪」。
〔三〕青苔：同上作「有菘」。
〔四〕未：同上作「已」。

灰酒服（時珍）○草拳燒研傅小兒鼻下瘡（別錄）燒灰吹纏喉風甚效（時珍）

【附方】新一

消渴　牛鼻木二箇洗剉男用牝牛女用牡牛人參甘草半兩大白梅一箇水四碗煎三碗熱服甚妙（普濟方）

馬　本經中品

【校正】別錄上品出馬乳今併為一

【釋名】時珍曰按許慎云馬武也其字象頭髦尾足之形牡馬曰騭音質曰兒牝馬曰騍曰課曰草去勢曰騸一歲曰馵音注二歲曰駒三歲曰騑四歲曰駣音桃名色甚多詳見爾雅及說文梵書謂馬為阿濕婆

【集解】別錄曰馬出雲中弘景曰馬色類甚多入藥以純白者為良其口眼蹄皆白者俗中時有兩三爾小小用則不必拘也時珍曰別錄以雲中馬為良雲中今大同府也大抵馬以西北方者為勝東南者劣弱不及馬應月故十二月而生其年以齒別之在畜屬火在辰屬午或云在卦屬乾屬金馬之眼光照人全身者其齒最少光愈近齒愈大馬食杜衡善走食稻則足重食鼠屎則腹脹食雞糞則生骨眼以僵蠶烏梅拭牙則不食得桑葉乃解掛鼠狼皮於槽亦不食遇海馬骨則不行以豬槽飼馬石灰泥馬槽馬汗着門並令馬落駒繫獮猴於廄辟馬病皆物理當然耳

灰，酒服。時珍。○草拳：燒研，傅小兒鼻下瘡。別録。燒灰，吹纏喉風，甚效。時珍。

【附方】新一。消渴。牛鼻木二箇洗剉，男用牝牛，女用牡牛，人參、甘草各〔一〕半兩，大白梅一〔二〕箇，水四碗，煎三碗，熱服甚妙。普濟方。

馬本經中品

【校正】別録上品出馬乳，今併爲一。

【釋名】【時珍曰】按許慎云：馬，武也。其字象頭、髦、尾、足之形。牡馬曰騭〔三〕，音質，曰兒；牝馬曰騇，曰騍〔四〕，曰草。去勢曰騸。一歲曰馵，音注〔五〕；二歲曰駒；三歲曰騑；四歲曰駣，音桃。名色甚多，詳見爾雅及説文。梵書謂馬爲阿濕婆。

【集解】【別録曰】馬出雲中。【弘景曰】馬色類甚多，入藥以純白者爲良。其口、眼、蹄皆白者，俗中時有兩三爾。小小用則不必拘也。【時珍曰】別録以雲中馬爲良。雲中，今大同府也。大抵馬以西北方者爲勝，東南者劣弱不及。馬應月，故十二月而生。其年以齒別之。在畜屬火，在辰屬午。或云：在卦屬乾，屬金。馬之眼光照人全身者，其齒最少。光愈近，齒愈大。馬食杜衡善走，食稻則足重，食鼠屎則腹脹，食雞糞則生骨眼。以僵蠶、烏梅拭牙則不食，得桑葉乃解。掛鼠狼皮於槽亦不食。遇侮〔六〕馬骨則不行。以豬槽飼馬，石灰泥馬槽，馬汗着門，並令馬落駒。繫獼猴於厩，辟馬病。皆物理當然耳。

〔一〕各：原脱。今據普濟方卷一百七十六辨六經渴病並治補。
〔二〕一：同上作「十」。
〔三〕騭：原作「隲」。説文馬部：「騭馬也。」今據改。
〔四〕騍：原作「課」。明史兵志马政云：「凡牡曰兒，牝曰騍。」今據改。
〔五〕馵音注：説文馬部作「馵，讀若弦」。
〔六〕侮：張本作「海」。

肉以純白牡馬者爲良【氣味】辛苦冷有毒（詵曰）有小毒（士良曰）有大毒（思邈曰）無毒○（日華曰）只堪煮食餘食難消漬以清水搦洗血盡乃煮不然則毒不出患疔腫或曰以冷水煮之不可蓋釜鼎曰馬生角馬無夜眼白馬青蹄白馬黑頭者並不可食令人癲馬鞍下肉色黑及馬自死者並不可食殺人馬黑脊而斑臂者漏不可食（蕭炳曰）患痢生疥人勿食必加劇妊婦食之令子過月乳母食之令子疳瘦○（詵曰）同倉米蒼耳食必得惡病十有九死同薑食生氣嗽同豬肉食成霍亂食馬肉毒發心悶者飲清酒則解飲濁酒則加（弘景曰）秦穆公云食駿馬肉不飲酒必殺人（時珍曰）食馬中毒者飲蘆菔汁食杏仁可解【主治】傷中除熱下氣長筋骨强腰脊壯健强志輕身不飢作脯治寒熱痿痺（別錄）煮汁洗頭瘡白禿（時珍）

○出聖惠

【附方】舊一 豌豆瘡毒 馬肉煮清汁洗之（兵部手集）

鬐膏（鬐，項上也。白馬者良）【氣味】甘平有小毒（鑑源云馬脂柔五金）【主治】生髮（別錄）治面䵟手足皴粗入脂澤用療偏風口喎僻（時珍）

【發明】（時珍曰）按靈樞經云卒口僻急者頰筋有寒則急引頰移頰筋有熱則縱緩不收以桑鈎鈎之以生桑灰置之

肉以純白牡馬者爲良。【氣味】辛、苦，冷，有毒。【詵曰】有小毒。【士良曰】有大毒。【思邈曰】無毒。○【日華曰】只堪煮食，餘食難消。漬以清水，搦洗血盡乃煮。不然則毒不出，患疔腫。或曰以冷水煮之，不可蓋釜。【鼎曰】馬生角，馬無夜眼，白馬青蹄，白馬黑頭者，並不可食，令人癲。馬鞍下肉色黑及馬自死者，並不可食，殺人。馬黑脊而斑臂者，漏〔一〕，不可食。【蕭炳曰】患痢、生疥人勿食，必加劇。妊婦食之令子過月。乳母食之令子疳瘦。○【詵曰】同倉米、蒼耳食，必得惡病，十有九死。同薑食，生氣嗽。同豬肉食，成霍亂。食馬肉毒發心悶者，飲清酒則解，飲濁酒則加。【弘景曰】秦穆公云：食駿馬肉不飲酒，必殺人。【時珍曰】食馬中毒者，飲蘆根〔二〕汁、食杏仁可解。【主治】傷中除熱下氣，長筋骨，强腰脊，壯健强志，輕身不飢。作脯，治寒熱痿痺。別録。

煮汁，洗頭瘡白禿。時珍。○出聖惠。

【附方】舊一。豌豆瘡毒。馬肉煮清汁，洗之。兵部手集。

鬐膏。鬐，項上也。白馬者良。【氣味】甘，平，有小毒。【鑑源云】馬脂柔五金。【主治】生髮。別録。治面鼾，手足皴粗。入脂澤，用療偏風口喎僻。時珍。

【發明】【時珍曰】按靈樞經云：卒口僻急者，頰筋有寒，則急引頰移，頰筋有熱，則縱緩不收。以桑鉤鉤之，以生桑灰置坎〔三〕

〔一〕漏：證類卷十七白馬莖引食療、陶隱居云均無此字。乃時珍據禮記內則補入。
〔二〕根：原作「菔」。今據本卷解諸肉毒及卷十五蘆「附方」改。
〔三〕坎：原字漫漶。今從江西本補正。

中坐之以馬膏熨其急頰以白酒和桂末塗其緩頰且飲美酒啖炙肉爲之三拊而已靈樞無註本世多不知此方之妙竊謂口頰喎僻乃風中血脉也手足陽明之筋絡於口會太陽之筋絡於目寒則筋急而僻熱則筋緩而縱故左中寒則逼熱於右右中寒則逼熱於左寒者急而熱者緩也急者皮膚頑痺榮衛凝滯治法急者緩之緩者急之故用馬膏之甘平柔緩以摩其急以潤其痺以通其血脉用桂酒之辛熱急束以塗其緩以和其榮衛以通其經絡桑能治風痺通節竅也病在上者酒以行之甘以助之故飲美酒啖炙肉云

乳【時珍曰】漢時以馬乳造爲酒置桐馬之官謂桐撞而成也桐音同【氣味】甘冷無毒【思邈曰】性冷利同魚鮓食作瘕【主治】止渴治熱別録作酪性溫飲之消肉蘇恭

心已下並用白馬者良【主治】喜忘別録○肘后方治心昏多忘牛馬豬雞心乾之爲末酒服方寸匕日三則聞一知十○【詵曰】患痢人食馬心則痞悶加甚

肺【主治】寒熱小兒莖萎【禹錫曰】小兒無莖萎疑誤【時珍曰】按千金方無小兒二字

肝【氣味】有大毒【弘景曰】馬肝及韉下肉殺人【時珍曰】按漢武帝云食肉毋食馬肝又云文成食馬肝而死韋莊云食馬留肝則其毒可知矣方家以豉汁鼠失解之

中坐之，以馬膏熨其急頰，以白酒和桂末塗其緩頰，且飲美酒，噉炙肉，爲之三拊而已。靈樞無註本，世多不知此方之妙。竊謂口頰喎僻，乃風中血脉也。手足陽明之筋絡於口，會太陽之筋絡於目。寒則筋急而僻，熱則筋緩而縱。故左中寒則逼熱於右，右中寒則逼熱於左，寒者急而熱者緩也。急者皮膚頑痺，榮衛凝滯。治法急者緩之，緩者急之。故用馬膏之甘平柔緩，以摩其急，以潤其痺，以通其血脉。用桂、酒之辛熱急束，以塗其緩，以和其榮衛，以通其經絡。桑能治風痺，通節竅也。病在上者，酒以行之，甘以助之。故飲美酒，噉炙肉云。

乳。【時珍曰】漢時以馬乳造爲酒，置挏〔一〕馬之官，謂挏撞而成也。挏，音同。【氣味】甘，冷，無毒。【思邈曰】性冷利。同魚鱠食，作瘕。【主治】止渴治熱。別録。作酪，性温，飲之消肉。蘇恭。

心已下並用白馬者良。【主治】喜忘。別録。○肘後方：治心昏多忘。牛、馬、豬、雞心乾之，爲末。酒服方寸匕，日三，則聞一知十。○【詵曰】患痢人食馬心則痞悶加甚〔二〕。

肺。【主治】寒熱，小兒莖萎。【掌禹錫曰】小兒無莖萎，疑〔三〕誤。【時珍曰】按千金方無小兒二字。

肝。【氣味】有大毒。【弘景曰】馬肝及鞍下肉，殺人。【時珍曰】按漢武帝〔四〕云：食肉毋食馬肝。又云：文成食馬肝而死。韋莊云：食馬留肝。則其毒可知矣。方家以豉汁、鼠矢〔五〕解之。

〔一〕挏：原作「桐」。今據漢書卷十九上百官公卿表改，與下文「挏撞而成」合。
〔二〕食馬心則痞悶加甚：證類卷十七白馬莖引孟詵作「不得食」。
〔三〕疑：同上引掌禹錫作「必」。
〔四〕漢武帝：據史記，此下二句前者乃漢景帝所云，後者「又云」方爲漢武帝之言。
〔五〕矢：原作「失」。卷二十二牡鼠引梅師方治食馬肝有毒殺人者以雄鼠屎。今據改。

【附方】新一 月水不通。心腹滯悶，四肢疼痛。用赤馬肝一片炙，研。每食前熱酒服一錢，通乃止。聖惠

腎 時珍曰：按熊太古冀越集云：馬有墨在腎，牛有黄在膽，造物之所鍾也。此亦牛黄、狗寶之類，當有功用，惜乎前人不知，漫記於此，以俟。

白馬陰莖 【修治】藏器曰：凡收，當取銀色無病白馬，春月游牝時力勢正強者，生取陰乾，百日用。斅曰：用時以銅刀破作七片，將生羊血拌蒸半日，曬乾，以粗布去皮及乾血，挫碎用。【氣味】甘鹹平無毒。【主治】傷中絕脉，陰不起，強志益氣，長肌肉，肥健，生子。本經 小兒驚癇。別錄 益丈夫陰氣。詵曰：陰乾，同肉蓯蓉等分為末，蜜丸梧子大。每空心酒下四十丸，日再，百日見効。甄權 主男子陰痿，房中術偏用之。

駒胞衣 【主治】婦人天癸不通，煅存性為末，每服三錢，入麝香少許，空腹新汲水下，不過三服良。孫氏集效

眼 白馬者，生殺取之。【氣味】平無毒。【主治】驚癇腹滿瘧疾。別錄 小兒魃病與母帶之。蘇恭

【附方】新一。月水不通，心腹滯悶，四肢疼痛。用赤馬肝一片炙研，每食前熱酒服一錢。通乃止。聖惠。

臂。【時珍曰】按熊太古冀越集云：馬有墨在臂，牛有黄在膽，造物之所鍾也。此亦牛黄、狗寶之類，當有功用。惜乎前人不知，漫記於此以俟。

白馬陰莖。【修治】【藏器曰】凡收，當取銀色無病白馬，春月游牝時，力勢正强者，生取陰乾，百日用。【斅曰】用時以銅刀破作七片，將生羊血拌蒸半日，晒乾，以粗布拭〔一〕去皮及乾血，挫碎用。【氣味】甘、鹹，平，無毒。【主治】傷中，絶脉〔二〕陰不起，强志益氣，長肌肉肥健，生子。本經。小兒驚癇。别録。益丈夫陰氣。【詵曰】陰乾，同肉蓯蓉等分，爲末，蜜丸梧子大。每空心酒下四十丸，日再。百日見效。【甄權曰】主男子陰痿，房中術偏用之。

駒胞衣。【主治】婦人天癸不通。煅存性爲末，每服三錢，入麝香少許，空腹新汲水下，不過三服，良。孫氏集效。

眼。白馬者，生殺取之。【氣味】平，無毒。【主治】驚癇腹滿瘧疾。别録〔三〕。小兒魃病，與母帶之。蘇恭。

〔一〕拭：原脱。今據證類卷十七白馬莖補。
〔二〕絶脉：同上作「脉絶」。
〔三〕别録：同上此段文字出自本經。

夜眼在足膝上馬有此能夜行故名主治卒死尸厥齲齒痛時珍

附方舊一新二卒死尸厥用白馬前脚夜目二枚白馬尾十四莖合燒以苦酒丸如小豆大白湯灌下二丸須臾再服即甦肘后蟲牙齲痛用馬夜眼如米大綿裹納孔中有涎吐去永斷根源或加生附子少許○玉機微義用馬夜眼燒存性敷之立愈

牙齒已下並用白馬者良氣味甘平有小毒主治小兒馬癇水摩服別錄燒灰唾和塗癰疽丁腫出根效藏器

附方舊一新三腸癰未成馬牙燒灰雞子白和塗之千金方疔腫未破白馬齒燒灰先以鈹刺破乃封之用濕麪圍腫處醋洗去之根出大驗肘后赤根疔瘡馬牙齒擣末臘豬脂和敷根即出也燒灰亦可千金方蟲牙作痛馬牙一枚煅熱投醋中七次待冷含之即止唐瑤經驗方

骨氣味有毒主治燒灰和醋敷小兒頭瘡及身上瘡孟詵止邪瘧燒灰和油敷小兒耳瘡頭瘡陰瘡瘭疽有漿如火灼敷乳頭飲兒止夜啼時珍○出小品外臺諸方

夜眼。在足膝上。馬有此能夜行，故名。【主治】卒死尸厥，齲齒痛。時珍。

【附方】舊一，新二。卒死尸厥。用白馬前脚夜目二枚，白馬尾十四莖，合燒，以苦酒丸如小豆大。白湯灌下二丸，須臾再服，即甦。肘後。蟲牙齲痛〔一〕。用馬夜眼如米大，綿裹納孔中，有涎吐去，永斷根源。或加生附子少許。○玉機微義用馬夜眼燒存性，敷之，立愈。

牙齒已下並用白馬者良。【氣味】甘，平，有小毒。【主治】小兒馬癇。水摩服。別録。燒灰唾和，塗癰疽丁腫，出根效。藏器。

【附方】舊一，新三。腸癰未成。馬牙燒灰，雞子白和，塗之。千金方。疔腫未破。白馬齒燒灰，先以針刺破乃封之，用濕麪圍腫處，醋洗去之，根出大驗。肘後。赤根疔瘡。馬牙齒擣末，臘豬脂和敷，根即出也。燒灰亦可。千金方。蟲牙作痛。馬牙一枚，煆熱投醋中，七次，待冷含之，即止。唐瑶經驗方。

骨。【氣味】有毒。【主治】燒灰和醋，敷小兒頭瘡及身上瘡。孟詵。止邪瘧。燒灰和油，敷小兒耳瘡、頭瘡、陰瘡、瘭疽，有漿如火灼。敷乳頭飲兒，止夜啼。時珍。○出小品、外臺諸方。

〔一〕蟲牙齲痛：此方見證類卷十七白馬莖引肘後方。

【附方】舊一 辟瘟疫氣 絳袋盛馬骨佩之男左女右 肘后方

頭骨【氣味】甘微寒有小毒 韓保昇曰大熱○藏器曰頭骨埋於午地宜蠶浸於上流絕水蚤蟲

【主治】喜眠令人不睡燒灰水服方寸匕日三夜一作枕亦良 別錄 治齒痛燒灰敷頭耳瘡 日華 療馬汗氣入瘡痛腫燒灰敷之白汁出良 時珍

【附方】新三 膽虛不眠 用馬頭骨灰乳香各一兩酸棗仁炒二兩為末每服二錢溫酒服 聖惠 膽熱多眠 馬頭骨灰鐵粉各一兩朱砂半兩龍腦半分為末煉蜜丸梧子大每服三十丸竹葉湯下 聖惠方 臁瘡潰爛 三四年馬牙庄骨燒研先以土窖過小便洗數次搽之

脛骨【氣味】甘寒無毒【主治】煅存性降陰火中氣不足者用之可代黃芩黃連 朱震亨

懸蹄 赤白馬俱入用【氣味】甘平無毒 甄權曰熱 【主治】驚邪瘛瘲乳難辟惡氣鬼毒蠱疰不祥 本經 止衄內漏齲齒赤馬者治婦人赤崩白

【附方】舊一。辟瘟疫氣。絳袋盛馬骨〔一〕佩之，男左女右。肘後方。

頭骨。【氣味】甘，微寒，有小毒。【韓保昇曰】大熱〔二〕。○【藏器曰】頭骨埋於午地，宜蠶；浸於上流，絶水蜞蟲。【主治】喜眠，令人不睡。燒灰，水服方寸匕，日三夜一。作枕亦良。别録。治齒痛。燒灰，敷頭、耳瘡。日華。療馬汗氣入瘡痛腫，燒灰敷之，白汁出，良。時珍。

【附方】新三。膽虚不眠。用馬頭骨灰、乳香各一兩，酸棗仁炒二兩，爲末。每服二錢，温酒服。聖惠〔三〕。膽熱多眠。馬頭骨灰、鐵粉各一兩，朱砂半兩，龍腦半分，爲末，煉蜜丸梧子大。每服三十丸，竹葉湯下。聖惠方。臁瘡潰爛三四年。馬牙匡骨燒研，先以土窖過，小便洗數次，搽之。

脛骨。【氣味】甘，寒，無毒。【主治】煅存性，降陰火，中氣不足者用之，可代黄芩、黄連。朱震亨。

懸蹄赤白馬俱入用。【氣味】甘，平，無毒。【甄權〔四〕曰】熱。【主治】驚邪瘈瘲，乳難，辟惡氣鬼毒，蠱疰不祥。本經。止衄血〔五〕内漏，齲齒。赤馬者治婦人赤崩，白

〔一〕馬骨：證類卷十七白馬莖引肘後方作「馬蹄屑」。此方重出於「懸蹄」下所附「辟禳瘟疫」方中。
〔二〕韓保昇曰大熱：「昇」，原誤作「鼎」，據卷一歷代諸家本草改。證類卷十七白馬莖通篇無「大熱」二字。韓保昇亦未言馬頭骨之性。故此引文有誤。
〔三〕聖惠：該書無此方。方見聖濟總録卷四十二膽虚不眠。
〔四〕甄權：證類卷十七白馬莖引作「藥訣」，非藥性論。故「甄權」當誤。
〔五〕血：原脱。今據證類卷十七白馬莖引别録補。

馬者治白崩（別錄）主癲癇齒痛（蜀本）療腸癰下瘀血帶下殺蟲又燒灰入鹽少許摻走馬疳蝕甚良（時珍○出鈞玄諸方）赤馬者辟溫瘧（孟詵）

【附方】舊四新五

損傷瘀血在腹用白馬蹄燒烟盡研末酒服方寸匕日三夜一血化為水也（劉涓子鬼遺方）

婦人血病上同

五色帶下白馬左蹄燒灰酒服方寸匕日三（外臺）

腸癰腹痛其狀兩耳輪甲錯腹痛或遶臍有瘡如粟下膿血用馬蹄灰和雞子白塗即拔毒氣出（千金）

蟲蝕肛爛見五臟則死以豬脂和馬蹄灰綿裹導入下部日數度瘥（肘后）

齲齒疼痛削白馬蹄塞之不過三度（千金）

赤禿頭瘡出膿晝開夜合馬蹄燒灰生油調塗（聖惠方）

小兒夜啼馬蹄末敷乳上飲之（總錄）

辟禳瘟疫以絳囊盛馬蹄屑佩之男左女右（肘后）

皮【主治】婦人臨產赤馬皮催生良（孟詵）治小兒赤禿以赤馬皮白馬蹄燒灰和臘豬脂敷之良（時珍○出聖惠）

鬐毛即鬃也一名鬣【氣味】有毒【主治】小兒驚癇女子崩中赤白（別錄）（思邈）

馬者治白崩。別録。主癲癇、齒痛。蜀本。療腸癰，下瘀血帶下，殺蟲。又燒灰入鹽少許，摻走馬疳蝕，甚良。時珍。○出鉤玄諸方。赤馬者辟温瘧。孟詵。

【附方】舊四，新五。損傷瘀血在腹。用白馬蹄燒烟盡，研末。酒服方寸匕，日三夜一，血化爲水也。劉涓子鬼遺方。婦人血病。方同上。五色帶下。白馬左蹄燒灰，酒服方寸匕，日三。外臺。腸癰腹痛。其狀兩耳輪甲錯，腹痛，或繞臍有瘡如粟，下膿血。用馬蹄灰和雞子白塗，即拔毒氣出。千金。蟲蝕肛爛，見五臟則死。以豬脂和馬蹄灰，綿裹導入下部。日數度，瘥。肘後。齲齒疼痛。削白馬蹄塞之，不過三度。千金。赤禿頭瘡，出膿，晝開夜合。馬蹄燒灰，生油調塗。聖惠方。小兒夜啼。馬蹄末敷乳上，飲之。總録〔一〕。辟禳瘟疫。以絳囊盛馬蹄屑〔二〕佩之，男左女右。肘後。

皮。【主治】婦人臨産，赤馬皮催生，良。孟詵。治小兒赤禿，以〔三〕赤馬皮、白馬蹄燒灰，和臘豬脂敷之，良。時珍。○出聖惠。

鬐毛即騣也。一名鬣。【氣味】有毒。【主治】小兒驚癇，女子崩中赤白。別録。【思邈

〔一〕總録：該書無此方。方見普濟方卷三百六十一夜啼。
〔二〕屑：證類卷十七白馬莖此下有「二兩」二字。
〔三〕以：此下原有一字闕。今從錢本刪。

曰赤用赤馬白用白馬燒灰服止血塗惡瘡日華

尾【主治】女人崩中小兒客忤時珍

【發明】時珍曰馬尾濟生方治崩中十灰散中用之又延壽書云刷牙用馬尾令齒疎損近人多用燒灰揩拭最腐齒齦不可不知

【附方】舊二 小兒客忤小兒中馬毒客忤燒馬尾煙於前每日熏之瘥乃止聖惠方 腹內蛇癥白馬尾切細酒服初服五分一七次服三分一七更服二分一七不可頓服殺人千金翼

腦【氣味】有毒詵曰食之令人癲【主治】斷酒臘月者溫酒服之孫思邈

血【氣味】有大毒詵曰凡生馬血入人肉中一二日便腫起連心即死有人剝馬傷手血入肉一夜致死

汗【氣味】有大毒弘景曰患瘡人觸馬汗馬氣馬毛馬尿馬屎者並令加劇詵曰馬汗入瘡毒攻心欲死者燒粟幹灰淋汁浸洗出白沫乃毒氣也嶺南有人用此得力

【附方】新二 黥刺雕青以白馬汗搽上再以汗調水蛭末塗之子和 飲酒欲斷刮馬汗和酒服之千金

曰】赤用赤馬，白用白馬。燒灰，服止血，塗惡瘡。日華。

尾。【主治】女人崩中，小兒客忤。時珍。

【發明】【時珍曰】馬尾，濟生方治崩中，十灰散中用之。又延壽書云：刷牙用馬尾，令齒疏損。近人多用燒灰揩拭，最腐齒齦。不可不知。

【附方】舊二。小兒客忤。小兒中馬毒客忤。燒馬尾煙於前，每日熏之，瘥乃止。聖惠方。腹内蛇癥。白馬尾切細，酒服。初服長〔一〕五分一匕，次服三分一匕，更服二分一匕，不可頓服，殺人。千金翼〔二〕。

腦。【氣味】有毒。【詵曰】食之令人癲。【主治】斷酒，臘月者温酒服之。孫思邈。

血。【氣味】有大毒。【詵曰】凡生馬血入人肉中，一二日便腫起，連心即死。有人剥馬傷手，血入肉，一夜致死〔三〕。

汗。【氣味】有大毒。【弘景曰】患瘡人觸馬汗、馬氣、馬毛、馬尿、馬屎者，並令加劇。【詵曰】馬汗入瘡，毒攻心欲死者，燒粟幹灰淋汁浸洗，出白沫，乃毒氣也。嶺南有人用此得力。

【附方】新二。黥刺雕青。以白馬汗搽上，再以汗調水蛭末塗之。子和。飲酒欲斷。刮馬汗，和酒服之。千金。

〔一〕長：原脱。今據千金方卷十一堅癥積聚補。
〔二〕千金翼：該書無此方。方見千金方卷十一堅癥積聚。
〔三〕致死：原字缺損。今據證類卷十七白馬莖引食療補正。

白馬溺【氣味】辛微寒有毒【主治】消渴破癥堅積聚男子伏梁積疝婦人瘕積銅器承飲之（別錄）洗頭瘡白禿漬惡刺瘡日十次愈乃止（孟詵）熱飲治反胃殺蟲（時珍）

【發明】時珍曰馬尿治癥瘕有驗按祖台之志怪云昔有人與其奴皆患心腹痛病奴死剖之得一白鱉赤眼仍活以諸藥納口中終不死有人乘白馬觀之馬尿墮鱉而鱉縮遂以灌之即化成水其人乃服白馬尿而疾愈此其徵效也反胃亦有蟲積者故亦能治之

【附方】舊二新七 肉癥思肉 白馬尿三升飲之當吐肉出不出者死 食髮成瘕 咽中如有蟲上下是也白馬尿飲之佳（千金） 伏梁心積 銅器承白馬尿一升旦旦服之妙（小品） 婦人乳腫 馬尿塗之立愈（產寶） 小兒赤疵 生身上者馬尿頻洗之（千金） 蟲牙疼痛 隨左右含馬溺不過三五度瘥（千金方） 利骨取牙 白馬尿浸茄科三日炒為末點牙即落或煎巴豆點牙亦落勿近好牙（鮑氏） 狐尿刺瘡 痛甚者熱白馬尿漬之（千金） 痞塊心痛 僵蠶末二錢白馬尿調服并敷塊上（摘玄方）

白馬通 時珍曰馬屎曰通牛屎曰洞豬屎曰零皆諱其名也凡屎必達胴腸乃出故曰通曰洞胴即廣腸也【氣

白馬溺。【氣味】辛，微寒，有毒。【主治】消渴，破癥堅積聚，男子伏梁積疝，婦人瘕積，銅器承飲之。別録。洗頭瘡白禿〔一〕。漬惡刺瘡，日十次，愈乃止。孟詵。熱飲，治反胃殺蟲。時珍。

【發明】【時珍曰】馬尿治癥瘕有驗。按祖台之志怪云：昔有人與其奴皆患心腹痛病。奴死剖之，得一白鼈，赤眼仍活。以諸藥納口中，終不死。有人乘白馬觀之，馬尿墮鼈而鼈縮。遂以灌之，即化成水。其人乃服白馬尿而疾愈。此其徵效也。反胃亦有蟲積者，故亦能治之。

【附方】舊二，新七。**肉癥思肉**〔二〕。用白馬尿三升，飲之。當吐肉出，不出者死。**食髮成瘕**。咽中如有蟲上下是也。白馬尿飲之，佳。千金。**伏梁心積**。銅器承白馬尿一升，旦旦服之，妙。小品。**婦人乳腫**。馬尿塗之，立愈。産寶。**小兒赤疵生身上者**。馬尿頻洗之。千金。**蟲牙疼痛**。隨左右含馬溺，不過三五度瘥。千金方。**利骨取牙**。白馬尿浸茄科三日，炒，爲末，點牙即落。或煎巴豆點牙亦落。勿近好牙。鮑氏。**狐尿刺瘡，痛甚者**。熱白馬尿漬之。千金。**痞塊心痛**。僵蠶末二錢，白馬尿調服，并敷塊上。摘玄方。

白馬通。【時珍曰】馬屎曰通，牛屎曰洞，豬屎曰零，皆諱其名也。凡屎必達胴腸乃出，故曰通，曰洞。胴，即廣腸也。【氣

〔一〕洗頭瘡白禿：下脱出處。原見證類卷十七白馬莖引日華子。

〔二〕肉癥思肉：下脱出處。原見同上引千金方。

味微溫無毒鑑源云馬屎煴火養一切藥力主治止渴止吐血下血鼻衄金
瘡出血婦人崩中別錄敷頂止衄徐之才絞汁服治產後諸血氣
傷寒時疾當吐下者藏器治時行病起合陰陽垂死者絞汁三
合日夜各二服又治杖瘡打損傷瘡中風作痛者炒熱包熨
五十遍極效孟詵絞汁灌之治卒中惡死酒服治產後寒熱悶
脹燒灰水服治久痢赤白和豬脂塗馬咬人瘡及馬汗入瘡
剝死馬骨刺傷人毒攻欲死者時珍○出小品諸方
附方舊五新十五吐血不止燒白馬通以水研絞汁一升服梅師方衄血不止錄驗用綠
騣白馬屎塞之○千金用赤馬糞絞汁飲一二升并滴鼻內乾者浸水亦可口鼻出血用赤馬糞燒灰溫酒
服一錢鈴方久痢赤白馬糞一丸燒灰水服肘后方卒中惡死吐利不止不知是何病不拘大
人小兒馬糞一丸絞汁灌之乾者水煮汁亦可此扁鵲法也肘后方攪腸沙痛欲死者用馬糞研汁飲之立愈
經驗方小兒卒忤馬屎三升燒末以酒三斗煑三沸取汁浴兒避風千金小兒躽啼面青腹[illegible]

味】微温，無毒。鑑源云：馬屎煴火，養一切藥力。【主治】止渴，止吐血、下血、鼻衄、金瘡出血、婦人崩中。别録。敷頂，止衄。徐之才。絞汁服，治産後諸血氣，傷寒時疾當吐下者。藏器。治時行病起合陰陽垂死者，絞汁三合，日夜各二服。又治杖瘡、打損傷瘡中風作痛者，炒熱，包熨五十遍，極效。孟詵。絞汁灌之，治卒中惡死。酒服，治産後寒熱悶脹。燒灰水服，治久痢赤白。和豬脂，塗馬咬人瘡，及馬汗入瘡，剥死馬骨刺傷人，毒攻欲死者。時珍。○出小品諸方。

【附方】舊五，新十五。吐血不止。燒白馬通，以水研，絞汁一升服。梅師方。衄血不止。録驗用綿裹白馬屎塞之。○千金用赤馬糞絞汁，飲一二升，并滴鼻内。乾者浸水亦可。口鼻出血。用赤馬糞燒灰，温酒服一錢。鈐方。久痢赤白。馬糞一丸燒灰，水服。肘後方。卒中惡死。吐利不止，不知是何病，不拘大人小兒，馬糞一丸，絞汁灌之。乾者水煮汁亦可。此扁鵲法也。肘後。攪腸沙痛，欲死者。用馬糞研汁飲之，立愈。經驗方。小兒卒忤。馬屎三升燒末，以酒三斗，煮三沸，取汁浴兒。避風。千金。小兒軀啼，面青腹强，

是忤客氣新馬糞一團絞汁灌之總錄傷寒勞復馬屎燒末冷酒服方寸匕便驗聖惠方熱毒攻

肢手足腫痛欲脫以水煮馬屎汁漬之外臺風蟲牙痛白馬屎汁隨左右含之不過三口愈聖惠

鼻齆不聞新馬屎汁含滿口灌入即通聖惠筋骨傷破以熱白馬屎傅之無瘢千金疔腫

傷風作腫以馬屎炒熨瘡上五十遍極效聖惠方多年惡瘡或痛癢生釁用馬糞并齒同研爛敷上不

過數次武丞相在蜀時脛有瘡癢不可忍用此而瘥兵部手集諸瘡傷水或傷風寒痛劇用馬屎燒烟熏

令汁出愈千金方凍指欲墮馬糞煮水漬半日即愈千金積聚脹滿白馬糞同蒜搗膏敷患處

効活人心統一切漏疾白馬通汁每服一升良千金

屎中粟【主治】金創小兒寒熱客忤不能食蘇恭治小兒脇痛時珍

○千金有馬通粟丸

【附方】舊一剝馬中毒被骨刺破欲死以馬腸中粟屎搗敷以屎洗之大効絞汁飲之亦可外臺

白馬頭蛆見蟲部

馬絆繩【主治】煎水洗小兒癇蘇恭燒灰摻鼻中生瘡時珍

是忤客氣。新馬糞一團，絞汁灌之。總録〔一〕。**傷寒勞復**。馬屎燒末，冷酒服方寸匕，便驗。聖惠方〔二〕。**熱毒攻肢**，手足腫痛欲脱。以水煮馬屎汁漬之。外臺。**風蟲牙痛**。白馬屎汁〔三〕，隨左右含之，不過三口愈。聖惠。**鼻齆不聞**。新馬屎汁，含滿口，灌入即通。聖惠〔四〕。**筋骨傷破**。以熱白馬屎傅之，無瘢。千金。**疔腫傷風**，作腫。以馬屎炒熨瘡上五十遍，極效。聖惠方〔五〕。**多年惡瘡**，或痛痒生釁。用馬糞并齒同研爛，敷上，不過數次。武丞相在蜀時，脛有瘡，痒不可忍，用此而瘥。兵部手集。**諸瘡傷水**，或傷風寒痛劇。用馬屎燒烟熏，令汁出愈。千金方。**凍指欲墮**。馬糞煮水，漬半日，即愈。千金。**積聚脹滿**。白馬糞同蒜搗膏，敷患處，效。活人心統。**一切漏疾**。白馬通汁，每服一升，良。千金。

屎中粟。【主治】金創，小兒寒熱客忤不能食。蘇恭。治小兒脇痛。時珍。○千金有馬通粟丸。

【附方】舊一。**剥馬中毒**，被骨刺破欲死。以馬腸中粟〔六〕屎搗敷，以屎洗之，大效。絞汁飲之亦可。外臺。

白馬頭蛆見蟲部。

馬絆繩。【主治】煎水，洗小兒癇。蘇恭。燒灰，摻鼻中生瘡。時珍。

〔一〕總録：該書無此方。方見千金方卷五客忤。

〔二〕聖惠方：該書無此方。方見外臺卷二傷寒勞復食復方。

〔三〕白馬屎汁：聖惠方卷三十四治齒疼諸方、外臺卷二十二齒痛方均作「白馬尿」。

〔四〕聖惠：該書無此方。方見普濟方卷五十六鼻齆，服法爲「仰頭含滿口，灌鼻中」。

〔五〕聖惠方：該書無此方。方見普濟方卷二百七十三諸疔瘡。所用藥爲「驢馬屎」。

〔六〕粟：證類卷十七白馬莖引外臺秘要無此字。

東行馬蹄下土（弘景曰：作方術可知女人外情。時珍曰：淮南萬畢術云：東行白馬蹄下土，合三家井中泥，置人臍下，即臥不能起也。）

驢（唐本草）

釋名 （時珍曰：驢，臚也。臚，腹前也。馬力在膊，驢力在臚也。）

集解 時珍曰：驢長頰廣額，磔耳修尾，夜鳴應更，性善馱負。有褐、黑、白三色，入藥以黑者為良。女直、遼東出野驢，似驢而色駁，鬃尾長，骨格大，食之功與驢同。西土出山驢，有角如羚羊，詳羚羊下。東海島中出海驢，能入水不濡。又有海馬、海牛、海豬、海獾等物，其皮皆供用。（蒲器曰：海驢、海馬、海皮毛在陸地，皆候風潮則毛起，物性如此。）

肉（巳下通用烏驢者良）氣味 甘涼無毒（思邈曰：酸平。吳瑞曰：食驢肉飲荊芥茶殺人。妊婦食之難產。同鳧茈食令人筋急。病死者有毒。）

主治 解心煩，止風狂。釀酒，治一切風（日華）。主風狂，憂愁不樂，能安心氣。同五味煮食，或以汁作粥食（孟詵）。補血益氣，治遠年勞損，煮汁空心飲，療痔引蟲（時珍）。野驢肉功同（正要）。

發明 宗奭曰：驢肉食之動風，脂肥尤甚，屢試屢驗。日華子以為止一切風狂，未可憑也。

東行馬蹄下土。【弘景曰】作方術，可知女人外情。【時珍曰】淮南萬畢術云：東行白馬蹄下土，合三家井中泥，置人臍下，即卧不能起也。

驢唐本草

【釋名】【時珍曰】驢，臚也。臚，腹前也。馬力在膊，驢力在臚也。

【集解】【時珍曰】驢，長頰廣額，磔耳修尾，夜鳴應更，性善馱負。有褐、黑、白三色，入藥以黑者爲良。女直、遼東出野驢，似驢而色駁，鬃尾長，骨格大，食之功與驢同。西土出山驢，有角如羚羊，詳羚羊下。東海島中出海驢，能入水不濡。又有海馬、海牛、海豬、海獾等物，其皮皆供用。【藏器曰】海驢、海馬、海牛〔一〕皮毛在陸地，皆候風潮則毛起。物性如此。

肉已下通用烏驢者良。【氣味】甘，涼，無毒。【思邈曰】酸，平。【吴瑞曰】食驢肉，飲荆芥茶，殺人。妊婦食之，難産。同鳧茈食，令人筋急。病死者有毒。【主治】解心煩，止風狂。釀酒，治一切風。日華。主風狂，憂愁不樂，能安心氣。同五味煮食，或以汁作粥食。孟詵〔二〕。補血益氣，治遠年勞損，煮汁空心飲。療痔引蟲。時珍。野驢肉功同。正要。

【發明】【宗奭曰】驢肉食之動風，脂肥尤甚，屢試屢驗。日華子以爲止一切風狂，未可憑也。

〔一〕牛：原脱，今據證類卷十六海獺補。

〔二〕詵：原作「洗」。今據卷一歷代諸家本草改。

頭肉（主治）煑汁服二三升治多年消渴無不瘥者又以漬醞酒服去大風動搖不伏者（孟詵）亦洗頭風風屑（日華）同黃蘗煑汁口服治黃疸百藥不治者（時珍○出張文仲方）

（附方）舊一 中風頭眩（心肺浮熱肢軟骨疼語蹇身𦑊用烏驢頭一枚加食法豉汁煑食 心鏡）

脂（主治）敷惡瘡疥癬及風腫（日華）和酒服三升治狂癲不能語不識人和烏梅為丸治多年瘧未發時服二十丸又生脂和生椒擣熟綿裹塞耳治積年聾疾（孟詵）和酒等分服治卒欬嗽和鹽塗身體手足風腫（時珍○出千金）

（附方）舊一新一 滴耳治聾（烏驢脂少許鯽魚膽一箇生油半兩和勻納樓葱管中七日取滴耳中日二 聖惠）眼中瘜肉（驢脂白鹽等分和勻注兩目眥頭日三次一月瘥 千金）

髓（氣味）甘溫無毒（主治）耳聾（時珍）

（附方）新二 多年耳聾（重者用三兩度初起者一上便効用驢前脚脛骨打破向日中瀝出髓以瓷盒盛收）

頭肉。【主治】煮汁，服二三升，治多年消渴，無不瘥者。又以漬麴醞酒服，去大風動摇不伏〔一〕者。孟詵。亦洗頭風風屑。日華。同薑虀煮汁日服，治黄疸百藥不治者。時珍。○出張文仲方。

【附方】舊一。中風頭眩，心肺浮熱，肢軟骨疼，語蹇身顫〔二〕。用烏驢頭一枚，如食法，豉汁煮食。心鏡。

脂。【主治】敷惡瘡疥癬及風腫。日華。和酒服三升，治狂癲，不能語，不識人。和烏梅爲丸，治多年瘧，未發時服二十丸。又生脂和生椒搗熟，綿裹塞耳，治積年聾疾。孟詵。和酒等分服，治卒欬嗽。和鹽塗身體手足風腫。時珍。○出千金。

【附方】舊一，新一。滴耳治聾。烏驢脂少許，鯽魚膽一箇，生油半兩，和匀，納樓葱管中七日，取滴耳中，日二。聖惠。眼中瘜肉。驢脂、白鹽等分，和匀，注兩目眦頭，日三次，一月瘥。千金。

髓。【氣味】甘，温，無毒。【主治】耳聾。時珍。

【附方】新二。多年耳聾。重者用三兩度，初起者一上便效。用驢前脚脛骨打破，向日中瀝出髓，以瓷盒盛收。

〔一〕伏：千金方卷二十六鳥獸「驢」之下作「休」。

〔二〕顫：原作「顫」。不合文義。證類卷十八驢屎引食醫心鏡此句作「言語似澀，一身動摇」。時珍濃縮爲「語蹇身顫」。張本又改「顫」爲「顫」，義長，今從改。

每用綿點少許入耳內側臥候藥行其髓不可多用以白色
者爲上黄色者不堪○又方驢髓以針砂一合水二合浸十
日取清水少許和髓攪勻滴少許入耳中外以方新磚半箇
燒赤潑醋鋪磁石末一兩在磚上枕之至晚如此三度即通
濟方　金普

血〔時珍曰〕熱血以麻油一盞和攪去沫煑熱即成白色此亦可異昔無言及者〔氣味〕鹹凉無毒〔主
治〕利大小腸潤燥結下熱氣〔時珍〕

乳〔氣味〕甘冷利無毒〔思邈曰〕酸寒〔主治〕小兒熱急黄多服使利〔唐本〕療大
熱止消渴〔孫思邈〕小兒熱急驚邪赤痢〔蕭炳〕小兒癇疾客忤天弔
風疾〔日華〕卒心痛連腰臍者熱服三升〔孟詵〕蜘蛛咬瘡器盛浸之
蚰蜒及飛蟲入耳滴之當化成水〔藏器〕頻熱飲之治氣鬱解小
兒熱毒不生痘疹浸黄連取汁點風熱赤眼〔時珍○出千金諸方〕

〔附方〕舊一新三　心熱氣癇〔黑驢乳暖服三合日再服廣利方〕小兒口噤〔驢乳猪乳各二升煎
一升五合服千金〕重舌出涎〔方同〕撮口胎風〔先灸兩乳中三壯後用驢乳一此方大驗用烏驢乳一

每用綿點少許入耳内，側卧候藥行。其髓不可多用，以白色者爲上，黄色者不堪。〇又方：驢髓以針砂一合，水二合，浸十日。取清水少許，和髓攪勻，滴少許入耳中。外以方新磚半箇燒赤，潑醋，鋪磁石末一兩在磚上，枕之至晚。如此三度，即通。並普濟方。

血。【時珍曰】熱血，以麻油一盞，和攪去沫，煮熟即成白色。此亦可異，昔無言及者。【氣味】鹹，凉，無毒。【主治】利大小腸，潤燥結，下熱氣。時珍。

乳。【氣味】甘，冷利，無毒。【思邈曰】酸，寒。【主治】〔一〕小兒熱急黄。多服使利。唐本。療大熱，止消渴。孫思邈。小兒熱，急驚邪赤痢。蕭炳。小兒癇疾客忤，天弔風疾。日華。卒心痛連腰臍者，熱服三升。孟詵。蜘蛛咬瘡，器盛浸之。蚰蜒及飛蟲入耳，滴之當化成水。藏器。頻熱飲之，治氣鬱，解小兒熱毒，不生痘疹。浸黄連取汁，點風熱赤眼。時珍。〇出千金諸方。

【附方】舊一，新三。心熱氣癇。黑驢乳，暖服三合，日再服。廣利方。小兒口噤。驢乳、豬乳各二升，煎一升五合服。千金。重舌出涎。方同上。撮口胎風。先炙兩乳中三壯，後用此方大驗。用烏驢乳一

〔一〕主治：原脱。今從本書體例補。

一合以東引槐枝三寸長十根火煨一頭出津拭淨浸乳中取乳滴口中甚妙聖惠方

陰莖（氣味）甘溫無毒（主治）強陰壯筋時珍

駒衣（主治）斷酒煅研酒服方寸七外臺

皮（主治）煎膠食之治一切風毒骨節痛呻吟不止和酒服更良孟詵膠食主鼻洪吐血腸風血痢崩中帶下其生皮覆瘧疾人良日華詳見阿膠

（附方）舊一新一中風喎僻骨疼煩躁者用烏驢皮燖毛如常治淨蒸熟入豉汁中和五味煮食心鏡

牛皮風癬生驢皮一塊以朴硝醃過燒灰油調搽之名一掃光李樓奇方

毛（主治）骨頭中一切風病用一斤炒黃投一斗酒中漬三日空心細飲令醉暖臥取汗明日更飲如前忌陳倉米麪孟詵

（附方）新二小兒客忤剪驢膊上旋毛一彈子以乳汁煎飲外臺襁褓中風取驢背前交脊中毛一拇指大入麝香豆許以乳汁和銅器中慢炒為末乳汁和灌之千金

合〔一〕，以東引槐枝三寸長十根，火煨，一頭出津，拭浄，浸乳中。取乳滴口中甚妙。聖惠方。

陰莖。【氣味】甘，温，無毒。【主治】强陰壯筋。時珍。

駒衣。【主治】斷酒。煅研，酒服方寸匕。外臺。

皮。【主治】煎膠食之，治一切風毒，骨節痛，呻吟不止。和酒服更良。孟詵。煎〔二〕膠食，主鼻洪吐血，腸風血痢，崩中帶下。其生皮覆瘧疾人良。日華。詳見阿膠。

【附〔三〕方】舊一，新一。中風喎僻，骨疼煩躁者。用烏驢皮燖毛，如常治浄蒸熟，入豉汁中，和五味煮食。心鏡。牛皮風癬。生驢皮一塊，以朴硝醃過，燒灰，油調搽之。名一掃光。李樓奇方。

毛。【主治】頭〔四〕中一切風病，用一斤炒黄，投一斗酒中，漬三日。空心細飲令醉，暖卧取汗。明日更飲如前。忌陳倉米、麪。孟詵。

【附方】新二。小兒客忤。剪驢膊上旋毛一彈子，以乳汁煎飲。外臺。襁褓中風。取驢背前交脊中毛一拇指大，入麝香豆許，以乳汁和，銅器中慢炒，爲末。乳汁和，灌之。千金。

〔一〕合：此前原衍「一」字。今從江西本删。
〔二〕煎：原脱。今據證類卷十八驢屎補。
〔三〕附：原作「防」。今從江西本改。
〔四〕頭：此前原衍「骨」字。今據證類卷十八驢屎删。

骨主治煑湯浴歷節風孟詵牝驢骨煑汁服治多年消渴極效時珍

頭骨主治燒灰和油塗小兒顱解時珍

懸蹄主治燒灰敷癰疽散膿水和油敷小兒解顱以瘥為度時珍

附方舊一新三

腎風下注生瘡用驢蹄二十片燒灰密陀僧輕粉各一錢麝香半錢為末敷之奇効方

天柱毒瘡生脊大椎上大如錢赤色出水驢蹄二片胡粉熬一分麝香少許為末醋和塗之乾則摻之聖惠

飲酒穿腸飲酒過度欲至穿腸者用驢蹄硬處削下水煑濃汁冷飲之襄州散將樂小䖃得此方有効經驗方

鬼瘧不止用白驢蹄剉炒砒霜各二分大黃四兩菉豆三分雄黃一分朱砂半分研丸梧子大未發平旦冷水服二丸即止七日忌油肘后

溺氣味辛寒有小毒主治浸蜘蛛咬瘡良藏器治反胃噎病狂犬咬傷癬癘惡瘡並多飲取瘥風蟲牙痛頻含漱之良時珍○出

骨。【主治】煮湯，浴歷節風。孟詵。牝驢骨煮汁服，治多年消渴，極效。時珍。

頭骨。【主治】燒灰和油，塗小兒顖解。時珍。

懸蹄。【主治】燒灰，敷癧疽，散膿水。和油，敷小兒解顱，以瘥爲度。時珍。

【附方】舊一，新三。腎風下注，生瘡。用驢〔一〕蹄二十片燒灰，密陀僧、輕粉各一錢，麝香半錢，爲末，敷之。奇效方。天柱毒瘡，生脊大椎上，大如錢，赤色，出水。驢蹄二片，胡粉熬一分，麝香少許，爲末。醋和塗之。乾則摻之。聖惠。飲酒穿腸。飲酒過度，欲至穿腸者。用驢蹄硬處削下，水煮濃汁，冷飲之。襄州散將樂小蠻，得此方有效。經驗方。鬼瘧不止。用白驢蹄剉炒、砒霜各二分，大黄四兩〔二〕，菉豆三分，雄黄一分，朱砂半分，研，丸梧子大。未發平旦冷水服二丸，即止。七日忌油。肘後。

溺。【氣味】辛，寒，有小毒。【主治】浸蜘蛛咬瘡，良。藏器。治反胃噎病，狂犬咬傷，癬癘惡瘡，並多飲取瘥。風蟲牙痛，頻含漱之，良。時珍。○出

〔一〕驢：原作「顱」。今據奇效良方卷五十四瘡科通治方改。

〔二〕兩：肘後方卷三治寒熱諸瘧方作「分」。

千金翼夜明宗奭曰：一切病皆用丹物加驢尿與服以防其蟲
許方用門虫數十皆而愈。時珍曰：張文仲備急方言幼年患
反胃，每食餅及羹粥等，須臾吐出。貞觀中許奉御兄弟及柴、蔣等
諸名醫奉敕調治，竟不能療。漸疲困，候絕旦夕。忽一衛士云：
服驢小便極驗。遂服二合，後食止吐一半；晡時再服二合，食
粥便定。次日奏知，則宮中五六人患反胃者，同服一時俱瘥。
此物稍有毒，服時不可過多，須熱
飲之。病深者七日當效。後用屢驗。

附方三新

狐尿刺瘡痛。驢尿頃熱漬之。千金

白玷風驢尿、薑汁等分，和勻頻洗。聖濟錄

耳聾人中白一分，乾地龍一條，為末，以烏驢駒尿一合，和勻，瓷器盛之。每滴少許入耳。聖惠

屎【主治】熨之，風腫瘻瘡。絞汁，主心腹疼痛，諸疰忤，癥癖，反胃不止，牙齒痛，治水腫，每服五合良。晝體成字者為婷求用牝驢屎，不成字者為溼水用駁驢屎。唐本 燒灰吹鼻，止衄甚效；和油塗惡瘡濕癬。時珍

附方四新

卒心氣痛驢屎絞汁五合，熱服即止。肘后方

經水不止及血崩，用黑驢屎燒存性，研末，麪糊丸梧子大。每空心黃酒下五七十丸，神妙。龔雲林醫鑑

疔瘡中風腫痛。用驢屎炒，熨瘡上五十遍，極效。聖濟方

小兒眉瘡黑驢屎燒研，油調塗，立效。聖惠方

千金諸方。【發明】【震亨曰】一婦病噎，用四物加驢尿與服，以防其生蟲，數十帖而愈。【時珍曰】張文仲備急方言：幼年患反胃，每食羹粥諸物，須臾吐出。貞觀中，許奉御兄弟及柴、蔣諸名醫奉敕調治，竟不能療。漸疲困，候絶旦夕。忽一衛士云：服驢小便極驗。遂服二合，後食止吐一半。晡時再服二合，食粥便定。次日奏知，則宫中五六人患反胃者同服，一時俱瘥。此物稍〔一〕有毒，服時不可過多。須熱飲之。病深者七日當效。後用屢驗。

【附方】新三。狐尿刺瘡。烏驢尿頓熱漬之。千金。白玷〔二〕風。驢尿、薑汁等分，和匀頻洗。聖濟録〔三〕。耳聾。人中白一分，乾地龍一條，爲末，以烏驢駒尿〔四〕一合和匀，瓷器盛之。每滴少許入耳。聖惠。

屎。【主治】熬之，熨風腫漏瘡。絞汁，主心腹疼痛，諸疰忤。癥瘕，反胃不止，牙齒痛。治水腫，每服五合良。畫體成字者爲燥水，用牝驢尿〔五〕；不成字者爲濕水，用駁驢尿〔六〕。○唐本。燒灰吹鼻，止衄甚效。和油，塗惡瘡濕癬。時珍。

【附方】新四。卒心氣痛。驢屎絞汁五合，熱服即止。肘後方。經水不止及血崩。用黑驢屎燒存性，研末，麪糊丸梧子大。每空心黄酒下五七十丸，神妙。龔雲林醫鑑。疔瘡中風，腫痛。用驢屎炒，熨瘡上五十徧，極效。普濟方。小兒眉瘡。黑驢屎燒研，油調塗，立效。聖惠方。

〔一〕稍：原作「梢」。今據證類卷十八驢尿引外臺秘要改。
〔二〕玷：聖惠方卷二十四治白癜風諸方作「癜」，義同。
〔三〕聖濟録：該書無此方。方見聖惠方卷二十四治白癜風諸方。
〔四〕烏驢駒尿：聖惠方卷三十六治耳聾諸方作「小驢兒尿」。
〔五〕尿：原作「屎」。今據證類卷十八驢屎引唐本草改。
〔六〕尿：原作「屎」。今據改同上。

耳垢〔主治〕刮取塗蠍螫。崔氏

毛軸垢〔主治〕新久瘧無定期者，以水洗汁和麪如彈丸二枚，作燒餅，未發前食一枚，發時食一枚。蘇恭

溺下泥〔主治〕傅蜘蛛傷。藏器

驢槽〔主治〕小兒拗哭不止，令三姓婦人抱兒臥之，移時即止。勿令人知。藏器

〔發明〕時珍曰：錦囊詩云：繫蟹懸門除鬼疾，畫驢掛壁止兒啼。言關西人以蟹殼懸之，辟邪瘧；江左人畫倒驢掛之，止夜啼。由驢槽止哭之義同，皆厭禳法耳。

騾《食鑑》

〔釋名〕時珍曰：騾古文作𩦺，從馬從𦍌，省文也。

〔集解〕時珍曰：騾大于驢而健于馬，其力在腰，其後有鎖骨不能開，故不孳乳。其類有五：牡驢交馬而生者，騾也；牡馬交驢而生者，為駃騠，音決題；牡驢交牛而生者，為馲𩧯，音宅陌；牡牛交驢而生者，為𩦺䮾，音謫蒙；牡牛交馬而生者，為駏

耳垢。【主治】刮取塗蠍螫。崔氏。

尾軸垢。【主治】新久瘧無定期者。以水洗汁，和麪如彈丸二枚，作燒餅。未發前食一枚，發時食一枚，效。恭。

溺下泥。【主治】傅蜘蛛傷。藏器。

驢槽。【主治】小兒拗哭不止，令三姓婦人抱兒臥之，移時即止，勿令人知。藏器。

【發明】【時珍曰】錦囊詩云：繫蟹懸門除鬼疾，畫驢挂壁止兒啼。言關西人以蟹殼懸之，辟邪瘧；江左人畫倒驢挂之，止夜啼。與驢槽止哭之義同，皆厭禳法耳。

騾食鑑

【釋名】【時珍曰】騾古文作嬴。從馬，從嬴，諧聲。

【集解】【時珍曰】騾大于驢而健于馬，其力在腰。其後有鎖骨不能開，故不孳乳。其類有五：牡驢交馬而生者，騾也；牡馬交驢而生者，爲駃騠，音决題；牡驢交牛而生者，爲馲駋，音宅陌；牡牛交驢而生者，爲驕騞，音謫蒙；牡牛交馬而生者，爲駏

蠅令從通乎易纍矣

肉【氣味】辛苦溫有小毒。宗奭曰：騾性頑劣，肉不益人，孕婦食之難產。時珍曰：古方未見用騾者，近時小籍時有其方云。案呂氏春秋云：趙簡子有白騾甚愛之，其臣陽城渠胥有疾，醫云得白騾肝則生，不得則死。簡子聞之曰：殺畜活人，不亦仁乎？乃殺騾取肝與之，胥渠病愈。此亦翦鬚以救功臣之意，書之于此，以備參案。

蹄【主治】難產，燒灰入麝香少許，酒服一錢。普濟方

屎【主治】打損諸瘡，破傷中風腫痛，炒焦裹熨之，冷即易。時珍

駝 宋開寶

【釋名】橐駝漢書 駱駝。時珍曰：駝能負囊橐，故名。方音訛為駱駝也。

【集解】馬志曰：野駝、家駝生塞北、河西，其脂在兩峰內，入藥俱可。頌曰：野駝今惟西北番界有之，家駝則中國人家畜養生者，入藥不及野駝。時珍曰：駝狀如馬，其頭似羊，長項垂耳，腳有三節，背有兩肉峰如鞍形，有蒼褐黃紫數色，其聲曰圖，其食亦齝，其性耐寒惡熱，故夏至退毛至盡，毛可為毼。其糞烟亦直上如狼烟。其力能負重，可至千斤，日行二三百里。又能知泉源水脈風候。凡伏流人所不知，駝以足踏處即得之。流沙夏多熱風，行旅遇之即死，風將至，駝必聚鳴，埋口

驢。今俗通呼爲騾矣。

肉。【氣味】辛、苦，温，有小毒。【寧原曰】騾性頑劣，肉不益人，孕婦食之難産。【時珍曰】古方未見用騾者，近時小籍時有其方云。案呂氏春秋云：趙簡子有白騾甚愛之。其臣陽城胥渠[一]有疾。醫云：得白騾肝則生，不得則死。簡子聞之，曰：殺畜活人，不亦仁乎？乃殺騾取肝與之。胥渠病愈。此亦剪鬚以救功臣之意，書之于此，以備醫案。

蹄。【主治】難産。燒灰，入麝香少許，酒服一錢。普濟方。

屎。【主治】打損諸瘡，破傷中風，腫痛，炒焦裹熨之，冷即易。時珍。

駝宋開寶

【釋名】橐駝漢書、駱駝。【時珍曰】駝能負囊橐，故名。方音訛爲駱駝也。

【集解】【馬志曰】野駝、家駝生塞北、河西。其脂在兩峰内，入藥俱可。【頌曰】野駝，今惟西北番界有之。家駝，則此中人家畜養生息者，入藥不及野駝。【時珍曰】駝狀如馬，其頭似羊，長項垂耳，脚有三節，背有兩肉峰如鞍形，有蒼、褐、黄、紫數色，其聲曰圂，其食亦齝。其性耐寒惡熱，故夏至退毛至盡，毛可爲毼。其糞烟亦直上如狼烟。其力能負重，可至千斤，日行二三百里。又能知泉源水脉風候。凡伏流人所不知，駝以足踏處即得之。流沙夏多熱風，行旅遇之即死，風將至駝必聚鳴，埋口

〔一〕胥渠：原作「渠胥」。今據本條下文及呂氏春秋卷八愛士乙正。

鼻于沙中，人以為驗也。其臥而腹不著地，屈足露明者名明駝，最能行遠。于闐有風腳駝，其疾如風，日行千里。吐番有獨峯駝。西域傳云：大月氏出一封駝，脊上有一封，隆起若封土，故俗呼為封牛，亦曰犎牛。穆天子傳謂之牥牛，爾雅謂之犦牛，嶺南徐聞縣及海康皆出之。南史云：滑國有兩腳駝。諸家所未聞也。

駝脂即駝峯脂，在峯內，謂之峯子油。入藥以野駝者為良。宗奭曰：家駝峯蹄最精，人多煮熟糟食。【氣味】甘，溫，無毒。鑑源曰：能柔五金。【主治】頑痺風瘙，惡瘡毒腫死肌，筋皮攣縮，踠損筋骨。火炙摩之，取熱氣透肉。亦和米粉作煎餅食之，療痔。開寶　治一切風疾，皮膚痺急，及惡瘡腫漏爛，並和藥傅之。大明　主虛勞風有冷積者，以燒酒調服之。正要

【附方】新一。周痺：野駝脂煉淨一斤，入好酥四兩，和勻。每服半匙，加至一匙，日三服。聖濟總錄

肉【氣味】甘，溫，無毒。【主治】諸風下氣，壯筋骨，潤肌膚，主惡瘡。大明

乳【氣味】甘，冷，無毒。【主治】補中益氣，壯筋骨，令人不飢。正要

黃【氣味】苦，平，微毒。【主治】風熱驚疾。時珍

鼻于沙中，人以爲驗也。其卧而腹不著地，屈足露明者名明駝，最能行遠。于闐有風脚駝，其疾如風，日行千里。土番有獨峰駝。西域傳云：大月氏出一封駝，脊上有一封隆起若封土，故俗呼爲封牛，亦曰犦牛。穆天子傳謂之牥〔一〕牛，爾雅謂之犦牛，嶺南徐聞縣及海康皆出之。南史云：滑國有兩脚駝，諸家所未聞也。

駝脂。即駝峰。脂在峰内，謂之峰子油，入藥以野駝者爲良。【宗奭曰】家駝峰、蹄最精，人多煮熟糟食。【氣味】甘，温，無毒。【鑑源曰】能柔五金。【主治】頑痺風瘙，惡瘡毒腫死肌，筋皮攣縮，踠損筋骨。火炙摩之，取熱氣透肉。亦和米粉作煎餅食之，療痔。開寶。治一切風疾，皮膚痺急，及惡瘡腫毒〔二〕漏爛，並和藥傅之。大明。主虚勞風有冷積者，以燒酒調服之。正要。

【附方】新一。周痺。野駝脂鍊浄一斤，入好酥四兩，和匀。每服半匙，加至一匙，日三服。聖濟總録。

肉。【氣味】甘，温，無毒。【主治】諸風下氣，壯筋骨，潤肌膚，主惡瘡。大明。

乳。【氣味】甘，冷〔三〕，無毒。【主治】補中益氣，壯筋骨，令人不飢。正要。

黄。【氣味】苦，平，微毒。【主治】風熱驚疾。時珍。

〔一〕牥：原作「物」。今據穆天子傳卷四改。
〔二〕毒：原脱。今據證類卷十八野駝脂補。
〔三〕冷：飲膳正要卷三獸品駝乳作「温」。

【發明】時珍曰駱駝黄似牛黄而不香戎人以亂牛黄而功不及之

毛【主治】婦人赤白帶下最良蘇恭 頷毛療痔燒灰酒服方寸匕時珍○出崔行功纂要

【附方】新一 陰上瘑瘡駝絨燒灰水澄過入炒黄丹等分為末搽之即效龔氏經驗方

屎【主治】乾研搐鼻止衄寇宗奭 燒烟殺蚊虱博物志

酪音洛○唐本草

【釋名】湩音董○

【集解】恭曰牛羊水牛馬乳並可作酪水牛乳作者濃厚味勝犛牛馬乳作酪性冷驢乳尤冷不堪作酪也【藏器曰】酪有乾濕乾酪更强時珍曰酪湩北人多造之水牛㹀牛犛牛羊馬駝之乳皆可作之入藥以牛酪為勝蓋牛乳亦多爾按飲膳正要云造法用乳半杓鍋內炒過入餘乳熬數十沸常以杓縱橫攪之乃傾出罐盛待冷掠取浮皮以為酥入舊酪少許紙封放之即成矣又乾酪法以酪晒結掠去浮皮再晒至皮盡卻入釜中炒少時器盛曝令可作塊收用

【氣味】甘酸寒無毒【時珍曰】水牛馬駝之酪冷㹀牛羊乳酪溫【詵曰】患冷患痢人勿食羊乳酪合酢食成血瘕

【主】

【發明】【時珍曰】駱駝黄，似牛黄而不香。戎人以亂牛黄，而功不及之。

毛。【主治】婦人赤白帶下，最良。蘇恭。頷毛：療痔，燒灰，酒服方寸匕。時珍。○出崔行功纂要。

【附方】新一。陰上疳瘡。駝絨燒灰，水澄過，入炒黄丹等分，爲末，搽之即效。龔氏經驗方。

屎。【主治】乾研嗃鼻，止衄。寇[一]宗奭。燒烟，殺蚊虱。博物志。

酪音洛○唐本草

【釋名】潼[二]音董。

【集解】【恭曰】牛、羊、水牛、馬乳，並可作酪。水牛乳作者，濃厚味勝。㹇牛、馬乳作酪性冷。驢乳尤冷，不堪作酪也。【藏器曰】酪有乾、濕，乾酪更强。【時珍曰】酪潼，北人多造之。水牛、㹇牛、犛牛、羊、馬、駝之乳，皆可作之。入藥以牛酪爲勝，蓋牛乳亦多爾。按飲膳正要[三]云：造法用乳半杓，鍋内炒過，入餘乳熬數十沸，常以杓縱横攪之，乃傾出罐盛。待冷，掠取浮皮以爲酥。入舊酪少許，紙封放之即成矣。又乾酪法：以酪晒結，掠去浮皮再晒，至皮盡，却入釜中炒少時，器盛，曝令可作塊，收用。【氣味】甘、酸，寒，無毒。【時珍曰】水牛、馬、駝之酪冷，㹇牛、羊乳酪温。【詵曰】患冷、患痢人勿食羊乳酪，合酢食，成上瘕[四]。【主

〔一〕寇：原作「冠」。今從江西本改。

〔二〕潼：據字音字義，疑爲「湩」字形訛。後同不注。

〔三〕飲膳正要：該書未見此下造酪法。此法見於神隱卷下五月「造酪」、七月「乾酪」。

〔四〕合酢食成上瘕：證類卷十六酪引食療無此六字。千金方卷二十六食治方云：「食甜酪竟，即食大酢者，變作血瘕及尿血。」

治熱毒，止渴，解散發利，除胸中虛熱，身面上熱瘡、肌瘡。唐本。止煩渴熱悶，心膈熱痛。日華。潤燥利腸，摩腫，生精血，補虛損，壯顔色。時珍。

【發明】時珍曰：按原禮云：乳酪血液之屬，血燥所宜也。

【附方】舊三。火丹癮疹：以酪和鹽煮熱摩之，即消。千金翼。蚰蜒入耳：華佗方用牛酪灌入，即出。若入腹，則飲二升，即化爲黄水。廣利方。馬出黑汗：水化乾酪灌之。藏器。

酥

別録上品

【釋名】酥油。北虜名馬思哥油。

【集解】弘景曰：酥出外國，亦從益州來，本牛、羊乳所作也。恭曰：酥乃酪作，其性與酪異。然牛酥勝羊酥，其犛牛酥復勝家牛也。思邈曰：沙牛、犛牛乳者爲上，白羊者次之。詵曰：水牛酥與羊酥同功，其羊酥勝牛酥。汪珍曰：牛乳冷，羊乳温。牛酥不離寒，病之兼熱者宜之；羊酥不離温，病之兼寒者宜之。各有所長也。犛酥勝，然而難得。時珍曰：酥乃酪之浮面所成，今人多以白羊脂雜之，不可不辨。按臞仙神隱云：造法：以乳入鍋煎二三沸，傾入盆內，冷定，待面結皮，取皮再煎，油出去

治】熱毒，止渴，解散發利，除胸中虚熱，身面上熱瘡、肌瘡。唐本。止煩渴熱悶，心膈熱痛。日華。潤燥利腸，摩腫，生精血，補虚損，壯顔色。時珍。

【發明】【時珍曰】按戴〔一〕原禮云：乳酪，血液之屬，血燥所宜也。

【附方】舊三。火丹癮疹。以酪和鹽煮熱，摩之即消。千金翼。蚰蜒入耳。華佗方：用牛酪灌入即出。若入腹，則飲二升，即化爲黄水。廣利方。馬出黑汗：水化乾酪灌之。藏器。

酥別録上品

【釋名】酥油。北虜名馬思哥油。

【集解】【弘景曰】酥出外國，亦從益州來。本牛羊乳所作也。【恭曰】酥乃酪作，其性與酪異。然牛酥勝羊酥，其犛牛酥復勝家牛也。【思邈曰】沙牛、犛牛乳者爲上，白羊者次之。【詵曰】水牛酥與羊酥〔二〕同功。其羊酥勝牛酥。【汪機〔三〕曰】牛乳冷，羊乳温。牛酥不離寒，病之兼熱者宜之；羊酥不離温，病之兼寒者宜之。各有所長也。犛酥雖勝，然而難得。【時珍曰】酥乃酪之浮面所成，今人多以白羊脂雜之，不可不辨。按臞仙神隱云：造法以牛〔四〕乳入鍋煎二三沸，傾入盆内冷定，待面結皮，取皮再煎，油出去

〔一〕戴：原闕一字。今從錢本補。

〔二〕酥：證類卷十六酥引食療作「酪」。

〔三〕汪機：「機」原作「珍」。其下緊接「時珍曰」，當非「時珍」之誤。考食物本草亦無此下論述，故亦非汪穎之論。今據卷一歷代諸家本草，改作「汪機」。

〔四〕牛：原脱。今據神隱卷上山居飲食補。

滓入在鑊內即成酥油一法以桶盛乳以木安板擣半日候沫出撇取煎去焦皮即成酥也凡入藥以微火溶化濾淨用之良

沙牛白羊酥【氣味】甘微寒無毒【主治】補五臟利大小腸治口瘡別錄除胸中客熱益心肺思邈除心熱肺痿止渴止嗽止吐血潤毛髮日華益虛勞潤臟腑澤肌膚和血脈止急痛治諸瘡溫酒化服良時珍

犛牛酥【氣味】甘平無毒【主治】去諸風濕痺除熱利大便去宿食思邈合諸膏摩風腫踒跌血瘀藏器

【發明】時珍曰酥本乳液潤燥調營與血同功按生生編云酥能除腹內塵垢又追毒氣發出毛孔間也

【附方】舊二新一

蜂螫用酥塗之聖惠

蟲咬以酥和血塗之聖惠方

眯目以酥少許隨左右納鼻中垂頭少頃令流入目中物與淚同出也聖濟總錄

醍醐唐本草

渣，入在鍋内，即成酥油。一法：以桶盛乳，以木棍〔一〕安板，擣半日，候沫出，撇取，煎，去焦皮，即成酥也。凡入藥，以微火溶化濾浄用之良。

沙牛、白羊酥。【氣味】甘，微寒，無毒。【主治】補五臟，利大小腸，治口瘡。別録。除胸中客熱，益心肺。思邈。除心熱肺痿，止渴止嗽，止吐血，潤毛髮。日華。益虚勞，潤臟腑，澤肌膚，和血脉，止急痛。治諸瘡。温酒化服，良。時珍。

犛牛酥。【氣味】甘，平，無毒。【主治】去諸風濕痺，除熱，利大便，去宿食。思邈。合諸膏，摩風腫踠跌血瘀。藏器。

【發明】【時珍曰】酥本乳液，潤燥調營，與血同功。按生生編云：酥能除腹内塵垢，又追毒氣發出毛孔間也。

【附方】舊二，新一。蜂螫。用酥塗之，妙。聖惠。蟲咬。以酥和鹽〔二〕塗之。聖惠方。眯目。以酥少許，隨左右納鼻中。垂頭〔三〕少頃，令流入目中，物與淚同出也。聖濟總録。

醍醐唐本草

〔一〕棍：原脱。今據神隱卷上山居飲食補。
〔二〕鹽：原作「血」。今據證類卷十六酥改。
〔三〕頭：聖濟總録卷第一百一十三眯目此下有「卧」字。

集解弘景曰佛書稱乳成酪酪成酥酥成醍醐色黄白作餅甚甘肥是也恭曰醍醐出酥中乃酥之精液也好酥一石有三四升醍醐熱抨煉貯器中待凝穿中至底便津出取之陶言黄白作餅乃未達之言也韓保昇曰在酥中盛冬不凝盛夏不融者是也宗奭曰作酪時上一重凝者為酥酥上如油者為醍醐熬之即出不可多得極甘美用處亦少斅曰醍醐乃酥之槳凡用以重綿濾過銅器煎三兩沸用藏器曰此物性滑物盛皆透惟雞子殻及壺蘆盛之乃不出也

氣味甘冷利無毒主治風邪痺氣通潤骨髓可為摩藥功優於酥本草添精補髓益中填骨久服延年百鍊彌佳孫思主驚悸心熱頭疼明目傅腦頂心日華治月蝕瘡潤養瘡痂最宜宗奭

發明機曰酥酪醍醐大抵性皆潤滑宜於血熱枯燥之人其功亦不甚相遠也

附方舊三新二風虛濕痺醍醐二兩温酒每服一匙效心鏡中風煩熱皮膚瘙癢醍醐四兩每服半匙温酒和服日一一切肺病咳嗽膿血不止用好酥五十斤煉三遍當出醍醐每服一合日三服以瘥為度神效外臺鼻中涕血以三鍊酥中精液灌鼻中日三夜一良外臺小兒鼻塞不通不能食乳劉氏用醍醐二合木香零陵香各四分湯煎成膏塗頭上并塞鼻中外臺

【集解】【弘景曰】佛書稱乳成酪，酪成酥，酥成醍醐。色黄白作餅，甚甘肥，是也。【恭曰】醍醐出酥中，乃酥之精液也。好酥一石，有三四升醍醐。熟抨煉，貯器中待凝，穿中至底便津出，取之。陶言黄白作餅，乃未達之言也。【韓保昇曰】在酥中，盛冬不凝、盛夏不融者，是也。【宗奭曰】作酪時，上一重凝者爲酥[一]，酥上如油者爲醍醐。熬之即出，不可多得，極甘美，用處亦少。【斅曰】醍醐乃酪之漿。凡用以重綿濾過，銅器煎三兩沸用。【藏器曰】此物性滑，物盛皆透；惟雞子殼及壺蘆盛之乃不出也。

【氣味】甘，冷利，無毒。【主治】風邪痺氣，通潤骨髓，可爲摩藥，功優於酥。唐本。添精補髓，益中填骨。久服延年，百鍊彌佳。孫思邈[二]。主驚悸，心熱頭疼，明目，傅腦頂心。日華。治月蝕瘡，潤養瘡痂最宜。宗奭。

【發明】【機曰】酥、酪、醍醐，大抵性皆潤滑，宜於血熱枯燥之人，其功亦不甚相遠也。

【附方】舊三，新二。風虚濕痺。醍醐二兩，温酒每服一匙，效。心鏡。中風煩熱，皮膚瘙痒。醍醐四兩，每服半匙，温酒和服，日一。一切肺病，咳嗽膿血不止。用好酥五十斤，煉三遍，當出醍醐。每服一合，日三服，以瘥爲度，神效。外臺。鼻中涕血。以三鍊酥中精液灌鼻中。日三夜一，良。外臺。小兒鼻塞不通，不能食乳。劉氏用醍醐二合，木香、零陵香各四分，湯煎成膏。塗頭上，并塞鼻中。外臺。

[一] 酥：衍義卷十六醍醐原作「酪面」。按本卷酥，時珍曰：「酥乃酪之浮面所成」，故此處時珍將「酪面」徑改爲「酥」。下一「酥」字同。

[二] 邈：原闕一字。今從江西本補。

乳腐 宋嘉祐

【釋名】乳餅

【集解】時珍曰：諸乳皆可造，今惟以牛乳者爲勝爾。按臞仙神隱書云：造乳餅法：以牛乳一斗，絹濾入釜，煎五沸，水解之，用醋點入，如豆腐法，漸漸結成，漉出以帛裹之，用石壓成，入鹽，甕底收之。○又造乳團法：用酪五升煎滾，入冷漿水半升，必自成塊，未成更入漿一盞，至成，以帛包搦，如乳餅樣收之。○又造乳線法：以牛乳盆盛，晒至四邊清水出，煎熱，以酸漿點成，漉出揉擦數次，扯成塊，又入釜盪之，取出，捻成薄皮，竹簽捲扯，數次掤定，晒乾，以油煠熟食。

【氣味】甘，微寒，無毒。詵曰：水牛乳涼，榛牛乳溫。

【主治】潤五臟，利大小便，益十二經脈，微動氣。孟詵。治赤白痢，切如豆大，麪拌，酸漿水煮二十沸，頓服，小兒服之彌良。蕭炳。

【附方】新一。血痢不止：乳腐一兩，漿水一鍾，煎服。普濟方。

阿膠 本經上品

【釋名】傅致膠 本經。○弘景曰：出東阿，故名阿膠。時珍曰：阿井在今山東兗州府陽穀縣東北六十里，即古之

乳腐 宋嘉祐

【釋名】乳餅。

【集解】【時珍曰】諸乳皆可造，今惟以牛乳者爲勝爾。按臞仙神隱書云：造乳餅法，以牛乳一斗，絹濾入釜，煎五沸，水解之。用醋點入，如豆腐法，漸漸結成，漉出以帛裹之。用石壓成，入鹽甕底收之。○又造乳團法：用酪五升煎滚，入冷漿水半升，必自成塊。未成，更入漿一盞。至成，以帛包，搦，如乳餅様收之。○又造乳線法：以牛乳盆盛，晒至四邊清水出，煎熱，以酸嬭〔一〕漿點成。漉出揉擦數次，扯成塊，又入釜盪之。取出，捻成薄皮，竹簽捲扯數次，掤定晒乾，以油煠熟食。【氣味】甘，微寒，無毒。【詵曰】水牛乳涼，犛牛乳温。【主治】潤五臟，利大小便，益十二經脉。微動氣。孟詵。治赤白痢，切如豆大，麪拌，酸漿水煮二十沸，頓服。小兒服之，彌良。蕭炳。

【附方】新一。血痢不止。乳腐一兩，漿水一鍾，煎服。普濟方。

阿膠 本經上品

【釋名】傅致膠本經。○【弘景曰】出東阿，故名阿膠。【時珍曰】阿井，在今山東兖州府陽穀縣東北六十里，即古之

〔一〕嬭：原脱。今據神隱卷上山居飲食造乳綫法補。

列女傳六八六十六表
可互看

東阿縣也有官舍禁之酈道元水經註云東阿有井大如輪深六七丈歲常煑膠以貢天府者即此也其井乃濟水所注取井水煑膠用攪濁水則清故人服之下膈疏痰止吐盖濟水清而重其性趨下故治淤濁及逆上之痰也

【集解】【別錄】曰阿膠出東平郡東阿縣煑牛皮作之【弘景曰】今東都亦能作之用皮有老少膠有清濁熬時須用一片鹿角即成膠不爾不成也膠有三種清而薄者畫家用清而厚者名覆盆膠入藥用濁而黑者不入藥但可膠物爾【頌曰】今鄆州亦能作之以阿縣城北井水作煑者為真其井官禁真膠極難得貨者多偽其膠以烏驢皮得阿井水煎成乃爾今時方家用黃明膠多是牛皮本經阿膠亦用牛皮是二皮可通用但今牛皮膠制作不甚精止可膠物故不堪入藥也陳藏器言諸膠皆能療風止洩補虛而驢皮膠主風為最此阿膠所以勝諸膠也【時珍曰】凡造諸膠自十月至二三月間用沙牛水牛驢皮者為上豬馬騾駝皮者次之其舊皮鞋履等物者為下俱取生皮水浸四五日洗刮極淨熬煑時時攪之恒添水至爛濾汁再熬成膠傾盆内待凝近盆底者名坌膠煎膠水以鹹苦者為妙大抵古方所用多是牛皮後世乃貴驢皮若偽者皆雜以馬皮舊革鞍靴之類其氣濁臭不堪入藥當以黃透如琥珀色或光黑如瑿漆者為真真皆不作皮臭夏月亦不濕軟

【修治】【弘景曰】凡用皆火炙之【斅曰】凡用先以豬脂浸一夜取出於柳木火上炙燥研用【時珍曰】今方法或炒成珠或

東阿縣也。有官舍禁之。酈道元水經註云：東阿有井大如輪，深六七丈，歲常煮膠以貢天府者，即此也。其井乃濟水所注，取井水煮膠，用攪濁水則清。故人服之，下膈疏痰止吐。蓋濟水清而重，其性趨下，故治淤濁及逆上之痰也。

【集解】【別録曰】阿膠出東平郡東阿縣，煮牛皮作之。【弘景曰】今東都亦能作之。用皮有老少，膠有清濁。熬時須用一片鹿角即成膠，不爾不成也。膠有三種：清而薄者，畫家用；清而厚者名覆盆膠[一]，入藥用；濁而黑者不入藥，但可膠物爾。【頌曰】今鄆州亦能作之，以阿縣城北井水作煮者爲真。其井官禁，真膠極難得，貨者多僞。其膠以烏驢皮得阿井水煎成乃佳[二]爾。今時方家用黃明膠，多是牛皮。本經阿膠亦用牛皮，是二皮可通用。但今牛皮膠制作不甚精，止可膠物，故不堪入藥也。陳藏器言諸膠皆能療風止洩補虛，而驢皮膠主風爲最[三]，此阿膠所以勝諸膠也。【時珍曰】凡造諸膠，自十月至二三月間，用沙牛、水牛、驢皮者爲上，豬、馬、騾、駝皮者次之，其舊皮鞋[四]履等物者爲下。俱取生皮水浸四五日，洗刮極凈。熬煮，時時攪之，恒添水。至爛，濾汁再熬成膠，傾盆内待凝，近盆底者名坌膠，煎膠水以鹹苦者爲妙。大抵古方所用多是牛皮，後世乃貴驢皮。若僞者皆雜以馬皮、舊革鞍靴之類，其氣濁臭，不堪入藥。當以黃透如琥珀色，或光黑如瑿漆者爲真。真者不作皮臭，夏月亦不濕軟。

【修治】【弘景曰】凡用皆火炙之。【斅曰】凡用，先以豬脂浸一夜，取出，於柳木火上炙燥研用。【時珍曰】今方法或炒成珠，或[五]

〔一〕覆盆膠：證類卷十六阿膠作「盆覆膠」。
〔二〕佳：原作「集」。今據改同上。
〔三〕最：原作「是」。今據改同上。
〔四〕鞋：原作「難」。今從江西本改。
〔五〕或：原作「以」。今從改同上。

以麪炒或以酥炙或以蛤粉炒或以草灰炒或酒化成膏或水化膏當各從本方也〔氣味〕甘平無毒別錄曰微溫張元素曰性平味淡氣味俱薄浮而升陽也入手少陰足少陰厥陰經○得火良薯蕷為之使畏大黃〔主治〕心腹內崩勞極洒洒音蘚如瘧狀腰腹痛四肢酸痛女子下血安胎久服輕身益氣本經丈夫小腹痛虛勞羸瘦陰氣不足脚酸不能久立養肝氣別錄堅筋骨益氣止痢藥性○頌曰止洩痢得黃連蠟尤佳療吐血衄血血淋尿血腸風下痢女人血痛血枯經水不調無子崩中帶下胎前產後諸疾男女一切風病骨節疼痛水氣浮腫虛勞咳嗽喘急肺痿唾膿血及癰疽腫毒和血滋陰除風潤燥化痰清肺利小便調大腸聖藥也時珍

〔發明〕藏器曰諸膠皆主風止洩補虛而驢皮主風為最宗奭曰驢皮煎膠取其發散皮膚之外也用烏者取烏色屬水以制熱則生風之義如烏蛇烏鴉烏雞之類皆然時珍曰阿膠大要只是補血與液故能清肺益陰而治諸證按陳自明云補虛用牛皮膠去風用驢皮膠成無己云陰不足者補之以味阿膠之甘以補陰血楊士瀛云凡治喘嗽不論肺虛

以麪炒，或以□〔一〕炙，或以蛤粉炒，或以草灰炒，或酒化成膏，或水化膏，當各從本方也。【氣味】甘，平，無毒。【别録曰】微温。【張元素曰】性平味淡，氣味俱薄，浮而升，陽也。入手少〔二〕陰、足少陰、厥陰經。○得火良。薯蕷爲之使。畏大黄。【主治】心腹内崩，勞極洒洒音蘚如瘧狀，腰腹痛，四肢酸痛，女子下血，安胎。久服輕身益氣。本經。丈夫小腹痛，虚勞羸瘦，陰氣不足，脚酸不能久立，養肝氣。别録。堅筋骨，益氣止痢。藥性。○【頌曰】止洩痢，得黄連、蠟尤佳。療吐血衄血，血淋尿血，腸風下痢，女人血痛血枯，經水不調，無子，崩中帶下，胎前産後諸疾。男女一切風病，骨節疼痛，水氣浮腫，虚勞咳嗽喘急，肺痿唾膿血，及癰疽腫毒。和血滋陰，除風潤燥，化痰清肺，利小便，調大腸聖藥也。時珍。

【發明】【藏器曰】諸膠皆主風、止洩、補虚，而驢皮主風爲最。【宗奭曰】驢皮煎膠，取其發散皮膚之外也。用烏者，取烏色屬水，以制熱則生風之義，如烏蛇、烏鴉、烏雞之類皆然。【時珍曰】阿膠大要只是補血與液，故能清肺益陰而治諸證。按陳自明云：補虚用牛皮膠，去風用驢皮膠。成無己云：陰不足者補之以味，阿膠之甘以補陰血。楊士瀛云：凡治喘嗽，不論肺虚

〔一〕□：江西本同。錢本等作「火」。華夏本作「酥」，未示依據。存疑。

〔二〕少：湯液本草卷六阿膠作「太」。

肺實可下可溫，須用阿膠以安肺潤肺，其性和平，為肺經要藥。小兒驚風後瞳人不正者，以阿膠倍人參煎服最良。阿膠育神，人參益氣也。又痢疾多因傷暑伏熱而成，阿膠乃大腸之要藥，有熱毒留滯者則能疏導，無熱毒留滯者則能平安。數說足以發明阿膠之蘊矣。

附方舊四，新十四。

攤緩偏風　治攤緩風及諸風手脚不遂，腰脚無力者。驢皮膠微炙熟。先煮葱豉粥一升別貯。又以水一升，煮香豉二合，去滓入膠，更煮七沸，膠烊如餳，頻服之。乃暖喫葱豉粥。如此三四劑即止。若冷喫粥，令人嘔逆。廣濟方

肺風喘促　涎潮眼竄。用透明阿膠切炒，以紫蘇、烏梅肉焙研等分，水煎服之。直指

老人虛秘　阿膠炒二錢，葱白三根，水煎化，入蜜二匙，溫服。

胞轉淋閟　阿膠三兩，水二升，煮七合，溫服。千金方

赤白痢疾　黃連阿膠丸：治腸胃氣虛，冷熱不調，下痢赤白，裏急後重，腹痛，小便不利。用阿膠炒過，水化成膏一兩，黃連三兩，伏苓二兩，為末，搗丸梧子大。每服五十丸，粟米湯下，日三。和劑局方

吐血不止　千金翼用阿膠炒二兩，蒲黃六合，生地黃三升，水五升，煮三升，分服。○經驗治大人小兒吐血。用阿膠炒、蛤粉各一兩，辰砂少許，為末。藕節搗汁，入蜜調服。

肺損嘔血　并開胃。用阿膠炒三錢，木香一錢，糯米一合半，為末。每服一錢，百沸湯點服，日一服。普濟

大衄不止　口耳俱出。用阿膠炙、蒲黃半兩，每服二錢，水一盞，生地黃汁一合，煎至六分，溫服。急以帛

肺實，可下可温，須用阿膠以安肺潤肺。其性和平，爲肺經要藥。小兒驚風後瞳人不正者，以阿膠倍人參煎服最良。阿膠育神，人參益氣也。又痢疾多因傷暑伏熱而成，阿膠乃大腸之要藥。有熱毒留滯者，則能疏導；無熱毒留滯者，則能平安。數説足以發明阿膠之藴矣。

【附方】舊四，新十四。**癱緩偏風。**治癱緩風及諸風，手脚不遂，腰脚無力者。驢皮膠微炙熟。先煮葱豉粥一升，别貯〔一〕。又以水一升，煮香豉二合，去滓入膠，更煮七沸，膠烊如餳〔二〕，頓服之。及〔三〕暖喫葱豉粥。如此三四劑即止。若冷喫粥，令人嘔逆。廣濟方。**肺風喘促，**涎潮眼竄。用透明阿膠切炒，以紫蘇、烏梅肉焙研等分，水煎服之。直指。**老人虚秘。**阿膠炒二錢，葱白三根，水煎化，入蜜二匙，温服。**胞轉淋閟。**阿膠三兩，水二升，煮七合，温服。千金方。**赤白痢疾。**黄連阿膠丸：治腸胃氣虚，冷熱不調，下痢赤白，裏急後重，腹痛，小便不利。用阿膠炒過，水化成膏一兩，黄連三兩，伏苓二兩，爲末，擣丸梧子大。每服五十丸，粟米湯下，日三。和劑局方。**吐血不止。**千金翼用阿膠炒二兩，蒲黄六合，生地黄三升，水五升，煮三升，分三〔四〕服。○經驗治大人、小兒吐血。用阿膠炒、蛤粉各一兩，辰砂少許，爲末。藕節擣汁，入蜜調服。**肺損嘔血，**并開胃。用阿膠炒三錢，木香一錢，糯米一合半，爲末。每服一錢，百沸湯點服，日一。普濟。**大衄不止，**口耳俱出。用阿膠炙半兩〔五〕，蒲黄半兩，每服二錢，水一盞，生地黄汁一合，煎至六分，温服。急以帛

〔一〕貯：原脱。今據證類卷十六阿膠補。
〔二〕餳：原作「錫」。今據改同上。
〔三〕及：原作「乃」。今據改同上。
〔四〕三：原脱。今據千金翼卷十八吐血補。
〔五〕半兩：原脱，今據聖惠方卷三十七治鼻大衄諸方「阿膠散」補。

繫產乳聖惠方○**月水不調**阿膠一錢蛤粉炒成珠研末熱酒服即安一方入辰砂末半錢**月水不止**阿膠炒焦為末酒服二錢總錄**妊娠尿血**阿膠炒黃為末食前粥飲下二錢聖惠**妊娠血痢**阿膠二兩酒一升半煮一升頓服**妊娠下血**不止阿膠三兩炙為末酒一升半煎化一服即愈又方用阿膠末二兩生地黃半斤搗汁入清酒二升分三服梅師方**妊娠胎動**刪繁用阿膠炙研二兩香豉一升葱一升水三升煮取一升入膠化服○產寶膠艾湯用阿膠炒熟艾葉二兩葱白一升水四升煮一升分服**產后虛閟**阿膠炒枳殼炒各一兩滑石二錢半為末蜜丸梧子大每服五十丸溫水下未通再服和劑局方**久嗽經年**阿膠炒人參各二兩為末每用三錢豉湯一盞入葱白少許煎服日三次聖濟總錄

黃明膠 綱目

【釋名】牛皮膠食療 水膠外臺 海犀膏

【正誤】權曰白膠一名黃明膠頌曰今方家所用黃明膠多是牛皮本經阿膠亦用牛皮是二膠亦通用但今牛皮膠製作不精故不堪用止以膠物耳而鹿角膠本經謂之白膠處處能作但功倍于牛膠故鮮有真者時珍曰案本經白膠一名鹿角膠煮鹿角作之阿膠一名傅致膠煮牛皮作之其說甚明黃明膠即今水膠乃牛皮所作其色黃明非白膠也

繫兩乳。聖惠。**月水不調**。阿膠一錢，蛤粉炒成珠，研末，熱酒服即安。一方：入辰砂末半錢。**月水不止**。阿膠炒焦爲末，酒服二錢。秘韞。**妊娠尿血**。阿膠炒黄爲末，食前粥飲下二錢。聖惠。**妊娠血痢**〔一〕。阿膠二兩，酒一升半，煮一升，頓服。**妊娠下血不止**。阿膠三兩炙，爲末，酒一升半煎化服，即愈。○又方：用阿膠末二兩，生地黄半斤擣汁，入清酒二升，分三服。梅師方。**妊娠胎動**。刪繁用阿膠炙研二兩，香豉一升，葱一升，水三升，煮取一升，入膠化服〔二〕。○産寶膠艾湯：用阿膠炒二兩〔三〕，熟艾葉二兩，葱白一升，水四升，煮一升，分服。**産後虚悶**。阿膠炒、枳殻炒各一兩，滑石二錢半，爲末，蜜丸梧子大。每服五十丸，温水下。未通，再服。和劑局方。**久嗽經年**。阿膠炒、人參各二兩，爲末。每用三錢，豉湯一盞，入葱白少許，煎服，日三次。聖濟總録。

黄明膠綱目

【釋名】牛皮膠食療、水膠外臺、海犀膏。

【正誤】【權曰】白膠，一名黄明膠。【頌曰】今方家所用黄明膠多是牛皮。本經阿膠亦用牛皮，是二膠亦通用。但今牛皮膠製備〔四〕不精，故不堪用，止以膠物耳。而鹿角膠，本經謂之白膠，處處能作。但功倍于牛膠，故鮮有真者。【時珍曰】案本經，白膠一名鹿角膠，煮鹿角作之；阿膠一名傅致膠，煮牛皮作之。其説甚明。黄明膠即今水膠，乃牛皮所作，其色黄明，非白膠也，

〔一〕血痢：下脱出處。下方見證類卷十六阿膠引楊氏産乳。
〔二〕入膠化服：外臺卷三十三妊娠胎動方作「去滓下阿膠更煎膠烊服。」
〔三〕二兩：原脱。今據産寶卷上胎動不安方論補。
〔四〕備：原字右邊殘損，可辨爲「俻」，即「備」之異寫。

何非阿井水所作耳觀此則以黃明為鹿角白膠唐慎微又采黃明諸方附之亦誤矣今正其誤析附阿膠之後但其功用亦與阿膠彷彿苟阿膠難得則真牛皮膠亦可權用其性味皆平補宜于虛熱若鹿角膠則性味熱補非虛熱者所宜不可不致辨也

氣味甘平無毒主治吐血衄血下血血淋下痢妊婦胎動血下風濕走注疼痛打撲傷損湯火灼瘡一切癰疽腫毒活血止痛潤燥利大小腸時珍

附方新二十四

肺痿吐血黃明膠炙乾花桑葉陰乾各二兩研末每服三錢生地黃汁調下普濟方

肺破出血或嗽血不止用海犀膏即水膠一大片炙黃塗酥再炙研末用白湯化三錢服之即止斗門方

吐血咯血黃明膠一兩切片炙黃新綿一兩燒研每服一錢食後米飲服日再食療

衄血不止黃明膠蕩軟貼山根至髮際三因

妊娠下血黃明膠二兩酒煮化頓服之肘後方

欬嗽不瘥黃明膠炙研每服一錢人參末二錢薄豉湯二盞蔥白少許煎沸嗽時溫呷三五口即止食療

腎虛失精水膠三兩研末以酒二盃化服日三服千金

面上木痺牛皮膠化和桂末厚塗一二分良葉氏摘玄方

但非阿井水所作耳。甄權以黄明爲鹿角白膠，唐慎微又采黄明諸方附之，並誤矣。今正其誤，析附阿膠之後。但其功用亦與阿膠仿佛。苟阿膠難得，則真牛皮[一]膠亦可權用。其性味皆平補，宜于虚熱。若鹿角膠則性味熱補，非虚熱者所宜，不可不致辯也。

【氣味】甘，平，無毒。【主治】吐血、衄血、下血、血淋，下痢，妊婦胎動血下，風濕走注疼痛，打撲傷損，湯火灼瘡，一切癰疽腫毒，活血止痛，潤燥，利大小腸。時珍。

【附方】新二十四。肺痿吐血。黄明膠炙乾、花桑葉陰乾各二兩，研末。每服三錢，生地黄汁調下。普濟方。肺破出血，或嗽血不止。用海犀膏即水膠一大片炙黄，塗酥再炙，研末。用白湯化三錢服之，即止。斗門方。吐血咯血。黄明膠一兩切片炙黄，新綿一兩燒研。每服一錢，食後米飲服，日再。食療。衄血不止。黄明膠盪耎，帖山根至髮際。三因。妊娠下血。黄明膠二兩，酒煮化，頓服之。肘後方。欬嗽不瘥。黄明膠炙研。每服一錢，人參末二錢，薄豉湯一盞，葱白少許，煎沸。嗽時温呷三五口，即止。食療。腎虚失精。水膠三兩，研末。以酒二盌化服，日三服。千金。面上木痺。牛皮膠化，和桂末厚塗一二分，良。葉氏摘玄方。

[一] 皮：原作「反」。今從江西本改。

寒溼脚氣 牛皮膠一塊細切麪炒成珠研末每服一錢酒下其痛立止萬氏

風溼走痛 牛皮膠一兩薑汁半兩同化成膏攤紙上熱貼之冷即易甚效一加乳香沒藥一錢鄧筆峰方

脚底木硬 牛皮膠生薑汁化開調南星末塗上烘物熨之

尸脚坼裂 烊膠着布上烘貼之千金方

破傷中風 黄明膠燒存性研末酒服二錢取汗普濟方

跌撲傷損 真牛皮膠一兩乾冬瓜皮一兩剉同炒存性研末每服五錢熱酒一鍾調服仍飲酒二三鍾煖卧微汗痛止一宿接元如故藺氏

湯火傷灼 水煎膠如糊冷埽塗之斗門

一切腫毒 已成未成用水膠一片水漬軟當頭開孔貼之未有頭者自消已潰者令膿自出王璆百一選方

諸般癰腫 黄明膠一兩水半升化開入黄丹一兩煮勻以翎掃上瘡口如未成者塗其四圍自消本事方

便毒初起 水膠溶化塗之即散直指方

乳癰初發 黄明水膠以濃醋化塗之立消楊起簡便方

背疽初發 阮氏經驗方用黄明牛皮膠四兩酒一盞重湯頓化隨意飲盡不能飲者滾白湯飲之服此毒不內攻不傳惡症○談埜翁試效方以新瓦上燒存性研末酒二告服之○唐氏經驗方又加穿山甲四片同燒存性云極妙

元沈**瘰癧結核** 黑牛皮膠溶化攤膏貼之已潰者將膏搓作線長寸許紉入孔中頻換拭之取效楊氏經驗

小兒痘瘢 黄明膠炒研末溫酒調服一錢匕痘已出者服之無瘢未出者服之瀉下

物入耳中 以麻

寒濕脚氣。牛皮膠一塊細切，麪炒成珠，研末。每服一錢，酒下，其痛立止。萬氏。**風濕走痛**。牛皮膠一兩，薑汁半盃，同化成膏，攤紙上，熱貼之，冷即易，甚效。一加乳香、没藥一錢。鄧筆峰方。**脚底木硬**。牛皮膠，生薑汁化開，調南星末塗上，烘物熨之。**尸脚坼裂**。烊膠着布上，烘貼之。千金方。**破傷中風**。黄明膠燒存性，研末。酒服二錢，取汗。普濟方。**跌撲傷損**。真牛皮膠一兩，乾冬瓜皮一兩剉，同炒存性，研末。每服五錢，熱酒一鍾調服。仍飲酒二三鍾，暖卧，微汗痛止，一宿接元如故。藺氏。**湯火傷灼**。水煎膠如糊，冷掃塗之。斗門。**一切腫毒**，已成未成。用水膠一片，水漬耎，當頭開孔貼之。未有膿者自消，已潰者令膿自出。王燾外臺秘要。**諸般癰腫**。黄明膠一兩，水半升化開，入黄丹一兩煮匀，以翎掃上瘡口。如未成者，塗其四圍自消。本事方。**便毒初起**。水膠溶化，塗之即散。直指方。**乳癤初發**。黄明水膠，以濃醋化，塗之立消。楊起簡便方。**背疽初發**。阮氏經驗方用黄明牛皮膠四兩，酒一盌，重湯頓化，隨意飲盡。不能飲者，滚白湯飲之。服此毒不内攻，不傳惡症。○談埜翁試效方以新瓦上燒存性，研末，酒二盌服之。○唐氏經驗方又加穿山甲四片，同燒存性。云極妙無比。**瘰癧結核**。黑牛皮膠溶化，攤膏貼之。已潰者，將膏搓作線，長寸許，紝入孔中，頻換拭之，取效。楊氏經驗。**小兒痘瘢**[一]。黄明膠炒，研末，温酒調服一錢匕。痘已出者，服之無瘢；未出者，服之瀉下。**物入耳中**。以麻

〔一〕痘瘢：原方無出處。方見普濟方卷四百四瘡疹後滅瘢痕。

乃多示

甲岐字旁多示

繩前今頭前着膠粘上徐引出之（千金）

牛黃（本經上品）

【釋名】丑寶（時珍曰牛屬丑故隱其名金光明經謂之瞿盧折娜）

【集解】別錄曰牛黃生隴西及晉地特牛膽中得之即陰乾百日使燥無令見日月光普曰牛死則黃入膽中如雞子黃也弘景曰舊云神牛出入鳴吼者有之夜視有光走入牛角中以盆水承而吐之即墮落水中今人多就膽中得之一子大如雞子黃相重疊藥中之貴莫復過此一子及三二分好者直五六千至一萬也多出梁州益州恭曰牛黃今出萊州密州淄州青州巂州戎州生有黃者必多吼喚喝迫而得者謂之生黃最佳黃有三種散黃粒如麻豆漫黃若雞卵中黃糊在肝膽間團黃為塊形有大小並在肝膽中多生於㹀特牛其犎牛未聞有黃也頌曰今出登萊州他處或有不甚佳凡牛有黃者身上夜有光眼如血色時復鳴吼恐懼人又好照水人以盆水承之伺其吐出乃喝迫即墮水中取得陰乾百日一子如雞子黃大重疊可揭折輕虛而氣香者佳然人多偽之試法但揩摩手甲上透甲黃者為奭曰此有四種喝迫而得者名生黃殺死在角中得者名角中黃病死後心中剝得者名心黃初在心中如黃漿汁取得便投水中沾水乃硬如碎蒺藜及豆與帝珠子者是也肝膽中得者名肝黃大抵皆不及生黃為勝宗奭曰牛黃輕鬆自然微

繩〔一〕剪令頭散，着膠粘上，徐引出之。千金。

牛黄本經上品

【釋名】丑寶。【時珍曰】牛屬丑，故隱其名。金光明經謂之瞿盧折娜。

【集解】【别録曰】牛黄生隴西及晉地，特牛膽中〔二〕得之，即陰乾百日使燥，無令見日月光。【普曰】牛死則黄入膽中，如雞子黄也。【弘景曰】舊云神牛出入鳴吼者有之，夜視有光走入牛角中，以盆水承而吐之，即墮落水中。今人多就膽中得之。一子大如雞子黄，相重疊。藥中之貴，莫復過此。一子及三二分，好者直五六千至一萬也。多出梁州、益州。【恭曰】牛黄今出萊州、密州、淄州、青州、巂州、戎州。牛有黄者，必多吼喚，喝迫而得者，謂之生黄，最佳。黄有三種：散黄粒如麻豆；漫黄若雞卵中黄糊，在肝膽間；圓黄爲塊，形有大小，並在肝膽中。多生于榛特牛，其犑牛未聞有黄也。【頌曰】今出登、萊州。他處或有，不甚佳。凡牛有黄者，身上夜有光〔三〕，眼如血色，時復鳴吼，恐懼人。又好照水，人以盆水承之，伺其吐出，乃喝迫，即墮下水中，取得陰乾百日。一子如雞子黄大，重疊可揭折，輕虚而氣香者佳。然人多僞之，試法但揩摩手甲上，透甲黄者爲真。【雷曰】此有四種。喝迫而得者，名生神黄。殺死在角中得者，名角中黄。牛病死後心中剥得者，名心黄，初在心中如黄漿汁，取得便投水中，沾水乃硬，如碎蒺藜及豆與帝珠子者是也。肝膽中得者名肝黄，大抵皆不及生黄爲勝。【宗奭曰】牛黄輕鬆，自然微

〔一〕麻繩：千金方卷六耳疾作「弓弦」。普濟方卷五十五百蟲入耳從聖惠方轉引時改作「麻繩」。
〔二〕特牛胆中：證類卷十六牛黄作「於牛」。
〔三〕身上夜有光：同上作「毛皮光澤」。

香西戎有犛牛黃堅而不香又有駱駝黃極易得亦能相亂不可不審之

【修治】斅曰凡用單搗細研如塵絹裹定以黃嫩牛皮裹懸井中一宿去水三四尺明早取之【氣味】苦平

有小毒（日華曰甘涼普曰無毒○之才曰人參為之使得牡丹昌蒲利耳目惡龍骨龍膽地黃常山蜚蠊畏牛膝乾漆○時珍曰別錄言牛黃惡龍膽而錢乙治小兒急驚疳病涼驚丸麝香丸皆兩用之何哉龍膽治驚癇解熱殺蟲與牛黃主治相近亦肝經藥也不應相惡如此）【主治】驚癇寒熱熱盛狂痓除邪逐鬼本經

療小兒百病諸癇熱口不開大人狂顛又墮胎久服輕身增年令人不忘別錄主中風失音口噤驚悸天行時疾健忘虛乏日華安魂定魄辟邪魅卒中惡小兒夜啼甄權益肝膽定精神除熱止驚痢辟惡氣除百病思邈清心化熱利痰涼驚甯原痘瘡紫色發狂譫語者可用時珍○出王氏方

【發明】李杲曰牛黃入肝治筋病凡中風入臟者必用牛雄腦麝之劑入骨髓透肌膚以引風出若風中腑及血脈者用之恐引風邪流入於骨髓如油入麪莫之能出也時珍曰牛之黃牛之病也故有黃之牛多病而易死諸獸皆有黃人

香。西戎有犛牛黃，堅而不香。又有駱駝黃，極易得，亦能相亂，不可不審之。

【修治】【斅曰】凡用，單擣，細研如塵，絹裹定，以黃嫩牛皮裹，懸井中一宿，去水三四尺，明早取之。

【氣味】苦，平，有小毒。【日華曰】甘，涼。【普曰】無毒。○【之才曰】人參爲之使。得牡丹、昌蒲，利耳目。惡龍骨、龍膽、地黃、常山、蜚蠊，畏牛膝、乾漆。【時珍曰】別録言牛黃惡龍膽，而錢乙治小兒急驚疳病，涼驚丸、麝香丸皆兩用之，何哉？龍膽治驚癇解熱殺蟲，與牛黃主治相近，亦肝經藥也，不應相惡如此。

【主治】驚癇寒熱，熱盛狂痓，除邪逐鬼。本經。療小兒百病，諸癇熱，口不開，大人狂顛，又墮胎。久服，輕身增年，令人不忘。別録。主中風失音口噤，驚〔一〕悸，天行時疾，健忘虛乏。日華。安魂定魄，辟邪魅，卒中惡，小兒夜啼。甄權。益肝膽，定精神，除熱，止驚痢，辟惡氣，除百病。思邈。清心化熱，利痰涼驚。寧原。痘瘡紫色，發狂譫語者可用。時珍。○出王氏方。

【發明】【李杲曰】牛黃入肝，治筋病。凡中風入臟者，必用牛、雄、腦、麝之劑，入骨髓，透肌膚，以引風出。若風中腑及血脉者用之，恐引風邪流入於骨髓，如油入麪，莫之能出也。【時珍曰】牛之黃，牛之病也。故有黃之牛，多病而易死。諸獸皆有黃，人

〔一〕驚：證類卷十六牛黃此前有「婦人血噤」四字。

之病黄者亦然因其病在心及肝膽之間凝結成黄故還能治心及肝膽之病正如人之淋石復能治淋也按宋史云宗澤知萊州使者取牛黄澤云方春疫癘牛飲其毒則結爲黄今和氣流行牛無黄矣觀此則黄爲牛病尤可徵矣

【附方】舊四新四

初生三日去驚邪辟惡氣以牛黄一豆許以赤蜜如酸棗許研勻綿蘸令兒吮之一日令盡姚和衆方

七日口噤牛黄爲末以淡竹瀝化一字灌之更以豬乳滴之外臺

初生胎熱或身體黄者以真牛黄一豆大入蜜調膏乳汁化開時時滴兒口中形色不實者勿多服錢氏小兒方

小兒熱驚牛黄一杏仁大竹瀝薑汁各一合和勻與服總微論

驚癇嚼舌迷悶仰目牛黄一豆許研和蜜水灌之廣利方

小兒驚候小兒積熱毛焦睡語欲發驚者牛黄六分朱砂五錢同研以犀角磨汁調服一錢總微論

腹痛夜啼牛黄一豆許乳汁化服仍以朱書田字於臍下聖惠方

痘瘡黑陷牛黄二粒朱砂一分研末蜜浸臙脂取汁調搽一日一上王氏痘疹方

鮓荅綱目

【集解】時珍曰鮓荅生走獸及牛馬諸畜肝膽之間有肉囊裹之多至升許大者如雞子小者如栗如榛其狀白色似石非石似骨非骨打破層疊嘉靖庚子年蘄州侯屠殺一黄牛得此物人無識者有番僧云此至寶也牛馬豬畜皆有之

之病黄者亦然。因其病在心及肝膽之間，凝結成黄，故還能治心及肝膽之病。正如人之淋石復能治淋也。按宋史云：宗澤知萊州，使者取牛黄。澤云：方春疫癘，牛飲其毒則結爲黄。今和氣流行，牛無黄矣。觀此，則黄爲牛〔一〕病，尤可徵矣。

【附方】舊四，新四。**初生三日**，去驚邪，辟惡氣。以牛黄一豆許，以赤蜜如酸棗許，研勻，綿蘸，令兒吮之，一日令盡。姚和衆方。**七日口噤**。牛黄爲末，以淡竹瀝化一字，灌之。更以豬乳滴之〔二〕。外臺。**初生胎熱**，或身體黄者。以真牛黄一豆大，入蜜調膏，乳汁化開，時時滴兒口中。形色不實者，勿多服。錢氏小兒方。**小兒熱驚**。牛黄一杏仁大，竹瀝、姜〔三〕汁各一合，和勻與服。總微論。**驚癇嚼舌**，迷悶仰目。牛黄一豆許，研，和蜜水灌之。廣利方。**小兒驚候**。小兒積熱毛焦，睡語〔四〕，欲發驚者。牛黄六分，朱砂五錢，同研。以犀角磨汁，調服一錢。總微論。**腹痛夜啼**。牛黄一豆許，乳汁化服。仍書田字於臍下。聖惠方。**痘瘡黑陷**。牛黄二粒，朱砂一分，研末。蜜浸臙脂，取汁調搽，一日一上。王氏痘疹方。

鮓荅 綱目

【集解】【時珍曰】鮓荅生走獸及牛馬諸畜肝膽之間，有肉囊裹之，多至升許，大者如雞子，小者如栗，如榛。其狀白色，似石非石，似骨非骨，打破層疊。嘉靖庚子年，蘄州侯屠殺一黄牛得此物，人無識者。有番僧云：此至寶也，牛、馬、豬畜皆有之，

〔一〕牛：原作「未」。今從錢本改。
〔二〕滴之：證類卷十六牛黄引聖惠方作「點口中差」。
〔三〕姜：小兒衛生總微論卷五驚癇方治作「葛」。
〔四〕睡語：同上作「睡中狂語」。

可以祈雨西域有蠻呪則霖雨立至不知呪者但以水浸搬弄亦能致雨後攷陶九成輟耕錄所載鮓荅即此物也其言曰蒙古人禱雨惟以淨水一盆浸石子數枚淘漉玩弄密持呪語良久輒雨石子名鮓荅大者如雞卵小者不等乃走獸腹中所產獨牛馬者最妙蓋牛黃狗寶之類也又按京房易占云兵强主武則牛腹生石據此則鮓荅狗寶同一類也但生于狗腹者為狗寶耳

狗寶 目綱

（氣味）甘鹹平無毒（主治）驚癎毒瘡 時珍

（集解）時珍曰狗寶生癩狗腹中狀如白石帶青色其理層疊亦難得之物也按賈似道悅生隨抄云任丘縣民家一犬甚惡後病衰為衆犬所噬而死剖之其心已化似石非石其重如石而包膜絡之如寒灰觀其脈理猶是心不知何緣致此嘗聞人患石淋有石塊刀斧不能破又嘗見龍脛骨中髓皆是白石虎目光落地亦成白石星之光氣也落則成石松亦化石蛇蟹蠶皆能成石萬物變化如此不可一槩斷也時珍嘗靜思之牛之黃狗之寶馬之墨鹿之玉犀之通天獸之鮓荅皆物之病而人以為寶也人靈於物而猶不免此病況物乎人之病淋有沙石者非獸之鮓荅乎人之病癖有心似金石者非狗之寶乎此皆囿於物而不能化者故禽鳥有生卵如石者焉按程氏遺書載有波斯人發閩中古冢棺內

可以祈雨。西域有密咒，則霖雨立至。不知咒者，但以水浸搬弄，亦能致雨。後攷陶九成輟耕録所載鮓荅，即此物也。其言曰：蒙古人禱雨，惟以浄水一盆，浸石子數枚，淘漉玩弄，密持咒語，良久輒雨。石子名鮓荅，大者如雞卵，小者不等，乃走獸腹中所産，獨牛、馬者最妙，蓋牛黄、狗寶之類也。又按京房易占云：兵强主武，則牛腹生石。據此則鮓荅、狗寶同一類也。但生于狗腹者爲狗寶耳。

【氣味】甘、鹹，平，無毒。【主治】驚癇毒瘡。時珍。

狗寶綱目

【集解】【時珍曰】狗寶生癩狗腹中，狀如白石，帶青色，其理層叠，亦難得之物也。按賈似道悦生隨抄云：任丘縣民家一犬甚惡，後病衰，爲衆犬所噬而死。剖之，其心已化，似石非石，其重如石，而包膜絡之如寒灰，觀其脉理猶是心，不知何緣致此？嘗聞人患石淋，有石塊刀斧不能破。又嘗見龍脛骨中髓皆是白石，虎目光落地亦成白石，星之光氣也落則成石，松亦化石，蛇、蟹、蠶皆能成石。萬物變化如此，不可一概斷也。時珍嘗静思之，牛之黄，狗之寶，馬之墨，鹿之玉，犀之通天，獸之鮓荅，皆物之病，而人以爲寶也。人靈於物而猶不免此病，况物乎？人之病淋有沙石者，非獸之鮓荅乎？人之病癖有心似金石者，非狗之寶乎。此皆囿於物而不能化者，故禽鳥有生卵如石者焉。按程氏遺書載：有波斯人發閩中古塚，棺内

俱盡，惟心堅如石，鋸開觀之，有山水青碧如畫，傍有一女靚粧凭欄。蓋此女有愛山癖，朝夕注意，故融結如此。又宋潛溪文集載：臨川浮屠法循，行般舟三昧法，示寂後火焚，惟心不化，出五色光，有佛像高三寸，非骨非石，百體具足。又徽水有優婆塞，行禪觀之法，及死火葬，心內包觀音像如刻成。此皆志局於物，用志不分，精靈氣液因感而凝形，正如孕女感異像而成鬼胎之類，非祥也，病也，有情之無情也。

【氣味】甘、鹹，平，有小毒。【主治】噎食及癰疽瘡瘍。時珍

【附方】新四。

噎食病　數月不愈者。用狗寶為末，每服一分，以威靈仙二兩，鹽二錢，搗如泥，將水一鍾攪勻，去滓調服，日二。不過三日愈。後服補劑。杏林摘要

狗寶丸　治癰疽發背諸毒，初覺壯熱煩渴者。用癩狗寶一兩，臘月黑狗膽、臘月鯉魚膽各一枚，蟾酥二錢，蜈蚣炙七條，硇砂、乳香、沒藥、輕粉、雄黃、烏金石各一錢，粉霜三錢，麝香一分，同為末，用首生男兒乳一合，黃蠟三錢，熬膏和丸綠豆大。每服一丸或二三丸，以白丁香七枚研，調新汲水送下，暖臥汗出為度。不過三服立效。後食白粥補之。濟生方

赤疔瘡　狗寶丸：用狗寶八分，蟾酥二錢，龍腦二錢，麝香一錢，為末，好酒和丸麻子大。每服三丸，以生蔥三寸同嚼細，用熱蔥酒送下，暖臥汗出為度。後服流氣追毒藥，貼拔毒膏，取愈。通玄論

反胃膈氣　丁丹崖祖傳狗寶丸：用硫黃、水銀各一錢，同炒成金色，入狗寶三錢，為末，以雞卵一枚，去白留黃，和

俱盡，惟心堅如石。鋸開覩之，有山水青碧如畫，傍有一女，靚粧凴欄。蓋此女有愛山癖，朝夕注意，故融結如此。又宋潛溪文集載：臨川浮屠法循，行般[一]舟三昧法，示寂後火焚，惟心不化，出五色光，有佛像高三寸，非骨非石，百體具足。又徽水有優婆塞，行禪觀之法，及死火葬，心内包觀音像如刻成。此皆志局於物，用志不分，精靈氣液因感而凝形，正如孕女感異像而成鬼胎之類，非祥也，病也，有情之無情也。

【氣味】甘、鹹，平，有小毒。【主治】噎食及癰疽瘡瘍。時珍。

【附方】新四。噎食病，數月不愈者。用狗寶爲末。每服一分，以威靈仙二兩，鹽二錢，搗如泥，將水一鍾攪勻，去滓調服，日二。不過三日愈，後服補劑。杏林摘要。狗寶丸。治癰疽發背諸毒，初覺壯熱煩渴者。用癩狗寶一兩，臘月黑狗膽、臘月鯉魚膽各一枚，蟾酥二錢，蜈蚣炙七條，硇砂、乳香、没藥、輕粉、雄黄、烏金石各一錢，粉霜三錢，麝香一分，同爲末。用首生男兒乳一合，黄蠟三錢，熬膏和丸緑豆大。每服一丸或三丸，以白丁香七枚研，調新汲水送下。暖卧，汗出爲度。不過三服立效，後食白粥補之。濟生方。赤疔瘡。狗寶丸：用狗寶八分，蟾酥二錢，龍腦二錢，麝香一錢，爲末，好酒和丸麻子大。每服三丸，以生葱三寸同嚼細，用熱葱酒送下，暖卧，汗出爲度。後服流氣追毒藥，貼拔毒膏，取愈。通玄論。反胃膈氣。丁丹厓祖傳狗寶丸：用硫黄、水銀各一錢，同炒成金色，入狗寶三錢，爲末。以雞卵一枚，去白留黄，和

〔一〕般：原作「舦」。今據文憲集卷二十八録客語改。

夕乃伊久須里

藥攪勻紙封泥固煻火煨半日取出研細每服五分燒酒調服不過二服見效　楊氏頤真堂方

底野迦 唐本草

集解　恭曰出西戎彼人云用豬膽作之狀似久壞丸藥赤黑色胡人時將至此甚珍重之試用有效　頌曰宋時南海亦或有之

氣味　苦寒無毒　主治　百病中惡客忤邪氣心腹積聚　唐本草

諸血 拾遺

集解　時珍曰獸畜有水陸之產方土之殊寒熱溫涼之不同有毒無毒之各異陳氏槩以諸血立條主病似欠分明姑存其舊而已其各血主治俱見本條

氣味　甘平　主治　補人身血不足或患血枯皮上膚起面無顏色者皆不足也並宜生飲又解諸藥毒菌毒止渴除丹毒去煩熱　藏器

諸朽骨 拾遺

藥攪匀，紙封泥固，煻火煨半日，取出研細。每服五分，燒酒調服，不過三服見效。楊氏頤真堂方。

底野迦唐本草

【集解】【恭曰】出西戎。彼人云：用豬[一]膽作之。狀似久壞丸藥，赤黑色。胡人時將至此，甚珍重之。試用有效。【頌曰】宋時南海亦或有之。

【氣味】苦[二]，寒，無毒。【主治】百病中惡，客忤邪氣，心腹積聚。唐本草。

諸血拾遺

【集解】【時珍曰】獸畜有水陸之産，方土之殊，寒熱温凉之不同，有毒無毒之各異。陳氏概以諸血立條，主病似欠分明，姑存其舊而已。其各血主治，俱見本條。

【氣味】甘，平。【主治】補人身血不足，或患血枯，皮上膚起，面無顏色者，皆不足也，並宜生飲。又解諸藥毒、菌毒，止渴，除丹毒，去煩熱。藏器。

諸朽骨拾遺

[一] 豬：證類卷十六底野迦作「諸」。
[二] 苦：同上此前有「辛」字。

集解時珍曰朽骨不分何骨然亦當取所知無毒之骨可也

主治骨蒸○東墻腐骨磨醋塗痕令滅又塗𤸷瘍風瘡癬白爛者東墻向陽也藏器 治風牙痛止水痢時珍

附方舊一新三 骨蒸發熱多取諸朽骨洗淨土氣釜煑入桃柳枝各五斗煑枯再入棘針三斗煑減半去滓以酢漿水和之煑三五沸令患者正坐散髮以湯從頂淋之唯熱為准若心悶可少進冷粥當得大汗出惡氣汗乾乃粉身食豉粥拾遺 水痢不止朽骨灰六月六日麴炒等分為末飲服方寸匕乃御傳方也 張文仲方 風牙作痛東墻下朽骨削牙煻火中煨熱病處咬之冷即易 外臺祕要 打擊青腫墻上朽骨和唾於石上磨塗之乾即易 千金

震肉拾遺

集解藏器曰此六畜為天雷所霹靂者因其事而用之也時珍曰按雷書云雷震六畜肉不可食令人成大風疾

主治小兒夜驚大人因驚失心作脯食之藏器

敗鼓皮別錄下品

校正原在草部宋本移入獸部

【集解】【時珍曰】朽骨不分何骨，然亦當取所知無毒之骨可也。

【主治】骨蒸。○東墻腐骨磨醋，塗痕令滅。又塗癧瘍風瘡癬白爛者，東墻向陽也。藏器。治風牙痛，止水痢。時珍。

【附方】舊一，新三。骨蒸發熱。多取諸朽骨，洗淨土氣，釜煮，入桃柳枝各五斗，煮枯；再入棘針三斗，煮減半；去滓，以酢漿水和之，煮三五沸。令患者正坐散髮，以湯從頂淋之，唯熱爲佳。若心悶，可少進冷粥。當得大汗，出惡氣。汗乾乃粉身，食豉粥。拾遺。水痢不止。朽骨灰、六月六日麴炒，等分，爲末，飲服方寸匕。乃御傳方也。張文仲方。風牙作痛。東墻下朽骨，削牙〔一〕，煻火〔二〕中煨熱，病處咬之，冷即易。外臺秘要。打擊青腫。墻上朽骨，和唾於石上磨，塗之，乾即易。千金。

震肉拾遺

【集解】【藏器曰】此六畜爲天雷所霹靂者，因其事而用之也。【時珍曰】按雷書云：雷震六畜肉，不可食，令人成大風疾。

【主治】小兒夜驚，大人因驚失心，作脯食之。藏器。

敗鼓皮別録下品

【校正】原在草部，宋本移入獸部。

〔一〕削牙：外臺卷二十二牙疼痛及蟲方引必效方作「削之如疼牙齒許大」。

〔二〕火：同上作「灰」。

【集解】宗奭曰此是穿敗者不言是何皮馬驢皮皆可爲之當以黄牛皮者爲勝唐韓退之所謂牛溲馬勃敗鼓之皮醫師收畜待用無遺者也今用處絶少尤好煎膠

【氣味】平無毒【主治】中蠱毒別録○弘景曰燒作屑水和服之病人即喚蠱主姓名往呼本主取蠱即瘥與白蘘荷同功　治小便淋瀝塗月蝕耳瘡並燒灰用時珍○出藥對

【附方】舊三　中蠱毒梅師方云凡中蠱毒或下血如鷄肝或吐血或心腹切痛如有物咬不即治之食人五臟即死欲知是蠱但令病人唾水沉者是浮者非也用敗鼓皮燒灰酒服方寸匕須臾自呼蠱主姓名○外臺秘要云治蠱取敗鼓皮廣五寸長一尺薔薇根五寸如拇指大水一升酒三升煮二升服之當下蠱蟲即愈　月蝕瘡集驗用救月蝕鼓皮掌大一片以苦酒三升漬一宿塗之或燒灰豬脂調塗外臺

氈 拾遺

【集解】時珍曰氈屬甚多出西北方皆畜毛所作其白其黑者本色也其青烏黄赤者染色也其氈毯褐罽氍毹氆氇等稱者因物命名也大抵入藥不甚相遠

烏氈【氣味】無毒【主治】火燒生瘡令不着風水止血除賊風燒

【集解】【宗奭曰】此是穿敗者，不言是何皮，馬、驢皮皆可爲之，當以黄牛皮者爲勝。唐韓退之所謂「牛溲、馬勃，敗鼓之皮，醫師收畜，待用無遺」者也。今用處絶少，尤好煎膠。

【氣味】平，無毒。【主治】中蠱毒。别録。○【弘景曰】燒作屑，水和服之。病人即唤蠱主姓名，往呼本主取蠱即瘥，與白蘘[一]荷同功。治小便淋瀝，塗月蝕耳瘡，並燒灰用。時珍。○出藥對。

【附方】舊三。中蠱毒。梅師方云：凡中蠱毒，或下血如鵝肝，或吐血，或心腹切痛，如有物咬。不即治之，食人五臟即死。欲知是蠱，但令病人吐水，沉者是，浮者非也。用敗鼓皮燒灰，酒服方寸匕。須臾，自呼蠱主姓名。○外臺秘要云：治蠱，取敗鼓皮廣五寸，長一尺，薔薇根五寸，如拇指大，水一升，酒三升，煮二升，服之。當下蠱蟲，即愈。月蝕瘡。集驗用救月蝕鼓皮，掌大一片，以苦酒三升漬一宿，塗之。或燒灰，豬脂調塗。外臺。

氊拾遺

【集解】【時珍曰】氊屬甚多，出西北方，皆畜毛所作。其白、其黑者，本色也。其青、烏、黄、赤者，染色也。其氊毯、褐罽、氍毹、氆氇等稱者，因物命名也。大抵入藥不甚相遠。

烏氊。【氣味】無毒。【主治】火燒生瘡，令不着風水，止血，除賊風。燒

[一] 蘘：原作「蓑」。今據證類卷十八敗鼓皮改。

灰酒服二錢匕治產後血下不止久臥吸人脂血損顏色上氣藏器

[附方]新四墜損疼痛故馬韉兩段酒五升鹽一抄煮熟裹之冷即易三五度瘥聖濟方牙疳鼻疳鞍韉不拘紅黑燒存性白礬燒枯各一錢尿桶白碱一錢半燒過同研搽之効簡便夜夢魘寐以赤韉一尺燒之即安肘后赤白崩漏韉燒灰酒服二錢白崩用白韉紅崩用紅韉海上

六畜毛蹄甲本經下品

[集解]弘景曰六畜謂牛羊豬馬雞駝也驢騾亦其類各條已有主療亦不必出此矣時珍曰此係本經一品姑存以見古蹟

[氣味]鹹平有毒[主治]鬼疰蠱毒寒熱驚癇癲痓狂走駱駝毛尤良本經

六畜心

[集解]時珍曰古方多用六畜心治心病從其類也而又有殺時驚氣入心怒氣入肝諸心損心諸肝損肝之說與之

灰，酒服二錢匕，治産後血下不止。久卧吸人脂血，損顔色，上氣。藏器。

【附方】新四。墜損疼痛。故馬氊兩段，酒五升，鹽一抄，煮熱裹之，冷即易，三五度瘥。廣濟方。牙疳鼻疳。氊褐不拘紅黑燒存性、白礬燒枯各一錢，尿桶白鹼一錢半，燒過，同研搽，神效。簡便。夜夢魘寐。以赤罽一尺，枕之即安。肘後。赤白崩漏。氊燒灰，酒服二錢。白崩用白氊，紅崩用紅氊。海上。

六畜毛蹄甲本經〔一〕下品

【集解】【弘景曰】六畜，謂牛、羊、豬、馬、雞、駝〔二〕也。驢、騾亦其類〔三〕。各條已有主療，亦不必出此矣。【時珍曰】此係本經一品，姑存以見古蹟。

【氣味】鹹，平，有毒。【主治】鬼疰蠱毒，寒熱驚癇，癲痓狂走。駱駝毛尤良。本經。

六畜心綱目〔四〕

【集解】【時珍曰】古方多用六畜心治心病，從其類也。而又有殺時驚氣入心，怒氣入肝、諸心損心、諸肝損肝之説，與之

〔一〕經：原作「紅」。今從江西本改。
〔二〕駝：證類卷十八六畜毛蹄甲作「狗」。
〔三〕類：同上此下有「駱駝方家并少用」七字。
〔四〕綱目：原脱。今據本卷目録補。

相反主治心昏多忘心虚作漏驚悸恐惑蕭炳

【附方】新二健忘心孔昏塞多忘喜誤取牛馬猪雞羊犬心乾之為末向日酒服方寸匕日三服聞一知十外臺

蜎蝕心痛用六畜心生切作四臠縱横割路納朱砂或雄黄于中吞之蟲死即愈集驗

諸肉有毒拾遺

牛獨肝　黑牛白頭　牛馬生疔死

羊獨角　黑羊白頭　猪羊心肝有孔

馬生角　白羊黑頭　馬鞍下黑肉

馬肝　白馬黑頭　六畜自死首北向

馬無夜眼　白馬青蹄　六畜自死口不閉

猘犬肉　犬有懸蹄　六畜疫病瘡疥死

鹿白臆　鹿文如豹　諸畜帶龍形

獸歧尾　諸獸赤足　諸畜肉中有米星

相反。【主治】心昏多忘，心虚作痛，驚悸恐惑。時珍。

【附方】新二。健忘。心孔昏塞，多忘喜誤。取牛、馬、猪、雞、羊、犬心，乾之爲末。向日酒服方寸匕，日三服，聞一知十。外臺[一]。蛕蟲心痛。用六畜心，生切作四臠，縱横割路，納朱砂或雄黄于中，吞之，蟲死即愈。集驗。

諸肉有毒 拾遺

牛獨肝	黑牛白頭	牛馬生疔死
羊獨角	黑羊白頭	豬羊心肝有孔
馬生角	白羊黑頭	馬鞍下黑肉
馬肝	白馬黑頭	六畜自死首北向
馬無夜眼	白馬青蹄	六畜自死口不閉
猘犬肉	犬有懸蹄	六畜疫病瘡疥死
鹿白臆	鹿文如豹	諸畜帶龍形
獸岐尾	諸獸赤足	諸畜肉中有米星

[一] 外臺：該書無此方。方見普濟方卷十七心健忘轉引聖惠方，然聖惠方亦無此方。

獸並頭　禽獸肝青　諸獸中毒箭死
脯沾屋漏　米甕中肉脯　六畜肉熱血不斷
祭肉自動　諸肉經宿未煑　六畜五臟著草自動
脯曝不燥　生肉不斂水　六畜肉得鹹酢不變色
肉煑不熟　肉煑熟不斂水　六畜肉墮地不沾塵
肉落水浮　肉汁器盛閉氣　六畜肉與犬犬不食者
乳酪煎膾　已上並不可食殺人病人令人生癰腫疔毒
諸心損心　諸腦損陽滑精　六畜脾一生不可食
諸肝損肝　諸血損血敗陽　經夏臭脯痿人陰成水病
魚餒肉敗　諸脂然燈損目　本生命肉令人神魂不安
春不食肝　夏不食心　秋不食肺　冬不食腎
四季不食脾

獸並頭
脯沾屋漏
祭肉自動
脯曝不燥
肉煮不熟
肉落水浮
乳酪煎膾
諸心損心
諸肝損肝
魚餒肉敗
春不食肝
四季不食脾

禽獸肝青　諸獸中毒箭死
米甕中肉脯　六畜肉熱血不斷
諸肉經宿未煮　六畜五臟着草自動
生肉不斂水　六畜肉得鹹酢不變色
肉煮熟不斂水　六畜肉墮地不沾塵
肉汁器盛閉氣　六畜肉與犬犬不食者
已上並不可食，殺人病人，令人生癰腫疔毒。
諸腦損陽滑精　六畜脾一生不可食
諸血損血敗陽　經夏臭脯痿人陰成水病
諸脂然燈損目　本生命肉令人神魂不安
夏不食心　秋不食肺　冬不食腎

解諸肉毒 綱目

中六畜肉毒 六畜乾屎末 伏龍肝末 黄蘗末 赤小豆燒末 東壁土末 白扁豆 並水服

飲人乳汁 豆豉汁服 頭垢一錢水服起死人

馬肉毒 蘆根汁 嚼杏仁 甘草汁 飲美酒

馬肝毒 猪骨灰 牡鼠屎 豆豉 並水服 狗屎灰 人頭垢

牛馬生疔 澤蘭根擂水 猪牙灰水服 生菖蒲擂酒 甘菊根擂水 甘草煎湯服 取汁

牛肉毒 猪脂化湯飲 甘草湯 猪牙灰水服

獨肝牛毒 人乳服之

狗肉毒 杏仁研水服

羊肉毒 甘草煎水服

猪肉毒 杏仁研汁 猪屎絞汁 韭菜汁 朴硝煎汁 猪骨灰調水 大黄湯

藥箭肉毒 大豆煎汁 鹽湯

解諸肉毒綱目

中六畜肉毒。六畜乾屎末，伏龍肝末，黄蘗末，赤小豆燒末，東壁土末，白扁豆。並水服。飲人乳汁、頭垢一錢，水服，起死人。豆豉汁服。

馬肉毒。蘆根汁，嚼杏仁，甘草汁，飲美酒。

馬肝毒。豬骨灰，牡鼠屎，豆豉，狗屎灰，人頭垢。並水服。

牛馬生疔。澤蘭根擂水，豬牙灰水服，生菖蒲擂酒，甘菊根擂水，甘草煎湯服，取汁〔一〕。

牛肉毒。豬脂化湯飲，甘草湯，豬牙灰水服。

獨肝牛毒。人乳服之。

狗肉毒。杏仁研水服。

羊肉毒。甘草煎水服。

豬肉毒。杏仁研汁，豬屎絞汁，韭菜汁，朴硝煎汁，豬骨灰調水，大黄湯。

藥箭肉毒。大豆煎汁，鹽湯。

〔一〕汁：張本作「汗」，義長。

諸肉過傷　本畜骨灰水服　生韭汁　芫荽煎汁

食肉不消　還飲本汁即消　食本獸腦亦消

諸肉過傷。本畜骨灰水服，生韭汁，芫荽煎汁。

食肉不消。還飲本汁即消，食本獸腦亦消[一]。

〔一〕食本獸腦亦消：底本原字缺損。今據中研院本補正。

本草綱目獸部五十一卷

○獸之二獸類三十八種

獅綱目　虎別錄 酋耳駮馬渠搜黃腰附　豹別錄

貘圖經　象開寶　犀本經　犛牛綱目 犩牛犪牛

海牛日支牛山牛附　犏牛綱目　野馬綱目　野豬唐本草

豪豬綱目　熊本經 羆魋附　麢羊本經 山驢附　山羊日用

鹿本經　麋本經　雙頭鹿拾遺　麂開寶

麞別錄　麝本經　靈貓拾遺　貓蜀本草

貍別錄　風貍拾遺　狐別錄　貉衍義

貒唐本草　貛食物　木狗綱目　豺唐本草

狼拾遺　兔別錄　敗筆唐本草　山獺綱目

水獺別錄　海獺拾遺　膃肭獸開寶　猾炮炙論

本草綱目獸部目録第五十一卷

獸之二　獸類三十八種

獅綱目　虎別録○酋耳、駮馬〔一〕、渠搜、黄腰附　豹別録

貘〔二〕圖經　象開寶　犀本經　犛牛綱目○犩牛、⿰牛掌〔三〕牛、海牛、日〔四〕支牛、山牛附

牦牛綱目　野馬綱目　野豬唐本草

豪豬綱目　熊本經○羆、魋附　麢羊本經○山驢附　山羊日用

鹿本經　麋本經　雙頭鹿拾遺　麂開寶

麞別録　麝本經　靈貓拾遺　貓蜀本草

貍別録　風貍拾遺　狐別録　貉衍義

貒唐本草　貛〔五〕食物　木狗綱目　豺唐本草

狼拾遺　兔別録　敗筆唐本草　山獺綱目

水獺別録　海獺拾遺　膃肭獸開寶　猾炮炙論

〔一〕馬：本卷正文虎下附録無此字。

〔二〕貘：本卷正文貘下附嚙鐵、豻、狡兔。

〔三〕⿰牛掌：本卷正文犛牛下附録作「⿰牛堂」。

〔四〕日：正文作「曰」。江西本以後諸本正文均作「月」。

〔五〕貛：正文本藥正名作「獾」。

右附方舊八十七新一百四十六

○獸之三　鼠類一十二種

鼠別錄○鼷鼠鼫鼠鼸鼩鼱水鼠冰鼠火鼠鼷鼠鼮鼠附　鼹鼠別錄　隱鼠拾遺

鼢鼠綱目　竹䶉綱目　土撥鼠拾遺　貂鼠綱目

黃鼠綱目　鼬鼠綱目即鼠狼　鼺鼠拾遺　食蛇鼠綱目

猬本經

右附方舊二十四新四十二

○獸之四　寓類怪類共八種

獼猴類證玃豦附　狨拾遺猨獨附　果然拾遺○蒙頌獑猢附　猩猩綱目野女附

狒狒拾遺○山都山𤢖木客山⿰犭巢附　罔兩綱目　彭侯綱目

封綱目

右附方舊一新無

右附方舊八十七，新一百四十六。

獸之三　鼠類一十二種

鼠別録○鼨鼠、𪕒鼠、𪖈鼳、鼩鼱、水鼠、冰鼠、火鼠、鼵鼠、鼴鼠附　鼹鼠別録　隱鼠拾遺

鼫鼠綱目　竹鰡綱目　土撥鼠拾遺　貂鼠綱目

黄鼠綱目　鼬鼠綱目○即鼠狼　鼷鼠拾遺　食蛇鼠綱目

猬本經

右附方舊二十四，新四十二。

獸之四　寓類怪類共八種

獼猴證類[一]○玃、豦附　狨拾遺○猨、獨附　果然拾遺○蒙頌、獑猢附　猩猩綱目○野女附

狒狒拾遺○山都、山𤢑、木客、山𤟤附　罔兩綱目　彭侯綱目

封綱目

右附方舊一，新無。

[一] 證類：原作「類證」。今據證類卷十八獼猴乙正。

獸部

○獸之二 獸類三十八種

獅 綱目

【釋名】狻猊（音酸倪。猶作狻麑）虓（許交切）○時珍曰獅為百獸長故謂之獅虓象其聲也梵書謂之僧伽彼

說文云一名白澤今攷瑞應圖白澤能言語非獅也

【集解】時珍曰獅子出西域諸國狀如虎而小黃色亦如金色猱狗而頭大尾長亦有青色者銅頭鐵額鉤爪鋸牙弭耳昂鼻目光如電聲吼如雷有耏髯牡者尾上茸毛大如斗日走五百里為毛蟲之長怒則威在齒喜則威在尾每一吼則百獸辟易馬皆溺血爾雅言其食虎豹虞世南言其拉虎吞貔裂犀分象陶九成言其食諸禽獸以氣吹之羽毛紛落熊太古言其乳入牛羊馬乳中皆化成水雖死後虎豹不敢食其肉蠅不敢集其尾物理相畏如此然博物志載魏武帝至白狼山見物如狸跳至獅子頭殺之唐史載高宗時伽毘耶國獻天鐵獸能擒獅象則獅雖猛悍又有制之者也西域畜之七日內取其未開目者調習之若稍長則難馴矣

屎（時珍曰陶氏註蘇合香誤以為獅屎陳氏正其誤言獅屎極臭赤黑色今攷補於此）【主治】服之破宿

本草綱目獸部第五十一卷

獸之二　獸類三十八種

獅綱目

【釋名】狻猊音酸倪，爾雅作狻麑、虓許交切。○【時珍曰】獅爲百獸長，故謂之獅。虓，象其聲也。梵書謂之僧伽彼。說文云：一名白澤。今攷瑞應圖，白澤能言語，非獅也。

【集解】【時珍曰】獅子出西域諸國，狀如虎而小，黄色，亦如金色猱狗，而頭大尾長。亦有青色者，銅頭鐵額，鉤爪鋸牙，弭耳昂鼻，目光如電，聲吼如雷。有髯，牡者尾上茸毛大如斗，日走五百里，爲毛蟲之長。怒則威在齒，喜則威在尾。每一吼則百獸辟易，馬皆溺血。爾雅言其食虎豹。虞世南言其拉虎吞貔，裂犀分象。陶九成言其食諸禽獸，以氣吹之，羽毛紛落。熊太古言其乳入牛、羊、馬乳中，皆化成水。雖死後，虎豹不敢食其肉，蠅不敢集其尾。物理相畏如此。然博物志載：魏武帝至白狼山，見物如貍，跳至獅子頭殺之。唐史載高宗時，伽毘耶國獻天鐵獸，能擒獅、象。則獅雖猛悍，又有制之者也。西域畜之，七日内取其未開目者調習之，若稍長則難馴矣。

屎。【時珍曰】陶氏註蘇合香，誤以爲獅屎。陳氏正其誤，言獅屎極臭，赤黑色。今攷補於此。【主治】服之破宿

血殺百蟲，燒之去鬼氣（藏器）。

虎（別錄中品）

【釋名】烏䖘（音徒。左傳作於菟，漢書作烏檡）、大蟲（肘后）、李耳（時珍曰：虎象其聲也。魏子才云：其文從虍從几，象其蹲踞之形，從人者非也。揚雄方言云：陳魏之間謂之李父，江淮南楚之間謂之李耳，或謂之於䖘，自關東西謂之伯都。珍按：李耳當作貍兒，蓋方音轉貍為李，兒為耳也。今南人猶呼虎為貓，即此意也。郭璞謂虎食物值耳則止，故呼李耳，觸其諱。應劭謂南郡李翁化為虎，故呼李耳。皆穿鑿不經之言也。爾雅云：虎淺毛曰虦貓（音棧），白虎曰甝（音含），黑虎曰虪（音育），似虎而五指曰貙（音樞），似虎而非真曰彪，似虎而有角曰虒（音斯）。）

【集解】頌曰：虎本經不載所出，今多山林處皆有之。時珍曰：按格物論云：虎，山獸之君也。狀如貓而大如牛，黃質黑章，鋸牙鉤爪，鬚健而尖，舌大如掌，生倒刺，項短鼻齆。夜視，一目放光，一目看物。聲吼如雷，風從而生，百獸震恐。易通卦驗云：立秋虎始嘯，仲冬虎始交。或云月暈時乃交。又云虎不再交，孕七月而生。又云虎知衝破，能畫地觀奇偶以卜食。今人效之，謂之虎卜。虎噬物，隨月旬上下而噬其首尾。其搏物，三躍不中則舍之。人死於虎，則為倀鬼，導虎而行。虎食狗則醉，狗乃虎之酒也。聞羊角煙則走，惡其臭也。虎害人獸，而蝟鼠能制之，智無大小也。獅、駮、酋耳、黃要、渠搜能食虎，勢無強弱也。

血，殺百蟲。燒之去鬼氣。藏器。

虎 別録中品

【釋名】烏䖘音徒，左傳作於菟，漢書作烏檡、大蟲肘後、李耳。【時珍曰】虎，象其聲也。魏子才云：其文從虍從儿，象其蹲踞之形。從人者非也。揚雄方言云：陳、魏之間，謂之李父。江淮、南楚之間，謂之李耳，或謂之鶘䖘。自關東、西謂之伯都。珍按：李耳當作狸兒。蓋方音轉狸爲李，兒爲耳也。今南人猶呼虎爲貓，即此意也。郭璞謂虎食物，值耳則止，故呼李耳，觸其諱。應邵謂南郡李翁化爲虎，故呼李耳。皆穿鑿不經之言也。爾雅云：虎，淺毛曰虦貓，音棧。白虎曰甝，音含。黑虎曰虪，音育。似虎而五指曰貙，音偪。似虎而非真曰彪。似虎而有角曰虒，音嘶。

【集解】【頌曰】虎，本經不載所出，今多山林處皆有之。【時珍曰】按格物論云：虎，山獸之君也。狀如猫而大如牛，黃質黑章，鋸牙鉤爪，鬚健而尖，舌大如掌，生倒刺，項短鼻齆。夜視，一目放光，一目看物，聲吼如雷，風從而生，百獸震恐。易通卦[一]驗云：立秋虎始嘯，仲冬虎始交。或云月暈時乃交。又云虎不再交，孕七月而生。又云虎知衝破，能畫地觀奇偶以卜食。今人效之，謂之虎卜。虎噬物，隨月旬上下而囓其首尾。其搏物，三躍不中則捨之。人死於虎，則爲倀鬼，導虎而行。虎食狗則醉，狗乃虎之酒也。聞羊角烟則走，惡其臭也。虎害人、獸，而猬、鼠能制之，智無大小也。獅、駮、酋耳、黃腰、渠搜能食虎，勢無强弱也。

〔一〕通卦：原作「卦通」。今據卷一引據古今經史百家書目乙正。

抱朴子云虎五百歲則變白又海中有虎鯊能變虎古有貙虎變人貙人變虎之說亦自有是理也

【附録】酋耳 瑞應圖云酋耳似虎絕大不食生物見虎豹即殺之太平則至郭璞云即騶虞也白虎黑文尾長於身

駮 山海經云駮狀如馬白身黑尾一角鋸牙能食虎豹周書謂之茲白說苑云師曠言鵲食蝟蝟食駿鸃駿鸃食豹豹食駮駮食虎

渠搜 逸周書云渠搜西戎露犬也能食虎豹一云豻胡犬也能逐虎

黃要 蜀志名黃腰獸鼬身貍首長則食母形雖小而能食虎及牛鹿也又孫愐云豰音斛似豹而小腰以上黃以下黑形類犬食獼猴名黃腰

鼩鼠 見猬下

虎骨【修治】頌曰虎骨用頭及頸骨色黃者佳凡虎身數物俱用雄虎者勝藥箭射殺者不可入藥其毒浸漬骨血間能傷人也時珍曰凡用虎之諸骨並搥碎去髓塗酥或酒或醋各隨方法炭火炙黃入藥【氣味】辛微熱無毒之才曰平【主治】邪惡氣殺鬼疰毒止驚悸治惡瘡鼠瘻頭骨尤良別録治筋骨毒風攣急屈伸不得走注疼痛治尸疰腹痛傷寒溫氣溫瘧殺犬咬毒甄權雜朱畫符療邪頭骨作枕辟惡夢魘置戶上辟鬼陶弘景煮汁浴之去骨節風毒腫和醋浸膝

抱朴子云：虎五百歲則變白。又海中有虎鯊能變虎。古有貙虎變人，貙人變虎之説，亦自有是理也。

【附録】酋耳。瑞應圖云：酋耳似虎絶大，不食生物，見虎、豹即殺之，太平則至。郭璞云：即騶虞也。白虎黑文，尾長於身。駮。山海經云：駮狀如馬，白身黑尾，一角鋸牙，能食虎、豹。周書謂之兹白。説苑云：師曠言鵲食猬，猬食鵔鸃，鵔鸃食豹，豹食駮，駮食虎。渠搜。逸周書云：渠搜，西戎露犬也，能食虎、豹。一云犴，胡犬也，能逐虎。黄腰。蜀志[一]名黄腰獸。鼬身貍首，長則食母，形雖小，而能食虎及牛、鹿也。又孫愐云：豰，音斛，似豹而小，腰以上黄，以下黑，形類犬，食獮猴，名黄腰。鼩鼠。見猬下。

虎骨。【修治】【頌曰】虎骨用頭及頸[二]骨，色黄者佳。凡虎身數物，俱用雄虎者勝。藥箭射殺者不可入藥，其毒浸漬骨血間，能傷人也。【時珍曰】凡用虎之諸骨，並槌碎去髓，塗酥，或酒，或醋，各隨方法，炭火炙黄入藥。【氣味】辛，微熱，無毒。【之才曰】平。【主治】除[三]邪惡氣，殺鬼疰毒，止驚悸，治惡瘡鼠瘻。頭骨尤良。别録。治筋骨毒風攣急，屈伸不得，走注疼痛，治尸疰腹痛，傷寒，温氣，温瘧，殺犬咬毒。甄權。雜朱畫符，療邪。頭骨作枕，辟惡夢魘。置户上，辟鬼。陶弘景。煮汁浴之，去骨節風毒腫。和醋浸膝，

〔一〕蜀志：説郛卷一百九感應經引作蜀地志。
〔二〕頸：證類卷十七虎引圖經作「脛」。
〔三〕除：原脱。今據證類卷十七虎引别録補。

止脚痛腫脛骨尤良初生小兒煎湯浴之辟惡氣去瘡疥驚癎鬼疰長大無病孟詵追風定痛健骨止久痢脫肛獸骨鯁咽時珍

【發明】頌曰李絳兵部手集有虎骨酒治臂脛痛崔元亮海上方治腰脚不隨並有虎脛骨酒方宗奭曰風從虎者風木也虎金也木受金制焉得不從故虎嘯而風生自然之道也所以治風病攣急屈伸不得走疰骨節風毒癲疰驚癎諸病皆此義也汪機曰虎之強悍皆賴於脛雖死而脛猶矻立不仆故治脚脛無力用之時珍曰虎骨通可用凡辟邪疰治驚癎溫瘧瘡疽頭風當用頭骨治手足諸風當用脛骨腰背諸風當用脊骨各從其類也按吳球諸證辨疑云虎陰也風陽也虎嘯風生陽出陰藏之義故其骨能追風定痛虎之一身筋節氣力皆出前足故以脛骨為勝

【附方】舊十新八

健忘驚悸預知散用虎骨酥炙白龍骨遠志肉等分為末生薑湯服日三服久則令人聰慧永類鈐方

臂脛疼痛虎骨酒治之不計深淺皆效用虎脛骨二大兩搗碎炙黃羚羊角屑一大兩新芍藥二大兩切三物以無灰酒浸之春夏七日秋冬倍之每日空腹飲一兩盃若要速服即以銀器物盛於火爐中暖養三二日即可服也兵部手集

腰脚不隨攣急冷痛取虎脛骨五六寸刮去肉膜塗酥炙黃搗細絹袋盛之以瓶盛

止脚痛腫，脛骨尤良。初生小兒煎湯浴之，辟惡氣，去瘡疥，驚癇鬼疰，長大無病。孟詵。追風定痛健骨，止久痢脱肛，獸骨鯁咽。時珍。

【發明】【頌曰】李絳兵部手集有虎骨酒，治臂脛痛。崔元亮海上方治腰脚不隨，並有虎脛骨酒方。【宗奭曰】風從虎者，風，木也；虎，金也。木受金制，焉得不從。故虎嘯而風生，自然之道也。所以治風病攣急，屈伸不得，走疰，骨節風毒，癲疾[一]驚癇諸病，皆此義也。【汪機曰】虎之强悍，皆賴於脛，雖死而脛猶矻立不仆，故治脚脛無力用之。【時珍曰】虎骨通可用。凡辟邪疰，治驚癇温瘧，瘡疽頭風，當用頭骨；治手足諸風，當用脛骨；腰背諸風，當用脊骨，各從其類也。按吴球諸證辨疑云：虎，陰也；風，陽也。虎嘯風生，陽出陰藏之義，故其骨能追風定痛。虎之一身筋節氣力，皆出前足，故以脛骨爲勝。

【附方】舊十，新八。健忘驚悸。預知散：用虎骨酥炙、白龍骨、遠志肉等分，爲末。生姜湯服，日三服。久則令人聰慧。永類鈐方。臂脛疼痛。虎骨酒治之，不計深淺皆效。用虎脛骨二大兩，搗碎炙黄，羚羊角屑一大兩，新芍藥二大兩，切。三物以無灰酒浸之，養至七日，秋冬倍之。每日空腹飲一盃，若要速服，即以銀器物盛[二]，於火爐中暖養三二日，即可服也。兵部手集。腰脚不隨，攣急冷痛。取虎脛骨五六寸，刮去肉膜，塗酥炙黄，搗細，絹袋盛之，以瓶盛

〔一〕疾：原作「疰」。證類卷十七虎骨引衍義同。今據衍義卷十六虎骨改。

〔二〕盛：原作「成」。今據證類卷十七虎骨改。

酒一斗浸之煻火微溫七日後任情飲之當微利便効也

又方虎腰脊骨一具前兩脚全骨一具並於石上以斧搥碎安鐵床上文炭火炙待脂出則投無灰濃酒中密封春夏七日秋冬三七日任性日飲三度患十年以上者不過三劑七年以下者一劑必瘥崔元亮海上方

白虎風痛 走注兩膝熱腫用虎脛骨塗酥炙黃黑附子炮裂去皮各一兩為末每服二錢酒下日再服經驗良方

歷節痛風 虎脛骨酒炙三兩沒藥七兩為末每服二錢溫酒下日三服聖濟總錄

歷節走痛 百節皆痛不可忍用虎頭骨一具塗酥炙黃槌碎絹袋盛置二斗清酒中浸五宿隨性飲之妙聖惠方

筋骨急痛 虎骨和通草煑汁空肚服半升覆臥少時汗出為効切忌熱食損齒小兒不可與食恐齒不生食療

休息痢疾 經年不愈取大蟲骨炙黃焦搗末飲服方寸匕日三取効張大仲方

痔漏脫肛 虎脛骨兩節以蜜二兩炙赤搗末蒸餅丸梧子大每凌晨溫酒下二十丸取効勝金

肛門凸出 虎骨燒末水服方寸匕日三外臺

獸骨哽咽 虎骨為末水服方寸匕外臺

惡犬咬傷 虎骨刮末水服方寸匕并傅之小品方

湯火傷灼 虎骨炙焦研敷神効龔氏易簡方

月蝕疳瘡 虎頭骨二兩搗碎豬脂一斤熬膏塗之神効方

小兒白禿 虎骨末油調塗之普濟

足瘡嵌甲 以橘皮湯浸洗輕剪去以虎骨末敷之痛即止便民圖纂

臁脛爛瘡 以韲汁洗拭刮虎骨末敷之

酒一斗浸之，煻〔一〕火微温，七日後，任情飲之，當微利便效也。又方：虎腰脊骨一具，前兩脚全骨一具，並於石上以斧槌碎，安鐵床上，文炭火炙，待脂出則投無灰濃酒中密封，春夏七日，秋冬三七日，任性日飲三度。患十年以上者，不過三劑；七年以下者，一劑必瘥。崔元亮海上方。**白虎風痛**走注，兩膝〔二〕熱腫。用虎脛骨，塗酥炙黄、黑附子炮裂去皮各一兩，爲末。每服二錢，酒下，日再服〔三〕。經驗後〔四〕方。**歷節痛風**。虎脛骨酒炙三兩，沒藥半〔五〕兩，爲末。每服二錢，温酒下，日三服。聖濟總録。**歷節走痛**，百節皆痛不可忍。用虎頭骨一具，塗酥炙黄槌碎，絹袋盛，置二斗清酒中，浸五宿，隨性飲之，妙。聖惠方。**筋骨急痛**。虎骨和通草煮汁，空肚服半升，覆卧，少時汗出爲效。切忌熱食，損齒。小兒不可與食，恐齒不生。食療。**休息痢疾**，經年〔六〕不愈。取大蟲骨黄焦，擣末。飲服方寸匕，日三，取效。張文〔七〕仲方。**痔漏脱肛**。虎脛骨兩節，以蜜二兩炙赤，擣末，蒸餅丸梧子大。每凌晨温酒下二十丸，取效。勝金。**肛門凸出**。虎骨燒末，水服方寸匕，日三。外臺。**獸骨哽咽**。虎骨爲末，水服方寸匕。外臺。**惡犬咬傷**。虎骨刮末，水服方寸匕，并傅之。小品方。**湯火傷灼**。虎骨炙焦研敷，神效。龔氏易簡方。**月蝕疳瘡**。虎頭骨二兩擣碎，豬脂一斤，熬膏〔八〕塗之。神效方〔九〕。**小兒白禿**。虎骨末，油調塗之。普濟。**足瘡嵌甲**。以橘皮湯浸洗，輕剪去甲〔一〇〕，以虎骨末敷之，痛即止。便民圖纂。**臁脛爛瘡**。以虀汁洗拭，刮虎骨末敷之。

〔一〕煻：此字見證類卷十七虎骨於圖經所引崔元亮海上方。證類諸版除「煻」字外，尚作「糠」、「穅」、「糖」等字。其中「糠」字見於大觀證類及備急總效方。政和證類逐漸多用「煻」字。

〔二〕膝：原作「脂」。今據證類卷十七虎骨改。

〔三〕服：原誤置「錢」字下。今據後移同上。

〔四〕後：原作「良」。今據改同上。

〔五〕半：原作「七」。今據聖濟總録卷十歷節風「沒藥散」改。

〔六〕年：證類卷十七虎骨作「時」。

〔七〕文：原作「大」。今據改同上。

〔八〕熬膏：證類卷十七虎骨引集驗方作「熬以骨黄」。

〔九〕神效方：同上作「集驗方」。

〔一〇〕甲：原闕一字。江西本、錢本同。今從張本補。

便民圖纂

威骨 藏器曰虎有威骨如乙字長一寸在脇兩傍破肉取之尾端亦有不及脇骨令人有威帶之臨官佳無官則為人所憎

肉（氣味）酸平無毒 宗奭曰微鹹（弘景曰）俗方言熱食虎肉壞人齒（詵曰）正月勿食虎傷神（時珍曰）虎肉作土氣味不甚佳鹽食稍可

（主治）惡心欲嘔益氣力止多唾 別錄 食之治瘧辟三十六種精魅入山虎見畏之 孟詵

（附方）新一 脾胃虛弱惡心不欲飲食虎肉半斤切以葱椒醬調炙熟空心冷食 壽親養老方

膏（主治）狗嚙瘡 別錄 納下部治五痔下血 孟詵 服之治反胃煎消塗小兒頭瘡白禿 時珍

（附方）新一 一切反胃 虎脂半斤切清油一斤瓦瓶浸一月密封勿令洩氣每以油一兩入無灰酒一盞溫服以瘥為度油盡再添 壽域神方

血（主治）壯神強志 時珍曰獵人李次口云熱刺虎之心血飲之能壯神志又抱朴子云三月三日殺取

便民圖纂。

威骨。【藏器曰】虎有威骨如乙字，長一寸，在脇兩傍，破肉取之。尾端亦有，不及脇骨。令人有威，帶之臨官[一]佳。無官則爲人所憎。

肉。【氣味】酸，平，無毒。【宗奭曰】微鹹。【弘景曰】俗方言：熱食虎肉，壞人齒。【詵曰】正月勿食虎，傷神。【時珍曰】虎肉作土氣，味不甚佳。鹽食稍可。【主治】惡心欲嘔，益氣力，止多唾。別録。食之治瘧，辟三十六種精魅。入山虎見畏之。孟詵。

【附方】新一。脾胃虚弱，惡心不欲飲食。虎肉半斤切，以葱、椒、醬調，炙熟，空心冷食。壽親養老方。

膏。【主治】狗齧瘡。別録。納下部，治五痔下血。孟詵。服之治反胃，煎消，塗小兒頭瘡白禿。時珍。

【附方】新一。一切反胃。虎脂半斤切，清油一斤，瓦瓶浸一月，密封勿令洩氣。每以油一兩，入無灰酒一盞，温服，以瘥爲度。油盡再添。壽域神方。

血。【主治】壯神强志。【時珍曰】獵人李次口云：熱刺虎之心血飲之，能壯神志。又抱朴子云：三月三日殺取

〔一〕官：原作「宫」。今據證類卷十七虎骨引陳藏器本草改。

虎血鴨血等分和合以初生草似胡麻子取其實合用可以移形易貌

肚【主治】反胃吐食取生者勿洗存滓穢新瓦固煅存性入平胃散末一兩和勻每白湯服三錢神效時珍○出保壽堂方

腎【主治】瘰癧時珍曰千金治瘰癧雌黃芍藥丸中用之袁達禽蟲述云虎腎懸于腹象日應於頭

膽【主治】小兒驚癇藏器小兒疳痢神驚不安研水服之孟詵

睛【修治】頌曰虎睛多偽須自獲者乃真斆曰凡使虎睛須問獵人有雌有雄有老有嫩有殺得者惟中毒自死者勿用之能傷人虎睛以生羊血浸一宿漉出微火焙乾擣粉用時珍曰千金治狂邪有虎睛湯虎睛丸並用酒浸炙乾用

【主治】癲疾別錄瘧病小兒熱疾驚悸孟詵驚啼客忤疳氣鎮心安神日華明目去翳時珍

【附方】舊二新一虎睛丸治癇疾發作涎潮搐搦時作譫語虎睛一對微炒犀角屑大黃遠志去心各一兩梔子仁半兩為末煉蜜丸綠豆大每溫酒服二十丸小兒驚癇掣瘲用虎睛細研水調灌之良經驗方小兒夜啼用大蟲眼睛一隻為散以竹瀝調少許與喫姚和衆方邪瘧時作生虎睛一枚臘月豬血少

虎血、鴨血等〔一〕，以合種之〔二〕，初生草似胡麻子，取其實合用，可以移形易貌。

肚。【主治】反胃吐食。取生者勿洗，存滓穢，新瓦固煅存性，入平胃散末一兩和勻。每白湯服三錢，神效。時珍。○出保壽堂方。

腎。【主治】瘰癧。【時珍曰】千金治瘰癧，雌黄芍藥丸中用之。袁達禽蟲述云：虎腎懸于腹，象口隱於頤。

膽。【主治】小兒驚癇。藏器。小兒疳痢，神驚不安，研水服之。孟詵。

睛。【修治】【頌曰】虎睛多僞，須自獲者乃真。【斅曰】凡使虎睛，須問獵人。有雌有雄，有老有嫩，有殺得者。惟中毒自死者勿用之，能傷人。虎睛以生羊血浸一宿，漉出，微火焙乾，搗粉用。【時珍曰】千金治狂邪，有虎睛湯、虎睛丸，並用酒浸，炙乾用。【主治】癲疾。別録。瘧病，小兒熱疾驚悸。孟詵。驚啼客忤，疳氣，鎮心安神。日華。明目去翳。時珍。

【附方】舊二，新一。虎睛丸。治癇疾發作，涎潮搐搦，時作譫語。虎睛一對，微炒，犀角屑、大黄、遠志去心各一兩，巵子仁半兩，爲末，煉蜜丸緑豆大。每温酒服二十丸。小兒驚癇掣瘲。用虎睛細研，水調灌之，良。經驗後〔三〕方。小兒夜啼。用大蟲眼睛一隻，爲散，以竹瀝調少許與喫。姚和衆方。邪瘧時作。生虎睛一枚，臘月豬血少

〔一〕虎血鴨血等：抱朴子内篇卷十九遐覽作「白虎頭皮、生駝血、虎血、紫綅、履組、流萍」，時珍删改之。
〔二〕以合種之：原作「分和合以」。今據同上「以三月三日合種之」删改。
〔三〕後：原脱。今據證類卷十七虎骨補。

許朱砂阿魏各一分為末端午日取粽尖七枚和丸黍米大每綿包一丸塞耳中男左女右　聖惠方

虎魄（藏器曰）凡虎夜視一目放光一目看物獵人候而射之弩箭纔及目光即墮入地得之如白石者是也（宗奭曰）陳氏所謂乙骨及目光墮地之說終不免於誣也（時珍曰）乙骨之說不為怪目光之說亦猶人縊死則魄入於地隨即掘之狀如麩炭之義按茅亭客話云獵人殺虎記其頭項之處月黑掘下尺餘方得狀如石子琥珀此是虎之精魄淪入地下故主小兒驚癇之疾其說甚詳寇氏未達此理耳

主治驚邪辟惡鎮心　藏器

鼻主治癲疾小兒驚癇（別錄）懸戶上令生男（弘景）○（時珍曰）按河魚圖云虎鼻懸門中一年取熬作屑與婦飲便生貴子勿令人及婦知之則不驗又云懸于門上宜子孫帶印綬此與古者胎教欲見虎豹皆取其勇壯之義同也

牙主治丈夫陰瘡及疽瘻（孫思邈）殺勞蟲治猘犬傷發狂刮末酒服方寸匕（時珍）

附方新一

白虎風痛　大虎牙一副四个赤足蜈蚣十條酒浸三日晒乾天麻二兩乳香沒藥各一兩麝香半兩為末每服二錢溫酒下一日三服　聖濟總錄

許，朱砂、阿魏各一分，爲末。端午日取粽尖七枚和，丸黍米大，每綿包一丸，塞耳[一]中，男左女右。聖惠方。

虎魄。【藏器曰】凡虎夜視，一目放光，一目看物。獵人候而射之，弩箭纔及，目光即墮入地，得之如白石者是也。【宗奭曰】陳氏所謂乙骨及目光墮地之説，終不免於誣也。【時珍曰】乙骨之説不爲怪。目光之説，亦猶人縊死則魄入於地，隨即掘之，狀如麩炭之義。按茅亭客話云：獵人殺虎，記其頭項之處，月黑掘下尺餘方得，狀如石子、琥珀。此是虎之精魄淪入地下，故主小兒驚癇之疾。其説甚詳。寇氏未達此理耳。【主治】驚邪，辟惡鎮心。藏器。

鼻。【主治】癲疾，小兒驚癇。別録。懸户上，令生男。弘景。○【時珍曰】按龍魚河圖[二]云：虎鼻懸門中一年，取敖作屑，與婦飲，便生貴子。勿令人及婦知，知則不驗。又云：懸于門上，宜子孫帶印綬。此與古者胎教欲見虎豹，皆取其勇壯之義同也。

牙。【主治】丈夫陰瘡及疽瘻。孫思邈。殺勞蟲，治猘犬傷，發狂。刮末，酒服方寸匕。時珍。

【附方】新一。白虎風痛。大虎牙一副四個，赤足蜈蚣十條，酒浸三日，晒乾，天麻二兩，乳香、没藥各一兩，麝香半兩，爲末。每服二錢，温酒下，一日三服。聖濟總録。

〔一〕塞耳：聖惠方卷五十二治瘧發作無時諸方作「納鼻」。

〔二〕龍魚河圖：原作「河魚圖」。今據御覽卷八百九十一虎引龍魚河圖改。

爪〔頌曰〕爪并指骨毛俱可用以雄虎爲勝〔主治〕繫小兒臂辟惡魅（別錄）○〔時珍曰〕外臺辟鬼魅用虎爪蟹爪赤朱雄黃爲末松脂和丸每正旦焚之

皮 一名皐兒 見莊子〔主治〕瘧疾（藏器）辟邪魅（時珍）

〔發明〕時珍曰按應劭風俗通云虎者陽物百獸之長能辟鬼魅今人卒中惡病燒皮飲之或繫衣服亦甚驗也 起居雜記云虎豹皮上睡令人神驚其毛入瘡有大毒

鬚〔主治〕齒痛（弘景）○段成式酉陽雜俎云許遠齒痛仙人鄭思遠拔虎鬚令插之痛即愈

屎〔主治〕惡瘡（別錄）鬼氣（藏器）瘰癧痔漏燒研酒服治獸骨哽（時珍）

〔附方〕舊一 瘭疽著手足肩背累累如米起色白刮之汁出愈而復發虎屎白者以馬屎和之晒乾燒灰粉之 千金

屎中骨〔主治〕爲屑治火瘡（別錄）破傷風（時珍）

〔附方〕新一 斷酒 虎屎中骨燒灰酒服方寸匕即不飲 千金方

豹（別錄中品）

爪。【頌曰】爪并指、骨、毛俱可用，以雄虎爲勝。【主治】繫小兒臂，辟惡魅。別録。○【時珍曰】外臺辟鬼魅，用虎爪、蟹爪、赤朱、雄黄爲末，松脂和丸，每正旦焚之。

皮。一名皐毘。見莊子。【主治】瘧疾。藏器。辟邪魅。時珍。

【發明】【時珍曰】按應劭風俗通云：虎者陽物，百獸之長，能辟鬼魅，今人卒中惡病，燒皮飲之，或繫衣服，亦甚驗也。起居雜記云：虎、豹皮上睡，令人神驚。其毛入瘡，有大毒。

鬚。【主治】齒痛。弘景。○段成式酉陽雜俎云：許隱[一]齒痛，仙人鄭思遠拔虎鬚令插之，痛即愈。

屎。【主治】惡瘡。別録。鬼氣。藏器。瘵瘭疽痔漏。燒研酒服，治獸骨哽。時珍。

【附方】舊一。瘭疽。着手、足、肩、背，累累如米起，色白，刮之汁出，愈而復發。虎屎白者，以馬尿和之，晒乾燒灰粉之。千金。

屎中骨。【主治】爲屑，治火瘡。別録。破傷風。時珍。

【附方】新一。斷酒。虎屎中骨燒灰，酒服方寸匕，即不飲。千金方。

豹 別録中品

〔一〕隱：原作「遠」。今據酉陽雜俎前集卷十六虎改。

釋名

程（列子）失刺孫。時珍曰：豹性暴，故曰豹。按許氏說文云：豹之脊長，行則脊隆豸豸然，具司殺之形，故字從豸從勺。王氏字說云：豹性勺物而取，程度而食，故字從勺。又名曰程。列子云：青寧生程，程生馬。沈氏筆談云：秦人謂豹為程，至今延州猶然。東胡謂之失刺孫。

集解

弘景曰：豹至稀有，入用亦鮮，惟尾可貴。恭曰：陰陽家有豹尾神，車駕鹵簿有豹尾車，名可尊重耳。真豹尾有何可貴？未審陶據奚說。頌曰：今河洛唐郢間或有之。然豹有數種：山海經有玄豹，詩有赤豹，尾赤而文黑也；爾雅有白豹，即貘也，毛白而文黑。郭璞註云：貘能食銅鐵，與貘同名，不知入藥果用何類。古今醫方鮮見之。宗奭曰：豹毛赤黃，其文黑如錢而中空，比比相次。又有土豹，毛更無紋，色亦不赤，其形亦小。此各有種，非能變形也。聖人假喻耳，恐醫家不知，故書之。時珍曰：豹，遼東及西南諸山時有之。狀似虎而小，白面團頭，自惜其毛采。其文如錢者，曰金錢豹，宜為裘；如艾葉者，曰艾葉豹，次之。又西域有金線豹，文如金線。海中有水豹，上應箕宿。禽蟲述云：虎生三子，一為豹。則豹有變者，寇氏未知爾。豹畏蛇與鼠，而獅、駁、渠搜能食之。淮南子云：蝟令虎申，蛇令豹止，物有所制也。廣志云：狐死首丘，豹死首山，不忘本也。豹胎至美，為八珍之一。

肉

氣味 酸，平，無毒。思邈曰：溫，微毒。正月勿食，傷神損壽。

主治 安五臟，補絕傷，輕

【釋名】程列子、失刺孫。【時珍曰】豹性暴，故曰豹。按許氏説文云：豹之脊長，行則脊隆豸豸然，具司殺之形，故字從豸、從勺。王氏字説云：豹性勺物而取，程度而食，故字從勺，又名曰程。列子云：青寧生程，程生馬。沈氏筆談云：秦人謂豹爲程，至今延州猶然。東胡謂之失刺孫。

【集解】【弘景曰】豹至稀有，入用亦鮮，惟尾可貴。【恭曰】陰陽家有豹尾神，車駕鹵簿有豹尾車，名可尊重耳。真豹有何可貴？未審陶據奚説。【頌曰】今河洛、唐、郢間或有之。然豹有數種。山海經有玄豹。詩有赤豹，尾赤而文黑也。爾雅有白豹，即貘也，毛白而文黑。郭璞註云：貘能食銅鐵。與貘同名。不知入藥果用何類。古今醫方鮮見。【宗奭曰】豹毛赤黄，其文黑，如錢而中空，比比相次。又有土豹，毛更無紋，色亦不赤，其形亦小。此各有種，非能變形〔一〕也，聖人假喻耳，恐醫家不知，故書之。【時珍曰】豹，遼東及西南諸山時有之。狀似虎而小，白面團頭，自惜其毛采。其文如錢者，曰金錢豹，宜爲裘。如艾葉者，曰艾葉豹，次之。又西域有金線豹，文如金線。海中有水豹，上應箕宿。禽蟲述云：虎生三子，一爲豹。則豹有變者，寇氏未知爾。豹畏蛇與鼩〔二〕鼠，而獅、駮、渠搜能食之。淮南子云：猬令虎申，蛇令豹止，物有所制也。廣志云：狐死首丘，豹死首山，不忘本也。豹胎至美，爲八珍之一。

肉。【氣味】酸，平，無毒。【思邈曰】温，微毒〔三〕。正月勿食，傷神損壽。【主治】安五臟，補絶傷，輕

〔一〕形：衍義卷十六豹肉作「虎」字。
〔二〕鼩：底本原字漫漶。今據美國國會本補正。
〔三〕微毒：千金方卷二十六食治方豹肉作「無毒」。

身益氣冬食利人（別錄）壯筋骨强志氣耐寒暑令人猛健（日華）辟

鬼魅神邪宜腎（孫思邈）

（發明）（詵曰）豹肉令人志性粗豪食之便覺少頃消化乃定久食亦然（宗奭曰）此獸猛捷過虎故能安五臟補絕傷輕身壯筋骨也

脂（主治）合生髮膏朝塗暮生（孟詵）亦入面脂（時珍）

鼻（主治）狐魅同狐鼻水煮服（藏器）○（時珍曰）按外臺治夢與鬼交及狐狸精魅載崔氏方中用之

頭骨（主治）燒灰淋汁去頭風白屑（孟詵）作枕辟邪（時珍）○出五行志

皮（藏器曰）不可藉睡令人神驚其毛入人瘡中有毒（時珍曰）按林邑記云廣西南界有唼臘蟲食死人尸不可驅逐惟以豹皮覆之則畏而不來

貘（音陌亦作貊）○宋圖經（校正）原附豹下今分出

（釋名）（時珍曰）按陸佃云皮為坐毯臥褥能消膜外之氣故字從膜省文

身益氣，久服〔一〕利人。別録。壯筋骨，强志氣，耐寒暑，令人猛健。日華。辟鬼魅神邪，宜腎。孫思邈。

【發明】【詵曰】豹肉令人志性粗豪，食之便覺，少頃消化乃定。久食亦然。【宗奭曰】此獸猛捷過虎，故能安五臟，補絶傷，輕身，壯筋骨也。

脂。【主治】合生髮膏，朝塗暮生。孟詵。亦入面脂。時珍。

鼻。【主治】狐魅，同狐鼻，水煮服。藏器。○【時珍曰】按外臺治夢與鬼交及狐〔二〕狸精魅，載崔氏方中用之。

頭骨。【主治】燒灰淋汁，去頭風白屑。孟詵。作枕辟邪。時珍。○出五行志。

皮。【藏器曰】不可藉睡，令人神驚。其毛入人瘡中，有毒。【時珍曰】按林邑記云：廣西南界有唼臘蟲，食死人尸，不可驅逐。惟以豹皮覆之，則畏而不來。

貘

音陌，亦作貊○宋圖經

【校正】原附豹下，今分出。

【釋名】【時珍曰】按陸佃云：皮爲坐毯卧褥，能消膜外之氣，故字從膜省文。

〔一〕久服：原作「冬食」。今據證類卷十七豹肉改。
〔二〕狐：原作「孤」。今從江西本改。

集解〔頌曰〕郭璞云：似熊而頭小脚卑，黑白駮文，毛淺有光澤。能舐食銅鐵及竹骨蛇虺，其骨節強直，中實少髓。或云與爾雅貘、白豹同名。唐世多畫貘作屏，白樂天有贊序之。今黔蜀及峨眉山中時有貘，象鼻犀目，牛尾虎足，土人鼎釜多為所食，頗為山居之患，亦捕以為藥。其齒骨極堅，以刀斧椎鍛，鐵皆碎落，火亦不能燒。人得之詐充佛牙佛骨，以誑俚俗。〔時珍曰〕世傳羚羊角能碎金剛石者，即此物相畏耳。按說文云：貘似熊，黃白色，出蜀中。南中志云：貘大如驢，狀似熊，蒼白色，多力，舐鐵消千斤，其皮温暖。埤雅云：貘似熊，獅首豺髲，鋭鬐卑脚，糞可為兵切玉，尿能消鐵為水。又有齧鐵、犴、昆吾兔者，皆能食銅鐵，亦貘類也，並附之。

附錄 齧鐵〔時珍曰〕按神異經云：南方有獸，角足大小狀如水牛，毛黑如漆，食鐵而飲水，糞可為兵，其利如鋼，名曰齧鐵。唐史云：吐火羅獻大獸，高七尺，食銅鐵，日行三百里。

犴 禽書云：犴應井星，胡狗也。狀似狐而黑，身長七尺，頭生一角，老則有鱗，能食虎豹蛟龍銅鐵，獵人亦畏之。

狡兔 拾遺記云：狡兔生昆吾山，形如兔，雄黃雌白，食丹石銅鐵。昔吳王武庫兵器皆盡，掘得二兔，一白一黃，腹中腎膽皆鐵，取鑄為劍，切玉如泥。

皮 主治 寢之，可驅温癘，辟濕氣邪氣。蘇頌

膏 主治 癰腫，能透肌骨。〔時珍曰〕段成式云：貘膏性利，銅鐵瓦器盛之悉透，惟以骨盛則不漏。

【集解】【頌曰】郭璞云：似熊而頭小脚卑，黑白駁文，毛淺有光澤。能舐食銅鐵，及竹骨蛇虺。其骨節强直，中實少髓。或云與爾雅貘，白豹同名。唐世多畫貘作屏，白樂天有贊序之。今黔、蜀及峨眉山中時有。貘，象鼻犀目，牛尾虎足。土人鼎釜，多爲所食，頗爲山居之患，亦捕以爲藥。其齒骨極堅，以刀斧椎鍛，鐵皆碎，落火亦不能燒。人得之詐充佛牙、佛骨，以誑俚俗。【時珍曰】世傳羚羊角能碎金剛石者即此，物相畏耳。按説文云：貘似熊，黄白〔一〕色，出蜀中。南中志云：貘大如驢，狀似熊，蒼白色，多力，舐鐵消千斤，其皮温暖。埤雅云：貘似熊，獅首豺髮，鋭鬐卑脚，糞可爲兵切玉，尿能消鐵爲水。又有齧鐵、豻、昆吾兔，皆能食銅鐵，亦貘類也。並附之。

【附録】齧鐵。【時珍曰】按神異經云：南方有獸，角足大小狀如水牛，毛黑如漆，食鐵而飲水，糞可爲兵，其利如鋼，名曰齧鐵。唐史云：吐火羅獻大獸，高七尺，食銅鐵，日行三百里。豻。禽書云：豻應井星，胡狗〔二〕也。狀似狐而黑，身長七尺，頭生一〔三〕角，老則有鱗，能食虎豹、蛟龍、銅鐵。獵人亦畏之。狡兔。拾遺記云：狡兔生昆吾山，形如兔，雄黄雌白，食丹石、銅鐵。昔吴王武庫兵器皆盡，掘得二兔，一白一黄，腹中腎、膽皆鐵，取鑄爲劍，切玉如泥。

皮。【主治】寢之，可驅温癘，辟濕氣、邪氣。蘇頌。

膏。【主治】癰腫，能透肌骨。【時珍曰】段成式云：貘膏性利，銅、鐵、瓦器盛之悉透，惟以骨盛則不漏。

〔一〕白：説文豸部作「黑」。
〔二〕狗：原作「徇」。今從江西本改。
〔三〕一：原闕一字。今從補同上。

屎〔主治〕吞銅鐵入腹者，水和服之，即化為水。

象 宋開寶

〔釋名〕時珍曰：許慎說文云：象字篆文，象耳牙鼻足之形。王安石字說云：象牙感雷而文生，天象感氣而文生，故天象亦用此字。南越志云：象聞雷声則牙花暴出，逡巡復没。古語云：犀因望月文生角，象為聞雷花發牙。伽耶出北户録

〔集解〕頌曰：爾雅云：南方之美者，有梁山之犀象焉。今多出交趾，潮、循諸州。彼人捕得，爭食其肉，云肥堪作炙。陳藏器云：象具十二生肖肉，各有分段，惟鼻是其本肉，炙食、糟食更美。又膽不附肝，隨月在諸肉閒，如正月即在虎肉也。徐鉉云：象膽隨四時，春在前左足，夏在前右足，秋後左足，冬後右足也。淳化中一象春斃，太宗命取膽不獲，使問鉉，鉉以此對，果得于前左足。世傳荆蠻山中亦有野象。然楚粵之象皆青黑，惟西方拂林、大食諸国乃多白象。樊綽雲南記皆言其事。時珍曰：象出交、廣、雲南及西域諸国。野象多至成羣。番人皆畜以服重，酋長則飾而乘之。有灰、白二色，形体擁腫，面目醜陋。大者身長丈餘，高稱之，大六尺許。肉倍數牛，目纔若豕。四足如柱，無指而有爪甲。行則先移左足，臥則以臂着地。其頭不能俯，其頸不能回，其耳下嚲。其鼻大如臂，下垂至地。鼻端甚深，可以開合。中有小肉爪，能拾針芥。食物飲水，皆以鼻卷入口。一身之力皆在于鼻，故傷之則死。耳後有穴，薄如鼓皮，刺之亦死。口內有食齒，兩吻出兩牙夾鼻，雄者長六七尺，雌者

尿。【主治】吞銅鐵入腹者，水和服之，即化爲水。

象宋開寶

【釋名】【時珍曰】許慎説文云：象字篆文，象耳、牙、鼻、足之形。王安石字説云：象牙感雷而文生，天象感氣而文生。故天象亦用此字。南越志云：象聞雷聲則牙花暴出，逡巡復没。古語云：犀因望月文生角，象爲聞雷花發牙。伽耶出北户録。

【集解】【頌曰】爾雅云：南方之美者，有梁山之犀、象焉。今多出交趾、潮、循諸州。彼人捕得，争食其肉，云肥〔一〕堪作炙。陳藏器云：象具十二生肖肉，各有分段，惟鼻是其本肉，炙食、糟食更美。又膽不附肝，隨月在諸肉間，如正月即在虎肉也。徐鉉云：象膽隨四時，春在前左足，夏在前右足，秋後左足，冬後右足也。淳化中一象春斃。太宗命取膽不獲，使問鉉。鉉以此對，果得于前左足。世傳荆蠻山中亦有野象。然楚、粤之象皆青黑，惟西方拂林、大食諸國，乃多白象。樊綽雲南記、平居誨於闐行程記〔二〕皆言其事。【時珍曰】象出交、廣、雲南及西域諸國。野象多至成群。番人皆畜以服重，酋長則飾而乘之。有灰、白二色，形體擁腫，面目醜陋。大者身長丈餘，高稱之，大六尺許。肉倍數牛，目纔若豕，四足如柱，無指而有爪甲，行則先移左足，卧則以臂着地。其頭不能俯，其頸不能回，其耳下軃。其鼻大如臂，下垂至地。鼻端甚深，可以開合。中有小肉爪，能拾針芥。食物飲水皆以鼻卷入口，一身之力皆在于鼻，故傷之則死。耳後有穴，薄如鼓皮，刺之亦死。口内有食齒，兩吻出兩牙夾鼻，雄者長六七尺，雌者

〔一〕肥：證類卷十六象牙此下有「脆」字。
〔二〕平居誨於闐行程記：原脱。今據補同上。

徼外餘耳交趾則在水中以胸相貼與諸獸不同許慎云三年一乳古訓云五歲始產六十年骨方足其性能久識耆芻豆甘蔗與酒而畏烟火獅子巴蛇南人殺野象多設机穽以陷之或埋象鞋於路以貫其足捕生象則以雌象為媒而誘獲之飼而狎之久則漸解人言使象奴牧之制之以鈎左右前却罔不如命也其皮可作甲鞔鼓濕時切條可貫器物〔甄權曰〕西域重象牙用飾牀座中国貴之以為笏象每蛻牙自埋藏之崑崙諸国人以木牙潛易取焉〔日華曰〕象蹄底似犀可作帶

真臘風土記云象牙殺取者上也自死者次之蛻牙于山中多年者下矣或謂一歲一換牙者非也

【氣味】甘寒無毒【主治】諸鐵及雜物入肉刮牙屑和水敷之立出治癎病刮齒屑炒黃研末飲服（開宝）諸物刺咽中磨水服之亦出舊梳屑尤佳（蘇頌）主風癎驚悸一切邪魅精物熱疾骨蒸及諸瘡並宜生屑入藥（時珍）

【發明】時珍曰世人知然犀可見水怪而不知沉象可驅水怪按周礼壺涿氏掌水蟲欲殺其神者以棒木貫象齒而沉之則其神死而淵為陵註云棒木山榆也以象齒作十字貫于木而沉之則龍罔象之類死也又按陶貞白云凡夏月

纔尺餘耳。交牝則在水中，以胸相貼，與諸獸不同。許慎云：三年一乳。古訓云：五歲始産，六十年骨方足，其性能久識。嗜芻、豆、甘蔗與酒，而畏烟火、獅子、巴蛇。南人殺野象，多設機穽以陷之。或埋象鞋於路，以貫其足。捕生象則以雌象爲媒而誘獲之，飼而狎之，久則漸解人言。使象奴牧之，制之以鉤，左右前却罔不如命也。其皮可作甲鞔鼓，濕時切條，可貫器物。【甄權曰】西域重象牙，用飾牀座。中國貴之以爲笏。象每蜕牙，自埋藏之，崑崙諸國人以木牙潛易取焉。【日華曰】象蹄底似犀，可作帶。

牙。真臘風土記云：象牙，殺取者上也。自死者次之，蜕于山中多年者下矣。或謂一歲一换牙者，非也。【氣味】甘，寒，無毒。

【主治】諸鐵及雜物入肉，刮牙屑和水敷之，立出。治癇病。刮齒屑，炒黄研末，飲服。開寶。諸物刺咽中，磨水服之亦出。舊梳屑尤佳。蘇頌。主風癇驚悸，一切邪魅精物，熱疾骨蒸及諸瘡，並宜生屑入藥。時珍。

【發明】【時珍曰】世人知然犀可見水怪，而不知沉象可驅水怪。按周禮壺涿氏掌水蟲，欲殺其神者，以槔木貫象齒而沉之，則其神死而淵爲陵。註云：槔木，山榆也。以象齒作十字，貫于木而沉之，則龍、罔象之類死也。又按陶貞白云：凡夏月

合藥宜置象牙于傍合丹竈以象牙夾竈得雷聲乃能發光觀此則象之辟邪又不止于驅怪而已宜乎其能治心肝驚癇迷惑邪魅之疾也而昔人罕解用之何哉

【附方】舊二新四

小便不通脹急者象牙生煎服之救急　小便過多象牙燒灰飲服之總錄

痘疹不收象牙屑銅銚炒黃紅色為末每服七八分或一錢白水下王氏痘疹方　諸獸骨鯁象牙磨水吞之　骨刺入肉象牙刮末以水煮白梅肉調塗自軟簡要濟衆　鍼箭入肉象牙刮末水和敷之即出也

肉【氣味】甘淡平無毒【主治】燒灰和油塗禿瘡多食令人體重開寶　生煮汁服治小便不通燒灰飲服治小便多日華

【發明】時珍曰按呂氏春秋云肉之美者旄象之約又爾雅翼云象肉肥脆少類豬肉味淡而含滑則其通小便者亦淡滲滑竅之義燒之則從火化故又能縮小便也

膽【修治】斅曰凡使勿用雜膽其象膽乾了上有青竹文斑光膩其味微帶甘入藥勿便和衆藥須先擣成粉乃和衆藥【氣味】苦寒微毒【主治】明目治疳日華　治瘡腫以水化塗之治

合藥，宜置象牙于傍。合丹竈，以象牙夾竈，得雷聲乃能發光。觀此，則象之辟邪，又不止于驅怪而已，宜乎其能治心肝驚癇、迷惑邪魅之疾也。而昔人罕解用之，何哉？

【附方】舊二，新四。小便不通，脹急者。象牙生煎服之。救急。小便過多。象牙燒灰，飲服之。總録〔一〕。痘疹不收。象牙屑，銅銚炒黄紅色，爲末。每服七八分或一錢，白水下。王氏痘疹方。諸獸骨鯁。象牙磨水吞之。永類方。骨刺入肉。象牙刮末，以水煮白梅肉調塗，自軟。簡要濟衆。鍼箭入肉。象牙刮末，水和敷之，即出也。

肉。【氣味】甘、淡，平，無毒。【主治】燒灰，和油塗禿瘡。多食令人體重。開寶。生煮汁服，治小便不通。燒灰飲服，治小便多。日華。

【發明】【時珍曰】按吕氏春秋云：肉之美者，旄象之約。又爾雅翼云：象肉〔二〕肥脆，少類豬肉，味淡而含滑。則其通小便者，亦淡滲滑竅之義。燒之則從火化，故又能縮小便也。

膽。【修治】【斆曰】凡使勿用雜膽。其象膽乾了，上有青竹文斑光膩，其味微帶甘。入藥勿便和衆藥，須先擣成粉，乃和衆藥。

【氣味】苦，寒，微毒。【主治】明目治疳。日華。治瘡腫，以水化塗之。治

〔一〕總録：該書無此方。方見普濟方卷二百十六小便利多。

〔二〕象肉：爾雅翼卷十八象作「鼻肉爲炙」四字。

口臭以綿裹少許貼齒根平旦漱去數度即瘥 海藥

【發明】時珍曰象膽明目能去塵膜也與熊膽同功雷斅炮炙論云象膽揮粘是矣

【附方】新一 內障目翳如偃月或如棗花用象膽半兩鯉魚膽七枚熊膽一分牛膽半兩麝香一分石決明末一兩為末糊丸菉豆大每茶下十丸日二 總錄

睛【主治】目疾和人乳滴目中 藏器

皮【主治】下疳燒灰和油敷之又治金瘡不合 時珍

【發明】時珍曰象肉壅腫人以斧刃刺之半日即合故近時治金瘡不合者用其皮灰

骨【主治】解毒 時珍 胸前小橫骨燒灰酒服令人能浮 開寶

【附方】新一 象骨散 治脾胃虛弱水穀不消噫氣吞酸吐食霍亂泄瀉膿血臍腹疼痛裏急頻併不思飲食諸證用象骨四兩炒肉豆蔻炮枳殼炒各一兩訶子肉炮甘草各二兩乾姜半兩炮為末每服三錢水一盞半煎至八分和滓熱服食前日三次 宣明方

犀 本經中品

口臭，以綿裹少許貼齒根，平旦漱去，數度即瘥。海藥[一]。

【發明】【時珍曰】象膽明目，能去塵膜也，與熊膽同功。雷斅炮炙論云「象膽揮粘」是矣。

【附方】新一。內障目翳，如偃月，或如棗花。用象膽半兩，鯉魚膽七枚，熊膽一分，牛膽半兩，麝香一分[二]，石决明末一兩，爲末，糊丸菉豆大。每茶下十丸，日二。總録。

睛。【主治】目疾，和人乳滴目中。藏器。

皮。【主治】下疳，燒灰和油敷之。又治金瘡不合。時珍。

【發明】【時珍曰】象肉壅腫，人以斧刃刺之，半日即合。故近時治金瘡不合者，用其皮灰。

骨。【主治】解毒。時珍。胸前小横骨，燒灰酒服，令人能浮。開寶。

【附方】新一。象骨散。治脾胃虚弱，水穀不消，噫氣吞酸，吐食霍亂，泄瀉膿血，臍腹疼痛，裏急頻併，不思飲食諸證。用象骨四兩炒，肉豆蔻炮、枳殼炒各一兩，訶子肉炮、甘草各二兩，乾姜半兩炮，爲末。每服三錢，水一盞半，煎至八分，和滓熱服，食前，日三次。宣明方。

犀本經中品

〔一〕海藥：證類卷十六象牙引作「南海藥譜」。

〔二〕分：聖濟總録卷一百一十二內障眼針後用藥作「錢」。

【釋名】兕（時珍曰）犀字篆文象形。其牸名兕，亦曰沙犀。爾雅翼云：兕與牸字音相近，猶羖之為牯也。大抵犀兕是一物，古人多言兕，後人多言犀，北音多言兕，南音多言犀，為不同耳。詳下文。梵書謂犀曰朅伽。

【集解】（別錄曰）犀出永昌山谷及益州。永昌即今滇南也。（弘景曰）今出武陵、交州、寧州諸遠山。犀有二角，以額上者為勝。又有通天犀，角上有一白縷直上至端，夜露不濡，入藥至神驗。或云此是水犀角，出水中。漢書所謂駭雞犀者，置米飼雞，皆驚駭不敢啄；置屋上，鳥不敢集。又有牸犀，角甚長，文理似犀，不堪入藥。（恭曰）牸是雌犀，文理膩細，斑白分明，俗謂之斑犀。服用為上，入藥不如雄犀。（藏器曰）犀無水陸二種，但以精粗言之。通天者腦上之角，經千歲，長且銳，白星徹端，能出氣通天，則能通神破水駭雞，故曰通天。抱朴子言：此犀刻為魚，銜之入水，水開三尺是也。（頌曰）犀角今以南海者為上，黔、蜀者次之。犀似水牛，猪首，大腹，卑腳。腳似象，有三蹄，黑色。舌上有刺，好食棘刺。皮上每一孔生三毛，如豕。有一角、二角、三角者。爾雅云：兕似牛，犀似豕。郭璞注云：兕一角，色青，重千斤。犀似水牛，三角，一在頂上，一在額上，一在鼻上。鼻上者食角也。又一名奴角，小而不隨，亦有一角者。劉恂嶺表錄異云：犀有二角，一角額上為兕犀，一在鼻上為胡帽犀。牯犀亦有二角，皆謂之毛犀，而今人多傳一角之說。此數種角俱有粟文，觀紋之粗細為貴賤。貴者有通天花文。犀有此角者，必自惡其影，常飲濁水，不欲照見也。絕品者有百物之形。或云犀之通天者乃其病，理不可知也。角文有倒插者，一半已下通；有

【釋名】兕。【時珍曰】犀字，篆文象形。其牸名兕，亦曰沙犀。爾雅翼云：兕與牸字音相近，猶羖之爲牯也。大抵犀、兕是一物，古人多言兕，後人多言犀，北音多言兕，南音多言犀，爲不同耳。詳下文。梵書謂犀曰朅伽。

【集解】【别録曰】犀出永昌山谷及益州。永昌，即今滇南也。【弘景曰】今出武陵、交州、寧州諸遠山。犀有二角，以額上者爲勝。又有通天犀角，上有一白縷，直上至端，夜露不濡，入藥至神驗。或云此是水犀角，出水中。漢書所謂駭雞犀者，置米飼雞，皆驚駭不敢啄。置屋上，烏鳥不敢集。又有牸犀，角甚長，文理似犀，不堪入藥。【恭曰】牸是雌犀，文理膩細，斑白分明，俗謂之斑犀。服用爲上，入藥不如雄犀。【藏器曰】犀無水陸二種，但以精粗言之。通天者，腦上之角，經千歲，長且鋭，白星徹端，能出氣通天，則能通神、破水、駭雞，故曰通天。抱朴子言此犀刻爲魚，銜之入水，水開三尺是也。【頌曰】犀角，今以南海者爲上，黔、蜀者次之。犀似水牛，豬首、大腹，卑脚。脚似象，有三蹄。黑色。舌上有刺，好食棘刺。皮上每一孔生三毛，如豕。有一角、二角、三角者。爾雅云：兕似牛，犀似豕。郭璞注云：兕一角，色青，重千斤。犀似水牛，三角，一在頂上，一在額上，一在鼻上。鼻上者食角也。又名奴角，小而不橢〔一〕。亦有一角者。劉恂嶺表録異云：犀有二角。一在〔二〕額上爲兕犀，一在鼻上爲胡帽犀。牯犀亦有二角，皆謂之毛犀，而今人多傳一角之説。此數種角俱有粟文，觀紋之粗細爲貴賤。貴者有通天花文，犀有此角者，必自惡其影，常飲濁水，不欲照見也。絶品者有百物之形。或云犀之通天者乃其病，理不可知也。角文有倒插者，一半已下通；有

〔一〕橢：原作「墮」。今據證類卷十七犀角改。

〔二〕在：原作「角」。今據改同上。

正插者一半以上通有腰鼓插者中斷不通其類極多故波斯呼象牙為白暗犀角為黑暗言難識也犀中最大者墮羅犀一株重七八斤云是牯犀額角其花多作撒豆斑色深者堪作帶胯斑散色淺者可作器皿耳或云兕乃犀之雌者亦似水牛而青色皮堅厚可以為鎧未知的否唐醫吳士皐言海人取犀先於山路多植朽木如豬羊棧其犀前腳直常依木而息爛木忽折倒仆久不能起因格殺之又云犀每歲一退角必自埋于山中海人潛作木角易之再三不離其處若直取之則後藏于別處不可尋矣李珣曰通天犀乃胎時見天上物過形于角上故曰通天但下月下以水盆映之則知五溪記云山犀食竹木其小便即竟日不盡夷獠以弓矣采之名曰黔犀又異物志云山東海水中有牛樂聞絲竹彼人動樂則牛出聽因而采之有鼻角頂角以鼻角為上本草止知山犀未見水犀宗奭曰川犀南犀紋細烏犀有紋顯露為犀紋絕少皆不及西番者紋高兩腳顯也物像黃外黑者為正透物像黑外黃者為倒透蓋以烏色為正以形像肖物為貴既曰通犀必須文頭顯著黃黑分明有兩腳潤滑者為第一時珍曰犀出西番南番滇南交州諸處有山犀水犀兕犀三種又有毛犀似之山犀居山林人多得之水犀出入水中最為難得並有二角鼻角長而額角短水犀皮有珠甲而山犀無之兕犀即犀之牸者亦曰沙犀止有一角在頂文理細膩斑白分明不可入藥蓋牯角文大而牸角文細也洪武初九真曾貢之謂之獨角犀是矣陳藏器謂犀無水陸郭璞謂犀有三角頭額謂毛犀為牯犀皆出訛傳今止正之毛

正插者，一半以上通；有腰鼓插者，中斷不通。其類極多，故波斯呼象牙爲白暗，犀角爲黑暗，言難識也。犀中最大者墮羅犀，一株重七八斤，云是牯犀額角。其花多作撒豆斑，色深者，堪作帶胯。斑散色淺者，可作器皿耳。或云兕乃犀之雌者，亦似水牛而青色，皮堅厚可以爲鎧，未知的否。唐醫吴士皋言：海人取犀，先於山路多植朽木，如豬羊棧。其犀前脚直，常依木而息，爛木忽折〔一〕，倒仆久不能起，因格殺之。又云：犀每歲一退角，必自埋于山中，海人潛作木角易之，再三不離其處。若直取之，則後藏于別處，不可尋矣。【李珣曰】通天犀乃胎時見天上物過，形于角上，故曰通天。但于月下以水盆映之則知。按五溪記云：山犀食竹木，其小便即竟日不盡。夷獠以弓矢采之，名曰黔犀。又異物志云：山東海水中有牛，樂聞絲竹。彼人動樂，則牛出聽，因而采之。有鼻角、頂角，以鼻角爲上。本草止知山犀，未見水犀。【宗奭曰】川犀、南犀紋細，烏犀有紋顯露，黄犀紋絶少，皆不及西番者，紋高、雨脚顯也。物象黄、外黑者爲正透，物象黑、外黄者爲倒透。蓋以烏色爲正，以形像肖物爲貴。既曰通犀，必須文頭顯著，黄黑分明，有雨脚潤滑者爲第一。【時珍曰】犀出西番、南番、滇南、交州諸處。有山犀、水犀、兕犀三種，又有毛犀似之。山犀居山林，人多得之；水犀出入水中，最爲難得。並有二角，鼻角長而額角短。水犀皮有珠甲，而山犀無之。兕犀即犀之牸者，亦曰沙犀，止有一角在頂，文理細膩，斑白分明，不可入藥。蓋牯角文大，而牸角文細也。洪武初，九真曾貢之，謂之獨角犀是矣。陳藏器謂犀無水陸，郭璞謂有三角，蘇頌謂毛犀爲牯犀，皆出訛傳，今並正之。毛

〔一〕折：此前原有一字闕。今據證類卷十七犀角文義删。

犀即犀牛也見本條犀角紋如魚子形謂之粟紋紋中有眼
謂之粟眼黑中有黃花者為正透黃中有黑花者為倒透花
中復有花者為重透並名通犀乃上品也花如椒豆斑者次
之烏犀純黑無花者為下品其通天夜視有光者名夜明犀
故能通神開水飛禽走獸見之皆驚又山海經有白犀白色
開元遺事有辟寒犀其色如金交趾所貢冬月暖氣襲人白
孔六帖有辟暑犀唐文宗得之夏月能清暑氣嶺表錄異有
辟塵犀為簪梳帶胯塵不近身杜陽編有蠲忿犀云為帶令
人蠲去忿怒此皆希
世之珍故附見之

犀角脊名氐宿〔修治〕〔弘景曰〕入藥惟雄犀生者為佳若犀片及見
成器物皆被蒸煮不堪用〔頌曰〕凡犀入藥有
黑白二種以黑者為勝角尖又勝生犀不獨未經水火者石蓋
犀有捕得殺取者為上𧿹角者次之〔宗奭曰〕鹿取茸犀取尖
其精銳之力盡在是也以西番生犀磨服為佳入湯散則用屑
之〔𣪍曰〕凡使勿用奴犀牸犀病水犀攣子犀無潤犀惟取烏
黑肌皺拆裂光潤者錯屑入臼杵細研萬匝乃用〔李珣曰〕凡
犀角鋸成當以薄紙裹于懷中蒸燥乘熱搗之應手如粉故
歸田錄云翡翠
屑金人氣粉犀

〔氣味〕苦酸鹹寒無毒〔別錄曰〕微寒〔李珣曰〕大寒無毒〔甄權曰〕
牯犀角甘辛有小毒〔張元素曰〕苦酸寒
陽中之陰也入陽明經○〔之才曰〕松脂為之使惡雷丸雚菌
〔時珍曰〕升麻為之使惡烏頭烏喙〔𣪍曰〕忌鹽及妊婦勿服能

犀即犛牛〔一〕也，見本條。犀角紋如魚子形，謂之粟紋。紋中有眼，謂之粟眼。黑中有黄花者爲正透，黄中有黑花者爲倒透，花中復有花者爲重透，並名通犀，乃上品也。花如椒豆斑者次之，烏犀純黑無花者爲下品。其通天夜視有光者名夜明犀，故能通神開水，飛禽走獸見之皆驚。又山海經有白犀，白色。開元遺事有辟寒犀，其色如金，交趾所貢，冬月暖氣襲人。白孔六帖有辟暑犀，唐文宗得之，夏月能清暑氣。嶺表録異有辟塵犀，爲簪梳帶胯，塵不近身。杜陽編有蠲忿犀，云爲帶，令人蠲去忿怒。此皆希世之珍，故附見之。

犀角番名低密。【修治】【弘景曰】入藥惟雄犀生者爲佳。若犀片及見成器物皆被蒸煮，不堪用。【頌曰】凡犀入藥有黑白二種，以黑者爲勝，角尖又勝。生犀不獨未經水火者，蓋犀有捕得殺取者爲上，蜕角者次之。【宗奭曰】鹿取茸，犀取尖，其精鋭之力盡在是也。以西番生犀磨服爲佳，入湯、散則屑之。【斅曰】凡使，勿用奴犀、㹀犀、病水犀、攣子犀、無潤犀。惟取烏黑肌皺、拆〔二〕裂光潤者錯屑，入臼杵，細研萬匝乃用。【李珣曰】凡犀角鋸成，當以薄紙裹于懷中蒸燥，乘熱搗之，應手如粉。故歸田録云：翡翠屑金，人氣粉犀。

【氣味】苦、酸、鹹，寒，無毒。【别録曰】微寒。【李珣曰】大寒，無毒。【甄權曰】牯犀角，甘、辛，有小毒。【張元素曰】苦、酸，寒，陽中之陰也。入陽明經。○【之才曰】松脂爲之使。惡雷丸、雚菌。【時珍曰】升麻爲之使。惡烏頭、烏喙。【斅曰】忌鹽，及妊婦勿服，能

〔一〕犛牛：原作「旄牛」。今據本卷犛牛改。
〔二〕拆：證類卷十七犀角作「坼」，義長。

消胎氣【主治】百毒蠱疰邪鬼瘴氣殺鉤吻鴆羽蛇毒除邪不迷惑魘寐久服輕身本經傷寒溫疫頭痛寒熱諸毒氣令人駿健别錄辟中惡毒氣鎮心神解大熱散風毒治發背癰疽瘡腫化膿作水療時疾熱如火煩毒入心狂言妄語藥性治心煩止驚鎮肝明目安五臟補虛勞退熱消痰解山瘴溪毒日華主風毒攻心毷氉熱悶赤痢小兒麩豆風熱驚癇海藥燒灰水服治卒中惡心痛飲食中毒藥毒熱毒筋骨中風心風煩悶中風失音皆瘥以水磨服治小兒驚熱山犀水犀功用相同孟詵磨汁治吐血衄血下血及傷寒畜血發狂譫語發黃發斑痘瘡稠密內熱黑陷或不結痂瀉肝涼心清胃解毒時珍

【發明】時珍曰犀角犀之精靈所聚足陽明藥也胃為水穀之海飲食藥物必先受之故犀角能解一切諸毒五藏六府皆稟氣于胃風邪熱毒必先干之故犀角能療諸血及驚狂斑痘之證抱朴子云犀食百草之毒及衆木之棘所以能

消胎氣。

【主治】百毒蠱疰，邪鬼瘴氣，殺鉤吻、鴆羽、蛇毒，除邪，不迷惑魘寐。久服輕身。本經。傷寒温疫，頭痛寒熱，諸毒氣。令人駿健。别録。辟中惡毒氣，鎮心神，解大熱，散風毒。治發背癰疽瘡腫，化膿作水。療時疾，熱如火，煩[一]毒入心，狂言妄語。藥性。治心煩，止驚，鎮肝明目，安五臟，補虚勞，退熱消痰，解山瘴溪毒。日華。主風毒攻心，毷氉熱悶，赤痢，小兒麩豆，風熱驚癇。海藥。燒灰水服，治卒中惡心痛，飲食中毒，藥毒熱毒，筋骨中風，心風煩悶，中風失音，皆瘥。以水磨服，治小兒驚熱。山犀、水犀，功用相同。孟詵。磨汁，治吐血、衄血、下血，及傷寒畜血，發狂譫語，發黄發斑，痘瘡稠密，内熱黑陷，或不結痂，瀉肝凉心，清胃解毒。時珍。

【發明】【時珍曰】犀角，犀之精靈所聚，足陽明藥也。胃爲水穀之海，飲食藥物必先受之，故犀角能解一切諸毒。五藏六府，皆禀氣于胃，風邪熱毒，必先干之。故犀角能療諸血，及驚狂斑痘之證。抱朴子云：犀食百草之毒，及衆木之棘，所以能

〔一〕煩：證類卷十七犀角此下有「悶」字。

解毒凡蠱毒之鄉有飲食以此角攪之有毒則生白沫無毒則否以之煮毒藥則無復毒勢也北戶錄云凡中毒箭以犀角刺瘡中立愈由犀食百毒棘刺也昔溫嶠過武昌牛渚磯下多怪物嶠然犀角照之而水族見形淮南子云犀角置穴狐不敢歸則犀之精靈辟邪不惑于此益可見矣

【附方】舊六新七

吐血不止 似鵞鴨肝用生犀角生桔梗一兩為末每酒服二錢 總錄

中忤中惡 鬼氣其證或暮夜登廁或出郊外驀然倒地厥冷握拳口鼻出清血須臾不救似乎尸厥但腹不鳴心腹煖爾勿移動令人圍繞燒火打鼓或燒蘇合香安息香麝香之類候醒乃移動用犀角五錢麝香朱砂各二錢五分為末每水調二錢服即効 華佗方

卧忽不寤 若以火照之則殺人但唾其面痛齧其踵及大趾甲際即活以犀角為枕即[illegible]魘

小兒驚癇 不知人嚼舌仰目者犀角濃磨水服之立効為末亦可 廣利方

痘瘡稠密 不拘大人小兒生犀于澀器中新汲水磨濃汁冷飲服之 錢氏小兒方

消毒解熱 生犀角尖磨濃汁頻飲之 同上

服藥過劑 犀角燒末水服方寸匕 外臺

中毒煩困 方同上

食雉中毒 吐下不止用生犀角末方寸匕新汲水調服即瘥 聖惠方

蠼螋尿瘡 狀如茱萸中央白膿惡寒壯熱磨犀角汁塗之 千金方

瘭疽毒瘡 喜着十指狀如代指根深至肌能壞筋骨毒氣入臟殺人宜燒鐵烙之或灸百壯日飲犀

解毒。凡蠱毒之鄉，有飲食，以此角攪之，有毒則生白沫，無毒則否。以之煮毒藥，則無復毒勢也。北户録云：凡中毒箭，以犀角刺瘡中，立愈。由犀食百毒棘刺也。昔温嶠過武昌牛渚磯，下多怪物。嶠然犀角照之，而水族見形。淮南子〔一〕云：「犀角置穴，狐不敢歸。」則犀之精靈辟邪不惑，于此益可見矣。

【附方】舊六，新七。**吐血不止**，似鵝鴨肝。用生犀角、生桔梗各〔二〕一兩爲末。每酒服二錢。總録。**中忤中惡**，鬼氣。其證或暮夜登厠，或出郊外，驀然倒地，厥冷握拳，口鼻出清血，須臾不救，似乎尸厥，但腹不鳴，心腹暖爾。勿移動，令人圍繞，燒火打鼓，或燒蘇合香、安息香、麝香之類，候醒乃移動。用犀角五錢，麝香、朱砂各二錢五分，爲末。每水調二錢服，即效。華〔三〕佗方。**卧忽不寤**。若以火照之則殺人。但唾其面，痛嚙其踵及大趾甲際，即活。以犀角爲枕，即令〔四〕不魘〔五〕。**小兒驚癇**，不知人，嚼舌仰目者。犀角濃磨水服之，立效。爲末亦可。廣利方。**痘瘡稠密**，不拘大人小兒。生犀于澀器中，新汲水磨濃汁，冷飲服之。錢氏小兒方。**消毒解熱**。生犀角尖，磨濃汁，頻飲之。同上。**服藥過劑**。犀角燒末，水服方寸匕。外臺。**中毒煩困**。方同上。**食雉中毒**。吐下不止。用生犀角末方寸匕，新汲水調服，即瘥。聖惠方。**蠼螋尿瘡**。狀如茱萸，中央白膿，惡寒壯熱。磨犀角汁塗之。千金方。**瘭疽毒瘡**，喜着十指，狀如代指，根深至肌，能壞筋骨，毒氣入臟殺人。宜燒鐵烙之，或灸百壯，日飲犀

〔一〕淮南子：下文不見於今本淮南子。御覽卷八百九十犀引此文，云出淮南萬畢術。

〔二〕各：原脱。今據聖濟總録卷六十八吐血門「生犀散」補。

〔三〕華：底本原字缺損。今據美國國會本補。

〔四〕令：原闕一字。今從江西本補。

〔五〕不：底本原字缺損。今據美國國會本補。

磨汁服之。千金方

山嵐瘴氣　犀角磨水服之。集簡方

下痢鮮血　犀角、地榆、生地黄各一兩，為末，煉蜜丸彈子大。每服一丸，水一升，煎五合，去滓溫服。聖惠方

犛牛

毛、狸、來三音。○綱目

【釋名】毛犀廣志　貓牛漢書註　摩牛音麻　犏牛音作　竹牛作夢錄　犨牛音抽。○時珍曰：犛者，髦也。其髦可為旌旄也。其體多長毛，而身角如犀，故曰毛犀。汲冢周書作犛牛，顏師古作貓牛，爾雅作摩牛，音皆相近也。山海經作犏牛，西人呼為竹牛，因角理如竹也。或云竹即犏音之轉，而犨又竹音之轉也。楊慎丹鉛錄云：毛犀即豸也，狀如犀而角小，善知吉凶。古人呼為貓豬，交廣人謂之豬神是矣。

【集解】時珍曰：犛牛出西南徼外，居深山中野牛也。狀及毛尾俱同犛牛，犛小而犛大，有重千斤者。其尾名曰氂，亦可為旌旄纓帽之用。唐宋西徼諸州貢之。中山經云：荊山多犛牛。郭璞註云：犛牛之屬也，其色黑。又昨夢錄云：西夏竹牛重數百斤，角甚長而黄黑相間，製弓極勁。彼人以為犀角，卒莫能辨。曹昭格古論云：毛犀即犛牛也，角之花斑皆類山犀，而無粟紋，其理似竹，不甚為奇，故謂毛犀。觀此則犛之角勝于犛，而犛之毛尾勝于犛也。又有野牛與此相類者，並附于左。

【附錄】犩牛　音危。又名夔牛。如牛而大，肉重數千斤，出蜀山中。　犝牛　廣志云：出日南及潯州大賓縣，色青

角汁取瘥。千金方。山嵐瘴氣。犀角磨水服之，良。集簡方。下痢鮮血。犀角、地榆、生地黄各一兩，爲末，煉蜜丸彈子大。每服一丸，水一升，煎五合，去滓温服。聖惠方〔一〕。

犛牛毛、俚、來三音○綱目

【釋名】毛犀廣志、貓牛漢書註、犘牛音麻、⿰牛乍牛音作、竹牛昨夢録、犨牛音抽。○【時珍曰】犛者，髦也，其髦可爲旌旄也。其體多長毛，而身角如犀，故曰毛犀。汲冢周書作犛牛，顔師古作貓牛，爾雅作犘牛，音皆相近也。山海經作⿰牛乍牛，西人呼爲竹牛，因角理如竹也。或云竹即⿰牛乍音之轉，而犨又竹音之轉也。楊慎丹鉛録云：毛犀即豪也。狀如犀而角小，善知吉凶。古人呼爲貓豬，交、廣人謂之豬神是矣。

【集解】【時珍曰】犛牛出西南徼外，居深山中野牛也。狀及毛、尾俱同牦〔二〕牛，牦小而犛大，有重千斤者，其尾名曰氂，亦可爲旌旄纓帽之用。唐、宋西徼諸州貢之。中山經云：荆山多犛牛。郭璞註云：牦牛之屬也，其色黑。又昨夢録云：西夏竹牛重數百斤，角甚長而黄黑相間，製弓極勁。彼人以僞犀角，卒莫能辨。曹昭格古論云：毛犀即犛牛也，角之花斑，皆類山犀而無粟紋。其理似竹，不甚爲奇，故謂毛犀。觀此，則犛之角勝于牦，而牦之毛尾勝于犛也。又有野牛與此相類者，並附于左。

【附録】犩牛。音危。又名夔牛。如牛而大，肉重數千斤，出蜀山中。⿰牛堂牛。廣志云：出日南及潯州大賓縣。色青

〔一〕聖惠方：該書無此方。方見普濟方卷二百十二血痢。
〔二〕牦：原作「⿰牛宅」。同「牦」。以下統作「牦」。

異與蛇同穴性嗜鹽人裹手塗鹽取之其角如玉可為器**海牛**齊地志云出登州海島中形似牛鼉脚鮎毛其皮甚
軟可供百用脂可然燈寰宇志名潛牛廣志名犉牛**月支牛**玄中記云出西胡及大月氏國今日割取肉明日其
創即復合也**山牛**狀如牛而角有枝如鹿茸

角〔氣味〕酸鹹涼無毒〔主治〕驚癇熱毒諸血病時珍

黃〔氣味〕〔主治〕驚癇癲狂

〔發明〕時珍曰犀牛亦有黃彼人以亂牛黃但堅而不香云功用亦相近也其角亦可亂犀但無粟紋蘇頌圖經誤以為犛牛角者是也亦可用而功不及犀昨夢錄格古論說之詳矣

犛牛音毛〇綱目

〔釋名〕**犣牛**音鬣〇爾雅**犏牛**音偏〇〔時珍曰犛與旄同或作毛後漢書云冉駹夷出犛牛一名犣牛重千斤毛可為旌觀此則犛牛之名蓋取諸此顏師古云犛牛即犏牛也而葉盛水東日記云毛牛與封牛合則生犏牛亦類毛牛偏氣使然故謂之犏然則犏又毛之遺種耶

〔集解〕時珍曰犛牛出甘肅臨洮及西南徼外野牛也人多畜養之狀如水牛體長多力能載重迅行如飛性至粗梗

黃，與蛇同穴。性嗜鹽，人裹手塗鹽取之。其角如玉，可爲器。**海牛**。齊地志云：出登州海島中。形似牛，鼉脚鮎毛，其皮甚軟，可供百用。脂可然燈。寰宇志名潛牛，廣志名犺牛。**月支牛**〔一〕。玄中記云：出西胡及大月氏國。今日割取肉，明日其創即復合也。**山牛**。狀如牛，而角有枝，如鹿茸。

角。【氣味】酸、鹹，凉，無毒。【主治】驚癇熱毒，諸血病。時珍。

黃。【氣味】【主治】驚癇癲狂。

【發明】【時珍曰】犛牛亦有黃，彼人以亂牛黃，但堅而不香，云功用亦相近也。其角亦可亂犀，但無粟紋，蘇頌圖經誤以爲牯犀角者是也。亦可用，而功不及犀，昨夢録、格古論説之詳矣。

牦〔二〕牛 音毛○綱目

【釋名】**犣牛** 音鬣，○爾雅、**犏牛** 音偏。○【時珍曰】牦與旄同，或作毛。後漢書云：冉駹夷出牦牛，一名犣牛，重千斤，毛可爲旄，觀此則牦牛之名，蓋取諸此。顔師古云：牦牛即犏牛也。而葉盛水東日記云：毛牛與封牛合，則生犏牛，亦類毛牛，偏氣使然。故謂之犏。然則犏又毛之遺種耶。

【集解】【時珍曰】牦牛出甘肅臨洮，及西南徼外，野牛也。人多畜養之。狀如水牛，體長多力，能載重，迅行如飛，性至粗梗。

〔一〕月支牛：原作「曰支牛」。本卷目録作「日支牛」。今據御覽卷九百牛引「大月支及西胡有牛」改。

〔二〕牦：原作「牻」。同「牦」。以下統作「牦」。

髀膝尾背胡下皆有黑毛長尺許其尾最長大如斗亦自愛護草木鉤之則止而不動古人取為旌旄令人以為纓帽毛雜白色者以茜染紅色山海經云潘侯之山有旄牛狀如牛而四足節生毛即此也其肉味美故呂氏春秋云肉之美者犛象之肉也

喉靨【主治】項下癭氣 時珍

【發明】時珍曰犛牛古方未見用者近世臞仙壽域方載治癭氣方用其喉靨亦因類之義也其方用犏牛喉脆骨二寸許一節連兩邊扇動脆骨取之或煮或燒仰臥頂服仍取巧舌即靨子也嚼爛噙之食頃乃嚥病人容貌必瘦減而癭自內消矣不過二服即愈云神妙無比也

野馬 綱目

【集解】時珍曰按郭璞云野馬似馬而小出塞外今西夏甘肅及遼東山中亦有之取其皮為裘食其肉云如家馬肉但落地不沾沙耳爾雅云驨如馬一角似鹿茸不角者騏也山海經云北海有獸狀如馬色青名曰騊駼此皆野馬類也

肉【氣味】甘平有小毒【主治】人病馬癇筋脉不能自收周痹肌肉不仁 思邈 ○心鏡治上證用肉一斤豉汁煮熟入五味葱白作腌腊及羹粥頻食之白煮亦可

髀、膝、尾、背、胡下皆有黑毛，長尺許。其尾最長，大如斗，亦自愛護，草木鉤之，則止而不動。古人取爲旌旄，今人以爲纓帽。毛雜白色者，以茜染紅色。山海經云：潘侯之山有旄牛，狀如牛而四足節生毛。即此也。其肉味美，故呂氏春秋云：肉之美者，犛、象之肉[一]也。

喉靨。【主治】項下癭氣。時珍。

【發明】【時珍曰】犛牛，古方未見用者，近世臞仙壽域方載治癭氣方，用其喉靨，亦因類之義也。其方用犏牛喉脆骨二寸許一節，連兩邊扇動脆骨取之，或煮或燒，仰卧頓服。仍取巧舌，即靨子也，嚼爛噙之，食頃乃嚥。病人容貌必瘦減，而癭自內消矣。不過二服即愈，云神妙無比也。

野馬 綱目

【集解】【時珍曰】按郭璞云：野馬似馬而小，出塞外。今西夏、甘肅及遼東山中亦有之。取其皮爲裘，食其肉，云如家馬肉，但落地不沾沙耳。爾雅云：驨如馬，一角似鹿茸。不角者，騏也。山海經云：北海有獸，狀如馬，色青，名曰騊駼。此皆野馬類也。

肉。【氣味】甘，平，有小毒[二]。【主治】人病馬癎，筋脉不能自收，周痺肌肉不仁。思邈。○心鏡治上證，用肉一斤，豉汁煮熟，入五味、葱白，作腌腊及羹粥，頻食之。白煮亦可。

〔一〕肉：呂氏春秋卷十四本味篇作「約」。

〔二〕甘平有小毒：千金方卷二十六食治方鳥獸作「辛平無毒」。

陰痿（氣味）酸鹹溫無毒（主治）男子陰痿縮少精孫思邈

（發明）時珍曰野馬孫思邈千金方載有功用而本草不收今采補之

野豬 唐本草

（集解）頌曰野豬陝洛間甚多形如家豬但腹小脚長毛色褐作羣行獵人惟敢射最後者若射中前者則散走傷人其肉赤色如馬肉食之勝家豬牝者肉更美詵曰冬月在林中食橡子其黄在膽中三歲乃有亦不常得時珍曰野豬處處深山中有之惟關西者時或有黄其形似豬而大牙出口外如象牙其肉有至二三百斤者能與虎鬬或云能掠松脂曳沙泥塗身以禦矢也最害田稼亦啖蛇虺淮南子曰野彘有艽莦槎櫛堀虛連比以象宫室陰以防雨景以蔽日亦其知如此范至能虞衡志云嶺南一種嬾婦似山豬而小善害田禾惟以機軸紡織之器置田所則不復近也

肉（氣味）甘平無毒（宗奭曰）微動風（詵曰）不發病減藥力與家豬不同但青蹄者不可食微動風（時珍曰）服巴豆藥者忌之（主治）癲癇補肌膚益五臟令人虛肥不發風虛氣孟詵炙食治腸風瀉血不過十頓日華

（附方）舊一

久痔下血野豬肉二斤著五味炙空腹食之作羹亦得食醫心鏡

陰莖。【氣味】酸、鹹，温，無毒。【主治】男子陰痿縮，少精。孫思邈。

【發明】【時珍曰】野馬，孫思邈千金方載有功用，而本草不收，今采補之。

野豬 唐本草

【集解】【宗奭曰】野豬，陝、洛間甚多。形如家豬，但腹小脚長，毛色褐，作群行。獵人惟敢射最後者。若射中前者，則散走傷人。其肉赤色如馬肉，食之勝家豬，牝者肉更美。【詵曰】冬月在林中食橡子。其黄在膽中，三歲乃有，亦不常得。【時珍曰】野豬處處深山中有之，惟關西者時或有黄。其形似豬而大，牙出口外，如象牙。其肉有至一二百斤者。能與虎鬬。或云：能掠松脂、曳沙泥塗身，以禦矢也。最害田稼，亦啖蛇虺。淮南子曰：野彘有艽莦槎櫛，堀虚連比，以象宫室，陰以防雨，景以蔽日。亦其知也。范致〔一〕能虞衡志云：嶺南一種嬾婦，似山猪而小，善害田禾。惟以機軸紡織之器置田所，則不復近也。

肉。【氣味】甘，平，無毒。【宗奭曰】微動風。【詵曰】不發病、減藥力，與家豬不同。但青蹄者不可食，微動風。【時珍曰】服巴豆藥者忌之。【主治】癲癇，補肌膚，益五臟，令人虚肥，不發風虚氣。孟詵。炙食，治腸風瀉血，不過十頓。日華。

【附方】舊一。久痔下血。野豬肉二斤，着五味炙，空腹食之。作羹亦得。食醫心鏡。

〔一〕致：原作「至」。今據卷一引據古今經史百家書目改。

脂臘月鍊過取之主治鍊淨和酒日三服令婦人多乳十日後可供三四兒素無乳者亦下孟詵悅色除風腫毒治疥癬日華

黃氣味甘平無毒主治金瘡止血生肉療癲癇水研如棗核許服之日二服効唐本研水服治血痢疰病藏器治惡毒風小兒痱氣客忤天弔日華

膽主治惡瘡熱毒氣孟詵鬼疰癲癇小兒諸瘡水研棗許服日二時珍○出衛生方

齒主治燒灰水服治蛇咬毒藏器

頭骨主治邪瘧聖惠方中用之

附方新一

積年下血野豬頭一枚桑西枝一握附子一枚同八瓶內煆過為末每服二錢粥飲空心服聖惠方

外腎主治連皮燒存性研米飲服治崩中帶下及腸風瀉血

脂。臘月鍊過取之。【主治】鍊浄和酒日三服，令婦人多乳，十日後，可供三四兒。素無乳者亦下。孟詵。悦色，除風腫毒瘡[一]疥癬。日華。

黄。【氣味】辛[二]、甘，平，無毒。【主治】金瘡，止血生肉。療癲癇，水研如棗核許服之，日二服，效。唐本。研水服，治血痢疰病。藏器。治惡毒風，小兒疳氣，客忤天弔。日華。

膽。【主治】惡熱毒氣。孟詵。鬼疰癲癇，小兒諸疳，水研棗許服，日二。時珍。○出衛生方。

齒。【主治】燒灰水服，治蛇咬毒。藏器。

頭骨。【主治】邪瘧。聖惠方中用之。

【附方】新一。積年下血。野豬頭一枚，桑西枝一握，附子一枚，同入瓶内煆過，爲末，每服二錢，粥飲空心服。聖惠方。

外腎。【主治】連皮燒存性，研，米飲服，治崩中帶下，及腸風瀉血，

〔一〕瘡：原作「治」。今據證類卷十八野豬黄改。
〔二〕辛：原脱。今據補同上。

血痢時珍

皮【主治】燒灰塗鼠瘻惡瘡時珍○外臺方中用

豪豬綱目

【釋名】蒿豬唐本　山豬通志　獂貐音原俞　貆豬音丸　鸞豬時珍曰說文云豪豕鬣如筆管者能激毫射人故也郭璞曰吳楚呼為鸞豬星禽云壁水貐豪豬也

【集解】頌曰豪豬陝洛江東諸山中並有之髦間有豪如箭能射人時珍曰豪豬處處深山中有之多者成羣害稼狀如豬而項脊有棘鬣長近尺許粗如筯其狀似笄及蝟刺白本而黑端怒則激去如矢射人羌人以其皮為靴郭璞云貆豬自為牝牡而孕也張師正倦遊録云南海有泡魚大如斗身有棘刺能化為豪豬巽為魚坎為豕豈巽變坎乎

肉【氣味】甘大寒有毒頌曰不可多食發風令人虛羸【主治】多膏利大腸蘇頌

肚及屎【氣味】寒無毒【主治】水病熱風鼓脹同燒存性空心温酒服二錢匕用一具即消孟詵　乾燒服之治黃疸蘇恭　連屎燒研酒服治水腫脚氣奔豚時珍

血痢。日華。

皮。【主治】燒灰，塗鼠瘻惡瘡。時珍。○外臺方中用。

豪豬 綱目

【釋名】蒿豬唐本、山豬通志、獂貐音原俞、貆豬音丸、鸞豬。【時珍曰】說文云：豪，豕鬣如筆管者。能激毫射人故也。郭璞曰：吴、楚呼爲鸞豬。星禽云：壁水貐，豪豬也。

【集解】【頌曰】豪豬，陝、洛、江東諸山中並有之。髦間有豪如箭，能射人。【時珍曰】豪豬處處深山中有之，多者成群害稼。狀如豬，而項脊有棘鬣，長近尺許，粗如筯，其狀似笄及猬刺，白本而黑端。怒則激去，如矢射人。羌人以其皮爲鞾。郭璞云：貆豬自爲牝牡而孕也。張師正倦遊録云：南海有泡魚，大如斗，身有棘刺，能化爲豪豬，巽爲魚，坎爲豕，豈巽變坎乎？

肉。【氣味】甘，大寒，有毒。【頌曰】不可多食。發風，令人虛羸。【主治】多膏，利大腸。蘇頌。

肚及屎。【氣味】寒，無毒。【主治】水病，熱風，鼓脹。同燒存性，空心温酒服二錢匕。用一具即消。孟詵。乾燒服之，治黃疸。蘇恭。連屎燒研，酒服，治水腫，脚氣，奔豚。時珍。

【發明】詵曰：此豬多食苦參，故能治熱風水脹，而不治冷脹也。時珍曰：豪豬本草不載，惟孟氏食療本草蝟條說之。

熊 本經上品

【釋名】時珍曰：熊者雄也。熊字篆文象形。俗呼熊為豬熊，羆為人熊、馬熊，各因形似以為別也。述異記云：在陸曰熊，在水曰能，即鯀所化者，故熊字從能。續搜神記云：熊居樹孔中，東土人擊樹，呼為子路則起，不呼則不動也。又狒狒亦名人熊，見本條。

【集解】別錄曰：熊生雍州山谷。十一月取之。弘景曰：今東西諸山皆有之，自非易得。頌曰：今雍洛河東及懷慶衛山中皆有之。形類大豕，而性輕捷，好攀緣，上高木，見人則顛倒自投于地。冬月蟄入穴，春月乃出。其足名蹯，為八珍之一，古人重之，然胹之難熟。熊性惡鹽，食之即死。出淮南子。時珍曰：熊如大豕而堅目，人足黑色。春夏膘肥時，皮厚筋弩，每升木引氣，或墮地自快，俗呼跌膘，即莊子所謂熊經鳥申也。冬月蟄時不食，飢則舐其掌，故其美在掌，謂之熊蹯。其行山中，雖數千里，必有跧伏之所，在石巖枯木，山中人謂之熊館。劉敬叔異苑云：熊性惡穢物及傷殘，捕者置此物于穴，則合穴自死。或為棘刺所傷，出血爪之，至骨即斃也。陸佃埤雅云：其膽春近首，夏在腹，秋在左足，冬在右足。熊羆皆壯毅之物，屬陽，故書以喻不二心之臣，而詩以為男子之祥也。

【發明】【詵曰】此豬多食苦參，故能治熱風水脹，而不治冷脹也。【時珍曰】豪豬本草不載，惟孟氏食療本草猬條説之。

熊本經上品

【釋名】【時珍曰】熊者雄也。熊字篆〔一〕文象形。俗呼熊爲豬熊，羆爲人熊、馬熊，各因形似以爲别也。述異記云：在陸曰熊，在水曰能，即鯀所化者。故熊字從能。續搜神記云：熊居樹孔中，東土人擊樹，呼爲子路則起，不呼則不動也。又狒狒亦名人熊，見本條。

【集解】【别録曰】熊生雍州山谷。十一月取之。【弘景曰】今東西諸山皆有之，自非易得。【頌曰】今雍、洛、河東及懷慶〔二〕衛山中皆有之。形類大豕，而性輕捷，好攀緣，上高木，見人則顛倒自投于地。冬蟄入穴，春月乃出。其足名蹯，爲八珍之一，古人重之，然胹之難熟。熊性惡鹽，食之即死。出淮南子。【時珍曰】熊如大豕而竪目，人足黑色。春夏膘肥時，皮厚筋弩〔三〕，每升木引氣，或墮地自快，俗呼跌膘，即莊子所謂熊經鳥申也。冬月蟄〔四〕時不食，飢則舐其掌，故其美在掌，謂之熊蹯。其行山中雖數千里，必有跧伏之所，在石巖枯木中，山〔五〕人謂之熊舘。劉敬叔異苑云：熊性惡穢物及傷殘，捕者置此物于穴，則合穴自死。或爲棘刺所傷出血，爪之，至骨即斃也。陸佃埤雅云：其膽春近〔六〕首，夏在腹，秋在左足，冬在右足。熊、羆皆壯毅之物，屬陽，故書以喻不二心之臣，而詩以爲男子之祥也。

〔一〕篆：原作「傳」。今從江西本改。
〔二〕慶：證類卷十六熊脂無此字。
〔三〕弩：爾雅翼卷十九熊作「駑」，義長。
〔四〕蟄：原作「熱」。今從錢本改。
〔五〕中山：原作「山中」。今據爾雅翼卷十九熊乙正。
〔六〕近：埤雅卷三熊作「在」。

【附錄】羆魋。音頽。時珍曰：熊、羆、魋，三種一類也。如豕色黑者，熊也；大而色黄白者，羆也；小而色黄赤者，魋也。建平人呼魋為赤熊，陸機謂羆為黄熊是矣。羆，頭長脚高，猛憨多力，能拔樹木，虎亦畏之。遇人則人立而攫之，故俗呼為人熊。關西呼猳熊。羅願爾雅翼云：熊有猪熊，形如豕；有馬熊，形如馬，即羆也。或云羆即熊之雄者，其白如熊白而理粗味減，功用亦同。

脂【釋名】熊白。弘景曰：脂即熊白，乃背上肪，色白如玉，味甚美，寒月則有，夏月則無。其腹中肪及身中脂，煎鍊過亦可作藥，而不中啖。

【修治】斅曰：凡取得，每一斤入生椒十四個，同鍊過，器盛收之。

【氣味】甘，微寒，無毒。別錄曰：微温。日華曰：凉。其脂燃燈，烟損人眼，令失光明。

【主治】風痺不仁筋急，五臟腹中積聚，寒熱羸瘦，頭瘍白秃，面上皯皰。久服强志不飢，輕身長年。本經。飲食嘔吐。別錄。治風補虚損，殺勞蟲，酒鍊服之。日華。長髪令黑，悦澤人面。蘇恭。治面上皯黷及瘡。藥性。

【附方】舊二，新一。令髪長黑：熊脂、蔓荆子末等分，和勾，醋調塗之。聖惠方。髪毛黄色：以熊脂塗髪梳散，入床底，伏地一食頃即出，便盡黑。不過用脂一升效。千金。白秃頭癬：熊白傅之。

【附録】羆、魋音頽。【時珍曰】熊、羆、魋，三種一類也。如豕色黑者，熊也；大而色黄白者，羆也；小而色黄赤者，魋也。建平人呼魋爲赤熊，陸機謂羆爲黄熊，是矣。羆，頭長脚高，猛憨多力，能拔樹木，虎亦畏之。遇人則人立而攫之，故俗呼爲人熊。關西呼猳熊。羅願爾雅翼云：熊有豬熊，形如豕；有馬熊，形如馬。即羆也[一]。或云羆即熊之雄者。其白如熊白，而理粗味減，功用亦同。

脂。【釋名】熊白。【弘景曰】脂即熊白，乃背上肪，色白如玉，味甚美，寒月則有，夏月則無。其腹中肪及身中脂，煎鍊過亦可作藥而不中噉。【修治】【斅曰】凡取得，每一斤入生椒十四個，同鍊過，器盛收之。【氣味】甘，微寒，無毒。【别録曰】微温。【日華曰】凉。其脂燃燈，烟損人眼，令失光明。【主治】風痺不仁，筋急，五臟腹中積聚，寒熱羸瘦，頭瘍白秃，面上皯皰。久服强志不飢，輕身長年。本經。飲食嘔吐。别録。治風，補虚損，殺勞蟲，酒鍊服之。日華。長髮令黑，悦澤人面。蘇恭。治面上䵟䵳及瘡。藥性。

【附方】舊二，新一。令髮長黑。熊脂、蔓荆子末等分，和匀，醋調塗之。聖惠方。髮毛黄色。以熊脂塗髮梳散，入床底，伏地一食頃，即出，便盡黑。不過用脂一升，效。千金。白秃頭癬[二]。熊白傅之。

[一] 即羆也：爾雅翼卷十九羆作「各有牝牡」。
[二] 頭癬：此方原無出處。據證類卷十六熊脂引出楊氏産乳。

肉【氣味】甘平無毒【別錄曰】微温【弘景曰】有痼疾不可食熊肉令終身不除【鼎曰】若腹中有積聚寒熱者食之永不除也十月勿食之傷神【孫思邈】

【主治】風痺筋骨不仁功與脂同補虛羸【孟詵】

【發明】【時珍曰】按劉河間云熊肉振羸兎目明睍因其氣有餘以補不足也

【附方】舊二 中風痺疾 中風心肺風熱手足風痺不隨筋脉五緩恍惚煩燥熊肉一斤切入豉汁中和葱姜椒鹽作腌腊空腹食之 脚氣風痺 五緩筋急用熊肉半斤如上法食之 並食醫心鏡

掌【修治】【聖惠方】云熊掌難胹得酒醋水三件同煮熟即大如皮毬也【主治】食之可禦風寒益氣力【日華】

膽【頌曰】熊膽陰乾用然多偽者但取一粟許滴水中一道若線不散者為真【時珍曰】按錢乙云熊膽佳者通明每以米粒點水中運轉如飛者良餘膽亦轉但緩爾周密齊東埜語云熊膽善辟塵試之以淨水一器塵幕其上投膽米許則凝塵豁然而開也【氣味】苦寒無毒【權曰】惡防已地黄【主治】時氣熱盛變為黄疸暑月久痢疳䘌心痛疰忤【蘇恭】治諸疳耳鼻瘡惡瘡殺蟲【日華】小

肉。【氣味】甘，平，無毒。【別録曰】微温。【弘景曰】有痼疾不可食熊肉，令終身不除。【鼎曰】若腹中有積聚寒熱者食之，永不除也。十月勿食之。傷神。【主治】風痺，筋骨不仁。功與脂同。孫思邈。補虚羸。孟詵。

【發明】【時珍曰】按劉河間云：熊肉振羸，兔目明眎。因其氣有餘，以補不足也。

【附方】舊二。中風痺疾。中風，心肺風熱，手足風痺不隨，筋脉五緩，恍惚煩燥。熊肉一斤切，入豉汁中，和葱、姜、椒、鹽作腌腊，空腹食之。脚氣風痺，五緩筋急。用熊肉半斤，如上法食之。並食醫心鏡。

掌。【修治】聖惠方云：熊掌難胹，得酒、醋、水三件同煮，熟即大如皮毬也。【主治】食之可禦風寒，益氣力。日華。

膽。【頌曰】熊膽陰乾用。然多僞者，但取一粟許滴水中，一道若線不散者爲真。【時珍曰】按錢乙云：熊膽佳者通明。每以米粒點水中，運轉如飛者良。餘膽亦轉，但緩爾。周密齊東埜語云：熊膽善辟塵。試之以净水一器，塵冪其上，投膽米許，則凝塵豁然而開也。

【氣味】苦，寒，無毒。【權曰】惡防己、地黄。【主治】時氣熱盛，變爲黄疸，暑月久痢，疳䘌心痛，疰忤。蘇恭。治諸疳、耳鼻瘡、惡瘡，殺蟲。日華。小

兒驚癇瘈瘲以竹瀝化兩豆許服之去心中涎甚良孟詵退熱
清心平肝明目去翳殺蛕蟯蟲時珍

【發明】時珍曰熊膽苦入心寒勝熱手少陰厥陰足陽明經藥也故能凉心平肝殺蟲爲驚癇疰忤翳障疳痔蟲牙蛕痛之劑焉

【附方】舊四新六

赤目障翳熊膽丸每以膽少許化開入冰片一二片銅器點之絶奇或淚癢加生姜粉些須齊東埜語

初生目閉由胎中受熱也以熊膽少許蒸水洗之一日七八次如三日不開服四物加甘草天花粉全幼心鑑

小兒鼻蝕熊膽半分湯化抹之聖惠方

十年痔瘡熊膽塗之神效一切方不及也外臺

腸風痔瘻熊膽半兩入片腦少許研和豬膽汁塗之壽域方

蛕蟲心痛熊膽一大豆和水服之大劾外臺

小兒驚癇方見主治

風蟲牙痛熊膽三錢片腦四分每以豬膽汁調少許搽之攝生方

水弩射人熊膽塗之更以雄黃同酒磨服即愈斗門方

諸疳羸瘦熊膽使君子末等分研勻瓷器蒸溶蒸餅丸麻子大每米飲下二十丸保幼大全

腦髓【主治】諸聾蘇恭療頭旋摩頂去白禿風屑生髮日華

兒驚癇瘈瘲，以竹瀝化兩豆許服之，去心中涎，甚良。孟詵。退熱清心，平肝明目，去翳，殺蛕、蟯蟲。時珍。

【發明】【時珍曰】熊膽，苦入心，寒勝熱，手少陰、厥陰、足陽明經藥也。故能凉心平肝殺蟲，爲驚癇疰忤、翳障疳痔、蟲牙蚘痛之劑焉。

【附方】舊四，新六。赤目障翳。熊膽丸：每以膽少許化開，入冰片一二片，銅器點之，絶奇。或淚痒，加生姜粉些須。齊東埜語。初生目閉。由胎中受熱也。以熊膽少許蒸水洗之，一日七八次。如三日不開，服四物加甘草、天花粉。全幼心鑑。小兒鼻蝕。熊膽半分，湯化抹之。聖惠方。十年痔瘡。熊膽塗之神效，一切方不及也。外臺。腸風痔漏。熊膽半兩，入片腦少許研，和豬膽汁塗之。壽域方。蛕蟲心痛。熊膽一大豆，和水服之，大效。外臺。小兒驚癇。方見主治。風蟲牙痛。熊膽三錢，片腦四分，每以豬膽汁調少許搽之。攝生方。水弩射人。熊膽塗之。更以雄黄同用〔一〕，酒磨服，即愈。斗門方。諸疳羸瘦。熊膽、使君子末等分，研匀，瓷器蒸溶，蒸餅丸麻子大。每米飲下二十丸。保幼大全。

腦髓。【主治】諸聾。蘇恭。療頭旋。摩頂，去白秃風屑，生髮。日華。

〔一〕用：原脱。今據證類卷十六熊脂補。

血（主治）小兒客忤。蘇恭

骨（主治）作湯浴歷節風及小兒客忤。孟詵

麢羊（本經中品）

（釋名）羚羊（俗）麙羊（音鈴）九尾羊（時珍曰）按王安石字說云：鹿則比類而環角外向以自防，麢則獨棲懸角木上以遠害，可謂靈也，故字從鹿從靈省文，後人作羚。許慎說文云：麢，大羊也，大而細角。山海經作羬，云狀如羊而馬尾。費信星槎勝覽云：阿丹國羚羊自胸中至尾垂九蜫，名九尾羊。

（集解）（別錄曰）羚羊角出石城及華陰山谷，采無時。（弘景曰）今出建平、宜都諸蠻山中及西域。多兩角，一角者為勝。角多節蹙蹙圓繞。別有山羊角極長，惟一邊有節，節亦疎大，不入藥用，乃爾雅名羱羊者，羌夷以為羚羊，能陟峻坂。（恭曰）羚羊南山商洛間大有，今出梁州、真州、洋州亦貢。其角細如人指，長四五寸而文蹙細。山羊或名野羊，大者如牛，角可為鞍橋。又有山驢，大如鹿，皮可作靴，有兩角，大小如山羊角，俗人亦用之，陶氏所謂一邊有粗文者是此，非山羊也。（藏器曰）山羊、山驢、羚羊三種相似，而羚羊有神，夜宿防患，以角掛樹不着地。但角彎中深銳緊小，有掛痕者為真，如此分別，其疎慢無痕者非也。真角耳邊聽之集集鳴者良。陶言一角者，謬也。（頌曰）今秦隴、龍蜀、金商州山中皆有之，戎人多捕得來貨，其形

血。【主治】小兒客忤。蘇恭。

骨。【主治】作湯，浴歷節風，及小兒客忤。孟詵。

麢羊本經中品

【釋名】羚羊俗、麙羊音鈐、九尾羊。【時珍曰】按王安石字説云：鹿則比類，而環角外向以自防，麢則獨棲，懸角木上以遠害，可謂靈也。故字從鹿，從靈省文。後人作羚。許慎説文云：麙，山羊也，大而細角。山海經作羬，云狀如羊而馬尾。費信星槎勝覽云：阿丹國羚羊，自胸中至尾，垂九塊，名九尾羊。

【集解】【別録曰】羚羊角出石城及華陰山谷〔一〕。采無時。【弘景曰】今出建平、宜都諸蠻山中及西域。多兩角，一角者爲勝。角多節，蹙蹙圓繞。別有山羊角極長，惟一邊有節，節亦疏大，不入藥用。乃爾雅名羱羊者，羌夷以爲羚羊，能陟峻岅。【恭曰】羚羊，南山、商、洛〔二〕間大有，今出梁州，真〔三〕州、洋州亦貢。其角細如人指，長四五寸，而文蹙細。山羊或名野羊，大者如牛，角可爲鞍橋。又有山驢，大如鹿，皮可作靴，有兩角，大小如山羊角，俗人亦用之。陶氏所謂一邊有粗文者是此，非山羊也。【藏器曰】山羊、山驢、羚羊，三種相似，而羚羊有神，夜宿防患，以角掛樹不着地。但角彎中深鋭緊小，有掛痕者爲真。如此分別，其疏慢無痕者非也。真角，耳邊聽之集集鳴者良。陶言一角者謬也。【頌曰】今秦、隴、龍、蜀、金、商州山中皆有之，戎人多捕得來貨。其形

〔一〕石城及華陰山谷：證類卷十七羚羊角作「石城山川谷及華陰山」。
〔二〕洛：同上作「淅」。「洛」字義長。
〔三〕真：同上作「直」。「真」字義長。

似羊青色而大其角長一二尺有節如人手指握痕又最堅勁郭璞註爾雅云麢似羊而大其角細而圓銳好在山崖間羱似吳羊其角大而隋出西方本草諸註各異觀今所市者與爾雅之羚羊陶註之山羊蘇註之山驢大都相似今人相承用之以為羱羊細角長四五寸者往往彎中有磨角成痕處詳諸說此乃真羱羊角而世多不用何也又閩廣山中出一種野羊彼人亦謂之羚羊也陳氏謂耳邊聽之鳴者良今牛羊諸角但殺之者聽之皆有聲不獨羚角也自死角則無聲矣(宗奭曰)諸角附耳皆集集有聲不如有掛痕一說為盡之然有偽作者宜察焉(時珍曰)羚羊似羊而青色毛粗兩角短小羱羊似吳羊兩角長大山驢驢之身而羚之角但稍大而節疏慢耳陶氏言羚羊有一角者而陳氏非之按寰宇志云安南高石山出羚羊一角極堅能碎金剛石則羚固有一角者矣金剛石出西域狀如紫石英百鍊不消物莫能擊惟羚羊角扣之則自然冰泮也又貘骨偽充佛牙物亦不能破用此角擊之即碎皆相畏耳羚羊皮西人以作座褥

(附錄)山驢(恭曰)見上文(時珍曰)南史云滑國出野驢有角廣志云驢羊似驢山海經云晉陽懸甕之山女几之山荆山綸山並多閭郭璞註云閭即羭也似驢而岐蹄馬尾角如麢羊一名山驢俗人亦用其角以代羚羊又北山經云太行之山有獸名驒狀如麢羊而四角馬尾有距善旋其名自叫此亦山驢之類也

羚羊角(修治)(斅曰)凡用有神羊角甚長有二十四節內有天生木胎此角有神力抵千牛凡使不可單用須

似羊，青色而大。其角長一二尺，有節如人手指握痕，又最堅勁。郭璞註爾雅云：麢似羊而大，其角細而圓鋭，好在山崖間。羱似吴羊，其角大而橢[一]，出西方。本草諸註各異。觀今所市者，與爾雅之羱[二]羊，陶註之山羊，蘇註之山驢，大都相似。今人相承用之，以爲羚[三]羊。其[四]細角長四五寸者，往往彎中有磨角成痕處。詳諸説，此乃真羚羊角，而世多不用何也？又閩、廣山中，出一種野羊，彼人亦謂之羚羊也。陳氏謂耳邊聽之鳴者良。今牛羊諸角但殺之者，聽之皆有聲，不獨羚角也。自死角則無聲矣。【宗奭曰】諸角附耳皆集集有聲，不如有掛痕一説爲盡之。然有僞作者，宜察焉。【時珍曰】羚羊似羊，而青色毛粗，兩角短小；羱羊似吴羊，兩角長大；山驢，驢之身而羚之角，但稍大而節疏慢耳。陶氏言羚羊有一角者，而陳氏非之。按寰宇志云：安南高石山出羚羊，一角極堅，能碎金剛石。則羚固有一角者矣。金剛石出西域，狀如紫石英，百錬不消，物莫能擊，惟羚羊角扣之，則自然冰泮也。又貘骨僞充佛牙，物亦不能破，用此角擊之即碎，皆相畏耳。羚羊皮，西人以作座褥。

【附録】山驢。【恭曰】見上文。【時珍曰】南史云：滑國出野驢，有角。廣志云：驢羊似驢。山海經云：晋陽懸甕之山、女几之山、荆山、綸山，並多閭，郭璞註云：閭即羭也。似驢而岐蹄，馬尾，角如麢羊，一名山驢。俗人亦用其角以代羚羊。又北山經云：太行之山，有獸名驔，狀如麢羊，而四角馬尾，有距善旋，其鳴[五]自叫。此亦山驢之類也。

羚羊角。【修治】【斅曰】凡用，有神羊角甚長，有二十四節，内有天生木胎。此角有神力，抵千牛。凡使不可單用，須

[一] 橢：原作「墮」。今據證類卷十七羚羊角改。
[二] 羱：原作「羚」。今據改同上。
[三] 羚：原作「羱」。政和證類（元刊）同。今據大觀證類、政和證類（劉甲本）改。底本此下一「羱」字亦同，徑改不注。
[四] 其：原脱。今據證類卷十七羚羊角補。
[五] 鳴：原作「名」。今據山海經北次三經改。

要不折元對繩縛鐵銼ヒ細重ヒ密裹避風以旋ヒ取用搗篩極細更研萬匝入藥免刮人腸〔氣味〕鹹寒無
毒〔別錄〕曰苦微寒〔甄權〕曰甘溫能縮銀〔主治〕明目益氣起陰去惡血注下辟蠱
毒惡鬼不祥常不魘寐本經除邪氣驚夢狂越僻謬療傷寒時
氣寒熱熱在肌膚濕風注毒伏在骨間及食噎不通久服強
筋骨輕身起陰益氣利丈夫別錄治中風筋攣附骨疼痛作末
蜜服治卒熱悶及熱毒痢血疝氣摩水塗腫毒孟詵治一切熱
毒風攻注中惡毒風卒死昏亂不識人散產後惡血衝心煩
悶燒末酒服之治小兒驚癇治山瘴及噎塞藥性治驚悸煩悶
心胸惡氣瘰癧惡瘡溪毒藏器平肝舒筋定風安魂散血下氣
辟惡解毒治子癇痙疾時珍

〔發明〕時珍曰羊火畜也而羚羊則屬木故其角入厥陰肝經甚捷同氣相求也肝主木開竅於目其發病也目暗障翳而羚羊角能平之肝主風在合為筋其發病也小兒驚癇婦人子癇大人中風搐搦及筋脈攣急歷節掣痛而羚角能

要不拆[一]元對，繩縛，鐵銼銼細，重重密裹，避風，以旋旋取用，搗篩極細，更研萬匝入藥，免刮人腸。【氣味】鹹，寒，無毒。【別録曰】苦，微寒。【甄權曰】甘，温。能縮銀[二]。【主治】明目，益氣起陰，去惡血注下，辟蠱毒，惡鬼不祥，安心氣[三]，常不魘寐。本經。除邪氣驚夢，狂越僻謬，療傷寒時氣寒熱，熱在肌膚，濕[四]風注毒，伏在骨間，及食噎不通。久服，强筋骨輕身，起陰益氣，利丈夫。別録。治中風筋攣，附骨疼痛。作末蜜服，治卒熱悶及熱毒痢血，疝氣。摩水塗腫毒。孟詵。治一切熱毒風攻注，中惡毒風，卒死昏亂不識人，散産後惡血衝心煩悶，燒末酒服之。治小兒驚癇，治山瘴及噎塞。藥性。治驚悸煩悶，心胸惡氣，瘰癧惡瘡，溪毒。藏器。平肝舒筋，定風安魂，散血下氣，辟惡解毒，治子癇痙疾。時珍。

【發明】【時珍曰】羊，火畜也，而羚羊則屬木，故其角入厥陰肝經甚捷，同氣相求也。肝主木，開竅于目。其發病也，目暗障翳，而羚羊角能平之。肝主風，在合爲筋，其發病也，小兒驚癇，婦人子癇，大人中風搐搦，及筋脉攣急，歷節掣痛，而羚角能

[一] 拆：原作「折」。今據證類卷十七羚羊角引雷公改。
[二] 温能縮銀：證類卷十七羚羊角引藥性論無此四字。
[三] 安心气：原脱。今據補同上。
[四] 濕：同上作「温」。

舒之魂者肝之神也發病則驚駭不守狂越僻謬魘寐卒死而羚角能安之血者肝之藏也發病則瘀滯下注疝痛毒痢瘡腫瘰癧產後血氣而羚角能散之肝主木火寄于肝膽在氣為怒病則煩懣氣逆噎塞不通寒熱及傷寒伏熱而羚角能降之羚之性靈而筋骨之精在角故又能辟邪惡而解諸毒碎佛牙而燒烟走蛇虺也本經別錄甚著其功而近俗罕能發揚惜哉

【附方】舊七新四　噎塞不通羚羊角屑為末飲服方寸匕并以角摩噎上外臺　胸脇痛滿羚羊角燒末水服方寸匕子母秘錄　腹痛熱滿方同上　墮胎腹痛血出不止羚羊角燒灰三錢豆淋酒下普濟　產後煩悶汗出不識人千金用羚羊角燒末東流水服方寸匕未愈再服○又方加芍藥枳實等分炒研末湯服　血氣逆煩羚羊角燒末水服方寸匕肘后方　臨產催生羚羊角一枚刮尖末酒服方寸匕產寶　小兒下痢羚羊角中骨燒末飲服方寸匕秘錄　遍身赤丹羚羊角燒灰雞子清和塗之神效外臺　赤癍如瘡瘙痒甚則殺人羚羊角磨水摩之數百遍為妙肘后方　山嵐瘴氣羚羊角末水服一錢集簡方

肉【氣味】甘平無毒【主治】惡瘡藏器和五味炒熟投酒中經宿飲

舒之。魂者，肝之神也，發病則驚駭不寧，狂越僻謬，魘寐卒死，而羚角能安之。血者，肝之藏也，發病則瘀滯下注，疝痛毒痢，瘡腫瘻癧，産後血氣，而羚角能散之。相火寄于肝膽，在氣爲怒，病則煩懣氣逆，噎塞不通，寒熱及傷寒伏熱，而羚角能降之。羚之性靈，而筋骨之精在角，故又能辟邪惡而解諸毒，碎佛牙而燒烟走蛇虺也。本經、别録甚著其功，而近俗罕能發揚，惜哉。

【附方】舊七，新四。噎塞不通。羚羊角屑爲末，飲服方寸匕，并以角摩噎上。外臺。胸脇痛[一]滿。羚羊角燒末，水服方寸匕。子母秘録。腹痛熱滿。方同上。墮胎腹痛，血出不止[二]。羚羊角燒灰三錢，豆淋酒下。普濟。産後煩悶，汗出，不識人。千金用羚羊角燒末，東流水服方寸匕。未愈再服。○又方：加芍藥、枳實等分炒，研末，湯服。血氣逆煩。羚羊角燒末，水服方寸匕。肘後方。臨産催生。羚羊角一枚，刮尖爲[三]末，酒服方寸匕。産寶。小兒下痢。羚羊角中骨燒末，飲服方寸匕。秘録。遍身赤丹。羚羊角燒灰，雞子清和，塗之神效。外臺。赤癍如瘡，瘙痒，甚則殺人。羚羊角磨水，摩之數百遍爲妙。肘後方。山嵐瘴氣。羚羊角末水服一錢。集簡方。

肉。【氣味】甘，平，無毒。【主治】惡瘡。藏器。和五味炒熟，投酒中，經宿飲

[一] 痛：原作「通」。今據證類卷十七羚羊角改。
[二] 血出不止：普濟方卷三百四十三妊娠諸疾門墮胎後血不出作「血不出」。
[三] 爲：原脱。今據證類卷十七羚羊角補。

之治筋骨急強中風北人恒食南人食之免蛇蟲傷孟詵

肝【氣味】同肉【主治】水腫鼓脹小便不利時珍

【發明】時珍曰羚羊肺本草不收千金翼載太醫山連治韋司業水腫莨菪丸用之蓋取其引藥入肺以通小便之上源也其方用羚羊肺一具沸湯微煠過曝乾為末莨菪子一升用三年醋浸一伏時蒸熟搗爛和丸梧子大每用四十丸麥門冬湯食後服候口中乾妄語為驗數日小便大利即瘥無羚羊以青羊膽亦可代之

膽【氣味】苦寒無毒【主治】面上皯䵳如雀卵色以二升同煑三沸塗四五次良時珍

【附方】新一面䵳羚羊膽牛膽各一枚醋二升同煑三沸頻塗之外臺

鼻【主治】炙研治五尸遁尸邪氣時珍〇外臺方中用之

山羊日用

【釋名】野羊圖經 羱羊時珍曰羊之在原野者故名

【集解】弘景曰山羊即爾雅羱羊出西夏似吳羊而大角角橢者能陟峻坂羌夷以為羚羊角極長惟一邊有節節亦

之，治筋骨急强，中風。北人恒食，南人食之，免蛇蟲傷。孟詵。

肺。【氣味】同肉。【主治】水腫鼓脹，小便不利。時珍。

【發明】【時珍曰】羚羊肺，本草不收。千金翼載太醫山璉[一]治韋司業水腫莨菪丸用之，蓋取其引藥入肺，以通小便之上源也。其方用羚[二]羊肺一具，沸湯微煠過，曝乾爲末。莨菪子一升，用三年酢浸一伏時，蒸熟擣爛，和丸梧子大。每用四[三]丸，麥門冬湯食後服，候口中乾、妄語爲驗。數日小便大利即瘥。無羚羊，以青羊[四]亦可代之。

膽。【氣味】苦，寒，無毒。【主治】面上皯黷如雀卵色，以酒[五]二升，同煮三沸，塗四五次良。時珍。

【附方】新一。面黷。羚羊膽、牛膽各一枚，醋二升，同煮三沸，頻塗之。外臺。

鼻。【主治】炙研，治五尸遁尸邪氣。時珍。○外臺方中用之。

山羊日用

【釋名】野羊圖經、羱羊。【時珍曰】羊之在原野者，故名。

【集解】【弘景曰】山羊即爾雅羱羊，出西夏，似吳羊而大角、角橢[六]者，能陟峻坂，羌夷以爲羚羊，角極長，惟一邊有節，節亦

〔一〕璉：千金翼卷十九雜病水腫「莨菪圓」作「連」。外臺卷二十水氣腫鼓脹方引千金翼作「璉」。
〔二〕羚：千金翼卷十九雜病水腫「莨菪圓」作「羖」。外臺卷二十水氣腫鼓脹方引千金翼作「羚」。本方下「無羚羊」之「羚」字同此。
〔三〕四：此下原有「十」字。今據千金翼卷第十九雜病水腫「莨菪圓」刪。
〔四〕青羊：此下原有「膽」字。今據刪同上。
〔五〕酒：原脱。今據外臺卷三十二面黷方引肘後方補。
〔六〕橢：原作「墮」。今據證類卷十七羚羊角載圖經引郭璞注改，與爾雅郭注合。

蹄大不入藥用【恭曰】山羊大如牛，或名野羊，善鬬至死，角堪為鞍橋。【頌曰】閩廣山中一種野羊，彼人謂之羚羊，其皮厚硬不堪炙食，其肉頗肥。【吳瑞曰】山羊似羚羊，色青，其角有掛痕者為羚羊，無者為山羊。【時珍曰】山羊有二種：一種大角盤環，肉至百斤者；一種角細者。說文謂之莧羊，音桓。陸氏云：羱羊狀如驢而羣行，其角甚大，以時墮角，暑天塵露在上，生草戴行，故代都賦云羱羊養草以蔭極。

肉【氣味】甘，熱，無毒。【頌曰】南方野羊多喫石香薷，故腸臟頗熱，不宜多食之。【主治】南人食之肥軟，益人，治冷勞，山嵐瘧痢，婦人赤白帶下。蘇頌 療筋骨急強，虛勞，益氣，利產婦，不利時疾人。吳瑞

鹿

本經中品

【校正】本經上品白膠中品，鹿茸今併為一條。

【釋名】斑龍【時珍曰】鹿字篆文，象其頭角身足之形。爾雅云：鹿牡曰麚，音加；牝曰麀，音攸；其子曰麛，音迷；絕有力曰麉，音堅。斑龍名出澹寮方。按乾寧記云：鹿與遊龍相戲，必生異角，則鹿得稱龍，或以此與。梵書謂之密利迦羅。

【集解】【時珍曰】鹿，處處山林中有之。馬身羊尾，頭側而長，高腳而行速。牡者有角，夏至則解，大如小馬，黃質白斑，俗稱馬鹿。牝者無角，小而無斑，毛雜黃白色，俗稱麀鹿，孕六月而生子。鹿性淫，一牡常交數牝，謂之聚麀。性喜食龜，能別良草

疏大，不入藥用。【恭曰】山羊大如牛，或名野羊，善鬭至死，角堪爲鞍橋。【頌曰】閩、廣山中一種野羊，彼人謂之羚羊，其皮厚硬，不堪炙食，其肉頗肥。【吴瑞曰】山羊似羚羊，色青。其角有掛痕者爲羚羊，無者爲山羊。【時珍曰】山羊有二種。一種大角盤環，肉至百斤者。一種角細者，説文謂之莧[一]羊，音桓。陸氏云：羱羊狀如驢[二]而群行，其角甚大，以時墮角，暑天塵露在上，生草戴行。故代都賦云：羱羊養草以盤桓。

肉。【氣味】甘，熱，無毒。【頌曰】南方野羊，多噉石香薷，故腸臟頗熱，不宜多食之。【主治】南人食之，肥軟益人，治冷勞，山嵐瘧痢，婦人赤白帶下。蘇頌。療筋骨急强、虚勞，益氣，利産婦，不利時疾人。吴瑞。

鹿本經中品

【校正】本經上品白膠、中品鹿茸，今併爲一條。

【釋名】斑龍。【時珍曰】鹿字篆文，象其頭、角、身、足之形。爾雅云：鹿牡曰麚，音加；牝曰麀，音攸；其子曰麛，音迷；絶有力曰麉，音堅。斑龍名出澹寮方。按乾寧記云：鹿與遊龍相戲，必生異角。則鹿得稱龍，或以此與？梵書謂之密利迦羅。

【集解】【時珍曰】鹿，處處山林中有之。馬身羊尾，頭側而長，高脚而行速。牡者有角，夏至則解，大如小馬，黄質白斑，俗稱馬鹿。牝者無角，小而無斑，毛雜黄白色，俗稱麀鹿，孕六月而生子。鹿性淫，一牡常交數牝，謂之聚麀。性喜食龜，能別良草。

〔一〕莧：原作「莧」。今據説文莧部改。
〔二〕驢：埤雅卷五釋獸羱羊作「騾」。

食則相呼行則同旅居則環角外向以防害臥則口朝尾閭以通督脈殷仲堪云鹿以白色為正述異記云鹿千歲為蒼又五百歲為白又五百歲為玄玄鹿骨亦黑為脯食之可長生也埤雅云鹿乃仙獸自能樂性六十年必懷璚于角下斑痕紫色行則有涎不復急走故曰鹿戴玉而角斑魚懐珠而鱗紫沈存中筆談云北狄有駝鹿極大而色蒼黃無斑角大而有文堅瑩如玉茸亦可用名苑云鹿之大者曰麈羣鹿隨之視其尾為準其尾能辟塵拂氈則不蠹置茜帛中歲久紅色不黯也

鹿茸【修治】【別録曰】四月五月解角時取陰乾使時燥【恭曰】鹿茸夏收之陰乾百不收一且易臭惟破之火乾大好【斅曰】凡使鹿茸用黃精自然汁浸兩日夜漉出切焙搗用免渴人也又法以鹿茸鋸作片每五兩用羊脂三兩拌天灵蓋末塗之慢火炙令內外黃脆以鹿皮裹之安室中宿則藥魂歸矣乃慢火焙乾搗末用【日華曰】只用酥炙炒研【宗奭曰】茸上毛先以酥薄塗勻于烈焰中灼之候毛盡微炙不以酥則火焰傷茸矣【時珍曰】澹寮濟生諸方有用酥炙酒炙及酒蒸焙用者當各隨本方

【發明】【抱朴子曰】南山多鹿每一雄遊牝百數至春羸瘦入夏惟食菖蒲即肥當角解之時其茸甚痛獵人得之以索繫住取茸然後斃鹿鹿之血未散也【宗奭曰】茸最難得不破及不出却血者蓋其力盡在血中故也此以如紫茄者為上

食則相呼，行則同旅，居則環角外向以防害，臥則口朝尾閭，以通督脉。殷仲堪云：鹿以白色爲正。述異記云：鹿千歲爲蒼，又五百歲爲白，又五百歲爲玄。玄鹿骨亦黑，爲脯食之，可長生也。埤雅云：鹿乃仙獸，自能樂性，六十年必懷璚于角下，角有〔一〕斑痕紫色〔二〕，行則有涎，不復急走。故曰：鹿戴玉而角斑，魚懷珠而鱗紫。沈存中筆談云：北狄有駝鹿，極大而色蒼黄，無斑。角大而有文，堅瑩如玉，茸亦可用。名苑云：鹿之大者曰麈，群鹿隨之，視其尾爲準。其尾能辟塵，拂氈則不蠹，置茜帛中，歲久紅色不黯也。

鹿茸。

【修治】【别録曰】四月、五月解角時取，陰乾，使時燥。【恭曰】鹿茸，夏收之陰乾，百不收一，且易臭，惟破之火乾大好。【斅曰】凡使鹿茸，用黄精自然汁浸兩日夜，漉出切焙搗用，免渴人也。又法：以鹿茸鋸作片，每五兩用羊脂三兩，拌天靈蓋末塗之，慢火炙令内外黄脆，以鹿皮裹之，安室中一〔三〕宿，則藥魂歸矣。乃慢火焙乾，搗末用。【日華曰】只用酥炙炒研。【宗奭曰】茸上毛，先以酥薄塗勻，于烈焰中灼之，候毛盡微炙。不以酥，則火焰傷茸矣。【時珍曰】澹寮、濟生諸方，有用酥炙、酒炙及酒蒸焙用者，當各隨本方。

【發明】【抱朴子曰】南山多鹿，每一雄遊，牝百數至，春羸瘦，入夏惟食菖蒲即肥。當角解之時，其茸甚痛。獵人得之，以索繫住取茸，然後斃鹿，鹿之血未散也。【宗奭曰】茸，最難得不破及不出却血者，蓋其力盡在血中故也。世以如紫茄者爲上，

〔一〕角有：原脱。今據埤雅卷三鹿補。
〔二〕色：同上此下有「如點」二字。
〔三〕一：原闕一字。今從江西本補。

名茄子茸取其難得耳然此太嫩血氣未具其實少力堅者
又太老惟長四五寸形如分岐馬鞍茸端如瑪瑙紅玉破之
肌如朽木者最善人亦將麋角僞爲之不可不察按沈存中
筆談云月令冬至麋角解夏至鹿角解陰陽相反如此今人
以麋鹿茸作一種者疎矣或刺麋鹿血以代茸云茸亦血此
大誤矣麋茸利補陽鹿茸利補陰須佐以他藥則有功凡含
血之物肉差易長筋次之骨最難長故人自胚胎至成人二
十年骨髓方堅惟麋鹿角自生至堅無兩月之久大者至二
十餘斤計一日夜須生數兩凡骨之生無速於此雖草木易
生亦不及之此骨之至强者所以能補骨血堅陽道益精髓
也頭者諸陽之會上鍾於茸角豈可與凡血爲比哉【時珍曰】
按熊氏禮記疏云鹿是山獸屬陽情淫而遊山夏至得陰氣
解角從陽退之象麋是澤獸屬陰情淫而遊澤冬至得陽氣
而解角從陰退之象也餘見角下【氣味】甘溫無
毒【別錄曰】酸微溫【甄權曰】苦辛○麻勃爲之使○【詵曰】鹿茸
不可以鼻齅之中有小白蟲視之不見入人鼻必爲蟲顙
藥不及也【主治】漏下惡血寒熱驚癇益氣强志生齒不老本經療虛
勞洒洒如瘧羸瘦四肢酸疼腰脊痛小便數利泄精溺血破
瘀血在腹散石淋癰腫骨中熱疽癢安胎下氣殺鬼精物久
服耐老不可近丈夫陰令痿別錄補男子腰腎虛冷脚膝無力

名茄子茸，取其難得耳。然此太嫩，血氣未具，其實少力。堅者又大老，惟長四五寸，形如分岐馬鞍，茸端如瑪瑙紅玉，破之肌如朽木者最善，人亦將麋茸〔一〕僞爲之，不可不察。按沈存中筆談云：月令冬至麋角解，夏至鹿角解。陰陽相反如此，今人以麋、鹿茸作一種者，疏矣。或刺麋、鹿血以代茸，云茸亦血，此大誤矣。麋茸利補陽，鹿茸利補陰，須佐以他藥則有功。凡含血之物，肉差易長，筋次之，骨最難長。故人自胚胎至成人，二十年骨髓方堅。惟麋、鹿角自生至堅，無兩月之久，大者至二十餘斤。計一日夜須生數兩，凡骨之生，無速于此。雖草木易生，亦不及之。此骨之至强者，所以能補骨血，堅陽道，益精髓也。頭者諸陽之會，上鍾于茸角，豈可與凡血爲比哉？【時珍曰】按熊氏禮記疏云：鹿是山獸，屬陽，情淫而遊山，夏至得陰氣解角，從陽退之象。麋是澤獸，屬陰，情淫而遊澤，冬至得陽氣而解角，從陰退之象也。餘見角下。【氣味】甘，温，無毒。【别録曰】酸，微温。【甄權曰】苦、辛。○麻勃爲之使。○【詵曰】鹿茸不可以鼻嗅之。中有小白蟲，視之不見，入人鼻必爲蟲顙，藥不及也。【主治】漏下惡血，寒熱驚癇，益氣强志，生齒不老。本經。療虚勞，洒洒如瘧，羸瘦，四肢酸疼，腰脊痛，小便數〔二〕利，洩精溺血，破瘀血在腹，散石淋癰腫，骨中熱疽癢〔三〕，安胎下氣，殺鬼精物，久服耐老。不可近丈夫陰，令痿。别録。補男子腰腎虚冷，脚膝無力，

〔一〕茸：原作「角」。今據證類卷十七鹿茸改。

〔二〕數：同上無此字。

〔三〕癢：千金翼卷三鹿茸、證類卷十七鹿茸此後有「骨」字，「骨」下爲鹿骨功用。新修本草卷十五鹿茸作「養」。「養」與其後之「骨」字構成功效名，下皆屬鹿茸之文。綱目本條存「癢」删「骨」，將原「骨」後之文歸于鹿茸。然此後又單列鹿骨，重出此部分功效。

夜夢鬼交精溢自出女人崩中漏血赤白帶下炙末空心酒
酒服方寸匕壯筋骨日華生精補髓養血益陽強筋健骨治一
切虛損耳聾目暗眩運虛痢時珍

【發明】時珍曰按澹寮方云昔西蜀市中嘗有一道人貨斑龍
丸一名茸珠丹每大醉高歌曰尾閭不禁滄海竭九轉
靈丹都謾說惟有斑龍頂上珠能補玉堂關下穴朝野遍傳
之其方蓋用鹿茸鹿角膠鹿角霜也又戴原禮證治要訣治
頭眩運甚則屋轉眼黑或如物飛或見一為二用茸珠丹甚
效或用鹿茸半兩無灰酒三盞煎一盞入麝香少許溫服亦
效云茸生于頭類之相從也

【附方】舊一新八 斑龍丸治諸虛用鹿茸酥炙或酒炙亦可鹿角膠炒成珠鹿角霜陽起石煅紅酒淬肉蓯蓉
酒浸酸棗仁柏子仁黃芪蜜炙各一兩當歸黑附子炮地黃
九蒸九焙各八錢辰朱砂半錢各為末酒糊丸梧子大每空
心溫酒下五十丸澹寮 鹿茸酒治陽事虛痿小便頻數面色無光用嫩鹿茸一兩去毛切片山藥末一兩絹袋
裹置酒罈中七日開瓶日飲三
盞將茸焙作丸服普濟方 陰虛腰痛不能反側鹿茸炙兎絲子各一兩舶
茴香半兩為末以羊腎二對去酒煮爛搗泥和丸梧
子大陰乾每服三十五丸溫酒下日三服本事方 精血耗

夜夢鬼交，精溢自出，女人崩中漏血，赤白帶下，炙末，空心温〔一〕酒服方寸匕〔二〕。壯筋骨。日華。生精補髓，養血益陽，强筋健骨，治一切虛損，耳聾目暗，眩運虛痢。時珍。

【發明】【時珍曰】按澹寮方云：昔西蜀藥〔三〕市中，嘗有一道人貨斑龍丸，一名茸珠丹。每大醉高歌曰：尾閭不禁滄海竭，九轉靈丹都謾〔四〕説。惟有斑龍頂上珠，能補玉堂關下穴。朝野遍傳之。其方蓋用鹿茸、鹿角膠、鹿角霜也。又戴原禮證治要訣治頭眩運，甚則屋轉眼黑，或如物飛，或見一爲二，用茸珠丹甚效。或用鹿茸半兩，無灰酒三盞，煎一盞，入麝香少許，温服亦效。云茸生于頭，類之相從也。

【附方】舊一，新八。斑龍丸。治諸虛。用鹿茸，酥炙或酒炙亦可、鹿角膠炒成珠、鹿角霜、陽起石煅紅酒淬、肉從容酒浸、酸棗仁、柏子仁、黄芪蜜炙各一兩，當歸、黑附子炮、地黄九蒸九焙各八錢，辰朱砂半錢，各爲末，酒糊丸梧子大。每空心温酒下五十丸。澹寮。鹿茸酒。治陽事虛痿，小便頻數，面色無光。用嫩鹿茸一兩，去毛切片，山藥末一兩，絹袋裹，置酒瓶〔五〕中，七日開瓶，日飲三盞。將茸焙，作丸服。普濟方。腎〔六〕虛腰痛，不能反仄。鹿茸炙、兔絲子各一兩，舶茴香半兩，爲末，以羊腎二對，法〔七〕酒煮爛，搗泥和丸梧子大，陰乾。每服三十五丸，温酒下，日三服。本事方。精血耗

〔一〕温：原作「酒」。今據證類卷十七鹿茸引藥性論改。
〔二〕匕：同上此前功效出自藥性論。
〔三〕藥：原脱。今據澹寮方卷八補益門「茸珠丹」補。
〔四〕謾：通「漫」。按例不改。
〔五〕瓶：原作「墁」。今據普濟方卷二百一十九諸虛門補壯元陽改。与下文「七日出瓶」相符。
〔六〕腎：原作「陰」。今據本事方卷二肺腎經病改。
〔七〕法：原作「去」。今據改同上。

渴耳聾口渴腰痛白濁上燥下寒不受峻補者鹿茸酒蒸當歸酒浸各一兩焙為末烏梅肉煮膏搗丸梧子大每米飲

服五十丸濟生方**腰膝疼痛**傷敗者鹿茸塗酥炙紫為末每服酒服一錢續千金方**小便頻數**

鹿茸一對酥炙為末每服二錢溫酒下日三服鄭氏家傳方**虛痢危困**因血氣衰弱者鹿茸酥炙一兩為末

入麝香五分以燈心煮棗肉和丸梧子大每空心米飲下三五十丸濟生方**飲酒成泄**骨立不能食但飲酒

卽泄用嫩鹿茸酥炙肉蓯蓉煨一兩生麝香五分為末陳白米飲丸梧子大每米飲下五十丸名香茸丸普濟方**室**

女白帶因衝任虛寒者鹿茸酒蒸焙二兩金毛狗脊白斂各一兩為末用艾煎醋打糯米糊丸梧子大每溫酒下

五十丸日二濟生

角頌曰七月采角以鹿年久者其角更好煮以為膠入藥彌佳斅曰鹿角要黃色緊重尖好者此鹿食靈草所以異衆

鹿也

修治斅曰凡用鹿角麋角並截段錯屑以蜜浸過微火焙令小變色曝乾搗篩為末或燒飛為丹服之至妙以角寸

截泥裹于器中大火燒一日如玉粉也時珍曰按崔行功纂方鹿角粉法以鹿角寸截炭火燒過搗末水和成團以絹

袋三五重盛之再煨再和如此五度以牛乳和再燒過研用**氣味**鹹溫無毒杜仲為之使**主治**

洄，耳聾口渴，腰痛白濁，上燥下寒，不受峻補者。鹿茸酒蒸、當歸酒浸各一兩，焙爲末，烏梅肉煮膏搗丸梧子大。每米飲服五十丸。濟生方。**腰膝疼痛**傷敗者。鹿茸塗酥炙紫，爲末，每温〔一〕酒服一錢。續千金方〔二〕。**小便頻數**。鹿茸一對，酥炙爲末。每服二錢，温酒下，日三服。鄭氏家傳方。**虚痢危困**，因血氣衰弱者。鹿茸酥炙一兩爲末，入麝香五分，以燈心煮棗肉，和丸梧子大。每空心米飲下三五十丸。濟生方。**飲酒成泄**，骨立不能食，但飲酒即泄。用嫩鹿茸酥炙、肉蓯蓉〔三〕煨一兩，生麝香五分，爲末，陳白米飯丸梧子大。每米飲下五十丸。名香茸丸。普濟方。**室女白帶**。因衝任虚寒者。鹿茸酒蒸焙一兩，金毛狗脊、白斂各一兩，爲末，用艾煎醋，打糯米糊丸梧子大。每温酒下五十丸，日二。濟生。

角。【頌曰】七月采角。以鹿年久者，其角更好。煮以爲膠，入藥彌佳。【斅曰】鹿角要黄色緊重尖好者。此鹿食靈草，所以異衆鹿也。

【修治】【詵曰】凡用鹿角、麋角，並截段錯屑，以蜜浸過，微火焙，令小變色，曝乾，搗篩爲末。或燒飛爲丹，服之至妙。以角寸截，泥裹，于器中大火燒一日，如玉粉也。【時珍曰】按崔行功纂要〔四〕方鹿角粉法：以鹿角寸截，炭火燒過，搗末，水和成團，以絹袋三五重盛之，再煅再和，如此五度，以牛乳和，再燒過研用。**【氣味】**鹹，温，無毒。杜仲爲之使。**【主治】**

〔一〕温：原作「服」。今據證類卷十七鹿茸改。

〔二〕續千金方：證類卷十七鹿茸同。人衛本據證類本草所出經史方書改作續十全方，云是形近致誤。

〔三〕蓯蓉：普濟方卷二百八諸瀉引危氏方作「豆蔻」。

〔四〕纂要：原作「要纂」。今據卷一引據古今醫家書目乙正。

惡瘡癰腫，逐邪惡氣，留血在陰中，除少腹血痛，腰脊痛，折傷惡血，益氣（別錄）。猫鬼中惡，心腹疰痛（蘇恭）。水磨汁服，治脫精尿血，夜夢鬼交。醋磨汁塗瘡瘍癰腫熱毒。火炙熱熨小兒重舌、鵞口瘡（日華）。蜜炙研末酒服，輕身强骨髓，補陽道絶傷。又治婦人夢與鬼交者，清酒服一撮，即出鬼精。燒灰治女子胞中餘血不盡欲死，以酒服方寸匕，日三，甚妙（孟詵）。

發明 時珍曰：鹿角，生用則散熱行血，消腫辟邪；熟用則益腎補虛，强精活血；鍊霜熬膏，則專于滋補矣。

附方 舊十六，新十九。

服鹿角法 鹿角屑十兩，生附子三兩（去皮臍），為末。每服二錢，空心温酒下。令人少睡，益氣力，通神明。（彭祖方）

腎消尿數 鹿角一具，炙搗篩。温酒每服方寸匕，日二。（外臺）

骨虛勞極 面腫垢黑，脊痛不能久立，血氣衰憊，髮落齒枯，甚則喜唾。用鹿角二兩，牛膝酒浸焙一兩半，為末，煉蜜丸梧子大。每服五十丸，空心鹽酒下。（濟生）

腎虛腰痛 如錐刺不能動搖。鹿角屑三兩，炒黃研末。空心温酒服方寸匕，日三。（肘后方）

卒腰脊痛 不能轉側。鹿角五寸，燒赤，投二升酒中，浸一宿，飲。（梅師）

婦人腰痛 鹿角屑熬黃研

惡瘡癰腫，逐邪惡氣，留血在陰中。除少腹血痛，腰脊痛，折傷惡血。益氣。別録。猫鬼中惡，心腹疼[一]痛。蘇恭。水磨汁服，治脱精尿血，夜夢鬼交。醋磨汁塗瘡瘍癰腫熱毒。火炙熱，熨小兒重舌、鵝口瘡。日華。蜜炙研末酒服，輕身强骨髓，補陽道絶傷。又治婦人夢與鬼交者，清酒服一撮，即出鬼精。燒灰，治女子胞中餘血不盡欲死，以酒服方寸匕，日三，甚妙。孟詵。

【發明】【時珍曰】鹿角，生用則散熱行血，消腫辟邪；熟用則益腎補虚，强精活血；鍊霜熬膏，則專于滋補矣。

【附方】舊十六，新十九。服鹿角法。鹿角屑十兩，生附子三兩去皮臍，爲末。每服二錢，空心温酒下。令人少睡，益氣力，通神明。彭祖方。腎消尿數。鹿角一具，炙擣篩，温酒每服方寸匕，日二。外臺。骨虚勞極，面腫垢黑，脊痛不能久立，血氣衰憊，髮落齒枯，甚則喜唾。用鹿角二兩，牛膝酒浸焙一兩半，爲末，煉蜜丸梧子大。每服五十丸，空心鹽酒下。濟生。腎虚腰痛，如錐刺不能動摇。鹿角屑三兩，炒黄研末。空心温酒服方寸匕，日三。肘後方。卒腰脊痛，不能轉側。鹿角五寸燒赤，投二升酒中，浸一宿飲。梅師。婦人腰痛。鹿角屑熬黄研，

[一] 疼：證類卷十七鹿茸作「疰」。

酒服方寸匕日五六服　楊氏產乳　妊娠腰痛鹿角截五寸長燒赤投一升酒中又燒又浸如此數次細研空心酒服方寸匕　產寶　產後腹痛血不盡者鹿角燒研豉汁服方寸匕日二　子母秘錄　妊娠下血不止鹿角屑當歸各半兩水三盞煎減半頓服不過二服　普濟方　胎死腹中鹿角屑三寸匕煮蔥豉湯和服立出　百一　墮胎血瘀不下任閔寒熱用鹿角屑一兩為末豉湯服一錢日三須臾血下　聖惠方　胞衣不下鹿角屑三分為末姜湯調下　產乳　產後血運鹿角一段燒存性出火毒為末酒調灌下即醒楊拱醫方摘要　婦人白濁滑數虛冷者鹿角屑炒黃為末酒服二錢　婦人良方　筋骨疼痛鹿角燒存性為末酒服一錢日二　食後喜嘔鹿角燒末二兩人參一兩為末薑湯服方寸匕日三　肘后方　小兒噦疾鹿角粉大豆末等分相和乳調塗乳上飲之　古今錄驗　小兒瘧疾鹿角生研為末先發時以乳調一字服　千金　小兒滯下赤白者用鹿角灰髮灰等分水服三錢日二　千金方　小兒重舌鹿角末塗舌下日三　姚和衆方　小兒流涎脾熱也鹿角屑末米飲服一字　普濟方　面上皯皰鹿角尖磨濃汁厚塗之神効　面上風瘡鹿角尖磨酒塗之　聖惠　咽喉骨哽鹿角為末含之嚥津　斗門方　蹉跌損傷血瘀骨痛鹿角末酒服方寸匕日三　千金方　竹木入肉不出者鹿

酒服方寸匕，日五六服。楊氏產乳〔一〕。**妊娠腰痛**。鹿角截五寸長，燒赤，投一升酒中，又燒又浸，如此數次，細研。空心酒服方寸匕。產寶。**產後腹痛**，血不盡者。鹿角燒研，豉汁服方寸匕，日二。子母秘録。**妊娠下血**不止。鹿角屑、當歸各半兩，水三盞，煎減半，頓服，不過二服。普濟方。**胎死腹中**。鹿角屑三寸匕，煮葱豉湯和服，立出。百一。**墮胎血瘀**不下，狂悶寒熱。用鹿角屑一兩爲末，豉湯服一錢，日三。須臾血下。聖惠方。**胞衣不下**。鹿角屑三分爲末，姜湯調下。產乳〔二〕。**產後血運**。鹿角一段，燒存性，出火毒，爲末，酒調灌下即醒。楊拱醫方摘要。**婦人白濁**，滑數虚冷者。鹿角屑炒黄爲末，酒服二錢。婦人良方。**筋骨疼痛**。鹿角燒存性，爲末。酒服一錢，日二。**食後喜嘔**。鹿角燒末二兩，人參一兩，爲末。薑湯服方寸匕，日三。肘後方。**小兒噦疾**。鹿角粉、大豆末等分，相和乳調，塗乳上飲之。古今録驗。**小兒瘧疾**。鹿角生研爲末，先發時以乳調一字服。千金。**小兒滯下**赤白者。用鹿角灰、髮灰等分，水服三錢，日二。千金方。**小兒重舌**。鹿角末塗舌下，日三。姚和衆方。**小兒流涎**，脾熱也。鹿角屑末，米飲服一字。普濟方。**面上皯皰**。鹿角尖磨濃汁，厚塗之，神效。**面上風瘡**。鹿角尖磨酒塗之。聖惠〔三〕。**咽喉骨鯁**。鹿角爲末，含之嚥津。斗門方。**蹉跌損傷**，血瘀骨痛。鹿角末，酒服方寸匕，日三。千金方。**竹木入肉**不出者。鹿

〔一〕乳：原作「乱」。今據證類卷十七鹿茸改。
〔二〕乳：原作「乱」。今從錢本改。
〔三〕聖惠：該書無此方。方見普濟方卷五十二面瘡。

角燒末水和塗上立出久者不過一夕千金方

蠼螋尿瘡 鹿角燒末苦酒調服外臺

五色丹毒 鹿角燒末豬脂和敷肘后方

發背初起 鹿角燒灰醋和塗之日五六易千金

乳發初起 不治殺人鹿角磨濃汁塗之并令人嗍去黃水隨手即散梅師方

吹奶焮痛 鹿角屑炒黃為末酒服二錢仍以梳梳之唐氏經驗方

下注脚瘡 鹿角燒存性入輕粉同研油調塗之集要

癬毒腫毒 鹿角尖磨濃汁塗之甚效瀕湖方

癰疽有蟲 鹿角燒末苦酒和塗磨汁亦可

妖魅猫鬼 病人不肯言鬼以鹿角屑搗末水服方寸匕即言實也錄驗

白膠（本經）一名鹿角膠（本經）粉名鹿角霜

〔甄權曰〕白膠一名黃明膠○〔時珍〕正誤見黃明膠

修治 別錄曰白膠生雲中煮鹿角作之〔弘景曰〕今人少復煮作惟合角弓用之其法先以米瀋汁漬七日令軟煮煎如作阿膠法耳又一法剉角令細入乾牛皮一片即易消爛不爾雖百年無一熟也〔恭曰〕鹿角麋角但煮濃汁重煎即為膠矣何必使爛欲求爛亦不難陶未見耳號曰作膠法細破寸截以河水浸七日令軟方煮之〔斅曰〕采全角鋸開並長三寸以物盛于急水中浸一百日取出刀刮去黃皮拭淨以醶醋煮七日旋旋添醋勿令少歇戌時不用着火只從子至戌也日足角軟如粉搗爛每一兩入無灰酒一鎰煮成膠陰乾研篩用〔時珍〕曰今人呼煮爛成粉者為鹿角霜取粉熬成膠

角燒末，水和塗上，立出。久者不過一夕。千金方。蠼螋尿瘡。鹿角燒末，苦酒調敷〔一〕。外臺。五色丹毒。鹿角燒末，豬脂和敷。肘後方。發背初起。鹿角燒灰，醋和塗之，日五六易。千金。乳發初起。不治殺人。鹿角磨濃汁塗之。并令人嗍去黃水，隨手即散。梅師方。吹奶焮痛。鹿角屑炒黃爲末，酒服二錢。仍以梳梳之。唐氏經驗方。下注脚瘡。鹿角燒存性，入輕粉同研，油調塗之。集要。癧毒腫毒。鹿角尖磨濃汁塗之，甚妙。瀕湖方。癰疽有蟲。鹿角燒，末，苦酒和塗。磨汁亦可。妖魅猫鬼，病人不肯言鬼。以鹿角屑擣末，水服方寸匕，即言實也。録驗。

白膠，一名鹿角膠。本經。粉名鹿角霜。【甄權曰】白膠，一名黃明膠。○【時珍】正誤見黃明膠。

【修治】【别録曰】白膠生雲中，煮鹿角作之。【弘景曰】今人少復煮作，惟合角弓用之。其法：先以米瀋汁漬七日令軟，煮煎如作阿膠法耳。又一法：剉角令細，入乾牛皮一片，即易消爛。不爾，雖百年無一熟也。【恭曰】鹿角、麋角，但煮濃汁重煎，即爲膠矣，何必使爛？欲求爛亦不難，陶未見耳。【詵曰】作膠法：細破寸截，以河水〔二〕浸七日令軟，方煮之。【斅曰】采全角鋸開，並長三寸，以物盛，于急水中浸一百日取出，刀刮去黃皮，拭净。以醶醋煮七日，旋旋添醋，勿令少歇。戌〔三〕時不用着火，只從子至戌也。日足，角軟如粉，擣爛，每十〔四〕兩入無灰酒一鎰，煮成膠，陰乾研篩用。【時珍曰】今人呼煮爛成粉者，爲鹿角霜。取粉熬成膠，

〔一〕敷：原作「服」。今據外臺卷四十蠼螋尿方改。
〔二〕河水：證類卷十七鹿茸作「饋水」。
〔三〕戌：原作「成」。今據改同上。
〔四〕十：原作「一」。今據改同上。

或只以濃汁熬成膏者為鹿角膠按胡濙衛生方云以米泔浸鹿角七日令軟入急流水中浸七日去粗皮以東流水桑柴火煑七日旋旋添水入醋少許擣成霜用其汁加無灰酒熬成膠用又邵以正濟急方云用新角三對寸截盛于長流水浸三日刮淨入楮实子桑白皮黄蠟各二兩鐵鍋中水煑三日夜不可少停水少即添湯日足取出刮淨晒研為霜韓悉醫通云以新鹿角寸截囊盛于流水中浸七日以瓦缶入水桑柴火煑每一斤入黄蠟半斤以壺掩住水少旋添其角軟以竹刀刮淨擣為霜用

【氣味】甘平無毒【別錄】曰温○得火良畏大黄

【主治】傷中勞絶腰痛羸瘦補中益氣婦人血閉無子止痛安胎久服輕身延年本經療吐血下血崩中不止四肢作痛多汗淋露折跌傷損別錄男子損臟氣氣弱勞損吐血婦人服之令有子安胎去冷治漏下赤白藥性炙擣酒服補虚勞長肌益髓令人肥健悅顔色又治勞嗽尿精尿血瘡瘍腫毒時珍

【發明】【斅】曰凡使鹿角勝于麋角【頌】曰今醫家多用麋茸麋角云力緊于鹿也時珍曰蘇東坡良方云鹿陽獸見陰而

或只以濃汁熬成膏者，爲鹿角膠。按胡濙衛生方云：以米泔浸鹿角七日令軟，入急流水中浸七日，去粗皮，以東流水、桑柴火煮七日，旋旋添水，入醋少許，搗成霜用。其汁加無灰酒，熬成膠用。又邵以正濟急方云：用新角三對，寸截，盛于長流水浸三日，刮净，入楮實子、桑白皮、黄蠟各二兩，鐵鍋中水煮三日夜，不可少停。水少即添湯。日足，取出刮净，晒研爲霜。韓懋醫通云：以新鹿角寸截，囊盛，于流水中浸七日，以瓦缶入水，桑柴火煮，每一斤入黄蜡半斤，以壺掩住，水少旋添。其角軟，以竹刀刮净，搗爲霜用。

【氣味】甘，平，無毒。【別録曰】温。○得火良，畏大黄。【主治】傷中勞絶，腰痛羸瘦，補中益氣。婦人血閉無子，止痛安胎。久服輕身延年。本經。療吐血下血，崩中不止，四肢作痛，多汗淋露，折跌傷損。別録。男子損[一]臟氣，氣弱勞損，吐血。婦人服之，令有子，安胎去冷，治漏下赤白。藥性。炙搗酒服，補虚勞，長肌益髓，令人肥健，悦顔色。又治勞嗽，尿精尿血，瘡瘍腫毒。時珍。

【發明】【斅曰】凡使，鹿角勝于麋角。【頌曰】今醫家多用麋茸、麋角，云力緊于鹿也。【時珍曰】蘇東坡良方云：鹿陽獸，見陰而

〔一〕損：證類卷十七白膠作「腎」。

角解，麋陰獸，見陽而角解，故補陽以鹿角為勝，補陰以麋角為勝。其不同如此，但云鹿勝麋、麋勝鹿矣。按此說與沈存中鹿茸利補陰、麋茸利補陽之說相反。以理與功推之，蘇說為是。詳見茸下。

【附方】舊七 新一

異類有情丸 韓氏醫通云：此方自製者。凡丈夫中年覺衰，便可服餌。蓋鹿乃純陽，龜、虎屬陰，血氣有情，各從其類，非金石草木比也。其方用鹿角霜治法見上、龜板酒浸七日，酥炙研，各三兩六錢，鹿茸燻乾，酒洗淨，酥塗炙研、虎脛骨長流水浸七日，蜜塗酥炙，各二兩四錢，水火煉蜜，入豬脊髓九條，搗丸梧子大。每空心鹽湯下五七九十丸。如厚味善飲者，加豬膽汁一二合，以寓降火之義。

盜汗遺精 鹿角霜二兩，生龍骨炒、牡蠣煅各一兩，為末，酒糊丸梧子大。每鹽湯下四十丸。普濟

虛勞尿精 白膠二兩炙為末，酒二升和溫服。外臺

虛損尿血 白膠三兩炙，水二升，煮一升四合，分服。外臺

小便不禁 上熱下寒者。鹿角霜為末，酒糊和丸梧桐子大。每服三四十丸，空心溫酒下。普濟

小便頻數 鹿角霜、白茯苓等分，為末，酒糊丸梧子大。每服三十丸，鹽湯下。梁氏總要

男子陽虛 甚有補益。方同上。

湯火灼瘡 白膠水煎令稠，待冷塗之。斗門方

【齒】主治鼠瘻留血，心腹痛，不可近丈夫陰。蘇恭

角解；麋陰獸，見陽而角解。故補陽以鹿角爲勝，補陰以麋角爲勝。其不同如此，但云鹿勝麋，麋勝鹿，疏矣。按此説與沈存中鹿茸利補陰，麋茸利補陽之説相反。以理與功推之，蘇説爲是。詳見茸下。

【附方】舊七，新一。異類有情丸。韓氏醫通云：此方自製者。凡丈夫中年覺衰，便可服餌。蓋鹿乃純陽，龜、虎屬陰，血氣有情，各從其類，非金石草木比也。其方用鹿角霜，治法見上，龜板酒浸七日，酥炙研，各三兩六錢，鹿茸熏乾，酒洗净，酥塗炙，研，虎脛骨，長流水浸七日，蜜塗酥炙，各二兩四錢，水火煉蜜，入豮豬脊髓九條，搗丸梧子大。每空心鹽湯下五七九十丸，如厚味善飲者，加豬膽汁一二合，以寓降火之義。盜汗遺精。鹿角霜二兩，生龍骨炒、牡蠣煅各一兩，爲末，酒糊丸梧子大。每鹽湯下四十丸。普濟。虛勞尿精。白膠二兩，炙爲末，酒二升和，温服。外臺。虛損尿血。白膠三兩炙，水二升煮一升四合，分服。外臺。小便不禁。上熱下寒者，鹿角霜爲末，酒糊和丸梧桐子大，每服三四十丸，空心温酒下。普濟。小便頻數。鹿角霜、白茯苓等分，爲末，酒糊丸梧子大，每服三十丸，鹽湯下。梁氏總要。男子陽虛，甚有補益。方同上。湯火灼瘡。白膠水煎，令稠〔一〕，待冷塗之。斗門方。

齒。【主治】鼠瘻，留血，心腹痛。不可近丈夫陰。蘇恭。

〔一〕稠：證類卷十七鹿茸作「稀稠得所」。

骨【氣味】甘微熱無毒【主治】安胎下氣殺鬼精物久服耐老可酒浸服之孟詵作酒主內虛續絕傷補骨除風思邈燒灰水服治小兒洞注下痢時珍

【附方】新一補益虛羸鹿骨煎用鹿骨一具枸杞根二升各以水一斗煎汁五升和勻共煎五升日二服千金

肉【氣味】甘溫無毒詵曰九月已後正月已前堪食他月不可食發冷痛白臆者豹文者並不可食鹿肉脯炙之不動及見水而動或曝之不燥者並殺人不可同雉肉蒲白鮠魚蝦食發惡瘡禮記云食鹿去胃【主治】補中益氣力強五臟生者療中風口僻割片薄之別錄○華佗云中風口偏者以生肉同生椒搗貼正即除之補虛瘦弱調血脈孟詵養血生容治產後風虛邪僻時珍○外臺有鹿肉湯

【發明】思邈曰壺居士言鹿性多驚烈能別良草止食葛花葛葉鹿葱鹿藥白蒿水芹甘草薺苨齊頭蒿山蒼耳他草不食處必山岡故產則歸下澤饗神用其肉者以其性烈清淨也凡藥餌之人久食鹿肉服藥必不得力為其食解毒之

骨。【氣味】甘，微熱，無毒。【主治】安胎下氣，殺鬼精物，久服奈老，可酒浸服之。孟詵。作酒，主內虛，續絶傷，補骨除風。思邈。燒灰水服，治小兒洞注下痢。時珍。

【附方】新一。補益虛羸。鹿骨煎：用鹿骨一具，枸杞根二升，各以水一斗，煎汁五升，和匀，共煎五升，日二服。千金。

肉。【氣味】甘，温，無毒。【詵曰】九月已後，正月已前，堪食。他月不可食，發冷痛。白臆者、豹文者，並不可食。鹿肉脯炙之不動，及見水而動，或曝之不燥者，並殺人。不可同雉肉、蒲白、鮠魚、蝦食，發惡瘡。禮記云：食鹿去胃。【主治】補中益氣力，强五臟。生者療中風口僻，割片薄之。別録。○華佗云：中風口偏者，以生肉同生椒搗貼，正即除之。補虛瘦弱，調血脉。孟詵。養血生容，治產後風虛邪僻。時珍。○外臺有鹿肉湯。

【發明】【思邈曰】壺[一]居士言鹿性多警烈，能別良草，止食葛花葛葉[二]、鹿葱、鹿藥[三]、白蒿、水芹、甘草、薺苨、齊頭蒿、山蒼耳，他草不食。處必山岡，故產則歸下澤。饗神用其肉者，以其性烈清淨也。凡藥餌之人，久食鹿肉，服藥必不得力，爲其食解毒之

〔一〕壺：證類卷十七鹿茸所引同。千金方卷二十六鳥獸鹿作「胡」。
〔二〕葛花葛葉：證類卷十七鹿茸引「壺居士」作「葛花菜」。千金方卷二十六鳥獸鹿作「葛葉花」，義長。
〔三〕鹿藥：千金方卷二十六鳥獸鹿同。證類卷十七鹿茸作「白藥苗」。本條乃引「思邈曰」，當以千金方所引爲正。

草制諸藥也（弘景曰）野獸之中麞鹿可食生則不羶腥又非十二辰屬八卦無土且溫補于人生死無尤道家許聽為補過其餘雖雞犬牛羊補益于亡魂有愆責並不足食（宗奭曰）三禮取鹿腊亦取此義且味亦勝他肉（時珍曰）邵氏言鹿之一身皆益人或煮或蒸或脯同酒食之良大抵鹿乃仙獸純陽多壽之物能通督脉又食良草故其肉角有益無損陶說亦妄

肝

頭肉（氣味）平（主治）消渴夜夢鬼物煎汁服作膠彌善（蘇恭）（宗奭曰）頭可釀酒須於作麴時稍益蔥椒

（附方）新一 老人消渴 鹿頭一箇去毛煮爛和五味空心食以汁嚥之（鄙事）

蹄肉（氣味）平（主治）諸風腳膝骨中疼痛不能踐地同豉汁五味煮食（孫思邈）

脂（主治）癰腫死肌溫中四肢不隨頭風通腠理不可近陰（蘇恭）（時珍曰）此乃[illegible]正文而蘇氏以誤鹿脂[illegible]或同耶

（附方）新 面上[illegible]塗之日[illegible]（聖惠方）

草制諸藥也。【弘景曰】野獸之中，麞、鹿可食生，則不羶腥。又非十二辰屬，八卦無主，且温補，于人生死無尤，道家許聽爲脯[一]，過其餘，雖雞、犬、牛、羊脯益，于亡魂有愆責，並不足食。【宗奭曰】三祀皆以[二]鹿腊，亦取此義，且味亦勝他肉。【時珍曰】邵氏言：鹿之一身皆益人，或煮，或蒸，或脯，同酒食之良。大抵鹿乃仙獸，純陽多壽之物，能通督脉，又食良草，故其肉、角有益無損。陶説亦妄耳。

頭肉。【氣味】平。【主治】消渴，夜夢鬼物，煎汁服，作膠彌善。蘇恭。○【宗奭曰】頭可釀酒，須於作漿時，稍益葱、椒。

【附方】新一。老人消渴。鹿頭一箇，去毛煮爛，和五味，空心食，以汁嚥之。鄙事。

蹄肉。【氣味】平。【主治】諸風，脚膝骨中疼痛，不能踐地，同豉汁、五味煮食。孫思邈。

脂。【主治】癰腫死肌，温中，四肢不隨，頭風，通腠理。不可近陰。蘇恭。【時珍曰】此乃本[三]經麋脂正文，而蘇氏以註鹿脂，二脂功或同耶？

【附方】新一。面上皯皰：鹿脂[四]塗之，日再[五]。聖惠方。

〔一〕脯：原作「補」。今據證類卷十七鹿茸引陶隱居改。
〔二〕三祀皆以：原作「三禮取」。今據衍義卷十六鹿茸改。
〔三〕本：此下二行各闕四个小字。今從江西本補。
〔四〕皯皰鹿脂：原闕。今從補同上。
〔五〕再：原闕。今從補同上。

髓煉淨入藥【氣味】甘，溫，
治丈夫女子傷中絕脈，筋急痛，欬
逆，以酒和服之良。
煑服，壯陽道，令有子。同地黃汁煎
膏服，填骨髓，壯筋
吐。日華。補陰強陽，生精益髓，潤燥澤
肌。時珍

【發明】頌曰：髓可作酒，唐方多有其法。時珍曰：鹿髓近方稀用
者。删繁方治肺虛毛悴，酥髓湯用之。御藥院方滋補藥
用其脊髓和酒熬膏丸藥，甚爲有理。白飛霞醫通云：取鹿腦
及猪脊骨髓煉成膏，每一兩加煉蜜二兩，煉勻，瓷器密收，用和
滋補丸藥劑甚妙。凡腰痛屬腎虛寒者，以和古方摩腰膏，薑
汁化一粒擦腎堂，則暖氣透入丹田如火，大補元陽。此法甚
佳，人鮮知之。

【附方】新一。鹿髓煎：治肺痿欬嗽，傷中脈絕。用鹿髓、生地黃汁各七合，酥、蜜各一兩，杏仁、桃仁各三兩，去皮炒，酒一升，同搗取汁。先煎杏仁、桃仁、地黃汁減半，入三味煎如稀餳。每含一匙，嚥下，日三。聖惠

腦【主治】入面脂，令人悅澤。蘇頌。刺入肉內不出，以腦敷之，燥即
易，半日當出。深師

髓。煉净入藥。【氣味】甘，温[一]，無毒。【主治】丈夫女子傷中絶脉，筋急痛，欬逆，以酒和，服之良。別録。同蜜煮服，壯陽道，令有子。同地黄汁煎膏服，填骨髓，壯筋骨，治嘔吐。日華。補陰强陽，生精益髓，潤燥澤肌。時珍。

【發明】【頌曰】髓可作酒，唐方多有其法。【時珍曰】鹿髓，近方稀用者。删繁方治肺虚毛悴，酥髓湯用之。御藥院方滋補藥，用其脊髓和酒熬膏丸藥，甚爲有理。白飛霞醫通云：取鹿腦及諸[二]骨髓錬成膏，每一兩，加錬蜜二兩錬匀，瓷器密收，用和滋補丸藥劑甚妙。凡腰痛屬腎虚寒者，以和古方摩腰膏，薑汁化一粒擦腎堂，則暖氣透入丹田如火，大補元陽。此法甚佳，人鮮知之。

【附方】新一。鹿髓煎。治肺痿欬嗽，傷中脉絶，用鹿髓、生地黄汁各七合，酥、蜜各一兩，杏仁、桃仁各三兩去皮炒，酒一升，同擣取汁，先煎杏仁、桃仁、地黄汁減半，入三味煎如稀餳。每含一匙嚥下，日三。聖濟[三]。

腦。【主治】入面脂，令人悦澤。蘇頌。刺入肉内不出，以腦敷之，燥即易，半日當出。深師。

[一] 温：底本此下三行各闕四个大字。今從江西本補。
[二] 諸：原作「豬」。韓氏醫通卷下方訣無隱章「内鹿髓丸」作「與宴之鹿腦髓骨髓脊髓盡取」。今據改。
[三] 聖濟：原作「聖惠」。此方見聖濟總録卷四十九肺痿，今據改。

精【主治】補虛羸勞損。時珍

【發明】韓懋曰：王師授予鹿峻方，云鹿稟純陽而峻者天地初分之氣，牝牡相感之精也。醫書稱鹿茸、角、血、髓大有補益，而此峻則入神矣。其法用初生牡鹿三五隻，苑囿馴養，每日以人參煎湯同一切草藥任其飲食。久之以硫黃細末和入，從少至多，燥則漸減，周而復始。大約三年之內，一旦毛脫筋露，氣盛陽極，却以牝鹿隔苑誘之。欲交不得，則精洩于外。或令其一交，即設法取其精，瓦器收之，香粘如餳，是為峻也。用和鹿角霜一味為丸，空心鹽酒下，大起胎羸虛瘵危疾。凡服滋補丸藥，用此入鍊蜜和劑，絕妙。時珍曰：按老子云：骨弱筋柔而握固，未知牝牡之合而峻作，精之至也。峻音子催切，赤子陰也。今作鹿精之名，亦未為穩。

血【主治】陰痿，補虛，止腰痛，鼻衄，折傷，狂犬傷。蘇恭。和酒服，治肺痿吐血及崩中帶下。日華。諸氣痛欲危者，飲之立愈。汪穎。大補虛損，益精血，解痘毒、藥毒。時珍

【發明】穎曰：近世有服鹿血酒者，云得於射生者，因采捕入山失道，數日飢渴將委頓，惟獲一生鹿，刺血數升飲之，飢渴頓除。及歸，遂覺血氣充盛異人。有效而服之者，刺鹿頭角間血，酒和飲之更佳。時珍曰：近世韓飛霞補益方有斑龍宴

精。【主治】補虛羸勞損。時珍。

【發明】【韓懋曰】王師授予鹿峻丸方，云：鹿稟純陽，而峻者，天地初分之氣，牝牡相感之精也。醫書稱鹿茸、角、血、髓大有補益，而此峻則入神矣。其法：用初生牡鹿三五隻，苑圃[一]馴養。每日以人參煎湯，同一切草藥，任其飲食。久之，以硫黄細末和入，從少至多，燥則漸減，周而復始。大約三年之内，一旦毛脱筋露，氣盛陽極。却以牝鹿隔苑誘之，欲交不得，則精洩于外。或令其一交，即設法取其精，瓦器收之，香粘如餳，是爲峻也。用和鹿角霜一味爲丸，空心鹽酒下，大起胎羸虛瘵危疾，凡服滋補丸藥，用此入鍊蜜和劑絶妙。【時珍曰】按老子云：骨弱筋柔而握固。未知牝牡之合而峻作者，精之至也。峻，音子催切，赤子陰也。今作鹿精之名，亦未爲穩[二]。

血。【主治】陰痿，補虛，止腰痛鼻衄，折傷，狂犬傷。蘇恭。和酒服，治肺痿吐血，及崩中帶下。日華。諸氣痛欲危者，飲之立愈。汪頴。大補虛損，益精血，解痘毒、藥毒。時珍。

【發明】【頌曰】近世有服鹿血酒者，云得於射生者，因采捕入山失道，數日飢渴將委頓。惟獲一生鹿，刺血數升飲之，飢渴頓除。及歸，遂覺血氣充盛異人。有效而服之者，刺鹿頭角間血，酒和飲之更佳。【時珍曰】近世韓飛霞補益方有斑龍晏

〔一〕圃：韓氏醫通卷下方訣無隱章第八「鹿峻丸」作「囿」。

〔二〕穩：原作「穗」。張本作「稳」，義長，今從改。

法孫氏解痘毒有陰陽二血丸皆古所未知者而此存中又以制代[illegible]為一非亦一說也

附方 三新

斑龍宴 用騷養牡鹿一二隻每日以人參一兩煎水與飲將滓拌土產草料米豆以時餵之勿雜他水草百日之外露筋可用矣另法夜前減其食次早將布縛鹿於床首低尾昂令有力者抱定前足有角者執定角無角者以木囊頭拘之使頭不動用三稜針刺其眼之大眥前毛孔名天池穴以銀管長三寸許插向鼻梁坐定唾其血飲藥酒數盃再唾再飲以醉為度鼻中流出者亦可接和酒飲畢避風行升降工夫為一宴也用生肌藥敷鹿穴養之月可一度一鹿可用六七年不拘男女老少服之終身無疾而壽乃仙家服食丹方二十四宴之一也藥酒以八珍散加沉香木香煮之

陰陽二血丸 治小兒痘瘡未出者稀已出者減用鹿血兔血各以青紙盛置灰上晒乾乳香沒藥各一兩雄黃黃連各五錢朱砂麝香一錢為末煉蜜丸綠豆大每服十丸空心酒下兒小者減之 孫氏集效方

鼻血時作 乾鹿血炒枯將酒酹薰二三次仍用酒酹半盃和服之

腎

氣味 甘平無毒

主治 補腎氣 別錄 補中安五臟壯陽氣作酒及煮粥食之 日華

附方 舊一

腎虛耳聾 用鹿腎一對去脂膜切以豉汁入粳米二合煮粥食亦可作羹 聖惠方

法，孫氏解痘毒有陰陽二血丸，皆古所未知者。而沈存中又以刺血代茸爲非，亦一説也。

【附方】新三。斑龍晏。用馴養牡鹿一二隻，每日以人參一兩煎水與飲，將滓拌土産草料米豆，以時餵之，勿雜他水草。百日之外露筋，可用矣。晏法：夜前減其食，次早將布縛鹿於床，首低〔一〕尾昂，令有力者抱定前足，有角者執定角，無角者以木囊頭拘之，使頭不動。用三稜針刺其眼之大眦前毛孔，名天池穴。以銀管長三寸許插向鼻梁，坐定，咂其血，飲藥酒數盃。再咂再飲，以醉爲度。鼻中流出者，亦可接和酒飲。飲畢避〔二〕風，行升降工夫，爲一晏也。用生肌藥敷鹿穴，養之。月可一度，一鹿可用六七年。不拘男女老少，服之終身無疾而壽，乃仙家服食丹方二十四品之一也。藥酒以八珍散加沉香、木香煮之。陰陽二血丸。治小兒痘瘡，未出者稀，已出者減。用鹿血、兔血，各以青紙盛，置灰上，晒乾，乳香、没藥各一兩，雄黄、黄連各五錢，朱砂、麝香各〔三〕一錢，爲末。煉蜜丸緑豆大。每服十丸，空心酒下。兒小者減之。孫氏集效方。鼻血時作。乾鹿血炒枯，將酒酹薰二三次，仍用酒酹半盃和服之。

腎。【氣味】甘，平，無毒。【主治】補腎氣。别録。補中，安五臟，壯陽氣，作酒及煮粥食之。日華。

【附方】舊一。腎虚耳聾。用鹿腎一對，去脂膜，切，以豉汁入粳米二合煮粥食。亦可作羹。聖惠方。

〔一〕低：原作「底」。今從江西本改。
〔二〕避：原作「辟」。今從改同上。
〔三〕各：原脱。今據萬應方卷四小兒科「陰陽二血丸」補。

膽【氣味】苦寒無毒【主治】消腫散毒時珍

筋【主治】勞損續絶蘇恭塵沙眯目者嚼爛挼入目中則粘出時珍

【附方】舊一骨鯁鹿筋漬軟搓索令緊大如彈丸持筋端吞至鯁處徐徐引之鯁著筋出外臺

靨【主治】氣瘿以酒漬炙乾再浸酒中含嚥汁味盡更易十具乃愈時珍

皮【主治】一切漏瘡燒灰和豬脂納之日五六易愈乃止時珍

糞【主治】經日不産乾濕各三錢研末薑湯服立効經驗

胎糞【主治】解諸毒時珍曰按范曄漢書云冉駹夷出麑食藥草其胎中麑糞可療毒也

麋本經下品

【釋名】時珍曰陸佃云麋喜音聲班固云麋性淫迷則麋之名義取乎此爾雅云牡曰麔音咎牝曰麎音辰其子曰麇音夭

【集解】【別錄曰】麋生南山山谷及淮海邊十月取之【弘景曰】今海陵間最多千百為羣多牝少牡【時珍曰】麋鹿屬也牡

膽。【氣味】苦，寒，無毒。【主治】消腫散毒。時珍。

筋。【主治】勞損續絶。蘇恭。塵沙眯目者，嚼爛挼入目中，則粘出。時珍。

【附方】舊一。骨鯁。鹿筋漬軟，搓索令緊，大如彈丸。持筋端吞至鯁處，徐徐引之，鯁着筋出。外臺。

靨。【主治】氣癭，以酒漬，炙乾，再浸酒中，含嚥汁，味盡更易，十具乃愈。深師。

皮。【主治】一切漏瘡，燒灰和豬脂納之，日五六易，愈乃止。時珍。

糞。【主治】經日不産，乾、濕各三錢，研末，薑湯服，立效。經驗。

胎糞。【主治】解諸毒。【時珍曰】按范曄後〔一〕漢書云：冉駹夷出鹿，食藥草，其胎中麑糞可療毒也。

麇本經下品

【釋名】【時珍曰】陸佃云：麇〔二〕喜音聲。班固云：麇性淫迷。則麇之名義取乎此。爾雅云：牡曰麔，音咎；牝曰麎，音辰；其子曰麌，音夭。

【集解】【别録曰】麇生南山山谷及淮〔三〕海邊。十月取之。【弘景曰】今海陵間最多。千百爲群，多牝少牡。【時珍曰】麇，鹿屬也。牡

〔一〕後：原脱。今據卷一引據古今經史百家書目改。

〔二〕麇：埤雅卷三麕作「麇」，義長。

〔三〕淮：原字缺損。今據證類卷十八麇脂補正。

者有角鹿喜山而屬陽故夏至解角麋喜澤而屬陰故冬至解角麋似鹿而色青黑大如小牛肉蹄目下有二竅為夜目故淮南子云孕女見麋而子四目也博物志云南方麋千百為羣食澤草踐處成泥名曰麋畯人因耕穫之其鹿所息處謂之鹿場也今獵人多不分別往往以麋為鹿牡者猶可以角退為辨牝者通目為麀鹿矣

麋脂一名宮脂本經〇(時珍曰)別錄言十月取脂煉過收用而周禮冬獻狼夏獻麋註云狼膏聚麋膏散聚則溫散則涼以順時也(氣味)辛溫無毒忌桃李畏大黃(主治)癰腫惡瘡死肌寒熱風寒濕痺四肢拘緩不收風頭腫氣通腠理本經柔皮膚不可近陰令痿別錄治少年氣盛面生瘡皰化脂塗之時珍

(正誤)(弘景曰)人言麋一牡輒交十餘牝交畢即死其脂墮地經年人得之名曰遁脂酒服至良夫麋性乃爾婬快不應痿人陰一方言不可近陰令陰不痿此乃有理(恭曰)遊牝畢即死者虛傳也遍問山澤人無此說

肉(氣味)甘溫無毒(詵曰)多食令人弱房發脚氣妊婦食之令子目病(弘景曰)不可合豬肉雉肉食發痼疾合蝦及生菜梅李食損男子精氣(主治)益氣補中治腰脚孟詵補五臟不足氣禹錫

者有角。鹿喜山而屬陽，故夏至解角；麋喜澤而屬陰，故冬至解角。麋似鹿而色青黑，大如小牛，肉蹄，目下有二竅爲夜目。故淮南子云：孕女見麋而子四目也。博物志云：南方麋千百爲群，食澤草。踐處成泥，名曰麋畯，人因耕獲之。其鹿所息處，謂之鹿場也。今獵人多不分別，往往以麋爲鹿。牡者猶可以角退爲辨，牝者通目爲麀鹿矣。時珍。

麋脂，一名宮脂〔一〕。本經。○【時珍曰】別録言十月取脂，煉過收用。而周禮冬獻狼，夏獻麋。註云：狼膏聚，麋膏散。聚則温，散則凉，以順時也。

【氣味】辛，温，無毒。忌桃、李，畏大黄。【主治】癰腫惡瘡，死肌，寒風〔二〕濕痺，四肢拘緩不收，風頭腫氣，通腠理。本經。柔皮膚，不可近陰，令痿。別録。治少年氣盛，面生瘡皰，化脂塗之。時珍。

【正誤】【弘景曰】人言麋一牡輒交十餘牝，交畢即死。其脂墮地，經年，人得之名曰遁〔三〕脂，酒服至良。夫麋性乃爾淫快，不應痿人陰。一方言不可近陰，令陰不痿，此乃有理。【恭曰】遊牝畢即死者，虚傳也。遍問山澤人，無此説。

肉。【氣味】甘，温，無毒。【詵曰】多食令人弱房，發脚氣。妊婦食之，令子目病。【弘景曰】不可合豬肉、雉肉食，發痼疾。合蝦及生菜、梅、李食，損男子精氣。【主治】益氣補中，治腰脚。孟詵。補五臟不足氣。禹錫。

〔一〕宮脂：原作「官脂」。今據證類卷十八麋脂改。
〔二〕寒風：原作「寒熱風寒」。今據證類卷十八麋脂删改。
〔三〕遁：原作「道」。今據改同上。

【發明】時珍曰：按陸農師云：鹿以陽為體，其肉食之燠；麋以陰為體，其肉食之寒。觀此，則別錄麋脂令人陰痿，孟詵言多食肉令人弱房，及角肉不同功之說，亦此意也。

茸【修治】與鹿茸同。【氣味】甘，溫，無毒。【主治】陰虛勞損，一切血病，筋骨腰膝酸痛，滋陰益腎。時珍

麋角【修治】斅曰：麋角以頂根上有黃毛若金線，兼旁生小尖，色蒼白者為上。說曰：凡用麋角，可五寸截之，中破，炙黃為末入藥。時珍曰：麋鹿茸角，今人罕能分別，陳自明以小者為鹿茸，大者為麋茸，亦臆見也。不若親視其采取時為有準也。造麋角膠、麋角霜，並與鹿角膠、鹿角霜同法。又集靈方云：用麋角一雙，水浸七日，刮去皮，錯屑，以銀瓶盛牛乳浸一日，乳耗再加，至不耗乃止，用油紙密封瓶口，別用大麥鋪鍋中三寸，上安瓶，再以麥四周填滿，入水浸一伏時，水耗旋加，待屑軟如麵，取出焙研成霜用。【氣味】甘，熱，無毒。【主治】風痺，止血，益氣力。別錄

刮屑熬香，酒服，大益人。弘景。○出彭祖傳中。酒服，補虛勞，添精益髓，益血脈，暖腰膝，壯陽悅色，療風氣，偏治丈夫。日華　作粉常服，治丈夫冷氣及風，筋骨疼痛。若卒心痛，一服立瘥。漿水磨泥塗面

【發明】【時珍曰】按陸農師云：鹿以陽爲體，其肉食之煖；麋以陰爲體，其肉食之寒。觀此，則別録麋脂令人陰痿，孟詵言多食肉令人弱房，及角、肉不同功之説，亦此意也。

茸。【修治】與鹿茸同。【氣味】甘，温，無毒。【主治】陰虛勞損，一切血病，筋骨腰膝酸痛，滋陰益腎。時珍。

麋角。【修治】【斅曰】麋角以頂根上有黄毛若金線，兼旁生小尖，色蒼白者爲上。【詵曰】凡用麋角，可五寸截之，中破，炙黄爲末，入藥。【時珍曰】麋、鹿茸角，今人罕能分別。陳自明以小者爲鹿茸，大者爲麋茸，亦臆見也。不若親視其采取時爲有準也。造麋角膠、麋角霜，並與鹿角膠、鹿角霜同法。又集靈方云：用麋角一雙，水浸七日，刮去皮，錯屑，以銀瓶盛牛乳浸一日，乳耗再加，至不耗乃止。用油紙密封瓶口。別用大麥鋪鍋中三寸，上安瓶，再以麥四周填滿。入水浸一伏時，水耗旋加，待屑軟如麵取出。焙研成霜用。【氣味】甘，熱，無毒。【主治】風痹，止血，益氣力。別録。刮屑熬香，酒服，大益人。弘景。○出彭祖傳中。酒服，補虛勞，添精益髓，益血脉，暖腰膝，壯陽悦色。療風氣，偏治丈夫。日華。作粉常服，治丈夫冷氣及風，筋骨疼痛。若卒心痛，一服立瘥。漿水磨泥塗面，

令人光華赤白如玉可愛【藏器】滋陰養血功與茸同【時珍】

【發明】【詵曰】麋角常服大益陽道不知何因與肉功不同也煎膠與鹿角膠同功茸亦勝鹿茸仙方甚重之【恭曰】麋茸功力勝鹿茸角煮膠亦勝白膠詳見鹿茸角下【日華曰】麋角屬陰故治腰膝不仁補一切血病也【時珍曰】鹿之茸角補陽右腎精氣不足者宜之麋之茸角補陰左腎血液不足者宜之此乃千古之微秘前人方法雖具而理未發出故論者紛紜又楊氏家藏方治虛損有二至丸兩角並用但其藥雜過溫止宜於陽虛寒盛血痺者耳於左腎無與焉孫思邈千金方言麋角丸凡一百一十方惟容成子羔所服者特出衆方之外子羔服之羽化今觀其方比二至丸似可常服並集於下

【附方】新五

麋角丸補心神安臟腑填骨髓理腰脚能久立聰耳明目髮白更黑貌老還少凡麋角取當年新角連腦頂者為上看角根有斫痕處亦堪用蛻角根下平者不堪取角五具或四具三具二具一具為一劑去尖一大寸即各長七八寸取勢截斷量把鎊得即于長流水中以竹器盛懸浸十宿如無長流水處即於淨盆中滿著水浸每夜易換軟即將出削去皺皮以利鎊鎊取白處至心即止以清粟米泔浸兩宿初經一宿即乾握瀝去舊水置新絹上曝乾擇去惡物粗骨皮及鎊不勻者以無灰美酒於大磁器中浸經兩宿其藥及酒俱入淨釜中初用武火煮一食久後以文火

令人光華，赤白如玉可愛。孟詵。滋陰養血，功與茸同。時珍。

【發明】【詵曰】麋角常服，大益陽道，不知何因與肉功不同也。煎膠與鹿角膠同功，茸亦勝鹿茸，仙方甚重之。【恭曰】麋茸功力勝鹿茸，角煮膠亦勝白膠。詳見鹿茸、鹿角下。【日華曰】麋角屬陰，故治腰膝不仁，補一切血病也。【時珍曰】鹿之茸角補陽，右腎精氣不足者宜之；麋之茸角補陰，左腎血液不足者宜之。此乃千古之微秘。前人方法雖具，而理未發出，故論者紛紜。又楊氏家藏方治虚損有二至丸，兩角並用。但其藥性過温，止宜於陽虚寒濕血痺者耳，於左腎無與焉。孫思邈千金方言：麋角丸凡一百一十方，惟容成子羨所服者，特出衆方之外，子羨服之羽化。今觀其方，比二至丸似可常服，並集於下。

【附方】新五。麋角丸。補心神，安臟腑，填骨髓，理腰脚，能久立，聰耳明目，髮白更黑，貌老還少。凡麋角，取當年新角連腦頂者爲上，看角根有斫痕處亦堪用。蜕角根下平者不堪。取角五具，或四具、三具、二具、一具爲一劑。去尖一大寸，即各長七八寸，取勢截斷，量把鎊得。即于長流水中，以竹器盛懸浸十宿。如無長流水處，即於浄盆中滿着水浸，每夜易换。軟即將出，削去皺皮，以利鎊鎊取白處，至心即止。以清粟米泔浸兩宿，初經一宿即乾，握瀝去舊水，置新絹上曝乾，擇去惡物粗骨皮及鎊不匀者。以無灰美酒於大磁器中浸，經兩宿，其藥及酒俱入浄釜中。初用武火煮一食久，後以文火

微熱如蠏目沸以柳木篦徐徐攪不得住手時時添酒以成煎為度煎時皆須平旦下手不得經宿仍看骨如稀膠即以十乳五升酥一片以次漸下後須藥仍以麋角一條炙令黃為末與諸藥同製之續斷過节秦艽肉蓯蓉人參兎絲子酒浸兩宿別搗晒乾甘草各一兩右搗為末將膠再煎一食頃少稀稠得即止火少時投諸藥末相和擣粘堪作丸即以新器盛貯以衆手一時丸如梧子大如粘手着少酥塗手其服餌之法空腹以酒下之初服三十丸日加一丸加至五十丸為度日二服至一百日內忌房室服經一月腹內諸疾自相驅逐有微利勿怪漸後多泄氣能食患氣者加枳實青木香各一兩服至二百日面皺光澤一年齒落更生強記身輕若風日後數百里二年令人肥飽少食七十已上服之却成後生二年腸作筋體預見未明四年常飽不食自見仙人三十下服之不擻顏一定而不變修合時須在淨室中勿令陰人雞犬孝子等見婦人服之尤作如飲酒食麪口乾眼澀內熱者即形三黃花微利之如此一度發動已後方始調暢也千金

二至丸

補虛損生精血去風濕壯筋骨用鹿角鎊細以真酥一兩無灰酒一升慢火炒乾取四兩麋角鎊細以真酥二兩米醋一升煮乾慢火炒乾取半兩蒼耳子酒浸一宿焙半斤山藥白茯苓黃芪蜜炙各四兩當歸酒浸焙五兩肉蓯蓉酒浸焙遠志去心人參沉香各二兩熟附子一兩通為末酒煮糯米糊丸梧子大每服五十丸溫酒塩湯任下日二服楊氏家藏方

麋角丸

治五痿皮緩毛瘁血脈枯槁肌膚薄著筋骨羸弱飲食不美四肢無力爪枯髮

微煎，如蟹目沸。以柳木篦徐徐攪，不得住手。時時添酒，以成煎爲度。煎時皆須平旦下手，不得經宿。仍看屑消〔一〕如稀膠，即以牛乳五升，酥一斤〔二〕，以次漸下後項藥。仍以麋角一條，炙令黄爲末，與諸藥同製之。檳榔、通草、秦艽、肉蓯蓉、人參、兔絲子酒浸兩宿別擣晒乾〔三〕、甘草各一兩，右擣爲末。將膠再煎一食頃，似稀稠粥即止火。少時投諸藥末相和，稠粘堪作丸，即以新器盛貯，以衆手一時丸如梧子大。如粘手，着少酥塗手。其服餌之法：空腹以酒下之，初服三十丸，日加一丸，加至五十丸爲度，日二服，至一百日内，忌房室。服經一月，腹内諸疾自相驅逐，有微利勿怪。漸後多泄氣能食。患氣者，加枳實、青木香各一兩。服至二百日，面皺光澤。一年，齒落更生，强記，身輕若風，日行〔四〕數百里。二年，令人肥飽少食。七十已上服之，却成後生。三年，腸作筋髓〔五〕，預見未明。四年，常飽不食，自見仙人。三十下服之不輟，顔一定而不變。修合時須在净室中，勿令陰人、雞、犬、孝子等見。婦人服之尤佳。如飲酒食麪，口乾眼澀内熱者，即服三黄丸微利之。如此一度發動已後，方始調暢也。千金。**二至丸**。補虚損，生精血，去風濕，壯筋骨。用鹿角鎊細，以真酥一兩，無灰酒一升，慢火炒乾，取四兩；麋角鎊細，以真酥二兩，米醋一升煮乾，慢火炒乾，取半兩；蒼耳子酒浸一宿焙，半斤；山藥、白茯苓、黄芪蜜炙各四兩；當歸酒浸焙，五兩；肉蓯蓉酒浸焙、遠志去心、人參、沉香各二兩，熟附子一兩。通爲末，酒煮糯米糊丸梧子大。每服五十丸，温酒、鹽湯任下，日二服。楊氏家藏方。**麋角丸**〔六〕。治五痿，皮緩毛瘁，血脉枯槁，肌膚薄着，筋骨羸弱，飲食不美，四肢無力，爪枯髮

〔一〕消：原脱。今據千金方卷十九腎臟方補腎「麋角丸方」補。
〔二〕斤：原作「片」。今據改同上。
〔三〕别擣晒乾：同上作「待乾，别擣之」。
〔四〕行：原作「後」。今據改同上。
〔五〕髓：原作「體」。今據改同上。
〔六〕麋角丸：原無出處。方見三因方卷九五痿治法。

落眼昏唇燥用麋角屑一斤酒浸一宿大附子生去皮臍一兩半熟地黄四兩用大麥米一升以一半藉底以一半在上以二布巾隔覆炊一日取出藥麥各焙為末以浸藥酒添清酒煮麥粉為糊和杵三千下丸如梧子大每服五十丸食前用溫酒或米湯送下日三服○一方只用麋角鎊屑酥炒黄色五兩熟附子末半兩酒糊丸服

麋角霜丸 補元臟駐顏色用麋角一剉水浸七日刮去皺皮鎊為屑盛在一銀瓶內以牛乳汁浸一日常令乳高二寸如乳耗更添直候不耗用油單紙數重密封瓶口別用大麥一斗安在甑內約厚三寸上安麋角瓶更用大麥周圍填實露瓶口不住火蒸一伏時如鍋內水耗即旋添熱湯須頻看角屑粉爛如麵即住火取出用細篩子濾去乳焙乾每料八兩附子炮裂去皮乾山藥各三兩右為末蒸棗肉和丸如梧子大每服十五丸至二十丸空心用溫鹽酒送下煉蜜丸亦可總錄

麋角丸 彭祖云使人丁壯不老房室不勞損氣力顏色不衰者莫過麋角其法刮為末十兩用生附子一枚合之雀卵和丸日服二十丸溫酒下二十日大効亦可單熬為末酒服亦令人不老但性緩不及附子者彭祖服食經

骨 主治虛勞至良煮汁釀酒飲令人肥白美顏色禹錫

皮 主治作靴韈除腳氣孟詵

雙頭鹿 拾遺

落，眼昏唇燥。用麋角屑一斤，酒浸一宿，大附子生去皮臍一兩半，熟地黄四兩。用大麥米一升，以一半藉底，以一半在上，以二布巾〔一〕隔覆，炊一日，取出藥、麥各焙，爲末，以浸藥酒，添清酒煮麥粉爲糊，和杵三千下，丸如梧子大。每服五十丸，食前用温酒或米湯送下，日三服。○一方〔二〕只用麋角鎊屑，酥炒黄色五兩，熟附子末半兩，酒糊丸服。**麋角霜丸**。補元臟，駐顔色。用麋角一副，水浸七日，刮去皺皮，鎊爲屑，盛在一銀瓶内，以牛乳汁浸一日，常令乳高二寸，如乳耗更添，直候不耗，用油單數〔三〕重密封瓶口，别用大麥一斗，安在别甑〔四〕内，約厚三寸，上安麋角瓶，更用大麥周圍填實，露瓶口，不住火蒸一伏時，如鍋内水耗，即旋添熱湯，須頻看，角屑粉爛如麪，即住火取出，用細篩子漉去乳，焙乾，每料八兩；附子炮裂去皮、乾山藥各三兩。右爲末，蒸棗肉和丸如梧子大。每服十五丸至二十丸，空心用温鹽酒送下。煉蜜丸亦可。總録。**麋角丸**。彭祖云：使人丁壯不老，房室不勞損，氣力顔色不衰者，莫過麋角。其法：刮爲末十兩，用生附子一枚合之，雀卵和丸，日服二十丸，温酒下，二十日大效。亦可單熬爲末酒服，亦令人不老，但性緩不及附子者。彭祖服食經。

骨。【主治】虚勞至良。煮汁釀酒飲，令人肥白，美顔色。禹錫。

皮。【主治】作靴、韈，除脚氣。孟詵。

雙頭鹿 拾遺

〔一〕巾：原作「中」。今據三因方卷九五瘘治法改。
〔二〕一方：原無出處。方見雞峰普濟方卷四補虚。
〔三〕數：原作「紙」。今據聖濟總録卷一百八十五補壯元陽「麋角霜丸方」改。
〔四〕甑：原作「瓶」。今據改同上。

釋名 荼苜机（時珍曰）荼首机音蔡茂机沓言也出博物志 舊本訛作荼苜机又作余義亦荼苜之訛也

集解 藏器曰按張華博物志云荼苜机出永昌郡是兩頭鹿名也似鹿兩頭其胎中屎以四月取之范曄後漢書云雲陽縣有神鹿兩頭能食毒草華陽國志云此鹿出雲陽南郡熊舍山即余義也時珍曰按盛弘之荊州記云武陵郡陽山縣蒼山即產兩頭獸似鹿前後有頭一頭食一頭行山人時或見之段成式雜俎云雙頭鹿矢名耶希夷人謂鹿為耶謂屎為希按唐韻屎字又音希即此義也

胎中屎（主治）數惡瘡蛇虺毒 藏器

鹿（宋開寶附）

釋名 麞 即古麂字時珍曰麂味甘旨故從旨又字說云山中有虎麂必鳴以告其聲几几然故曰麂大者曰麖

集解 馬志曰麂生東南山谷頌曰今有山林處皆有之而均房湘漢間尤多乃麞類也按爾雅云麂大麢旄尾狗足謂毛長也南人往往食其肉然堅韌不及麞味美其皮作履舄勝於諸皮又有一種類麂而大者名麖不堪藥用山海經云女几之山多麞麂即此宗奭曰麂麞屬而小於麞其口兩邊有長牙好鬬其皮為第一無出其右者但皮多牙傷痕其聲如擊破鈸四方皆有山深處頗多時珍曰麂居大山中似麞而小牡者有短角黧色豹腳腳矮而力勁善跳越其行草

【釋名】荼苜机。【時珍曰】荼苜机，音蔡茷机，番言也。出博物志。舊本訛作荼艼机〔一〕，又作余義，亦荼苜之訛也。

【集解】【藏器曰】按張華博物志云：荼苜机〔二〕出永昌郡，是兩頭鹿名也，似鹿兩頭。其胎中屎以四時〔三〕取之。范曄後漢書云：雲陽〔四〕縣有神鹿，兩頭，能食毒草。華陽國志云：此鹿出雲南郡〔五〕熊倉〔六〕山。即余義也。【時珍曰】按盛弘之荆州記云：武陵郡雲陽山點蒼山〔七〕，產兩頭獸，似鹿，前後有頭，一頭食，一頭行，山人時或見之。段成式雜俎云：雙頭鹿矢〔八〕名耶希。夷人謂鹿爲耶，謂屎爲希。按唐韻屎字又音希。即此義也。

胎中屎。【主治】敷惡瘡，蛇虺毒。藏器。

麂宋開寶附

【釋名】麐即古麂字。【時珍曰】麂味甘旨，故從旨。又字說云：山中有虎，麂必鳴以告，其聲几几然，故曰麂。大者曰麖。

【集解】【馬志曰】麂生東南山谷。【頌曰】今有山林處皆有之，而均、房、湘、漢間尤多，乃麞類也。按爾雅云：麂，大麕，旄毛〔九〕狗足。謂毛長也。南人往往食其肉，然堅韌不及麞味美。其皮作履舄，勝於諸皮。又有一種類麂而大者名麖，不堪藥用。山海經云：女几之山多麖麂。即此。【宗奭曰】麂，麞屬而小於麞。其口兩邊有長牙，好鬭。其皮爲第一，無出其右者，但皮多牙傷痕。其聲如擊破鈸。四方皆有，山深處頗多。【時珍曰】麂居大山中，似麞而小，牡者有短角，黧色豹脚，脚矮而力勁，善跳越。其行草

〔一〕荼艼机：字書未見「艼」字。江西本作「荼苴机」。
〔二〕荼苜机：證類卷十六蔡苴机作「蔡余義」。
〔三〕時：原作「月」。今據證類卷十六蔡苴机改。
〔四〕陽：證類卷十六蔡苴机同。後漢書卷八十六南蠻西南夷列傳作「南」。
〔五〕雲南郡：原作「雲陽南郡」。今據華陽國志卷四南中志删「陽」字。
〔六〕倉：原作「舍」。今據改同上。
〔七〕雲陽山點蒼山：御覽卷九百十三兩頭獸作「西有陽山」。
〔八〕矢：酉陽雜俎卷十六毛篇作「胎矢」。
〔九〕毛：原作「尾」。今據證類卷十八麂改。

莽但循一徑皮極細膩靴韈珍之或云亦好食蛇符瑞志有銀麂白色今施州山中出一種紅麂紅色

肉〔氣味〕甘平無毒〔主治〕五痔病炸熟以薑醋進之大有效藏器

頭骨〔氣味〕辛平無毒〔主治〕燒灰飲服治飛尸藏器

皮〔主治〕作靴韈除濕氣脚痺時珍

麞別錄中品

〔釋名〕麕音君亦作麏時珍曰獵人舞采則麞麕注視麞喜文章故字從章陸氏曰麞性驚慞故謂之麞文遒聚散故又名麕囷圓倉也爾雅云麕牡曰麌音語牝曰麜音栗其子曰麆音助大者曰麃音庖古語云四足之美有麃是矣

〔集解〕頌曰麞今陂澤淺草中多有之其類甚多麕乃總名也有有牙者有無牙者其牙不能噬囓時珍曰麞秋冬居山春夏居澤似鹿而小無角黃黑色大者不過二三十斤雄者有牙出口外俗稱牙麞其皮細軟勝於鹿皮夏月毛毨而皮厚冬月毛多而皮薄也符瑞志有銀麞白色云王者刑罰中理則出運斗樞云樞星散為麞鹿

〔正誤〕詵曰麞中往往得香如栗子大不能全香亦治惡病時珍曰麞無香有香者麝也俗稱土麝呼為香麞是矣今正之

荓，但循一徑。皮極細膩，靴、韤珍之。或云亦好食蛇。符瑞志有銀麂，白色。今施州山中出一種紅麂，紅色。

肉。【氣味】甘，平，無毒。【主治】五痔病。煠熟，以薑、醋進之，大有效。藏器。

頭骨。【氣味】辛，平，無毒。【主治】燒灰飲服，治飛尸。藏器。

皮。【主治】作韡、韤，除濕氣脚痺。時珍。

麞 別録中品

【釋名】麕。音君，亦作麏。【時珍曰】獵人舞采，則麞、麋注視。麞喜文章，故字從章。陸氏曰：麞性驚慞，故謂之麞。又善聚散，故又名麕。囷，圓倉也。爾雅云：麕，牡曰麌，音語；牝曰麜，音栗；其子曰麆，音助。大者曰麃，音庖。古語云：四足之美有麃，是矣。

【集解】【頌曰】麞，今陂澤淺草中多有之。其類甚多，麕乃總名也。有有牙者，有無牙者，其牙不能噬齧。【時珍曰】麞，秋冬居山，春夏居澤。似鹿而小，無角，黄黑色，大者不過二三十斤。雄者有牙出口外，俗稱牙麞。其皮細軟，勝於鹿皮，夏月毛毨而皮厚，冬月毛多而皮薄也。符瑞志有銀麞，白色。云王者刑罰中理則出。運斗樞云：樞星散爲麞鹿[一]。

【正誤】【詵曰】麞中往往得香如栗子大，不能全香。亦治惡病。【時珍曰】麞無香，有香者麝也。俗稱土麝，呼爲香麞是矣。今正之。

[一] 鹿：御覽卷九百七麞引春秋運斗樞無此字。

肉【氣味】甘，溫，無毒。【詵曰】八月至十一月食之勝羊，十二月至七月食之動氣。多食令人消渴。若瘦惡者食之，發痼疾。不可合鵠肉食，成癥疾。又不可合梅、李、蝦食，病人。【主治】補益五臟。別錄 益氣力，悅澤人面。思邈 釀酒，有祛風之功。寗原

【發明】【弘景曰】俗云白肉是麞，其膽白，易驚怖也。【詵曰】肉同麋肉釀酒良。道家以其肉供養，名為白脯，云不屬十二辰，不是腥羶，無禁忌也。時珍曰：麞膽白，性怯，飲水見影輒奔。道書謂麞鹿無魂也。藏器曰：人心粗豪者，以其心肝曝乾為末，酒服一具，便即小膽；若怯者食之，一則轉怯，不知所為。

【附方】舊一，新一。通乳 麞肉煑食，勿令婦知。子母秘錄 消癧 用麞肉或鹿肉剖如厚脯，炙熱搨之，可四炙四易，出膿便愈。不除，再以新肉用之。外臺秘要

髓腦【主治】益氣力，悅澤人面。別錄 治虛風。時珍【時珍曰】千金治瘠風著頭煎，治虛損天門冬煎，並用之。【頌曰】唐方有麞髓煎、麞骨酒，並補下。

骨【氣味】甘，微溫，無毒。【主治】虛損泄精。別錄 益精髓，悅顏色。日華 ○時珍曰：千金治產後虛損，有麞骨湯，煮汁煎藥。

肉。【氣味】甘，温，無毒。【詵曰】八月至十一月食之，勝羊。十二月至七月食之，動氣。多食令人消渴。若瘦惡者，食之發痼疾。不可合鵠肉食，成癥疾〔一〕。又不可合梅、李、蝦食，病人。【主治】補益五臟。別録。益气力，悦澤人面。思邈。釀酒有〔二〕祛風之功〔三〕。寧原。

【發明】【弘景曰】俗云白肉是麞。其膽白，易驚怖也。【詵曰】肉同麋肉釀酒，良。道家以其肉供養星辰〔四〕，名爲白脯，云不屬十二辰，不是腥膩，無禁忌也。【時珍曰】麞膽白性怯〔五〕，飲水見影輒奔，道書謂麋〔六〕鹿無魂也。【藏器曰】人心粗豪者，以其心肝曝乾爲末，酒服一具，便即小膽。若怯者食之，則轉怯不知所爲。

【附方】舊一，新一。通乳。麞肉煮食，勿令婦知。子母秘録。消瘤。用麞肉或鹿肉剖如厚脯，炙熱搨之。可四炙四易，出膿便愈。不除，再以新肉用之。外臺秘要。

髓腦。【主治】益氣力，悦澤人面。別録。治虚風。【時珍曰】千金治暗風薯蕷煎，治虚損天門冬煎，並用之。【頌曰】唐方有麞髓煎〔七〕並麞骨酒，並補下。

骨。【氣味】甘，微温，無毒。【主治】虚損洩精。別録。益精髓，悦顔色。日華。○【時珍曰】千金治産後虚損有麞骨湯，煮汁煎藥。

〔一〕疾：證類卷十七麞骨引陶隱居作「痼」。
〔二〕有：此下原有一字闕。今據文義删。
〔三〕祛風之功：食鑑本草卷上麞作「補下」，且爲骨之功用。
〔四〕星辰：原脱。今據證類卷十七麞骨補。
〔五〕怯：原作「祛」。今從江西本改。
〔六〕麋：據酉陽雜俎續集卷八作「麞」。
〔七〕煎：原脱。今據證類卷十七麞骨補。

麝本經上品

【釋名】射父爾雅香麞時珍曰麝之香氣遠射故謂之麝或云麝父之香來射故名亦通其形似麞故俗呼香麞梵書謂麝香曰莫訶婆伽

【集解】別錄曰麝生中臺山谷及益州雍州山中春分取香生者益良弘景曰麝形似麞而小黑色常食柏葉又啖蛇其香正在陰莖前皮內別有膜袋裹之五月得香往往有蛇皮骨今人以蛇退皮裹香云彌香是相使也麝夏月食蛇蟲多至寒則香滿入春臍內急痛自以爪剔出著屎溺中覆之常在一處不移曾有遇得乃至一斗五升者此香絕勝殺取者昔人云是精溺凝作殊不爾也今出羗夷者多真好出隨郡義陽晉溪諸蠻中者亞之出益州者形扁仍以皮膜裹之多偽凡真香一子分作三四子刮取血膜雜以餘物裹以四足膝皮而貨之貨者又復偽之彼人言但破看一片毛共在裹中者為勝今惟得活者看取必當全真耳頌曰今陝西益州河東諸路山中皆有而秦州文州諸蠻中尤多蘄州光州或時亦有其香絕小一子纔若彈丸往往是真蓋彼人不甚作偽爾其香有三等第一生香名遺香乃麝自剔出者然極難得價同明珠其香聚處遠近草木不生或焦黃也今人帶香過園林則瓜果皆不實是其驗也其次臍香乃捕得殺取之其三心結香乃麝見大獸捕逐驚畏失心狂走墜死人有得之破心見血流出脾上作乾血塊者不堪入藥文有一種

麝本經上品

【釋名】射父爾雅、香麞。【時珍曰】麝之香氣遠射，故謂之麝。或云麝父之香來射，故名，亦通。其形似麞，故俗呼香麞。梵書謂麝香曰莫訶婆伽。

【集解】【別録曰】麝生中臺山谷，及益州、雍州山中。春分取香，生者益良。【弘景曰】麝形似麞而小，黑色，常食柏葉，又噉蛇。其香正在陰莖前皮内，別有膜袋裹之。五月得香，往往有蛇皮骨。今人以蛇退皮裹香，云彌香，是相使也。麝夏月食蛇、蟲多，至寒則香滿，入春臍内急痛，自〔一〕以爪剔出，着屎溺中覆之，常在一處不移。曾有遇得，乃至一斗五升者，此香絶勝殺取者。昔人云是精、溺凝作，殊不爾也。今出羌夷者多真好，出隨郡、義陽、晋溪諸蠻中者亞之。出益州者形扁，仍以皮膜裹之，多僞。凡真香，一子分作三四子，刮取血膜，雜以餘物，裹以四足膝皮而貨之，貨者又復僞之。彼人言但破看一片，毛共在裹中者爲勝。今惟得活者看取，必當全真耳。【頌曰】今陜西、益、利〔二〕、河東諸路山中皆有，而秦州、文州諸蠻中尤多。蘄州、光州或時亦有，其香絶小，一子纔若彈丸，往往是真，蓋彼人不甚作僞爾。其香有三等。第一生香，名遺香，乃麝自剔出者，然極難得，價同明珠。其香聚處，遠近草木不生或焦黄也。今人帶香過園林，則瓜果皆不實，是其驗也。其次臍香，乃捕得殺取之。其三心結香，乃麝見大獸捕逐，驚畏失心，狂走墜死。人有得之，破心見血流出脾上，作乾血塊者，不堪入藥。又有一種

〔一〕自：原作「曰」。今據證類卷十六麝香改。

〔二〕利：原作「州」。今據改同上。

水麝其香尤奇，臍中皆水，瀝一滴於斗水中，用灑衣物，其香不歇。唐天寶中，虞人曾一獻之，養於囿中。每以針刺其臍，捻以真雄黄，則臍復合，其香倍于肉麝。此說載在酉陽雜俎。近不復聞有之。或有之而人不識矣。〔頌曰〕楊億談苑云：商汝山中多麝，遺糞常在一處不移，人以是獲之。其性絶愛其臍，爲人逐急，即投巖舉爪剔裂其香，就縶而死，猶拱四足保其臍。故李商隱詩云：投巖麝自香。許渾詩云：尋麝采生香。〔時珍曰〕麝居山，麞居澤，以此爲別。麝出西北者香結實；出東南者謂之土麝，亦可用，而力次之。南中靈貓囊，其氣如麝，人以雜之，見本條。

麝臍香【修治】〔斅曰〕凡使麝香，用當門子尤妙。以子日開之，微研用，不必苦細也。

【氣味】辛，温，無毒。〔權曰〕苦、辛。忌大蒜。〔李廷飛曰〕麝香不可近鼻，有白蟲入腦，患癩。久帶其香透關，令人成異疾。

【主治】辟惡氣，殺鬼精物，去三蟲蠱毒，温瘧驚癇。久服除邪，不夢寤魘寐。本經　療諸凶邪鬼氣，中惡，心腹暴痛脹急，痞滿風毒，去面䵟，目中膚翳，婦人產難墮胎，通神仙。別錄　佩服及置枕間，辟惡夢，及尸疰鬼氣。又療蛇毒。弘景〇抱朴子云：入山辟蛇，以麝香丸著足爪中，有效。因麝啖蛇，故以厭之也。治蛇、蠶咬，沙蝨、溪瘴毒，辟蠱氣，殺臟腑蟲，治瘧疾，吐風痰，療

水麝，其香更奇，臍中皆水，瀝一滴於斗水中，用洒衣物，其香不歇。唐天寶中，虞人曾一獻之，養於囿中，每以針刺其臍，捻以真雄黄，則臍復合，其香倍于肉麝。此説載在酉陽雜俎，近不復聞有之，或有之而人不識矣。【慎微〔一〕曰】楊億談苑云：商汝山中多麝，遺糞常在一處不移，人以是獲之。其性絶愛其臍，爲人逐急，即投巖，舉爪剔裂其香，就縶而死，猶拱四足保其臍。故李商隱詩云：投巖麝自〔二〕香。許渾詩云：尋麝采生香。【時珍曰】麝居山，麞居澤，以此爲别。麝出西北者香結實，出東南者謂之土麝，亦可用，而力次之。南中靈貓囊，其氣如麝，人以雜之。見本條。

麝臍香。【修治】【斅曰】凡使麝香，用當門子尤妙。以子日開之，微研用，不必苦細也。【氣味】辛，温，無毒。【甄權曰】苦、辛。忌大蒜。【李廷〔三〕飛曰】麝香不可近鼻，有白蟲入腦，患癩。久帶其香透關，令人成異疾。【主治】辟惡氣，殺鬼精物，去三蟲蠱毒，温瘧驚癇。久服，除邪，不夢寤魘寐。本經。療諸凶邪鬼氣，中惡，心腹暴痛，脹急痞滿，風毒，去面䵳、目中膚翳，婦人産難墮胎，通神仙。别録。佩服及置枕間，辟惡夢，及尸疰鬼氣。又療蛇毒。弘景。○【抱朴子云】入山辟蛇，以麝香丸着足爪中有效。因麝噉蛇，故以厭之也。治蛇、蠶咬，沙蝨〔四〕溪瘴毒，辟蠱氣，殺臟腑蟲，治瘧疾，吐風痰，療

〔一〕微：原作「徽」。今從錢本改。
〔二〕自：李義山詩集卷上商於作「退」。證類卷十六麝香引李商隱詩同。義長。
〔三〕廷：據元史卷一百九十七李鵬飛傳當作「鵬」。
〔四〕蝨：原作「蟲」。今據證類卷十六麝香改。

一切虛損惡病納子宮暖水臓止冷帶下（日華）熟水研服一粒治小兒驚癇客忤鎮心安神止小便利又能蝕一切癰瘡膿水（藥性又云八十香九服令人百毛九竅皆香）除百病治一切惡氣及驚怖恍惚（孟詵）療鼻窒不聞香臭（好古）通諸竅開經絡透肌骨解酒毒消瓜果食積治中風中氣中惡痰厥積聚癥瘕（時珍）

發明（李杲曰麝香入脾治肉凡風病在骨髓者宜用之使風邪得出若在肌肉用之反引風入骨如油入麪之之能出也朱震亨曰五臟之風不可用麝香以瀉衛氣口鼻出血乃陰盛陽虛有升無降當補陽抑陰不可用腦麝輕揚飛竄之劑婦人以血為主凡血海虛而寒熱盜汗者宜補養之不可用麝香之散琥珀之燥嚴用和曰中風不省者以麝香清油灌之先通其關則後免語蹇癱瘓之證而他藥亦有効也時珍曰嚴氏言風病必先用麝香而丹溪謂風病血病必不可用皆非通論蓋麝香走竄能通諸竅之不利開經絡之壅遏若諸風諸氣諸血諸痛驚癇癥瘕諸病經絡壅閉孔竅不利者安得不用為引導以開之通之耶非不可用也但不可過耳濟生方治食瓜果成積作脹者用之治飲酒成消渴者用之云果得麝則壞酒得麝則敗此得用麝之理者也）

一切虛損惡病。納子宮，暖水臟，止冷帶下。日華。熟水研服一粒，治小兒驚癇客忤，鎮心安神，止小便利。又能蝕一切癰瘡膿水。藥性。又云：入十香丸服，令人百毛九竅皆香。除百病，治一切惡氣及驚怖恍惚。孟詵。療鼻窒，不聞香臭。好古。通諸竅，開經絡，透肌骨，解酒毒，消瓜果食積，治中風，中氣，中惡，痰厥，積聚癥瘕。時珍。

【發明】【李杲曰】麝香入脾治内病。凡[一]風病在骨髓者宜用之，使風邪得出。若在肌肉用之，反引風入骨，如油入麪之不[二]能出也。【朱震亨曰】五臟之風，不可用麝香以瀉衛氣。口鼻出血，乃陰盛陽虛，有升無降，當補陽抑陰，不可用腦、麝輕揚飛竄之劑。婦人以血爲主，凡血海虛而寒熱盗汗者，宜補養之，不可用麝香之散，琥珀之燥。【嚴用和曰】中風不省者，以麝香、清油灌之，先通其關，則後免語蹇癱瘓之證，而他藥亦有效也。【時珍曰】嚴氏言風病必先用麝香，而丹溪謂風病、血病必不可用，皆非通論。蓋麝香走竄，能通諸竅之不利，開經絡之壅遏。若諸風、諸氣、諸血、諸痛、驚癇、癥瘕諸病，經絡壅閉，孔竅不利者，安得不用爲引導以開之通之耶？非不可用也，但不可過耳。濟生方治食瓜果成積作脹者用之，治飲酒成消渴者用之，云果得麝則壞，酒得麝則敗，此得用麝之理者也。

〔一〕病凡：底本二字漫漶。今據美國國會本補正。
〔二〕不：原作「之」。今從江西本改。

附方舊七新十三。

中風不省麝香二錢研末，入清油二兩和勻，灌之，其人自甦也。濟生中惡客忤項強欲死。麝香少許，乳汁塗兒口中取效，醋調亦可。廣利方小兒驚啼發歇不定。真麝香一字，清水調服，日三。廣利方小兒中水單以麝香如大豆三枚，奶汁調，分三四服。破傷風水毒腫痛不可忍。麝香末一字，納瘡中，出盡膿水，便效。普濟中惡霍亂麝香一錢，醋半盞，調服。聖惠方小兒邪瘧以麝香研墨，書去邪辟魔四字於額上。經驗諸果成積傷脾作脹，氣急。用麝香一錢，生桂末一兩，飯和丸菉豆大，大人十五丸，小兒七丸，白湯下。蓋果得麝則落，木得桂即枯故也。濟生消渴飲水因飲酒或食果實過度，雖能食而口渴飲水，數尿。以麝香當門子，酒相和作十餘丸，枳椇子煎湯送下。蓋麝香敗酒壞果，枳椇亦敗酒也。濟生偏正頭痛久不除者。晴明時，將髮分開，用麝香五分，皂角末一錢，薄紙裹置患處，以布包炒鹽于上熨之，冷則易。如此數次，永不再發。簡便方五種蠱毒麝香、雄黃等分為末，以生羊肝如指大，以刀割開，裹藥吞之。衛生口內肉毬有根如綫五寸餘，如釵股，吐出乃能食物，捻之則痛徹心者。麝香一錢，研水服之，日三自消。夏子益奇疾方催生易產續十全方：麝香一錢，水研服，立下。濟生勝金散：治人弱難產。麝香一錢，鹽豉一兩，以舊青布裹之，燒紅為末，以秤鎚淬酒服二錢，即下。郭稽中云：婦人產難及橫逆生者，乃兒枕破而敗血裹子，服勝金

【附方】舊七，新十三。中風不省。麝香二錢，研末，入清油二兩，和勻灌之，其人自甦也。濟生。中惡客忤，項强欲死。麝香少許，乳汁調〔一〕塗兒口中取效。醋調亦可。廣利方。小兒驚啼，發歇不定。真麝香一字，清水調服，日三。廣利。小兒中水〔二〕。單以麝香如大豆三枚，奶汁調，分三四服。破傷風水，毒腫痛不可忍。麝香末一字納瘡中，出盡膿水，便效。普濟。中惡霍亂。麝香一錢，醋半盞，調服。聖惠方。小兒邪瘧。以麝香研墨，書「去邪辟魔」四字於額上。經驗。諸果成積，傷脾作脹，氣急。用麝香一錢，生桂末一兩，飯和，丸菉豆大。大人十五丸，小兒七丸，白湯下。蓋果得麝則落，木得桂即枯故也。濟生。消渴飲水。因飲酒或食果實過度，雖能食而口渴飲水，數尿。以麝香當門子，酒和作十餘丸，枳椇子煎湯送下。蓋麝香敗酒壞果，枳椇亦敗酒也。濟生。偏正頭痛，久不除者。晴明時，將髮分開，用麝香五分，皂角末一錢，薄紙裹置患處。以布包炒鹽于上熨之，冷則易。如此數次，更不再發。簡便單方。五種蠱毒。麝香、雄黄等分爲末，以生羊肝如指大，以刀割開，裹藥吞之。衛生。口内肉毬。有根如線五寸餘，如釵股，吐出乃能食物，捻之則痛徹心者，麝香一錢研水服之，日三，自消。夏子益奇疾方。催生易産。續十全方：麝香一錢，水研服，立下。○濟生勝金散：治人弱難産。麝香一錢，鹽豉一兩，以舊青布裹之，燒紅爲末，以秤錘淬酒，服二錢即下。郭稽中云：婦人産難及横逆生者，乃兒枕破而敗血裹子，服勝金散

〔一〕調：原脱。今據證類卷十六麝香補。

〔二〕中水：該方無出處。方見證類卷十六麝香引楊氏産乳。

逐其敗血自生也。**死胎不下**麝香當門子一枚，桂心末二錢，溫酒服，即下。本事方

痔瘡腫毒麝香當門子、印成鹽等分，塗之，不過三次。外臺

鼠咬成瘡麝香封之妙。經驗

蠶咬成瘡蜜調麝香傅之。廣利方

山嵐瘴氣水服麝香三分解之。集簡方

蟲牙作痛香油抹箸頭，蘸麝香末，綿裹炷齲處咬之，換二三次，其蟲即死，斷根甚妙。醫方摘要

肉

氣味甘，溫，無毒。詵曰：蠻人常食之，似麞肉而腥氣。云食之不畏蛇毒也。

主治腹中癥病。孟詵

附方新一。

小兒癥病麝肉二兩切焙，蜀椒三百枚炒，搗末，以雞子白和丸小豆大。每服二三丸，湯下，以知為度。范汪方

靈貓 拾遺

釋名靈貍一作鈐名非 香貍綱目 神貍離騷註 類時珍曰：自為牝牡，又有香氣，可謂靈而神矣。

集解藏器曰：靈貓生南海山谷，狀如貍，自為牝牡。其陰如麝，功亦相似。按異物志云：靈貍一體，自為陰陽。刳其水道連囊，以酒灑陰乾，其氣如麝。若雜入麝香中，罕能分別，用之亦如麝焉。頌曰：香貍出南方，人以作膾，生如北地狐生法，其

逐其敗血，自生也。死胎不下。麝香當門子一枚，桂心末二錢，温酒服，即下。本事方。痔瘡腫毒。麝香當門子、印城鹽等分，塗之。不過三次。外臺。鼠咬成瘡。麝香封之妙。經驗。蠶咬成瘡。蜜調麝香傅之。廣利方。山嵐瘴氣。水服麝香三分解之。集簡方。蟲牙作痛。香油抹筯頭，蘸麝香末，綿裹炙熱咬之。换二三次，其蟲即死，斷根，甚妙。醫方摘要。

肉。【氣味】甘，温，無毒。【詵曰】蠻人常食之，似麞肉而腥氣，云食之不畏蛇毒也。【主治】腹中癥病。時珍。

【附方】新一。小兒癥病。麝肉二兩切焙，蜀椒三百枚炒，擣末，以鷄子白和丸小豆大。每服二三丸，湯下，以知爲度。范汪方。

靈貓拾遺

【釋名】靈貍作蛉者非、香貍雜俎、神貍離騷註、類。【時珍曰】自爲牝牡，又有香氣，可謂靈而神矣。

【集解】【藏器曰】靈貓生南海山谷，狀[一]如貍，自爲牝牡。其陰如麝，功亦相似。按異物志云：靈貍一體自爲陰陽。刳其水道連囊，以酒洒陰乾，其氣如麝。若雜入麝香中，罕能分別，用之亦如麝焉。【頌曰】香貍出南方，人以作膾生，如北地狐生法，其

[一] 狀：原作「壯」。今從錢本改。

氣甚香微有麝氣【時珍曰】按段成式言香貍有四外腎則自能牝牡者或由此也劉郁西域記云黑契丹出香貍文似土豹其肉可食糞溺皆香如麝氣楊慎丹鉛錄云予在大理府見香貍如貍其文如金錢豹此即楚辭所謂乘赤豹兮載文貍王逸註為神貍者也南山經所謂亶爰之山有獸焉狀如貍而有髦其名曰類自為牝牡食者不妒列子亦云亶爰之獸自孕而生曰類即此物也又星禽真形圖心月狐有牝牡兩體其神貍乎【時珍按】劉楊二説與異物志所説相合則類即靈貍無疑矣類貍字音亦相近也

肉氣味甘溫無毒

陰莖氣味辛溫無毒主治中惡氣飛尸蠱疰心腹卒痛狂邪鬼神鬼瘧疫氣夢寐邪魘鎮心安神【藏器】

貓蜀本草

釋名家貍【時珍曰】貓苗茅二音其名自呼陸佃云鼠害苗而貓捕之故字從苗禮記所謂迎貓為其食田鼠也亦通格古論云一名烏圓或謂蒙貴即貓非矣

集解【時珍曰】貓捕鼠小獸也處處畜之有黃黑白駁數色貍身而虎面柔毛而利齒以尾長腰短目如金銀及上齶

氣甚香，微有麝氣。【時珍曰】按段成式言，香貍有四外腎，則自能牝牡者，或由此也。劉郁西域記〔一〕云：黑契丹出香貍，文似土豹，其肉可食，糞溺皆香如麝氣。楊慎丹鉛録云：予在大理府見香貓如貍，其文如金錢豹。此即楚辭所謂「乘赤豹兮載文貍」，王逸註爲神貍者也。南山經所謂亶爰之山有獸焉，狀如貍而有髦，其名曰類，自爲牝牡，食者不妬。列子亦云：亶爰之獸，自孕而生，曰類。疑即此物也。又星禽真形圖：心月狐有牝牡兩體，其神貍乎？珍按：劉、楊二説與異物志所説相合，則類即靈貍無疑矣。類、貍字音亦相近也。

肉。【氣味】甘，温，無毒。

陰。【氣味】辛，温，無毒。【主治】中惡鬼〔二〕氣，飛尸蠱疰，心腹卒痛，狂邪鬼神，鬼瘧疫氣，夢寐邪魘，鎮心安神。藏器。

貓 蜀本草

【釋名】家貍。【時珍曰】貓，苗、茅二音，其名自呼。陸佃云：鼠害苗而貓捕之，故字從苗。禮記所謂迎貓爲其食田鼠也。亦通。格古論云：一名烏圓。或謂蒙貴即貓，非矣。

【集解】【時珍曰】貓，捕鼠小獸也，處處畜之。有黃、黑、白、駁數色，貍身而虎面，柔毛而利齒。以尾長腰短，目如金銀，及上齶

〔一〕西域記：卷一引據古今經史百家書目同。千頃堂書目卷八及劉郁原書均作西使記。

〔二〕鬼：原脱。今據證類卷十七靈貓補。

多蔽者為良或云其睛可定時子午卯酉如一線寅申巳亥如滿月辰戌丑未如棗核也其鼻端常冷惟夏至一日則暖性畏寒而不畏暑能畫地卜食隨月旬上下齧鼠首尾皆與虎同陰類之相符如此其孕也兩月而生一乳數子恒有自食之者俗傳牝貓無牡但以竹箒掃背數次則孕或用斗覆貓於竈前以刷箒頭擊斗祝竈神而求之亦孕此與以雞子祝竈而抱雞者相同俱理之不可推者也貓有病以烏藥水灌之甚良世傳薄荷醉貓死貓引竹物類相感然耳

肉 氣味甘酸溫無毒主治勞疰鼠瘻蠱毒

〔發明〕時珍曰本草以貓貍為一類註解然貍肉入食貓肉不佳亦不入食品故用之者稀胡濙易簡方云凡預防蠱毒自死食貓肉則蠱不能害此亦隋書所謂貓鬼野道之蠱乎肘后治鼠瘻核腫或已潰出膿血者取貓肉如常作羹空心食之云不傳之法也昔人皆以瘰癧為鼠涎毒所致此乃淮南子所謂貍頭治癙及鼠齧人瘡又云孤目貍腦鼠去其穴皆取其相制之義耳

頭骨 氣味甘溫無毒主治鬼疰蠱毒心腹痛殺蟲治疳及痘瘡變黑瘰癧鼠瘻惡瘡 時珍

〔發明〕時珍曰古方多用貍今人多用貓雖是二種性氣相同故可通用孫氏治痘瘡倒黶用人貓豬犬四頭骨方見

多稜者爲良。或云：其睛可定時。子、午、卯、酉如一線，寅、申、巳、亥如滿月，辰、戌、丑、未如棗核也。其鼻端常冷，惟夏至一日則暖。性畏寒而不畏暑，能畫地卜食，隨月旬上下齧鼠首尾，皆與虎同，陰類之相符如此。其孕也，兩月而生，一乳數子，恒有自食之者。俗傳牝貓無牡，但以竹箒掃背數次則孕，或用斗覆貓於竈前，以刷箒頭擊斗，祝竈神而求之亦孕。此與以雞子祝竈而抱雛者相同。俱理之不可推者也。貓有病，以烏藥水灌之，甚良。世傳薄荷醉貓，死貓引竹，物類相感然耳。

肉。【氣味】甘，酸，温，無毒。【主治】勞疰，鼠瘻蠱毒。

【發明】【時珍曰】本草以貓、貍爲一類註解。然貍肉入食，貓肉不佳，亦不入食品。故用之者稀。胡濙易簡方云：凡預防蠱毒，自少食貓肉，則蠱不能害。此亦隋書所謂貓鬼野道之蠱乎。肘後治鼠瘻核腫，或已潰出膿血者，取貓肉如常作羹，空心食之，云不傳之法也。昔人皆以瘰子爲鼠涎毒所致，此乃淮南子所謂貍頭治癙及鼠齧人瘡。又云，狐目貍腦，鼠去其穴，皆取其相制之義耳。時珍。

頭骨。【氣味】甘，温，無毒。【主治】鬼疰蠱毒，心腹痛，殺蟲治疳，及痘瘡變黑，瘰癧癙瘻惡瘡。

【發明】【時珍曰】古方多用貍，今人多用貓，雖是二種，性氣相同，故可通用。孫氏治痘瘡倒靨，用人、貓、豬、犬四頭骨。方見

人頭

附方新九

心下鱉瘕用黑貓頭一枚燒灰酒服方寸七日三。壽域　痰齁發喘貓頭骨燒灰酒服三錢便止。醫學正傳　貓鬼野道病歌哭不自由臘月死貓頭燒灰水服一錢七日二。千金方　多年瘰癧不愈用貓頭蝙蝠各一個俱撒上黑豆同燒存性為末摻之乾則油調內服五香連翹湯取效。集要　走馬牙疳黑貓頭燒灰酒服方寸七。壽域方　小兒陰瘡貓頭骨燒灰傅之即愈。　鼠咬瘡痛貓頭燒灰油調敷之以瘥為度。趙氏方　收斂癰疽貓頭一箇煅研雞子十箇煮熟去白以黃煎出油入白蠟少許調灰敷之外以膏護住神妙。醫方摘要　對口毒瘡貓頭骨燒存性研每服三五錢酒服。吳球便民食療方

腦紙上陰乾　主治瘰癧鼠瘻潰爛同莽草等分為末納孔中。時珍○出千金

眼睛　主治瘰癧鼠瘻燒灰井華水服方寸七日三。出外臺

牙　主治小兒痘瘡倒靨欲死同人牙豬牙犬牙燒炭等分研

「人類」。

【附方】新九。心下鼈瘕。用黑貓頭一枚燒灰，酒服方寸匕，日三。壽域。痰齁發喘。貓頭骨燒灰，酒服三錢便止。醫學正傳。貓鬼野道，病歌哭不自由。臘月死貓頭燒灰，水服一錢匕，日二。千金方。多年瘰癧不愈。用貓頭、蝙蝠各一個，俱撒上黑豆，同燒存性，爲末摻之。乾則油調。内服五香連翹湯，取效。集要。走馬牙疳。黑貓頭燒灰，酒服方寸匕。壽域方。小兒陰瘡。貓頭骨燒灰，傅之即愈。鼠咬瘡痛。貓頭燒灰，油調敷之，以瘥爲度。趙氏方。收斂癰疽。貓頭一箇煅研，雞子十箇煮熟去白，以黄煎出油，入白蠟少許，調灰敷之，外以膏護住，神妙。醫方摘要。對口毒瘡。貓頭骨燒存性，研。每服三五錢，酒服。吴球便民食療方。

腦。紙上陰乾。【主治】瘰癧鼠瘻潰爛，同莽草等分，爲末，納孔中。時珍。○出千金。

眼睛。【主治】瘰癧鼠瘻，燒灰，井華水服方寸匕，日三。出外臺[一]。

牙。【主治】小兒痘瘡倒靨欲死，同人牙、豬牙、犬牙燒炭，等分，研

〔一〕外臺：該書無此方。方見千金方卷二十三九漏。

末蜜水服一字即便發起時珍

發明時珍曰：痘瘡歸腎則變黑。凡牙皆腎之標，能入腎發毒也。內有貓牙，又能解毒，而熱證亦可用云。

舌主治瘰癧鼠瘻，生晒研敷。千金

涎主治瘰癧，刺破塗之。時珍

肝主治勞瘵殺蟲。取黑貓肝一具，生晒研末，每朔望五更酒調服之。時珍○出直指

胞衣主治反胃吐食，燒灰入硃砂末少許，壓舌下，甚效。時珍○出楊氏經驗

皮毛主治瘰癧諸瘻，癰疽潰爛。時珍

附方新六

乳癰潰爛見內者：貓兒腹下毛，坩鍋內煅存性，入輕粉少許，油調封之。濟生秘覽

瘰癧鼠瘻：以石菖蒲生研盦之，微破，以貓兒皮連毛燒灰，香油調傅。內服白斂末，酒下，多匕為上。仍以生白斂搗爛，入酒少許傅之，效。證治要訣

鬢邊生癤：貓頸上毛、豬頸上毛各一把，鼠屎一粒，燒研，油調傅之。壽域

鬼

末，蜜水服一字，即便發起。時珍。

【發明】【時珍曰】痘瘡歸腎則變黑。凡牙皆腎之標，能入腎發毒也。内有貓牙，又能解毒，而熱證亦可用云。

舌。【主治】瘰癧鼠瘻，生晒研敷。千金。

涎。【主治】瘰癧，刺破塗之。時珍。

肝。【主治】癆瘵殺蟲，取黑貓肝一具，生晒研末，每朔、望五更酒調服之。時珍。○出直指。

胞衣。【主治】反胃吐食，燒灰，入硃砂末少許，壓舌下，甚效。時珍。○出楊氏經驗。

皮毛。【主治】瘰癧諸瘻，癰疽潰爛。時珍。

【附方】新六。乳癰潰爛見内者。貓兒腹下毛，坩鍋内煅存性，入輕粉少許，油調封之。濟生秘覽。瘰癧鼠瘻。以石菖蒲生研盦[一]之，微破，以貓兒皮連毛燒灰，用香油調傅。内服白斂末，酒下，多多爲上。仍以生白斂搗爛，入酒少許，傅之效。證治要訣。

鬢邊生癤。貓頸上毛、豬頸上毛各一把，鼠屎一粒，燒研，油調傅之。壽域。鬼

〔一〕盦：原作「盒」。今據證治要訣卷十一瘡毒門瘰癧改。

䖡頭瘡貓兒毛燒灰膏和傅之千金鼻擦破傷貓兒頭上毛煎碎唾粘傅之衛生易簡鼠咬成瘡貓毛燒灰入麝香少許唾和封之貓鬚亦可救急易方

屎以薑或蒜擦牙鼻或生葱紆鼻中即遺出【主治】蜒蚰諸蟲入耳滴入即出○時珍出儒門事親

屎【修治】臘月采乾者泥固燒存性收用【主治】痘瘡倒陷不發瘰癧潰爛惡瘡蠱疰蠍螫鼠咬時珍○痘黶有無價散見人類燒灰水服治寒熱鬼瘧發無期度者極驗蜀本草

【附方】舊一新七小兒瘧疾烏貓屎一錢桃仁七枚同煎服一盞立瘥温居士方腰脚錐痛支綻者貓兒屎燒灰唾津調塗之永類鈐方蠱疰腹痛雄貓屎燒灰水服外臺瘰癧潰爛臘貓屎以陰陽瓦合鹽泥固濟煅過研末油調搽之儒門事親鬼舐頭禿貓兒屎燒灰臘猪脂和傅之千金鼠咬成瘡貓屎揉之即愈壽域方蠍螫作痛貓兒屎塗之三五次即瘥心鏡齁哮痰嗽貓糞燒灰砂糖湯服一錢葉氏摘玄

舐頭瘡。貓兒毛燒灰，膏和傅之。千金。鼻擦破傷。貓兒頭上毛煎碎，唾粘傅之。衛生易簡。鼠咬成瘡。貓毛燒灰，入麝香少許，唾和封之。貓鬚亦可。救急易方。

尿。以薑或蒜擦牙、鼻，或生葱紝鼻中，即遺出。【主治】蜒蚰諸蟲入耳，滴入即出。時珍。○出儒門事親。

屎。【修治】臘月采乾者，泥固，燒存性，收用。【主治】痘瘡倒陷不發，瘰癧潰爛，惡瘡蠱疰，蠍螫鼠咬。時珍。○痘靨有無價散，見「人類」。燒灰水服，治寒熱鬼瘧，發無期度者，極驗。蜀本草[一]。

【附方】舊一，新七。小兒瘧疾。烏貓屎一錢，桃仁七枚，同煎，服一盞立瘥。温居士方。腰脚錐痛，支腿者。貓兒屎燒灰，唾津調，塗之。永類[二]鈐方。蠱疰腹痛。雄貓屎燒灰，水服。外臺。瘰癧潰爛。臘月[三]貓屎，以陰陽瓦合，鹽泥固濟，煅過研末，油調搽之。儒門事親。鬼舐頭禿。貓兒屎燒灰，臘豬脂和，傅之。千金。鼠咬成瘡。貓屎揉之，即愈。壽域方。蠍螫作痛。貓兒屎塗之，三五次即瘥。心鏡。齁哮痰欬。貓糞燒灰，砂糖湯服一錢。葉氏摘玄。

〔一〕唐本注：原作「蜀本草」。今據證類卷十七狸骨引「唐本注」改。
〔二〕類：原作「賴」。今據卷一引據古今醫家書目改。
〔三〕月：原脱。今據儒門事親卷十五瘡瘍癰腫補。

貍（別錄中品）

【釋名】野貓（時珍曰：按埤雅云：獸之在里者，故從里。穴居貍伏之獸也。爾雅云：貍子曰貄，音曳。其足蹯，其跡厹，音鈕。情頭虎也。）

【集解】弘景曰：貍類甚多，今人用虎貍，無用貓貍者。然貓貍亦好。人有色黃而臭者，肉亦主鼠瘻。頌曰：貍處處有之，其類甚多，以虎斑文者堪用，貓斑者不佳。南方一種香貍，其肉甚香，微有麝氣。宗奭曰：貍形類貓，其文有二：一如連錢，一如虎文。皆可入藥。肉味與貍不相遠。江南一種牛尾貍，其尾如牛，人多糟食，未聞入藥。時珍曰：貍有數種：大小如狐，毛雜黃黑有斑，如貓而圓頭大尾者為貓貍，善竊雞鴨，其氣臭，肉不可食。有斑如貙虎，而尖頭方口者為虎貍，善食蟲鼠果實，其肉不臭，可食。似虎貍而尾有黑白錢文相間者，為九節貍，皮可供裘領。宋史安陸州貢野貓、花貓，即此二種也。有文如豹，而作麝香氣者為香貍，即靈貓也。南方有白面而尾似牛者，為牛尾貍，亦曰玉面貍，專上樹木食百果，冬月極肥，人多糟為珍品，大能醒酒。張揖廣雅云：玉面貍，人捕畜之，鼠皆帖伏不敢出也。一種似貓貍而絕小，黃斑色，居澤中，食蟲鼠及草根者，名𤟤，音迅。又登州島上有海貍，貍頭而魚尾也。

肉【氣味】甘，平，無毒。（詵曰：溫。正月勿食，傷神。時珍曰：內則食貍去正脊，為不利人也。○反藜蘆。）

【主治】

貍別録中品

【釋名】野貓。【時珍曰】按埤雅云：獸[一]之在里者，故從里，穴居薶伏之獸也。爾雅云：貍子曰隸，音曳。其足蹯，其迹内，音鈕，指頭處也。

【集解】【弘景曰】貍類甚多，今人用虎貍，無用貓貍者，然貓貍亦好。又有色黄而臭者，肉亦主鼠瘻。【頌曰】貍，處處有之。其類甚多，以虎斑文者堪用，貓斑者不佳。南方一種香貍，其肉甚香，微有麝氣。【宗奭曰】貍形類貓，其文有二，一如連錢，一如虎文，皆可入藥。肉味與狐不相遠。江南[二]一種牛尾貍，其尾如牛，人多糟食，未聞入藥。【時珍曰】貍有數種。大小如狐，毛雜黄黑有斑，如貓而圓頭大尾者爲貓貍，善竊雞、鴨，其氣臭，肉不可食。有斑如貙虎，而尖頭方口者爲虎貍，善食蟲鼠果實，其肉不臭，可食。似虎貍而有黑白錢文相間者，爲九節貍，皮可供裘領。宋史安陸州貢野貓、花貓，即此二種也。有文如豹，而作麝香氣者爲香貍，即靈貓也。南方有白面而尾似牛者，爲牛尾貍，亦曰玉面貍，專上樹木食百果，冬月極肥，人多糟爲珍品，大能醒酒。張揖廣雅云：玉面貍，人捕畜之，鼠皆帖伏不敢出也。一種似貓貍而絶小，黄斑色，居澤中，食蟲、鼠及草根者，名犽，音迅。又登州島上有海貍，貍頭而魚尾也。

肉。【氣味】甘，平，無毒。【詵曰】温。正月勿食，傷神。【時珍曰】内則：食貍去正脊，爲不利人也。○反藜蘆。【主治】

〔一〕獸：埤雅卷四貍作「貍豸」。
〔二〕南：衍義卷十六狸骨作「西」。

諸疰別録。治溫鬼毒氣，皮中如鍼刺。時珍。○出太平御覽。作羮臛，治痔及鼠瘻，不過三頓，甚妙。蘇頌。○出外臺。補中益氣，去遊風。孫思邈。

【附方】新二。腸風痔瘻下血年深日近者。如聖散：用臘月野貍一枚，燒在罐內，炒大棗半升，枳殼半斤，甘草四兩，豬牙皂莢二兩，同入罐內，蓋定，瓶上穿一孔，鹽泥固濟，煅冷乾，作一地坑，以十字瓶支住罐子，用炭五秤煅至黑煙盡，青煙出，取起，濕土罨一宿，為末。每服二錢，鹽湯下。一方以貍作羮，其骨燒灰酒服。楊氏家藏方。風冷下血，脫肛疼痛：野貍一枚，大瓶盛之，泥固，火煅存性，取研，入麝香二分，每食前米飲服二錢。聖惠方。

膏【主治】鼷鼠咬人成瘡，用此摩之，并食貍肉。時珍。

肝【主治】鬼瘧。時珍。

【附方】新一。鬼瘧經久，或發或止：野貓肝一具，瓶盛，熱豬血浸之，封口懸乾，去血取肝研末，猢猻頭骨、虎頭骨、狗頭骨各一兩，麝香一分，為末，醋糊丸芡子大。發時手把一丸嗅之，仍以緋帛包一丸，繫中指上。聖惠方。

陰莖【主治】女人月水不通，男子陰㿗，燒灰東流水服。別録。

骨頭骨尤良【氣味】甘，溫，無毒。【主治】風疰、尸疰、鬼疰，毒氣在皮中淫

諸疰。別録。治温鬼毒氣，皮中如鍼刺。時珍。○出太平御覽。作羹臛，治痔及鼠瘻，不過三頓，甚妙。蘇頌。○出外臺。補中益氣，去遊風。孫思邈。

【附方】新二。腸風痔瘻，下血年深日近者。如聖散：用臘月野貍一枚蟠在罐内，炒大棗半升，枳殼半斤，甘草四兩，豬牙皂莢二兩，同入罐内蓋定，瓦上穿一孔，鹽泥固濟，煅令乾。作一地坑，以十字瓦支住罐子，用炭五秤，煅至黑煙盡、青煙出取起，濕土罨一宿，爲末。每服二錢，鹽湯下。一方：以貍作羹，其骨燒灰酒服。楊氏家藏方。風冷下血，脱肛疼痛。野貍一枚，大瓶盛之，泥固，火煅存性，取研，入麝香二錢。每食前米飲服二錢。聖惠方。

膏。【主治】鼷鼠咬人成瘡，用此摩之，并食狸肉。時珍。

肝。【主治】鬼瘧。時珍。

【附方】新一。鬼瘧經久，或發或止。野貓肝一具，瓶盛，熱豬血浸之，封口，懸乾去血，取肝研末；猢猻頭骨、虎頭骨、狗頭骨各一兩，麝香一分，爲末，醋糊丸芡子大。發時手把一丸嗅之。仍以緋帛包一丸繫中指上。聖惠方。

陰莖。【主治】女人月水不通，男子陰癩，燒灰，東流水服。別録。

骨。頭骨尤良。【氣味】甘，温，無毒。【主治】風疰尸疰，鬼疰毒氣，在皮中淫

濯如鍼刺著心腹痛走無常處及鼠瘻惡瘡（別錄）燒灰酒服治一切遊風（保昇）炒末治噎病不通飲食（藥性）燒灰水服治食野鳥肉中毒頭骨炙研或燒灰酒服二錢治尸疰邪氣腹痛及痔瘻十服後見驗（孟詵）（○宗奭曰炙骨和雄黃麝香為丸服治痔及瘻甚效）殺蟲治疳痢瘰癧（時珍）

【發明】（頌曰華佗治尸疰有狸骨散用其頭○時珍曰狸骨貓骨性相近可通用之衛生保鑑治諸風心痛神應丹用狸全身燒過入藥）

【附方】舊一　新一

瘰癧腫痛久不瘥用狸頭蹄骨並塗酥炙黃為散每日空心米飲下一錢匕（聖惠）

瘰癧已潰狸頭燒灰頻傳之（千金）

屎（五月收乾）【主治】遊瘧燒灰水服主鬼瘧寒熱（孟詵）燒灰和臘豬脂敷小兒鬼舐頭瘡（千金）

風狸（拾遺）

【校正】原附狸下今分出

躍〔一〕，如鍼刺著，心腹痛，走無常處，及鼠瘻惡瘡。別録。燒灰酒服，治一切遊風。日華〔二〕。炒，末，治噎病，不通飲食。藥性。燒灰水服，治食野鳥肉中毒。頭骨炙研或燒灰，酒服一錢，治尸疰、邪氣腹痛及痔瘻，十服後見驗。孟詵。○【宗奭曰】炙骨，和雄黄、麝香爲丸服，治痔及瘻甚效。殺蟲，治疳痢瘰癧。時珍。

【發明】【頌曰】華佗治尸疰有貍骨散，用其頭。【時珍曰】貍骨、貓骨性相近，可通用之。衛生寶〔三〕鑑治諸風心癇神應丹，用貍全身燒過入藥。

【附方】舊一，新一。瘰癧腫痛久不瘥。用貍頭、蹄骨，並塗酥炙黄，爲散。每日空心米飲下一錢匕。聖惠。瘰癧已潰。貍頭燒灰，頻傅之。千金。

屎。五月收乾。【主治】燒灰，水服，主鬼瘧寒熱。孟詵。燒灰，和臘豬脂，敷小兒鬼舐頭瘡。千金。

風貍拾遺

【校正】原附貍下，今分出。

〔一〕躍：原作「濯」。今據證類卷十七狸骨改。
〔二〕日華：原作「保鼎」。今據改同上。
〔三〕寶：原作「保」。今據卷一引據古今醫家書目改。

釋名 風母綱目 風生獸同 平猴同 狤𤟎音吉屈○時珍曰風貍能因風騰越死則得風復生而又治風疾故得風名狤𤟎言其詰崛也

集解 藏器曰風貍生邕州以南似兔而短棲息高樹上候風而吹至他樹食果子其尿如乳甚難得人取養之乃可得時珍曰今攷十洲記之風生獸廣州異物志之平猴嶺南異物志之風母酉陽雜俎之狤𤟎虞衡志之風貍皆一物也但文有大同小異爾其獸生嶺南及蜀西徼外山林中其大如貍如獺其狀如猿猴而小其目赤其尾短如無其色青黃而黑其文如豹或云一身無毛惟自鼻至尾一道有青毛廣寸許長三四分其尿如乳汁其性食蜘蛛亦啖薰陸香晝則蹲伏不動如蝟夜則因風騰躍甚捷越巖過樹如鳥飛空中人網得之見人則如羞而叩頭乞憐之態人撾擊之倏然死矣以口向風須臾復活惟碎其骨破其腦乃死一云刀斫不入火焚不焦打之如皮囊雖鐵擊其頭破得風復起惟石菖蒲塞其鼻即死也一云此獸常持一杖指飛走悉不能去見人則棄之人獲得擊打至極乃指示人人取以指物令所欲如意也二說見十洲記及嶺南志未審然否

腦 **主治** 酒浸服愈風疾時珍○出嶺南志 和菊花服至十斤可長生十洲記

得風名。猾𤠴言其詰崛也。

【釋名】風母綱目、風生獸同、平猴同、猾𤠴音吉屈。○【時珍曰】風貍能因風騰越，死則得風復生，而又治風疾，故

【集解】【藏器曰】風貍生邕州以南。似兔而短，棲息高樹上，候風而吹至他樹。食果子，其尿如乳，甚難得，人取養之乃可得。【時珍曰】今攷十洲記之風生獸，廣[一]州異物志之平猴，嶺南異物志之風母[二]，酉陽雜俎之猾𤠴，虞衡志之風狸，皆一物也。但文有大同小異爾。其獸生嶺南及蜀西徼外山林中，其大如狸如獺，其狀如猿猴而小，其目赤，其尾短如無，其色青黄而黑，其文如豹。或云一身無毛，惟自鼻至尾一道有青毛，廣寸許，長三四分。其尿如乳汁，其性食蜘蛛，亦啖薰陸香。晝則踡伏不動如蝟，夜則因風騰躍甚捷，越巖過樹，如鳥飛空中。人網得之，見人則如羞而叩頭乞憐之態。人撾擊之，倏然死矣，以口向風，須臾復活。惟碎其骨、破其腦乃死。一云刀斫不入，火焚不焦，打之如皮囊，雖鐵擊其頭破，得風復起。惟石菖蒲塞其鼻，即死也。一云此獸常持一杖，指飛走悉不能去，見人則棄之。人獲得，擊打至極，乃指示人。人取以指物，令所欲如意也。二說見十洲記及嶺南志，未審然否？

腦。【主治】酒浸服，愈風疾。時珍。○出嶺南志。和菊花服至十斤，可長生。十洲記。

〔一〕廣：御覽卷九百八風母引作「南」。
〔二〕母：同上作「猩」。

屎【主治】諸風蟲蝕大風疾虞衡志

狐 別錄下品

【釋名】時珍曰埤雅云狐孤也狐性疑疑則不可以合類故其字從孤省或云狐知虛實以虛擊實亡即孤也故從孤亦通

【集解】弘景曰江東無狐狐出北方及益州形似貍而黃善為魅恭曰形似小黃狗而鼻尖尾大全不似貍頌曰今江南亦時有之汴洛尤多北土作脯生食之其性多疑審聽故捕者多用罝時珍曰狐南北皆有之北方最多有黃黑白三種白色者尤稀尾有白錢文者亦佳日伏于穴夜出竊食聲如嬰兒氣極臊烈毛皮可為裘其腋毛純白謂之狐白許慎云妖獸鬼所乘也有三德其色中和小前大後死則首丘或云狐知上伏不度阡陌或云狐善聽冰或云狐有媚珠或云狐至百歲禮北斗而變化為男女淫婦以惑人又能擊尾出火或云狐魅畏狗千年老狐惟以千年枯木然照則見真形或云犀角置穴狐不敢歸山海經云青丘之山有狐九尾能食人食之不蠱鼎曰狐魅之狀見人或叉手有禮或祗揖無度或靜處獨語或裸形見人也

肉【氣味】甘溫無毒詵曰有小毒禮記云食狐去首為害人也【主治】同腸作臛食治

尿。【主治】諸風。藏器。大風疾。虞衡志。

狐 別録下品

【釋名】【時珍曰】埤雅云：狐，孤也。狐性疑，疑則不可以合類，故其字從孤省。或云狐知虛實，以虛擊實，實即孤也，故從孤，亦通。

【集解】【弘景曰】江東無狐，狐出北方及益州。形似貍而黄，善爲魅。【恭曰】形似小黄狗，而鼻尖尾大，全不似貍。【頌曰】今江南亦時有之，汴、洛尤多。北土作膾〔一〕生食之。其性多疑審聽，故捕者多用罝〔二〕。【時珍曰】狐，南北皆有之，北方最多。有黄、黑、白三種，白色者尤稀。尾有白錢文者亦佳。日伏于穴，夜出竊食。聲如嬰兒，氣極臊烈。毛皮可爲裘，其腋毛純白，謂之狐白。許慎云：妖獸，鬼所乘也。有三德，其色中和，小前大後，死則首丘。或云狐知上伏，不度阡陌。或云狐善聽冰，或云狐有媚珠。或云狐至百歲，禮北斗而變化，爲男女淫婦以惑人。又能擊尾出火。或云狐魅畏狗。千年老狐，惟以千年枯木然照，則見真形。或云犀角置穴，狐不敢歸。山海經云：青丘之山，有狐九尾，能食人。食之不蠱。【鼎曰】狐魅之狀，見人或叉手有禮，或祇揖無度，或静處獨語，或裸形見人也。

肉。【氣味】甘，温，無毒。【詵曰】有小毒。禮記云：食狐去首，爲害人也。【主治】同腸作臛食，治

〔一〕膾：原作「鱠」。今據證類卷十八狐陰莖改。
〔二〕其性……用罝：此句出衍義卷十六狐。

瘡疥久不瘥蘇恭 煮炙食補虛損及五臟邪氣患蠱毒寒熱者宜多服之孟詵 作膾生食暖中去風補虛勞蘇頌

[附方]舊一 狐肉羹 治驚癇恍惚語言錯謬歌笑無度及五臟積冷蠱毒寒熱諸病用狐肉一片及五臟治淨入豉汁煮熟入五味作羹或作粥食京中以羊骨汁鯽魚代豉汁亦妙 食醫心鏡

五臟及腸肚 [氣味]苦微寒有毒 [主治]蠱毒寒熱小兒驚癇別錄 補虛勞隨臟而補治惡瘡疥生食治狐魅日華 作羹臛治大人見鬼孟詵 ○肝燒灰治風癇及破傷風口緊搐强時珍 ○古方治諸風心癇有狐肝散及衛生寶鑑神應散普濟方治破傷中風金烏散中並用之

[附方]新四 勞瘧瘴瘧 野狐肝一具陰乾重五日五更初北斗下受氣為末粳米作丸菉豆大每以一丸緋帛裹繫手中指男左女右 聖惠 鬼瘧寒熱 野狐肝膽一具新瓶內陰乾阿魏一分為末醋糊丸芡子大發時男左女右把一丸嗅之仍以緋帛包一丸繫手中指 聖惠 中惡蠱毒 臘月狐腸燒末水服方寸匕 千金

牛病疫疾 恭曰狐腸燒灰水灌之勝獺也

瘡疥久不瘥。蘇恭。煮炙食，補虚損，及五臟邪氣，患蠱毒寒熱者，宜多服之。孟詵。作膾生食，暖中去風，補虚勞。蘇頌。

【附方】舊一。狐肉羹。治驚癇恍惚，語言錯謬，歌笑無度，及五臟積冷，蠱毒寒熱諸病。用狐肉一片及五臟治浄，入豉汁煮熟，入五味作羹，或作粥食。京中以羊骨汁、鯽魚代豉汁，亦妙。食醫心鏡。

五臟及腸肚。【氣味】苦，微寒，有毒。【主治】蠱毒寒熱，小兒驚癇。别録。補虚勞，隨臟而補，治惡瘡疥。生食，治狐魅。日華。作羹臛，治大人見鬼。孟詵。○肝燒灰，治風癇及破傷風，口緊搐强。時珍。○古方治諸風心癇有狐肝散，及衛生寳鑑神應散、普濟方治破傷中風金烏散中並用之。

【附方】新四。勞瘧瘴瘧。野狐肝一具陰乾，重五日五〔一〕更初，北斗下受氣爲末，粳米飯〔二〕作丸菉豆大。每以一丸緋帛裹，繫手中指，男左女右。聖惠。鬼瘧寒熱。野狐肝膽一具，新瓶内陰乾，阿魏一分，爲末，醋糊丸芡子大。發時男左女右把一丸嗅之。仍以緋帛包一丸，繫手中指。聖惠。中惡蠱毒。臘月狐腸燒末，水服方寸匕。千金。牛病疫疾。恭曰：狐腸燒灰，和〔三〕水灌之，勝獺也。

〔一〕五：聖惠方卷第五十二治勞瘧諸方無此字。

〔二〕飯：原脱。今據補同上。

〔三〕和：原脱。今據證類卷十八狐陰莖補。

膽（臘月收之）【主治】人卒暴亡，卽取雄狐膽溫水研灌入喉卽活，移時者無及矣。（蘇頌。○出續傳信方）辟邪瘧，解酒毒。（時珍。○萬畢術云：狐血漬黍，令人不醉。高誘註云：以狐血漬黍米、麥門冬，陰乾爲丸，飲時以一丸置舌下含之，令人不醉也。）

【附方】新一。狐膽丸：（治邪瘧發作無時。狐膽一箇，硃砂、砒霜各半兩，阿魏、麝香、黃丹、菉豆粉各一分，爲末，五月五日午時粽子尖和丸梧子大，空心及發前冷醋湯服二丸。忌熱物。聖惠方）

陰莖【氣味】甘，微寒，有毒。（思邈曰：有小毒）【主治】女子絕產，陰中痒，小兒陰㿗卵腫。（別錄）婦人陰脫。（時珍）

【附方】新一。小兒陰腫：（狐陰莖炙爲末，空心酒服。千金方）

頭【主治】燒之，辟邪。同貍頭燒灰，傅瘰癧。（時珍。千金）

目【主治】破傷中風。（時珍）

【發明】時珍曰：狐目治破傷風，方見劉氏保壽堂方，云神效無比。臘月收狐目，陰乾，臨時用二目一副，炭火微燒存（性，研末，無灰酒服之。又淮南萬畢術云：狐目貍腦，鼠去其穴。謂塗穴，辟鼠也。）

膽。臘月收之。【主治】人卒暴亡，即取雄狐膽，温水研灌，入喉即活。移時者無及矣。蘇頌。○出續傳信方。辟邪瘧，解酒毒。時珍。○萬畢術云：狐血漬黍，令人不醉。高誘註云：以狐血漬黍米、麥門冬，陰乾爲丸。飲時以一丸置舌下含之，令人不醉也。

【附方】新一。狐膽丸。治邪瘧發作無時。狐膽一箇，硃砂、砒霜各半兩，阿魏、麝香、黄丹、菉豆粉各一分，爲末，五月五日午時，粽子尖和丸梧子大。空心及發前，冷醋〔一〕湯服二丸。忌熱物。聖惠方。

陰莖。【氣味】甘，微寒，有毒。【思邈曰】有小毒。【主治】女子絶産，陰中痒，小兒陰㿗卵腫。别録。婦人陰脱。時珍。

【附方】新一〔二〕。小兒陰腫。狐陰莖炙，爲末，空心酒服。千金方。

頭。【主治】燒之辟邪。同貍頭燒灰，傅瘰癧。時珍。千金。

目。【主治】破傷中風。時珍。

【發明】【時珍曰】狐目治破傷風，方見劉氏保壽堂方，云神效無比。臘月收取狐目陰乾，臨時用二目一副，炭火微燒存性，研末，無灰酒服之。又淮南萬畢術云：狐目、貍腦，鼠去其穴。謂塗穴辟鼠也。

〔一〕醋：原字漫漶。今據聖惠方卷二十八治瘧發作無時諸方補正。

〔二〕一：原脱。今據此下方劑實數補。

鼻主治狐魅病同豹鼻煮食時珍

脣主治惡刺入肉杵爛和鹽封之聖惠

口中涎液主治入媚藥陳藏器曰取法小口瓶盛肉置狐常行處狐爪不得徊徊于上涎入瓶中乃收之也

四足主治痔漏下血時珍

附方新一痔漏反花瀉血者用狐手足一副陰乾穿山甲蝟皮黄明膠白附子五靈脂蜀烏頭川芎䓖乳香各二兩剉細入砂罐内固濟候乾炭火煅紅為末入木香末一兩以芫荽煎酒調下二錢日三服屢效永類鈐方

皮主治辟邪魅時珍

尾主治燒灰辟惡日華○頭尾燒灰治牛疫和水灌之

雄狐屎陳藏器曰在竹木及石上尖頭者是也主治燒之辟惡別錄去瘟疫氣蘇恭治肝氣心痛顏色蒼蒼如死灰喉如喘息者以二升燒灰和薑黃三兩搗末空腹酒下方寸匕日再甚效蘇頌○出崔元亮海上方療惡

鼻。【主治】狐魅病，同豹鼻煮食。時珍。

脣。【主治】惡刺入肉，杵爛，和鹽封之。聖惠。

口中涎液。【主治】入媚藥。【嘉謨曰】取法：小口瓶盛肉，置狐常行處。狐爪不得，徘徊于上，涎入瓶中，乃收之也。

四足。【主治】痔漏下血。時珍。

【附方】新一。痔漏，反花瀉血者。用狐手足一副陰乾，穿山甲、猬皮各三兩，黄明膠、白附子、五靈脂、蜀烏頭、川芎藭、乳香各二兩，剉細，入砂鍋内固濟候乾，炭火煅紅，爲末。入木香末一兩，以芫荽煎酒調下二錢，日三服，屢效。永類鈐方。

皮。【主治】辟邪魅。時珍。

尾。【主治】燒灰辟惡。日華。○頭尾燒灰，治牛疫，和水灌之。

雄狐屎。【恭曰】在竹、木及石上，尖頭者是也。【主治】燒之辟惡。别録。去瘟疫氣〔一〕。蘇恭。治肝氣心痛，顔色蒼蒼如死灰狀而〔二〕喘息者，以二升燒灰，和薑黄三兩擣末，空腹酒下方寸匕，日再，甚效。蘇頌。○出崔元亮海上方。療惡

〔一〕氣：證類卷十八狐陰莖作「病」。

〔二〕狀而：原作「喉如」。今據改同上。

刺入肉燒臘月豬脂封之千金

【附方】舊一新一

鬼瘧寒熱雄狐屎蝙蝠屎各一分為末醋糊丸芡子大發時男左女右手把一丸嗅之

一切惡瘻中有冷瘻肉者用正月狐糞乾末食前新汲水下一錢七日二　千金方

貉音鶴衍義 ○

【校正】原係貒下今分出

【釋名】時珍曰按字說云貉與貛同穴各處故字從各說文作貈亦作貉爾雅貈子曰貆音暄其子曰貊音猯原本以新作貆者訛矣

【集解】宗奭曰貉形如小狐毛黃褐色　時珍曰貉生山野間狀如貍頭銳鼻尖斑色其毛深厚溫滑可為裘服與貛同穴而異處日伏夜出捕食蟲物出則貛隨之其性好睡人或以竹叩醒已而復寐故人好睡者謂之貉睡俗作渴睡謬矣俚人又言其非好睡乃耳聾也故見人乃知趨走考工記云貉踰汶則死土氣使然也王浚川言北曰狐南曰貉逞禽書言氐土貉是千歲獨狐化成者並非也

肉【氣味】甘溫無毒【主治】元臟虛勞及女子虛憊蘇頌

貒音湍唐本草 ○

刺入肉，燒灰，和〔一〕臘月豬脂封之。千金。

【附方】舊一，新一。鬼瘧寒熱〔二〕。雄狐屎、蝙蝠屎各一分，爲末，醋糊丸芡子大。發時男左女右，手把一丸嗅之。一切惡瘻，中有冷瘜肉者。用正月狐糞乾末，食前新汲水下一錢匕。日二。千金方。

貉 音鶴〇衍義

【校正】原係貒下，今分出。

【釋名】【時珍曰】按字説云：貉與獾同穴各處，故字從各。説文作貈，亦作狢。爾雅：貈子曰貊，音陌。其雌曰貍〔三〕，音惱。原本以貊作貆者，訛矣。

【集解】【宗奭曰】貉形如小狐，毛黄褐色。【時珍曰】貉生山野間。狀如貍，頭鋭鼻尖，斑色。其毛深厚温滑，可爲裘服。與獾同穴而異處，日伏夜出，捕食蟲物，出則獾隨之。其性好睡，人或蓄之，以竹叩醒，已而復寐，故人好睡者謂之貉睡。俗作渴睡，謬矣。俚人又言其非好睡，乃耳聾也，故見人乃知趨走。考工記云：貉踰汶則死，土氣使然也。王浚川言北曰狐，南曰貉，星禽書言氏土貉是千歲獨狐化成者，並非也。

肉。【氣味】甘，温，無毒。【主治】元臟虚勞及女子虚憊。蘇頌。

貒 音湍〇唐本草

〔一〕灰和：原脱。今據證類卷十八狐陰莖補。

〔二〕寒熱：下方無出處。方見聖惠方卷五十二治鬼瘧諸方。

〔三〕雌曰貍：原作「子曰貓」。今據爾雅釋獸郭注「貈子」改。「貍」，同「貓」，雌貉也。

【釋名】貛㹠（蘇恭）豬貛（時珍曰）貒，團也，其狀團肥也。爾雅云：貒子曰貗，其足蹯，其跡內。蹯，足掌也。內，指頭跡也。

【集解】（頌曰）貒似犬而矮，尖喙黑足，褐色。與貛、貉三種大抵相類，而頭、足小別。郭璞註爾雅云：貒一名貛，以為一物，然方書說其形狀差別也。（宗奭曰）貒肥矮，毛微灰色，頭連脊毛一道黑，短尾，尖而黑，蒸食極美。（時珍曰）貒即今豬貛也。處處山野間有之，穴居，狀似小豬㹠，形体肥而行鈍，其耳聾，見人乃走，短足短尾，尖喙褐毛，能孔地食蟲蟻瓜果。其肉帶土氣，皮毛不如狗貛。蘇頌所註乃狗貛，非貒也。郭璞謂貛即貒，亦誤也。

肉【氣味】甘酸，平，無毒。【主治】水脹久不瘥垂死者，作羹食之，下水大效（蘇恭）。○聖惠用粳米、葱、豉作粥食。服丹石動熱，下痢赤白久不瘥，煮肉露一宿，空腹和醬食，一頓即瘥。瘦人煮和五味食，長肌肉（孟詵）。○（宗奭曰）野獸中惟貒肉最甘美，益瘦人。治上氣虛乏，欬逆勞熱，和五味煮食（吳瑞）。

膏【主治】蜣蜋蠱毒，胸中哽噎怵怵如蟲行，欬血，以酒和服，或

【釋名】獾㹠藏器、豬獾。【時珍曰】貒，團也，其狀團肥也。爾雅云：貒子曰貗〔一〕，其足蹯，其迹内。蹯，足掌也。内，指頭跡也。

【集解】【頌曰】貒，似犬而矮，尖喙黑足，褐色。與獾、貉三種，大抵相類，而頭、足小別。郭璞註爾雅云：貒，一名獾。以爲一物，然方書説其形狀差别也。【宗奭曰】貒肥矮，毛微灰色，頭連脊毛一道黑，短尾，尖嘴而黑。蒸食極美。【時珍曰】貒即今豬獾也。處處山野間有之。穴居，狀似小豬㹠，形體肥而行鈍。其耳聾，見人乃走。短足短尾，尖喙褐毛，能孔地食蟲蟻瓜果。其肉帶土氣，皮毛不如狗獾。蘇頌所註乃狗獾，非貒也。郭璞謂獾即貒，亦誤也。

肉。【氣味】甘、酸，平，無毒。【主治】水脹久不瘥，垂死者，作羹食之，下水大效。蘇恭。○聖惠用粳米、葱、豉作粥食。服丹石動熱，下痢赤白久不瘥，煮肉露一宿，空腹和醬食，一頓即瘥。瘦人煮和五味食，長肌肉。孟詵。○【宗奭曰】野獸中惟貒肉最甘美，益瘦人。治上氣虚乏，欬逆勞熱，和五味煮食。吴瑞。

膏。【主治】蜣蜋蠱毒，胸中哽噎，怵怵如蟲行，欬血，以酒和服，或

〔一〕貗：原作「貜」。今據爾雅釋獸寓屬改。

下或吐或自消也奭衍

胞【主治】蠱毒以臘月乾者湯摩如雞子許空腹服之唐本草

骨【主治】上氣欬嗽多研酒服三合日二取瘥孟詵

貛（食物）

【釋名】狗貛音歡天狗時珍曰貛又作獾亦狀其肥鈍之貌蜀人呼為天狗

【集解】汪穎曰狗貛處處山野有之穴土而居形如家狗而脚短食果實有數種相似其肉味甚甘美皮可為裘時珍曰貛猪貛也貒狗貛也二種相似而略殊狗貛似小狗而肥尖喙矮足短尾深毛褐色皮可為裘領亦食蟲蟻瓜果又遼東女直地面有海貛皮可供衣裘亦此類也

肉【氣味】甘酸平無毒【主治】補中益氣宜人汪穎小兒疳瘦殺蛔蟲宜啖之蘇頌功與貒同時珍

木狗（綱目）

【集解】時珍曰按熊太古冀越集云木狗生廣東左右江山中形如黑狗能登木其皮為衣褥能運動血氣元世祖有

下，或吐，或自消也。崔行功。

胞。【主治】蠱毒，以臘月乾者，湯摩如雞子許，空腹服之。唐本草。

骨。【主治】上氣欬嗽，炙〔一〕研，酒服三合，日二，取瘥。孟詵。

獾食物

【釋名】狗獾音歡、天狗。【時珍曰】獾又作貆，亦狀其肥鈍之貌。蜀人呼爲天狗。

【集解】【汪穎曰】狗獾，處處山野有之，穴土而居，形如家狗而脚短，食果實。有數種相似。其肉味甚甘美，皮可爲裘。【時珍曰】貒，豬獾也；獾，狗獾也。二種相似而略殊。狗獾似小狗而肥，尖喙矮足，短尾深毛，褐色。皮可爲裘領。亦食蟲蟻瓜果。又遼東女真地面有海獾皮，可供衣裘，亦此類也。

肉。【氣味】甘、酸，平，無毒。【主治】補中益氣，宜人。汪穎。小兒疳瘦，殺蛕蟲，宜噉之。蘇頌。功與貒同。時珍。

木狗綱目

【集解】【時珍曰】按熊太古冀越集云：木狗生廣東左、右江山中。形如黑狗，能登木。其皮爲衣褥，能運動血氣。元世祖有

〔一〕炙：原作「多」。今據證類卷十八猯肉改。

足疾取以為穆人遂貴重之此前所未聞也珍嘗聞蜀人言川西有玄豹大如狗黑色尾亦如狗其皮作裘褥甚暖冬月遠行用其皮包肉食數日猶溫彼土亦珍貴之此亦木狗之屬也故附見于此云

皮主治除脚痺風濕氣活血脉暖腰膝時珍

豺音儕○唐本草

釋名豺狗時珍曰按字說云豺能勝其類又知祭獸可謂才矣故字從才埤雅云豺柴也俗云體瘦如豺是矣

集解時珍曰豺處處山中有之狼屬也俗名豺狗其形是狗而頗白前矮後高而長尾其體細瘦而健猛其毛黃褐色而䯯䯯其牙如錐而噬物羣行虎亦畏之又喜食羊其聲如犬人惡之以為引魅不祥其氣臊臭可惡羅願云世傳狗為豺之舅見狗輒跪亦相制耳

肉氣味酸熱有毒詵曰豺肉食之損人精神消人脂肉令人瘦

皮氣味熱主治冷痺軟脚氣熟之以纏裹病上即瘥蘇恭療諸疳痢腹中諸瘡煑汁飲或燒灰酒服之亦可傅䘌齒瘡孟詵又曰燒灰和酒灌解槽牛馬便馴良附人治小兒夜啼百法不效同狼屎中骨燒灰

足疾，取以爲袴，人遂貴重之，此前所未聞也。珍嘗聞蜀人言：川西有玄豹，大如狗，黑色，尾亦如狗。其皮作裘、褥，甚暖。冬月遠行，用其皮包肉食，數日猶温，彼土亦珍貴之。此亦木狗之屬也。故附見于此云。

皮。【主治】除脚痹風濕氣，活血脉，暖腰膝。時珍。

豺音儕○唐本草

【釋名】豺狗。【時珍曰】按字説云：豺能勝其類，又知祭獸，可謂才矣，故字從才。埤雅云：豺，柴也。俗名體瘦如豺是矣。

【集解】【時珍曰】豺，處處山中有之，狼屬也。俗名豺狗，其形是狗而頗白，前矮後高而長尾。其體細瘦而健猛，其毛黄褐而鬖鬖，其牙如錐而噬物，群行虎亦畏之。又喜食羊，其聲如犬，人惡之，以爲引魅不祥。其氣臊臭可惡。羅願云：世傳狗爲豺之舅，見狗輒跪，亦相制耳。

肉。【氣味】酸，熱，有毒。【詵曰】豺肉食之，損人精神，消人脂肉，令人瘦。

皮。【氣味】熱。【主治】冷痺〔一〕，脚氣，熟之以纏裹病上，即瘥。蘇恭。療諸疳痢，腹中諸瘡，煮汁飲，或燒灰酒服之。其灰〔二〕亦可傅䘌齒瘡。孟詵。又曰：頭骨〔三〕燒灰和酒灌解槽牛馬，便馴良附人。治小兒夜啼，百法不效，同狼屎中骨燒灰

〔一〕痺：此下原有「軟」字。今據證類卷十八豺皮删。
〔二〕其灰：原脱。今據補同上。
〔三〕頭骨：原脱。今據補同上。

等分水服少許即定。時珍出總録。

狼 拾遺

〔釋名〕毛狗。〔時珍曰〕禽書云：狼逐食，能倒立，先卜所向，獸之良者也，故字從良。爾雅云：牡曰貛，牝曰狼，其子曰獥。音叫。

〔集解〕藏器曰：狼大如狗，蒼色，鳴聲則諸孔皆沸。〔時珍曰〕狼，豺屬也，處處有之，北方尤多，喜食之，南人呼為毛狗是矣。其居有穴。其形大如犬而銳頭尖喙，白頰駢脅，高前廣後，脚不甚高，能食雞鴨鼠物。其色雜黃黑，亦有蒼灰色者。其聲能大能小，能作兒啼以魅人，野俚尤惡其冬鳴。其腸直，故鳴則後竅皆沸。而糞為烽煙，直上不斜。其性善顧而食戾踐藉。老則其胡如袋，所以跋胡疐尾，進退兩患。其象上應奎星。〔頌〕曰：狽足前短，知食所在；狼足後短，負之而行，故曰狼狽。

狼筋 藏器曰：狼筋如織絡袋子，又若筋膠所作，大小如鴨卵。人有犯盜者，熏之即脚攣縮，因之獲賊也。或言是狼胜下筋，又言是蟲所作，未知孰是。〔時珍曰〕按李石續博物志云：晉時有狼巾，一作狼筋，狀如大蝸，兩頭光，帶黃色。有段祐失金帛，集奴婢於庭焚之，一婢臉瞤，乃竊器者。此即陳氏所謂狼筋也。愚謂其事盖術者所為，未必實有是埋。而羅氏爾雅翼解為狼胜中筋，大於雞卵，謬矣。

等分，水服少許，即定。時珍。○出總録〔一〕。

狼 拾遺

【釋名】毛狗。【時珍曰】禽書云：狼逐食，能倒立，先卜所向，獸之良者也。故字從良。爾雅云：牡曰獾，牝曰狼，其子曰獥，音叫。

【集解】【藏器曰】狼大如狗，蒼色，鳴聲則諸孔皆沸〔二〕。【時珍曰】狼，豺屬也，處處有之。北方尤多，喜食之。南人呼爲毛狗是矣。其居有穴。其形大如犬而鋭頭尖喙，白頰騈脇，高前廣後，脚不甚高，能食雞、鴨、鼠物。其色雜黄黑，亦有蒼灰色者。其聲能大能小，能作兒啼以魅人，野俚尤惡其冬鳴。其腸直，故鳴則後竅皆沸，而糞爲烽煙，直上不斜。其性善顧而食戾踐藉。老則其胡如袋，所以跋胡疐尾，進退兩患。其象上應奎星。【頴曰】狽足前短，先〔三〕知食所在；狼足後短，負之而行，故曰狼狽。

狼筋。【藏器曰】狼筋如織絡袋子，又若筋膠所作，大小如鴨卵。人有犯盜者，熏之即脚攣縮，因之獲賊也。或言是狼胜下筋，又言是蟲所作，未知孰是。【時珍曰】按李石續博物志云：唐時有狼巾，一作狼筋，狀如大蝸，兩頭光，帶黄色。有段祐失金帛，集奴婢於庭焚之，一婢臉瞤，乃竊器者。此即陳氏所謂狼筋也。愚謂其事蓋術者所爲，未必實有是理，而羅氏爾雅翼解爲狼胜中筋，大於雞卵，謬矣。

〔一〕總録：該書無此方。方見普濟方卷三百六十一夜啼。

〔二〕沸：證類卷十八狼筋作「涕」。酉陽雜俎前集卷十六作「沸」，義長。

〔三〕先：原闕一字。今據食物本草卷三狼補。

肉【氣味】鹹熱無毒（味勝狐犬）【主治】補益五臟厚腸胃填骨髓腹有冷積者宜食之（時珍○出飲膳正要）

膏【主治】補中益氣潤燥澤皺塗諸惡瘡（時珍）

【發明】時珍曰臘月煉淨收之禮記云小切狼臅膏與稻米為饘謂以狼胸臆中膏和米作粥糜也古人多食狼肉以膏煎和飲食故內則食狼去腸周禮獸人冬獻狼取其膏聚也諸方亦時用狼之靨牙皮糞而本草並不著其功用止有陳藏器述狼筋疑似一說可謂缺矣今通據飲膳正要諸書補之云

牙【主治】佩之辟邪惡氣刮末水服治猘犬傷燒灰水服方寸匕治食牛中毒（時珍○出小品諸方）

喉靨【主治】噎病日乾為末每以半錢入飯內食之妙（聖惠）

皮【主治】暖人辟邪惡氣○嗉下皮搓作條勒頭能去風止痛（正要○淮南子萬畢術云狼皮當戶羊不敢出）

尾【主治】繫馬胸前辟邪氣令馬不驚（正要）

肉。【氣味】鹹，熱，無毒。味勝狐、犬。【主治】補益五臟，厚腸胃，填骨〔一〕髓，腹有冷積者宜食之。時珍。○出飲膳正要。

膏。【主治】補中益氣，潤燥澤皺，塗諸惡瘡。時珍。

【發明】【時珍曰】臘月煉净收之。禮記云：小切狼臅膏，與稻米爲飩〔二〕。謂以狼胸臆中膏，和米作粥糜也。古人多食狼肉，以膏煎和飲食。故内則食狼去腸，周禮獸人冬獻狼，取其膏聚也。諸方亦時用狼之靨、牙、皮、糞，而本草並不著其功用，止有陳藏器述狼筋疑似一説，可謂缺矣。今通據飲膳正要諸書補之云。

牙。【主治】佩之，辟邪惡氣。刮末水服，治猘犬傷。燒灰水服方寸匕，治食牛中毒。時珍。○出小品諸方。

喉靨〔三〕。【主治】噎病，日乾爲末，每以半錢入飯内食之，妙。聖惠。

皮。【主治】暖人，辟邪惡氣。○嗉下皮，搓作條，勒頭，能去風止痛。正要。○淮南子萬畢術云：狼皮當户，羊不敢出。

尾。【主治】繫馬胸前，辟邪氣，令馬不驚。正要。

〔一〕骨：飲膳正要卷三獸品狼作「精」。
〔二〕飩：禮記内則作「酏」。
〔三〕喉靨：聖惠方卷五十治食噎諸方作「喉結」。

屎【主治】瘰癧燒灰油調封之又治骨哽不下燒灰水服之（時珍）

〇出外臺　千金方

屎中骨【主治】小兒夜啼燒灰水服一黍米大即定又能斷酒

千金

【附方】新一　破傷風狼虎穿腸骨四錢炙黃桑花蟬蛻各二錢為末每服一錢米湯調下若口乾者不治（經驗方）

兔（別錄中品）

【釋名】明視（時珍曰按魏子才六書精要云兔字篆文象形一云吐而生子故曰兔禮記謂之明視言其目不瞬而瞭然也說文兔子曰娩音萬狡兔曰䨲音俊曰㲋音讒梵書謂兔為舍迦）

【集解】【頌曰】兔處處有之為食品之上味【時珍曰】按事類合璧云兔大如貍而毛褐形如鼠而尾短耳大而鋭上脣缺而無脾長鬚而前足短尻有九孔趺居趫捷善走舐雄毫而孕五月而吐子其大者為㚟音綽似兔而大青色首與兔同足與鹿同故字象形或謂兔無雄而中秋望月中顧兔以孕者不經之說也今雄兔有二卵古樂府有雄兔脚撲速雌兔

屎。【主治】瘰癧，燒灰，油調封之。又治骨哽不下，燒灰，水服之。時珍。○出外臺、千金方。

屎中骨。【主治】小兒夜啼，燒灰，水服二黍米大，即定。又能斷酒〔一〕。千金。

【附方】新一。破傷風。狼虎穿腸骨四錢炙黄，桑花、蟬蜕各二錢，爲末。每服一錢，米湯調下。若口乾者，不治。經驗方。

兔 別録中品

【釋名】明眎。【時珍曰】按魏子才六書精藴〔二〕云：兔子篆文象形。一云：吐而生子，故曰兔。禮記謂之明眎，言其目不瞬而瞭然也。説文：兔子曰娩，音萬。狡兔曰㕙，音俊，曰毚，音讒。梵書謂兔爲舍迦。

【集解】【頌曰】兔處處有之，爲食品之上味。【時珍曰】按事類合璧〔三〕云：兔大如貍而毛褐，形如鼠而尾短，耳大而鋭。上脣缺而無脾，長鬚而前足短。尻有九孔，趺居，趫捷善走。舐雄毫而孕，五月而吐子。其大者爲㕙，音綽，似兔而大，青色，首與兔同，足與鹿同。故字象形。或謂兔無雄，而中秋望月中顧兔以孕者，不經之説也。今雄兔有二卵。古樂府有「雄兔脚撲速，雌兔

〔一〕斷酒：「酒」字下部缺損。今從江西本補正。據千金方卷二十五備急「斷酒方」，所用爲虎屎中骨，非狼屎中骨。
〔二〕藴：原作「要」。今據卷一引據古今經史百家書目改。
〔三〕璧：原作「壁」。今據改同上。

眼迷離可破其疑矣主物簿云孕環之兔懷於左腋毛有文采至百五十年環轉於腦能隱形也王廷相雅述云兔以潦為鼈匕以旱為兔熒或不明則雉生兔

肉【氣味】辛平無毒【詵曰】酸冷【時珍曰】甘寒按內則云食兔去尻不利人也風俗通云食兔髖多令人面生髖骨【弘景曰】兔肉為羹益人妊娠不可食令子缺唇不可合白雞肉及肝心食令人面黃合獺肉食令人病遁尸與薑橘同食令人心痛霍亂又不可同芥食藏器曰兔尻有孔子從口出故妊婦忌之非獨為缺唇也大抵久食絕人血脉損元氣陽事令人痿黃八月至十月可食餘月傷人神氣兔死而眼合者殺之【主治】補中益氣別錄熱氣濕痺止渴健脾炙食壓丹石毒日華臘月作醬食去小兒豌豆瘡藥性涼血解熱毒利大腸時珍

【發明】宗奭曰兔者明月之精有白毛者得金之氣入藥尤效凡兔至秋深時可食金氣全也至春夏則味變矣然作醬必用五味既患豌豆瘡又食此物發毒太甚恐斑爛損人時珍曰兔至冬月齕木皮已得金氣而氣內實故味美至春食草麥而金氣衰故不美也今俗以餵小兒云令出痘稀蓋亦因其性寒而解熱耳故又能治消渴壓丹石毒若痘已出及虛寒者宜戒之劉純治例云反胃結腸甚者難治常食兔肉則便自行又可證其性之寒利矣

眼迷離」，可破其疑矣。主物簿云：孕環之兔，懷於左腋，毛有文采，至百五十年，環轉於腦，能隱形也。王廷相雅述云：兔以潦爲鼈，鼈以旱爲兔。熒惑〔一〕不明，則雉生兔。

肉。【氣味】辛，平，無毒。【詵曰】酸，冷。【時珍曰】甘，寒。按內則云：食兔去尻，不利人也。風俗通云：食兔髓多，令人面生髖骨。【弘景曰】兔肉爲羹，益人。妊娠不可食，令子缺脣。不可合白雞肉及肝、心食，令人面黄。合獺肉食，令人病遁尸。與薑、橘同食，令人心痛、霍亂。又不可同芥食。【藏器曰】兔尻有孔，子從口出，故妊婦忌之，非獨爲缺脣也。大抵久食絶人血脉，損元氣、陽事，令人痿黄。八月至十月可食，餘月傷人神氣。兔死而眼合者殺人〔二〕。【主治】補中益氣。別録。熱氣濕痺〔三〕，止渴健脾。炙〔四〕食，壓丹石毒。日華。臘月作醬食，去小兒豌豆瘡。藥性。涼血，解熱毒，利大腸。時珍。

【發明】【宗奭曰】兔者，明月之精。有白毛者，得金之氣，入藥尤效。凡兔至秋深時可食，金氣全也，至春、夏則味變矣。然作醬必用五味，既患豌豆瘡，又食此物，發毒太甚，恐斑爛損人。【時珍曰】兔至冬月齕木皮，已得金氣而氣內實，故味美。至春食草麥，而金氣衰，故不美也。今俗以飼小兒，云令出痘稀，蓋亦因其性寒而解熱耳。故又能治消渴，壓丹石毒。若痘已出，及虛寒者宜戒之。劉純治例云：反胃，結腸甚者難治，常食兔肉則便自行。又可證其性之寒利矣。

〔一〕惑：原作「或」。今據御覽卷九百七兔引春秋考異郵改。
〔二〕人：原作「之」。今據證類卷十七兔頭骨引食療改。
〔三〕熱氣濕痺：此四字見證類卷十七兔頭骨「今按」引陳藏器本草。
〔四〕炙：證類卷十七兔頭骨引日華子作「生」。

附方舊一

消渴羸瘦 用兎一隻，去皮爪五藏，以水一斗半煎稠，去滓澄冷，渴即飲之。極重者不過二兎。崔元亮海上方

血

氣味 鹹，寒，無毒。

主治 凉血活血，解胎中熱毒，催生易産。時珍

附方新六

蟾宮丸 乾坤秘韞：治小兒胎毒，遇風寒即發痘疹，服此可免，雖出亦稀。用兎二隻，臘月八日刺血於漆盤內，以細麪炒熟，和丸綠豆大。每服三十丸，綠豆湯下。每一兒食一劑，永安甚効。○楊氏經驗方加硃砂三錢，酒下，名兎血丸。小兒服之，終身不出痘瘡，或出亦稀少。臘月八日取生兎一隻刺血，和蕎麥麪，少加雄黃四五分，候乾，丸如菉豆大。初生小兒以乳汁送下二三丸，遍身發出紅點，是其徵驗也。但兒長成，常以兎肉啖之，尤妙。劉氏保壽堂方

催生丹 治産難。臘月兎血以蒸餅染之，紙裹陰乾爲末。每服二錢，乳香湯下。指迷方

心氣痛 瑞竹堂方：用臘兎血和茶末四兩，乳香末二兩，搗丸芡子大。每溫醋化服一丸。○譚埜翁方：臘月八日取活兎血和麪丸梧子大，每白湯下二十一丸。

腦

主治 塗凍瘡。別錄 催生滑胎。時珍 同髓治耳聾。蘇恭

附方舊二新二

催生散 用臘月兎腦髓一箇，攤紙上夾勻，陰乾，剪作符子，于面上書生字一箇，候母痛極時

【附方】舊一。消渴羸瘦。用兔一隻，去皮、爪、五藏，以水一斗半煎稠，去滓澄冷，渴即飲之。極重者不過二兔。崔元亮海上方。

血。【氣味】鹹，寒，無毒。【主治】凉血活血，解胎中熱毒，催生易産。時珍。

【附方】新六。蟾宫丸。乾坤秘韞治小兒胎毒，遇風寒即發痘疹，服此可免，雖出亦稀。用兔二隻，臘月八日刺血於漆盤内，以細麪炒熟和丸緑豆大。每服三十丸，緑豆湯下。每一兒食一劑，永安，甚效。○楊氏經驗方加硃砂三錢，酒下。名兔砂丸。兔血丸。小兒服之，終身不出痘瘡，或出亦稀少。臘月八日，取生兔一隻刺血，和蕎麥麪，少加雄黄四五分，候乾，丸如菉豆大。初生小兒以乳汁送下二三丸。遍身發出紅點，是其徵驗也。但兒長成，常以兔肉啖之，尤妙。劉氏保壽堂方。催生丹。治産難。臘月兔血，以蒸餅染之，紙裹陰乾，爲末。每服二錢，乳香湯下。指迷方。心氣痛。瑞竹堂方用臘兔血和茶末四兩，乳香末二兩，搗丸芡子大。每温醋化服一丸。○談[一]埜翁方：臘月八日，取活兔血和麪丸梧子大。每白湯下二十一丸。

腦。【主治】塗凍瘡。别録。催生滑胎。時珍。同髓[二]治耳聾。蘇恭。

【附[三]方】舊二，新二。催生散。用臘月兔腦髓一箇，攤紙上令[四]勻，陰乾，剪作符子，于面上書「生」字一箇。候母痛極時，

〔一〕談：原作「譚」。今據卷一引據古今醫家書目改。

〔二〕髓：證類卷十七兔頭骨引「唐本注」作「膏」。

〔三〕附：原作「防」。今從江西本改。

〔四〕令：原作「夾」。今據證類卷十七兔頭骨改。

用鈒股夾定燈上燒灰煎丁香酒調下博濟方催生丹臘月取兎腦髓一箇塗紙上吹乾入通明乳香末二兩同研令勻於臘日前夜安卓子上露星月下設茶果齋戒焚香望北拜告曰大道弟子某修合救世上難生婦人藥願降威靈佑助此藥速令生產禱畢以紙包藥露一夜天未明時以豬肉搗和丸芡子大紙袋盛懸透風處每服一丸溫醋湯下良久未下更用冷酒下一丸即瘥乃神仙方也經驗方手足皸裂用兎腦髓生塗之聖惠發腦發背及癰疽熱癤惡瘡用臘月兎頭搗爛入瓶內密封惟久愈佳每用塗帛上厚封之熱痛即如水也頻換取瘥乃上勝金

骨【主治】熱中消渴煑汁服別錄○【頌曰】崔元亮海上方治消渴羸瘦小便不禁兎骨和大麥苗煑汁服極効煑汁服止霍亂吐利時珍○外臺用之治鬼疰瘡疥刺風日華藏器曰醋磨塗久疥妙

頭骨臘月收之【氣味】甘酸平無毒【主治】頭眩痛癲疾別錄連皮毛燒存性米飲服方寸匕治天行嘔吐不止以瘥為度蘇頌○出必効方連毛燒灰酒服治產難下胞及產後餘血不下日華○陸氏用葱湯下

用釵股夾定，燈上燒灰，煎丁香酒調下。博濟方。催生丹。臘月取兔腦髓一箇，塗紙上吹乾，入通明乳香末二兩，同研令勻。於臘日前夜，安卓〔一〕子上，露星月下。設茶果，齋戒焚香，望北拜告曰：大道弟子某，修合救世上難生婦人藥，願降威靈，佑助此藥，速令生產。禱畢，以紙包藥，露一夜。天未明時，以豬肉搗，和丸芡子大，紙袋盛，懸透風處。每服一丸，温醋湯下。良久未下，更用冷酒下一丸，即產〔二〕。乃神仙方也。經驗方。手足皸裂。用兔腦髓生塗之。聖惠。發腦發背，及癰疽熱癤惡瘡。用臘月兔頭搗爛，入瓶内密封，惟久愈佳。每用塗帛上厚封之，熱痛即如冰也。頻換取瘥乃止。勝金。

骨。【主治】熱中，消渴，煮汁服。別録。○【頌曰】崔元亮海上方治消渴羸瘦，小便不禁，兔骨和大麥苗煮汁服，極效。煮汁服，止霍亂吐利。時珍。○外臺用之。治鬼疰，瘡疥刺風。日華。【藏器曰】醋磨塗久疥，妙。

頭骨。臘月收之。【氣味】甘、酸，平，無毒。【主治】頭眩痛，癲疾。別録。連皮毛燒存性，米飲服方寸匕，治天行嘔吐不止〔三〕，以瘥爲度。蘇頌。○出必效方。連毛〔四〕燒灰酒服，治產難下胎，及產後餘血不下。日華。○陸氏用葱湯下。

〔一〕卓：通「桌」。按例不改。
〔二〕產：原作「瘥」。今據證類卷十七兔頭骨改。
〔三〕止：同上作「下食」。
〔四〕毛：同上此下有「髓」字。

燒末傳婦人產後陰脫癰疽惡瘡水服治小兒痱瘌者煑汁服

治消渴不止時珍

（附方）舊一新一 預解痘毒十二月取兔頭煎湯浴小兒涼熱去毒令出痘稀 飲善正要 產後腹

痛兔頭炙熱摩之即定必効

肝（主治）目暗別錄 明目補勞治頭旋眼眩日華 ○和決明子作丸服甚明目 切

洗生食如羊肝法治丹石毒發上衝目暗不見物孟詵

（發明）時珍曰按劉守真云兔肝明目因其氣有餘以補不足也 眼科書云兔肝能瀉肝熱蓋兔目瞭而性冷故也

（附方）新一 風熱目暗 肝腎氣虛風熱上攻目腫暗用兔肝一具米三合和豉汁如常煑粥食 普濟

皮毛臘月收之（主治）燒灰酒服方寸匕治產難及胞衣不出餘血

搶心脹刺欲死者極驗蘇恭 煎湯洗豌豆瘡藥性 頭皮灰主鼠瘻

及鬼疰毒氣在皮中如鍼刺者毛灰主灸瘡不瘥藏器 皮灰治

婦人帶下毛灰治小便不利餘見敗筆下時珍

燒末，傅婦人產後陰脱，癰疽惡瘡。水服，治小兒疳痢。煮汁服，治消渴不止。時珍。

【附方】舊一，新一。預解痘毒。十二月取兔頭煎湯浴小兒，除〔一〕熱去毒，令出痘稀。飲膳〔二〕正要。產後腹痛。兔頭炙熱摩之，即定。必效。

肝。【主治】目暗。別録。明目補勞，治頭旋眼眩。日華。○和決明子作丸服，甚明目。切洗生食如羊肝法，治丹石毒發上衝，目暗不見物。孟詵。

【發明】【時珍曰】按劉守真云：兔肝明目，因其氣有餘，以補不足也。眼科書云：兔肝能瀉肝熱。蓋兔目瞭而性冷故也。

【附方】新一。風熱目暗。肝腎氣虛，風熱上攻，目腫暗。用兔肝一具，米三合，和豉汁，如常煮粥食。普濟。

皮毛。臘月收之。【主治】燒灰，酒服方寸匕，治產難及〔三〕胞衣不出，餘血搶心，脹刺欲死者，極驗。蘇恭。煎湯，洗豌豆瘡。藥性。頭皮灰：主鼠瘻及鬼疰，毒氣在皮中如鍼刺者。毛灰：主灸瘡不瘥。藏器。皮灰：治婦人帶下。毛灰：治小便不利。餘見敗筆下。時珍。

〔一〕除：原作「凉」。今據飲膳正要卷一乳母食忌改。
〔二〕膳：原作「善」。今據卷一引據古今醫家書目改。
〔三〕及：證類卷十七兔頭骨作「後」。

【附方】舊一，新一。

婦人帶下　兔皮燒烟盡，為末，酒服方寸匕，以瘥為度。外臺

火燒成瘡　兔腹下白毛貼之，候毛落即瘥。百一

屎　臘月收之。

【釋名】明月砂聖惠　玩月砂集驗　兔蕈炮炙論

【主治】目中浮瞖，勞瘵五疳，疳瘡痔瘻，殺蟲解毒。時珍

【發明】時珍曰：兔屎能解毒殺蟲，故治目疾疳勞瘡痔方中往往用之。諸家本草並不言及，亦缺漏也。按沈存中良方云：江陰萬融病勞，四体如焚，寒熱煩躁。一夜夢一人腹擁一月，光明使人心骨皆寒。及寤而孫元規使人遺藥，服之遂平。扣之，則明月丹也，乃悟所夢。

【附方】舊二，新五。

明月丹　治勞瘵，追蟲。用兔屎四十九粒，硇砂如兔屎大四十九粒，為末，生蜜丸梧子大。月望前，以水浸甘草一夜，五更初取汁送下七丸。有蟲下，急鉗入沸鍋內煎殺。三日不下，再服。蘇沈良方

五疳下痢　兔屎炒半兩，乾蝦蟇一枚，燒灰為末，綿裹如蓮子大，納下部，日三易之。聖惠方

大小便祕　明月砂一匙安臍中，冷水滴之，令透自通也。聖惠

痔瘡下蟲　不止者。用玩月砂慢火炒黃為末，每服二錢，入乳香五分，空心温酒下，日三服。即兔糞也。集驗方

月蝕耳瘡　望夜取兔屎，納蝦蟇腹中，同燒末，傅之。肘后

痘瘡

【附方】舊一，新一。婦人帶下。兔皮燒烟盡，爲末。酒服方寸匕，以瘥爲度。外臺。火燒成瘡：兔腹下白毛貼之。候毛落即瘥。百一。

屎。臘月收之。【釋名】明月砂聖惠、翫月砂集驗、兔蕈炮炙論。【主治】目中浮瞖，勞瘵五疳，疳瘡痔瘻，殺蟲解毒。時珍。

【發明】【時珍曰】兔屎能解毒殺蟲，故治目疾、疳勞、瘡痔方中往往用之。諸家本草並不言及，亦缺漏也。按沈存中良方云：江陰万融病勞，四體如焚，寒熱煩躁，一夜夢一人腹擁一月，光明使人心骨皆寒。及寤而孫元規使人遺藥，服之遂平。扣之，則明月丹也[一]，乃悟所夢。

【附方】舊二，新五。明月丹。治勞瘵，追蟲。用兔屎四十九粒，硇砂如兔屎大四十九粒，爲末，生蜜丸梧子大。月望前，以水浸甘草一夜，五更初取汁送下七丸。有蟲下，急鉗入油鍋内煎殺。三日不下，再服。蘇沈良方。五疳下痢。兔屎炒半兩，乾蝦蟆一枚燒灰，爲末，綿裹如蓮子大，納下部，日三易之。聖惠方。大小便秘。明月砂一匙安臍中，冷水滴之令透，自通也。聖惠。痔瘡下血，痛疼[二]不止者。用翫月砂慢火炒黄，爲末。每服二錢，入乳香五分，空心温酒下，日三服。即兔糞也。集驗方。月蝕耳瘡。望夜，取兔屎納蝦蟆腹中，同燒末，傅之。肘後。痘瘡

[一] 也：此前原衍一「也」字。今據蘇沈良方卷五諸勞明月丹删。

[二] 血疼痛：原僅作「蟲」。今據證類卷十七兔頭骨補改。

入月生醫用兎屎日乾為末每服一錢茶下即安普濟方 痘後目翳直往山中東西地上不許回顧尋兎屎二七粒以雌雄檳榔各一箇同磨不落地井水調服百無一失其效如神藺氏經驗方

敗筆 唐本草

【集解】時珍曰上古殺青書竹帛至秦蒙恬以兎毫作筆後世復以羊鼠諸毛為之惟兎毫入藥用

筆頭灰【氣味】微寒無毒【主治】水服治小便不通小便數難淋瀝陰腫脫肛中惡唐本 酒服二錢治男子交婚之夕莖萎藥性 酒服二錢治難產漿飲服二錢治咽喉痛不下飲食時珍○出范汪方

【發明】時珍曰筆不用新而用敗者取其沾濡膠墨也膠墨能利小便胎產故耳

【附方】舊二新一 小便不通數而微腫用陳久筆頭一枚燒灰水服外臺 心痛不止敗筆頭三箇燒灰無根水服立効經驗方 難產催生勝金方聖妙寸金散用敗筆頭一枚燒灰研生藕汁一盞調下立産若母虛弱及素有冷疾者溫汁服之○陸氏治難產第一方用兎毫筆頭三箇燒灰金箔三片以臘和丸酒服

山獺 綱目

入目生瞖。用兔屎日乾，爲末。每服一錢，茶下即安。普濟方。痘後目瞖。直往山中東西地上，不許回顧，尋兔屎二七粒，以雌雄檳榔各一箇同磨，不落地井水調服。百無一失，其效如神。藺氏經驗方。

敗筆唐本草

【集解】【時珍曰】上古殺青書竹帛，至秦蒙恬以兔毫作筆。後世復以羊、鼠諸毛爲之，惟兔毫入藥用。

筆頭灰。【氣味】微寒，無毒。【主治】水服，治小便不通，小便數難淋瀝，陰腫脱肛，中惡。唐本。酒服二錢，治男子交婚之夕莖萎。藥性。酒服二錢，治難産。漿飲服二錢，治咽喉痛，不下飲食。時珍。○出范汪方。

【發明】【時珍曰】筆不用新而用敗者，取其沾濡膠墨也。膠墨能利小便、胎産故耳。

【附方】舊二，新一。小便不通，數而微腫。用陳久筆頭一枚燒灰，水服。外臺。心痛不止。敗筆頭三箇燒灰，無根水服，立效。經驗方。難産催生。勝金方聖妙寸金散：用敗筆頭一枚燒灰，研，生藕汁一盞調下，立産。若母虛弱及素有冷疾者，温汁服之。○陸氏治難産第一方：用兔毫筆頭三箇燒灰，金箔三片，以蠟〔一〕和丸，酒服。

山獺綱目

〔一〕蠟：原作「臘」。婦人良方卷十七催產方論引陸氏方作「蝎」，「蝎」同「蠟」。今據改。

【集解】時珍曰山獺出廣之宜州㟃峒及南丹州土人號為插翹其性淫毒山中有此物凡牝獸皆避去獺無偶則抱木而枯猺女春時成羣入山以采物為事獺聞婦人氣必躍來抱之次骨而入牢不可脫因扼殺之負歸取其陰一枚直金一兩若得抱木死者尤奇貴峒獠甚珍重之私貨出界者罪至死然本地亦不常有方士多以鼠璞猴胎偽之試之之法但令婦人摩手極熱取置掌心以氣呵之即趯然而動蓋陰氣所感也此說出范石湖虞衡志周草窗齊東野語中而不載其形狀亦缺文也

陰莖【氣味】甘熱無毒【主治】陽虛陰痿精寒而清者酒磨少許服之獠人以為補助要藥時珍

骨【主治】解藥箭毒研少許敷之立消時珍

水獺 別錄下品

【釋名】水狗時珍曰王氏字說云正月十月獺兩祭魚知報本反始獸之多賴者其形似狗故字從犬從賴大者曰獱音賓曰猵音編又桓譚鹽鐵論以獨為猵羣為獱如猨之與獨也

【集解】弘景曰獺多出溪岸邊有兩種入藥惟取以魚祭天者一種獱獺形大頭如馬身似蝙蝠不入藥用頌曰江

【集解】【時珍曰】山獺出廣之宜州嵠峒及南丹州，土人號爲插翹。其性淫毒，山中有此物，凡牝獸皆避去，獺無偶則抱木而枯。猺女春時成群入山，以采物爲事。獺聞婦人氣，必躍來抱之，次〔一〕骨而入，牢不可脱，因扼殺之。負歸，取其陰一枚，直金一兩，若得抱木死者尤奇貴。峒獠甚珍重之，私貨出界者罪至死。然本地亦不常有，方士多以鼠璞、猴胎僞之。試之之法，但令婦人摩手極熱，取置掌心，以氣呵之，即趯然而動，蓋陰氣所感也。此説出范石湖虞衡志、周草窗齊東野語中，而不載其形狀，亦缺文也。時珍。

陰莖。【氣味】甘，熱，無毒。【主治】陽虚陰痿，精寒而清者，酒磨少許服之。獠人以爲補助要藥。

骨。【主治】解藥箭毒，研少許敷之，立消。時珍。

水獺 別録下品

【釋名】水狗。【時珍曰】王氏字説云：正月、十月獺兩祭魚，知報本反始，獸之多賴者〔二〕。其形似狗，故字從犬，從賴。大者曰獱，音賓，曰猵，音編。又桓寬〔三〕鹽鐵論以獨爲猵，群爲獺，如猨之與獨也。

【集解】【弘景曰】獺多出溪岸邊。有兩種，入藥惟取以魚祭天者。一種獱獺，形大而頭〔四〕如馬，身似蝙蝠，不入藥用。【頌曰】江

〔一〕次：齊東野語卷二十山獺治箭毒作「刺」。
〔二〕獸之多賴者：埤雅卷三獺作「非無賴者」。
〔三〕寬：原作「譚」。今據隋書經籍志改。
〔四〕頭：原作「頸」。今據證類卷十八獺肝改。

湖多有之四足俱短頭與身尾皆褊毛色若故紫帛大者身與尾長三尺餘食魚居水中亦休木上嘗縻置大水甕中在內旋轉如風水皆成旋渦西戎以其皮飾毳服領袖云垢不着染如風霾翳目但就拭之即去也時珍曰獺狀似青狐而小毛色青黑似狗膚如伏翼長尾四足水居食魚能知水信為穴鄉人以占潦旱如鵲巢知風也古有熊食鹽而死獺飲酒而斃之語物之性也今川沔漁舟往往馴畜使之捕魚甚捷亦有白色者或云獱獺無雌以猨為雌故云猨鳴而獺候

肉

氣味甘鹹寒無毒(思邈曰甘溫 弘景曰不可襍兎肉食)

主治煮汁服療疫氣溫病及牛馬時行病別錄 水氣脹滿熱毒風華日 骨蒸熱勞血脉不行榮衛虛滿及女子經絡不通血熱大小腸秘消男子陽氣不宜多食蘇頌

發明頌曰患熱毒風水虛脹者取水獺一頭去皮連五臟及骨頭炙乾為末水服方寸匕日二服十日瘥若冷氣虛脹者服之甚益也只治熱不治冷為其性寒耳

附方舊一

折傷 水獺一箇支解入罐內固濟待乾煅存性為末以黃米煮粥攤患處糝獺末於粥上布裹之立止疼痛經驗後方

湖多有之。四足〔一〕俱短，頭與身尾皆褊，毛色若故紫帛。大者身與尾長三尺餘。食魚，居水中，亦休木上。嘗縻置大水甕中，在内旋轉如風，水皆成旋渦。西戎以其皮飾毳服領袖，云垢不着染。如風霾翳目，但就拭之即去也。【時珍曰】獺狀似青狐而小，毛色青黑，似狗，膚如伏翼，長尾四足，水居食魚。能知水信爲穴，鄉人以占潦旱，如鵲巢知風也。古有「熊食鹽而死，獺飲酒而斃」之語，物之性也。今川、沔漁舟，往往馴畜，使之捕魚甚捷。亦有白色者。或云猵獺無雌，以猨爲雌，故云猨鳴而獺候。

肉。【氣味】甘、鹹，寒，無毒。【思邈曰】甘，温。【弘景曰】不可雜兔肉食。【主治】煮汁服，療疫氣温病，及牛馬時行病。別録。水氣脹滿，熱毒風。日華。骨蒸熱勞，血脉不行，榮衛虚滿，及女子經絡不通，血熱，大小腸秘。消男子陽氣，不宜多食。蘇頌。

【發明】【詵曰】患〔二〕熱毒風水虚脹者。取水獺一頭，去皮，連五臟及骨、頭〔三〕炙乾爲末。水服方寸匕，日二服，十日瘥。若冷氣虚脹者，服之甚益〔四〕也。只治熱，不治冷，爲其性寒耳〔五〕。

【附方】舊一。**折傷**。水獺一箇支解，入罐内固濟，待乾煅存性，爲末。以黄米煮粥攤患處，糝獺末於粥上，布裹之。立止疼痛。經驗後方。

〔一〕四足：此二字及下文均見衍義卷十六獺。
〔二〕患：證類卷十八獺肝此下有「寒」字。
〔三〕頭：同上此下有「尾等」二字。
〔四〕甚益：同上作「食益虚腫甚」。
〔五〕爲其性寒耳：同上作「不可一概爾」。

肝【頌曰】諸畜肝葉皆有定數，惟獺肝一月一葉，十二月十二葉，其間又有退葉，用之須見形乃可驗，不爾多偽也。

【氣味】甘，溫，有毒。【甄權曰】鹹，微熱，無毒。【頌曰】肉及五臟皆寒，惟肝溫也。

【主治】鬼疰蠱毒，止久嗽，除魚鯁，並燒灰酒服之。【別錄】治上氣咳嗽，虛勞嗽病。【藥性】傳尸勞極，虛汗客熱，四肢寒瘧，及產勞。【蘇頌】殺蟲。【時珍】

【發明】【宗奭曰】獺肝治勞，用之有驗。【頌曰】張仲景治冷勞，有獺肝丸。崔氏治九十種蠱疰、傳尸、骨蒸、伏連、殗殜、諸鬼毒癘疾，有獺肝丸二方，俱妙。【詵曰】疰病一門悉患者，以肝一具火炙，末，水服方寸匕，日再服之。葛洪云：尸疰鬼疰，乃五尸之一，又挾諸鬼邪為害。其病變動，乃有三十六種至九十九種。大略使人寒熱，沉沉默默，不知病之所苦，而無處不惡。積月累年，淹滯至死。死後傳人，乃至滅門。覺有此候，惟以獺肝一具，陰乾為末，水服方寸匕，日三，以瘥為度。【時珍曰】按《朝野僉載》云：五月五日午時，急砍一竹，竹節中必有神水，瀝取，和獺肝為丸，治心腹積聚病，甚効也。

【附方】舊二，新一。

鬼魅：獺肝末，水服方寸匕，日三。《千金翼》

腸痔有血：獺肝燒末，水服一錢。《肘后方》

下血不止：用獺肝一副，煮熟，入五味食之，妙。《飲膳正要》

腎【氣味】同肉。【主治】益男子。【蘇頌】

肝。【頌曰】諸畜肝葉，皆有定數。惟獺肝一月一葉，十二月十二葉，其間又有退葉。用之須見形乃可驗。不爾多僞也。【氣味】甘，温，有毒。【甄權曰】鹹，微熱，無毒。【頌曰】肉及五臟皆寒，惟肝温也。【主治】鬼疰蠱毒，止久嗽，除魚鯁，並燒灰酒服之。別録。治上氣咳嗽，虚勞瘦〔一〕病。藥性。傳尸勞極，虚汗客熱，四肢寒瘧及産勞。蘇頌。殺蟲。時珍。

【發明】【宗奭曰】獺肝治勞，用之有驗。【頌曰】張仲景治冷勞有獺肝丸〔二〕，崔氏治九十種蠱疰、傳尸骨蒸、伏連殗殜、諸鬼毒癘疾〔三〕有獺肝丸，二方俱妙。【詵曰】疰病，一門悉患者，以肝一具火炙，末〔四〕，水服方寸匕，日再服之。【葛洪云】尸疰鬼疰，乃五尸之一，又挾諸鬼邪爲害。其病變動，乃有三十六種至九十九種。大略使人寒熱，沉沉默默，不知病之所苦，而無處不惡。積月累年，淹滯至死。死後傳人，乃至滅門。覺有此候，惟以獺肝一具，陰乾爲末，水服方寸匕，日三。以瘥爲度。【時珍曰】按朝野僉載云：五月五日午時，急砍一竹，竹節中必有神水，瀝取和獺肝爲丸，治心腹積聚病甚效也。

【附方】舊二，新一。鬼魅。獺肝末水服方寸匕，日三。千金翼。腸痔有血。獺肝燒末，水服一錢。肘後方。下血〔五〕不止。用獺肝一副煮熟，入五味食之妙。飲膳正要。

腎。【氣味】同肉。【主治】益男子。蘇頌。

〔一〕瘦：原作「嗽」。今據證類卷十八獺肝改。
〔二〕丸：金匱卷上血痺虚勞病脉證并治附方作「散」。
〔三〕疾：證類卷十八獺肝作「疫」。
〔四〕炙末：原作「燒」。今據改同上。
〔五〕下血：飲膳正要卷二食療諸病「獺肝羹」此前有「久痔」二字。

膽【氣味】苦寒無毒【主治】眼翳黑花飛蠅上下視物不明入點藥中蘇頌

【正誤】宗奭曰古語云蟾肪軟玉獺肝分盃謂以膽塗竹刀或犀角篦上畫酒中即分也嘗試之不驗蓋妄傳耳但塗盃唇使酒稍高于盞面耳不可不正之

【附方】新一 月水不通獺膽丸用乾獺膽一枚乾狗膽硇砂川椒炒去汗各一分水蛭炒黃十枚為末醋糊丸菉豆大每服五丸當歸酒下日一服聖惠方

髓【主治】去瘢痕時珍

【發明】時珍曰按集異記云吳主鄧夫人為如意傷頰血流啼叫太醫云得白獺髓雜玉與琥珀屑傅之當滅此痕遂以百金購得白獺合膏而痊但琥珀太多猶有赤點如痣

骨【主治】含之下魚骨鯁陶弘景 煮汁服治嘔噦不止藥生

足【主治】手足皴裂蘇恭 煮汁服治魚骨鯁并以爪爬喉下藏器 為末酒服殺勞瘵蟲時珍

膽。【氣味】苦，寒，無毒。【主治】眼翳黑花，飛蠅上下，視物不明。入點藥中。蘇頌。

【正誤】【宗奭曰】古語〔一〕云：蟾肪軟玉，獺膽〔二〕分盃。謂以膽塗竹刀或犀角篦上，畫酒中即分也。嘗試之不驗，蓋妄傳耳。但塗盃唇，使酒稍高于盞面耳。不可不正之。

【附方】新一。月水不通。獺肝丸〔三〕：用乾獺膽一枚，乾狗膽、硇砂、川椒炒去汗、目各一分，水蛭炒黄十枚，爲末，醋糊丸菉豆大。每服五丸，當歸酒下，日一服。聖惠方。

髓。【主治】去瘢痕。時珍。

【發明】【時珍曰】按集異記云：吴主鄧夫人爲如意傷頰，血流啼叫，太醫云：得白獺髓，雜玉與琥珀傅之，當滅此痕。遂以百金購得白獺，合膏而痊。但琥珀太多，猶有赤點如痣。

骨。【主治】含之，下魚骨鯁。陶弘景。煮汁服，治嘔噦不止。藥性〔四〕。

足。【主治】手足皴裂。蘇恭。煮汁服，治魚骨鯁，并以爪爬喉下。藏器。爲末酒服，殺勞瘵蟲。時珍。

〔一〕古語：衍義卷十六獺作「本草敘例」。
〔二〕膽：原作「肝」。今據改同上。
〔三〕獺肝丸：此方原見聖惠方卷七十二治婦人月水不通諸方下，本無名。方中無獺肝，故方名當爲「獺膽丸」。
〔四〕性：原作「生」。今據證類卷十八獺肝改。

皮毛主治煮汁服治水癊病亦作褥及履屧着之藏器產毋帶之易產張傑

屎主治魚臍瘡研末水和敷之即膿出痛止藏器曰亦主驢馬蟲顙及牛疫疾研水灌之

治下痢燒末清旦飲服一小盞三服愈赤用赤糞白用白糞時珍○出古今錄驗

海獺拾遺

集解藏器曰海獺生海中似獺而大如犬脚下有皮如胼拇毛着水不濡人亦食其肉海中又有海牛海馬海驢等皮毛在陸地皆候風潮猶能毛起說出博物志時珍曰大獱小獺此亦獱也今人以其皮為風領云亞于貂焉如淳註博物志云海獱頭如馬自腰以下似蝙蝠其毛似獺大者五六十斤亦可烹食

膃肭獸上烏忽切下女骨切○宋開寶附

釋名骨豽說文作貀與肭同海狗時珍曰唐韻膃肭肥兒或作骨貀訛為骨訥皆番言也

集解藏器曰骨肭獸生西番突厥國胡人呼為阿慈勃他你其狀似狐而大長尾臍似麝香黃赤色如爛骨甄權曰

皮毛。【主治】煮汁服，治水癊病。亦作褥及履屧着之。藏器。産母帶之。易産。張傑。

屎。【主治】魚臍瘡，研末水和敷之，即膿出痛止。【藏器曰】亦主驢馬蟲顙，及牛疫疾，研水灌之。治下痢，燒末，清旦飲服一小盞，三服愈。赤用赤糞，白用白糞。時珍。○出古今録驗。

海獺拾遺

【集解】【藏器曰】海獺生海中。似獺而大如犬，脚下有皮如人[一]胼拇，毛着水不濡。人亦食其肉。海中又有海牛、海馬、海驢等，皮毛在陸地，皆候風潮，猶能毛起。説出博物志。【時珍曰】大獱小獺，此亦獺也。今人以其皮爲風領，云亞于貂焉。如淳註博物志云：海獱頭如馬，自腰以下似蝙蝠，其毛似獺，大者五六十斤，亦可烹食。

膃肭獸上烏忽切，下女骨切○宋開寶附

【釋名】骨豽説文作貀，與肭同、海狗。【时珍曰】唐韻：膃肭，肥貌。或作骨貀，訛爲骨訥，皆番言也。

【集解】【藏器曰】骨豽獸，生西番突厥國，胡人呼爲阿慈勃他你。其狀似狐而大，長尾。臍似麝香，黄赤色，如爛骨。【甄權曰】

〔一〕人：原脱。今據據證類卷十六海獺補。

膃肭臍是新羅國海內狗外腎也連而取之李珣曰按臨海志云出東海水中狀若鹿形頭似狗長尾每日出即浮在水面崑崙家以弓矢射之取其外腎陰乾百日味甘香美也頌曰今東海旁亦有之舊說似狐長尾今滄州所圖乃是魚類而豕首兩足其臍紅紫色上有紫斑點全不相類醫家多用之異魚圖云試其臍於臘月衝風處置盂水浸之不凍者為真也斆曰膃肭臍多偽者海中有一獸號曰水烏龍海人取其腎以充膃肭臍其物自別真者有一對則兩重薄皮裹丸核其皮上自有肉黃毛一穴三莖收之器中年〻溼潤如新或置睡犬頭上其犬忽驚跳若狂者為真也宗奭曰今出登萊州其狀非狗非獸亦非魚也但前脚似獸而尾即魚身有短密淡青白毛〻上有深青黑點久則亦淡腹脅下全白色皮厚韌如牛皮邊將多取以飾鞍韉其臍治腹臍積冷衰脾腎勞極有功不待別試也似狐長尾之說今人多不識之時珍曰按唐書云骨貓獸出遼西營州及結骨國一統志云膃肭臍出女直及三佛齊國獸似狐腳高如犬走如飛取其腎漬油名膃肭臍觀此則似狐之說非無也蓋似狐似鹿者其毛色爾似狗者其足形也似魚者其尾形也入藥用外腎而曰臍者連臍取之也又異物志云貀獸出朝鮮似狸蒼黑色無前兩足能捕鼠郭璞云晉時召陵扶夷縣獲一獸似狗豹文有角兩腳據此則貀有水陸二種而藏器所謂似狐長尾者其此類與

膃肭臍 一名海狗腎

修治 斆曰用酒浸一日紙裹炙香剉擣或於銀器中以酒煎熟合藥時珍

膃肭臍是新羅國海内狗外腎也。連而取之。【李珣曰】按臨海志云：出東海水中。狀若鹿形，頭似狗，長尾。每日出即浮在水面，崑崙家以弓矢射之，取其外腎陰乾百日，味甘香美也。【頌曰】今東海旁亦有之。舊説似狐長尾。今滄州所圖乃是魚類，而豕首兩足。其臍紅紫色，上有紫斑點，全不相類，醫家多用之。異魚圖云：試其臍，于臘月衝風處，置盂水浸之，不凍者爲真也。【斅曰】膃肭臍多僞者。海中有獸號曰水烏龍，海人取其腎，以充膃肭臍，其物自别。真者，有一對則兩重薄皮裹丸核；其皮上自有肉黄毛，一穴三莖。收之器中，年年濕潤如新。或置睡犬頭上，其犬忽驚跳若狂者爲真也。【宗奭曰】今出登、萊州。其狀非狗非獸，亦非魚也。但前即〔一〕似獸而尾即魚。身有短密淡青白毛，毛上有深青黑點，久則亦淡，腹脅下全白色。皮厚韌如牛皮，邊將多取以飾鞍韉。其臍治腹臍積冷，精〔二〕衰，脾腎勞極有功，不待别試也。似狐長尾之説，今人多不識之。【時珍曰】按唐書云：骨貀獸出遼西、營州及結骨國。一統志云：膃肭臍出女直及三佛齊國。獸似狐，脚高如犬，走如飛，取其腎漬油名膃肭臍。觀此，則似狐之説非無也。蓋似狐似鹿者，其毛色爾；似狗者，其足形也；似魚者，其尾形也。入藥用外腎而曰臍者，連臍取之也。又異物志云：豽獸出朝鮮，似貍，蒼黑色，無前兩足，能捕鼠。郭璞云：晉時召陵扶夷縣獲一獸，似狗豹文，有角兩脚。據此則豽有水陸二種，而藏器所謂似狐長尾者，其此類與？

膃肭臍，一名海狗腎。【修治】【斅曰】用酒浸一日，紙裹炙香剉擣。或於銀器中，以酒煎熟合藥。【時珍

〔一〕即：原作「脚」。今據證類卷十八膃肭獸改。
〔二〕精：原脱。今據補同上。

曰以漢椒樗腦同收則不蠹【氣味】鹹大熱無毒李珣曰味甘香美大溫【主治】鬼氣尸疰夢與鬼交鬼魅狐魅心腹痛中惡邪氣宿血結塊痃癖羸瘦藏器治男子宿癥氣塊積冷勞氣腎精衰損多色成勞瘦悴藥性補中益腎氣暖腰膝助陽氣破癥結瘀驚狂癇疾日華五勞七傷陰痿少力腎虛背膊勞悶面黑精冷最良海藥

【發明】時珍曰和劑局方治諸虛損有膃肭臍丸今之滋補丸藥中多用之精不足者補之以味也大抵與蓯蓉瑣陽之功相近亦可同糯米法麴釀酒服

猾音滑○炮炙論

【集解】斅曰海中有獸名曰猾其髓入油中油即沾水水中生火不可救止以酒噴之即滅不可于屋下收故曰水中生火非猾髓而莫能時珍曰此獸之髓水中生火與樟腦相同其功亦當與樟腦相似也第今無識之者

○獸之三　鼠類一十二種

鼠別錄下品【校正】舊在蟲魚部今據爾雅移入獸部

曰】以漢椒、樟腦同收，則不壞。【氣味】鹹，大熱，無毒。【李珣曰】味甘香，美，大温。【主治】鬼氣尸疰，夢與鬼交，鬼魅狐魅，心腹痛，中惡邪氣，宿血結塊，痃癖羸瘦。藏器。治男子宿癥氣塊，積冷勞氣，腎精衰損，多色成勞，瘦悴。藥性。補中，益腎氣，暖腰膝，助陽氣，破癥結，療驚狂癇疾。日華。五勞七傷，陰痿少力，腎虚，背膊勞悶，面黑精冷，最良。海藥。

【發明】【時珍曰】和劑局方治諸虚損有膃肭臍丸，今人滋補丸藥中多用之，精不足者補之以味也。大抵與蓯蓉、瑣陽之功相近。亦可同糯米、法麪釀酒服。

猾〔一〕音滑○炮炙論

【集解】【斅曰】海中有獸名曰猾，其髓入油中，油即沾水，水中生火，不可救止，以酒噴之即滅。不可于屋下收。故曰水中生火，非猾髓而莫能。【時珍曰】此獸〔二〕之髓，水中生火，與樟腦相同。其功亦當與樟腦相似也。第今無識之者。

○獸之三　鼠類一十二種

鼠別録下品

【校正】舊在蟲魚部，今據爾雅移入獸部。

〔一〕猾：證類卷一雷公炮炙論序作「猾」。本藥下一「猾」字同。政和證類（成化本）始改作「猾」。

〔二〕獸：原作「戰」。今從江西本改。

【釋名】䶆鼠音錐老鼠綱目首鼠史記家鹿時珍曰此即人家常鼠也以其尖喙善穴故南陽人謂之䶆鼠其壽最長故俗稱老鼠其性疑而不果故曰首鼠嶺南人食而諱之謂為家鹿鼠字篆文象其頭齒腹尾之形

【集解】弘景曰入藥用牡鼠即父鼠也其膽纔死便消不易得也時珍曰鼠形似兔而小青黑色有四齒而無牙長鬚露眼前爪四後爪五尾文如織而無毛長與身等五臟俱全肝有七葉膽在肝之短葉間大如黃豆正白色貼而不垂衛生家寶方言其膽紅色者何耶鼠孕一月而生多者六七子惠州獠民取初生閉目未有毛者以蜜養之用獻親貴挾而食之聲猶唧唧謂之蜜唧淮南子云魚食巴豆而死鼠食巴豆而肥段成式云鼠食鹽而身輕食砒而即死易云艮為鼠春秋運斗樞云玉樞星散而為鼠抱朴子云鼠壽三百歲善憑人而卜名曰仲能知一年中吉凶及千里外事鼠類頗繁爾雅說文所載後世未能悉知後世所知者二書復未盡載可見格物無窮也

【附錄】鼨鼠音終郭璞云其大如拳其文如豹漢武帝曾獲得以問終軍者鼮鼠音平許慎云一名鼮鼠音含與文[illegible][illegible]音離艾孫倆云小鼠也相銜而行李時珍云按秦記及草木子皆載羣鼠數萬相銜而行以為鼠妖者即此也鼩鼱音劬精似鼠而小即今地鼠也○又爾雅說文有[illegible][illegible][illegible][illegible][illegible][illegible][illegible][illegible]八鼠皆無攷證○音歎斯廷吹時文鶴博也水鼠李時珍云似鼠而小食菱芡魚蝦或云小魚小蟹所化也冰鼠東方朔云生北荒積冰下

【釋名】⿰鼠隹鼠音錐、老鼠綱目、首鼠史記、家鹿。【時珍曰】此即人家常鼠也。以其尖喙善穴，故南陽人謂之⿰鼠隹鼠。其壽最長，故俗稱老鼠。其性疑而不果，故曰首鼠。嶺南人食而諱之，謂爲家鹿。鼠字篆文，象其頭、齒、腹、尾之形。

【集解】【弘景曰】入藥用牡鼠，即父鼠也。其膽纔死便消，不易得也。【時珍曰】鼠形似兔而小，青黑色。有四齒而無牙，長鬚露眼。前爪四，後爪五。尾文如織而無毛，長與身等。五臟俱全，肝有七葉，膽在肝之短葉間，大如黄豆，正白色，貼而不垂。衛生家寶方言其膽紅色者何耶？鼠孕一月而生，多者六七子。惠州獠民取初生閉目未有毛者，以蜜養之，用獻親貴。挾而食之，聲猶唧唧，謂之蜜唧。淮南子云：魚食巴豆而死，鼠食巴豆而肥。段成式云：鼠食鹽而身輕，食砒而即死。易云：艮爲鼠。春秋運斗樞云：玉衡〔一〕星散而爲鼠。抱朴子云：鼠壽三百歲，善憑人而卜，名曰仲。能知一年中吉凶，及千里外事。鼠類頗繁，爾雅、説文所載，後世未能悉知。後世所知者，二書復未盡載。可見格物無窮也。

【附録】鼨鼠音終。郭璞云：其大如拳，其文如豹，漢武帝曾獲得以問終軍者。⿰鼠平鼠音平。許慎云：一名⿰鼠今鼠，音含。斑文。⿰鼠离⿰鼠曷音離艾。孫愐云：小鼠也，相銜而行。李時珍云：按秦州〔二〕記及草木子皆載群鼠數萬，相銜而行，以爲鼠妖者，即此也。鼩鼱音劬精。似鼠而小。即今地鼠也。〇又爾雅、説文有鼸、鼶、鼮、鼣、鼭、鼤、⿰鼠各、⿰鼠尃〔三〕八鼠，皆無攷證。〇音歉、斯、廷、吠、時、文、鶴、博也。水鼠。李時珍云：似鼠而小，食菱、芡、魚、蝦。或云小魚、小蟹所化也。冰鼠。東方朔云：生北荒積冰下，

〔一〕衡：原作「樞」。今據御覽卷九百一十一鼠改。
〔二〕州：原脱。今據補同上。
〔三〕⿰鼠尃：爾雅、説文未見此字。廣韻、集韻等載此字，作鼠名。

皮毛甚柔可為席臥之却寒食之已熱火鼠李時珍云出西域及南海火州其山有野火春夏生秋冬死鼠產于其

中甚大其毛及草木之皮皆可織布污則燒之即潔名火浣布鼵鼠音突郭璞云鳥鼠同穴山在今隴西首陽山之

西南其鳥為鵌音涂狀如家雀而黃黑色其鼠為鼵狀如家鼠而色小黃尾短鳥居穴外鼠居穴內蟨鼠音蹶爾雅

云北方有比有獸與邛匕巨虛比為齧甘草即有難邛匕巨虛負而走其名曰蹷李時珍云今契丹及交河北境有跳

兎頭目毛色皆似兎而爪足似鼠前足僅寸許後足近尺尾亦長其端有毛一跳數尺止即蹷仆此即蹷鼠也土人掘食

之郭璞以邛匕巨虛為獸名兎前鼠後張揖註漢書云邛匕青獸狀如馬巨虛似騾而小本草稱巨虛食萕藺子而仙則

是物之至駿者也

牡鼠【氣味】甘微溫無毒〔日華曰〕涼牡鼠並不入藥【主治】踒折續筋骨生

擣傅之三日一易別錄豬脂煎膏治打撲折傷凍瘡湯火傷〔頌曰〕

臘月以油煎枯去滓熬膏收用油煎入蠟傅湯火傷瘢痕極良〔頌曰〕煎油治小兒驚癇日華五

月五日同石灰搗收傅金瘡神效時珍煎膏治諸瘡瘻臘月燒

之辟惡氣弘景○梅師云正旦朝所居處埋鼠辟瘟疫也

皮毛甚柔，可爲席，卧之却寒。食之已熱。**火鼠**。李時珍云：出西域及南海火州。其山有野火，春夏生，秋冬死。鼠産于中，甚大。其毛及草木之皮，皆可織布，污則燒之即潔，名火浣布。**鼵鼠**音突。郭璞云：鳥鼠同穴山，在今隴西首陽縣〔一〕之西南。其鳥爲鵌，音涂，狀如家雀而黄黑色。其鼠爲鼵，狀如家鼠而色小黄，尾短。鳥居穴外，鼠居穴内。**蟨鼠**音蹶。爾雅云：北〔二〕方有比肩獸焉，與邛邛巨虚比，爲齧甘草。即有難，邛邛巨虚負而走。其名曰蟨。李時珍云：今契丹及交河北境有跳兔。頭、目、毛色皆似兔，而爪足似鼠。前足僅寸許，後足近尺。尾亦長，其端有毛。一跳數尺，止即蹶仆，此即蟨鼠也。土人掘食之。郭璞以邛邛巨虚爲獸名，兔前鼠後。張揖註漢書云：邛邛青獸，狀如馬。巨虚似騾而小。本草稱巨虚食菴蕳子而仙，則是物之至駿者也。

牡鼠。【氣味】甘，微温，無毒。【日華曰】凉。牝鼠並不入藥。【主治】療踒折，續筋骨，生擣傅之，三日一易。别録。豬脂煎膏，治打撲折傷、凍瘡、湯火傷。【詵曰】臘月以油煎枯，去滓熬膏收用。【頌曰】油煎入蠟，傅湯火傷，滅瘢痕極良。煎油治小兒驚癇。日華。五月五日同石灰擣收，傅金瘡神效。時珍。煎膏治諸瘡瘻，臘月燒之，辟惡氣。弘景。○梅師云：正旦朝所居處埋鼠，辟瘟疫也。

〔一〕縣：原作「山」。今據爾雅釋鳥郭注改。

〔二〕北：爾雅釋地作「西」。郭璞注此條，引吕氏春秋曰：「北方有獸，其名爲蟨。」

【發明】劉完素曰：鼠善穿而用以治漏瘻者，因其性而爲用也。

【附方】舊五，新八。

鼠瘻潰爛：鼠一枚，亂髮一雞子大，以三歲臘豬脂煎，令消盡，以半塗之，以半酒服。姚云不傳之妙法也。葛氏

滅諸瘢痕：大鼠一枚，以臘豬脂四兩煎，至銷盡，濾淨，日塗三五次。先以布拭赤，避風。普濟方

瘡腫熱痛：靈鼠膏：用大雄鼠一枚，清油一斤，煎焦，滴水不散，再煎，下炒紫黃丹五兩，柳枝不住攪勻，滴水成珠，下黃蠟一兩，熬帶黑色成膏，瓷瓶收之，出火毒。每用攤貼，去痛而涼。經驗方

潰癰不合：老鼠一枚，燒末傅之。千金方

蛇骨刺人：痛甚，用死鼠燒傅。肘后

破傷風病：角弓反張，牙噤肢強。用鼠一頭和尾燒灰，以臘豬脂和傅之。梅師

項強身急：取活鼠去五臟，乘熱貼之，即瘥也。

婦人狐瘕：因月水來，或悲或驚，或逢疾風暴雨被濕，致成狐瘕，精神恍惚，令人月水不通，胸脅腰背痛引陰中，小便難，嗜食欲嘔，如有孕狀。其瘕手足成形者殺人，未成者可治。用新鼠一枚，以新絮裹之，黃泥固住，入地坎中，桑薪燒其上一日夜，取出，去絮，入桂心末六銖，爲末。每酒服方寸匕，不過二服，當自下。外臺素女經

令子易產：取鼠燒末，井花水服方寸匕，日三。子母秘錄

乳汁清少：死鼠一頭燒末，酒服方寸匕，勿令婦知。同上

杖瘡腫痛：未毛鼠同桑椹子入麻油中浸釀，臨時取塗，其効。西湖志

湯火傷瘡：小老鼠泥包燒研，菜油調塗之。談埜翁方

小

【發明】【劉完素曰】鼠善穿而用以治瘡瘻者，因其性而爲用也。

【附方】舊五，新八。**鼠瘻潰爛**。鼠一枚，亂髮一雞子大，以三歲臘月〔一〕豬脂煎，令消盡，以半塗之，以半酒服。姚云不傳之妙法也。葛氏。**滅諸瘢痕**。大鼠一枚，以臘豬脂四兩，煎至銷盡，濾淨，日塗三五次。先以布拭赤，避風。普濟方。**瘡腫熱痛**。靈鼠膏：用大雄鼠一枚，清油一斤煎焦，滴水不散，濾再煎，下炒紫黄丹五兩，柳枝不住攪勻，滴水成珠，下黄蠟一兩，熬帶黑色成膏，瓷瓶收之，出火毒。每用攤貼，去痛而涼。經驗方。**潰癰不合**。老鼠〔二〕一枚，燒末傅之。千金方。**蛇骨刺人**，痛甚。用死鼠燒傅。肘後。**破傷風病**，角弓反張，牙噤肢强。用鼠一頭和尾燒灰，以臘豬脂和傅之。梅師。**項强身急**〔三〕。取活鼠去五臟，乘熱貼之，即瘥也。**婦人狐瘕**。因月水來，或悲或驚，或逢疾風暴雨被濕，致成狐瘕，精神恍惚，令人月水不通，胸、脇、腰、背痛引陰中，小便難，嗜食欲嘔，如有孕狀。其瘕手足成形者，殺人。未成者，可治。用新鼠一枚，以新絮裹之，黄泥固住，入地坎中，桑薪燒其上，一日夜取出，去絮，入桂心末六銖，爲末。每酒服方寸匕。不過二服，當自下。外臺素女經。**令子易産**。取鼠燒末，井花水服方寸匕，日三。子母秘録。**乳汁清少**。死鼠一頭燒末，酒服方寸匕，勿令婦知。同上。**杖瘡腫痛**。未毛鼠同桑椹子入麻油中浸釀。臨時取塗，甚效。西湖志。**湯火傷瘡**。小老鼠泥包燒研，菜油調塗之。談埜翁方。**小**

〔一〕月：原脱。今據肘後方卷五治卒得蟲鼠諸瘻方補。
〔二〕鼠：證類卷二十二牡鼠此下有「皮」字。
〔三〕身急：此下方無出處。方見證類卷二十二牡鼠引肘後方。

兒傷乳腹脹煩悶欲睡燒鼠二枚為末日服二錢湯下保幼大全

鼠肉已下並用牡鼠【氣味】甘熱無毒【主治】小兒哺露大腹炙食之別錄

小兒疳疾腹大貪食者黃泥裹燒熟去骨取肉和五味豉汁作羹食之勿食骨甚瘦人孟詵主骨蒸勞極四肢勞瘦殺蟲及小兒疳瘦酒熬入藥蕭炳炙食治小兒寒熱諸疳時珍

【附方】舊三新一

水鼓石水腹脹身腫者以肥鼠一枚取肉煮粥空心食之兩三頓即愈心鏡

小兒癥瘕老鼠肉煮汁作粥食之姚和衆方

乳汁不通鼠肉作羹食勿令知之產書

箭鏃入肉大雄鼠一枚取肉薄批焙研每服二錢熱酒下瘡痒則出矣集要

肝【主治】箭鏃不出搗塗之聤耳出汁每用棗核大乘熱塞之能引蟲也時珍

膽【主治】目暗弘景點目治青盲雀目不見物滴耳治聾時珍

【發明】時珍曰癸水之位在子氣通于腎開竅于耳注精于瞳子其標為齒鼠亦屬子宮癸水其目夜明在卯屬腎其

兒傷乳，腹脹煩悶欲睡。燒鼠二枚爲末，日服二錢，湯下。保幼大全。

鼠肉。已下並用牡鼠。【氣味】甘，熱，無毒。【主治】小兒哺露大腹，炙食之。別録。小兒疳〔一〕疾，腹大貪食者，黄泥裹，燒熟去骨，取肉和五味、豉汁作羹食之。勿食骨，甚瘦人。孟詵。主骨蒸勞極，四肢羸〔二〕瘦，殺蟲及小兒疳瘦。酒熬入藥。蘇頌。炙食，治小兒寒熱諸疳。時珍。

【附方】舊三，新一。水鼓石水，腹脹〔三〕身腫者。以肥鼠一枚，取肉煮粥。空心食之，兩三頓即愈。心鏡。小兒癥瘕。老鼠肉煮汁作粥食之。姚和衆方。乳汁不通。鼠肉作羹食，勿令知之。產書。箭鏃入肉。大雄鼠一枚取肉，薄批焙研。每服二錢，熱酒下。瘡痒則出矣。集要。

肝。【主治】箭鏃不出。擣塗之。聤耳出汁，每用棗核大，乘熱塞之，能引蟲也。時珍。

膽。【主治】目暗。弘景。點目，治青盲雀目不見物。滴耳，治聾。時珍。

【發明】【時珍曰】癸水之位在子，氣通于腎，開竅于耳，注精于瞳子，其標爲齒。鼠亦屬子宮癸水，其目夜明，在卦屬艮，其

〔一〕疳：證類卷二十二牡鼠作「癇」。
〔二〕羸：原作「勞」。今據證類卷十八鼹鼠改。
〔三〕脹：原作「張」。今據證類卷二十二牡鼠改。

精在膽故膽能治耳聾青盲膽能明目而骨能也濟皆腎官也諸家本草不言鼠膽治聾而葛洪肘后方甚稱其妙云能治三十年老聾若卒聾者不過三度也有人側臥瀝膽入耳盡膽一箇須臾汁從下耳出初時益聾十日乃瘥矣後世傳方祖此亦多用之

【附方】舊一新三

耳卒聾閉以鼠膽汁二枚滴之如雷鳴時即通本事方

多年老聾衛生家寶方勝金透關散用活鼠一枚繫定熱湯浸死破喉取膽真紅色者是也用川烏頭一箇炮去皮華陰細辛二錢膽礬半錢為末以膽和勻再焙乾研細入麝香半字用鵝翎管吹入耳中口含茶水日二次十日見效永除根本○聖惠治久聾臘月取鼠膽二枚熊膽一分水和旋取綠豆大滴耳中日二次

青盲不見雄鼠膽鯉魚膽各二枚和勻滴之立效聖惠方

鼠印即外腎也【主治】令人媚悅（時珍曰）按南宮從岣嶁神書鼠印合歡註云雄鼠外腎之上有文似印兩腎相對有符篆朱文九遍者尤佳以十一二月或五月五日七月七日正月朔旦子時面北向子位刮取陰乾如篆刻下佩於青囊中男左女右繫臂上人見之無不懽悅所求如心也

脂【主治】湯火傷蘇頌耳聾時珍

精在膽，故膽能治耳聾、青盲，睛能明目，而骨能生齒，皆腎病也。諸家本草不言鼠膽治聾，而葛洪肘後方甚稱其妙，云能治三十年老聾。若卒聾者不過三度也。有人側卧瀝膽入耳，盡膽一箇，須臾汁從下耳出。初時益聾，十日〔一〕乃瘥矣。後世群方祖此，亦多用之。

【附方】舊一，新三。耳卒聾閉。以鼠膽汁二枚滴之，如雷鳴時即通。本事方。多年老聾。衛生家寶方勝金透關散：用活鼠一枚繫定，熱湯浸死，破喉取膽，真紅色者是也。用川烏頭一箇炮去皮，華陰細辛各〔二〕二錢，膽礬〔三〕半錢，爲末，以膽和勻，再焙乾研細，入麝香半字。用鵝翎管吹入耳中，口含茶水，日二次。十日見效，永除根本。○聖惠治久聾：臘月取鼠膽二枚，熊膽一分，水和，旋取綠豆大，滴耳中，日二次。青盲不見。雄鼠膽、鯉魚膽各二枚，和勻滴之，立效。聖惠方。

鼠印。即外腎也。【主治】令人媚悅。【時珍曰】按南宮從岣嶁神書鼠印合歡註云：雄鼠外腎之上，有文似印，兩腎相對，有符篆朱文九遍者尤佳。以十一二月，或五月五日、七月七日、正月朔旦子時，面北向子位，刮取陰乾，如篆刻下，佩於青囊中，男左女右，繫臂上。人見之無不懽悅，所求如心也。

脂。【主治】湯火傷。蘇頌。耳聾。時珍。

〔一〕十日：證類卷二十二牡鼠作「半日須臾」。
〔二〕各：原脱。今據衛生家寶方卷五治耳疾補。
〔三〕礬：原作「樊」。今據衛生家寶方卷五治耳疾「勝金透關散」改。

附方新一耳聾鼠脂半合、青塩一錢、蚯蚓一條，同和化，以綿蘸捻滴耳中，塞之。聖惠方

腦主治針棘竹木諸刺在肉中不出，擣爛厚塗之即出。箭鏑針刃在咽喉胸膈諸隱處者，同肝擣塗之。又塗小兒解顱。以綿裹塞耳，治聾。時珍○出肘后總録

頭主治瘻瘡鼻瘡，湯火傷瘡。時珍

附方舊一新二鼻瘡膿血正月取鼠頭燒灰，以臘月豬脂調敷之。外臺湯火傷灼死鼠頭以臘月豬脂煎令消盡，傅之，則不作瘢，神効。千金方斷酒不飲臘鼠頭燒灰，柳花末等分，每睡時酒服一盃。千金

目主治明目，能夜讀書，術家用之。陶弘景

發明見膽下。

附方舊一目澀好眠取一目燒研，和魚膏點入目眥裏，以絳囊盛兩枚佩之。肘后方

涎氣味有毒。墮落食中，食之令人生鼠瘻，或發黄如金。

【附方】新一。耳聾。鼠脂半合，青鹽一錢，蚯蚓一條，同和化，以綿蘸捻滴耳中，塞之。聖惠方。

腦。【主治】針棘竹木諸刺，在肉中不出，擣爛厚塗之即出。箭鏑針刃在咽喉、胸膈諸隱處者，同肝擣塗之。又塗小兒解顱。以綿裹塞耳，治聾。時珍。○出肘後、總録。

頭。【主治】瘻瘡鼻瘡，湯火傷瘡。時珍。

【附方】舊一，新二。鼻瘡膿血。正月取鼠頭燒灰，以臘月豬脂調敷之。外臺。湯火傷灼。死鼠頭〔一〕，以臘月豬脂煎令消盡，傅之則不作瘢，神效。千金方。斷酒不飲。臘鼠頭燒灰、柳花末等分，每睡時酒服一盃。千金。

目。【主治】明目，能夜讀書，術家用之。陶弘景。

【發明】見「膽」下。

【附方】舊一。目澀好眠。取一目燒研，和魚膏點入目眦。兼以絳囊盛兩枚佩之。肘後方。

涎。【氣味】有毒。墜落食中，食之令人生鼠瘻，或發黄如金。

〔一〕死鼠頭：千金方卷二十五火瘡下有「一枚」二字。

脊骨主治齒折多年不生者研末日日揩之甚效藏器

發明見膽下○雷公炮炙論序云長齒生牙賴雄鼠之骨末

附方新一牙齒疼痛老鼠一箇去皮以硇砂擦上三日肉爛化盡取骨瓦焙為末入蟾酥二分樟腦一錢每用少許點牙根上立止孫氏集効方

四足及尾主治婦人墮胎易出別錄燒服催生日華

皮主治燒灰封癰疽口冷不合者生剥貼附骨疽瘡即追膿出時珍

糞弘景曰兩頭尖者是牡鼠屎

氣味甘微寒無毒時珍曰有小毒食中誤食令人目黃成疸

主治小兒疳疾大腹葱豉同煎服治時行勞復別錄○頌曰張仲景及古今名方多用之治癎疾明目日華煑服治傷寒勞復發熱男子陰易腹痛通女子月經下死胎研末服治吹奶乳癰解馬肝毒塗鼠瘻瘡燒存性傅折傷疔腫諸瘡貓犬傷時珍

脊骨。【主治】齒折多年不生者，研末，日日指之，甚效。藏器。

【發明】見「膽」下。○雷公炮炙論序云：長齒生牙，賴雄鼠之骨末。

【附方】新一。牙齒疼痛。老鼠一箇去皮，以硇砂擦上，三日肉爛化盡，取骨瓦焙，爲末，入蟾酥二分，樟腦一錢。每用少許，點牙根上立止。孫氏集效方。

四足及尾。【主治】婦人墮胎易出。別録。燒服，催生。日華。

皮。【主治】燒灰，封癰疽口冷不合者。生剥，貼附骨疽瘡，即追膿出。時珍。

糞。【弘景曰】兩頭尖者是牡鼠屎。【氣味】甘，微寒，無毒。【時珍曰】有小毒。食中誤食，令人目黄成疸。【主治】小兒痟[一]疾大腹。葱、豉同煎服，治時行勞復。別録。○【頌曰】張仲景及古今名方多用之。治癎疾，明目。日華。煮服，治傷寒勞復發熱，男子陰易腹痛，通女子月經，下死胎。研末服，治吹奶乳癰，解馬肝毒，塗鼠瘻瘡。燒存性，傅折傷、疔腫諸瘡、貓犬傷。時珍。

[一] 痟：證類卷二十二牡鼠作「癎」。

〔發明〕時珍曰：鼠屎入足厥陰經，故所治皆厥陰血分之病，上列諸證是矣。

〔附方〕舊八，新十五。

傷寒勞復 外臺用雄鼠屎二十枚，豉五合，水二升，煮一升，頓服。○活人書鼠屎豉湯：治勞復發熱，用雄鼠屎二七枚，梔子十四枚，枳殻三枚，為粗末，水一盞，葱白二十莖，豉三十粒，煎一盞，分二服。

男子陰易 及勞復，豭鼠屎湯：用豭鼠屎兩頭尖者十四枚，韭根一大把，水二盞，煎一盞，温服，得粘汗為效，未汗再服。○南陽活人方

大小便秘 雄鼠屎末，傅臍中，立效。普濟方

室女經閉 牡鼠屎一兩，炒，研，空心温酒服二錢。千金方

子死腹中 雄鼠屎二七枚，水三升，煮一升，取汁作粥食，胎即下。

產後陰脫 以温水洗軟，用雄鼠屎燒煙熏之，即入。熊氏集要

婦人吹奶 鼠屎七粒，紅棗七枚，去核包屎，燒存性，入麝香少許，温酒調服。

乳癰初起 雄鼠屎七枚，研末，温酒服，取汗即散。壽域方

乳癰已成 用新濕鼠屎、黃連、大黃各等分，為末，以黍米粥清和，塗四邊，即散。姚僧坦方

鼠瘻潰壞 新鼠屎一百粒，收蜜器中五六十日，杵碎即傳之，効。千金方

疔瘡惡腫 鼠屎、亂髮等分，燒灰，針瘡頭納入，大良。普濟方

鬼擊吐血 胸腹刺痛。鼠屎燒末，水服方寸匕。不省者灌之。肘后方

折傷瘀血 傷損筋骨，疼痛。鼠屎燒末，猪脂和傅，急裹，不過半日痛止。梅師方

中馬肝毒 雄鼠屎三七枚，和水研，飲之。梅師方

馬咬踏瘡 腫痛作熱。鼠屎二七

【發明】【時珍曰】鼠屎入足厥陰經，故所治皆厥陰血分之病，上列諸證是矣。

【附方】舊八，新十五。**傷寒勞復**。外臺用雄鼠屎二十枚，豉五合，水二升，煮一升，頓服。○活人書鼠屎豉湯〔一〕：治勞復發熱。用雄鼠屎二七枚，梔子十四枚，枳殼三枚，爲粗末。水一盞半〔二〕，葱白二寸，豉三十粒，煎一盞，分三服。**男子陰易及勞復**。豭鼠屎湯：用豭鼠屎兩頭尖者十四枚，韭根一大把，水二盞，煎一盞，温服，得粘汗爲效。未汗再服。○南陽活人方。**大小便秘**。雄鼠屎末，傅臍中，立效。普濟方。**室女經閉**。牡鼠屎一兩炒研，空心温酒服二錢。千金方。**子死腹中**〔三〕。雄鼠屎二七枚，水三升，煮一升，取汁作粥食。胎即下。**産後陰脱**。以温水洗軟，用雄鼠屎燒煙熏之即入。熊氏。**婦人吹奶**。鼠屎七粒，紅棗七枚去核，包屎，燒存性，入麝香少許，温酒調服。集要。**乳癰初起**。雄鼠屎七枚研末，温酒服，取汗即散。壽域方。**乳癰已成**。用新濕鼠屎、黄連、大黄各等分，爲末，以黍米粥清和，塗四邊，即散。姚僧坦方。**鼠瘻潰壞**。新鼠屎一百粒，收密〔四〕器中五六十日，杵碎即傅之，效。千金方。**疔瘡惡腫**。鼠屎、亂髮等分，燒灰，針瘡頭納入，大良。普濟方。**鬼擊吐血**，胸腹刺痛。鼠屎燒末，水服方寸匕。不省者灌之。肘後。**折傷瘀血**，傷損筋骨疼痛。鼠屎燒末，豬脂和傅，急裹，不過半日痛止。梅師方。**中馬肝毒**。雄鼠屎三七枚，和水研，飲之。梅師。**馬咬踏瘡**，腫痛作熱。鼠屎二七

〔一〕鼠屎豉湯：活人書卷十八作「雄鼠屎湯」。
〔二〕半：原脱。今據活人書卷十八「雄鼠屎湯」補。
〔三〕子死腹中：此方無出處。方見證類卷二十二牡鼠引子母秘録。
〔四〕密：原作「蜜」。今據同上引千金方改。

拔以馬鞭五寸和燒研末猪脂調敷之梅師　狂犬咬傷鼠屎二升燒末傅之梅師方　猫咬成瘡雄鼠屎燒灰油和傅之曾經效驗壽域　兒齒不生雄鼠屎兩頭圓者三七枚一日一枚拭其齒勿食鹹酸或入麝香少許尤妙小品　小兒白禿鼠屎瓦煅存性同輕粉麻油塗之百一方　小兒鹽齁鼠屎燒研水酒空心服之一歲一錢　小兒燕窩生瘡鼠屎研末香油調搽　毒蛇傷螫野鼠屎水調塗之邵真人經驗方

壤土見

鼴鼠（音偃○別錄下品）

【釋名】鼢鼠（禮記）鼢鼠（音憤）隱鼠（時珍曰田鼠偃行地中能壅土成坌故得諸名）

【集解】別錄曰鼴鼠在土中行五月取令乾燔之弘景曰此即鼢鼠也一名隱鼠形如鼠而大無尾黑色尖鼻甚強常穿地中行討掘即得今山林中別有大如水牛者一名隱鼠藏器曰隱鼠陰穿地中而行見日月光則死于深山林木下土中有之其大如牛者名同物異耳頌曰處處田隴間多有之月令田鼠化為駕者即此其形類鼠而肥多膏旱歲為田害宗奭曰鼴腳絕短僅能行尾長寸許目極小項尤短最易取或安竹弓射取飼鷹陶引如水牛者釋之誤矣時珍曰許

枚，故馬鞘五寸，和燒研末，豬脂調敷之。梅師。狂犬咬傷。鼠屎二升，燒末傅之。梅師方。猫咬成瘡。雄鼠屎燒灰，油和傅之。曾經效驗。壽域。兒齒不生。雌鼠屎兩頭圓者三七枚，一日一枚拭其齒。勿食鹹酸。或入麝香少許尤妙。小品。小兒白禿。鼠屎瓦煅存性，同輕粉、麻油塗之。百一方。小兒鹽齁。鼠屎燒研，水酒空心服之。一歲一錢。小兒燕窩生瘡。鼠屎研末，香油調搽。毒蛇傷螫。野鼠屎，水調塗之。邵真人經驗方。

壤土。見〔一〕

鼹鼠 音偃○別録下品

【釋名】田鼠禮記、鼢鼠音憤、隱鼠。【時珍曰】田鼠偃行地中，能壅土成坌，故得諸名。

【集解】【別録曰】鼹鼠在土中行。五月取令乾，燔之。【弘景曰】此即鼢鼠也，一名隱鼠。形如鼠而大〔二〕，無尾，黑色尖鼻，甚强，常穿地中行，討掘即得。今山林中別有大如水牛者，一名隱鼠。【藏器曰】隱鼠，陰穿地中而行，見日月光則死，于深山林木下土中有之。其大如牛者，名同物異耳。【頌曰】處處田隴間多有之。月令「田鼠化爲鴽」者即此。其形類鼠而肥，多膏，旱歲爲田害。【宗奭曰】鼹，脚絶短，但〔三〕能行，尾長寸許，目極小，項尤短，最易取，或安竹弓射取飼鷹。陶引如水牛者釋之，誤矣。【時珍曰】許

〔一〕見：此下闕文。鼠壤土見卷一「土之一」。
〔二〕而大：證類卷十八鼹鼠作「大而」。此或爲時珍有意改動。
〔三〕但：原作「僅」，今據改同上。

頌言鼢乃伯勞所化月令季春田鼠化為鴽夏小正八月鴽為鼠是二物交化如鷹鳩然也鴽乃鶉類隆慶辛未夏秋大水蘄黃瀕江之地鼢鼠遍野皆櫛魚所化蘆稼之根齧食殆盡則鼢之化不獨一種也

肉氣味鹹寒無毒主治癰疽諸瘻蝕惡瘡陰䘌爛瘡別錄久食去風主瘡疥痔瘻藏器治風熱久積血脉不行結成癰疽可消又小兒食之殺蛔蟲蘇頌

骨主治摩諸瘡藏器

糞主治蛇虺螫傷腫痛研末豬脂調塗時珍

壤土見

隱鼠拾遺

釋名鼴鼠音偃偃牛綱目鼠母同鼹古役反

集解弘景註鼴鼠曰諸山林中有獸大如水牛形似豬灰赤色下腳似象胸前尾上皆白有力而鈍亦名隱鼠人取食之肉亦似牛多以作脯乃云是鼠王其精溺一滴落地輒成一鼠災年則多出也藏器曰此是獸類非鼠之儔大如牛

慎言鼢乃伯勞所化。月令季春田鼠化爲鴽，夏小正八月鴽爲鼠，是二物交化，如鷹、鳩然也。鴽乃鶉類。隆慶辛未夏秋大水，蘄、黄瀕〔一〕江之地，鼢鼠遍野，皆櫛魚所化。蘆稼之根，齧食殆盡，則鼢之化，不獨一種也。

肉。【氣味】鹹，寒，無毒。【主治】燔之，療癰疽諸瘻，蝕惡瘡、陰䘌爛瘡。别録。久食去風，主瘡疥痔瘻。藏器。治風熱久積，血脉不行，結成癰疽，可消。又小兒食之，殺蚘蟲。蘇頌。

膏。【主治】摩諸瘡。藏器。

糞。【主治】蛇虺螫傷腫痛，研末，豬脂調塗。時珍。

壤土。見〔二〕

隱鼠拾遺

【釋名】鼴鼠音偃、偃牛綱目、鼠母同、鼳古役反。

【集解】【弘景註鼴鼠】曰：諸山林中，有獸大如水牛，形似豬，灰赤色，下脚似象，胸前尾上皆白，有力而鈍，亦名隱〔三〕鼠。人取食之，肉亦似牛，多以作脯。乃云是鼠王，其精〔四〕溺一滴落地，輒成一鼠，灾年則多出也。【藏器曰】此是獸類，非鼠之儔。大如牛

〔一〕瀕：通「濒」。按例不改。
〔二〕見：此下闕文。鼢鼠壤土見卷一「土之一」。
〔三〕隱：證類卷十八鼴鼠作「鼴」。
〔四〕精：原作「靖」。今據改同上。

李樺作卑

而前腳短皮入鞦韆用莊子所謂鼴鼠飲河不過滿腹者陶言是鼠王精溺成鼠適訪山人無其說亦不非上中行此乃妄說陶誤信爾〔頌曰〕鼴鼠出滄州及胡中似牛而鼠首黑足大者千斤多伏于水又能堰水放沫彼人食其肉時珍曰按異物志云鼠母頭腳似鼠口銳蒼色大如水牛而畏狗見則主水災晉書云宣城郡出山隱鼠大如牛形似鼠脚類象而蹏蹄毛灰赤色胸前尾上白色有力而鈍金樓子云晉寧境出大鼠狀如牛土人謂之偃牛時出山遊毛落田間悉成小鼠苗稼盡耗梁書云倭國有山鼠如牛又有大蛇能吞之據此則隱鼠非無而陶說有本諸家闢之大甚者未深考耳又爾雅云䶂身似鼠而馬蹄長鬚而賊一歲千斤秦人謂之小驢者即此物也

膏【主治】**痔瘻惡瘡** 陶弘景

鼫鼠 音石。○綱目

〔釋名〕**碩鼠** 與鼫同出易 **鼩鼠** 音酌出廣雅 **雀鼠** 出埤雅 **鼨鼠** 音終出唐韻○時珍曰碩大也似鼠而大也關西方音轉鼫為鼩訛鼩為雀蜀人謂之鼩鼠取其毛作筆俊亦大也

〔集解〕時珍曰鼫鼠處處有之居土穴樹孔中形大於鼠頭似兔尾有毛青黃色善鳴能人立交前兩足而舞好食粟豆與鼢鼠俱為田害鼢小居田而鼫大居山也范成大云宣州鼫鼠岑食山豆根土人取其腹乾之入藥名鼫鼠肚陸璣

而前脚短，皮入鞦轡用。莊子所謂「鼴鼠飲河，不過滿腹」者。陶言是鼠王，精滴成鼠。遍訪山人無其説，亦不能土中行。此乃妄説，陶誤信爾。【頌曰】鼴鼠出滄州及胡中。似牛而鼠首黑足，大者千斤。多伏于水，又能堰水放沫。彼人食其肉。【時珍曰】按異物志云：鼠母頭脚似鼠，口鋭蒼色，大如水牛而畏狗。見則主水灾。晋書云：宣城郡出隱鼠，大如牛，形似鼠，褌脚類象而驢蹄〔一〕，毛灰赤色，胸前尾上白色。有力而鈍。金樓子云：晋寧縣境出大鼠，狀如牛，土人謂之偃牛〔二〕。時出山遊，毛落田間，悉成小鼠，苗稼盡耗。梁書云：倭國有山鼠如牛，又有大蛇能吞之。據此則隱鼠非無，而陶説有本，諸家闢之太甚者，未深攷耳。又爾雅云：鼴身似鼠而馬蹄，長鬚而賊，一歲千斤，秦人謂之小驢者，即此物也。

膏。【主治】痔瘻惡瘡。陶弘景。

鼫鼠 音石○綱目

【釋名】碩鼠與鼫同，出周易、鼩鼠音酌，出廣雅、雀鼠出埤雅、𪕰鼠音俊，出唐韻。○【時珍曰】碩，大也，似鼠而大也。關西方音轉鼫爲鼩，訛鼩爲雀。蜀人謂之𪕰鼠，取其毛作筆。俊亦大也。

【集解】【時珍曰】鼫鼠處處有之。居土穴樹孔中，形大於鼠，頭似兔，尾有毛，青黄色，善鳴，能人立，交前兩足而舞。好食粟、豆，與鼢鼠俱爲田害。鼢小居田，而鼫大居山也。范成大云：賓州鼫鼠專食山豆根，土人取其腹乾之入藥，名鼫鼠肚。陸機

〔一〕褌脚類象而驢蹄：初學記卷二十九鼠引郭璞洞林，言隱鼠「象脚。脚有三甲，皆如驢蹄。」
〔二〕牛：御覽卷九百一十一鼠引金樓子作「鼠」。

詞此亦有五技與螻蛄同名者誤矣

肚【氣味】甘寒無毒【主治】咽喉痺痛一切熱氣研末含嚥神效時珍○出虞衡志

竹䶉 留柳二音○綱目

【釋名】竹㹠 時珍曰䶉狀其肥㹠言其美也

【集解】時珍曰竹䶉食竹根之鼠也出南方居土穴中大如兔人多食之味如鴨肉燕山録云煑羊以䶉煑鼈以蚊物性相感也

肉【氣味】甘平無毒【主治】補中益氣解毒 時珍

土撥鼠 拾遺

【釋名】鼧鼥 音駝跋 答剌不花 出正要○時珍曰按唐書有鼧鼥鼠即此也鼧鼥言其肥也唐韻作鼧䶉音律剌俗訛為土撥蒙古人名答剌不花

【集解】藏器曰土撥鼠生西番山澤間穴土為窠形如獺夷人掘取食之續點云大秦國出辟毒鼠近似此也時珍曰

謂此亦有五技，與螻蛄同名者，誤矣。

肚。【氣味】甘，寒，無毒。【主治】咽喉痺痛，一切熱氣，研末含嚥，神效。時珍。○出虞衡志。

竹䶉留、柳二音○綱目

【釋名】竹㹠。【時珍曰】䶉狀其肥，㹠言其美也。

【集解】【時珍曰】竹䶉，食竹根之鼠也。出南方，居土穴中。大如兔，人多食之，味如鴨肉。燕山録云：煮羊以䶉，煮鼈以蚊。物性相感也。

肉。【氣味】甘，平，無毒。【主治】補中益氣，解毒。時珍。

土撥鼠拾遺

【釋名】䶈鼥音駝撥、荅剌不花出正要。○【時珍曰】按唐書有䶈鼥鼠，即此也。䶈鼥，言其肥也。唐韻作〔一〕䴆鼥〔二〕，音僕朴，俗訛爲土撥耳。蒙古人名荅剌不花。

【集解】【藏器曰】土撥鼠，生西番山澤間，穴土爲窠，形如獺。夷人掘取食之。魏略〔三〕云：大秦國出辟毒鼠，近似此也。【時珍曰】

〔一〕作：原作「竹」。人衛本謂是形近而誤，詳文義改。今從之。

〔二〕鼥：廣韻卷五屋作「鼥」。

〔三〕略：原作「志」。今據證類卷十六土撥鼠改。

皮可為裘甚暖濕不能透

肉【氣味】甘平無毒（時珍曰按飲膳正要云雖肥而煑之無油味短多食難剋化微動風）【主治】野雞瘻瘡煑食肥美（藏器）

頭骨【主治】小兒夜臥不寧懸之枕邊即安（時珍）

貂鼠（綱目）

【釋名】栗鼠（爾雅）松狗（時珍曰貂亦作鼦羅願云此鼠好食栗及松皮夷人呼為栗鼠松狗）

【集解】（時珍曰按許慎說文云貂鼠屬大而黃黑色出丁零國今遼東高麗及女直韃靼諸胡皆有之其鼠大如獺而尾粗其毛深寸許紫黑色蔚而不耀用皮為裘帽風領寒月服之得風更暖着水不濡得雪即消拂面如焰拭眯即出亦奇物也惟近火則毛易脫漢制侍中冠金璫飾首前插貂尾加以附蟬取其內勁而外温毛帶黃色者為黃貂白色者為銀貂）

肉【氣味】甘平無毒

毛皮【主治】塵沙眯目以裘袖抆之即去（時珍）

皮可爲裘，甚暖，濕不能透。

肉。【氣味】甘，平，無毒。【時珍曰】按飲膳正要云：雖肥而煮之無油，味短，多食難尅化，微動風。【主治】野雞瘻瘡，煮食肥美[一]。藏器。

頭骨。【主治】小兒夜卧不寧，懸之枕邊即安。時珍。

貂鼠 綱目

【釋名】栗鼠爾雅翼、松狗。【時珍曰】貂亦作鼦。羅願云：此鼠好食栗及松皮，夷人呼爲栗鼠、松狗。

【集解】【時珍曰】按許慎説文云：貂，鼠屬，大而黄黑色，出丁零國。今遼東、高麗及女直、韃靼諸胡皆有之。其鼠大如獺而尾粗。其毛深寸許，紫黑色，蔚而不耀。用皮爲裘、帽、風領，寒月服之，得風更暖，着水不濡，得雪即消，拂面如焰，拭眯即出，亦奇物也。惟近火則毛易脱。漢制侍中冠，金璫飾首，前插貂尾，加以附蟬，取其内勁而外温。毛帶黄色者，爲黄貂，白色者，爲銀貂。

肉。【氣味】甘，平，無毒。

毛皮。【主治】塵沙眯目，以裘袖抆之，即去。時珍。

〔一〕美：證類卷十六土撥鼠此下有「宜人」二字。

黄鼠 綱目

釋名 禮鼠韓文 拱鼠同上 鼲鼠音渾 貔貍 時珍曰黄鼠晴暖則出坐穴口見人則交其前足拱而如揖乃竄入穴即詩所謂相鼠有體人而無禮韓文所謂禮鼠拱而立者也古文謂之鼲鼠遼人呼為貔貍或以貔貍為竹鼬貍貛者非胡人亦名令邦

集解 時珍曰黄鼠出太原大同延綏及沙漠諸地皆有之遼人尤為珍貴狀類大鼠黄色而足短善走極肥穴居有土窖如牀榻之狀者則牝牡所居之處秋時畜豆粟草木之實以禦冬各為小窖別而貯之村民以水灌穴而捕之味極肥美如豚子而脆皮可為裘領遼金元時以羊乳飼之用供上膳以為珍饌千里贈遺今亦不甚重之矣最畏鼠狼能入穴銜出也北胡又有青鼠皮亦可用銀鼠白色如銀古名鼲鼠音吸抱朴子言南海白鼠重數斤毛可為布也百感錄云西北有獸類黄鼠短喙無目性狡善聽聞人足音輒逃匿不可卒得土人呼為瞎撞亦黄鼠類也

肉 氣味 甘平無毒 正要云多食發瘡 主治 潤肺生津煎膏貼瘡腫解毒止痛 時珍

發明 時珍曰黄鼠北方所食之物而方書無載按經驗良方有黄鼠膏云治諸瘡腫毒去腐退熱用大黄鼠一箇清

黄鼠綱目

【釋名】禮鼠韓文、拱鼠同上、鼲鼠音渾、貔貍。【時珍曰】黄鼠，晴暖則出坐穴口，見人則交其前足，拱而如揖，乃竄入穴。即詩所謂「相鼠有體，人而無禮」。韓文所謂「禮鼠拱而立」者也。古文謂之鼲鼠，遼人呼爲貔貍，或以貔貍爲竹𪕮、貍、貛者非，胡人亦名令邦。

【集解】【時珍曰】黄鼠出太原、大同，延、綏及沙漠諸地皆有之，遼人尤爲珍貴。狀類大鼠，黄色，而足短善走，極肥。穴居有土窖如牀榻之狀者，則牝牡所居之處，秋時畜豆、粟、草木之實以禦冬，各爲小窖，别而貯之。村民以水灌穴而捕之。味極肥美，如豚子而脆。皮可爲裘領。遼、金、元時以羊乳飼之，用供上膳，以爲珍饌，千里贈遺。今亦不甚重之矣。最畏鼠狼，能入穴啣出也。北胡又有青鼠，皮亦可用。銀鼠，白色如銀，古名鼫鼠，音吸。抱朴子言：南海白鼠重數斤，毛可爲布也。百感録云：西北有獸類黄鼠，短喙無目，性狡善聽，聞人足音輒逃匿，不可卒得，土人呼爲瞎撞。亦黄鼠類也。

肉。【氣味】甘，平，無毒。正要云：多食發瘡。【主治】潤肺生津。煎膏貼瘡腫，解毒止痛。時珍。

【發明】【時珍曰】黄鼠，北方所食之物，而方書無載。按經驗良方有靈鼠膏，云治諸瘡腫毒，去痛退熱。用大黄鼠一箇，清

油一斤慢火煎焦水上試油不散乃濾滓澄清再煎次入炒紫黄丹五兩柳枝不住攪匀滴水成珠下黄蠟一兩熬黑乃成去火毒三日如常攤貼

鼬鼠音佑○綱目

釋名 黄鼠狼綱目 鼪鼠音生 鼬鼠音谷 地猴時珍曰按廣雅鼠狼即鼬也江東呼為鼪其色黄赤如柚故名此物健於捕鼠及禽畜又能制蛇虺莊子所謂騏驥捕鼠不如貍鼪者即此

集解 時珍曰鼬處處有之狀似鼠而身長尾大黄色帶赤其氣極臊臭許慎所謂似貂而大色黄而赤者是也其毫與尾可作筆嚴冬用之不折世所謂鼠鬚栗尾者是也

肉 氣味甘臭溫有小毒 主治煎油塗瘡疥殺蟲時珍

心肝 氣味臭微毒 主治心腹痛殺蟲時珍

附方 新一 心腹痛 用黄鼠心肝肺一具陰乾瓦焙為末入乳香沒藥孩兒茶血竭末各三分每服一錢燒酒調下立止 海上仙方

鼺鼠 拾遺

油一斤，慢火煎焦，水上試油不散，乃濾滓澄清再煎。次入炒紫黄丹五兩，柳枝不住攪匀，滴水成珠，下黄蠟一兩，熬黑乃成。去火毒三日，如常攤貼。

鼬鼠音佑○綱目

【釋名】黄鼠狼綱目、鼪鼠音生去聲、鼧鼠音谷、地猴。【時珍曰】按廣雅，鼠狼即鼬也。江東呼爲鼪。其色黄赤如柚，故名。此物健於捕鼠及禽畜，又能制蛇虺。莊子所謂「騏驥捕鼠，不如貍、鼪」者，即此。

【集解】【時珍曰】鼬，處處有之。狀似鼠而身長尾大，黄色帶赤，其氣極臊臭。許慎所謂似貂而大，色黄而赤者，是也。其毫與尾〔一〕可作筆，嚴冬用之不折，世所謂「鼠鬚栗尾」者，是也。

肉。【氣味】甘，臭，温，有小毒。【主治】煎油，塗瘡疥，殺蟲。時珍。

心、肝。【氣味】臭，微毒。【主治】心腹痛，殺蟲。時珍。

【附方】新一。心腹痛。用黄鼠心肝肺一具，陰乾，瓦焙爲末，入乳香、没藥、孩兒茶、血竭末各三分。每服一錢，燒酒調下，立止。海上仙方。

鼷鼠拾遺

〔一〕其毫與尾：埤雅卷十一鼠作「取其毫於尾」。

波里祢須美

釋名甘口鼠 時珍曰鼷乃鼠之最小者囓人不痛故曰甘口今處處有之

集解藏器曰鼷鼠極細卒不可見食人及牛馬等皮膚成瘡至死不覺爾雅云有螫毒左傳云食郊牛角者皆此物也博物志云食人死膚令人患惡瘡醫書云正月食鼠殘多為鼠瘻小孔下血者皆此病也治之之法以豬膏摩之及食貍肉為妙鼷無功用而為人害故著之

食蛇鼠 綱目

集解時珍曰按唐書云罽賓國貢食蛇鼠喙尖尾赤能食蛇有被蛇螫者以鼠嗅而尿之即愈今雖不聞說此恐時有貢者存此以備攷證

主治蛇虺傷螫 時珍

蝟 本經中品

校正舊在蟲魚部今據爾雅移入獸部

釋名彙 古蝟字 毛刺 爾雅 蝟鼠 時珍曰按說文彙字篆文象形頭足似鼠故有鼠名 寇宗奭曰蝟皮治胃逆開胃氣有功其字從虫從胃深有理焉

集解別錄曰蝟生楚山川谷田野取無時勿使中濕 弘景曰處處野中時有此獸人犯之便藏頭足毛刺人不可得

【釋名】甘口鼠。【時珍曰】鼷乃鼠之最小者，螫人不痛，故曰甘口。今處處有之。

【集解】【藏器曰】鼷鼠極細，卒不可見。食人及牛、馬等皮膚成瘡，至死不覺。爾雅云有螫毒，左傳云食郊牛角者，皆此物也。博物志云：食人死膚，令人患惡瘡。醫書云：正月食鼠殘，多爲鼠瘻，小孔下血者，皆此病也。治之之法，以貍〔一〕膏摩之，及食貍肉爲妙。鼷無功用，而爲人害，故著之。

食蛇鼠綱目

【集解】【時珍曰】按唐書云：罽賓國貢食蛇鼠，喙尖尾赤，能食蛇。有被蛇螫者，以鼠嗅而尿之即愈。今雖不聞説此，恐時有貢者，存此以備攷證。

尿。【主治】蛇虺傷螫。時珍。

猬本經中品

【校正】舊在蟲魚部，今據爾雅移入獸部。

【釋名】彙古猬字，俗作蝟、毛刺爾雅、蝟鼠。【時珍曰】按説文彙字篆文象形，頭足似鼠，故有鼠名。【宗奭曰】蝟皮治胃逆，開胃氣有功。其字從虫從胃，深有理焉。

【集解】【别録曰】猬生楚山川谷田野，取無時，勿使中濕。【弘景曰】處處野中時有此獸。人犯之，便藏頭足，毛刺人，不可得。

〔一〕貍：原作「豬」。今據證類卷二十一鼷鼠改。

能跳入虎耳中而見鵲便自仰腹受啄物相制如此其脂烊鐵中入少水銀則柔如鉛錫蜀圖經曰猬狀如貒豘大者如豘小者如瓜脚短尾長寸餘蒼白色脚似豬蹄者佳鼠脚者次之去肉取皮火乾又有山枳鼠皮正相似但尾端有兩岐為別又有虎鼠皮亦相類但以味酸為別又有山豘頗相似而皮類兔皮其色褐味甚苦與不堪用時珍曰猬之頭觜似鼠刺毛似豪豬蜷縮則形如芡房及栗房攢毛外刺尿之即開炙轂子云刺端分兩頭者為猬如棘針者為蟥與蜀說不同廣韻云似猬而赤尾者名暨居宗奭曰乾猬皮并刺作刷治紕帛絕佳世有養者去而復來

【正誤】恭曰猬極獰鈍大如豚小如瓜惡鵲聲故反腹受啄欲掩取之猶鵲蚌也虎耳不受雞卵且去地三尺猬何能跳之而入野俗鄙言遂為雅記深可怪也宗奭曰唐註擯陶理以當然時珍曰按淮南子云猬使虎申蛇令豹止又云鵲屎中猬緯書云火爍金故鵲啄猬觀此則陶說非妄也而蘇氏斥之寇氏和之非矣蜈蚣制龍蛇蜒蚰蛞蝓制蜈蚣豈在大小利鈍耶物畏其天耳蜀圖經所謂虎鼠即鼦鼠亦猬中一種也孫愐云鼦鼠能飛食虎豹談藪云虎不敢入山林而居草薄者畏木上有鼦鼠也鼠見虎過則咆噪拔毛投之虎必生蟲瘡潰爛至死鼦鼱音相近耳猬能制虎觀此益可徵矣今正其誤

皮【修治】細剉炒黑入藥【氣味】苦平無毒甄權曰甘有小毒得酒良畏桔梗麥門冬【主治】五

能跳入虎耳中，而見鵲便自仰腹受啄，物相制如此。其脂烊鐵，中入少水銀則柔如鉛錫。【蜀圖經曰】猬狀如貒、㹠。大者如㹠，小者如瓜。脚短[一]，尾長寸餘。蒼[二]白色，脚似豬蹄者佳，鼠脚者次之。去肉，取皮火乾。又有山枳鼠，皮正相似，但尾端有兩岐爲別。又有虎鼠，皮亦相類，但以味酸爲別。又有山㹠，頗相似，而皮類兔皮，其色褐，味甚苦。俱不堪用。【時珍曰】猬之頭、觜似鼠，刺毛似豪豬，踡縮則形如芡房及栗房，攢毛外刺，尿之即開。炙轂子云：刺端分兩頭者爲猬，如棘針者爲蟓。與蜀說不同。廣韵云：似猬而赤尾者，名暨居。【宗奭曰】乾猬皮并刺作刷，治紕帛絶佳。世有養者，去而復來。

【正誤】【恭曰】猬極獰鈍，大如㹠，小如瓜，惡鵲聲，故反腹受啄，欲掩取之，猶鶡、蚌也。虎耳不受雞卵，且去地三尺，猬何能跳之而入？野俗鄙言，遂爲雅記，深可怪也。【宗奭曰】唐本[三]註擯陶，理亦[四]當然。【時珍曰】按淮南子云：猬使虎申，蛇令豹止。又云：鵲屎中猬。緯書云：火爍金，故鵲啄猬。觀此則陶説非妄也，而蘇氏斥之，寇氏和之，非矣。蜈蚣制龍、蛇，蝍蛆、蛞蝓制蜈蚣，豈在大小利鈍耶？物畏其天耳。蜀圖經所謂虎鼠即鼩鼠，亦猬中一種也。孫愐云：鼩，鼠，能飛，食虎豹。談藪云：虎不敢入山林，而居草薄者，畏木上有鼩鼠也。鼠見虎過，則咆噪拔毛投之，虎必生蟲瘡潰爛至死。鼩、鼳音相近耳。猬能制虎，觀此益可徵矣。今正其誤。

皮。【修治】細剉，炒黑入藥。【氣味】苦，平，無毒。【甄權曰】甘，有小毒。得酒良。畏桔梗、麥門冬。【主治】五

〔一〕短：證類卷二十一蝟皮此下有「多刺」二字。
〔二〕蒼：同上此字前有「惟」字。
〔三〕本：原脱。今據補同上。
〔四〕亦：原作「以」。今據改同上。

痔陰蝕下血赤白五色血汁不止陰腫痛引腰背酒煑殺之本經療腹痛疝積燒灰酒服別錄治腸風瀉血痔痛有頭多年不瘥炙末飲服方寸匕燒灰吹鼻止衂血甚解一切藥力藥性

附方舊五新八

五痔下血衍義云用猬皮合穿山甲等分燒存性入肉豆蔻一半空腹熱米飲服一錢妙○外臺用猬皮三指大熏黃如棗大熟艾一錢穿地作坑調和取便熏之取口中有烟氣為佳火氣稍盡即停三日將息更熏之三度永瘥勿犯風冷羹臛將養切忌雞魚豬生冷二十日後補之

腸痔有蟲猬皮燒末生油和塗肘后方

腸風下血白刺猬皮一枚銚內煿焦去皮留刺木賊半兩炒黑為末每服二錢熱酒調下楊氏家藏方

蠱毒下血猬皮燒末水服方寸匕當吐出毒千金翼

五色痢疾猬皮燒灰酒服二錢壽域方

大腸脫肛猬皮一斤燒磁石煅五錢桂心五錢為末每服二錢米飲下葉氏摘玄

塞鼻止衄猬皮一枚燒末半錢綿褁塞之聖惠

鼻中瘜肉猬皮炙為末綿褁塞之日三千金

眼睫倒刺蝟刺棗針白芷青黛等分為末隨左右目搐鼻中口含冷水瑞竹堂方

反胃吐食猬皮燒灰酒服或煑汁或五味淹炙食普濟

小兒驚啼狀如物刺用猬皮三寸燒末傳乳頭飲兒子母秘錄

猘犬咬傷猬皮

痔陰蝕，下血，赤白五色血汁不止，陰腫，痛引腰背，酒煮殺之。本經。**療腹痛疝積，燒灰酒服。**別録。**治腸風瀉血，痔痛有頭，多年不瘥，炙末，飲服方寸匕。燒灰吹鼻，止衄血。甚解一切藥力。**藥性。

【附方】舊五，新八。**五痔下血。**衍義云：用猬皮合穿山甲等分，燒存性，入肉豆蔻一半，末之〔一〕。空腹熱米飲服一錢，妙。○外臺用猬皮方〔二〕三指大，熏黄如棗大，熟艾一錢，穿地作坑，調和取便熏之，取口中有烟氣爲佳。火氣稍盡即停，三日將息，更熏之，三度永瘥。勿犯風冷，羹臛將養，切忌雞、魚、豬、生冷，二十日後補之。**腸痔有蟲。**猬皮燒末，生油和塗。肘後方。**腸風下血。**白刺猬皮一枚銚内煿焦，去皮留刺，木賊半兩炒黑，爲末。每服二錢，熱酒調下。楊氏家藏方。**蠱毒下血。**猬皮燒末，水服方寸匕，當吐出毒。千金翼。**五色痢疾。**猬皮燒灰，酒服二錢。壽域方。**大腸脱肛。**猬皮一斤燒，磁石煅五錢，桂心五錢，爲末。每服二錢，米飲下。葉氏摘玄。**塞鼻止衄。**猬皮一枚，燒末。半錢，綿裹塞之。聖惠。**鼻中瘜肉。**猬皮炙爲末，綿裹塞之，日三〔三〕。千金。**眼睫倒刺。**猬刺、棗針、白芷、青黛等分，爲末，隨左右目㗜鼻中，口含冷水。瑞竹堂方。**反胃吐食。**猬皮燒灰，酒服。或煮汁，或五味淹炙食。普濟。**小兒驚啼。**狀如物刺。用猬皮三寸燒末，傅乳頭飲兒。子母秘録。**猘犬咬傷。**猬皮、

〔一〕末之：原脱。今據證類卷二十一蝟皮補。
〔二〕方：原脱。今據補同上。
〔三〕日三：千金方卷六鼻病作「三日」。

頭髮等分燒灰水服外臺

肉〔氣味〕甘平無毒藏器曰食之去骨誤食令人瘦劣諸節漸小也〔主治〕反胃炙黃食之亦煑汁飲又主瘻藏器炙食肥下焦理胃氣令人能食孟詵

脂〔氣味〕同肉〔詵曰〕可煑五金八石伏雄黃柔鐵〔主治〕腸風瀉血華日溶滴耳中治聾藏器塗禿瘡疥癬殺蟲時珍

〔附方〕新一 虎爪傷人刺猬脂日日傅之內服香油

腦〔主治〕狼瘻時珍

心肝〔主治〕蟻瘻蜂瘻瘰癧惡瘡燒灰酒服一錢時珍

膽〔主治〕點目止淚化水塗痔瘡時珍 治鷹食病宗奭

〔附方〕新一 痘後風眼發則兩瞼紅爛眵淚用刺猬膽汁用簪點入痒不可當二三次即愈尤勝烏鴉膽也董炳集驗方

○獸之四 寓類怪類共八種

頭髮等分燒灰，水服。外臺。

肉。【氣味】甘，平，無毒。【藏器曰】食之去骨。誤食令人瘦劣，諸節漸小也。【主治】反胃，炙黄食之。亦煮汁飲。又主瘻。藏器。炙食，肥下焦，理胃氣，令人能食。孟詵〔一〕。

脂。【氣味】同肉。【詵曰】可煮五金八石，伏雄黄，柔鐵。【主治】腸風瀉血。日華。溶滴耳中，治聾。藏器。塗禿瘡疥癬，殺蟲。時珍。

【附方】新一。虎爪傷人。刺猬脂，日日傅之。内服香油。

腦。【主治】狼瘻。時珍。

心、肝。【主治】蟻瘻蜂瘻，瘰癧惡瘡，燒灰，酒服一錢。時珍。

膽。【主治】點目，止淚。化水，塗痔瘡。時珍。治鷹食病。寇宗奭。

【附方】新一。痘後風眼，發則兩瞼紅爛眵淚。用刺猬〔二〕膽汁，用簪點入，痒不可當，二三次即愈。尤勝烏鴉膽也。董炳集驗方。

○獸之四　寓類怪類共八種

〔一〕詵：原脱。今從江西本補。

〔二〕猬：原作「胃」。江西本、錢本、張本均同。據金陵本每缺略偏旁，又詳文義，當作「猬」，故改。

獼猴證類

〔釋名〕沐猴史記 為猴說文 胡孫格古論 王孫柳文 馬留倦游錄 狙〔時珍曰〕按班固白虎通云猴候也見人設食伏機則憑高四望善于候者也猴好拭面如沐故謂之沐而後人訛沐為母又訛母為獼愈訛愈失矣說文云為字象母猴之形即沐猴也非牝也猴形似胡人故曰胡孫莊子謂之狙養馬者廄中畜之能辟馬病胡俗稱馬留云梵書謂之摩斯吒

〔集解〕〔慎微曰〕獼猴有數種總名禺屬取色黃面赤尾長者用人家養者不主病為其食雜物違本性也按抱朴子云猴八百歲變為猨猨五百歲變為玃玃千歲變為蟾蜍〔時珍曰〕猴處處深山有之狀似人眼如愁胡而頰陷有嗛嗛音歉藏食處也腹無脾以行消食尻無毛而尾短手足如人亦能竪行聲嗝嗝若咳孕五月而生子生子多浴于澗其性躁動害物畜之者使坐杙上鞭掊旬月乃馴也其類有數種小而尾短者猴也似猴而多髯者豦也似猴而大者玃也大而尾長赤目者禺也小而尾長仰鼻者狖也似狖而大者果然也似狖而小者蒙頌也似狖而善躍越者獑猢也似猴而長臂者猨也似猨而金尾者狨也似猨而大能食猨猴者獨也不主病者並各以類附之

〔附錄〕玃音却〔時珍曰〕玃老猴也生蜀西徼外山中似猴而大色蒼黑能人行善攫持人物又善顧盼故謂之玃

狨 戎、松二音○拾遺

【釋名】猱 難逃切。【時珍曰】狨，毛柔長如絨，可以藉，可以緝，故謂之狨。而猱字亦從柔也。或云生于西戎，故從戎也。猱古文作夒，象形。今呼長毛狗爲猱，取此象。

【集解】【藏器曰】狨生山南山谷中，似猴而大，毛長，黃赤色。人將其皮作鞍褥。【時珍曰】楊億談苑云：狨出川峽深山中。其狀大小類猨，長尾作金色，俗名金線狨。輕捷善緣木，甚愛其尾。人以藥矢射之，中毒即自齧其尾也。宋時文武三品以上許用狨座，以其皮爲褥也。

【附録】猨。【時珍曰】猨善援引，故謂之猨，俗作猿。産川、廣深山中。似猴而長大，其臂甚長，能引氣，故多壽。或言其通臂者，誤矣。臂骨作笛，甚清亮。其色有青、白、玄、黃、緋數種。其性静而仁慈，好食果實。其居多在林木，能越數丈，着地即泄瀉死，惟附子汁飲之可免。其行多群，其鳴〔一〕善啼，一鳴三聲，凄切入人肝脾。范氏桂海〔二〕志云：猨有金絲者黃色，玉面者黑色，及身面俱黑者。或云黃是牡，黑是牝，牝能嘯，牡不能也〔三〕。王濟日詢〔四〕記云：廣人言猨初生毛黑而雄，老則變黃，潰去勢囊，轉雄爲雌，與黑者交而孕。數百歲，黃又變白也。時珍案：此説與列子貐變化爲猨，莊子猵狙以猨爲雌之言若相合，必不妄也。獨。【時珍曰】獨，似猨而大，其性獨，一鳴即止，能食猨猴。故諺曰「獨一鳴而猨散」。獨夫蓋取諸此。或云即黃腰〔五〕也，又見虎下。

〔一〕鳴：爾雅翼卷二十蝯作「雄」。
〔二〕海：原作「每」。今據卷一引據古今經史百家書目改。
〔三〕或云……能也：凡十五字，桂海虞衡志 志獸作「或云純黑者雄金絲者雌又云雄能嘯雌不能也」。
〔四〕詢：原作「詢」。今據千頃堂書目改。
〔五〕腰：底本補寫，餘金陵諸本爲一字闕。今從江西本補。

肉及血【氣味】缺【主治】食之調五痔病久坐其皮亦良藏器

脂【主治】瘡疥塗之妙同上

果然拾遺

【釋名】禺音遇狖音又或非狖壘二音作狖狖小或作猵仙猴時珍曰郭璞云果然自呼其名羅願云人捕其一則舉群啼而相赴雖殺之不去也謂之果然以來之可必也大者爲然爲禺小者爲狖爲蜼南人名仙猴俗作猓然

【集解】藏器曰案南州異物志云交州有果然獸其名自呼狀大于猨其體不過三尺而尾長過頭鼻孔向天雨則挂木上以尾塞鼻孔其毛長柔細滑白質黑文如蒼鴨脅邊斑毛之狀集之爲裘褥甚温暖爾雅蜼仰鼻而長尾即此也時珍曰果然仁獸也出西南諸山中居樹上狀如猨白面黑頰多髯而毛采斑斕尾長于身其末有岐雨則以岐塞鼻也喜群行老者前少者后食相讓居相愛生相聚死相赴柳子所謂仁讓孝慈者是也古者畫蜼爲宗彝亦取其孝讓而有智也或言猶豫之猶即狖也其性多疑見人則登樹上下不一甚至奔觸破頭折脛故人以比心疑不决者而俗呼騃愚爲癡獃

肉及血。【氣味】缺。【主治】食之，調五痔病，久坐其皮亦良。藏器。

脂。【主治】瘡疥，塗之妙。同上。

果然拾遺

【釋名】禺音遇、狖音又，或作貁、猷[一]、蜼狖、壘二音，或作猵、仙猴。【時珍曰】郭璞云：果然，自呼其名。羅願云：人捕其一，則舉群啼而相赴，雖殺之不去也。謂之果然，以來之可必也。大者爲然，爲禺；小者爲狖，爲蜼。南人名仙猴，俗作猓然。

【集解】【藏器曰】案南州異物志云：交州有果然獸，其名自呼。狀大于猨，其體不過三尺，而尾長過頭。鼻孔向天，雨則挂木上，以尾塞鼻孔。其毛長柔細滑，白質黑文，如蒼鴨脇邊斑毛之狀，集之爲裘褥，甚温暖。爾雅：蜼，仰鼻而長尾，即此也。【時珍曰】果然，仁獸[二]也。出西南諸山中。居樹上，狀如猨，白面黑頰，多髯而毛采斑斕，尾長于身，其末有岐，雨則以岐塞鼻也。喜群行，老者前，少者後。食相讓，居相愛，生相聚，死相赴。柳子所謂仁讓孝慈者是也。古者畫蜼爲宗彝，亦取其孝讓而有智也。或言猶豫之猶，即狖也。其性多疑，見人則登樹，上下不一，甚至奔觸，破頭折脛。故人以比心疑不決者，而俗呼騃愚爲癡猵也。

〔一〕猷：原字缺損。今從江西本補正。

〔二〕獸：原作「戰」。今從改同上。

附錄蒙頌 時珍曰蒙頌一名蒙貴乃蜼之又小者也紫黑色出交趾畜以捕鼠勝于貓貍 獑猢音讒胡 時珍曰獑猢許氏說文作𪕊𪔇乃猨狖之屬黑身白腰如帶手有長毛白色似握版之狀蜀地志云獑猢似猴而甚捷在樹上欲墜騰躍如飛鳥也

肉氣味鹹平無毒主治瘴瘧寒熱同五味煮臛食之併坐其

皮取效 藏器

發明 時珍曰案德韻果然賦云似猴象猴黑頰青身肉非佳品惟皮可珍而呂氏春秋云肉之美者玃猱之炙亦性

冬有不同耶

猩猩 本作狌音生 綱目

釋名 時珍曰猩猩能言而知來猶惺惺也

集解 時珍曰猩猩自爾雅逸周書以下數十說今參集之云出哀牢夷及交趾封溪縣山谷中狀如狗及獼猴黃毛如猨白耳如豕人面人足長髮頭顏端正聲如兒啼亦如犬吠成羣伏行阮汧云封溪俚人以酒及草屐置道側猩猩見即呼人祖先姓名罵之而去頃復相與嘗酒著屐因而[illegible]檻而養之將烹則推其肥者泣而遣之西胡取其血[illegible]罽

【附録】蒙頌。【時珍曰】蒙頌一名蒙貴，乃蜼之又小者也。紫黑色，出交趾，畜以捕鼠，勝于貓、貍。獑猢音慚胡。許氏説文作斬〔一〕鼬，乃蝯蜼之屬。黑身，白腰如帶，手有長毛，白色，似握版之狀。蜀地志云：獑猢似猴而甚捷，在樹上歘然騰躍，如飛鳥也。

肉。【氣味】鹹，平，無毒。【主治】瘧瘴寒熱，同五味煮臛食之，併坐其皮，取效。藏器。

【發明】【時珍曰】案鍾毓果然賦云：似猴象猿猨，黑頰青身。肉非佳品，惟皮可珍。而吕氏春秋云：肉之美者，玃、猱之炙。亦性各有不同耶？

猩猩本作狌，音生〇綱目

【釋名】【時珍曰】猩猩能言而知來，猶惺惺也。

【集解】【時珍曰】猩猩，自爾雅、逸周書以下數十説，今參集之云。出哀牢夷及交趾封溪縣山谷中。狀如狗及獮猴，黄毛如猨，白耳如豕，人面人足，長髮，頭顔端正，聲如兒啼，亦如犬吠，成群伏行。阮汧云：封溪俚人以酒及草屐置道側，猩猩見即呼人祖先姓名，罵之而去。頃復相與嘗酒着屐，因而被擒〔二〕，檻而養之。將烹，則推其肥者，泣而遺之。西胡取其血染毛罽

〔一〕斬：原作「⿰鼠斬」，今據説文鼠部改。

〔二〕而被擒：底本此三字及下行最後三字漫漶。今據中研院本補正。

不聽刺血必箠而問其數至一斗乃已又按禮記亦云猩猩能言而郭義恭廣志云猩猩不能言山海經云猩猩能知人言三說不同大抵猩猩略似人形如猨猴類耳純使能言當若鸚鵡之屬亦未必盡如阮氏所說也又羅願爾雅翼云古之說猩猩者如豕如狗如猴今之說猩猩者與狒狒不相遠云如婦人被髮袒足無膝羣行遇人則手掩其形謂之野人據羅說則似乎後世所謂野女野婆者也豈即一物耶

附錄野女 唐蒙博物志云日南有野女羣行覓夫其狀白色徧體無衣襦周密齊東野語云野婆出南丹州黃髮椎髻裸形跣足儼然若一嫗也羣雌無牡上下山谷如飛猱自腰已下有皮蓋膝每遇男子必負去求合嘗為健夫所殺死以手護腰間剖之得印方寸瑩若蒼玉有文類符篆也時珍曰合此二說與前阮氏羅氏之說觀之則野女似即猩猩矣又雄鼠卵有文如符篆治鳥腋下有鏡印則野婆之印篆非異也亦當有功用但人未知耳

肉 氣味甘鹹溫無毒 主治食之不眛不飢令人善走窮年無厭可以辟穀 時珍○出逸書山海經水經

發明 時珍曰逸書言猩猩肉食之令人不眛其猩猩可知矣古人以為珍味故荀子言猩猩能言笑二足無毛而人啜其羹食其肉呂氏春秋云肉之美者猩猩之唇獾獾之炙是矣

不黠，刺血必箠而問其數，至一斗乃已。又按禮記亦云猩猩能言，而郭義恭廣志云猩猩不能言，山海經云猩猩能知人言，三説不同。大抵猩猩略似人形，如猨猴類耳。縱使能言，當若鸚鴞之屬，亦未必盡如阮氏所説也。又羅願爾雅翼云：古之説猩猩者，如豕、如狗、如猴。今之説猩猩者，與狒狒不相遠。云如婦人被髮袒足，無膝群行，遇人則手掩其形，謂之野人。據羅説則似乎後世所謂野女、野婆者也。豈即一物耶？

【附録】野女。唐蒙博物志〔一〕云：日南有野女，群行覓〔二〕夫。其狀白色〔三〕，徧體無衣襦。周密齊東野語云：野婆出南丹州，黄髮椎髻，裸形跣足，儼然若一嫗也。群雌無牡。上下山谷如飛猱。自腰已下有皮蓋膝，每遇男子必負去求合。嘗爲健夫所殺，死以手護腰間。剖之得印方寸，瑩若蒼玉，有文類符篆也。【時珍曰】合此二説與前阮氏、羅氏之説觀之，則野女似即猩猩矣。又雄鼠卵有文如符篆，治鳥腋下有鏡印，則野婆之印篆非異也。亦當有功用，但人未知耳。

肉。【氣味】甘、鹹，温，無毒。【主治】食之不昧不飢，令人善走，窮年無厭，可以辟穀。時珍。

○出逸書、山海經、水經。

【發明】【時珍曰】逸書言：猩猩肉食之，令人不昧。其猩猩〔四〕可知矣。古人以爲珍味。故荀子言：猩猩能言笑，二足無毛，而人啜其羹，食其肉。吕氏春秋云：「肉之美者，猩猩之唇，貛貛之炙」，是矣。

〔一〕唐蒙博物志：此下内容亦見張華博物志。云「唐蒙」者，乃襲楊慎丹鉛總録卷十一韻語紀異物之説。原文乃韻語，時珍引時有變動。

〔二〕覓：丹鉛總録引作「不見」。「覓」字疑即「不見」豎寫合體。

〔三〕白色：同上引作「梟且白」。

〔四〕猩猩：張本作「惺惺」，義長。

狒狒（音費。○拾遺）

【釋名】𩦡𩦡（與狒同，亦作𩦡）梟羊（山海經）野人（方輿志）人熊（時珍曰：爾雅作狒。說文作𩦡，從𦣻從囟從内，象形。許慎云：北人呼為土螻，今人呼為人熊。按郭璞謂山都即狒狒，稍以差別，抑名同物異與？）

【集解】藏器曰：狒狒出西南夷。爾雅云：狒狒如人，被髮迅走，食人。山海經云：梟羊人面，長唇黑身，有毛反踵，見人則笑，笑則上唇掩目。郭璞云：交廣及南康郡山中亦有此物。大者長丈餘，俗呼為山都。宋孝建中，獠人進雌雄二頭。帝問土人丁鑾，鑾曰：其面似人，紅赤色，毛似獼猴，有尾，能人言，如鳥聲，善知生死，力負千鈞，反踵無膝，睡則倚物，獲人則先笑而後食之。獵人因以竹筒貫臂誘之，俟其笑時，抽手以錐釘其唇着額，候死而取之。髮極長，可為頭髲。血堪染靴及緋，飲之使人見鬼也。帝乃命工圖之。時珍曰：按方輿志云：狒狒，西蜀及處州山中亦有之，呼為人熊。人亦食其掌，剝其皮。閩中沙縣幼山有之，長丈餘，逢人則笑，呼為山大人，或曰野人及山魈也。又鄧顯明南康記云：山都，形如崑崙人，通身生毛，見人輙閉目開口如笑，好在深澗中翻石覓蟹食之。珍按鄧氏所說，與北山經之山𤟤、述異記之山都、永嘉記之山鬼、神異經之山㺐、玄中記之山精、海錄碎事之山丈、文字指歸之旱魃、搜神記之治鳥，俱相類，乃山怪也。今並附之，以備考證。

【附錄】山都（時珍曰：任昉述異記云：南康有神曰山都，形如人，長二丈餘，黑色赤目黃髮，深山樹中作窠，狀如鳥

狒狒音費○拾遺

【釋名】䴇䴇與狒同，亦作𤝟、梟羊山海經、野人方輿志、人熊。【時珍曰】爾雅作狒，説文作䴇，從𦥑，從囟，從内，象形。許慎云：北人呼爲土螻。今人呼爲人熊。按郭璞謂山都即狒狒，稍似差别，抑名同物異與？

【集解】【藏器曰】狒狒出西南夷。爾雅云：狒狒，如人被髮，迅走食人。山海經云：梟羊人面，長脣黑身，有毛反踵，見人則笑，笑則上脣掩目。郭璞云：交、廣及南康郡山中亦有此物。大者長丈餘，俗呼爲山都。宋孝建〔一〕中，獠人進雌雄二頭。帝問土人丁鑾。鑾曰：其面似人，紅赤色，毛似獼猴，有尾。能人言，如鳥聲。善知生死，力負千鈞。反踵無膝，睡則倚物。獲人則先笑而後食之。獵人因以竹筒貫臂誘之，俟其笑時，抽手以錐釘其脣着額，候死而取之。髮極長，可爲頭髲。血堪染靴及緋，飲之使人見鬼也。帝乃命工圖之。【時珍曰】按方輿志云：狒狒，西蜀及處州山中亦有之，呼爲人熊。人亦食其掌，剥其皮。閩中沙縣幼山有之，長丈餘，逢人則笑，呼爲山大人，或曰野人及山魈也。又鄧德〔二〕明南康記云：山都，形如崑崙人，通身生毛。見人輒閉目，開口如笑。好在深澗中翻石覓蟹食之。珍按：鄧氏所説，與北山經之山獋、述異記之山都、永嘉記之山鬼、神異經之山㺐、玄中記之山精、海録碎〔三〕事之山丈、文字指歸之旱魃、搜神記之治鳥，俱相類，乃山怪也。今並附之。以備考證。

【附録】山都。【時珍曰】任昉述異記云：南康有神曰山都。形如人，長二丈〔四〕餘，黑色，赤目黄髮。深山樹中作窠，狀如鳥

〔一〕孝建：原作「建武」。今據證類卷十七狒狒改。
〔二〕德：原作「顯」。今據御覽經史圖書綱目及卷八百八十四鬼下改。
〔三〕碎：原作「雜」。今據卷一引據古今經史百家書目改。後同徑改。
〔四〕丈：御覽卷八百八十四鬼下引述異記作「尺」。

□云世本作古
□云世本作金古
□云世本作守波
□云北傳里如味

躬高二尺餘肉甚光采體質輕虛以烏毛為褥二枚相連上維下離能變化隱形罕覩其狀若木客山𤢖之類也

𤟤時珍曰北山經云山𤟤狀如犬而人面善投見人則笑其行如風見則天下大風

木客又曰幽明錄云生南方山中頭面語言不全異人但手腳爪如鉤利居絕岩間死亦殯殮能與人交易而不見其形也今南方有鬼市亦類此又有木客鳥見禽部

山𤢖又曰東方朔神異經云西方深山有人長丈餘袒身捕蝦蟹就人火炙食之名曰山𤢖其名自呼人犯之則發寒熱蓋鬼魅耳所在亦有之惟畏爆竹煏𤇈聲劉義慶幽明錄云東昌縣山岩間有物如人長四五尺裸身被髮髮長五六寸能作呼嘯聲不見其形每從澗中發石取蝦蟹就火炙食永嘉記云安國縣有山鬼形如人而一腳僅長一尺許好盜伐木人鹽炙石蟹食人不敢犯之能令人病及焚居也玄中記云山精如人一足長三四尺食山蟹夜出晝伏千歲蟾蜍能食之抱朴子云山精形如小兒獨足向後夜喜犯人其名曰魈呼其名則不能犯人白澤圖云山之精狀如鼓色赤一足名曰夔亦曰揮文呼之可使取虎豹海錄雜事云嶺南有物一足反踵手足皆三指雄曰山丈雌曰山姑能夜叩人門求物也神異記云南方有魃一名旱母長二三尺裸形目在頂上行走如風見則大旱遇者得之投溷中則旱除文字指歸云旱魃山鬼也所居之處天不雨女魃入人家能竊物以出男魃入人家能竊物以歸時珍謹按諸說雖少有參差大抵俱是怪類今俗所謂獨腳鬼者是也迩來處處有之能隱形入人家淫亂致人成疾放火竊物

卵，高三尺餘，内甚光采，體質輕虚，以鳥毛爲褥，二枚相連，上雄下雌。能變化隱形，罕睹其狀，若木客、山𤢖之類也。**山𤟤**。【時珍曰】北山經云：山𤟤〔一〕狀如犬而人面，善投，見人則笑，其行如風，見則天下大風。**木客**。【又曰】幽明録〔二〕云：生南方山中。頭面語言不全異人，但手脚爪如鉤利。居絶岩間，死亦殯殮。能與人交易，而不見其形也。今南方有鬼市，亦類此。又有木客鳥，見禽部。**山𤢖**。【又曰】東方朔神異經云：西方深山有人，長丈〔三〕餘，袒身，捕蝦、蟹，就人火炙食之。名曰山𤢖，其名自呼。人犯之則發寒熱。蓋鬼魅耳，所在亦有之。惟畏爆竹煏熚聲。劉義慶幽明録云：東昌縣山岩間有物如人，長四五尺，裸身被髮，髮長五六寸，能作呼嘯〔四〕聲，不見其形。每從澗中發石取蝦、蟹，就火炙食。永嘉記云：安國縣有山鬼，形如人而一脚，僅長一尺許。好盗伐木人鹽，炙石蟹食。人不敢犯之，能令人病及焚居也。玄中記云：山精如人，一足，長三四尺。食山蟹，夜出晝伏。千歲蟾蜍能食之。抱朴子云：山精形如小兒，獨足向後。夜喜犯人，其名曰蚑〔五〕，呼其名則不能犯人。白澤圖云：山之精，狀如鼓，色赤，一足，名曰夔，亦曰揮文，呼之可使取虎豹。海録碎事云：嶺南有物，一足反踵，手足皆三指。雄曰山丈，雌曰山姑，能夜叩人門求物也。神異記〔六〕云：南方有魃，一名旱母，長二三尺，裸形，目在頂上，行走如風。見則大旱，遇者得之，投溷中則旱除。文字指歸云：旱魃，山鬼也。所居之處天不雨。女魃入人家，能竊物以出；男魃入人家，能竊物以歸。時珍謹按：諸説雖少有參差，大抵俱是怪類，今俗所謂獨脚鬼者是也。邇來處處有之。能隱形入人家淫亂，致人成疾，放火竊物，

〔一〕𤟤：原作「揮」。今據山海經卷三北山經改。
〔二〕幽明録：御覽卷八百八十四鬼下引出「南康記」。
〔三〕丈：御覽卷八百八十三鬼上引神異經作「尺」。
〔四〕嘯：原作「肅」。今據御覽卷八百八十三鬼上引「幽明録」改。
〔五〕蚑：原作「魃」。今據抱朴子内篇卷十七登涉改。
〔六〕神異記：御覽卷八百八十三鬼上引作「神異經」。

大為家害法術不能驅醫藥不能治呼為五通七郎諸神而祀之蓋未知其原如此故備載之非但博聞而已其曰呼其名則無害蟾蜍能食之者非治法歟引申觸類必有能制之者又有治鳥亦此類見禽部精怪之屬甚夥皆為人害惟白澤圖京中記抱朴子酉陽雜俎諸書載之頗悉起居者亦不可不知然正人君子則德可勝妖自不敢近也

肉氣味無毒主治作脯連脂薄割炙熱貼人癬疥能引蟲出頻易取瘥藏器

罔兩 目綱

集解[時珍曰]罔兩一作魍魎又作方良周禮方相氏執戈入壙以驅方良是矣罔兩好食亡者肝故驅之其性畏虎柏故墓上樹石虎植柏國語云木石之怪夔罔兩水石之怪龍罔象即此述異記云秦時陳倉人獵得獸若彘若羊逢二童子曰此名弗述又名蝹在地下食死人腦但以柏插其首則死此即罔兩也雖于藥石無與而于死人有關故錄之其方相有四目若二目者為魌皆鬼物也古人設人像之昔費長房識李娥藥丸用方相腦則其物亦入藥矣而法失傳矣

彭侯 目綱

大爲家害。法術不能驅，醫藥不能治，呼爲五通七郎諸神而祀之，蓋未知其原如此。故備載之，非但博聞而已。其曰呼其名則無害，千歲蟾蜍能食之者，非治法歟？引申觸類，必有能制之者。又有治鳥，亦此類，見禽部。精怪之屬甚夥，皆爲人害。惟白澤圖、玄中記、抱朴子、酉陽雜俎諸書載之頗悉，起居者亦不可不知。然正人君子，則德可勝妖，自不敢近也。

肉。【氣味】無毒。【主治】作脯，連脂薄割炙熱，貼人癬疥，能引蟲出，頻易取瘥。藏器。

罔兩綱目

【集解】【時珍曰】罔兩，一作魍魎，又作方良。周禮方相氏執戈入壙，以驅方良是矣。罔兩好食亡者肝，故驅之。其性畏虎、柏，故墓上樹石虎，植柏。國語云「木石之怪，夔、罔兩；水石之怪，龍、罔象」，即此。述異記云：秦時陳倉人獵得獸，若彘若羊。逢二童子曰：此名弗述，又名蝹，在地上食死人腦。但以柏插其首則死。此即罔兩也。雖于藥石無與，而于死人有關，故録之。其方相有四目，若二目者爲魌，皆鬼物也，古人設人像之。昔費長房識李娥藥丸用方相腦，則其物亦入辟邪方藥，而法失傳矣。

彭侯綱目

集解 時珍曰按白澤圖云木之精名曰彭侯狀如黑狗無尾可烹食千歲之木有精曰賈朏狀如豚食之味如狗搜神記云吳時敬叔伐大樟樹血出中有物人面狗身敬叔云此名彭侯乃烹而食之味如狗也

肉 氣味 甘酸溫無毒 主治 食之辟邪令人志壯白澤圖

如和多良宇

封 綱目

集解 時珍曰按江隣幾雜志云徐積於廬州河次得一小兒手無指無血惧而埋之此白澤圖所謂封食之多力者也田九成西湖志云董表儀撤屋掘土得一肉塊術士云太歲也棄之亦無害又山海經敦隅之山及開明南北東南海外並有視肉郭璞註云聚肉形如牛肝有兩目食之無盡尋復生如舊也此皆封類可食首但人不知耳又海中一種土肉正黑長五寸大如小兒臂有腹無口目有三十足可炙食此又蟲魚之屬類乎封者也

本草綱目獸部五十一卷 終

【集解】【時珍曰】按白澤圖云：木之精名曰彭侯，狀如黑狗，無尾，可烹食。千歲之木有精曰賈朏，狀如豚，食之味如狗。搜神記云：吳時敬叔伐大樟樹血出，中有物，人面狗身。敬叔云：此名彭侯。乃烹而食之，味如狗也。

肉。【氣味】甘、酸，温，無毒。【主治】食之辟邪，令人志壯。白澤圖。

封 綱目

【集解】【時珍曰】按江鄰幾雜志云：徐積〔一〕於廬州河次得一小兒，手無指無血，懼而埋之。此白澤圖所謂封，食之多力者也。田汝〔二〕成西湖志云：董表儀撤屋掘土，得一肉塊。術士云：太歲也。棄之亦無害。又山海經：務〔三〕隅之山及開明南、北，東南海外並有視肉。郭璞註云：聚肉形如牛肝，有兩目。食之無盡，尋復生如舊也。此皆封類可食者，但人不知耳。又海中一種土肉，正黑，長五寸，大如小兒臂，有腹無口目，有三十足，可炙食。此又蟲、魚之屬，類乎封者也。

〔一〕積：原作「稹」，即「積」。江西本誤作「積」，後世諸本皆襲其誤。
〔二〕汝：原作「九」。今據千頃堂書目等書目及西湖遊覽志原書改。
〔三〕務：原作「敦」。今據山海經卷八海内北經改。

本草綱目人部五十二卷

李時珍曰神農本草人物惟髮髲一種所以別人于物也後世方伎之士至于骨肉膽血咸稱為藥甚哉不仁也今于此部凡經人用者皆不可遺惟無害于義者則詳述之其慘忍邪穢者則畧之仍闕斷于各條之下通計三十五種不復分類（舊本二十五種今移五種入服器部自玉石部移入一種）

神農本草經一種（梁陶弘景註）　名醫別録五種（梁陶弘景註）　唐本草一種（唐蘇恭）　本草拾遺八種（唐陳藏器）　日華本草二種（宋人大明）　開寶本草一種（宋馬志）　嘉祐本草四種（宋掌禹錫）　證類本草一種（宋唐慎微）　本草蒙筌一種（明陳嘉謨）　本草綱目一十三種（明李時珍）

附註（魏吳普本草　李當之本録　宋雷斆炮炙　齊徐之才藥對　孫思邈千金　甄權藥性　唐孟詵食療　蜀韓保昇重註　宋寇宗奭衍義　元李杲法象　王好古湯液　朱震亨補遺　明汪機會編）

本草綱目人部目録第五十二卷

李時珍曰：神農本草人物惟髪髲一種，所以别人于物也。後世方伎之士，至于骨、肉、膽、血，咸稱爲藥，甚哉不仁也。今于此部凡經人用者，皆不可遺。惟無害于義者，則詳述之。其慘忍邪穢者則略之，仍闕斷于各條之下。通計三十五種，不復分類。舊本二十五種。今移五種入服器部，自玉石部移入一種。

神農本草經一種梁陶弘景註　　名醫别録五種梁陶弘景註

唐本草一種唐蘇恭　　本草拾遺八種唐陳藏器

日華本草二種宋人大明　　開寶本草一種宋馬志

嘉祐本草四種宋掌禹錫　　證類本草一種宋唐慎微

本草蒙筌一種明陳嘉謨[一]　　本草綱目一十三種明李時珍

【附註】魏吴普本草　　李當之藥[二]録　　宋雷斅炮炙

齊徐之才藥對　　唐[三]孫思邈千金　　甄權藥性

孟詵食療　　蜀韓保昇重註　　宋寇宗奭衍義

元李杲[四]法象　　王好古湯液　　朱震亨補遺

明汪機會編

〔一〕謨：原作「猷」。今據本書卷一歷代諸家本草改。

〔二〕藥：原作「本」。今據改同上。

〔三〕唐：原在下「孟詵食療」前。今據改移同上。

〔四〕杲：原作「昊」。今據改同上。

○人之一 凡三十五種附二條

髮髲 本經　亂髮 別録　頭垢 別録　耳塞 日華

膝垢 綱目　爪甲 綱目　牙齒 日華　人屎 別録

小兒胎屎 綱目　人尿 別録　溺白垽 唐本 即人中白　秋石 蒙筌

淋石 嘉祐　癖石 綱目　乳汁 別録　婦人月水 嘉祐

人血 拾遺　人精 嘉祐　口津唾 綱目　齒垽 嘉祐

人汗 綱目　眼淚 綱目　人氣 綱目　人魄 綱目

髭鬚 證類　陰毛 拾遺　人骨 拾遺　天靈蓋 開宝

人胞 拾遺　胞衣水 拾遺　初生臍帶 拾遺　人勢 綱目

人膽 拾遺　人肉 拾遺　木乃伊 綱目

方民 綱目　人傀 綱目

右附方舊六十七新二百二十

○人之一　凡三十五種，附二條

髮髲本經　亂髮別録　頭垢別録　耳塞日華
膝垢[一]綱目　爪甲綱目　牙齒日華　人屎別録
小兒胎屎綱目　人尿別録　溺白垽唐本○即人中白　秋石蒙筌
淋石嘉祐　癖石綱目　乳汁別録　婦人月水嘉祐
人血拾遺　人精嘉祐　口津唾綱目　齒垽嘉祐
人汗綱目　眼淚綱目　人氣綱目　人魄綱目
髭鬚證類　陰毛拾遺　人骨拾遺　天靈蓋開寶
人胞拾遺　胞衣水拾遺　初生臍帶拾遺　人勢綱目
人膽拾遺　人肉拾遺　木乃伊綱目
方民綱目　人傀綱目

右附方舊六十七，新二百二十。

〔一〕膝垢：本卷正文本藥正名作「膝頭垢」。

人部

○人之一

髮髲（音被。本經）

【釋名】鬆（音總。甄權）髲鬄（音剃，亦作髢。○李當之曰：髮髲是童男髮。弘景曰：不知髮髲審是何物。髲字書記所無，或作蒜字，今人呼斑髮為蒜髮，書家亦呼亂髮為鬈，恐即鬈也。童男之理，或未全明。○恭曰：此髮髲根也，年久者用之神效。字書無髲字，即髮字誤矣。既有亂髮，則髮髲去病用陳久者，如船茹、敗天翁、蕭席，皆此例也。甄立言本草作鬄匕，亦髮也。鬈乃髮美貌，有声無實，陶說非矣。宗奭曰：髮髲、乱髮，自是兩等。髮髲味苦，即陳舊經年歲着，如橘皮、半夏取陳者入藥更良之義。今人謂之頭髮，其乱髮條中自無用髮之义，二义甚明，不必過搜索也。時珍曰：髮髲乃翦髮下髮也，乱髮乃梳櫛下髮也。按許慎說文云：大人曰髡，小兒曰鬀。顧野王玉篇云：髲，鬄也；鬄，髮髲也。二說甚明。古者刑人鬄髮，婦人以之被髻，故謂之髮髲。周禮云：王后夫人之服，有以髮髢為首飾者是矣。又詩云：鬒髮如雲，不屑髢也。甄權所謂髮鬆，雷斆所謂二十男子頂心翦下髮者，得之矣。李當之以為童男髮，陶弘景以為髮髲，蘇恭以為髮根，宗奭以為陳髮者，並誤矣。且顧野王在蘇恭之前，恭不知玉篇有髲字，亦欠攷矣。毛萇詩傳云：被之僮僮。被，首飾也，編髮為之，即此髲也。）

本草綱目人部第五十二卷

○人之一

髮髲音被○本經

【釋名】鬈[一]音總，甄權[二]、髲髢音剃，亦作鬄。○【李當之曰】髮髲是童男髮。【弘景曰】不知髮髲審是何物。髲字書記所無。或作蒜字[三]，今人呼斑髮爲蒜髮，書家亦呼亂髮爲鬈，恐即鬈也。童男之理，或未全明。【恭曰】此髮髲根也，年久者用之神效。字書無髲字，即髮字誤矣。既有亂髮，則髮髲去病。用陳久者，如船茹、敗天翁、蒲席，皆此例也。甄立言本草作鬈，鬈亦髮也。鬈乃髮美貌，有聲無質，陶説非矣。【宗奭曰】髮髲、亂髮，自是兩等。髮髲味苦，即陳舊經年歲者，如橘皮、半夏取陳者入藥更良之義。今人謂之頭髲[四]。其亂髮條中自無用髲之義，二義甚明，不必過搜索也。【時珍曰】髮髲，乃剪髢下髮也；亂髮，乃梳櫛下髮也。按許慎説文云：大人曰髡，小兒曰鬀[五]。顧野王玉篇云：髲，鬄也。鬄，髮髲也。二説甚明。古者刑人鬄髮，婦人以之被髻，故謂之髮髲。周禮云王后、大[六]人之服，有以髮髢爲首飾者是矣。又詩云：鬒髮如雲，不屑髢也。甄權所謂髮鬈，雷斅所謂二十男子頂心剪下髮者，得之矣。李當之以爲童男髮，陶弘景以爲鬈髮，蘇恭以爲髮根，宗奭以爲陳髮者，並誤矣。且顧野王在蘇恭之前，恭不知玉篇有髲字，亦欠攷矣。毛萇詩傳云：被之僮僮。被，首飾也。編髮爲之，即此髲也。

〔一〕鬈：原作「鬈」。今据證類卷十五髮髲改。後同此字徑改不注。

〔二〕權：證類卷十五髮髲作「立言」。

〔三〕字：同上作「音」。

〔四〕髲：原作「髮」。今據改同上。

〔五〕鬀：原作「髢」。今據説文髟部改。

〔六〕大：詳周禮天官鄭司農注「追師」，此字似當作「夫」。

脩治（斅曰）髮髲是男子年二十已来無疾患顔貌紅白于頂心剪下者入丸藥膏中用先以苦參水浸一宿漉出入瓶子以火煅赤放冷研用（時珍曰）今人以皂莢水洗净晒乾入礶固濟煅存性用亦良

氣味　苦温無毒（別錄）小寒

主治　五癃關格不通利小便水道療小兒驚大人痓仍自還神化（本經）合雞子黄煎之消為水療小兒驚熱百病（別錄）止血悶血運金瘡傷風血痢入藥燒存性用煎膏長肉消瘀血（大明）

發明　韓保昇曰本經云自還神化李當之云神化之事未見別方按異苑云人髮变為鱓魚神化之異應此者也又藏器曰生人髮掛果樹上烏鳥不敢来食其実又人逃走取其髮於緯車上却轉之則迷乱不知所適此皆神化（時珍曰）髮者血之餘埋之土中千年不朽煎之至枯復有液出誤食入腹变為癥虫煅治服餌令髮不白此正神化之應驗也

附方　舊二新四

石淋痛澀　髮髲燒存性研末每服用一錢井水服之（肘后方）

傷寒黄病　亂髮燒研水服一寸匕日三（傷寒類要）

胎衣不下　乱髮頭髮撩結口中（真人方）

小兒客忤　因見生人所忤取来人顖上髮十莖断兒衣帶少許合燒研末和乳飲兒即愈（千金方）

急肚疼病　用本人頭髮三十根

【修治】【斆曰】髮髲，是男子年二十已來，無疾患，顔貌紅白，于頂心剪下者。入丸藥膏中用，先以苦參水浸一宿，漉出入瓶子，以火煅赤，放冷研用。【時珍曰】今人以皂莢水洗浄，晒乾，入罐固濟，煅存性用，亦良。

【氣味】苦，温，無毒。別録：小寒。【主治】五癃關格不通，利小便水道，療小兒驚[一]，大人痓。仍自還神化。本經。合雞子黄煎之，消爲水，療小兒驚熱百病[二]。別録。止血悶血運，金瘡傷風，血痢，入藥燒存性。用煎膏，長肉消瘀血。大明。

【發明】【韓保昇曰】本經云「自還神化」。李當之云：神化之事，未見別方。按異苑云：人髮變爲鱓魚。神化之異，應此者也。又藏器曰：生人髮掛果樹上，烏鳥不敢來食其實。又人逃走，取其髮于緯車上却轉之，則迷亂不知所適。此皆神化。【時珍曰】髮者血之餘。埋之土中，千年不朽，煎之至枯，復有液出。誤食入腹，變爲癥蟲；煅治服餌，令髮不白。此正神化之應驗也。

【附方】舊二，新四。石淋痛澀。髮髲燒存性，研末。每服用一錢，井水服之。肘後方。傷寒黄病。髮髲燒研，水服一寸匕，日三。傷寒類要。胎衣不下。亂髮、頭髮結，撩喉[三]、口中。孫[四]真人方。小兒客忤，因見生人所致。取來人顖上髮十莖、斷兒衣帶少許，合燒研末。和乳飲兒，即愈。千金方。急肚疼病。用本人頭髮三十根，

〔一〕驚：證類卷十五髮髲作「癇」。
〔二〕百病：同上無此二字。
〔三〕結撩喉：原作「撩結」。今據補正同上。
〔四〕孫：原脱。今據補同上。

[illegible]過酒服即以水調芥子末封在臍內大汗如雨即安〔譚埜翁方〕

瘭疽惡瘡生髮灰米湯服二錢外以生髮灰三分皂莢刺灰二分白芨一分為末乾摻或以豬膽汁調〔直指方〕

亂髮 別録

〔釋名〕血餘〔綱目〕人退〔時珍曰〕頭上曰髮屬足少陰陽明耳前曰鬢屬手足少陽目上曰眉屬手足陽明唇上曰髭屬手陽明頦下曰鬚屬足少陰陽明兩頰曰髯屬足少陽其經氣血盛則美而長氣多血少則美而短氣少血多則少而惡氣血俱少則其處不生氣血俱熱則黃而赤氣血俱衰則白而落素問云腎之華在髮王冰註云腎主髓腦者髓之海髮者腦之華腦減則髮素滑壽註云水出高原故腎華在髮髮者血之餘血者水之類也今方家呼髮為血餘蓋本此義也龍木論謂之人退焉葉世傑草木子云精之榮以鬚氣之榮以眉血之榮以髮類苑云髮屬心稟火氣而上生鬚屬腎稟水氣而下生眉屬肝稟木氣而側生故男子腎氣外行而有鬚女子宦人則無鬚而眉髮不異也說雖不同亦各有理然不若分經者為的劉安君云欲髮不落梳頭滿千遍又云髮宜多梳齒宜數叩皆攝精益腦之理爾又崑崙王有白髮辯言髮之白雖有遲早老少皆不係壽之脩短由祖傳及隨事感應而已援引古今為證亦自有理文多不錄

〔氣味〕苦微溫無毒〔主治〕欬嗽五淋大小便不通小兒驚癇止

燒過酒服。即以水調芥子末，封在臍内，大汗如雨，即安。談埜翁方。瘰癧惡瘡。生髮灰，米湯服二錢。外以生髮灰三分，皂莢刺灰二分，白及〔一〕一分，爲末。乾摻，或以猪膽汁調。直指方。

亂髮 別録

【釋名】血餘綱目、人退。【時珍曰】頭上曰髮，屬足少陰、陽明；耳前曰鬢，屬手、足少陽；目上曰眉，屬手、足陽明；脣上曰髭，屬手陽明；頦下曰鬚，屬足少陰、陽明；兩頰曰髯，屬足少陽。其經氣血盛，則美而長；氣多血少，則美而短；氣少血多，則少而惡；氣血俱少，則其處不生。氣血俱熱，則黄而赤；氣血俱衰，則白而落。素問云：腎之華在髮。王冰註云：腎主髓，腦者髓之海，髮者腦之華，腦減則髮素。滑壽註云：水出高原，故腎華在髮。髮者血之餘，血者水之類也。今方家呼髮爲血餘，蓋本此義也。龍木論謂之人退焉。葉世傑草木子云：精之榮以鬚，氣之榮以眉，血之榮以髮。類苑云：髮屬心，稟火氣而上生；鬚屬腎，稟水氣而下生；眉屬肝，稟木氣而側生。故男子腎氣外行而有鬚，女子、宦人則無鬚，而眉髮不異也。説雖不同，亦各有理，終不若分經者爲的。劉君安〔二〕云：欲髮不落，梳頭滿千遍。又云：髮宜多梳，齒宜數叩。皆攝精益腦之理爾。又崑齋吴玉有白髮辨，言髮之白雖有遲早老少，皆不係壽之脩短，由祖傳及隨事感應而已。援引古今爲証，亦自有理。文多不録。

【氣味】苦，微温，無毒。【主治】欬嗽，五淋，大小便不通，小兒驚癇，止

〔一〕及：原作「芨」。今據仁齋直指方卷二十二發瘰證治改。
〔二〕君安：原作「安君」。今據證類卷十五亂髮引服氣精義方乙正。

血鼻衄燒灰吹之立已【別錄】燒灰療轉胞小便不通赤白痢哽
噎癰腫狐尿刺尸疰疔腫骨疽雜瘡【蘇恭】消瘀血補陰甚捷【震亨】
【發明】【時珍曰】髮乃血餘故能治血病補陰療驚癇去心竅之
血劉君安以己髮合頭垢等分燒存性每服豆許三丸
名曰還精丹令頭不白又老唐方亦用自己亂髮洗淨每一
兩入川椒五十粒泥固入瓶煅黑研末每空心酒服一錢令
髮長黑此皆補陰之驗也用椒者取其下達爾○【弘景曰】俗
中嫗姁以小兒作雞子煎用其父梳頭亂髮雜雞子黃熬良
久得汁與兒服
去痰熱療百病
【附方】舊十六新十四　孩子熱瘡　亂髮一團如梨子大雞子黃十個煮
熟同于銚子內熬至甚乾始有液出
旋置盞中液盡為度用傅瘡上即以苦參粉
粉之神妙詳見雞子黃下劉禹錫傳信方　小兒斑疹　髮灰飲服
三錢子
母秘錄　小兒斷臍　即用清油調髮灰傅之不
可傷水臍濕不乾亦傅之　小兒重舌　欲死
者以亂髮灰半錢調傅舌下
不住用之簡要濟衆方　小兒燕口　兩角生瘡髮灰三錢
飲汁服子母秘
小兒吻瘡　髮灰和豬脂塗
之聖惠方　小兒驚啼　亂油髮燒研乳汁或酒
服少許良千金方
鼻血眩冒　欲死者亂髮燒研水服方
寸匕仍吹之梅師方　鼻血不止　血餘燒灰吹
之立止永不

血。鼻衄，燒灰吹之立已。別録。燒灰，療轉胞，小便不通，赤白痢，哽噎，癰腫，狐尿刺，尸疰，疔腫骨疽雜瘡。蘇恭。消瘀血，補陰甚捷。震亨。

【發明】【時珍曰】髮乃血餘，故能治血病，補陰，療驚癇，去心竅之血。劉君安以己髮合頭垢等分燒存性，每服豆許三丸，名曰還精丹，令頭不白。又老唐方，亦用自己亂髮洗净，每一兩入川椒五十粒，泥固，入瓶煅黑研末，每空心酒服一錢，令髮〔一〕長黑。此皆補陰之驗也。用椒者，取其下達爾。○【弘景曰】俗中嫗母爲小兒作雞子煎，用其父梳頭亂髮，雜雞子黄熬，良久得汁，與兒服，去痰熱，療百病。

【附方】舊十六，新廿四。孩子熱瘡。亂髮一團如梨子大，雞子黄十個，煮熟，同于銚子内熬，至甚乾〔二〕始有液出，旋置盞中，液盡爲度。用傅瘡上，即以苦參粉粉之，神妙。詳見雞子黄下。劉禹錫傳信方〔三〕。小兒班疹。髮灰，飲服三錢。子母秘録。小兒斷臍。即用清油調髮灰傅之，不可傷水。臍濕不乾亦傅之。小兒重舌欲死者。以亂髮灰半錢，調傅舌下。不住用之。簡要濟衆方。小兒燕口，兩角生瘡。髮灰三錢，飲汁服。子母秘録〔四〕。小兒吻瘡。髮灰，和猪脂塗之。聖惠方。小兒驚啼。亂油髮燒研，乳汁或酒服少許，良。千金方。鼻血眩冒欲死者。亂髮燒研，水服方寸匕。仍吹之。梅師方。鼻血不止。血餘燒灰，吹之立止，永不

〔一〕髮：證類卷十五亂髮此前有「髭」字。
〔二〕乾：原作「乹」。乃「乾」之異寫。今據證類卷十五亂髮引經驗方改。下同徑改。
〔三〕傳信方：出處有誤。上方見證類卷十五亂髮引經驗方。
〔四〕録：原脱。今據證類卷十五亂髮引子母秘録補。

發男用母髮女用父髮〇聖惠用亂髮灰一錢人中白五分麝香少許為末㗜鼻名三奇散

肺疽吐血 髮灰一錢米醋二合白湯一盞調服三因方

欬嗽有血 小兒胎髮灰入麝香少許酒下每個作一服男用女女用男朱氏集驗

齒縫出血 頭髮切入銚內炒存性研摻之華佗中藏經

肌膚出血 胎髮燒灰傅之即止或吹入鼻中證治要訣

諸竅出血 頭髮敗棕陳蓮蓬並燒灰等分每服三錢木香湯下聖惠

上下諸血 或吐血或心衄或內崩或舌上出血如簪孔或鼻衄或小便出血並用亂髮灰水服方寸匕一日三服聖濟

無故遺血 亂髮及爪甲燒灰酒服方寸匕千金方

小便尿血 髮灰二錢醋湯服永類方

血淋苦痛 亂髮燒存性二錢入麝少許米飲服聖惠

大便瀉血 血餘半兩燒灰雞冠花柏葉各一兩為末臥時酒服二錢來早以温酒一盞投之一服見效普濟

胎產便血 髮灰每飲服二錢昝殷產寶

女人漏血 亂髮洗淨燒研空心温酒服一錢婦人良方

月水不通 童男童女髮各三兩燒灰斑蝥二十一枚糯米炒黃麝香一錢為末每服一錢食前熱薑酒下普濟

婦人陰吹 胃氣下泄陰吹而正喧此穀氣之實也宜豬膏髮煎導之用豬膏半斤亂髮雞子大三枚和煎髮消藥成矣分再服病從小便中出也張仲景方

女勞黃疸 因大熱大勞交接後入水所致身目俱黃發熱惡寒小腹滿急小便難用膏髮煎治之即上方肘后

發。男用母髮，女用父髮。○聖惠用亂髮灰一錢，人中白五分，麝香少許，爲末，㗜鼻。名三奇散。**肺疽吐血**。髮灰一錢，米醋二合，白湯一琖，調服。三因方。**欬嗽有血**。小兒胎髮灰，入麝香少許，酒下。每個作一服，男用女，女用男。朱氏集驗。**齒縫出血**。頭髮切，入銚内炒存性，研，摻之。華佗中藏經。**肌膚出血**。胎髮燒灰，傅之即止。或吹入鼻中。證治要訣。**諸竅出血**。頭髮、敗椶、陳蓮蓬，並燒灰等分。每服三錢，木香湯下。聖惠〔一〕。**上下諸血**。或吐血，或心衄，或内崩，或舌上出血如簪孔，或鼻衄，或小便出血，並用亂髮灰，水服方寸匕，一日三服。聖濟。**無故遺血**。亂髮及爪甲燒灰，酒服方寸匕。千金方。**小便尿血**。髮灰二錢，醋湯服。永類方。**血淋苦痛**。亂髮燒存性二錢，入麝少許，米飲服。聖惠〔二〕。**大便瀉血**。血餘半兩燒灰，雞冠花〔三〕、柏葉各一兩，爲末。卧時酒服二錢，來早以温酒一盞投之。一服見效。普濟。**胎産便血**。髮灰，每飲服二錢。昝殷産寶。**女人漏血**。亂髮洗淨燒研，空心温酒服一錢。婦人良方。**月水不通**。童男童女髮各三兩燒灰，斑蝥二十一枚，糯米炒黃，麝香一錢，爲末。每服一錢，食前熱薑酒下。普濟。**婦人陰吹**。胃氣下泄，陰吹而正喧，此穀氣之實也，宜豬膏髮煎導之。用豬膏半斤，亂髮雞子大二枚，和煎，髮消藥成矣。分再服，病從小便中出也。張仲景方。**女勞黃疸**。因大熱大勞交接後入水所致，身目俱黄，發熱惡寒，小腹滿急，小便難。用膏髮煎治之，即上方。肘後。

〔一〕聖惠：該書無此方。方見仁齋直指方卷二十六血疾證治「黑散子」。
〔二〕聖惠：該書無此方。方見世醫得效方卷八諸淋。
〔三〕花：普濟方卷三十八大腸腑門臟毒下血「血餘散」此下有「根」字。

黃疸尿赤亂髮灰水服一錢日三次秘方也肘后

大小便閉亂髮灰三指撮投半升水服姚氏

乾霍亂病脹滿煩躁亂髮一團燒灰鹽湯二升和服取吐十便良方

尸疰中惡子母秘錄用亂髮如雞子大燒研水服○一方用亂髮灰半兩杏仁半兩去皮尖研煉蜜丸梧子大每溫酒日下二三十丸

破傷中風亂髮如雞子大無油器中熬焦黑研以好酒一盞沃之入何首烏末二錢灌之少頃再灌本草衍義

沐髮中風方同上

令髮長黑亂髮洗晒油煎焦枯研末擦髮良聖惠

擦落耳鼻頭髮瓶盛泥固煅過研末以擦落耳鼻乘熱蘸髮灰綴定軟帛縛住勿令動自生合也經驗良方

聤耳出膿亂髮裹杏仁末塞之聖惠

吞髮在咽取自己亂髮燒灰水服一錢延齡至寶方

蜈蚣螫咬頭髮燒烟熏之

疔腫惡瘡亂髮鼠屎等分燒灰針入瘡內大良聖惠

瘡口不合亂髮露蜂房蛇蛻皮各燒存性、錢用溫酒食前調服神妙蘇沈良方

下疳濕瘡髮灰一錢棗核七个燒研洗貼心端

大風癘瘡用新竹筒十个內裝黑豆一層頭髮一層至滿以稻穅火盆內煨之候汁滴出以盞接承翎掃瘡上數日即愈亦治諸瘡邵真人經驗方

黄疸尿赤。亂髮灰，水服一錢，日三次，秘方也。肘後。大小便閉。亂髮灰三指撮，投半升水服。姚氏。乾霍亂病，脹滿煩躁。亂髮一團燒灰，鹽湯二升，和服取吐。十便良方。尸疰中惡。子母秘録用亂髮如雞子大，燒研，水服。○一方：用亂髮灰半兩，杏仁半兩去皮、尖，研，煉蜜丸梧子大。每温酒日下二三十丸。破傷中風。亂髮如雞子大，無油器中熬焦黑，研，以好酒一盞沃之，入何首烏末二錢，灌之。少頃再灌。本草衍義。沐髮中風。方同上。令髮長黑。亂髮洗晒，油煎焦枯，研末，擦髮良。聖惠。擦落耳鼻。頭髮瓶盛泥固，煅過研末，以擦落耳、鼻，乘熱蘸髮灰綴定，軟帛縛住，勿令動，自生合也。經驗良方。聤耳出膿〔一〕。亂髮裹杏仁末塞之。聖惠。吞髮在咽。取自己亂髮燒灰，水服一錢。延齡至寶方。蜈蚣螫咬〔二〕。頭髮燒烟熏之。疔腫惡瘡。亂髮、鼠屎等分，燒灰。針入瘡内，大良。聖惠。瘡口不合。亂髮、露蜂房、蛇蜕皮各燒存性一錢〔三〕，用温酒食前調服，神妙。蘇沈良方。下疳濕瘡。髮灰一錢，棗核七個，燒研，洗，貼。心鑑。大風癘瘡。用新竹筒十個，内裝黑豆一層，頭髮一層，至滿，以稻糠火盆内煨之。候汁滴出，以盞接承，翎掃瘡上，數日即愈。亦治諸瘡。邵真人經驗方。

頭垢別録〔四〕

〔一〕聤耳出膿：據聖惠方卷三十八治耳腫痛諸方，下方治「耳卒腫痛」。
〔二〕蜈蚣螫咬：下方出百一選方卷十七治蜈蚣傷。
〔三〕一錢：「一」原作一字闕。今據江西本補。蘇沈良方卷九治痈疮疡久不合作「每味取一錢匕」。
〔四〕頭垢別録：底本書影遺缺左邊。今據本卷目録補正。

【釋名】梳上者名百齒霜。弘景曰：術家取頭垢浸漬，以肥膩故耳。予當用梳澤人老其垢可丸也。

【氣味】鹹，苦，溫，有毒。

【主治】淋閉不通。別錄。療噎疾，酸漿煎膏用之立愈。又治勞復。弘景

中蠱毒、蕈毒，米飲或酒化下，並取吐為度。大明

【附方】舊九，新一。天行勞復：含頭垢棗核大一枚，良。類要。預防勞復：傷寒初愈，欲令不勞復者，頭垢燒研，水丸梧子大，飲服一丸。外臺秘要。頭身俱痛：煩悶者，頭垢豆許，水服，囊盛蒸豆熨之。肘后。小兒霍亂：梳垢水服少許。小兒哭疰：方同上。百邪鬼魅：方同上。千金。婦人吹乳：百齒霜以無根水丸梧子大，每服三丸，食後屋上倒流水下，隨左右暖臥，取汗甚效。或以胡椒七粒同百齒霜和丸，熱酒下，得汗立愈。衛生寶鑑。婦人乳癤：酒下梳垢五丸，即退消。婦人足瘡：經年不愈，名裙風瘡。用男子頭垢，桐油調作隔紙膏貼之。並簡便。臁脛生瘡：頭垢枯礬研勻，豬膽調傅。壽域。下疳濕瘡：蠶繭盛頭垢，再以一繭合定，煅紅出火毒，研搽。楊氏。小兒緊唇：頭垢塗之。肘后。菜毒脯毒：凡野菜諸脯肉、馬肝、馬肉毒，以頭垢棗核大，含之咽汁，能起死人。或白湯下亦可。小品方。自死肉毒

【釋名】梳上者，名百齒霜。【弘景曰】術云頭垢浮針，以肥膩故耳。今當用悅澤人者，其垢可丸也。

【氣味】鹹、苦，温，有毒。

【主治】淋閉不通。別録。療噎疾，酸漿煎膏用之，立愈。又治勞復。弘景。中蠱毒、蕈毒，米飲或酒化下，並取吐爲度。大明。

【附方】舊九，新十五。天行勞復。含頭垢棗核大一枚，良。類要。預防勞復。傷寒初愈，欲令不勞復者。頭垢燒研，水丸梧子大，飲服一丸。外臺秘要。頭身俱痛煩悶者。頭垢豆許，水服。囊盛蒸豆，熨之。肘後。小兒霍亂。梳垢，水服少許。小兒哭疰。方同上。百邪鬼魅。方同上。並千金。婦人吹乳。百齒霜，以無根水丸梧子大。每服三丸，食後屋上倒流水下，隨左右暖卧，取汗甚效。或以胡椒七粒，同百齒霜和丸，熱酒下，得汗立愈。衛生寶鑑。婦人乳癰。酒下梳垢五丸，即退消。婦人足瘡，經年不愈，名裙風瘡。用男子頭垢，桐油調作隔紙膏，帖之。並簡便。臁脛生瘡。頭垢、枯礬研勻，豬膽調傅。壽域。下疳濕瘡。蠶繭盛頭垢，再以一繭合定，煅紅，出火毒，研，搽。楊氏。小兒緊唇。頭垢塗之。肘後。菜毒脯毒。凡野菜、諸脯肉、馬肝、馬肉毒，以頭垢棗核大，含之嚥汁，能起死人。或白湯下亦可。小品方。自死肉毒。

故頭巾中垢一錢，熱水服取吐。猘犬毒人：頭垢、蝟皮等分，燒灰，水服一盃。口噤者灌之。○犬咬人瘡重發者，以頭垢少許納瘡中，用熱牛屎封之。中諸蛇毒人：梳垢一團，尿和傅上，仍炙梳出汗熨之。並千金。蜈蚣螫人：頭垢、苦參末，酒調傅之。篋中。蜂蠆螫人：頭垢封之。蠶蟻螫人：同上。並集簡方。竹木刺肉不出：頭垢塗之即出。劉涓子。飛絲入目：頭上白屑少許揩之即出。物類相感志。赤目腫痛：頭垢一芥子納入，取淚。摘玄方。噎吐酸漿：漿水煎頭垢豆許服，一盃効。普濟方。

耳塞日華

【釋名】耳垢綱目　腦膏日華　泥丸脂時珍曰：修真指南云：腎氣從脾右畔上入于耳，化為耳塞。耳者，腎之竅也。腎氣通則無塞，塞則氣不通，故謂之塞。

【氣味】鹹，苦，溫，有毒。

【主治】顛狂鬼神及嗜酒大明。蛇蟲蜈蚣螫者，塗之良時珍。

【附方】新六。蛇蟲螫傷：人耳垢、蚯蚓屎，和塗，出盡黃水，立愈。壽域。破傷中風：用病人耳中膜，并刮爪甲上末，唾調塗瘡口，立効。儒門事親方。抓瘡傷水，腫痛難忍者：以耳垢[illegible]之，一夕水盡出而愈。

故頭巾中垢一錢，熱水服，取吐。猘犬毒人。頭垢、猬皮等分燒灰，水服一盃，口噤者灌之。○犬咬人瘡重發者。以頭垢少許納瘡中，用熱牛屎封之。諸蛇毒人。梳垢一團，尿和傅上。仍炙梳出汗，熨之。並千金。蜈蚣螫人。頭垢、苦參末，酒調傅之。篋中。蜂蠆螫人。頭垢封之。蟲蟻螫人。同上。並集簡。竹木刺肉不出。頭垢塗之，即出。劉涓子。飛絲入目。頭上白屑少許，揩之即出。物類相感志。赤目腫痛。頭垢一芥子，納入取淚。摘玄方。噫吐酸漿。漿水煎頭垢豆許，服一盃，效。普濟方。

耳塞日華

【釋名】耳垢綱目、腦膏日華、泥丸脂。【時珍曰】修真指南云：腎氣從脾右畔上入于耳，化爲耳塞。耳者，腎之竅也。腎氣通則無塞，塞則氣不通，故謂之塞。

【氣味】鹹、苦，温，有毒。

【主治】顛狂鬼神及嗜酒。大明。蛇、蟲、蜈蚣螫者，塗之良。時珍。

【附方】新六。蛇蟲螫傷。人耳垢、蚯蚓屎，和塗，出盡黄水，立愈。壽域。破傷中風。用病人耳中膜，并刮爪甲上末，唾調，塗瘡口，立效。儒門事親方。抓瘡傷水〔一〕，腫痛難忍者。以耳垢封〔二〕之，一夕水盡出而愈。鄭

〔一〕傷水：此下出聞見後録卷二十九。
〔二〕耳垢封：三字漫漶。今從江西本補正。

鄉川公余常病出一巧傳此方疔疽惡瘡生人膩即耳塞也齒泥等分研勻以蒲公英汁和作小餅封之大效

紉聖惠一切目疾耳塞晒乾每以粟許夜夜點之聖惠小兒夜啼驚熱用人耳塞石蓮心丸

參各五分乳香二分燈花一字丹砂一分為末每薄荷湯下五分普濟

膝頭垢綱目

〔主治〕脣緊瘡以綿裹燒研傅之外臺

爪甲綱目

〔釋名〕筋退時珍曰爪甲者筋之餘膽之外候也靈樞經云肝應爪爪厚色黃者膽厚爪薄色紅者膽薄爪堅色青者膽急爪軟色赤者膽緩爪直色白者膽直爪惡色黑者膽結

〔氣味〕甘鹹無毒

〔主治〕鼻衄細刮嗃之立愈衆人甲亦可宗奭催生下胞衣利小便治尿血及陰陽易病破傷中風去目瞖時珍

懷妊婦人爪甲取末點目去瞖障藏器

師甫云：余常病此，一丐傳此方。疔疽惡瘡。生人腦即耳塞也、鹽泥等分，研勻，以蒲公英汁和作小餅封之，大有效。聖惠。一切目疾。耳塞晒乾，每以粟許，夜夜點之。聖惠。小兒夜啼，驚熱。用人耳塞，石蓮心、人參各五分，乳香二分，燈花一字，丹砂一分，爲末。每薄荷湯下五分。普濟。

膝頭垢 綱目

【主治】唇緊瘡，以綿裹燒研傅之。外臺。

爪甲 綱目

【釋名】筋退。【時珍曰】爪甲者，筋之餘，膽之外候也。靈樞經云：肝應爪。爪厚色黄者膽厚，爪薄色紅者膽薄，爪堅色青者膽急，爪耎色赤者膽緩，爪直色白〔一〕者膽直，爪惡色黑〔二〕者膽結。

【氣味】甘、鹹，無毒。

【主治】鼻衄，細刮嗃之，立愈。衆人甲亦可。宗奭。催生，下胞衣，利小便，治尿血，及陰陽易病，破傷中風，去目瞖。時珍。懷妊婦人爪甲：取末點目，去瞖障。藏器。

〔一〕白：靈樞卷七本藏此下有「無約」二字。
〔二〕黑：同上此下有「多紋」二字。

〔附方〕舊二新二十

斬三尸法 太上玄科云：常以庚辰日去手爪甲，午日去足爪。每年七月十六日將爪甲燒灰，和水服之，三尸九虫皆滅，名曰斬三尸。○一云：甲寅日三尸遊兩手，翦去手爪甲；甲午日三尸遊兩足，翦去足爪甲。

消除脚氣 每寅日割手足甲，少侵肉，去脚氣。外臺秘要

破傷中風 手足十指甲，香油炒研，熱酒調呷，服之汗出便好。○普濟治破傷風，手足顫掉，搐搦不已。用人手足指甲燒存性六錢，薑制南星、獨活、丹砂各二錢，為末，分作二服，酒下立効。

陰陽易病 用手足爪甲二十片，中衣襠一片，燒灰，分三服，溫酒下。男用女，女用男。

小兒腹脹 父母指爪甲燒，傅乳上飲之。千金

小便轉胞 自取爪甲，燒灰水服。

男女淋疾 同上，並肘后。

小便尿血 人指甲半錢，頭髮一錢半，燒研末。每服一錢，空心溫酒下。聖濟錄

妊婦尿血 取大爪甲燒灰，酒服。千金

胞衣不下 取本婦手足爪甲燒灰，酒服。即令有力婦人抱起，將竹筒于胸前捍下。聖惠

諸痔腫痛 蠶繭內入男子指甲令滿，外用童子頂髮纏裹，燒存性，研末，蜜調傅之。仍日日吞牛膽制過槐子，甚効。萬表積善堂方

針刺入肉 凡針折入肉，及竹木刺者，刮人指甲末，用酸棗擣爛塗之，次日定出。聖惠方

【附方】舊三，新二十。**斬三尸法**。太上玄科云：常以庚辰日去手爪，甲午日去足爪。每年七月十六日將爪甲燒灰，和水服之。三尸九蟲皆滅，名曰斬三尸。○一云：甲寅日三尸遊兩手，翦去手爪甲；甲午日三尸遊兩足，翦去足爪甲。**消除脚氣**。每寅日割手足甲，少侵肉，去脚氣。外臺秘要。**破傷中風**。手足十指甲，香油炒研，熱酒調。呷服之，汗出便好。○普濟治破傷風，手足顫掉，搐搖不已。用人手足指甲燒存性六錢，薑制南星、獨活、丹砂各二錢，爲末。分作二服，酒下，立效。**陰陽易病**。用手足爪甲二十片，中衣襠一片，燒灰。分三服，温酒下。男用女，女用男。**小兒腹脹**。父母指爪甲燒灰[一]，傅乳上飲之。千金。**小便轉胞**。自取爪甲，燒灰水服。**男女淋疾**。同上。並肘後。**小便尿血**。人指甲半錢，頭髪一錢半，燒，研末。每服一錢，空心温酒下。聖濟録。**妊娠尿血**。取夫[二]爪甲燒灰，酒服。千金。**胞衣不下**。取本婦手足爪甲，燒灰酒服。即令有力婦人抱起，將竹筒于胸前趕下。聖惠。

諸痔腫痛。蠶繭内入男子指甲令滿，外用童子頂髮纏裹，燒存性，研末，蜜調傅之。仍日日吞牛膽制過槐子，甚效。萬表積善堂方。

針刺入肉。凡針折入肉及竹木刺者，刮人指甲末，用酸棗擣爛，塗之。次日定出。聖惠方[三]。

〔一〕灰：原脱。今據千金方卷五下少小嬰孺方下癖結脹滿補。
〔二〕夫：原作「大」。今據千金要方卷二妊娠諸病改。
〔三〕聖惠方：該書無此方。方見普濟方卷三百四竹木針刺。

飛絲入目刮爪甲末同津液點之其絲自聚拔出也危氏得效方物入目中左手爪甲刀刮屑末燈草蘸點瞖上三次即出也癍痘生瞖一切目疾並以木賊擦取爪甲末同朱砂末等分研勻以露水搜丸芥子大每以一粒點入目內聖惠目生花瞖刀刮爪甲細末和乳點之集簡方目生珠管手爪甲燒灰貝齒燒灰龍骨各半兩為末日點三四次聖惠方積年瀉血百藥不効用人指甲炒焦麝香各二錢半乾薑炮三兩白礬枯過敗皮巾燒灰各一兩為末每粥飲一錢日二服聖濟總錄鼻出衄血刀刮指甲細末吹之即止試驗簡便方

牙齒日華

【釋名】時珍曰兩旁曰牙當中曰齒腎主骨齒者骨之餘也女子七月齒生七歲齒齔三七腎氣平而真牙生七七腎氣衰齒槁髮素男子八月齒生八歲齒齠三八腎氣平而真牙生五八腎氣衰齒槁髮墮錢乙云小兒變蒸蜕齒如花之易苗不及三十六齒者由蒸之不及其數也

【氣味】甘鹹熱有毒【主治】除勞治瘧蠱毒氣入藥燒用藏器治乳癰未潰痘瘡倒黶時珍

飛絲入目。刮爪甲末，同津液點之〔一〕，其絲自聚拔出也。危氏得效方。物入目中。左手爪甲，刀刮屑末，燈草蘸點瞖上，三次即出也。癍痘生瞖、一切目疾。並以木賊擦取爪甲末，同朱砂末等分，研勻，以露水搜丸芥子大。每以一粒點入目內。聖惠。目生花瞖。刀刮爪甲細末，和乳點之。集簡方。目生珠管。手爪甲燒灰、貝齒燒灰、龍骨各半兩，爲末，日點三四次。聖惠方。積年瀉血。百藥不效。用人指甲炒焦、麝香各二錢半，乾薑炮三兩，白礬枯過、敗皮巾燒灰各一兩，爲末。每粥飲一錢，日二服。聖濟總録。鼻出衄血。刀刮指甲細末，吹之即止，試驗。簡便方。

牙齒 日華

【釋名】【時珍曰】兩旁曰牙，當中曰齒。腎主骨，齒者，骨之餘也。女子七月齒生，七歲齒齔，三七腎氣平而真牙生，七七腎氣衰，齒槁髮素。男子八月齒生，八歲齒齠，三八腎氣平而真牙生，五八腎氣衰，齒槁髮墮。錢乙云：小兒變蒸蛻齒，如花之易苗。不及三十六〔二〕齒者，由蒸之不及其數也。

【氣味】甘、鹹，熱〔三〕，有毒。【主治】除勞治瘧，蠱毒氣。入藥燒用。藏器〔四〕。治乳癰未潰，痘瘡倒靨。時珍。

〔一〕同津液點之：世醫得效方卷十六通治作「筯頭點津液，點爪屑入眼中」。
〔二〕六：錢乙小兒藥證直訣卷上脉證治法變蒸作「二」。
〔三〕熱：證類卷十五人牙齒作「平」。
〔四〕藏器：證類卷十五耳塞末注「人牙齒」屬「新分條，見日華子」，非出藏器。

〔發明〕時珍曰：近世用人牙治痘瘡陷伏，稱為神品。然一槩用之，貽害不淺。夫齒者，腎之標，骨之餘也。痘瘡則毒自腎出，方長之際，外為風寒穢氣所冒，腠理閉塞，血澀不行，毒不能出，或變黑倒黶，宜用此物，以酒麝達之，竄入腎經，發出毒氣，使熱令復行，而瘡自紅活，蓋劫劑也。若伏毒在心，昏冒不省人事，及氣虛色白，痒塌不能作膿，熱沸紫泡之證，止宜解毒補虛，苟誤用此，則鬱悶聲啞，反成不救，可不慎哉。高武痘疹管見云：左仲恕言變黑歸腎者，宜用人牙散。夫既歸腎矣，人牙豈能復治之乎。

〔附方〕舊一，新七。

痘瘡倒黶：錢氏小兒方用人牙燒存性，入麝香少許，溫酒服半錢。○聞人規痘疹論云：人牙散治痘瘡方出，風寒外襲，或變黑，或青紫，此倒黶也。宜溫肌發散，使熱氣復行而斑自出。用人齒脫落者，不拘多少，瓦罐固濟，煅過，出火毒，研末。出不快而黑陷者，猪血調下一錢。因服涼藥血澀倒陷者，入麝香，溫酒服之，其效如神。○無價散：用人牙、猫牙、猪牙、犬牙等分，火煅研末，蜜水調服一字。

乳癰未潰：人牙齒燒研，酥調貼之。肘后方。

五般聤耳：出膿血水。人牙燒存性，麝香少許，為末吹之。名佛牙散。普濟方。

漏瘡惡瘡：乾水生肌。用人牙灰、油髮灰、雄雞內金灰各等分，為末，入麝香、輕粉少許，油調傅之。直指方。

陰疽不發：頭凹沉黯，不疼無熱，服內補散不起，以用人牙煅過，穿山甲炙，各一分，為末，分作兩服，用當歸、麻黃煎酒下。外以薑汁和麪傅之。○又方

【發明】【時珍曰】近世用人牙治痘瘡陷伏，稱爲神品，然一概用之，貽害不淺。夫齒者，腎之標，骨之餘也。痘瘡則毒自腎出，方長之際，外爲風寒穢氣所冒，腠理閉塞，血澀不行，毒不能出，或變黑倒靨。宜用此物，以酒、麝達之，竄入腎經，發出毒氣，使熱令復行，而瘡自紅活，蓋劫劑也。若伏毒在心，昏冒不省人事，及氣虚色白，痒塌不能作膿，熱痱紫泡之證，止宜解毒補虚。苟誤用此，則鬱悶聲啞，反成不救，可不慎哉？高武痘疹管見云：左仲恕言變黑歸腎者，宜用人牙散。夫既歸腎矣，人牙豈能復治之乎？

【附方】舊一，新七。**痘瘡倒靨**。錢氏小兒方用人牙燒存性，入麝香少許，温酒服半錢。○聞人規痘疹論云：人牙散治痘瘡方出，風寒外襲，或變黑，或青紫，此倒靨也。宜温肌發散，使熱氣復行而斑自出。用人齒脱落者，不拘多少，瓦罐固濟，煅過出火毒，研末。出不快而黑陷者，獖豬血調下一錢；因服凉藥，血澀倒陷者，入麝香，温酒服之。其效如神。○無價散：用人牙、貓牙、猪牙、犬牙等分，火煅研末，蜜水調服一字。**乳癰未潰**。人牙齒燒研，酥調貼之。肘後方。**五般聤耳**，出膿血水。人牙燒存性，麝香少許，爲末吹之。名佛牙散。普濟方。**漏瘡惡瘡**。乾水生肌，用人牙灰、油髮灰、雄雞内金灰各等分，爲末，入麝香、輕粉少許，油調傅之。直指方。**陰疽不發**，頭凹沉黯，不疼無熱。服内補散不起，必用人牙煅過、穿山甲炙各一分，爲末。分作兩服，用當歸、麻黄煎酒下。外以薑汁和麵傅之。○又方：

川烏頭、硫黄、人牙煆過爲末，酒服亦妙。楊仁齋直指方

人屎 別錄 附人中黄

【釋名】人糞（別錄）、大便。〔時珍曰〕屎糞乃糟粕所化，故字從米，會意也。

【氣味】苦，寒，無毒。【主治】時行大熱狂走，解諸毒，擣末，沸湯沃服之（別錄）。傷寒熱毒，水漬飲之，彌善。新者封丁腫，一日根爛（蘇恭）。骨蒸勞復，癰腫發背瘡漏，痘瘡不起（時珍）。

糞清【釋名】黄龍湯（弘景）、還元水（菽園記）、人中黄。〔弘景曰〕近城市人以空罌塞口納糞中，積年得汁，甚黑而苦，名爲黄龍湯，療瘟病垂死者皆瘥。〔大明曰〕臘月截淡竹去青皮，浸滲取汁，治天行熱疾中毒，名糞清。浸皂莢、甘蔗，治天行熱疾，名人中黄。〔震亨曰〕人中黄以竹筒入甘草末于內，竹木塞兩頭，冬月浸糞缸中，立春取出，懸風處陰乾，破竹取草，曬乾用。〔汪機曰〕用棕皮綿紙上鋪黄土，澆糞汁淋土上，濾取清汁，入新甕內，碗覆定，埋土中一年取出，清若泉水，全無穢氣，年久者彌佳，比竹筒滲法更妙。【主治】天行熱狂熱疾，中毒，蕈毒，惡瘡（大明）。熱毒濕毒，大解五臟實熱。飯和作丸，清痰，消食積，降

川烏頭、硫黄、人牙煅過爲末，酒服亦妙。楊仁齋直指方。

人屎別録　附人中黄

【釋名】人糞別録、大便。【時珍曰】屎、糞乃糟粕所化，故字從米，會意也。

【氣味】苦，寒，無毒。【主治】時行大熱狂走，解諸毒，擣末，沸湯沃服之。別録。傷寒熱毒，水漬飲之，彌善。新者，封丁腫，一日根爛。蘇恭。骨蒸勞復，癰腫發背瘡漏，痘瘡不起。時珍。

糞清。【釋名】黄龍湯弘景、還元水菽園記、人中黄。【弘景曰】近城市人以空罌塞口，納糞中，積年得汁，甚黑而苦，名爲黄龍湯，療瘟病垂死者皆瘥。【大明曰】臘月截淡竹去青皮，浸滲取汁，治天行熱疾中毒，名糞清。浸皂莢、甘蔗，治天行熱疾，名人中黄。【震亨曰】人中黄，以竹筒入甘草末于内，竹木塞兩頭，冬月浸糞缸中，立春取出，懸風處陰乾，破竹取草，晒乾用。【汪機曰】用棕皮綿紙上鋪黄土，澆糞汁淋土上，濾取清汁，入新甕内，椀覆定，埋土中。一年取出，清若泉水，全無穢氣，年久者彌佳，比竹筒滲法更妙。【主治】天行熱狂，熱疾，中毒，蕈毒，惡瘡。大明。熱毒濕毒，大解五臟實熱。飯和作丸，清痰，消食積，降

陰火震亨

附方 舊十三 新二十

勞復食復 人屎燒灰酒服方寸匕千金方

熱病發狂 奔走似顛如見鬼神久不得汗及不知人事者以人中黃入大罐內以泥固濟煆半日去火毒研末新汲水服三錢未退再服 斗門方

大熱狂渴 乾陳人屎為末于陰地淨黃土中作五六寸小坑將末三兩匙于坑中以新汲水調勻良久澄清細細與飲即解世俗謂之地清 寇宗奭衍義

勞極骨蒸 亦名伏連傳尸此方甚驗用人屎小便各一升新粟米飯五升六月六日麴半餅以餅盛封密室中二七日並消下去惡氣每旦服一合午再服之神效 張文仲備急方

骨蒸熱勞 取人屎乾者燒令外黑納水中澄清每旦服一小升湾晚服童便一小升以瘥為度既常服可就作坑燒屎三升夜以水三升漬之稍匕減服訖方神妙非其人莫浪傳之 外臺秘要

嘔血吐痰 心煩骨蒸者人中黃為末每服三錢茜根汁竹瀝姜汁和勻服之 丹溪方

鼻衄不止 人屎尖燒灰水服一二錢并吹鼻中 千金方

噎膈反胃 諸藥不效真阿魏一錢野外乾人屎三錢為末五更以姜片蘸食能起死人乃趙王閫方也 永類鈐方

噎食不下 人屎入蘿蔔內火煉三炷香取研每服三分黃酒下三服效 海上名方

痘瘡不起 儒門事親治痘瘡倒靨及灰白下陷用童子糞乾者新瓦煆過每一兩入龍腦一分研勻每服半錢至一錢蜜

陰火。震亨。

【附方】舊十三，新二十。勞復食復。人屎燒灰，酒服方寸匕。千金方。熱病發狂，奔走似癲，如見鬼神，久不得汗，及不知人事者。以人中黄入大罐内，以泥固濟，煅半日，去火毒，研末。新汲水服三錢。未退再服。斗門方。大熱狂渴。乾陳人屎爲末，于陰地浄黄土中作五六寸小坑，將末三兩匙于坑中，以新汲水調匀，良久澄清，細細與飲即解。世俗謂之地清。寇宗奭衍義。

勞極骨蒸。亦名伏連傳尸，此方甚驗。用人屎〔一〕、小便各一升，新粟米飯五升，六月六日麴半餅，以瓶〔二〕盛，封密室中，二七日並消，亦無惡氣。每旦服一合，午再服之，神效。張文仲備急方。骨蒸熱勞。取人屎乾者，燒令外黑，納水中澄清。每旦服一小升，薄晚服童便一小升，以瘥爲度。既常服，可就作坑，燒屎三升，夜以水三升漬之，稍稍減服。此方神妙，非其人莫浪傳之。外臺秘要。嘔血吐痰，心煩骨蒸者。人中黄爲末，每服三錢，茜根汁、竹瀝、姜汁和匀，服之。丹溪方。鼻衄不止。人屎尖燒灰，水服一二錢，并吹鼻中。千金方。噎膈反胃，諸藥不效。真阿魏一錢，野外乾人屎三錢，爲末，五更以姜片蘸食，能起死人。乃趙玉〔三〕囦方也。永類鈐方。噎食不下。人屎入蘿蔔内，火煉三炷香，取研，每服三分，黄酒下，三服效。海上名方。痘瘡不起。儒門事親治痘瘡倒靨及灰白下陷，用童子糞乾者，新瓦煅過。每一兩入龍腦一分，研匀。每服半錢至一錢，蜜

〔一〕人屎：外臺卷十三伏連方用「五大升濕者」。
〔二〕瓶：同上此前有「瓷」字。
〔三〕玉：原作「王」。今據永類鈐方卷四雜病五噎五膈改。

水調下○四靈無價散治痘瘡黑陷腹脹危篤者此爲劫劑用人糞猫糞猪糞犬糞等分臘月初旬收埋高燥黄土窖内至臘八日取出炒鑵盛之鹽泥固濟炭火煆令煙盡爲度取出爲末入麝香少許研匀瓷器密封收之一歲一字二歲半錢三歲一錢蜜水調下須臾瘡起此乃以毒攻毒用火化者從治之義也

發背欲死燒屎灰醋和傅之乾即易肘後方

一切癰腫未潰用乾人糞末麝香各半錢研匀以豆大津調貼頭外以醋麪作錢護之膿潰去藥寇宗奭衍義

丁腫初起刮破以熱屎尖傅之乾即易不過十五遍即根出立瘥千金

五色丹毒黄龍湯飲二合并塗之良千金方

九漏有蟲乾人屎乾牛屎隔綿貼之蟲聞其氣即出若痒則易之蟲盡乃止千金方

疳蝕口鼻脣頰穿者綿裹人屎貼之必有蟲出十便良方

小兒脣緊人屎灰傅之崔知悌方

小兒陰瘡人屎灰傅之外臺祕要

產後陰脫人屎炒赤爲末酒服方寸匕日二服千金方

鬼舐頭瘡取小兒糞和臘猪脂傅之千金方

金瘡腸出乾人屎末粉之即入千金方

鍼瘡血出不止用人屎燒研傅之千金方

馬血入瘡腫痛用人糞一雞子大服之并塗之千金方

毒蛇咬螫人屎厚封之即消千金方

蠱毒百毒及諸熱毒時氣熱病口鼻出血用人屎尖七枚燒灰水調頓服温覆取汗即愈勿輕此方神驗者也外臺祕要

諸毒卒惡熱悶欲死者新糞汁水和服或乾者

水調下。○四靈無價散：治痘瘡黑陷，腹脹危篤者，此爲刧劑。用人糞、猫糞、豬糞、犬糞等分，臘月初旬收埋高燥黄土窖内，至臘八日取出，炒〔一〕罐盛之，鹽泥固濟，炭火煅令烟盡爲度。取出爲末，入麝香少許，研匀，瓷器密封收之。一歲一字，二歲半錢，三歲一錢，蜜水調下，須臾瘡起。此乃以毒攻毒。用火化者，從治之義也。發背欲死。燒屎灰，醋和傅之，乾即易。肘後方。一切癰腫未潰。用乾人糞末、麝香各半錢，研匀，以豆大，津調貼頭外，以醋麪作錢護之。膿潰去藥。寇宗奭衍義。丁腫初起。刮破，以熱屎尖傅之，乾即易。不過十五遍，即根出立瘥。千金。五色丹毒。黄龍湯飲二合，并塗之，良。千金方。九漏有蟲。乾人屎、乾牛屎，隔綿貼之，蟲聞其氣即出。若痒則易之，蟲盡乃止。千金。疳蝕口鼻，唇頰穿者。綿裹人屎貼之，必有蟲出。十便良方。小兒唇緊。人屎灰傅之。崔知悌方。小兒陰瘡。人屎灰傅之。外臺秘要。産後陰脱。人屎炒赤爲末，酒服方寸匕，日二服。千金方。鬼舐頭瘡。取小兒糞，和臘猪脂傅之。千金方。金瘡腸出。乾人屎末粉之，即入。千金方。鍼瘡血出不止。用人屎燒研，傅之。千金方。馬血入瘡，腫痛。用人糞一雞子大服之，并塗之。千金方。毒蛇咬螫。人屎厚封之〔二〕，即消。千金。蠱毒百毒，及諸熱毒，時氣熱病，口鼻出血。用人屎尖七枚燒灰，水調頓服，温覆取汗即愈。勿輕此方，神驗者也。外臺秘要。諸毒卒惡，熱悶欲死者。新糞汁，水和服。或乾者

〔一〕炒：江西本、錢本均同。神農本草經疏卷十五人屎轉引時改作「砂」，義長。

〔二〕之：千金方卷二十五備急方蛇蟲等毒此下有「帛裹」二字。

燒末，漬汁飲。名破棓湯。唐蘇恭

解藥箭毒毒箭有三種，交廣夷人用焦銅作箭鏃；嶺北諸處以蛇毒螫物汁着筒中漬箭鏃。此二種纔傷皮肉，便洪膿沸爛而死。若中之，便飲汁，并塗之，惟此最妙。又一種用射罔煎塗箭鏃，亦宜。此方姚僧坦集驗方

野葛芋毒　山中毒菌欲死者，並飲糞汁一升，即活。肘后方

肉脯毒人尿燒灰，酒服方寸匕。肘后方

惡犬咬傷左盤龍即人尿也，厚封之，數日即愈。蔺氏經驗方

心腹急痛欲死，用人尿同蜜擂匀，新汲水化下。生生編

小兒胎屎綱目

主治惡瘡食瘜肉，除面印字，一月即瘥。藏器　治小兒鬼舐頭，燒灰，和臘豬脂塗之。時珍

人尿奴弔切，亦作溺。別錄

釋名溲素問　小便素問　輪迴酒綱目　還元湯時珍曰：尿從尸从水，會意也。方家謂之輪迴酒、還元湯，隱語也。飲入于胃，遊溢精氣，上輸于脾，〻氣散精，上歸于肺，通調水道，下輸膀胱。水道者，關門也，主分泌水穀，糟粕入于大腸，水汁滲入膀胱。膀胱者，州都之官，津液之府，氣化則能出矣。陰陽應象論云：清陽為天，濁陰為地，地氣上為

燒末，漬汁飲。名破棺湯。唐蘇恭。**解藥箭毒。**毒箭有三種。交廣夷人用焦銅作箭鏃，嶺北諸處以蛇毒螫物汁著筒中漬箭鏃，此二種纔傷皮肉，便洪膿沸爛而死。若中之，便飲汁并塗之，惟此最妙。又一種用射罔煎塗箭鏃，亦宜此方。姚僧坦集驗方。**野葛芋毒、山中毒菌，**欲死者。並飲糞汁一升，即活。肘後方。**漏肉脯毒。**人屎燒灰，酒服方寸匕。肘後方。**惡犬咬傷。**左盤龍，即人屎也，厚封之，數日即愈。藺氏經驗方。**心腹急痛，**欲死。用人屎同蜜擂勻，新汲水化下。生生編。

小兒胎屎 綱目

【主治】惡瘡，食瘜肉，除面印字，一月即瘥。藏器。治小兒鬼舐頭，燒灰和臘豬脂塗之。時珍。

人尿 奴弔切，亦作溺○別録

【釋名】溲素問、小便素問、輪迴酒綱目、還元湯。【時珍曰】尿，從尸从水，會意也。方家謂之輪迴酒、還元湯，隱語也。飲入于胃，遊溢精氣，上輸于脾。脾氣散精，上歸于肺，通調水道，下輸膀胱。水道者，闌門也。主分泌水穀，糟粕入于大腸，水汁滲入膀胱。膀胱者，州都之官，津液之府，氣化則能出矣。陰陽應象論云：清陽爲天，濁陰爲地。地氣上爲

雲天氣下為雨故清陽出上竅濁陰出下竅

【氣味】鹹，寒，無毒。【主治】寒熱頭痛，溫氣。童男者尤良（別錄）。主久嗽上氣失聲，及癥積滿腹（蘇恭）。明目益聲，潤肌膚，利大腸，推陳致新，去欬嗽肺痿，鬼氣疰病。停久者服之佳。恐冷，則和熱湯服（藏器）。止勞渴，潤心肺，療血悶熱狂，撲損，瘀血在內運絕，止吐血鼻衄，皮膚皴裂，難產，胎衣不下，蛇犬咬（大明）。滋陰降火甚速（震亨）。殺蟲解毒，療瘧中暍（時珍）。

【發明】弘景曰：若人初得頭痛，直飲人尿數升，亦多愈。合葱豉作湯服，彌佳。宗奭曰：人溺須童子者佳。產後溫飲一盃，壓下敗血惡物，有飲過七日者，過多恐久遠血臟寒，令人發帶病。人亦不覺。若氣血虛無熱者，尤不宜多服。此物性寒，故熱勞方中用之。震亨曰：小便降火甚速。常見一老婦，年逾八十，貌似四十。詢其故，常有惡病，人教服人尿，四十餘年矣，且老健無他病，而何謂之性寒不宜多服耶？凡陰虛火動，熱蒸如燎，服藥無益者，非小便不能除。時珍曰：小便性溫不寒，飲之入胃，隨脾之氣上歸于肺，下通水道而入膀胱，乃其舊路也。故能治肺病，引火下行。凡人精氣，清者為血，濁者為氣，濁

雲，天氣下爲雨。故清陽出上竅，濁陰出下竅。

【氣味】鹹，寒，無毒。【主治】寒熱頭痛，温氣。童男者尤良。別録。主久嗽上氣失聲，及癥積滿腹。蘇恭。明目益聲，潤肌膚，利大腸，推陳致新，去欬嗽肺痿，鬼氣瘂病。停久者，服之佳。恐冷，則和熱湯服。藏器。止勞渴，潤心肺，療血悶熱狂，撲損，瘀血在内運絶，止吐血鼻衄，皮膚皴裂，難産，胎衣不下，蛇犬咬。大明。滋陰降火甚速。震亨。殺蟲解毒，療瘧、中暍。時珍。

【發明】【弘景曰】若人初得頭痛，直飲人尿數升，亦多愈。合葱、豉作湯服，彌佳。【宗奭曰】人溺，須童子者佳。産後温飲一盃，壓下敗血惡物。有飲過七日者。過多恐久遠血臟寒，令人發帶病，人亦不覺。若氣血虚無熱者，尤不宜多服。此物性寒，故熱勞方中用之。【震亨曰】小便降火甚速。常見一老婦，年逾八十，貌似四十。詢其故。常有惡病，人教服人尿，四十餘年矣。且老健無他病，而何謂之性寒不宜多服耶？凡陰虚火動，熱蒸如燎，服藥無益者，非小便不能除。【時珍曰】小便性温不寒，飲之入胃，隨脾之氣上歸于肺，下通水道而入膀胱，乃其舊路也。故能治肺病，引火下行。凡人精氣，清者爲血，濁者爲氣；濁

之清者為津液清之濁者為小便小便與血同類也故其味
鹹而走血治諸血病也按褚澄遺書云人喉有竅則欬血殺
人喉不停物毫髪必欬血既滲入愈滲愈欬愈欬愈滲惟飲
溲溺則百不一死若服寒涼則百不一生又吳球諸證辨疑
云諸虚吐衄咯血須用童子小便其效甚速蓋溲溺滋陰降
火消瘀血止吐衄諸血但取十二歲以下童子絶其葷腥鹹
酸多與米飲以助水道每用一盞入姜汁或韭汁二三點徐
徐服之日進二三服寒天則重湯温服久自有效也又成無
已云傷寒少陰證下利不止厥逆無脉乾嘔欲飲水者加人
尿猪膽汁鹹苦寒物于白通湯薑附藥中其氣相從可去格
拒之患也

附方 舊七新三十八

頭痛至極 童便一盞豉心半合同煎至五分温服聖濟總録

熱病咽痛 童便三合含之即止聖惠方

骨蒸發熱 三歲童便五升煎取一升以蜜三匙和之每服二碗半日更服此后常取自己小便服之輕者二十日重者五十日瘥二十日后當有虫如蚰蜒在身常出十步內聞病人小便臭者瘥也台州丹仙觀道士張病此自服神驗孟詵必効方

男婦怯證 男用童女便女用童男便斬頭去尾日進二次乾燒餅壓之月余全愈聖惠方

久嗽涕唾 肺痿時時寒熱頰赤氣急用童便去頭尾少許五合取大粉甘草一寸四破浸之露一夜去甘草平旦頓服或入甘草末一錢同服亦可一日一劑童子忌食五辛熱物姚僧坦集驗

之清者爲津液，清之濁者爲小便，小便與血同類也。故其味鹹而走血，治諸血病也。按褚澄遺書云：人喉有竅，則欬血殺人。喉不停物，毫髮必欬，血既滲入，愈滲愈欬，愈欬愈滲。惟飲溲溺，則百不一死；若服寒凉，則百不一生。又吴球諸證辨疑云：諸虚吐衄咯血，須用童子小便，其效甚速。蓋溲溺滋陰降火，消瘀血，止吐衄諸血。但取十二歲以下童子，絶其烹炮鹹酸，多與米飲，以助水道。每用一盞，入姜汁或韭汁二三點，徐徐服之，日進二三服。寒天則重湯温服，久自有效也。又成無己云：傷寒少陰證，下利不止，厥逆無脉，乾嘔欲飲水者。加人尿、豬膽汁鹹苦寒物于白通湯薑附藥中，其氣相從，可去格拒之患也。

【附方】舊七，新三十八。**頭痛至極**。童便一盞，豉心半合，同煎至五分，温服。聖濟總録。**熱病咽痛**。童便三合，含之即止。聖惠方。**骨蒸發熱**。三歲童便五升，煎取一升，以蜜三匙和之。每服二碗，半日更服。此後常取自己小便服之，輕者二十日，重者五十日瘥。二十日後，當有蟲如蚰蜒，在身常出。十步内聞病人小便臭者，瘥也。台州丹仙觀道士張病此，自服神驗。孟詵必效方。**男婦怯証**。男用童女便，女用童男便，斬頭去尾，日進二次，乾燒餅壓之，月餘全愈。聖惠方。**久嗽涕唾**，肺痿時時寒熱，頰赤氣急。用童便去頭尾少許五合，取大粉甘草一寸，四破浸之[一]，露一夜，去甘草，平旦頓服，或入甘草末一錢同服亦可，一日一劑。童子忌食五辛熱物。姚僧坦集驗

[一] 四破浸之：外臺卷十肺痿方作「炙令熟破作四片納小便中」。

方 肺痿欬嗽 鬼氣疰病停久臭溺日日溫服之集驗方 吐血鼻洪人溺姜汁

和勻服一升日華子 齒縫衄血童便溫熱含之立止聖惠方 消渴重者衆人溺坑中水取一

盞服之勿令病人知三度瘥聖惠方 癥積滿腹諸藥不瘥者人溺一服一升下血片塊二十日即出也

蘇恭本草 絞腸沙痛童子小便服之即止聖惠方 卒然腹痛令人騎其腹溺臍中肘后方 下

痢休息杏仁去皮麩炒研以豬肝一具切片水洗血淨置淨鍋中一重肝一重杏仁鋪盡以童便二升同煎乾放

冷任意食之聖惠方 瘧疾渴甚童便和蜜煎沸頓服簡便方 瘴癘諸瘧無問新久童便一升

入白蜜二匙攪去白沫頓服取吐碧綠痰出爲妙若不然終不除也聖惠方 中暍昏悶夏月人在途中熱死

急移陰處就掬道上熱土擁臍上作窩令人溺滿暖氣透臍即甦乃服地漿蒜水等藥○林億云此法出自張仲景其意

殊絕非常情所能及本草所能關實救急之大術也蓋臍乃命蒂暑暍傷氣溫臍所以接其元氣之意 中惡不

醒令人尿其面上即甦此扁鵲法也肘后方 三十年癇 一切氣塊 宿冷惡

病苦參二斤童子小便一斗二升煎取六升和糯米及麴如常法作酒服但腹中諸疾皆治酒放二三年不壞多作救

人神效聖惠方 金瘡中風自己小便日洗二三次不妨入水聖惠 金瘡血出不止飲人尿五升

方。**肺痿欬嗽、鬼氣疰病**。停久臭溺，日日温服之。集驗方。**吐血鼻洪**。人溺，姜汁和匀，服一升。日華子。**齒縫衄血**。童便温熱含之，立止。聖惠方。**消渴重者**。衆人溺坑中水，取一盞服之。勿令病人知，三度瘥。聖惠方。**癥積滿腹**，諸藥不瘥者。人溺一服一升，下血片塊，二十日即出也。蘇恭本草。**絞腸沙痛**。童子小便服之，即止。聖惠方。**卒然腹痛**。令人騎其腹，溺臍中。肘後方。**下痢休息**。杏仁去皮麩炒，研，以猪肝一具，切片，水洗血净，置净鍋中，一重肝，一重杏仁，鋪盡，以童便二升同煎乾，放冷，任意食之。聖惠方。**瘧疾渴甚**。童便和蜜，煎沸，頓服。簡便方。**瘴癘諸瘧**，無問新久。童便一升，入白蜜二匙，攪去白沫，頓服，取吐碧緑痰出爲妙。若不然，終不除也。聖惠方。**中暍昏悶**。夏月人在途中熱死，急移陰處，就掬道上熱土擁臍上作窩，令人溺滿，暖氣透臍即甦，乃服地漿、蒜水等藥。○林億云：此法出自張仲景，其意殊絶，非常情所能及，本草所能關[一]，實救急之大術也。蓋臍乃命蒂，暑暍傷氣，温臍所以接其元氣之意。**中惡不醒**。令人尿其面上即甦。此扁鵲法也。肘後方。**三十年癇、一切氣塊、宿冷惡病**。苦參二大[二]斤，童子小便一斗二升，煎取六升，和糯米及麴，如常法作酒服。但腹中諸疾皆治。酒放二三年不壞，多作救人神效。聖惠方。**金瘡中風**。自己小便，日洗二三次，不妨入水。聖惠。**金瘡血出**不止。飲人尿五升。

〔一〕關：外臺卷二十八熱暍方作「開悟」。
〔二〕二大：原闕一字。此方實出普濟方卷三百七十八癇瘥復發，今據補。

千金方打傷瘀血攻心者人尿煎服一升日一服蘇恭本草折傷跌撲童便入少酒飲之推
陳致新其功甚大○薛己云予在居庸見覆車被傷七人仆
地呻吟但令嚾此皆得無事凡一切傷損不問壯弱及有無
瘀血俱宜服此若脇脹或作痛或發熱煩燥口渴惟服此一
甌勝似他藥他藥雖效恐無瘀血反致誤人童便不動臟腑
不傷氣血万無一失軍中多用此屢試有驗外科發揮杖瘡腫毒服童便良千金方火燒悶絕
不省人事者新尿頓服二三升良千金方刺在肉中溫小便漬之千金方人咬手指瓶盛熱尿
浸一夜即愈通變要法蛇犬咬傷日華子云以熱尿淋患處○千金方治蠼螋蛇傷人令婦人尿于瘡上良
蛇纏人足就令尿之便解肘后方蜂蠆螫傷人尿洗之肘后方蜘蛛咬毒久臭人溺
于人甕中坐浸仍服烏雞屎炒浸酒服之不爾恐毒殺人陳藏器本草百蟲入耳小便少少滴入聖惠方
勞聾已久童子小便乘熱少少頻滴之聖惠方赤目腫痛自己小便乘熱抹洗即閉目少頃此
以真氣退去邪熱也普濟方腋下狐臭自己小便乘熱洗兩腋下日洗數次久則自愈集簡方傷胎
血結心腹痛取童子小便日服二升良楊氏產乳子死腹中以夫尿二升煮沸飲之千金方中
土菌毒合口椒毒人尿飲之肘后方解諸菜毒小兒尿和乳汁服二升海上方

千金方。**打傷瘀血**攻心者。人尿煎服一升，日一服。蘇恭本草。**折傷跌撲**。童便入少酒飲之。推陳致新，其功甚大。○薛己云：予在居庸，見覆車被傷七人，仆地呻吟，俱令灌[一]此，皆得無事。凡一切傷損，不問壯弱，及有無瘀血，俱宜服此。若脇脹，或作痛，或發熱煩燥口渴，惟服此一甌，勝似他藥。他藥雖效，恐無瘀血，反致誤人。童便不動臟腑，不傷氣血，萬無一失。軍中多用此，屢試有驗。外科發揮。**杖瘡腫毒**。服童便良。千金方。**火燒悶絶**，不省人事者。新尿頓服二三升，良。千金方。**刺在肉中**。温小便漬之。千金。**人咬手指**。瓶盛熱尿，浸一夜，即愈。通變要法。**蛇犬咬傷**。日華子云：以熱尿淋患處。○千金方治蝮蛇傷人，令婦人尿于瘡上，良。**蛇纏人足**。就令尿之便解。肘後方。**蜂蠆螫傷**。人尿洗之。肘後方。**蜘蛛咬毒**。久臭人溺，于大甕中坐浸。仍取烏雞屎炒，浸酒服之。不爾，恐毒殺人。陳藏器本草。**百蟲入耳**。小便少少滴入。聖惠方[二]。**勞聾已久**。童子小便，乘熱少少頻滴之。聖惠方[三]。**赤目腫痛**。自己小便，乘熱抹洗，即閉目少頃。此以真氣退去邪熱也。普濟方。**腋下狐臭**。自己小便，乘熱洗兩腋下，日洗數次，久則自愈。集簡方。**傷胎血結**，心腹痛。取童子小便，日服二升，良。楊氏産乳。**子死腹中**。以夫尿二升，煮沸飲之。千金方。**中土菌毒、合口椒毒**。人尿飲之。肘後方。**解諸菜毒**。小兒尿和乳汁，服二升。海上方。

〔一〕灌：原作「嚾」。此方實出外科心法卷六杖瘡，今據改。
〔二〕聖惠方：該書無此方。方見聖濟總録卷一百十五百蟲入耳。
〔三〕聖惠方：該書無此方。方見聖濟總録卷一百十四勞聾。

催生下胞 人溺一升入葱姜各一分煎二三沸熱飲便下 日華子本草 痔瘡腫痛 用熱[illegible]采入[illegible]三分洗之一日二三次效 救急方

溺白垽 音魚覲切 ○唐本草

釋名 人中白 時珍曰滓淀為垽此乃人溺澄下白垽也以風日久乾者為良入藥並以瓦煆過用

氣味 鹹平無毒 大明曰涼 主治 鼻衄湯火灼瘡 唐本 燒研主惡瘡 蘇恭 治傳尸熱勞肺痿心膈熱羸瘦渴疾 大明 降火消瘀血治咽喉口齒生瘡疳䘌諸竅出血肌膚汗血 時珍

發明 震亨曰人中白能瀉肝火三焦火並膀胱火從小便中出蓋膀胱乃此物之故道也 時珍曰人中白降相火消瘀血蓋鹹能潤下走血故也今人病口舌諸瘡用之有效降火之驗也張杲醫說云李七常苦鼻衄僅存喘息張思順用人中白散即時血止又延陵鎮官曾棠鼻血如傾白衣變紅頭空空然張潤之用人中白藥治之即止並不再作此皆散血之驗也

附方 舊一新十四 大衄久衄 人中白一團雞子大綿五兩燒研每服二錢溫水服 聖惠方 諸竅

催生下胞。人溺一升，入葱、姜各一分，煎二三沸，熱飲便下。日華子本草。痔瘡腫痛。用熱童尿，入礬〔一〕三分洗之，一日二三次，效。救急方。

溺白垽 音魚覲切○唐本草

【釋名】人中白。【時珍曰】滓淀爲垽，此乃人溺澄下白垽也。以風日久乾者爲良。入藥並以瓦煅過用。

【氣味】鹹，平，無毒。【大明曰】凉。【主治】鼻衄，湯火灼瘡。唐本。燒研，主惡〔二〕瘡。蘇恭。治傳尸熱勞，肺瘻，心膈熱，羸〔三〕瘦渴疾。大明。降火，消瘀血，治咽喉口齒生瘡疳䘌，諸竅出血，肌膚汗血。時珍。

【發明】【震亨曰】人中白，能瀉肝火、三焦火並膀胱火，從小便中出，蓋膀胱乃此物之故道也。【時珍曰】人中白，降相火，消瘀血，蓋鹹能潤下走血故也。今人病口舌諸瘡用之有效，降火之驗也。張杲〔四〕醫説云：李七常苦鼻衄，僅存喘息。張思順用人中白散，即時血止。又延陵鎮官曾〔五〕棠鼻血如傾，白衣變紅，頭空空然。張〔六〕用人中白藥治之即止，並不再作。此皆散血之驗也。

【附方】舊一，新十四。大衄久衄。人中白一團雞子大，綿五兩，燒研。每服二錢，温水服。聖惠方〔七〕。諸竅

〔一〕童尿入礬：「童」、「礬」二字漫漶。今從江西本補正。

〔二〕惡：證類卷十五溺白垽作「緊唇」。

〔三〕羸：原作「羸」。今據改同上。

〔四〕杲：原作「果」。今據卷一引據古今醫家書目改。

〔五〕曾：原作「魯」。今據醫説卷四鼻衄改。

〔六〕張：此下原有「潤之」二字。同上有「張監潤之江口鎮」语，「潤」乃「潤州」。時珍誤將「潤之」作人名。今據删。

〔七〕聖惠方：原方出圣濟總録卷七十大衄，名「聖效方」。普濟方卷一百九十大衄引此方，誤注出聖惠方，且改原方主藥「線」爲「綿」。時珍因襲之。

丙由故里乃 秋望 伊壽

出血上方同

鼻衂不止五七日不住者人中白新瓦焙乾入麝香少許溫酒調服立效經驗方

出汗血上方同

偏正頭痛人中白地龍炒等分為末羊膽汁丸芥子大每新汲水化一丸注鼻中㗜之名一滴金普濟方

水氣腫滿人尿煎令可丸每服一小豆大日三服千金方

脚氣成漏跟有一孔深半寸許其痛異常用人中白煆有水出滴入瘡口戴原禮證治要訣

小兒霍亂尿滓末乳上服之良千金方

鼻中息肉人中白瓦焙每溫湯服一錢朱氏集驗方

痘瘡倒陷臘月收人中白火煆為末溫水服三錢陷者自出儒門事親

口舌生瘡溺桶垽七分枯礬三分研勻有涎拭去數次即愈集簡方

小兒口疳人中白煆黃蘗蜜炙焦為末等分入冰片少許以青布拭淨摻之累效陸氏經驗方

走馬牙疳以小便盆內白屑取下入瓷瓶內鹽泥固濟煆紅研末入麝香少許貼之此汴梁李提領方也○又方用婦人尿桶中白垢火煆一錢銅綠三分麝香一分和勻貼之尤有神效

痘疹煩熱人中白或老糞缸白垢洗淨研末每白湯或酒服二錢痘疹便覽方

秋石蒙筌

釋名 秋冰時珍曰淮南子丹成號曰秋石言其色白質堅也近人以人中白煉成白質亦名秋石言其亦出丁

出血。方同上。鼻衄不止，五七日不住者。人中白，新瓦煏乾，入麝香少許，温酒調服，立效。經驗方。膚出汗血。方同上。

偏正頭痛。人中白、地龍炒等分爲末，羊膽汁丸芥子大。每新汲水化一丸，注鼻中搐〔一〕之。名一滴金。普濟方。水氣腫滿。人尿，煎令可丸。每服一小豆大，日三服。千金方。脚氣成漏。跟有一孔，深半寸許，其痛異常。用人中白煅，有水出，滴入瘡口。戴原禮證治要訣。小兒霍亂。尿滓末，乳上服之良。千金方。鼻中息肉。人中白瓦焙，每温湯服一錢。朱氏集驗方。痘瘡倒陷。臘月收人中白，火煅爲末。温水服三錢，陷者自出。儒門事親。口舌生瘡。溺桶垽七分，枯礬三分，研匀。有涎拭去，數次即愈。集簡方。小兒口疳：人中白煅、黄蘗蜜炙焦爲末等分，入冰片少許，以青布拭净，摻之，累效。陸氏經驗方。走馬牙疳。以小便盆内白屑，取下入瓷瓶内，鹽泥固濟，煅紅研末，入麝香少許，貼之。此汴梁李提領方也。〇又方：用婦人尿桶中白垢火煅一錢，銅緑三分，麝香一分，和匀貼之，尤有神效。痘疹煩熱。人中白或老糞缸白垢，洗净研末。每白湯或酒服二錢。痘疹便覽方。

秋石 蒙筌

【釋名】秋冰。【時珍曰】淮南子：丹成，號曰秋石。言其色白質堅也。近人以人中白煉成白質，亦名秋石，言其亦出于

〔一〕搐：原作「畜」。今據普濟方卷四十六首風「一滴金丸」改。

猶氣之余也再加汁打其精彼皆溜之故水此盐做海水煎盐之儀方士亦以盐入爐火煅成偽者宜辨之嘉謨曰秋石須秋月取童子溺每缸入石膏末七錢桑條攪澄定傾去清液如此二三次乃入秋露水一桶攪澄如此數次滓穢滌淨鹹味減除以重紙鋪灰上曬乾完全取起輕清在上者爲秋石重濁在下者刮去古人立名實本此義男用童女溺女用童男溺不一陰一陽之道也世醫不取秋時雜收人溺但以皂莢水澄爲陰煉煅爲陽煉盡失于道何合于名媒利敗人安能應病况經火煉性却變溫耶

【氣味】鹹溫無毒【主治】虛勞冷疾小便遺數漏精白濁時珍 滋腎水養丹田返本還元歸根復命安五臟潤三焦消痰欬退骨蒸軟堅塊明目清心延年益壽嘉謨

【發明】時珍曰古人惟取人中白人尿治病取其散血滋陰降火殺蟲解毒之功也王公貴人惡其不潔方士遂以人中白設法煅煉治爲秋石葉夢得水雲錄極稱陰陽二煉之妙而瑣碎錄乃云秋石味鹹走血使水不制火久服令人成渴疾蓋此物既經煅煉其氣近溫服者多是淫慾之人藉此放肆虛陽妄作真水愈涸安得不渴耶况甚則加以陽藥助其邪火乎惟丹田虛冷者服之可耳觀病淋者水虛火極則煎熬成沙成石小便之煉成秋石与此一理也

精氣之餘也。再加升打，其精致者，謂之秋冰，此蓋倣海水煎鹽之義。方士亦以鹽入爐火煅成僞者，宜辨之。【嘉謨曰】秋石須秋月取童子溺，每缸入石膏末七錢，桑條攪，澄定傾去清液。如此二三次，乃入秋露水一桶，攪澄。如此數次，滓穢滌净，鹹味減除。以重紙鋪灰〔一〕上晒乾，完全取起，輕清在上者爲秋石，重濁在下者刮去。古人立名，實本此義。男用童女溺，女用童男溺，亦一陰一陽之道也。世醫不取秋時，雜收人溺，但以皂莢水澄，晒爲陰煉，煅爲陽煉。盡失于道，何合于名？媒利敗人，安能應病？况經火煉，性却變温耶？

【氣味】鹹，温，無毒。【主治】虚勞冷疾，小便遺數，漏精白濁。時珍。滋腎水，養丹田，返本還元，歸根復命，安五臟，潤三焦，消痰欬，退骨蒸，軟堅塊，明目清心，延年益壽。嘉謨。

【發明】【時珍曰】古人惟取人中白、人尿治病，取其散血、滋陰降火、殺蟲解毒之功也。王公貴人惡其不潔，方士遂以人中白設法煅煉，治爲秋石。葉夢得水雲録極稱陰陽二煉之妙；而瑣碎録乃云秋石味鹹走血，使水不制火，久服令人成渴疾。蓋此物既經煅煉，其氣近温。服者多是淫慾之人，藉此放肆，虚陽妄作，真水愈涸，安得不渴耶？况甚則加以陽藥，助其邪火乎？惟丹田虚冷者，服之可耳。觀病淋者水虚火極，則煎熬成沙成石，小便之煉成秋石，與此一理也。

〔一〕灰：原字類「矢」。江西本作「灰」。義長，今從之。

【附方】二新十

秋石還元丹 久服去百病，強骨髓，補精血，開心益志，補暖下元，悅色進食。久則臍下常如火暖。諸般冷疾皆愈。久年冷勞虛憊者，服之亦壯盛。其法：以男子小便十石，更多尤妙。先措大鍋一口，于空室內，上用深瓦甑接鍋口，以紙筋杵石灰泥甑縫并鍋口，勿令通風。候乾，下小便約鍋中七八分以來，灶下用焰火煮之。若湧出，即少少添冷小便。候煎乾，即人中白也。入好罐子內，如法固濟，入炭爐中煅之。旋取二三兩，再研如粉，煮棗瓤和丸如綠豆大。每服五七丸，漸加至十五丸，空心溫酒或鹽湯下。其藥常要近火，或時復養火三五日，則功效更大也。經驗良方

陰陽二煉丹 世之煉秋石者，但得火煉一法。此藥須兼陰陽二煉，方為至藥。火煉乃陽中之陰，得火而凝，入水則釋，歸于無體，蓋質去味存，此離中之虛也。水鍊乃陰中之陽，得水而凝，遇曝而潤，千歲不變，味去質留，此坎中之實也。二物皆出于心腎二臟，而流于小腸，水火騰蛇玄武正氣，外假天地之水火，凝而為體。服之還補太陽相火二臟，為養命之本。空心服陽煉，日午服陰煉。此法極省力，與常法功用不侔。久疾服之皆愈。有人得瘦疾且嗽，諸方不效，服此即癒。有人病顛腹皷，日久加喘滿，垂困，亦服此而安也。〇陽煉法：用人尿十余石，各用桶盛，每石入皂莢汁一碗，竹篠急攪百千下，候澄去清，留垽。併作一桶，如前攪澄，取濃汁一二斗，濾淨，入鍋熬乾，刮下擣細，再以清湯煮化，[illegible]箕鋪紙淋過，再熬。如此數次，直待色白如雪方止。用沙合固濟，火鍛成質，傾出。如藥未成，更[illegible]一二次，候色如瑩玉，細研，入沙合內固濟

【附方】新十二。

秋石還元丹。久服去百病，强骨髓，補精血，開心益志，補暖下元，悦色進食。久則臍下常如火暖，諸般冷疾皆愈。久年冷勞虚憊者，服之亦壯盛。其法：以男子小便十石，更多尤妙。先搘大鍋一口于空室内，上用深瓦甑接鍋口，以紙筋杵石灰泥甑縫并鍋口，勿令通風。候乾，下小便約鍋中七八分以來，灶下用焰火煮之。若湧出，即少少添冷小便。候煎乾，即人中白也。入好罐子内，如法固濟，入炭爐中煅之。旋取二三兩，再研如粉，煮棗瓤和丸如緑豆大。每服五七丸，漸加至十五丸，空心温酒或鹽湯下。其藥常要近火，或時復養火三五日，則功效更大也。經驗〔一〕方。

陰陽二鍊丹。世之鍊秋石者，但得火煉一法。此藥須兼陰陽二煉，方爲至藥。火煉乃陽中之陰，得火而凝，入水則釋，歸于無體，蓋質去味存，此離中之虚也。水鍊乃陰中之陽，得水而凝，遇曝而潤，千歲不變，味去質留，此坎中之實也。二物皆出于心腎二臟，而流于小腸，水火騰蛇玄武正氣，外假天地之水火，凝而爲體。服之還補太陽、相火二臟，實〔二〕爲養命之本。空心服陽煉，日午服陰煉。此法極省力，與常法功用不侔，久疾服之皆愈。有人得瘦疾且嗽，諸方不效，服此即瘳。有人病顛腹鼓，日久加喘滿，垂困，亦服此而安也。〇陽煉法：用人尿十餘石，各用桶盛。每石入皂莢汁一碗，竹杖急攪百千下，候澄去清留垽。併作一桶，如前攪澄，取濃汁一二斗濾净，入鍋熬乾，刮下擣細。再以清湯煮化，筲〔三〕箕舖紙淋過，再熬。如此數次，直待色白如雪方止。用沙盒固濟，火煅成質，傾出。如藥未成，更煅一二次，候色如瑩玉，細研。入砂盒内固濟，

〔一〕經驗：下原有「良」字。今據證類卷十五溺白垽引經驗方删。
〔二〕實：原字缺損。今從錢本補正。
〔三〕筲：原爲墨丁。今據蘇沈良方卷六秋石方補。

頂火養七晝夜取出攤土上去火毒為末棗膏丸梧子大每空心溫酒下三十丸○陰煉法用人尿四五石以大缸盛入新水一半攪千回澄定去清留垽又入新水攪澄直候無臭氣澄下如膩粉方以曝乾刮下再研以男兒乳和如膏烈日曬乾蓋假大陽真氣也如此九度為末棗膏和丸梧子大每午後溫酒下三十丸葉石林水雲錄

秋冰乳粉丸

固元陽壯筋骨延年不老卻百病用秋冰五錢頭生男乳晒粉五錢頭生女乳晒粉五錢乳香二錢五分麝香一分為末煉蜜丸芡子大金箔為衣烏金紙包黃蠟匱收勿令洩氣每月用乳汁化服一丸仍日飲乳汁助之○秋冰法用童男童女尿淮各一桶入大鍋內桑柴火熬乾刮下入河水一桶攪化隔紙淋過復熬刮下再以水淋鍊之如此七次其色如霜或有一斤入罐內上用鐵燈盞蓋定鹽泥固濟升打三炷香看秋石色白如玉再研再如前升打燈盞上用水徐徐擦之不可多多則不結不可少少則不升自辰至未退火冷定其盞上升起者為秋冰味淡而香乃秋石之精英也服之滋腎水固元陽降痰火其不升者即尋常秋石也味鹹苦蘸肉食之亦有小補　楊氏頤真堂經驗方

直指秋石丸

治濁氣干清精散而成膏淋黃白赤黯如肥膏蜜油之狀用秋石鹿角膠炒桑螵蛸炙各半兩白茯苓一兩為末糕糊丸梧子大每服五十丸人參湯下仁齋直指方

秋石交感丹

治白濁遺精秋石一兩白茯苓五錢菟絲子炒五錢為末用百沸湯一盞井華水一盞煮糊丸梧子大每服一百丸鹽湯下鄭氏家傳方

秋石四

頂火養七晝夜，取出攤土上，去火毒，爲末，棗膏丸梧桐子大〔一〕。每空心温酒下二十丸。○陰煉法：用人尿四五石，以大缸盛。入新水一半，攪千回，澄定，去清留垽。又入新水攪澄，直候無臭氣，澄下如膩粉，方以曝乾。刮下再研，以男兒乳和如膏，烈日晒乾，蓋假太陽真氣也。如此九度，爲末，棗膏和丸梧子大。每午後温酒下三十丸。葉石林水雲録。**秋冰乳粉丸**。固元陽，壯筋骨，延年不老，却百病。用秋冰五錢，頭生男乳晒粉五錢，頭生女乳晒粉五錢，乳香二錢五分，麝香一分，爲末。煉蜜〔二〕丸芡子大，金箔爲衣，烏金紙包，黄蠟匱收，勿令洩氣。每月用乳汁化服一丸，仍日飲乳汁助之。○秋冰法：用童男童女尿垽各一桶，入大鍋内，桑柴火熬乾，刮下，入河水一桶攪化，隔紙淋過。復熬刮下，再以水淋鍊之。如此七次，其色如霜，或有一斤。入罐内，上用鐵燈盞蓋定，鹽泥固濟，升打三炷香。看秋石色白如玉，再研，再如前升打。燈盞上用水徐徐擦之，不可多，多則不結；不可少，少則不升。自辰至未，退火冷定。其盞上升起者，爲秋冰。味淡而香，乃秋石之精英也，服之滋腎水，固元陽，降痰火。其不升者，即尋常秋石也。味鹹苦，蘸肉食之，亦有小補。楊氏頤真〔三〕堂經驗方。**直指秋石丸**。治濁氣干清，精散而成膏淋，黄白赤黯，如肥膏、密油〔四〕之狀。用秋石、鹿角膠炒、桑螵蛸炙各半兩，白伏苓一兩，爲末，糕糊丸梧子大。每服五十丸，人參湯下。仁齋直指方。**秋石交感丹**。治白濁遺精。秋石一兩，白茯苓五錢，兔絲子炒五錢，爲末。用百沸湯一盞，井華水一盞，煮糊丸梧子大。每服一百丸，鹽湯下。鄭氏家傳方。**秋石四**

〔一〕大：原脱。今據江西本補。
〔二〕蜜：原作「密」。今從江西本改。
〔三〕真：原作「貞」。今據卷一引據古今醫家書目改。
〔四〕密油：直指方卷十六諸淋證治作「油蜜」。

精丸 治思慮蓮部過度損傷心氣遺精小便數秋石白茯苓各四兩色肉芡實各二兩為末蒸棗肉和丸梧子大每空心鹽湯下三十丸求類鈐方

秋石五精丸 常服補益秋石一兩蓮肉六兩真川椒紅五錢小茴香五錢白伏苓二兩為末棗肉和丸梧子大每服三十丸鹽湯溫酒空心下○秋石法用童男童女潔淨無体氣疾病者沐浴更衣各聚一石用潔淨飲食及鹽湯与之忌葱蒜韭薤辛辣羶腥之物待尿滿缸以水攪澄取人中白各用陽城罐盛鹽泥固濟鐵線扎定打火一炷香連換鐵線打七火然后以男女者秤勻和作一處研開以河水化之隔紙七層濾過仍熬成秋石其色雪白用潔淨香濃乳汁和成日晒夜露但乾即添乳汁取日精月華四十九日數足收好配藥 劉氏保壽堂經驗方

腫脹忌鹽 只以秋石拌飲食待腫脹消以鹽入礶煅過少少用之 摘玄方

赤白帶下 真秋石研末蒸棗肉搗丸梧子大每服六十丸空心醋湯下 摘玄方

噎食反胃 秋石每用一錢白湯下妙 醫方摘要

服丹發熱 有人服伏火丹藥多腦后生瘡熱氣冉冉而上一道人教灸風市數十壯而愈仍時復作乃教以陰煉秋石用大豆黃卷煎湯下遂愈和其陰陽也 王清明餘話方

淋石 宋嘉祐

校正 自玉石部移入此

集解 藏器曰此是患石淋人溺中出者正如小石收之為用 時珍曰此是淫慾之人精氣鬱結陰火煎熬遂成堅質

精丸：治思慮色〔一〕欲過度，損傷心氣，遺精，小便數。秋石、白茯苓各四兩，蓮〔二〕肉、芡實各二兩，爲末，蒸棗肉和丸梧子大。每空心鹽湯下三十丸。永類鈐方。秋石五精丸。常服補益。秋石一兩，蓮肉六兩，真川椒紅五錢，小茴香五錢，白伏苓二兩，爲末，棗肉和丸梧子大。每服三十丸，鹽湯、温酒空心下。○秋石法：用童男、童女潔浄無體氣、疾病者，沐浴更衣，各聚一石。用潔浄飲食及鹽湯與之，忌葱、蒜、韭、姜、辛辣、羶腥之物。待尿滿缸，以水攪澄取人中白，各用陽城瓦罐，鹽泥固濟，鐵線扎定，打火一炷香。連換鐵線，打七火。然後以男、女者秤勾，和作一處，研開，以河水化之，隔紙七層濾過，仍熬成秋石，其色雪白。用潔浄香濃乳汁和成，日晒夜露，但乾即添乳汁，取日精月華，四十九日數足，收貯配藥。劉氏保壽堂經驗方。腫脹忌鹽。只以秋石拌飲食。待腫脹消，以鹽入罐煅過，少少用之。摘玄方。赤白帶下。真秋石研末，蒸棗肉擣丸梧子大。每服六十丸，空心醋湯下。摘玄方。噎食反胃。秋石，每用一錢，白湯下，妙。醫方摘要。服丹發熱。有人服伏火丹藥多，腦後生瘡，熱氣冉冉而上。一道人教灸風市數十壯而愈。仍時復作，又教以陰煉秋石，用大豆黄卷煎湯下，遂愈。和其陰陽也。王明清〔三〕餘話方。

淋石宋嘉祐〔四〕

【校正】自玉石部移入此。

【集解】【藏器曰】此是患石淋人溺中出者，正如小石，收之爲用。【時珍曰】此是淫慾之人，精氣鬱結，陰火煎熬，遂成堅質。

〔一〕色：原作「蓮」。此字與同列左行之「色」字换位。今從江西本改。
〔二〕蓮：原作「色」。此字與同列右行之「蓮」字换位。今從改同上。
〔三〕明清：原作「清明」。今據郡齋讀書志卷五上乙正。
〔四〕嘉祐：證類卷五目録及淋石條均注「今附」，即出開寶。

正如滷水結鹹，鹵水煎鹽，小便煉成秋石，同一義理也。

【氣味】鹹，溫，無毒。【主治】石淋，水磨服之，當得碎石隨溺出。大明　噎病吐食。俗名澀飯病。藏器

癖石 綱目

【集解】時珍曰：有人專心成癖，及病癥塊，凝結成石，如牛黃、狗寶、鮓荅之類，皆諸獸之病也。觀夫星隕為石，沙淋、石淋，及釋氏顱顖結成舍利子，皆精氣凝結而然。故格物論云：石者氣之核也。羣書所載，如寶圭化石、老樹化石，皆無情之變異也。魚、蛇、蝦、蟹皆能化石，乃有情之變異也。世說載貞婦登山望夫，化而為石，此蓋志一不分，遂入于無情也。宋史載石工采石，陷入石穴，三年掘出猶活，見風遂化為石，此蓋吞納石氣久而与之俱化也。夫生形尚全化石，則頑心癡癖之化石，亦其理也。程子遺書云：波斯人發古墓，見肌膚都盡，惟心堅如石，鋸開，中有山水如畫，旁有一女凭闌凝睇。蓋此女有愛山水癖，遂致融結如此。宋濂云：一浮屠行太舟三昧法，示寂后焚之，惟心不化，狀如佛像，非金非石。又一人行禪觀法，及死火葬，心內包觀音像悉具。醫書云：一人病癥死，火化有塊如石。此皆癥癖頑凝成石之蹟，故所錄之。

【主治】消堅癖，治噎膈。時珍

正如滚水結鹼，鹵水煎鹽，小便煉成秋石，同一義理也。

【氣味】鹹，温，無毒。【主治】石淋，水磨服之，當得碎石隨溺出。大明。噎病吐食，俗名澀飯病。藏器。

𤸶石綱目

【集解】【時珍曰】有人專心成𤸶及病癥塊，凝結成石。如牛黄、狗寶、鮓荅之類，皆諸獸之病也。觀夫星隕爲石，沙淋、石淋及釋氏顱顋結成舍利子，皆精氣凝結而然。故格物論云：石者，氣之核也。群書所載，如賓圭化石，老樹化石，皆無情之變異也。魚、蛇、蝦、蟹，皆能化石，乃有情之變異也。世説載貞婦登山望夫，化而爲石，此蓋志一不分，遂入于無情也。宋史載石工采石，陷入石穴，三年掘出猶活，見風遂化爲石，此蓋吞納石氣，久而與之俱化也。夫生形尚全化石，則頑心癥𤸶之化石，亦其理也。程子遺書云：波斯人發古墓，見肌膚都盡，惟心堅如石。鋸開，中有山水如畫，旁有一女，憑闌凝睇，蓋此女有愛山水𤸶，遂致融結如此。宋濂云：一浮屠行大般〔一〕舟三昧法，示寂後焚之，惟心不化，狀如佛像，非金非石。又一人行禪觀法，及死火葬，心内包觀音像悉具。醫書云：一人病癥死，火化有塊如石。此皆癥𤸶頑凝成石之蹟，故併録之。

【主治】消堅𤸶，治噎膈。時珍。

〔一〕般：原脱。今據宋濂文憲集卷二十八録客語補。

□□切母也 □蟹切乳也 妳同上

乳汁 別錄

【釋名】妳汁 綱目 仙人酒 時珍曰乳者化之信故字從孚化省文也方家隱其名謂之仙人酒生人血白朱砂種〻名色蓋乳乃陰血所化生于脾胃攝于衝任未受孕則下為月水既受孕則留而養胎已產則赤變為白上為乳汁此造化玄微自然之妙也邪術家乃以童女矯揉取乳及造反經為乳諸說巧立名謂以弄貪愚此皆妖人所為王法所誅君子當斥之可也凡入藥並取首生男兒無病婦人之乳白而稠者佳若色黃赤清而腥穢如涎者並不可用有孕之乳謂之忌妳小兒飲之吐瀉成疳魃之病最為有毒也

【氣味】甘鹹平無毒 大明曰涼

【主治】補五臟令人肥白悅澤療目赤痛多淚解獨肝牛肉毒合濃豉汁服之神效 別錄 和雀屎去目中弩肉 蘇恭 益氣治瘦悴悅皮膚潤毛髮點眼止淚 大明

【發明】弘景曰漢張蒼年老無齒妻妾百數常服人乳故年百歲余身肥如瓠宗奭曰人乳汁治目之功多何也人心生血肝藏血肝受血則能視蓋水入于經其血乃成又曰上則為乳汁下則為月水故知乳汁則血也用以點眼豈不相宜血為陰故性冷臟寒人如乳餅酥酪之類不可多食雖曰牛羊乳然亦不出乎陰陽之造化耳老人患口瘡不能食但

水 1

乳汁 別録

【釋名】嬭汁綱目、仙人酒。【時珍曰】乳者化之信，故字從孚、化省文也。方家隱其名，謂之仙人酒、生人血、白朱砂，種種名色。蓋乳乃陰血所化，生于脾胃，攝于衝任。未受孕則下爲月水，既受孕則留而養胎，已産則赤變爲白，上爲乳汁，此造化玄微，自然之妙也。邪術家乃以童女矯揉取乳，及造反經爲乳諸説，巧立名謂，以弄貪愚。此皆妖人所爲，王法所誅，君子當斥之可也。凡入藥並取首生男兒、無病婦人之乳，白而稠者佳。若色黄赤、清而腥穢如涎者，並不可用。有孕之乳，謂之忌嬭，小兒飲之吐瀉，成疳魃之病，最爲有毒也。

【氣味】甘、鹹，平，無毒。【大明曰】凉。【主治】補五臟，令人肥白悦澤。療目赤痛多淚，解獨肝牛肉毒，合濃豉汁服之，神效。別録。和雀屎，去目中[一]弩肉。蘇恭。益氣，治瘦悴，悦皮膚，潤毛髮，點眼止淚。大明。

【發明】【弘景曰】漢張蒼年老無齒，妻妾百數，常服人乳，故年百歲餘，身肥如瓠。【宗奭曰】人乳汁治目之功多，何也？人心生血，肝藏血，肝[二]受血則能視。蓋水入于經，其血乃成。又曰：上則爲乳汁，下則爲月水。故知乳汁則血也。用以點眼，豈不相宜？血爲陰，故性冷。臟寒人，如乳餅、酥酪之類，不可多食。雖曰牛羊乳，然亦不出乎陰陽之造化耳。老人患口瘡不能食，但

〔一〕中：證類卷十五人乳汁作「赤」。

〔二〕肝：原作「脾」。今據改同上。

飲人熱乳甚良〔時珍曰〕人乳無定性其人和平飲食沖淡其乳必平其人暴躁飲酒食辛或有火病其乳必熱凡服乳須熱飲若曬曝為粉入藥尤佳南史載宋何尚之積年勞病飲婦人乳而瘥又言穰城老人年二百四十歲惟飲曾孫婦乳也按白飛霞醫通云服人乳大能益心氣補腦髓止消渴治風火證養老猶宜每用一人吸乳即以紙塞鼻孔按唇貼齒而漱乳与口津相和然後以鼻內使氣由明堂入腦方可徐徐嚥下如此五七吸為一度不漱而吸何與飲酪止于腸胃而已

附方 舊三新十二

服乳歌 仙家酒仙家酒兩个壺盧盛一斗五行釀出真醍醐不離人間處處有丹田若是乾涸時嚥下重樓潤枯朽清晨能飲一升余返老還童天地久

虛損勞瘵 德生丹用無病婦人乳三酒盃將磁碟曬極熱置乳于中次入麝香末少許木香末二分調匀服后飲濃茶一酒盞即陽敗次日服接命丹接命丹用乳二酒盃如前曬碟盛人乳并人胞末一具調服匕畢面膝俱赤如醉思睡只以白粥少少養之集簡方

虛損風疾 接命丹治男婦氣血衰弱痰火上升虛損之證又治中風不語左癱右緩手足疼痛動履不便飲食少進諸證用人乳二盃香甜白者為佳以好梨汁一盃和勻銀石器內頓滾滾每日五更一服能消痰補虛生血延壽此乃以人補人其妙無加攝生衆妙方

中風不語 舌根強硬三年陳醬五合人乳汁五合相和研以生布絞汁隨時少少与服良久當語聖惠方

卒不得語 人乳半合美酒半升和服范汪方

失音不語 人乳竹瀝各二

飲人熱乳甚良。【時珍曰】人乳無定性。其人和平，飲食冲淡，其乳必平。其人暴躁，飲酒食辛，或有火病，其乳必熱。凡服乳須熱飲。若晒曝爲粉，入藥尤佳。南史載宋何尚之積年勞病，飲婦人乳而瘥。又言：穰城老人年二百四十歲，惟飲曾孫婦乳也。按白飛霞醫通云：服人乳，大能益心氣，補腦髓，止消渴，治風火證，養老尤〔一〕宜。每用一吸，即以紙塞鼻孔，按唇貼齒而漱，乳與口津相和，然後以鼻内引上吸〔二〕，使氣由明堂入腦，方可徐徐嚥下，如此五七吸爲一度。不漱而吸，何異飲酪？止于腸胃而已。

【附方】舊三，新十二。**服乳歌**。仙家酒，仙家酒，兩個壺盧盛一斗。五行釀出真醍醐，不離人間處處有。丹田若是乾涸時，嚥下重樓潤枯朽。清晨能飲一升餘，返老還童天地久。**虚損勞瘵**。德生丹：用無病婦人乳三酒盃，將磁碟晒極熱，置乳于中，次入麝香末少許，木香末二分，調勻服。後飲濃茶一酒盞，即陽敗。次日服接命丹。接命丹：用乳三酒盃，如前晒碟盛人乳，并人胞末一具調服，服畢，面、膝俱赤，如醉思睡，只以白粥少少養之。集簡方。**虚損風疾**。接命丹：治男婦氣血衰弱，痰火上升，虚損之證；又治中風不語，左癱〔三〕右緩，手足疼痛，動履不便，飲食少進諸證。用人乳二盃，香甜白者爲佳，以好梨汁一盃和勻，銀石器内頓滾。每日五更一服，能消痰補虚，生血延壽。此乃以人補人，其妙無加。攝生衆妙方。**中風不語，舌根强硬**。三年陳醬五合，人乳汁五合，相和，研，以生布絞汁，隨時少少與服，良久當語。聖惠方。**卒不得語**。人乳半合，美酒半升，和服。范汪方。**失音不語**。人乳、竹瀝各二

〔一〕尤：原作「猶」。今據韓氏醫通卷下同類勿藥章改。
〔二〕引上吸：原脱。今據補同上。
〔三〕癱：原作「灘」。今從江西本改。

合濕服摘玄

月經不通 日飲人乳三合千金方

眼熱赤腫 人乳半合古銅錢十文銅器中磨令变色稀稠成煎瓶收日點數次或以乳浸黃連蒸熱洗之聖惠方

初生不尿 人乳四合葱白一寸煎滚分作四服即利劉涓子鬼遺方

初生吐乳 人乳二合籧篨篾少許塩二粟大同煎沸入牛黃米許与服劉涓子鬼遺方

癰膿不出 人乳汁和麵傅之比曉膿盡出不可近手千金方

臁脛生瘡 人乳桐油等分和勻以鵞翎掃塗神効摘玄

噉蛇牛毒 牛噉蛇者毛髮向後其肉杀人但飲人乳汁一升立愈金匱要畧

中牛馬毒 人乳飲之良千金

百蟲入耳 人乳滴之即出聖惠方

婦人月水 宋嘉祐 附月經衣

〔釋名〕月經素問 天癸素問 紅鉛〔時珍曰〕女子陰類也以血為主其血上應太陰下應海潮月有盈虧潮有朝夕月事一月一行與之相符故謂之月水月信月經經者常也有常軌也天癸者天一生水也邪術家謂之紅鉛謬名也女人之經一月一行其常也或先或後或通或塞其病也復有变常而古人並未言及者不可不知有行期只吐血衄血或眼耳出血者是謂逆行有三月一行者是謂居經俗名按季有一年一行是謂避年有一生不行而受胎者是謂暗經有受胎之后月月行經而産子者是謂盛胎俗名垢胎有受胎數月血忽大下而胎不隕者是謂漏胎此雖以氣

合，温服。摘玄。月經不通。日飲人乳三合。千金方。眼熱赤腫。人乳半合，古銅錢十文，銅器中磨令變色，稀稠成煎，瓶收，日點數次。或以乳浸黄連，蒸熱洗之。聖惠方。初生不尿。人乳四合，葱白一寸，煎滚，分作四服，即利。劉涓子鬼遺方[一]。初生吐乳。人乳二合，籧篨篾少許，鹽二粟大，同煎沸，入牛黄米許，與服。劉涓子鬼遺方。癰膿不出。人乳汁和麪傅之，比曉膿盡出，不可近手。千金方。臁脛生瘡，人乳、桐油等分，和匀，以鵝翎掃塗，神效。摘玄。噉蛇牛毒。牛噉蛇者，毛髮向後，其肉殺人。但飲人乳汁一升，立愈。金匱要略。中牛馬毒。人乳飲之良。千金。百蟲入耳。人乳滴之即出。聖惠方。

婦人月水宋嘉祐 附月經衣

【釋名】月經素問、天癸素問、紅鉛。【時珍曰】女子，陰類也，以血爲主。其血上應太陰，下應海潮。月有盈虧，潮有朝夕，月事一月一行，與之相符，故謂之月水、月信、月經。經者，常也，有常軌也。天癸者，天一生水也。邪術家謂之紅鉛，謬名也。女人之經，一月一行，其常也；或先或後，或通或塞，其病也。復有變常而古人並未言及者，不可不知。有行期只吐血衄血，或眼耳出血者，是謂逆行。有三月一行者，是謂居經，俗名按季。有一年一行，是謂避年。有一生不行而受胎者，是謂暗經。有受胎之後，月月行經而産子者，是謂盛胎，俗名垢胎。有受胎數月，血忽大下而胎不隕者，是謂漏胎。此雖以氣

[一] 劉涓子鬼遺方：外臺卷三十五小兒驚癇啼壯熱不喫嬭吐不已不小便方僅引作「劉氏」。此下另一劉涓子鬼遺方亦同。

血有余不足言而亦異于常矣女子二七天癸至七七天之
絶其常也有女年十二十三而產子如褚記室所載平江蘇
達卿女十二受孕者有婦年五十六十而產子如遼史所載
亟普妻六十余生二男一女者此又異常之尤者也學醫者
之于此類恐
亦宜留心焉

【氣味】鹹平無毒【主治】解毒箭并女勞復弘景

月經衣主金瘡血涌出炙熱熨之又主虎狼傷及箭鏃入腹藏器

【發明】時珍曰女人入月惡液腥穢故君子遠之為其不潔能
損陽生病也煎膏治藥出痘持戒修鍊性命者皆避忌
之以此也博物志云扶南国有奇術能令刀斫不入惟以月
水塗刀便死此是穢液壞人神氣故合藥忌觸之此說甚為
有據今有方士邪術鼓弄愚人以法取童女初行經水服食
謂之先天紅鉛巧立名色多方配合謂參同契之金華悟真
篇之首經皆此物也愚人信之吞嚥穢滓以為秘方往往發
出丹瘵殊可嘆惡按蕭了真金丹詩云一等旁門性好淫强
陽復去採他陰口含天癸稱為藥似恁洳沮枉用
心嗚呼愚人觀此可自悟矣凡紅鉛方今並不録

【附方】舊七新五熱病勞復丈夫熱病後交接後發忽卵縮入腸腸痛欲死燒女人月經赤衣為末熟水服

血有餘不足言，而亦異于常矣。女子二七天癸至，七七天癸〔一〕絶，其常也。有女年十二、十三而産子。如褚記室所載，平江蘇達卿女，十二受孕者。有婦年五十、六十而産子。如遼史所載，函〔二〕普妻六十餘，生二男一女者。此又異常之尤者也，學醫者之于此類，恐亦宜留心焉。

【氣味】鹹，平，無毒。【主治】解毒箭并女勞復。弘景。

月經衣。【主治】金瘡血湧出，炙熱熨之。又主虎狼傷及箭鏃入腹。藏器。

【發明】【時珍曰】女人入月，惡液腥穢，故君子遠之，爲其不潔，能損陽生病也。煎膏治藥，出痘持戒，脩鍊性命者皆避忌之，以此也。博物志云：扶南國有奇術，能令刀斫不入，惟以月水塗刀便死。此是穢液壞人神氣，故合藥忌觸之。此説甚爲有據。今有方士邪術，鼓弄愚人，以法取童女初行經水服食，謂之先天紅鉛，巧立名色，多方配合，謂參同契之金華，悟真篇之首經，皆此物也。愚人信之，吞嚥穢滓，以爲秘方，往往發出丹瘵，殊可嘆惡。按蕭了真金丹詩云：一等旁門性好淫，强陽復去採他陰。口含天癸稱爲藥，似恁洳沮枉用心。嗚呼！愚人觀此，可自悟矣。凡紅鉛方，今並不録。

【附方】舊七，新五。熱病勞復。丈夫熱病差〔三〕後，交接復發，忽卵縮入腸，腸痛欲死。燒女人月經赤衣爲末，熟水服

〔一〕癸：原作「之」。江西本作「癸」，與素問上古天真論合，義長，今據改。
〔二〕函：原作「亟」。今據金史卷一本紀第一改。
〔三〕差：原脱。今據證類卷十五婦人月水補。

方寸匕日服扁鵲方

女勞黃疸 氣短聲沉，用女人月經和血衣燒灰，酒服方寸匕，一日再服，二日瘥。孟詵必效方

霍亂困篤 童女月經衣和血燒灰，酒服方寸匕。百方不瘥者用之。千金方

小兒驚癇 發熱。取月候血和青黛，水調服一錢，入口即瘥。量兒加減。聖惠方

令婦不妬 取婦人月水布裹蝦蟆，于廁前一尺，入地五寸埋之。張華博物志

癰疽發背 一切腫毒。用胡燕窠土、鼠坌土、榆白皮、栝樓根等分為末，以女人月經衣水洗取汁和，傅腫上，乾即易之。潰者封其四圍，五日瘥。千金方

男子陰瘡 因不忌月事行房，陰物潰爛。用室女血衲瘥上燒存性，研末，麻油調傅之。

解藥箭毒 交州夷人以焦銅為毒藥于鏃鋒上，中人即沸爛，須臾骨壞。但服月水、糞汁解之。博物志

箭鏃入腹 或肉中有聚血。以婦人月經衣燒灰，酒服方寸匕。千金方

馬血入瘡 剝馬刺傷 以婦人月水塗之，神效。姚僧坦集驗方

虎狼傷瘡 月經衣燒末，酒服方寸匕，日三。陳藏器

人血 拾遺

【集解】時珍曰：血猶水也。水穀入于中焦，泌別熏蒸，化其精微，上注于肺，流溢于中，布散于外。中焦受汁，變化而赤，行于隧道，以奉生身，是之謂血，命曰營氣。血之與氣，異名同類。清者為營，濁者為衛。營行于陰，衛行于陽。氣主煦之，血主濡

方寸匕，即定。扁鵲方〔一〕。女勞黄疸，氣短聲沉。用女人月經和血衣燒灰，酒服方寸匕，一日再服，三日瘥。孟詵必效方。霍亂困篤。童女月經衣和血燒灰，酒服方寸匕。百方不瘥者用之。千金方。小兒驚癎，發熱。取月候血和青黛，水調服一錢，入口即瘥。量兒加減。聖惠方〔二〕。令婦不妬。取婦人月水布裹蝦蟆，于厠前一尺，入地五寸埋之。張華博物志。癰疽發背。一切腫毒，用胡燕窠土、鼠坌土、榆白皮、栝樓根，等分爲末，以女人月經衣，水洗取汁和傅腫上，乾即易之。潰者封其四圍。五日瘥。千金方。男子陰瘡。因不忌月事行房，陰物潰爛，用室女血衲，瓦上燒存性，研末，麻油調傅之。解藥箭毒。交州夷人，以焦銅爲鏃，塗〔三〕毒藥于鏃鋒上，中人即沸爛，須臾骨壞，但服月水、屎汁解之。博物志。箭鏃入腹，或肉中有聚血。以婦人月經衣燒灰，酒服方寸匕。千金方。馬血入瘡、剥馬刺傷。以婦人月水塗之，神效。姚僧坦集驗方。虎狼傷瘡。月經衣燒末，酒服方寸匕，日三〔四〕。陳藏器。

人血 拾遺

【集解】【時珍曰】血猶水也。水穀入于中焦，泌别熏蒸，化其精微，上注于肺。流溢于中，布散于外。中焦受汁，變化而赤，行于隧道，以奉生身，是之謂血，命曰營氣。血之與氣，異名同類；清者爲營，濁者爲衛；營行于陰，衛行于陽；氣主呴之，血主濡〔五〕

〔一〕扁鵲方：證類卷十五婦人月水作「梅師方」。
〔二〕聖惠方：該書無此方。方見普濟方卷三百七十八驚癎。
〔三〕鏃塗：原脱。今據證類卷十五婦人月水補。
〔四〕酒服方寸匕日三：證類卷十五婦人月水引陳藏器作「傅」。
〔五〕濡：原作「儒」。今從江西本改。

之血清爲水以火熬用故曰氣者血之帥也氣升則升氣降則降氣熱則行氣寒則凝火活則紅火死則黑邪犯陽經則上逆邪犯陰經則下流蓋人身之血皆生于脾攝于心藏于肝布于肺而施化于腎也仙家煉之化爲白汁陰盡陽純也萇弘死忠血化爲碧人血入土年久爲燐皆精靈之極也

【氣味】鹹平有毒【主治】羸病人皮肉乾枯身上麩片起又狂犬咬寒熱欲發者並刺血熱飲之藏器

【發明】時珍曰肉乾麩起燥病也不可卒潤也飲人血以潤之人之血可勝刺乎夫潤燥治狂犬之藥亦夥矣奚俟于此耶始作方者不仁甚矣其無後乎虐兵殘賊亦有以酒飲人血者此乃天戕之民必有其報不必責也諸方用血惟不悖于理者收附于下

【附方】新六

吐血不止就用吐出血塊炒黑爲末每服三分以麥門冬湯調服蓋血不歸元則積而上逆以血導血歸元則止矣吳球諸證辨疑

衄血不止聖濟總錄用白紙一張接衄血令滿于灯上燒灰作一服新汲水下勿用病人知○儒門事親就用本衄血帋撚蘸點眼內左點右右點左此法大妙

金瘡內漏取瘡中所出血以水和服之千金

產乳血運取釅醋和產婦血如棗大服之聖惠方

小兒赤疵針父

之。血體屬水，以火爲用，故曰氣者血之帥也。氣升則升，氣降則降；氣熱則行，氣寒則凝；火活則紅，火死則黑。邪犯陽經則上逆，邪犯陰經則下流。蓋人身之血，皆生于脾，攝于心，藏于肝，布于肺，而施化于腎也。仙家煉之，化爲白汁，陰盡陽純也。萇弘死忠，血化爲碧。人血入土，年久爲燐，皆精靈之極也。

【氣味】鹹，平，有毒。【主治】羸病人皮肉乾枯，身上麩片起，又狂犬咬，寒熱欲發者，並刺血熱飲之。藏器。

【發明】【時珍曰】肉乾麩起，燥病也，不可卒潤也。飲人血以潤之，人之血可勝刺乎？夫潤燥、治狂犬之藥亦夥矣，奚俟于此耶？始作方者，不仁甚矣，其無後乎？虐兵、殘賊，亦有以酒飲人血者，此乃天戮之民，必有其報，不必責也。諸方用血，惟不悖于理者，收附于下。

【附方】新六。吐血不止。就用吐出血塊，炒黑爲末。每服三分，以麥門冬湯調服。蓋血不歸元，則積而上逆；以血導血歸元，則止矣。吴球諸証辨〔一〕疑。衄血不止。聖濟總録用白紙一張，接衄血令滿，于燈上燒灰，作一服，新汲水下。勿用病人知。〇儒門事親就用本衄血，紙撚蘸點眼内，左點右，右點左。此法大妙。金瘡内漏。取瘡中所出血，以水和服之。千金。產乳血運。取釅醋，和產婦血如棗大，服之。聖惠方〔二〕。小兒赤疵。針父

〔一〕辨：原作「辦」。今據諸証辨疑卷三失血改。
〔二〕聖惠方：該書無此方。方見普濟方卷三百四十八產後血暈。

脚中取血貼之即落 千金方 小兒疣目以針决其四邊取患瘡膿汁傅之忌水三日即潰落也 千金方

人精 宋嘉祐

集解 時珍曰營氣之粹化而為精聚于命門命門者精血之府也男子二八而精滿一升六合養而充之可得三升損而喪之不及一升謂精為峻者精非血不化也謂精為實者精非氣不養也故血盛則精長氣聚則精盈邪術家蠱惑愚人取童女交姤飲女精液或以己精和其天癸吞嚥服食呼為鉛汞以為秘方放恣貪淫甘食穢滓促其天年吁愚之甚矣又將誰尤按鮑景翔云神為氣主神動則氣隨氣為水母氣聚則水生故人之一身貪心動則津生哀心動則淚生愧心動則汗生慾心動則精生

氣味 甘溫 主治 和鷹屎滅瘢 弘景 塗金瘡血出湯火瘡 時珍

附方 舊三新一 面上黶子 人精和鷹屎白塗之數日愈 千金方 身面粉瘤 人精合青竹筒盛于火上燒以器承取汁密封器中數數上塗之取效止 肘后方 瘰癧腫毒 女人精汁頻頻塗之 湯火傷灼 令不痛易愈無痕 肘后用人精鷹屎白日日塗之○千金用女人精汁頻頻塗之

口津唾 綱目

脚中，取血貼之，即落。千金方。小兒疣目。以針決其四邊，取患瘡膿汁傅之。忌水三日，即潰落也。千金方。

人精 宋嘉祐

【集解】【時珍曰】營氣之粹，化而爲精，聚于命門。命門者，精血之府也。男子二八而精滿一升六合。養而充之，可得三升；損而喪之，不及一升。謂精爲峻者，精非血不化也；謂精爲寶者，精非氣不養也。故血盛則精長，氣聚則精盈。邪術家蠱惑〔一〕愚人，取童女交姤〔二〕，飲女精液，或以己精和其天癸，吞嚥服食。呼爲鉛汞，以爲秘方，放恣貪淫，甘食穢滓，促其天年。吁！愚之甚矣，又將誰尤？按鮑景翔云：神爲氣主，神動則氣隨；氣爲水母，氣聚則水生。故人之一身，貪心動則津生，哀心動則淚生，愧心動則汗生，慾心動則精生。

【氣味】甘，温。【主治】和鷹屎，滅瘢。弘景。塗金瘡血出，湯火瘡。時珍。

【附方】舊三，新一。面上黶子。人精和鷹屎白塗之，數日愈。千金方。身面粉瘤。人精一〔三〕合，青竹筒盛，于火上燒，以器承取汁，密封器中。數數塗之，取效止。肘後方。瘭癧腫毒。女人精汁，頻頻塗之。湯火傷灼，令不痛，易愈無痕。肘後用人精、鷹屎白，日日塗之。○千金用女人精汁，頻頻塗之。

口津唾 綱目〔四〕

〔一〕惑：原作「或」。今從錢本改。
〔二〕姤：原作「垢」。今據四庫全書本改。「姤」有偶、遇之義，且與「媾」通。
〔三〕一：原闕一字。今據證類卷十五人精補。
〔四〕綱目：大觀證類卷十五于人精之後有「人口中涎及唾」一藥，注云「新補見陳藏器」。政和證類脱此藥。時珍所據爲政和證類，故誤將「口津唾」作綱目新出之藥。

【釋名】靈液綱目神水綱目金漿綱目醴泉時珍曰人舌下有四竅兩竅通心氣兩竅通腎液心
氣流入舌下爲神水腎液流入舌下爲靈液道家謂之金漿
玉醴溢爲醴泉聚爲華池散爲津液降爲甘露所以灌溉
臟腑潤澤肢体故脩養家嚥津納氣謂之清水灌靈根人能終
日不唾則精氣常留顏色不槁若久唾則損精氣成肺病皮
膚枯涸故曰遠唾不如近唾近唾不如不唾人有病則心腎
不交腎水不上故津液乾而真氣耗也秦越人難經云腎主
五液入肝爲淚入肺爲涕入脾
爲涎入心爲汗自入爲唾也
【氣味】甘鹹平無毒【主治】瘡腫疥癬皶皰五更未語者頻塗擦
之又明目退翳消腫解毒辟邪粉水銀時珍
【發明】時珍曰唾津乃人之精氣所化人能每旦漱口擦齒以
津洗目及常時以舌舐拇指甲揩目久久令人光明不
昏又能退翳凡人有雲翳但每日令人以舌舐數次久則真
氣熏及自然毒散翳退也范東陽方云凡人魘死不得叫呼
但痛咬腳跟及拇指甲際多唾其面徐徐喚之自省也按黃
震日抄云晉時南陽宗定伯夜遇鬼問之答曰我新死鬼也
問其所惡曰不喜人唾急持之化爲羊恐其
變化因大唾之賣得千錢乃知鬼真畏唾也
【附方】新四代指腫痛以唾和白硇砂搜麪作椀子盛唾令滿著
硇末少許以指浸之一日即瘥千金方

【釋名】靈液綱目、神水綱目、金漿綱目、醴泉。【時珍曰】人舌下有四竅：兩竅通心氣，兩竅通腎液。心氣流入舌下爲神水，腎液流入舌下爲靈液。道家謂之金漿玉醴。溢爲醴泉，聚爲華池，散爲津液，降爲甘露，所以灌溉臟腑，潤澤肢體。故脩養家嚥津納氣，謂之清水灌靈根。人能終日不唾，則精氣常留，顏色不槁；若久唾，則損精氣，成肺病，皮膚枯涸。故曰遠唾不如近唾，近唾不如不唾。人有病，則心腎不交，腎水不上，故津液乾而真氣耗也。秦越人難經云：腎主五液。入肝爲淚，入肺爲涕，入脾爲涎，入心爲汗，自入爲唾也。

【氣味】甘、鹹，平，無毒。【主治】瘡腫、疥癬、皶皰，五更未語者，頻塗擦之。又明目退瞖，消腫解毒，辟邪，粉水銀。時珍。

【發明】【時珍曰】唾津，乃人之精氣所化。人能每旦漱口擦齒，以津洗目，及常時以舌舐拇指甲，揩目，久久令人光明不昏。又能退瞖，凡人有雲瞖，但每日令人以舌舐數次，久則真氣熏及，自然毒散瞖退也。范東陽方云：凡人魘死，不得叫呼，但痛咬脚跟及拇指甲際，多唾其面，徐徐喚之，自省也。按黄震日抄云：晉時南陽宗定伯夜遇鬼。問之，答曰：我新死鬼也。問其所惡，曰：不喜唾耳。急持之，化爲羊。恐其變化，因大唾之，賣得千錢。乃知鬼真畏唾也。

【附方】新四。代指腫痛。以唾和白硇砂，搜麪作椀子，盛唾令滿，著硇末少許，以指浸之，一日即瘥。千金方。

手足發疣 以白粱米粉，鐵鐺炒赤研末，以衆人唾和傅，厚一寸，即消。肘后方 **腋下狐氣** 用自己唾擦腋下數過，以指甲去其垢，用熱水洗手數遍，如此十余日則愈。 **毒蛇螫傷** 急以小便洗去血，隨取口中唾頻頻塗之。楊拱醫方摘要

齒垽 音居近切 ○宋嘉祐

【釋名】齒垢

【氣味】鹹，溫，無毒。【主治】和黑蝨研，塗出箭頭及惡刺，破癰腫。蘇恭 塗蜂螫。時珍

【附方】新二

竹木入肉 針撥不盡者，以人齒垢封之，即不爛也。葉氏通變要法 **毒蛇螫傷** 先以小便洗去血，次以牙垽封而護之，甚妙，且不痛腫。醫方摘要

人汗 綱目

【集解】時珍曰：汗出于心，在内則為血，在外則為汗。故曰：奪汗者無血，奪血者無汗。

【氣味】鹹，有毒。飲食之令人生疔毒。時珍

手足發疣。以白粱米粉，鐵鐺炒赤，研末，以衆人唾和傅厚一寸，即消。肘後方。腋下狐氣。用自己唾擦腋下數過，以指甲去其垢，用熱水洗手數遍，如此十餘日則愈。毒蛇螫傷。急以小便洗去血，隨取口中唾，頻頻塗之。楊拱醫方摘要。

齒埀音居近切○宋嘉祐

【釋名】齒垢。

【氣味】鹹，温，無毒。【主治】和黑蝨研塗，出箭頭及惡刺，破癰腫。蘇恭〔一〕。塗蜂螫。時珍。

【附方】新二。竹木入肉，針撥不盡者。以人齒垢封之，即不爛也。葉氏通變要法。毒蛇螫傷。先以小便洗去血，次以牙埀封而護之，甚妙，且不痛腫。醫方摘要。

人汗綱目

【集解】【時珍曰】汗出于心，在内則爲血，在外則爲汗。故曰：奪汗者無血，奪血者無汗。

【氣味】鹹，有毒。飲食食之，令人生疔毒。時珍。

〔一〕蘇恭：證類卷十五人牙齒作「李世勣」。

眼淚 綱目

【集解】時珍曰淚者肝之液五臟六腑津液皆上滲于目凡悲哀笑欬則火激于中心系急而臟腑皆搖搖則宗脈感而液道開津上溢故涕泣出焉正如甑上水滴之意也

【氣味】鹹有毒凡母哭泣墮子目令子傷睛生瞖 時珍

人氣 綱目

【主治】下元虛冷日令童男女以時隔衣進氣臍中甚良凡人身體骨節痹痛令人更互呵熨久久經絡通透又鼻衄金瘡噓之能令血斷 時珍

【發明】時珍曰醫家所謂元氣相火仙家所謂元陽真火一也天非此火不能生物人非此火不能有生故老人虛人與二七以前少陰同寢藉其薰蒸最為有益杜甫詩云暖老須燕玉正此意也但不可行淫以喪寶促生耳近時術家令童女以氣進入鼻竅臍中精門以通三田謂之接補此亦小法不得其道者反以致疾按謝承續漢書云太醫史循宿禁中寒疝病發求火不得衆人以口更噓其背至旦遂愈劉敬叔異苑云孫家奚奴治虎傷蛇噬垂死者以氣禁之皆安又

眼淚綱目

【集解】【時珍曰】淚者肝之液，五臟六腑津液皆上滲于目。凡悲哀笑欬，則火激于中，心系急而臟腑皆摇，摇則宗脉感而液道開，津上溢，故涕泣出焉。正如甑上水滴之意也。

【氣味】鹹，有毒。凡母哭泣墮子目，令子傷睛生瞖。時珍。

人氣綱目

【主治】下元虚冷，日令童男女，以時隔衣進氣臍中，甚良。凡人身體骨節痺痛，令人更互呵熨，久久經絡通透。又鼻衄金瘡，嘘之能令血斷。時珍。

【發明】【時珍曰】醫家所謂元氣相火，仙家所謂元陽真火，一也。天非此火不能生物，人非此火不能有生。故老人、虚人，與二七以前少陰同寢，藉其薰蒸，最爲有益。杜甫詩云：「暖老須燕玉」，正此意也〔一〕。但不可行淫，以喪寶促生耳。近時術家令童女以氣進入鼻竅、臍中、精門，以通三田，謂之接補。此亦小法，不得其道者，反以致疾。按謝承續漢書云：太醫史循〔二〕宿禁中，寒疝病發，求火不得。衆人以口更嘘其背，至旦遂愈。劉敬叔異苑云：孫家奚奴治虎傷蛇噬垂死者，以氣禁之，皆安。又

〔一〕意也：底本二字漫漶。今據其他金陵本補正。
〔二〕史循：據東觀漢記卷八鄧訓所記，此乃「太醫皮巡」之事，時珍恐有誤記。

葛洪抱朴子云人在氣中氣在人中天地萬物無不須氣以生善行氣者內以養身外以却惡然行之有法從子至巳爲生氣之時從午至亥爲死氣之時常以生氣時鼻中引氣入多出少閉而數之從九九八八七七六六五五而止乃微吐之勿令耳聞習之既熟增至千數此爲胎息或春食東方青氣夏食南方赤氣秋食西方白氣冬食北方黑氣四季食中央黄氣亦大有效故善行氣者可以避饑渴可以延年命可以行水上可以居水中可以治百病可以入瘟疫以氣嘘水則水逆流嘘火則火遙滅嘘沸湯則手可探物嘘金瘡則血即自止嘘兵刃則刺不能入嘘箭矢則矢反自射嘘犬吠嘘虎狼則伏退嘘蛇蜂則不動呉越有禁呪行氣之法遇有大疫可與同牀不相傳染遇有精魅或聞声或現形擲石放火以氣禁之皆自絶或毒蛇所傷嘘之即愈若在百里之外遥以我手嘘呪男左女右亦即可安夫氣出于無形用之其效至此而况絶穀延年乎時珍按此即吾內養浩然靈氣也符籙家取祖氣即此但彼徒皆氣餒肅人依傲安得驗哉

人魄 綱目

【集解】時珍曰此是縊死人其下有物如麩炭即時掘取便得稍遲則深入矣不掘則必有再縊之禍蓋人受陰陽二氣合成形體魂魄聚則生散則死死則魂升于天魄降下地魄屬陰其精沉淪入地化爲此物亦猶星隕爲石虎死目光墜地化爲白石人血入地爲燐爲碧之意也

葛洪抱朴子云：人在氣中，氣在人中，天地萬物，無不須氣以生。善行氣者，内以養身，外以却惡，然行之有法。從子至巳爲生氣之時，從午至亥爲死氣之時，常以生氣時，鼻中引氣，入多出少，閉而數之，從九九、八八、七七、六六、五五而止，乃微吐之，勿令耳聞。習之既熟，增至千數，此爲胎息。或春食東方青氣，夏食南方赤氣，秋食西方白氣，冬食北方黑氣，四季食中央黄氣，亦大有效。故善行氣者，可以避飢渴，可以延年命，可以行水上，可以居水中，可以治百病，可以入瘟疫。以氣噓水則水逆流，噓火則火遥滅，噓〔一〕沸湯則手可探物，噓金瘡則血即自止，噓兵刃則刺不能入，噓箭矢則矢反自射，噓犬則不吠，噓虎狼則伏退，噓蛇蜂則不動。吴、越有禁咒行氣之法，遇有大疫，可與同牀，不相傳染。遇有精魅，或聞聲，或現形，擲石放火，以氣禁之，皆自絶。或毒蛇所傷，噓之即愈。若在百里之外，遥以我手〔二〕噓咒，男左女右，亦即可安。夫氣出于無形，用之其效至此，而况絶穀延年乎？時珍按：此即吾内養浩然靈氣也。符篆家取祖氣即此，但彼徒皆氣餒，庸人依倣，安得驗哉？

人魄綱目

【集解】【時珍曰】此是縊死人，其下有物如麩炭，即時掘取便得，稍遲則深入矣。不掘則必有再縊之禍。蓋人受陰陽二氣，合成形體。魂魄聚則生，散則死。死則魂升于天，魄降于地。魄屬陰，其精沉淪入地，化爲此物。亦猶星隕爲石，虎死目光墜地化爲白石，人血入地爲燐爲碧之意也。

〔一〕噓：原作「虚」。張本作「噓」，與上下文句式合，今從改。
〔二〕手：原字缺損。今從江西本補正。

主治鎮心安神魄定驚怖顛狂磨水服之時珍

髭鬚類諸

釋名時珍曰觜上曰髭頤下曰鬚兩頰曰髯詳見亂髮下

主治燒研傅癰瘡慎微

發明慎微曰唐李勣病醫云得鬚灰服之方止太宗聞之遂自剪髭燒灰賜服復令傅癰立愈故白樂天詩云剪鬚燒藥賜功臣又宋呂夷簡疾仁宗曰古人言髭可治疾今朕剪髭与之合藥表朕意也

陰毛拾遺

主治男子陰毛主蛇咬以口含二十條嚥汁令毒不入腹藏器

横生逆產用夫陰毛二七莖燒研猪膏和丸大豆大吞之千金方

婦人陰毛主五淋及陰陽易病時珍

附方新二

陰陽易病病後交接卵腫或縮入腹絞痛欲死取婦人陰毛燒灰飲服仍以洗陰水飲之聖濟總錄

牛脹欲死婦人陰毛草裹与食即愈外臺秘要

【主治】鎮心，安神魄，定驚怖顛狂，磨水服之。時珍。

髭鬚證類〔一〕

【釋名】【時珍曰】觜上曰髭，頤下曰鬚，兩頰曰髯。詳見亂髪下。

【主治】燒研，傅癰瘡。慎微。

【發明】【慎微曰】唐李勣病。醫云：得鬚灰服之方止。太宗聞之，遂自剪髭，燒灰賜服，復令傅癰，立愈。故白樂天詩云：剪鬚燒藥賜功臣。又宋吕夷簡疾。仁宗曰：古人言髭可治疾，今朕剪髭與之合藥，表朕意也。

陰毛拾遺

【主治】男子陰毛：主蛇咬，以口含二十條嚥汁，令毒不入腹。藏器。橫生逆産，用夫陰毛二七莖燒研，豬膏和丸大豆大，吞之。千金方。婦人陰毛：主五淋及陰陽易病。時珍。

【附方】新二。陰陽易病。病後交接，卵腫或縮入腹，絞痛欲死。取婦人陰毛燒灰飲服，仍以洗陰水飲之。聖濟總録〔二〕。牛脹欲死。婦人陰毛，草裹與食，即愈。外臺秘要。

〔一〕證類：原作「類證」。今據本卷目録乙正。
〔二〕聖濟總録：該書無此方。方見普濟方卷一百四十六傷寒後陰陽易。

人骨（拾遺）

【釋名】時珍曰：許慎云骨者肉之核也。靈樞經云腎主骨，有骨度篇論骨之大小長短廣狹甚詳，見本書。

【主治】骨病，接骨，臁瘡，並取焚棄者。藏器

【發明】時珍曰：古人以掩暴骨為仁德，每獲陰報；而方伎之流，心乎利欲，乃收人骨為藥餌，仁術固如此乎？且犬不食犬骨，而人食人骨，可乎？父之白骨，惟親生子刺血瀝之即滲入。又酉陽雜俎云：荊州一人損脛，張七政飲以藥酒，破肉去骨一片，塗膏而愈。二年復痛。張曰：所取骨寒也。尋之尚在牀下，以湯洗，綿裹收之，其痛遂止。氣之相應如此，孰謂枯骨無知乎？仁者當悟矣。

【附方】新四

代杖：燒過人骨為末，空心酒服三錢，受杖不腫不作瘡，久服皮亦厚也。醫林集要

接骨：燒過童子骨一兩，乳香二錢，喜紅絹一方燒灰，為末，熱酒調服。先以桐木片札定，立効。醫林集要

臁瘡：燒過人骨碎者，為末摻之。壽域神方

折傷：死童子骨煆過，香瓜子仁炒乾，為末，好酒下，止痛極速。扶壽精方

天靈蓋（宋開寶）

【釋名】腦蓋骨（綱目）、仙人蓋（綱目）、頭顱骨。志曰：此乃死人頂骨十字解者，方家婉其名耳。藏器

人骨拾遺

【釋名】【時珍曰】許慎云：骨者，肉之核也。靈樞經云：腎主骨。有骨度篇，論骨之大小、長短、廣狹甚詳。見本書。

【主治】骨病，接骨，臁瘡，並取焚棄者。藏器。

【發明】【時珍曰】古人以掩暴骨爲仁德，每獲陰報。而方伎之流，心乎利欲，乃收人骨爲藥餌，仁術固如此乎？且犬不食犬骨，而人食人骨可乎？父之白骨，惟親生子刺血瀝之即滲入。又酉陽雜俎云：荆州一人損脛，張七政以藥酒，破肉去碎[一]骨一片，塗膏而愈，二年復痛。張曰：所取骨寒也。尋之尚在牀下，以湯洗綿裹收之，其痛遂止。氣之相應如此，孰謂枯骨無知乎。仁者當悟矣。

【附方】新四。代杖。燒過人骨爲末，空心酒服三錢，受杖不腫不作瘡，久服皮亦厚也。醫林集要。接骨。燒過童子骨一兩，乳香二錢，喜紅絹一方，燒灰爲末，熱酒調服。先以桐木片札定，立效。醫林集要。臁瘡。燒過人骨碎者，爲末摻之。壽域神方。折傷。死童子骨煅過，香瓜子仁炒乾，爲末。好酒下，止痛極速。扶壽精方。

天靈蓋宋開寶

【釋名】腦蓋骨綱目、仙人蓋綱目、頭顱骨。【志曰】此乃死人頂骨十字解者，方家婉其名耳。【藏器

[一] 碎：原脱。今據酉陽雜俎前集卷五怪術補。

此是天生天賜蓋押一身之骨顖門未合即未有也時珍
人之頭圓如蓋穹窿象天泥丸之宮神靈所集修煉家取
坎補離復其純乾聖胎圓成乃開顱
顱而出入之故有天靈蓋諸名也

【修治】斅曰凡用彌腐爛者乃佳有一片如三指闊者取得用煻灰火罨一夜待腥穢氣盡却用童兒溺于甆鍋子中煮一伏時漉出于屋下掘一坑深一尺置骨于中一伏時其藥魂歸神妙陽人使陰陰人使陽〔好古曰〕方家有用檀香湯洗過酥炙用或燒存性者男骨色不赤女骨色赤以此別之也

【氣味】鹹平無毒時珍曰有毒

【主治】傳尸尸疰鬼氣伏連久瘴勞瘧寒熱無時者燒令黑研細白飲和服亦合丸散用開寶治肺痿乏力羸瘦骨蒸盗汗等酥炙用大明退心經蘊寒之氣本草權度

【發明】楊士瀛曰天靈蓋治尸疰尸疰者鬼氣也伏而未起故令淹纏得枯骸枕骨治之則魂氣飛越不復附人故得瘥也陳承曰神農本經人部惟髮髲一物其餘皆出后世醫家或禁術之流奇怪之論耳近見醫家用天靈蓋治傳尸病未有一效殘忍傷神殊非仁人之用心苟有可易仁者宜盡心焉必不得已則宜以年深漬朽絕尸氣者可也

【附方】舊一新十

天靈蓋散追取勞蟲天靈蓋二指大以檀香煎湯洗過酥炙一氣呪七遍云雷公神雷公聖

曰】此是天生天賜，蓋押一身之骨，顱門未合，即未有也。【時珍曰】人之頭圓如蓋，穹窿象天，泥丸之宮，神靈所集。修煉家取坎補離，復其純乾，聖胎圓成，乃開顱顖而出入之，故有天靈蓋諸名也。

【修治】【藏器曰】凡用彌腐爛者乃佳。有一片如三指闊者，取得，用煻灰火罨一夜。待腥穢氣盡，却用童兒溺于瓷鍋子中煮一伏時，漉出。于屋下掘一坑，深一尺，置骨于中一伏時，其藥魂歸神妙。陽人使陰，陰人使陽。【好古曰】方家有用檀香湯洗過，酥炙用，或燒存性者。男骨色不赤，女骨色赤，以此別之也。

【氣味】鹹，平，無毒。【時珍曰】有毒。【主治】傳尸尸疰，鬼氣伏連，久瘴勞瘧，寒熱無時者，燒令黑，研細，白飲和服，亦合丸散用。開寶。治肺痿，乏力羸瘦，骨蒸盜汗等，酥炙用。大明。退心經蘊寒之氣。本草權度。

【發明】【楊士瀛曰】天靈蓋治尸疰。尸疰者，鬼氣也。伏而未起，故令淹纏，得枯骸枕骨治之，則魂氣飛越，不復附人，故得瘥也。【陳承曰】神農本經人部，惟髮髲一物，其餘皆出後世醫家，或禁術之流，奇怪之論〔一〕耳。近見醫家用天靈蓋治傳尸病，未有一效。殘忍傷神，殊非仁人之用心。苟有可易，仁者宜盡心焉。必不得已，則宜以年深漬朽、絕尸氣者可也。

【附方】舊一，新十。天靈蓋散。追取勞蟲。天靈蓋〔二〕二指大，以檀香煎湯洗過，酥炙，一氣咒七遍云：雷公神，電母聖，

〔一〕論：原作「侖」。今據證類卷十五天靈蓋改。

〔二〕蓋：原脱。今據上清紫庭追痨仙方卷上「天靈蓋散」補。

逆傳尸使須定急急如律令尖檳榔五枚阿魏二分麝香三分辰砂一分安息香三分甘遂三分為末每服三錢用童便四升入銀石器內以葱白薤白各二七莖青蒿二握桃枝甘草各二莖九寸長者柳枝桑枝酸榴枝各二莖七寸長同煎至一升分作二次五更初調服前藥一服蟲不下約人行十里又進一服天明再進取下蟲物名狀不一急擒入油鐺煎之其蟲紫青赤黃色可治黑白色難治然亦可斷傳染之患凡修合先須齋戒于遠處淨室勿令病人聞藥氣及雞犬猫畜孝子婦人一切觸穢之物見之蟲下後以白粥補之數日之後夢人哭泣相別是其驗也上清紫庭仙方

虛損骨蒸千金方用天灵蓋如梳大炙黃以水五升煮取二升分三服起死神方也○張文仲備急方用人頭骨炙三兩麝香十兩為末擣千杵丸梧子大每服七丸飲下日再若胸前有青脉出者以針刺看血色未黑者七日瘥

小兒骨蒸体瘦心煩天灵蓋酥炙黃連等分研末每服半錢米飲下日二服聖惠方

諸瘧寒熱天灵蓋煆研末水服一字取效聖惠方

膈氣不食天灵蓋七个每个用黑豆四十九粒疊七隔封水火升降楊梅色冷定取出去豆不用研末每服一錢溫酒下孫氏集效方

青盲不見方見龍腦香下

痘瘡陷伏灸平不長煩燥氣急用天灵蓋燒研酒服三分○一方入雄黃二分其瘡自然起發痘疹經驗方

下部疳瘡天灵蓋煆研末先以黃蘗湯洗淨摻之神效○又一方入紅褐小紅棗等分同燒研刘氏經驗方

臁瘡濕

逢傳尸，便須定，急急如律令。尖檳榔五枚，阿魏二分，麝香三分，辰砂一分，安息香三分，甘遂三分，爲末，每服三錢〔一〕。用童便四升，入銀石器内，以葱白、薤白各二七莖，青蒿二握，桃枝、甘草各二莖，五寸長者，柳枝、桑枝、酸榴枝各二莖，七寸長，同煎至一升。分作三盞〔二〕，五更初，調服前藥一服。蟲不下，約人行十里，又進一服，天明再進。取下蟲物，名狀不一，急擒入油鐺煎之。其蟲背青赤黄色可治，黑白色難治，然亦可斷傳染之患。凡修合，先須齋戒，于遠處净室，勿令病人聞藥氣，及雞犬猫畜、孝子婦人、一切觸穢之物見之。蟲下後，以白〔三〕粥補之。數日之後，夢人哭泣相别，是其驗也。上清紫庭仙方。

虚損骨蒸。千金方用天靈蓋如梳大，炙黄，以水五升，煮取二升，分三服，起死神方也。○張文仲備急方用人頭骨炙三兩，麝香十兩，爲末，和蜜〔四〕擣千杵，丸梧子大。每服七丸，飲下，日再服。若胸前有青脉出者，以針刺，看血色未黑者，七日瘥。**小兒骨蒸**。體瘦心煩。天靈蓋酥炙，黄連等分，研末，每服半錢，米飲下，日二服。聖惠方。**諸瘧寒熱**。天靈蓋煅，研末，水服一字，取效。聖惠方〔五〕。**膈氣不食**。天靈蓋七個，每個用黑豆四十九〔六〕粒，層層隔封，水火升降，楊梅色，冷定取出，去豆不用，研末，每服一錢，温酒下。孫氏集效方。**青盲不見**。方見龍腦香下〔七〕。**痘瘡陷伏**。灰平不長，煩燥氣急。用天靈蓋燒研，酒服三分。○一方：入雄黄二分，其瘡自然起發。痘疹經驗方。**下部疳瘡**。天靈蓋煅，研末，先以黄蘗湯洗净摻之，神效。○又一方，入紅褐小紅棗等分，同燒研。劉氏經驗方。**臁瘡濕**

〔一〕錢：上清紫庭追痨仙方卷上「天靈蓋散」此下有「同後湯使下」五字。
〔二〕三盞：原作「二次」。今據改同上。
〔三〕白：同上此下有「梅」字。
〔四〕和蜜：原脱。今據外臺卷十三虚損慘悴作骨蒸方補。
〔五〕聖惠方：該書無此方。方見普濟方卷一百九十七諸瘧。
〔六〕九：原作「丸」。今據萬應方卷三諸氣湯藥改。
〔七〕方見龍腦香下：卷三十四龍腦香未見「青盲不見」方，亦無用天靈蓋之方。

癇人頂骨燒研二錢龍骨二錢金絲頑黃一錢為末用癇冬蒜蕎芽陰乾煮水洗之乃貼　劉松石保壽堂方　小兒白秃大豆髑髏骨各燒灰等分以臘猪脂和塗　姚僧坦集驗方

人胞　拾遺

【釋名】胞衣　拾遺　胎衣　綱目　紫河車　綱目　混沌衣　綱目　混元母　蒙筌　佛袈裟　綱目　仙人衣　【時珍曰】人胞包人如衣故曰胞衣方家諱之別立諸名焉丹書云天地之先陰陽之祖乾坤之橐籥鉛汞之匡廓胚胎將兆九九數足我則乘而載之故謂之河車其色有紅有綠有紫以紫者為良

【修治】吳球曰紫河車古方不分男女近世男用男女用女云男病用女女病用男初生者為佳次則健壯無病婦人者亦可取得以清米泔擺淨竹器盛于長流水中洗去筋膜再以乳香酒洗過篾籠盛之烘乾研末亦有瓦焙研者酒煮搗爛者甑蒸搗晒者以蒸者為佳董炳云今人皆酒煮火焙及去筋膜大誤矣火焙水煮其子多不育惟蒸搗和藥最良筋膜乃初結真氣不可剔去也

【氣味】甘鹹溫無毒【主治】血氣羸瘦婦人勞損面䵟皮黑腹內諸病漸瘦者治淨以五味和之如鎚饆法與食之勿令婦知

爛。人頂骨燒研二錢，龍骨三錢，金絲硫黄一錢，爲末。用冬蘿蔔芽陰乾，熬水洗之，乃貼。劉松石保壽堂方。小兒白禿：大豆、髑髏骨各燒灰等分，以臘豬脂和塗。姚僧坦集驗方。

人胞拾遺

【釋名】胞衣拾遺、胎衣綱目、紫河車綱目、混沌衣綱目、混元母蒙筌、佛袈裟綱目、仙人衣。【時珍曰】人胞，包人如衣，故曰胞衣。方家諱之，别立諸名焉。丹書云：天地之先，陰陽之祖，乾坤之橐籥，鉛汞之匡廓，胚胎將兆，九九數足，我則乘而載之，故謂之河車。其色有紅、有緑、有紫，以紫者爲良。

【修治】【吴球曰】紫河車，古方不分男女。近世男用男，女用女。一云：男病用女，女病用男。初生者爲佳，次則健壯無病婦人者亦可。取得，以清米泔擺净，竹器盛，于長流水中洗去筋膜，再以乳香酒洗過，篾籠盛之，烘乾研末。亦有瓦焙研者，酒煮擣爛者，甑蒸擣晒者，以蒸者爲佳。董炳云：今人皆酒煮火焙及去筋膜，大誤矣。火焙水煮，其子多不育，惟蒸擣和藥最良。筋膜乃初結真氣，不可剔去也。

【氣味】甘、鹹，温，無毒。【主治】血氣羸[一]瘦，婦人勞損，面䵟皮黑，腹内諸病漸瘦者，治净，以五味和之，如餛飩法與食之，勿令婦知。

[一] 羸：原作「嬴」。今據證類卷十五人胞改。

藏器○餌音甲，餅也

治男女一切虛損勞極，癲癎失志恍惚，安心養血，益氣補精。吳球

【發明】震亨曰：紫河車治虛勞，當以骨蒸藥佐之。氣虛加補氣藥，血虛加補血藥。以側柏葉、烏藥葉俱酒洒，九蒸九曝，同之為丸，大能補益，名補腎丸。時珍曰：人胞雖載于陳氏本草，昔人用者尤少。近因丹溪朱氏言其功，遂為時用。而括蒼吳球始創大造丸一方，尤為世行。其方藥味平補，雖無人胞，亦可服餌。其說詳見本方下。按隋書云：琉球國婦人產乳，必食子衣。張師正倦游錄云：八桂獠人產男，以五味煎調胞衣，會親啖之。此則諸獸生子自食其衣之意，非人類也。崔行功小兒方云：凡胎衣宜藏于天德月德吉方，深埋緊築，令兒長壽。若為豬狗食，令兒顛狂；虫蟻食，令兒瘡癬；鳥鵲食，令兒惡死；棄于火中，令兒瘡爛；近于社廟污水井竈街巷，皆有所禁。按此亦銅山西崩，洛鍾東應，自然之理也。今復以之蒸煮炮炙，和藥擣餌，雖曰以人補人，取其同類，然以人食人，獨不犯崔氏之禁乎？其異于琉球獠人者，亦幾希矣。

【附方】舊一，新六。

河車丸　治婦人瘵疾勞嗽，虛損骨蒸等證。用紫河車初生男子者一具，以長流水中洗淨，熟煮擘細，焙乾研，山藥二兩，人參一兩，白茯苓半兩，為末，酒糊丸梧子大，麝香養七日，每服三五十丸，溫服鹽湯下。永類鈐方

大造丸　吳球云：紫河車即胞衣也。兒孕胎中，臍系于胞，胞系母脊，受母之蔭，父精母血，相合生成，真元所鍾，

藏器。○鉀，音甲，餅也。治男女一切虛損勞極，癲癇，失志恍惚，安心養血，益氣補精。吴球。

【發明】【震亨曰】紫河車治虛勞，當以骨蒸藥佐之。氣虛加補氣藥，血虛加補血藥，以側柏葉、烏藥葉俱酒洒，九蒸九曝，同之爲丸，大能補益，名補腎丸。【時珍曰】人胞雖載于陳氏本草，昔人用者尤少。近因丹溪朱氏言其功，遂爲時用。而括蒼吴球始創大造丸一方，尤爲世行。其方藥味平補，雖無人胞，亦可服餌，其説詳見本方下。按隋書云：琉球國婦人産乳，必食子衣。張師正倦游録云：八桂獠人産男，以五味煎調胞衣，會親啖之。此則「諸獸生子，自食其衣」之意，非人類也。崔行功小兒方云：凡胎衣宜藏于天德月德〔一〕吉方。深埋緊築，令兒長壽。若爲豬狗食，令兒顛狂；蟲蟻食，令兒瘡癬；烏鵲食，令兒惡死；棄于火中，令兒瘡爛。近于社廟污水井竈街巷，皆有所禁。按此亦「銅山西崩，洛鍾東應」，自然之理也。今復以之蒸煮炮炙，和藥擣餌，雖曰以人補人，取其同類，然以人食人，獨不犯崔氏之禁乎？其異于琉球獠人者，亦幾希矣。

【附方】舊一，新六。河車丸。治婦人瘵疾勞嗽，虛損骨蒸等證。用紫河車初生男子者一具，以長流水中洗净，熟煮擘細，焙乾研，山藥二兩，人參一兩，白茯苓半兩，爲末，酒糊丸梧子大，麝香養七日〔二〕。每服三五十丸，温服，鹽湯下。永類鈐方。大造丸。吴球云：紫河車即胞衣也。兒孕胎中，臍系于胞，胞系母脊，受母之蔭，父精母血，相合生成，真元所鍾，

〔一〕德：外臺卷三十三十二月立成法作「空」。
〔二〕養七日：永類鈐方卷十六河車丸作「末爲衣」。

故曰河車雖愚后天之形實得先天之氣超然非他金石草
木之類可比禀每用此得效用之女人尤妙蓋本其所自出
各從其類也若無子及多生女月水不調小產難產人服之
必主有子危疾將絶者一二服可更活一二日其補陰之功
極重百發百中久服耳聰目明鬚髮烏黑延年益壽有奪造
化之功故名大造丸用紫河車一具男用女胎女用男胎初
生者米泔洗淨新瓦焙乾研末或以淡酒蒸熟搗晒研末氣
力尤全且無火毒敗龜板年久者童便浸三日酥炙黃二兩
或以童便浸過石上磨淨蒸熟晒研尤妙黃蘗去皮鹽酒浸
炒一兩半杜仲去皮酥炙一兩半牛膝去苗酒浸晒一兩二
錢肥生地黃二兩半入砂仁六錢白伏苓二兩絹袋盛入瓦
罐酒煑七次去伏苓砂仁不用杵地黃為膏聽用天門冬去
心麥門冬去心人參去蘆各一兩二錢夏月加五味子七錢
各不杞鉄器為末同地黃膏入酒米糊丸如小豆大每服八
九十丸空心鹽湯下冬月酒下女人去龜板加當歸二兩以
乳煑糊為丸男子遺精女人帶下並加牡蠣粉一兩○世醫
用陽藥滋補非徒無益為害不小蓋邪火只能動欲不能生
物龜板黃蘗補陽補陰為河車之佐加以杜仲補腎強腰牛
膝益精壯骨四味通為足少陰經藥古方加陳皮名補腎丸
也生地黃凉血滋陰得伏苓砂仁同黃蘗則走少陰白飛霞
以此四味為天一生水丸也天麥門冬能保肺氣不令火炎
使肺氣下行生水然其性有降無升得人參則鼓動元氣有
升有降故同地黃為固本丸也又麥門冬人參五味子三味
名生脉散皆為肺經藥此方配合之意大抵以金水二臟為

故曰河車。雖禀[一]後天之形，實得先天之氣，超然非他金石草木之類可比。愚每用此得效，用之女人尤妙。蓋本其所自出，各從其類也。若無子及多生女，月水不調，小産、難産人服之，必主有子。危疾將絶者，一二服，可更活一二日。其補陰之功極重，百發百中。久服耳聰目明，鬚髮烏黑，延年益壽，有奪造化之功，故名大造丸。用紫河車一具，男用女胎，女用男胎，初生者，米泔洗净，新瓦焙乾研末，或以淡酒蒸熟，擣晒研末，氣力尤全，且無火毒；敗龜板年久者，童便浸三日，酥炙黄二兩，或以童便浸過，石上磨净，蒸熟晒研，尤妙；黄蘗去皮，鹽酒浸，炒一兩半；杜仲去皮，酥炙一兩半；牛膝去苗，酒浸晒，一兩二錢；肥生地黄二兩半，入砂仁六錢，白伏苓二兩，絹袋盛，入瓦罐，酒煮七次，去伏苓、砂仁不用。杵地黄爲膏，聽用。天門冬去心、麥門冬去心、人參去蘆各一兩二錢，夏月加五味子七錢。各不犯鐵器，爲末，同地黄膏入酒、米糊丸如小豆大。每服八九十丸，空心鹽湯下，冬月酒下。女人去龜板，加當歸二兩，以乳煮糊爲丸。男子遺精，女人帶下，並加牡蠣粉一兩。○世醫用陽藥滋補，非徒無益，爲害不小。蓋邪火只能動欲，不能生物。龜板、黄蘗，補陽補陰，爲河車之佐，加以杜仲補腎强腰，牛膝益精壯骨，四味通爲足少陰經藥，古方加陳皮名補腎丸也。生地黄凉血滋陰，得伏苓、砂仁同黄蘗則走少陰，白飛霞以此四味爲天一生水丸也。天、麥門冬能保肺氣，不令火炎，使肺氣下行生水。然其性有降無升，得人參則鼓動元氣，有升有降，故同地黄爲固本丸也。又麥門冬、人參、五味子三味，名生脉散，皆爲肺經藥。此方配合之意，大抵以金水二臟爲

〔一〕禀：原作「愚」。乃與左行同列「禀」字换位。今從錢本移正。下之「愚」字不另注。

生化之原加河車以成大造之功故也一人病弱陽事大痿服此二料休貌頓異連生四子一婦年六十已衰憊服此壽至九十尤強健一人病後不能作声服此氣壯声出一人病瘻足不任地者半年服此后能遠行諸證辨疑

五勞七傷 吐血虛瘦用紡生胞衣長流水中洗去惡血待清汁出乃止以酒煑爛搗如泥入白伏神末和丸梧子大每米飲下百丸忌鐵器朱氏集驗方

久癲失志 氣虛血弱者河車治淨爛煮食之劉氏經驗方

大小癇疾 紡生胞衣一具長流水洗淨仍以水浸春三夏一秋五冬七日焙乾為末羌活天麻防風各半兩白姜蚕白附子各一兩南星二兩川烏一个全蝎二十一个為末糊丸梧子大朱砂為衣每服五十丸好酒下乾坤秘韞

解諸蠱毒 不拘草蠱蛇蠱蜣蜋蠱其狀入咽刺痛欲死取胞衣一具洗切曝乾為末熟水調服一錢匕梅師方

目赤生瞖 紡生孩兒胞衣曝乾焙研細末日日傅目眥中愈乃止千金

胞衣水 拾遺

【修治】藏器曰此乃衣埋地下七八年化為水澄徹如氷南方人以甘草升麻和諸藥餅盛埋之三五年後掘出取為藥也

【氣味】辛涼無毒【主治】小兒丹毒諸熱毒發寒熱不歇狂言妄

生化之原，加河車以成大造之功故也。一人病弱，陽事大痿，服此二料，體貌頓異，連生四子。一婦年六十已衰憊，服此壽至九十尤强健。一人病後不能作聲，服此氣壯聲出。一人病痿，足不任地者半年，服此後能遠行。諸證辨疑。**五勞七傷**，吐血虚瘦。用初生胞衣，長流水中洗去惡血，待清汁出乃止，以酒煮，爛搗如泥，入白伏神末和丸梧子大。每米飲下百丸。忌鐵器。朱氏集驗方。**久癲失志**，氣虚血弱者。紫〔一〕河車治净，爛煮食之。劉氏經驗方。**大小癇疾**。初生胎衣一具，長流水洗净，仍以水浸，春三、夏一、秋五、冬七日，焙乾爲末，羌活、天麻、防風各半兩，白姜蠶、白附子各一兩，南星二兩，川烏一個，全蠍二十一個，爲末，糊丸梧子大，朱砂爲衣。每服五十丸，好酒下。乾坤秘韞。**解諸蠱毒**。不拘草蠱、蛇蠱、蜣蜋蠱，其狀入咽刺痛欲死。取胞衣一具洗切，曝乾爲末，熟水調服一錢匕。梅師方。**目赤生瞖**。初生孩兒胞衣，曝乾焙研細末，日日傅目眦中，愈乃止。千金。

胞衣水 拾遺

【修治】【藏器曰】此乃衣埋地下，七八年化爲水，澄徹如冰〔二〕。南方人以甘草、升麻和諸藥，瓶盛埋之，三五年後掘出，取爲藥也。

【氣味】辛，凉，無毒。【主治】小兒丹毒，諸熱毒，發寒熱不歇，狂言妄

〔一〕紫：原闕一字。今從錢本補。

〔二〕澄徹如冰：證類卷十五人胞作「清澄如真水」。

語顛上無毫髮豎虛痞等証天行熱病飲之立效藏器反胃病飲一鍾當有蟲出時珍

初生臍帶 拾遺

【釋名】命蒂 時珍曰胎在母腹臍連于胞胎息隨母胎出母腹臍帶既剪一點眞元屬之命門丹田臍乾自落如瓜脫蒂故臍者人之命蒂也以其當心腎之中前直神闕後直命門故謂之臍臍之爲言齊也

【主治】燒末飲服止瘧藏器 解胎毒傅臍瘡時珍

【附方】新三

臍汁不乾 綿裹落下臍帶燒研一錢入當歸頭末一錢麝香一字摻之 全幼心鑑

預解胎毒 初生小兒十三日以本身剪下臍帶燒灰以乳汁調服可免痘患或入朱砂少許 保幼大全

痘風赤眼 初生小兒臍帶血乘熱點之妙 海上方

人勢 綱目

【釋名】陰莖 時珍曰人陰莖非藥物也陶九成輟耕錄載杭州沈生犯姦事露引刀自割其勢流血經月不合或令尋所割勢擣粉酒服不數日而愈觀此則下蠶室者不可不知此法也故附于此云

語，頭上無辜髮竪，虚痞等証，天行熱病，飲之立效。藏器。反胃久[一]病，飲一鍾當有蟲出。時珍。

初生臍帶拾遺

【釋名】命蒂。【時珍曰】胎在母腹，臍連于胞，胎息隨母。胎出母腹，臍帶既剪，一點真元，屬之命門丹田。臍乾自落，如瓜脱蒂。故臍者，人之命蒂也。以其當心腎之中，前直神闕，後直命門，故謂之臍。臍之爲言齊也。

【主治】燒末飲服，止瘧。藏器。解胎毒，傅臍瘡。時珍。

【附方】新三。臍汁不乾。綿裹落下臍帶，燒研一錢，入當歸頭末一錢，麝香一字，摻之。全幼心鑑。預解胎毒。初生小兒十三日，以本身剪下臍帶燒灰，以乳汁調服，可免痘患。或入朱砂少許。保幼大全。痘風赤眼。初生小兒臍帶血，乘熱點之，妙。海上方。

人勢綱目

【釋名】陰莖。【時珍曰】人陰莖，非藥物也。陶九成輟耕録載：杭州沈生犯姦事露，引刀自割其勢，流血經月不合。或令尋所割勢，擣粉酒服，不數日而愈。觀此則下蠶室者，不可不知此法也。故附于此云。

[一] 久：底本此字缺損。今據美國國會本補正。

主治下蚕室創口不合 時珍

人膽 拾遺

氣味苦涼有毒 主治鬼氣尸疰伏連 藏器 久瘧噎食金瘡 時珍

發明 時珍曰北虜戰場中多取人膽汁傅金瘡云極效但不可用他藥必傷爛也若先數他藥即不可用此上乃殺場救急之法收膽乾之亦可用無害于理也有牛殘忍武夫殺人即取其膽和酒飲之云令人勇是雖軍中詭術君子不為也

附方 新三 久瘧連年 用生人胆一个盛糯米令滿入麝香少許突上陰乾一半青者治瘧一半黑者治噎並為末每服十五粒瘧用陳皮湯下噎用通草湯下 俱出普濟方 鬼瘧進退不定 治用人胆朱砂雄黃麝香等分為末醋糊丸綠豆大每綿裹一丸納鼻中即瘥男左女右一丸可治二人 聖惠方

人肉 拾遺

主治瘵疾 藏器

發明 時珍曰張杲醫說言唐開元中明州人陳藏器著本草拾遺載人肉療羸瘵閭閻有病此者多割股 案陳氏之[illegible]

【主治】下蠶室，創口不合。時珍。

人膽 拾遺

【氣味】苦，凉，有毒。【主治】鬼氣，尸疰，伏連。藏器。久瘧，噎食，金瘡。時珍。

【發明】【時珍曰】北虜戰場中，多取人膽汁傅金瘡，云極效。但不可再用他藥，必傷爛也。若先敷他藥，即不可用此。此乃殺場救急之法，收膽乾之亦可用，無害于理也。有等殘忍武夫，殺人即取其膽和酒飲之，云令人勇。是雖軍中謬術，君子不爲也。

【附方】新三。久瘧連年、噎食不下。用生人〔一〕膽一個，盛糯米令滿，入麝香少許，突上陰乾。一半青者治瘧，一半黑者治噎，並爲末。每服十五粒，瘧用陳皮湯下，噎用通草湯下。俱出普濟方。鬼瘧進退不定者。用人膽、朱砂、雄黃、麝香等分，爲末，醋糊丸緑豆大。每綿裹一丸，納鼻中即瘥，男左女右，一丸可治二人。聖惠方。

人肉 拾遺

【主治】瘵疾。藏器。

【發明】【時珍曰】張杲醫説言：唐開元中，明州〔二〕人陳藏器著本草拾遺，載人肉療羸瘵。閭閻〔三〕有病此者多〔四〕割股。案陳氏之先，

〔一〕人：普濟方卷二百久瘧作「牛」。
〔二〕州：原脱。今據醫説卷四人肉治羸疾補。
〔三〕閭閻：同上此前有「自此」二字。
〔四〕多：同上此下有「相效」二字。

已有割股割肝者矣，而歸所咎陳氏，所以罪其筆之于書，而不立言以破惑也。本草可輕言哉？嗚呼！身體髮膚，受之父母，不敢毀傷。父母雖病篤，豈肯欲子孫殘傷其支體，而自食其骨肉乎？此愚民之見也。按何孟春餘冬録云：江伯兒母病，割脇肉以進，不愈。禱于神，欲殺子以謝神。母愈，遂殺其三歲子。事聞，

太祖皇帝怒其絶倫滅理，杖而配之。下禮部議曰：子之事親，有病則拜托良醫，至于呼天禱神，此懇切至情不容已者。若臥冰割股，事屬後世，乃愚昧之徒，一時激發，務爲詭異，以驚世駭俗，希求旌表，規避徭役。割股不已，至于割肝；割肝不已，至于殺子。違道傷生，莫此爲甚。自今遇此，不在旌表之例。嗚呼！聖人立教，高出千古，韙哉如此。又陶九成輟耕録載古今亂兵食人肉，謂之想肉，或謂之兩脚羊。此乃盜賊之無人性者，不足誅矣。

木乃伊（綱目）

【集解】時珍曰：按陶九成輟耕録云：天方国有人年七八十歲，願捨身濟衆者，絶不飲食，惟澡身啖蜜，經月便溺皆蜜。既死，国人殮以石棺，仍滿用蜜浸之，鐫年月于棺，瘞之。俟百年後起封，則成蜜劑。遇人折傷肢体，服少許立愈。雖彼中亦不多得，亦謂之蜜人。陶氏所載如此，不知果有否？姑附卷末，以俟博識。

方民（綱目）

已有割股、割肝者矣，而歸咎陳氏，所以罪其筆之于書，而不立言以破惑也。本草可輕言哉。嗚呼！身體髮膚，受之父母，不敢毁傷。父母雖病篤，豈肯欲子孫殘傷其支體，而自食其骨肉乎？此愚民之見也。按何孟春餘〔一〕冬序録云：江伯兒母病，割脇肉以進。不愈，禱于神，欲殺子以謝神。母愈，遂殺其三歲子。事聞太祖皇帝，怒其絶倫滅理，杖而配之。下禮部議曰：子之事親，有病則拜托良醫，至于呼天禱神，此懇切至情不容已者。若卧冰割股，事屬後世。乃愚昧之徒，一時激發，務爲詭異，以驚世駭俗，希求旌表，規避徭役。割股不已，至于割肝，割肝不已，至于殺子。違道傷生，莫此爲甚。自今遇此，不在旌表之例。嗚呼！聖人立教，高出千古，韙哉如此。又陶九成輟耕録載：古今亂兵食人肉，謂之想肉，或謂之兩脚羊。此乃盜賊之無人性者，不足誅矣。

木乃伊 綱目

【集解】【時珍曰】按陶九成輟耕録云：天方國有人年七八十歲，願捨身濟衆者，絶不飲食，惟澡身啖蜜，經月便溺皆蜜。既死，國人殮以石棺，仍滿用蜜浸之，鐫年月于棺，瘞之。俟百年後起封，則成蜜劑。遇人折傷肢體，服少許立愈。雖彼中亦不多得，亦謂之蜜人〔二〕。陶氏所載如此，不知果有否。姑附卷末，以俟博識。

方民 綱目

〔一〕餘：原作「余」。今據卷一引據古今經史百家書目改。
〔二〕蜜人：輟耕録卷三木乃伊此後有「番言木乃伊」五字。

李時珍曰：人稟性于乾坤而囿形于二氣，橫目二足，雖則皆同，而剛柔氣習，自然不一。是故蟲處頭而黑，豕居遼而白；水食者腥，草食者羶；膏粱藜藿，腸胃天淵；葛褐羅紈，肌膚玉石。居養所移，其不能齊者，亦自然之勢也。故五方九州，水土各異，其民生長，氣息亦殊。爲集方民，附于部末，以備醫診云。

東方海濱傍水，魚鹽之地，其民食魚而嗜鹹，黑色疏理，其病多瘡瘍，其治宜砭石。○西方陵居，多風，水土剛彊，其民不衣而褐薦，食而肥脂，其病生于內，其治宜毒藥。○北方地高陵居，風寒冰冽，其民野處而乳食，其病臟寒生滿，其治宜灸焫。○南方地下，水土弱，霧露所聚，其民嗜酸而食胕，緻理而赤色，其病多攣痺，其治宜微鍼。○中央地平濕，其民食雜而不勞，其病多痿躄，其治宜導引按蹻。（出素問）

九州殊題，水泉各異，風聲氣習，剛柔不同。青州其音角羽，其泉鹹以酸，其氣舒遲，其人聲緩。○荊揚其音角徵，其泉酸以

【李時珍曰】人稟性于乾坤，而囿形于一氣，横目二足，雖則皆同，而風土氣習，自然不一。是故蝨處頭而黑，豕居遼而白。水食者腥，草食者羶。膏粱[一]藜莧，腸胃天淵；菒褐羅紈，肌膚玉石。居養所移，其不能齊者，亦自然之勢也。故五方九州，水土各異。其民生長，氣息亦殊。乃集方民，附于部末，以備醫診云。

東方海濱傍水，魚鹽之地。其民食魚而嗜鹹，黑色疏理。其病多瘡瘍，其治宜砭石。○西方陵居多風，水土剛彊。其民不衣而褐薦[二]，華食而肥脂，其病生于内，其治宜毒藥。○北方地高陵居，風寒冰冽。其民野處而乳食。其病臟寒生滿，其治宜灸焫。○南方地下，水土弱，霧露所聚。其民嗜酸而食胕，緻理而赤色。其病多攣痺，其治宜微鍼。○中央地平濕。其民食雜而不勞，其病多痿躄，其治宜導引按蹻。出素問。

九州殊題，水泉各異；風聲氣習，剛柔不同。青州，其音角羽，其泉鹹以酸，其氣舒遲，其人聲緩。○荊揚，其音角徵，其泉酸以

〔一〕粱：原作「梁」。今從張本改。
〔二〕薦：原脱。今據素問卷四異法方宜論補。

苦其氣慓輕其人聲急○梁州其音商徵其泉苦以辛其氣剛勇其人聲塞○兗豫其音宫徵其泉甘以苦其氣平静其人聲端○雍冀其音商羽其泉辛以鹹其氣駃烈其人聲捷○徐州其音角宫其泉酸以苦其氣悍勁其人聲雄出河圖括地象

堅土之人剛弱土之人懦墟土之人細息土之人美耗土之人醜出孔子家語

山林之民毛而瘦得木氣多也川澤之民黑而津得水氣多也丘陵之民團而長得火氣多也墳衍之民皙而方得金氣多也原隰之民豐而痺得土氣多也出宋太史集

荆州一男二女揚州二男五女青州二男二女兗州二男三女幽州一男三女并州二男三女豫州二男三女雍州三男二女冀州五男三女出周禮

苦，其氣慓輕，其人聲急。○梁州，其音商徵，其泉苦以辛，其氣剛勇，其人聲塞。○兗豫，其音宮徵，其泉甘以苦，其氣平静，其人聲端。○雍冀，其音商羽，其泉辛以鹹，其氣駃烈，其人聲捷。○徐州，其音角宮，其泉酸以甘，其〔一〕氣悍勁，其人聲雄。出河圖括地象。

堅土之人剛，弱土之人懦〔二〕，沙〔三〕土之人細，息土之人美，秏土之人醜。出孔子家語。

山林之民毛而瘦，得木氣多也。川澤之民黑而津，得水氣多也。丘陵之民團而長，得火氣多也。墳衍之民晳而方，得金氣多也。原隰之民豐而痺，得土氣多也。出宋太史集〔四〕。

荆州一男二女，楊州二男五女，青州二男二女，兗州二男三女，幽州一男三女，并州二男三女，豫州二男三女，雍州三男二女，冀州五男三女。出周禮。

〔一〕甘其：底本二字缺損。今據美國國會本補正。

〔二〕懦：孔子家語卷三執轡作「柔」。

〔三〕沙：原作「壚」。今據改同上。另此字前尚有「墟土之人大」一句。

〔四〕宋太史集：書志未見此書名。追溯其引文，乃明宋濂所撰之禄命辯，今存文憲集卷二十七。宋濂曾主修元史，故時珍稱其爲「宋太史」。

土地生人各以類應故山氣多男澤氣多女水氣多瘖風氣多聾林氣多癃木氣多傴石氣多力下氣多尰險氣多癭谷氣多痺丘氣多狂廣氣多仁陵氣多貪暑氣多夭寒氣多壽輕土多利重土多遲清水音小濁水音大湍水人重中土多聖賢出淮南子鴻烈解

人傀公回切怪異也〇綱目

李時珍曰太初之時天地絪縕一氣生人乃有男女男女構精乃自化生如草木之始生子一氣而后有根及子爲種相繼也人之變化有出常理之外者亦司命之師所當知博雅之士所當識故撰爲人傀附之部末以備多聞告咎之徵

易曰一陰一陽之謂道男女構精萬物化生乾道成男坤道成女此蓋言男女生生之機亦惟陰陽造化之良能焉耳齊司徒褚澄言血先至裹精則生男精先至裹血則生女陰陽均至非男非女之身精血散分駢胎品胎之兆道藏經言凡

土地生人，各以類應。故山氣多男，澤氣多女，水氣多瘖，風氣多聾，林氣多癃，木氣多傴，石氣多力，下氣多尰，險氣多癭，谷氣多痺，丘氣多狂，廣氣多仁，陵氣多貪，暑氣多夭，寒氣多壽，輕土多利，重土多遲，清水音小，濁水音大，湍水人重〔一〕，中土多聖賢。出淮南子鴻烈解。

人傀〔二〕

公回切，怪異也○綱目

【李時珍曰】太初之時，天地絪緼。一氣生人，乃有男女。男女構〔三〕精，乃自化生。如草木之始生子，一氣而後有根及子，爲種相繼也。人之變化，有出常理之外者，亦司命之師所當知，博雅之士所當識，故撰爲人傀，附之部末，以備多聞告咎之徵。

易曰：一陰一陽之謂道。男女搆精，萬物化生。乾道成男，坤道成女。此蓋言男女生生〔四〕之機，亦惟陰陽造化之良能焉耳。齊司徒褚澄言：血先至，裹精則生男；精先至，裹血則生女。陰陽均至，非男非女之身；精血散分，駢胎品胎之兆。道藏經言：月水

〔一〕湍水人重：淮南子墬形篇原作「湍水人輕，遲水人重」。
〔二〕傀：原作「傀」。今據本卷目録改。
〔三〕構：通「媾」。本藥下之「搆」亦通「媾」，不另加注。
〔四〕生生：原作「主匕」。今從江西本改。

止後一三五日成男二四六日成女東垣李杲言血海始淨一二日成男三四五日成女聖濟經言因氣而左動陽資之則成男因氣而右動陰資之則成女丹溪朱震亨乃非褚氏而是東垣主聖濟左右之說而立論歸于子宮左右之系諸說可謂悉矣時珍竊謂褚氏未可非也東垣未盡是也蓋褚氏以精血之先後言道藏以日數之奇偶言東垣以女血之盈虧言聖濟丹溪以子宮之左右言各執一見會而觀之理自得矣夫獨男獨女之胎則可以日數論而駢胎品胎之感亦可以日數論乎稽之諸史載一產三子四子者甚多其子有半男半女或男多女少男少女多西樵野記載　國朝天順時楊州民家一產五男皆育成觀此則一三五日為男二四六日為女之說豈其然哉焉有一日受男而二日復受女

止後一、三、五日成男，二、四、六日成女。東垣李杲言：血海始净一、二日成男，三、四、五日成女。聖濟經言：因氣而左動，陽資之則成男；因氣而右動，陰資之則成女。丹溪朱震亨乃非褚氏而是東垣，主聖濟左右之説而立論，歸于子宫左右之系。諸説可謂悉矣。時珍竊謂褚氏未可非也，東垣未盡是也。蓋褚氏以精血之先後言，道藏以日數之奇偶言，東垣以女血之盈虧言，聖濟、丹溪以子宫之左右言，各執一見。會而觀之，理自得矣。夫獨男獨女之胎，則可以日數論；而駢胎品胎之感，亦可以日數論乎？稽之諸史，載一産三子、四子者甚多。其子有半男半女，或男多女少，男少女多。西樵野記載國朝天順時，楊州民家一産五男，皆育成。觀此，則一、三、五日爲男，二、四、六日爲女之説，豈其然哉？焉有一日受男而二日復受女

不女

不男

之理乎此則褚氏聖濟丹溪主精血子宮左右之論為有見而道藏東垣日數之論為可疑矣王叔和脉經以脉之左右浮沉辨猥生之男女高陽生脉訣以脉之縱横逆順别騈品之胎形恐亦臆度非確見也王氷玄珠密語言人生三子主太平人生三女國淫失政人生十子諸侯競位人生肉塊天下飢荒此乃就人事而論則氣化所感又别有所關也夫乾為父坤為母常理也而有五種非男不可為父五種非女不可為母何也豈非男得陽氣之虧而女得陰氣之塞耶五不女螺紋鼓角脉也（螺者牝竅内旋有物如螺也紋者竅小即實女也鼓者無竅如鼓也角者有物如角古名陰挺是也脉者一生經水不調及崩帶之類是也）五不男天犍漏怯變也（天者陽痿不用古云天宦是也犍者陽勢閹去寺人是也漏者精寒不固常自遺泄也怯者舉而不强或見敵不興也變者体兼男女俗名二形晉書以為亂氣所生謂之人疴其類有三有值男即女值女即男者有半月陰半月陽者有可妻不可夫者此皆

之理乎？此則褚氏、聖濟、丹溪主精血子宮左右之論爲有見，而道藏、東垣日數之論爲可疑矣。王叔和脉經，以脉之左右浮沉，辨猥生之男女；高陽生脉訣，以脉之縱横逆順，别駢、品之胎形。恐亦臆度，非確見也。王冰玄珠密語言：人生三子，主太平；人生三女，國淫失政；人生十子，諸侯競位；人生肉塊，天下飢荒。此乃就人事而論，則氣化所感，又别有所關也。夫乾爲父，坤爲母，常理也。而有五種非男，不可爲父；五種非女，不可爲母，何也？豈非男得陽氣之虧，而女得陰氣之塞耶？五不女：螺、紋、鼓、角、脉也。螺者，牝竅内旋，有物如螺也。紋者，竅小，即實女也。鼓者，無竅如鼓也。角者，有物如角，古名陰挺是也。脉者，一生經水不調，及崩帶之類是也。五不男：天、犍、漏、怯、變也。天者，陽痿不用，古云天宦是也。犍者，陽勢閹去，寺人是也。漏者，精寒不固，常自遺洩也。怯者，舉而不强，或見敵不興也。變者，體兼男女，俗名二形，晋書以爲亂氣所生，謂之人痾。其類有三：有值男即女、值女即男者；有半月陰、半月陽者；有可妻不可夫者。此皆

具体而無用者也胎足十月而生常理也而有七月八月生者十二
三月生者十四五月生者或云氣虛也虞摶醫學正傳言有
十七八月至二十四五月而生劉敬叔異苑言太原溫磐石
母孕三年乃生豈亦氣虛至于許久耶今有孕七月而生子者多可育八月而生
者多難育七変而八不変也○魏畧云黃牛羌人孕六月而生○博物志云獠人孕七月而生○晉書云苻堅母孕十二
月生劉淵母孕十三月生○漢書云堯及昭帝皆以十四月生○三十國春秋云劉聰母孕十五月乃生○搜神記云黃
帝母名附寶孕二十五月而生帝胞門子臓為奇恒之府所以為生人之户
常理也而有自脇產自額產自背產自髀產者何也豈子臓
受氣駁雜而其系有不同如宋史所記男陰生于脊女陰生
于頭之類耶史記云陸終氏娶鬼方之女孕而左脇出三人右脇出三人六人子孫傳国千年天將興之必
有尤物如脩巳背坼而生禹簡狄胷坼而生契也○魏志云黃初六年魏郡太守孔羨表言汝南屈雍妻王氏以去年十
月十二日生男兒從右腋下小腹上而出其母自若無他畏痛今瘡已愈母子全安○異苑云晉時魏興李宣妻樊氏義

具體而無用者也。胎足十月而生，常理也，而有七月、八月生者，十二三月生者，十四五月生者。或云氣虛也。虞摶醫學正傳言，有十七八月至二十四五月而生。劉敬叔異苑言：太原温磐〔一〕石母，孕三年乃生，豈亦氣虛至于許久耶？今有孕七月而生子者，多可育；八月而生者，多難育。七變而八不變也。○魏略云：黄牛羌人，孕六月而生。○博物志云：獠人孕七月而生。○晉書云：符堅母，孕十二月生。劉搠母，孕十三月生。○漢書云：堯及昭帝，皆以十四月生。○三十國春秋云：劉聰母，孕十五月乃生。○搜神記云：黄帝母名附寶，孕二十五月而生帝。胞門子臟，爲奇恒之府，所以爲生人之户，常理也；而有自脇産、自額産、自背産、自髀産者，何也？豈子臟受氣駁雜，而其系有不同，如宋史所記男陰生于脊，女陰生于頭之類耶？史記云：陸終氏娶鬼方之女，孕而左脇出三人，右脇出三人。六人子孫，傳國千年。天將興之，必有尤物。如脩已背拆而生禹，簡狄胸拆而生契也。○魏志云：黄初六年，魏郡太守孔羡表言：汝南屈雍妻王氏，以去年十月十二日生男兒，從右腋下、小腹上而出。其母自若，無他畏痛。今瘡已愈，母子全安。○異苑云：晉時，魏興李宣妻樊氏，義

〔一〕磐：異苑卷八作「盤」。

熙中懷孕不生而額上有瘡兒從瘡出長為軍將名胡兒○
文云晉時常山趙宣母妊身如常而髀上作癢搔之成瘡兒
從瘡出母子平安○野史云莆田尉舍之左有市人妻生男
從股髀間出瘡合母子無恙可証羅之事浮屠氏言釋迦
生于摩耶之右脇亦此理也○嵩山記云陽翟有婦人妊三
十月乃生子從母背上出五歲便入山學道○瑯琊鈔云我
朝成化中宿州一婦孕脇腫如癰及期兒從癰出瘡痏隨合
其子名佛記兒○蔣吟曰我明隆慶五年二月唐山縣民婦
有孕左脇腫起兒從脇生俱無恙陽生陰長孤陽不生獨陰不長常理也而
有思士不妻而感思女不夫而孕婦女生髭鬚丈夫出潼男子
產兒者何也豈其氣脉時有變易如女國自孕雄雞生卵之
類耶史記云姜源見巨人跡履之而生棄有娀氏吞玄鳥卵而生契皆不夫而孕也○宣政錄云宋宣和初朱節妻
年四十一夕頷癢至明鬚長尺余○草木子云元至正間京
師一達婦髭鬚長尺余也○漢書云南陽李元全家疫死止
一孫初生數旬蒼頭李善自哺乳之乳為生湩○唐書云元
德秀兄子襁褓喪親德秀自乳之數日乳中湩流能食乃止
○宋史云宣和六年都城有賣青果男子孕而生子蓐母不
能收易七人始免而逃去○西樵野記云明嘉靖乙酉樵涇
隔農孔方忽患一膨脹惴七幾數月自脇產男生而覆女生而
一肉塊剖視之一兒眼休毛髮悉具也

熙中懷孕不生，而額上有瘡。兒從瘡出，長爲軍將，名胡兒。○又云：晋時，常山趙宣母，妊身如常，而髀上作痒，搔之成瘡。兒從瘡出，母子平安。○野史云：莆田尉舍之左，有市人妻生男，從股髀間出。瘡合，母子無恙[一]。可証屈雍之事。浮屠氏言釋迦生于摩耶之右脇，亦此理也。○嵩山記云：陽翟有婦人，妊三十月乃生子。從母背上出，五歲便入山學道。○瑯琊漫[二]鈔云：我朝成化中，宿州一婦孕，脇腫如癰。及期兒從癰出，瘡痏隨合。其子名佛記兒。○【時珍曰】我明隆慶五年二月，唐山縣民婦有孕，左脇腫起，兒從脇生，俱無恙。**陽生陰長，孤陽不生，獨陰不長，常理也。而有思士不妻而感，思女不夫而孕；婦女生鬚，丈夫出湩[三]，男子産兒者，何也？豈其氣脉時有變易，如女國自孕，雄雞生卵之類耶？**史記云：姜源見巨人跡，履之而生棄。有娀氏吞玄鳥卵而生契。皆不夫而孕也。○宣政録云：宋宣和初，朱節妻年四十一，夕頷痒，至明鬚長尺餘。○草木子云：元至正間，京師一達婦，髭鬚長尺餘也。○漢書云：南陽李元，全家疫死，止一孫初生數旬。蒼頭李善自哺乳之，乳爲生湩。○唐書云：元德秀兄子襁褓喪親，德秀自乳之，數日乳中湩流，能食乃止。○宋史云：宣和六年，都城有賣青果男子，孕而生子[四]，蓐母不能收，易七人，始免而逃[五]去。○西樵野記云：明嘉靖乙酉，横涇傭農孔方，忽患膨脹，憒憒幾數月，自脇産一肉塊。剖視之，一兒肢體毛髮悉具也。**男生而覆，女生而**

〔一〕恙：原作「㾡」。今據菽園雜記卷八改。本藥下同此誤徑改。
〔二〕漫：原脱。今據卷一引據古今經史百家書目補。
〔三〕湩：原作「潼」。説文水部：「湩，乳汁也。」張本作「湩」，義長，今從改。本藥後同此誤徑改。
〔四〕子：原作「了」。今從張本改。
〔五〕逃：原作「迯」。乃「逃」之異體，今改。

仰溺水亦然陰陽秉賦一定不移常理也而有男化女女化男者何也豈乖氣致妖而變亂反常耶京房易占云男化為女宮刑濫也女化為男婦政行也春秋潛潭巴云男化女賢人去位女化男賤人為王此雖以人事言而其臟腑經絡変易之微不可測也漢書云哀帝建平中豫章男子化為女子嫁人生一子○續漢書云獻帝建安二十年越巂男子化為女子○李時珍曰我
朝隆慶二年山西御史宋纁疏言靜樂縣民李良雨娶妻張氏已四載矣後因貧出其妻自傭于人隆慶元年正月偶得腹痛時作時止二年二月初九日大痛不止至四月內腎囊不覺退縮入腹変為女人陰戶次月經水亦行始換女粧時年二十八矣○洪範五行傳云魏襄王十三年有女子化為丈夫○晉書云惠帝元康中安豐女子周世寧以漸化為男子至十七八而性氣成○又孝武皇帝寧康初南郡女子唐氏漸化為丈夫○南史云劉宋文帝元嘉二年燕有女子化為男○唐書云僖宗光啓二年春鳳翔郿縣女子朱齜化為丈夫旬日而死人異于物常理也而有人化物物化人者何也豈人亦太虛中一物並囿于氣交得其靈則物化人失其靈則人

仰，溺水亦然。陰陽秉賦，一定不移，常理也。而有男化女、女化男者，何也？豈乖氣致妖，而變亂反常耶？京房易占云：男化爲女，宫刑濫也。女化爲男，婦政行也。春秋潛潭巴〔一〕云：男化女，賢人去位。女化男，賤人爲王。此雖以人事言，而其臟腑經絡變易之微，不可測也。漢書云：哀帝建平中，豫章男子化爲女子，嫁人生一子。○續漢書云：獻帝建安二十年，越雋男子化爲女子。○【李時珍曰】我朝隆慶二年，山西御史宋纁疏言：静樂縣民李良雨，娶妻張氏已四載矣，後因貧出其妻，自傭于人。隆慶元年正月，偶得腹痛，時作時止。二年二月初九日，大痛不止，至四月内，腎囊不覺退縮入腹，變爲女人陰户。次月經水亦行，始换女粧，時年二十八矣。○洪範五行傳云：魏襄王十三年，有女子化爲丈夫。○晋書云：惠帝元康中，安豐女子周世寧，以漸化爲男子，至十七八而性氣成。○又孝武皇帝寧康初，南郡女子唐氏，漸化爲丈夫。○南史云：劉宋文帝元嘉二年，燕有女子化爲男。○唐書云：僖宗光啟二年春，鳳翔郿縣女子朱齔，化爲丈夫，旬日而死。人異于物，常理也。而有人化物、物化人者，何也？豈人亦太虚中一物，並囿于氣交，得其靈則物化人，失其靈則人

〔一〕巴：原作「包」。今據御覽卷八百八十七變化上改。

化物耶抑譚子所謂至孀者化為婦人至暴者化為猛虎心之所變不得不變孔子所謂物老則群精附之為五酉之怪者耶譚子化書云老楓化為羽人自無情而之有情也賢婦化為貞石自有情而之無情也○世說武昌貞婦望夫化而為石○宋史云崑山石工采石陷入石穴三年掘出猶活見風遂化為石○幽冥録云陽羨小吏吳龕于溪中拾一五色浮石歸置床頭至夜化為女子○左傳云堯殛鯀于羽山其神化為黄熊入于羽淵黄熊龍類也○續漢書云靈帝時江夏黄氏母浴水化為黿入于淵○搜神記云魏文帝黄初中清河宋士宗母浴于室化為黿入于水時復還家○異苑云宋文帝元嘉中高平黄秀入山經日遂化為熊○淮南子云牛哀病七日化而為虎搏殺其兄○郡國志云藤州夷人往往化貙貙小虎也有五指○博物志云江漢有貙人能化為虎○唐書云武后時郴州左史因病化虎擒之乃止而虎毛生矣○文憲宗元和二年商州役夫將化為虎衆以水沃之乃不果○顏徽廣州記云酒陽縣俚民一兒年十五六牧牛牛忽日舐兒甚快舐處悉白俄兒病死殺牛以供客食此牛者男女二十余人悉化為虎○隋書云文帝七年相州一桑門化為蛇繞樹自抽長二丈許○抱朴子云狐狼猴玃滿三百歲皆能變人參同契云燕雀不生鳳狐兔不字馬常理也而有人產蟲獸神鬼怪形異物者何

化物耶？抑譚子所謂「至淫者化爲婦人，至暴者化爲猛虎，心之所變，不得不變」，孔子所謂「物老則群精附之，爲五酉之怪」者邪？譚子化書云：老楓化爲羽人，自無情而之有情也。賢婦化爲貞石，自有情而之無情也。○世說：武昌貞婦，望夫化而爲石。○宋史云：崑山石工采石，陷入石穴，三年掘出猶活，見風遂化爲石。○幽冥録云：陽羨小吏吳龕，于溪中拾一五色浮石，歸置床頭，至夜化爲女子。○左傳云：堯殛鯀于羽山，其神化爲黄熊，入于淵。黄熊，龍類也。○續漢書云：靈帝時，江夏黄氏母，浴水化爲黿，入于淵。○搜神記云：魏文帝黄初中，清河宋士宗母，浴于室，化爲鼈，入于水，時復還家。○異苑云：宋文帝元嘉中，高平黄秀，入山經日，遂化爲熊。○淮南子云：牛哀病七日，化而爲虎，搏殺其兄。○郡國志云：藤州夷人，往往化貙。貙，小虎也，有五指。○博物志云：江漢有貙人，能化爲虎。○唐書云：武后時，郴州左史，因病化虎，擒之乃止〔一〕，而虎毛生矣。○又憲宗元和二年，商州役夫，將化爲虎，衆以水沃之，乃不果。○顧微廣州記云：湞陽縣俚民，一兒年十五六，牧牛，牛日〔二〕舐兒甚快，舐處悉白，俄兒〔三〕病死，殺牛以供客。食此牛者，男女二十餘人，悉化爲虎。○隋書云：文帝七年，相州一桑門，化爲蛇，繞樹自抽，長二丈許。○抱朴子云：狐、狼、猴、玃，滿三百歲，皆能變人。參同契云：燕雀不生鳳，狐兔不字馬，常理也。而有人產蟲獸神鬼、怪形異物者，何

〔一〕止：原字缺損類「上」。今從江西本補正。
〔二〕日：御覽卷八百八十八變化下引廣州記作「忽」。
〔三〕俄兒：同上作「兒俄而」。

也豈其視聽言動爵于耶思隨形感應而然耶又有人生于
卵生于馬者何也豈有神異憑之或因有所感遘而然耶博物
志云徐偃王之母產卵棄之孤獨老母取伏之出一兒後繼徐国〇異說云漢末有馬生人名曰馬異及長亡入胡地
人具四肢七竅常理也而荒裔之外有三首比肩飛頭垂尾
之民此雖邊徼餘氣所生同于鳥獸不可與吾同胞之民例
論然亦異矣山海經云三首国一身三首在崑崙東〇爾雅云比肩民半体相合迭食而迭望〇異
物志云嶺南溪峒中有飛頭蠻頂有赤痕夜以耳為翼飛去食虫物將曉復还如故搜神記載吳將軍朱桓婢頭能
夜飛即此種也〇江昌志云西南徼外有濮人生尾如龜長三四寸欲坐則先穿地作孔若誤折之便死也是故
天地之造化無窮人物之变化亦無窮賈誼賦所謂天地為
爐兮造化為工陰陽為炭兮萬物為銅合散消息兮安有常
則千变萬化兮未始有極忽然為人兮何足控摶化為異物
兮又何足患此亦言变化皆由于一氣也膚學之士豈可情

也？豈其視聽言動，觸于邪思，隨形感應而然耶？又有人生于卵、生于馬者，何也？豈有神異憑之，或因有感遘而然耶？博物志云：徐偃王之母，産卵棄之，孤獨老母取伏之，出一兒，後繼徐國。○異説云：漢末有馬生人，名曰馬異。及長，亡入胡地。人具四肢七竅，常理也。而荒裔之外，有三首、比肩、飛頭、垂尾之民。此雖邊徼餘氣所生，同于鳥獸，不可與吾同胞之民例論，然亦異矣。山海經云：三首國，一身三首，在崑崙東。○爾雅云：北方有比肩民，半體相合，迭食而迭望。○異物志云：嶺南溪峒中，有飛頭蠻，項有赤痕，至夜以耳爲翼，飛去食蟲物，將曉復還如故。搜神記載：吴將軍朱桓一婢，頭能夜飛，即此種也。○永昌志云：西南徼外有濮人，生尾如龜，長三四寸，欲坐〔一〕則先穿地作孔，若誤折之，便死也。是故天地之造化無窮，人物之變化亦無窮。賈誼賦所謂：天地爲爐兮造化爲工，陰陽爲炭兮萬物爲銅。合散消息兮安有常則，千變萬化兮未始有極。忽然爲人兮何足控摶，化爲異物兮又何足患？此亦言變化皆由于一氣也。膚學之士，豈可恃

〔一〕坐：原字缺損。今從江西本補正。

一隅之見而槩指古今六合無窮變化之事物為一怪耶

一隅之見，而概指古今六合無窮變化之事物爲迂[一]怪耶？

[一] 迂：原字缺損。今從江西本補正。

科学出版社中医药出版分社
联系电话:010-64019031　010-64037449
E-mail:med-prof@mail.sciencep.com

(R-0010.01)
ISBN 978-7-5088-5321-5
9 787508 853215 >
定　價：588.00圓